外科常见疾病
诊治要点与案例分析

主编　高国君　李春冀　边炳虎　耿雪慧
　　　王顺利　任刘生　侯长芳　郭海涛

中国海洋大学出版社
·青岛·

图书在版编目（CIP）数据

外科常见疾病诊治要点与案例分析 / 高国君等主编.

青岛：中国海洋大学出版社，2024.8. -- ISBN 978-7
-5670-3973-5

Ⅰ．R6

中国国家版本馆CIP数据核字第2024HN3784号

Diagnosis and Treatment Essentials of Common Diseases in Surgery with Case Analysis

出版发行 中国海洋大学出版社	
社　　址 青岛市香港东路23号	**邮政编码** 266071
出 版 人 刘文菁	
网　　址 http://pub.ouc.edu.cn	
电子信箱 369839221@qq.com	
订购电话 0532-82032573（传真）	
责任编辑 韩玉堂	**电　　话** 0532-85902349
印　　制 日照报业印刷有限公司	
版　　次 2024年8月第1版	
印　　次 2024年8月第1次印刷	
成品尺寸 185 mm×260 mm	
印　　张 33.5	
字　　数 851千	
印　　数 1～1000	
定　　价 198.00元	

发现印装质量问题，请致电0633-8221365，由印刷厂负责调换。

Editorial Committee **编委会**

主　编　高国君　李春冀　边炳虎　耿雪慧
　　　　王顺利　任刘生　侯长芳　郭海涛

副主编　辛洪磊　任之尚　李祥勇　杨　瑜
　　　　张秀勇　李远强　万艳娜　赵　伟

编　委（按姓氏笔画排序）
　　　　万艳娜　南昌大学第一附属医院
　　　　王顺利　山东省济宁市第二人民医院
　　　　边炳虎　山东省肥城市中医医院
　　　　任之尚　山东省聊城市东昌府人民医院
　　　　任刘生　山东大学齐鲁医院德州医院
　　　　李远强　三峡大学第一临床医学院
　　　　　　　　湖北省宜昌市中心人民医院
　　　　李春冀　山东省汶上县人民医院
　　　　李祥勇　山东省菏泽市定陶区南王店镇中心卫生院
　　　　杨　瑜　山东省梁山县人民医院
　　　　辛洪磊　山东省齐河县中医院
　　　　张秀勇　山东省康复医院
　　　　赵　伟　河北省盐山县人民医院
　　　　侯长芳　山东省济南市钢城区人民医院
　　　　　　　　山东省济南市钢城区艾山社区卫生服务中心
　　　　耿雪慧　山东省微山县中医院
　　　　高国君　潍坊医学院附属医院
　　　　郭海涛　山东省聊城市中医医院
　　　　曹　磊　哈尔滨医科大学附属肿瘤医院

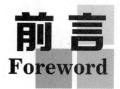

前言
Foreword

　　随着世界医疗科学的发展和国家临床专科能力建设的推进,医学亚专科的内容越来越深奥,分类也越来越精细。尤其是在外科领域,不仅患者走进医院时会晕头转向,而且很多年轻的外科医师也会对着病历和检查报告中生僻的病名手足无措。为了帮助广大外科医务工作者更好地学习和理解本专业的疾病,我们特邀多位拥有丰富临床经验的医务工编者共同编撰了《外科常见疾病诊治要点与案例分析》一书。在编写的过程中,编者们以外科临床常见疾病为纲要,以基础知识为依托,以诊疗方法为核心,共同打造了一本方便速查速读的宝典;同时立足于临床需求,着眼于临床实践,用实际案例开拓诊疗思维。

　　这本《外科常见疾病诊治要点与案例分析》所录疾病种类丰富,可以满足读者的查阅需求;所述的理念及观点反映了近年来国内外学者的共识,具有很强的时代性;本书在疾病诊断、治疗和护理方面,汇集了当前国内各主要教学医院所普遍采用的方法与手段,充分体现了内容的实用性。本书不仅简明实用、结构合理、重点突出,还加入了丰富的临床案例,以便帮助读者更好地学习和理解,是一本科学性及实用性较强的有关外科疾病临床治疗与护理的参考书,适合各级医院的外科住院医师、主治医师、进修医师及护理人员使用。

　　近年来外科学亚专科建设成果斐然,在深度和广度上都令我们重新理解了"学海无涯"的含义,而一叶扁舟不足以驶向新大陆,也无力探索神秘海域。虽经反复校对、再三审核,但书中难免会有不足之处,望广大读者不吝赐教。

《外科常见疾病诊治要点与案例分析》编委会
2024 年 4 月

目录
Contents

第一章　甲状腺与乳腺外科

第一节　甲状腺功能亢进症

甲状腺功能亢进症（简称甲亢）指多种疾病导致甲状腺合成和分泌甲状腺激素过多，致血液循环中甲状腺激素水平升高，临床常表现为怕热多汗，多食易饥而体重下降，大便次数增多，心悸乏力等。甲状腺毒症指血液循环中甲状腺激素水平升高出现甲亢类似的症状，但除甲亢外，尚包括其他原因导致的血液循环中甲状腺激素水平升高，如外源性甲状腺激素摄入不当、各种甲状腺炎破坏使甲状腺滤泡中激素释放入血过多而甲状腺本身合成激素减少等。甲状腺毒症的病因分类见表 1-1。

表 1-1　甲状腺毒症病因

持续激素合成过多	一过性激素过多
低 TSH，高吸碘率	**低 TSH，低吸碘率**
Graves 病	甲状腺炎
毒性结节性甲状腺肿	自身免疫性
甲状腺高功能腺瘤	淋巴细胞性（产后甲状腺炎、无痛性甲状腺炎）
绒促性素相关甲亢	桥本甲状腺炎急性加重
生理性妊娠甲亢	病毒性或病毒后
TSH 受体突变所致家族性妊娠甲亢	亚急性甲状腺炎
滋养细胞肿瘤	药物相关甲状腺炎
	胺碘酮、锂、干扰素-α、白介素-2、GM-CSF
	感染性甲状腺炎
低 TSH，低吸碘率	外源性甲状腺激素摄入不当
碘甲亢	医源性替代过量
胺碘酮相关甲亢	人为甲状腺毒症
卵巢甲状腺癌	
转移性高功能甲状腺癌	

续表

持续激素合成过多	一过性激素过多
TSH 正常或升高	
垂体 TSH 瘤	
中枢性甲状腺激素抵抗综合征	

TSH:thyroid-stimulating hormone,促甲状腺素;GM-CSF:granulocyte-macrophage colony-stimulating factor,粒-巨噬细胞集落刺激因子

毒性结节性甲状腺肿又称普卢默甲亢(Plummer hyperthyroidism),在多年非毒性结节性甲状腺肿的基础上,隐匿缓慢出现功能亢进。该病特点:随时间演变的结构和功能的异质性、功能的自主性。具体发病机制不详。碘摄入增加是可能诱因之一。

该病多见于中老年人,女性多见;有多年结节性甲状腺肿的病史;甲状腺毒症症状较轻或不明显,老年患者心血管表现可较为突出,包括房颤、心力衰竭等。本病不伴浸润性突眼和黏液性水肿。触诊甲状腺多数肿大,伴结节感;部分患者肿大不明显,但可触及结节。血清甲状腺激素水平检测可见 TSH 水平降低,T_4 水平正常或略微升高,T_3 的升高幅度通常超过 T_4。超声可见甲状腺肿大伴多发结节。甲状腺核素显像显示甲状腺肿伴多区域的摄取值不等(升高及降低),24 小时吸碘率不一定升高。

毒性结节性甲状腺肿可选择手术治疗。手术治疗前须用抗甲状腺药物将甲状腺激素水平控制基本正常。

毒性甲状腺腺瘤亦称高功能腺瘤,指甲状腺体内有单个(少见多发)的不受脑垂体控制的自主性高功能腺瘤,而其周围甲状腺组织则因 TSH 受反馈抑制呈相对萎缩状态。主要与 TSH 受体基因发生体细胞突变相关。发病年龄多为中年以后,甲亢症状一般较轻,某些仅有心动过速、消瘦、乏力和腹泻。不伴浸润性突眼。

实验室检查显示 TSH 降低伴或不伴 T_3、T_4、FT_3 和 FT_4 升高;TRAb、TSAb 多为阴性;甲状腺超声多显示单结节;核素扫描可见热结节,周围组织仅部分显示或不显示。

可选择 ^{131}I 治疗或手术治疗。手术治疗前须用抗甲状腺药物将甲状腺激素水平控制基本正常,术前不需要碘准备。

本节重点讨论格雷夫斯病(Graves disease,GD),该病又称弥漫性甲状腺肿伴甲亢,约占甲亢的85%。1835年罗伯特·格雷夫斯首先描述了该综合征,包括高代谢、弥漫性甲状腺肿、突眼和皮肤局部的黏液性水肿等。

一、病因及发病机制

该病的确切病因尚不全清楚,目前认为在一定的遗传易感性(如 HLA-DR,CTLA4,IL2RA,PTPN22,TSH 受体等基因多态性)基础上,环境因素如感染、应激、性别、性腺激素、妊娠、药物和辐射等诱发人体免疫功能异常,使抑制性 T 淋巴细胞功能降低和辅助性 T 淋巴细胞不适当增敏,使 B 细胞产生针对自身甲状腺成分的抗体,主要为 TSH 受体抗体(thyroid stimulating hormone receptor antibody,TRAb),故疾病本质为甲状腺器官特异性自身免疫性疾病。TRAb 为多克隆抗体,与甲状腺滤泡上皮细胞膜上的 TSH 受体结合后,激活 Gsα 和 Gq 信号复合体,发挥不同作用。根据结合方式和作用不同,可进一步分为促甲状腺激素受体刺激性抗体(thyroid stimulating hormone receptor-stimulating antibody,TSAb)、促甲状腺激素受体抗体(thyroid stimulating hormone receptor antibody,TRAb)和中性抗体(neutral TSH receptor antibodies,N-TSHR-Ab)。

TSAb 刺激甲状腺组织增生、合成和释放甲状腺激素过多,而血液循环升高的甲状腺激素反馈抑制垂体分泌 TSH,表现为血清 TSH 水平显著降低;TBAb 阻断 TSH 的作用;中性抗体的生物活性呈中性,既不刺激受体,也不阻断 TSH 作用。不同患者或同一患者在不同时期占主导地位的抗体亚型可发生变化,从而导致甲状腺功能的变化(图 1-1)。多数 GD 患者 TSAb 占主导地位,故表现为甲状腺肿大伴功能亢进。小部分患者表现为甲状腺功能正常甚至甲状腺功能减退。目前认为甲状腺本身通过腺体内浸润的 B 细胞成为甲状腺自身抗体合成的场所。

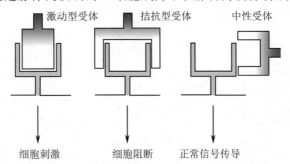

图 1-1 不同 TSH 受体抗体对甲状腺细胞作用示意图

格雷夫斯病患者发生突眼和常见于胫前的黏液性水肿,与眶后、胫前局部皮肤的成纤维细胞和脂肪细胞高表达 TSH 受体有关。局部高表达 TSH 受体在高浓度血清 TRAb 情况下,发生免疫应答,导致局部细胞因子释放、淋巴细胞浸润和成纤维细胞释放葡萄糖胺聚糖增加和积聚,进一步导致水肿和细胞功能损伤。

二、病理解剖与病理生理

GD 患者的甲状腺呈弥漫性肿大,血管丰富、扩张。滤泡上皮细胞增生呈柱状,有弥漫性淋巴细胞浸润。浸润性突眼患者其球后结缔组织增加、眼外肌增粗水肿,含有较多黏多糖、透明质酸沉积和淋巴细胞及浆细胞浸润。骨骼肌和心肌也有类似表现。垂体无明显改变。少数患者下肢有胫前对称性黏液性水肿。

甲状腺激素有促进产热作用并与儿茶酚胺有相互作用,从而引起基础代谢率升高,营养物质和肌肉组织的过度消耗,加强对神经、心血管和胃肠道的兴奋。

三、临床表现

GD 在女性更为多见,患者男女之比为 1:(7~10);高发年龄为 21~50 岁。该病起病缓慢,典型者高代谢症群、眼症和甲状腺肿大表现明显。

(一)甲状腺毒症

各种病因所致的甲状腺毒症的症状体征相似,可累及全身各个系统(表 1-2)。临床表现与患者年龄、甲状腺毒症的严重性,持续时间,个体对过多甲状腺激素的易感性等相关。老年患者的症状可较隐匿,仅表现为乏力、体重下降,称淡漠型甲状腺功能亢进症。亚洲男性可表现为发作性低钾麻痹。其中 GD 甲亢患者往往缓慢隐匿起病,逐步加重,病程常长于 3 个月。而其他原因所致一过性甲状腺毒症患者如亚急性甲状腺炎等往往病情先重后轻,且病程较短。

表 1-2　甲状腺毒症的症状与体征(按发生率从高到低排序)

症状	体征
多动,兴奋,焦虑	心动过速;老年患者房颤
怕热和多汗	震颤
心悸	甲状腺肿大
疲乏和无力	皮肤温暖,湿润
食欲亢进但体重下降	肌无力,近端肌病
大便次数增多	眼睑挛缩
多尿	男性乳房发育
月经稀少,性欲低下	

(二)甲状腺肿大

甲状腺肿大为 GD 的主要临床表现或就诊时的主诉。双侧对称性甲状腺呈弥漫肿大,质软,无明显结节感。少数(约 10%)肿大不明显或不对称。在甲状腺上下特别是上部可扪及血管震颤并闻及血管杂音。

(三)眼症

眼睑挛缩、眼裂增大、眼球内聚不佳、下视时上眼睑不随眼球下降、上视时前额皮肤不能皱起等症状可见于所有甲状腺毒症患者,主要机制是高甲状腺激素水平时交感神经兴奋使眼外肌和上睑肌张力增高。

GD 相关眼症为浸润性突眼(图 1-2),为 GD 所特有,又称格雷夫斯眼病,独立于甲状腺毒症,可与甲亢同时出现,也可早于或晚于甲亢发生;可以是单侧也可以是双侧眼病。临床表现轻者为异物感、易流泪;眶周、眼睑、结膜等水肿、结膜充血、眼球突出、复视、眼球运动障碍;严重者眼睑不能闭合致角膜暴露继发溃疡、视力下降、视野缺损等。

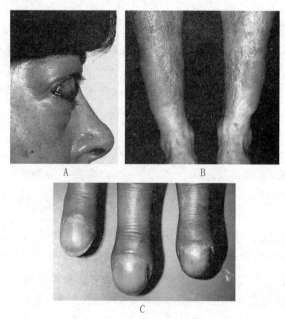

图 1-2　GD 特有临床表现
A.浸润性突眼;B.胫前黏液性水肿;C.杵状指

(四)黏液性水肿

黏液性水肿为 GD 特有的病变,见于不到 5％ 的 GD 患者,常合并浸润性突眼。表现局灶性的皮肤隆起呈橘皮样或结节样非凹陷性硬肿,初期为粉红色或紫色,后期为色素沉着,呈褐色。与周围皮肤有一定的边界,常见于胫前,但也可见于其他任何部位。GD 患者长期甲状腺毒症未得到控制时可表现出杵状指(图 1-2)。

四、诊断与鉴别诊断

对于有上述临床症状与体征者应做进一步甲状腺相关检查。诊断步骤分为:明确是否存在甲状腺毒症;明确是否甲亢;明确甲亢病因为格雷夫斯病。对表现为典型浸润性突眼和(或)局部皮肤黏液性水肿的甲亢患者基本上可确诊为 GD。

(一)检测血清甲状腺激素水平

有任何临床疑似甲状腺毒症症状的患者或甲状腺肿大等患者应进行包括 TT_3、TT_4、FT_3 和 FT_4 在内的血清甲状腺激素水平检测。如果血清 TT_3、TT_4、FT_3 和 FT_4 升高,即可确认为甲状腺毒症。本节中四碘甲状腺原氨酸缩写为 T_4,三碘甲状腺原氨酸 T_3,如果为"总"和"游离",前面分别加"T"和"F"。如游离三碘甲状腺原氨酸的缩写为 FT_3。

(二)吸碘率测定

甲亢患者表现为甲状腺功能活跃,除碘甲亢外,吸碘率升高。但并非所有的甲状腺毒症患者均需进行该测试。建议在病程短于 3 月、病情较轻或伴有其他发热、甲状腺痛等患者进行。GD 甲亢患者吸碘率升高。借此检测可鉴别各种甲状腺炎性一过性毒血症。

(三)TSH 测定

GD 甲亢患者 TSH 明显降低,为最敏感的指标,其变化早于甲状腺激素水平的升高。通过 TSH 测定可鉴别 TSH 瘤、中枢性甲状腺激素抵抗综合征所致甲亢,后两者 TSH 正常或升高。

(四)甲状腺自身抗体的检测

包括 TRAb、甲状腺过氧化物酶抗体(thyroid peroxidase antibody,TPO-Ab)和甲状腺球蛋白抗体(thyroglobulin antibody,TgAb),阳性者提示甲状腺自身免疫性疾病,有助于诊断 GD,特别是 TRAb。而高功能腺瘤、结节性甲状腺肿伴甲亢患者常为阴性。

(五)其他

碘甲亢患者,通过确认碘摄入病史即可鉴别。甲状腺超声可帮助判断甲状腺的结构和功能,显示甲状腺大小、是否存在结节,上动脉流速的测定可部分反映甲状腺的功能状况。GD 甲亢患者往往为弥漫性肿大伴上动脉流速增加,部分患者可合并结节;高功能腺瘤可见单一性结节;结节性甲状腺肿伴甲亢患者则甲状腺明显肿大伴多发结节。甲状腺核素显像也可有效判断甲状腺的摄碘或摄锝功能,GD 患者表现为弥漫性摄取功能亢进,而高功能腺瘤表现为孤立性热结节,结节性甲状腺肿伴甲亢患者可为多发热结节。而其他一过性甲状腺毒血症患者显示摄碘或锝功能低下。

五、治疗

GD 甲亢的治疗包括一般治疗和针对甲状腺激素过多合成的治疗。一般治疗包括注意休息,适当营养,β 受体阻滞剂减慢心率改善心悸症状等。针对甲状腺素过多合成和分泌的治疗方法包括抗甲状腺药物、[131]I 核素治疗和手术治疗。每种治疗方法不同,各有利弊(表 1-3),临床上适合不同的患者。

表 1-3　不同 GD 甲亢治疗方法的利和弊

治疗方法	利	弊
ATD	非甲状腺破坏性治疗,疗效确切;药物性甲减可逆;避免手术风险和辐射暴露	治疗时间长;治疗期间需密切监测调整剂量;可能药物不良反应而停药;停药后高复发率
^{131}I	确切控制甲亢;时间较短;避免手术风险;避免 ATD 的可能不良反应	甲状腺破坏性治疗,不可逆性甲减风险;可能加重 GD 眼病
手术	迅速确切控制甲状腺毒症;避免辐射暴露;避免 ATD 的可能不良反应	手术准备工作复杂;手术并发症如喉返神经损伤、甲状旁腺功能减退等;甲亢不缓解或甲减可能;甲状腺危象风险

GD 甲亢特殊情况如甲状腺危象、合并妊娠等特殊情况、浸润性突眼和黏液性水肿的治疗不包括在本章节内。

(一)抗甲状腺药物治疗

1.药物种类

国内可选的抗甲状腺药物治疗(antithyroid drug,ATD)包括甲巯咪唑和丙基硫氧嘧啶。两者作用机制基本相同,通过抑制甲状腺内过氧化物酶的作用而使碘离子转化为活性碘受抑,从而妨碍甲状腺激素的合成,但无法抑制已合成激素的释放。甲巯咪唑半衰期 $4\sim6$ h,长于丙基硫氧嘧啶的 1.5 h,致使前者可每天 $1\sim2$ 次服用,而后者需每天 3 次服用。甲巯咪唑抑制作用强于丙基硫氧嘧啶,故前者 $5\sim10$ mg 等效于丙基硫氧嘧啶的 100 mg。目前临床上首选甲巯咪唑治疗。丙基硫氧嘧啶有阻滞 T_4 转化为 T_3 的功能,故适合甲状腺危象等紧急情况。甲巯咪唑可通过胎盘,且有可能致胎儿畸形,妊娠早期禁用;而丙基硫氧嘧啶极少通过胎盘,妊娠早期可以使用。

2.药物剂量和疗程

甲巯咪唑和丙基硫氧嘧啶治疗为中长期治疗,剂量分别从每天 $20\sim30$ mg(分 $2\sim3$ 次)和 300 mg(分 3 次)起始,但需根据甲状腺激素水平适当调整。开始治疗后 $2\sim4$ 周监测甲状腺激素水平,T_3、T_4、FT_3、FT_4 基本恢复正常(TSH 恢复滞后,不是了解疗效的敏感指标,不宜作为调整剂量的主要依据)后开始进入减量阶段,每 $2\sim4$ 周将日治疗剂量减少 5 mg(甲巯咪唑)或 50 mg(丙基硫氧嘧啶),加强甲状腺激素水平的监测,避免减量过快致激素水平反跳或减量过慢致药物性甲减,逐步减至最小有效维持剂量维持甲状腺功能正常一年以上可考虑停药。停药应结合维持剂量大小,TRAb 水平,甲状腺大小等情况综合考虑。并告知患者停药后复发可能,需随访病情,监测甲状腺功能。

3.药物不良反应

ATD 可能不良反应包括过敏、药物性肝炎、血白细胞减少严重者粒细胞缺乏等,罕见的包括丙基硫氧嘧啶相关抗中性粒细胞质抗体相关血管炎、甲巯咪唑诱发的胰岛素自身免疫综合征性低血糖等。应在用药前告知患者,并在用药前检查肝功能和血常规;治疗期间观察病情变化和监测血常规、肝功能。如一药发生过敏,可在停用该药过敏缓解后尝试换用另一药,但仍有过敏可能。药物性肝炎发生率较低,甲巯咪唑以淤胆多见,而丙基硫氧嘧啶以肝酶升高多见。粒细胞缺乏常见于甲巯咪唑,尽早停药并予以集落刺激因子和并发细菌感染时抗生素治疗;并禁用其他 ATD,宜改用核素治疗甲亢。首次用药前宜告知患者关于粒细胞缺乏的常见症状(如咽喉痛、发热、口腔溃疡)和进行白细胞计数检查排除粒细胞缺乏前停药的必要性。ATD 治疗可用于所有没有禁忌证的 GD 甲亢患者。

（二）¹³¹I 治疗

甲状腺具有高度选择性聚¹³¹I 能力，¹³¹I 衰变时放出 γ 和 β 射线，其中占 99% 的 β 射线在组织内射程仅 2 mm，破坏甲状腺滤泡上皮细胞的同时不影响周围组织，从而达到治疗目的。2021 版中华医学会核医学分会发布《¹³¹I 治疗格雷夫斯甲亢指南》详细阐述了其作用机制、适应证、禁忌证指导其临床实践。

¹³¹I 可作为成人 GD 甲亢的首选治疗方法之一，尤其适用于下述情形：对 ATD 过敏或出现其他不良反应；ATD 疗效差或多次复发；有手术禁忌证或手术风险高；有颈部手术或外照射史；病程较长；老年患者(特别是有心血管疾病高危因素者)；合并肝功能损伤；合并血白细胞或血小板减少；合并心脏病等。

主要禁忌证包括妊娠、哺乳；GD 患者确诊或临床怀疑甲状腺癌(此时首选手术治疗)；不能遵循放射性治疗安全指导；在未来 6 个月内计划妊娠的女性也不适用。育龄期女性在 ¹³¹I 治疗前应注意排除妊娠。甲亢伴中度、重度活动性格雷夫斯眼病或威胁视力的活动性格雷夫斯眼病患者，建议选用 ATD 或手术治疗。

¹³¹I 治疗前应进行书面知情同意；原用 ATD 治疗者先停用 1～2 周；低碘饮食 1～2 周；无禁忌证情况下用 β 受体阻滞剂缓解治疗；存在严重基础疾病(包括心房颤动、心力衰竭或肺性高血压等心血管并发症，肾衰竭，感染，外伤，控制较差的糖尿病及脑血管或肺病等，肝衰竭，粒细胞缺乏症等)应先予以积极处理。对有明显甲亢症状、血清甲状腺激素水平明显升高的患者、老年患者，及伴有在甲状腺毒症加重时可能有更高风险的严重疾病者，且无 ATD 治疗禁忌者，可考虑在 ¹³¹I 治疗之前应用 ATD 预治疗。

理想的 ¹³¹I 核素治疗是治疗后甲状腺功能恢复正常而不复发或进展为甲减。确定治疗 GD 甲亢¹³¹I 核素剂量的方法有 3 种：计算剂量法或个体化剂量方案、半固定剂量法和固定剂量法。国内常用计算剂量法：根据触诊、甲状腺三维超声和静态核素显像计算甲状腺质量；根据甲状腺质量和摄碘率进行计算，再结合患者年龄、病程、原治疗情况等适当调整。

目前多用单次剂量口服法。口服前禁食 2 h 以上，服后适量饮水，2 h 后可进食，不要揉压甲状腺，注意休息，避免劳累和精神刺激；继续服用 β 受体阻滞剂使症状缓解；2 周内避免与婴幼儿及妊娠妇女密切接触；治疗后 1～3 个月复查，如病情较重或临床表现变化较大时，应根据需要密切随诊，甲状腺激素水平严重升高且无 ATD 禁忌者可在 ¹³¹I 治疗后 3～7 d 重新开始 ATD 治疗，随访甲状腺功能调整剂量逐步停用，并监测可能不良反应；育龄期女性治疗后半年内应采取避孕措施。

¹³¹I 核素治疗一次性治疗缓解率约为 50%～80%，总有效率达 95% 以上。治疗后复发率为 1%～4%，无效率约 2%～4%。对于治疗后随访 3～6 个月证实未缓解、疗效差的 GD 甲亢患者，根据病情需要可行再次治疗。随访期间发现甲状腺功能减退(TSH 升高伴或不伴 T_3 和 T_4 下降，简称甲减)则予甲状腺激素替代治疗。甲减是 GD 甲亢治疗中可接受的最终结果。

¹³¹I 核素治疗后甲状腺激素和甲状腺自身抗原会大量释放，是发生和加重浸润性突眼的危险因素。指南建议甲亢伴格雷夫斯眼病患者眼科就诊，以评价其活动性及严重程度；甲亢伴非活动性格雷夫斯眼病患者选择 ¹³¹I 治疗时，不需要同时使用糖皮质激素，轻度活动性格雷夫斯眼病(尤其是吸烟患者)选择 ¹³¹I 治疗时，推荐同时使用糖皮质激素；甲亢伴中度、重度活动性格雷夫

斯眼病或威胁视力的活动性格雷夫斯眼病患者,建议选用 ATD 或手术治疗。

(三)手术治疗

甲亢手术治疗的病死率<0.1%,并发症低,复发率约 3%,可迅速和持久达到甲状腺功能正常,并有避免放射性碘及抗甲状腺药物带来的长期并发症和获得病理组织学证据等独特优点。手术能快速有效地控制并治愈甲亢,但仍有一定的复发率和并发症,所以应掌握其适应证和禁忌证。

1.手术适应证

适应证包括甲状腺肿大明显或伴有压迫症状;中至重度以上甲亢(有甲状腺危象者可考虑紧急手术);抗甲状腺药物无效、停药后复发、有不良反应而不能耐受或不能坚持长期服药;胸骨后甲状腺肿伴甲亢;中期妊娠又不适合用抗甲状腺药物。若甲状腺巨大、伴有结节的甲亢妊娠妇女(或近期有妊娠计划)常需大剂量抗甲状腺药物才有作用,所以推荐进行手术,但妊娠早期和后期尽量避免手术,而选择在妊娠中期。超声提示有恶性占位者也应手术。

2.手术禁忌证

禁忌证包括青少年(<20 岁),轻度肿大,症状不明显;严重突眼者手术后突眼可能加重,应不予考虑;年老体弱有严重心、肝和肾等并发症不能耐受手术;术后复发因粘连而使再次手术并发症增加、切除腺体体积难以估计而不作首选。但对药物无效又不愿意接受放射治疗者有再次手术的报道,术前用超声检查了解两侧腺体残留的大小,术后腺叶各留 2 g 左右。

3.术前准备

术前除常规检查外,应进行间接喉镜检查以了解声带活动情况。颈部和胸部摄片了解气管和纵隔情况。查血钙、磷。为了减少术中出血、避免术后甲状腺危象的发生,甲亢患者手术前必须进行特殊的准备。手术前准备常采用以下两种准备方法。

(1)碘剂为主的准备:在服用抗甲状腺药物一段时间后患者的症状得以控制,心率在 80～90 次/分钟,睡眠和体重有所改善,基础代谢率在 20% 以下,即可开始服用复方碘溶液。该药可抑制甲状腺的释放,使滤泡细胞退化,甲状腺的血运减少,腺体因而变硬变小,使手术易于进行并减少出血量。

复方碘溶液的具体服法有两种。第一天开始每天 3 次,每次 3～5 滴,逐日每次递增 1 滴,直到每次 15 滴,然后维持此剂量继续服用;从第一天开始即为每次 10 滴,每天 3 次。两种方法皆为 2 周左右,直至甲状腺腺体缩小、变硬、杂音和震颤消失。局部控制不满意者可延长服用碘剂至 4 周。但因为碘剂只能抑制释放而不能抑制甲状腺的合成功能,所以超过 4 周后就无法再抑制其释放,会引起反跳。故应根据病情合理安排手术时间,特别对女性患者注意避开经期。

开始服用碘剂后可停用甲状腺片。因为抗甲状腺药物会加重甲状腺充血,除病情特别严重者外,一般于术前 1 周停用抗甲状腺药物,单用碘剂直至手术。妊娠合并甲亢需手术时也可用碘剂准备,但碘化物能通过胎盘引起胎儿甲状腺肿和甲状腺功能减退,出生时可引起初生儿窒息。故只能短期碘剂快速准备,碘剂使用不超过 10 d;术后补充甲状腺素片以防流产。对于特殊原因需取消手术者,应该再服用抗甲状腺药物并逐步对碘剂进行减量。术后碘剂 10 滴每天 3 次续服 5～7 d。

(2)普萘洛尔准备:普萘洛尔除可作为碘准备的补充外,对于不能耐受抗甲状腺药物及碘剂者,甲状腺癌合并甲亢应避免碘剂预处理者或严重患者需紧急手术而抗甲状腺药物无法快速起效的患者。普萘洛尔不仅起到抑制交感兴奋的作用,还能抑制 T_4 向 T_3 的转化。美托洛尔同样可以用于术前准备,但该药无抑制 T_4 向 T_3 转化的作用,所以 T_3 的好转情况不及普萘洛尔。

普萘洛尔剂量是每次40～60 mg,每6小时1次。一般在4～6 d后心率即接近正常,甲亢症状得到控制,即可以进行手术。由于普萘洛尔在体内的有效半衰期不满8 h,所以最后一次用药应于术前1～2 h给予。术后继续用药5～7 d。特别应该注意手术前后都不能使用阿托品,以免引起心动过速。

单用普萘洛尔准备者麻醉同样安全、术中出血并未增加。严重患者可采用大剂量普萘洛尔准备但不主张单用(术后普萘洛尔剂量也应该相应地增大),并可加用倍他米松0.5 mg每6 h一次和碘番酸0.5 mg每6 h一次。甲状腺功能可在24 h开始下降,3 d接近正常,5 d完全达到正常水平。短期加用普萘洛尔的方法对妊娠妇女及小孩均安全。但前面已提及普萘洛尔的不良反应,所以应慎用。以往认为严重甲亢患者手术会引起甲状腺素的过度释放,但通过术中分析甲状腺静脉和外周静脉血的FT_3、FT_4并无明显差异,所以认为甲亢危重病例紧急手术是可取的。

4.手术方法

以往常采用颈丛麻醉,术中可以了解发声情况,以减少喉返神经的损伤。对于巨大甲状腺有气管压迫、移位甚至怀疑将发生气管塌陷者,胸骨后甲状腺肿者及精神紧张者应选用气管插管全麻。随着喉返神经监测技术的普及,全麻更为常用。

5.手术方式

切除甲状腺的范围即保留多少甲状腺体积尚无一致的看法。若行次全切除即每侧保留6～8 g甲状腺组织,术后复发率为23.8%;而扩大切除即保留约4 g的复发率为9.4%;近全切除即保留<2 g者的复发率为0。各组之间复发时间无差异。但切除范围越大发生甲状腺功能减退即术后需长期服用甲状腺片替代的概率越大。如甲状腺共保留7.3 g或双侧甲状腺下动脉均结扎且保留9.8 g者可不需长期替代。

考虑到甲状腺手术不仅可以迅速控制其功能,还能使自身抗体水平下降,而且甲减的治疗远比甲亢复发容易处理,所以建议切除范围适当扩大,即次全切除还不够,每侧应保留5 g以下(2～3 g,峡部全切除)。当然也应考虑甲亢的严重程度、甲状腺的体积和患者的年龄。巨大而严重的甲亢切除比例应该大一些,年轻患者考虑适当多保留甲状腺组织以适应发育期的需要。

术中可以从所切除标本上取同保留的甲状腺相应大小体积的组织称重以估计保留腺体的质量。但仍有误差,所以有学者建议一侧行腺叶切除和另一侧行次全切除(保留6 g)。但常用于病变不对称的结节性甲状腺肿伴甲亢者,病变严重侧行腺叶切除。但该侧发生喉返神经和甲状旁腺损伤的概率较保留后包膜的高,所以也要慎重选择。

对极少数或个别格雷夫斯病突眼显著者,选用甲状腺全切除术,其好处是可降低TSH受体自身抗体和其他甲状腺抗体,减轻眶后脂肪结缔组织浸润,防止眼病加剧以致牵拉视神经而导致萎缩,引起失明及重度突眼,及角膜长期显露而受损导致的失明。全切当然也防止了甲亢复发,但需终身服用甲状腺素片。个别患者选用本手术,要详细向患者和家属说明,取得同意。术前检查血清抗甲状腺微粒体抗体,阳性者术后发生甲减的病例增多。因此,此类患者术中应适当多保留甲状腺组织。

6.手术步骤

切口常采用颈前低位弧形切口,甲状腺肿大明显者应适当延长。颈阔肌下分离皮瓣,切开颈白线,离断颈前带状肌。先处理甲状腺中静脉,充分显露甲状腺。离断甲状腺悬韧带以利于处理上极。靠近甲状腺组织妥善处理甲状腺上动静脉。游离下极,离断峡部。将甲状腺向内侧翻起,辨认喉返神经后处理甲状腺下动静脉。按前所述保留一定的甲状腺组织,超声刀将其余部分予以切除。创面严密止血后缝闭。另一侧同样处理。术中避免喉返神经损伤以外,还应避免损伤甲状旁腺。若误切应将其切成 1 mm 小片种植于胸锁乳突肌内。缝合前放置皮片引流或负压球引流。缝合带状肌、颈阔肌及皮肤。

内镜手术治疗甲亢难度较大,费用高,但术后颈部,甚至上胸部完全没有瘢痕,美容效果明显,受年轻女性患者欢迎。与传统手术相比,内镜手术时间长,术后恢复时间也无明显优势。甲状腺体积大时不适合该方式。

术后严密观察患者的心率、呼吸、体温、神志及伤口渗液和引流液。一般 2 d 后可拔除引流,4 d 拆线。

7.术中意外和术后并发症的防治

(1)大出血:甲状腺血供丰富,甲亢及抗甲状腺药物会使甲状腺充血,若术前准备不充分,术中极易渗血。特别在分离甲状腺上动脉时牵拉过度,动作不仔细会造成甲状腺上动脉的撕脱。动脉的近侧端回缩,位置又深,止血极为困难。此时应先用手指压迫或以纱布填塞出血处,然后迅速分离上极,将其提出切口,充分显露出血的血管,直视下细心钳夹和缝扎止血。甲状腺下动脉出血时,盲目的止血动作很容易损伤喉返神经,必须特别小心。必要时可在外侧结扎甲状颈干。损伤甲状腺静脉干不仅会引起大出血,还可产生危险的空气栓塞。因此,应立即用手指或湿纱布压住出血处,倒入生理盐水充满伤口,将患者的上半身放低,然后再处理损伤的静脉。对于甲状腺创面的处理,随着超声刀及其他能量平台的广泛应用,现在较以往已经更为便捷。

(2)呼吸障碍:术中发生呼吸障碍的主要原因除双侧喉返神经损伤外,多是由于较大的甲状腺肿长期压迫气管环,腺体切除后软化的气管壁塌陷所致。因此,如术前患者已感呼吸困难,或经 X 线检查证明气管严重受压,应在气管插管麻醉下进行手术。如术中发现气管壁已软化,可用丝线将双侧甲状腺后包膜或气管本身悬吊固定于双侧胸锁乳突肌的前缘或带状肌处。在缝合切口前试行拔去气管插管,如出现或估计术后会发生呼吸困难,应作气管造口术,放置较长的导管以支撑受损的气管环,待 2～4 周后气管腔复原后拔除。术后呼吸困难的原因有血肿压迫、双侧喉返神经损伤、喉头水肿、气管迟发塌陷、严重低钙引起的喉肌或呼吸肌痉挛等,应注意鉴别及时处理。

(3)喉上神经损伤:喉上神经之外支(运动支)与甲状腺上动脉平行且十分靠近,如在距上极较远处大块结扎甲状腺上血管时,就可能将其误扎或切断,引起环甲肌麻痹,声带松弛,声调降低。在分离上极时也有可能损伤喉上神经的内支(感觉支),使患者喉黏膜的感觉丧失,咳嗽反射消失,在进流质饮食时易误吸入气管,甚至发生吸入性肺炎。由于喉上神经外支损伤的临床症状不太明显,易漏诊,其发生率远比人们想象的要多,对此应引起更大的注意。熟悉神经的解剖关系,操作细致小心,在紧靠上极处结扎甲状腺上血管,是防止喉上神经损伤的重要措施。

(4)喉返神经损伤:喉返神经损伤绝大多数为单侧性,主要症状为声音嘶哑。少数病例双侧损伤,除引起失声外,还可造成严重的呼吸困难,甚至窒息。少部分术后呛咳也与喉返神经损伤有关。术中喉返神经损伤可由切断、结扎、钳夹、热损伤或牵拉引起。前两种损伤引起声带永久性麻痹;后几种损伤常引起暂时性麻痹,可望手术后 3～6 个月内恢复功能。

术中最易损伤喉返神经的"危险地区"包括甲状腺腺叶的后外侧面、甲状腺下极、环甲区(喉返神经进入处)。喉返神经解剖位置的多变性是造成损伤的客观原因。喉返神经位于气管食管沟内,罕见病例的喉返神经行程非常特殊,为绕过甲状腺下动脉而向上返行,或在环状软骨水平直接从迷走神经分出而进入喉部(所谓"喉不返神经")。还有一定数量的喉返神经属于喉外分支型,即在未进入喉部之前即已经分支,分支的部位高低和分支数目不定,即术者在明确辨认到一支喉返神经,仍有损伤分支或主干的可能性。

预防喉返神经损伤的主要措施包括熟悉喉返神经的解剖位置及其与甲状腺下动脉和甲状软骨的关系,警惕喉外分支,随时想到有损伤喉返神经的可能;操作轻柔、细心,在切除甲状腺腺体时,尽可能保留部分后包膜;缺少经验的外科医师及手术比较困难的病例,最好常规显露喉返神经以免误伤。

寻找和显露喉返神经,可借助一个三角形的解剖界标。三角的前边为喉返神经,后边为颈总动脉,底线为甲状腺下动脉。在显露颈总动脉和甲状腺下动脉后,就很容易找到三角的第三个边,即喉返神经。一般可自下向上地显露喉返神经的全过程。喉返神经监测仪已经进入国内临床,对于双侧甲状腺手术者,推荐该方法,以预防喉返神经的损伤。即使损伤也能及时发现予以修复。

如术中发现患者突然声音嘶哑,或监测仪提示异常,应立即停止牵拉或挤压甲状腺体;如无好转,应立即全程探查喉返神经。如已被切断,应予缝接或将舌下神经袢与喉返神经远端对接。如被结扎,应松解线结。如手术后发现声音嘶哑,经间接喉镜检查证实声带完全麻痹,怀疑喉返神经有被切断或结扎的可能时,应考虑再次手术探查。否则可给予神经营养药、理疗、禁声及短程皮质激素,严密观察,等待其功能恢复。如为双侧喉返神经损伤,应作气管造口术。

修补喉返神经的方法可用6-0尼龙线行对端缝接法,将神经断端靠拢后,间断缝合两端神经鞘数针。如损伤神经之近侧端无法找到,可在其远端水平以下相当距离处切断部分迷走神经纤维,然后将切断部分的近端上翻与喉返神经的远侧断端作吻合。如损伤神经远侧端无法找到,可将喉返神经近侧断端埋入环状杓后肌中。如两个断端之间缺损较大无法拉拢时,可考虑做肋间神经或舌下神经袢移植术或静脉套入术。

(5)术后再出血:甲状腺血管结扎线脱落及残留腺体切面严重渗血,是术后再出血的主要原因。一般发生于术后24~48 h,表现为引流口的大量渗血,颈部迅速肿大,呼吸困难甚至发生窒息。术后应常规在患者床旁放置拆线器械,一旦出现上述情况,应马上拆除切口缝线,去除血块,并立即送至手术室彻底止血。术后应放置引流管,并给予大量抗生素。分别双重结扎甲状腺的主要血管分支,残留腺体切面彻底止血并做缝合,在缝合切口前要求患者用力咳嗽几声,观察有无因结扎线松脱而产生的活跃出血,是预防术后再出血的主要措施。

(6)手足抽搐:甲状旁腺功能减退症(简称甲旁减)是甲状腺次全切除后的一个常见且严重并发症。无症状而血钙低于正常的亚临床甲旁减发生率为47%,有症状且需服药的为15%。但永久性甲旁减并不常见。多因素分析提示,甲亢明显、伴有甲状腺癌或胸骨后甲状腺肿等是高危因素。主要是由于术中误将甲状旁腺一并切除或使其血供受损所致。

临床症状多在术后2~3 d出现,轻重程度不一。轻者仅有面部或手足的针刺、麻木或强直感,重者发生面肌及手足抽搐,最严重的病例可发生喉痉挛及膈肌和支气管痉挛,甚至窒息死亡。由于周围神经肌肉应激性增强,以手指轻叩患者面神经行经处,可引起颜面肌肉的短促痉挛。用力压迫上臂神经,可引起手的抽搐。急查血钙、磷有助诊断,但不一定等报告才开始治疗。

治疗方面包括限制肉类和蛋类食物的摄入量,多进绿叶菜、豆制品和海味等高钙、低磷食品。口服钙片和维生素 D_2,后者能促进钙在肠道内的吸收和在组织内的蓄积。目前钙剂多为含维生素 D 的复合剂。维生素 D_2 的作用在服用后两周始能出现,且有蓄积作用,故在使用期间应经常测定血钙浓度。只要求症状缓解、血钙接近正常即可，不一定要求血钙完全达到正常，因为轻度低钙可以刺激残留的甲状旁腺代偿。在抽搐发作时可即刻给予静脉注射 10％葡萄糖酸钙溶液 10 mL。对手足抽搐最有效的治疗是服用双氢速甾醇。此药乃麦角固醇经紫外线照射后的产物，有升高血钙含量的特殊作用，适用于较严重的病例。最初剂量为每天 3～10 mL 口服，连服 3～4 d 后测定血钙浓度，一旦血钙含量正常，即应减量，以防止高钙血症所引起的严重损害。目前常用制剂是 1,25-二羟维生素 D_3，起始剂量每天 0.25 μg，若 2～4 周无改善，可增加剂量。每周监测血钙 2 次。

有人应用新鲜小牛骨皮质在 5％碳酸氢钠 250 mL 内煮沸消毒 20 min 后，埋藏于腹直肌内，以治疗甲状旁腺功能减退，取得了一定的疗效，并可反复埋藏。同种异体甲状旁腺移植尚处于实验阶段。为了保护甲状旁腺，减少术后手足抽搐的发生，术中必须注意仔细寻找并加以保留。在切除甲状腺体时，尽可能保留其背面部分，并在紧靠甲状腺处结扎甲状腺血管，以保护甲状旁腺的血供。还可仔细检查已经切下的甲状腺标本，如发现有甲状旁腺做自体移植。

(7)甲状腺危象：甲状腺危象指甲亢的病理生理发生了致命性加重，大量甲状腺素进入血液循环，增强了儿茶酚胺的作用，而机体却对这种变化缺乏适应能力。近年来由于强调充分做好手术前的准备工作，术后发生的甲状腺危象已大为减少。

手术引起的甲状腺危象大多发生于术后 12～48 h，典型的临床症状为 39 ℃～40 ℃以上的高热，心率快达 160 次/分钟、脉搏弱，大汗、躁动不安、谵妄以至昏迷，常伴有呕吐、水泻。如不积极治疗，患者往往迅速死亡。死亡原因多为高热虚脱、心力衰竭、肺水肿和水电解质紊乱。还有少数患者主要表现为神志淡漠、嗜睡、无力、体温低、心率慢，最后昏迷死亡，称为淡漠型甲状腺危象。此种严重并发症的发病机制迄今仍不很明确，但与术前准备不足，甲亢未能很好控制密切相关。治疗包括两个方面。

降低循环中的甲状腺素水平，可口服大剂量复方碘化钾溶液，首次 60 滴，以后每 4～6 h 30～40 滴。情况紧急时可用碘化钠 0.25 g 溶于 500 mL 葡萄糖溶液中静脉滴注，每 6 h 1 次。24 h 内可用 2～3 g。碘剂的作用是抑制甲状腺素的释放，且作用迅速。为了阻断甲状腺素的合成，可同时应用丙基硫氧嘧啶 200～300 mg，因为该药起效相对快，并有在外周抑制 T_4 向 T_3 转化的作用。如患者神志不清可鼻饲给药。如治疗仍不见效还可考虑采用等量换血和腹膜透析等方法，以清除循环中过高的甲状腺素。方法是每次放血 500 mL，将其迅速离心，弃去含多量甲状腺素的血浆，而将细胞置入乳酸盐复方氯化钠溶液中再输入患者体内，可以 3～5 h 重复 1 次。但现在已经很少主张使用。

降低外周组织对儿茶酚胺的反应性，可口服或肌注利血平 1～2 mg，每 4～6 h 1 次。也可口服普萘洛尔 10～40 mg，每 4～6 h 1 次；或 0.5～1 mg 加入葡萄糖溶液 100 mL 中缓慢静脉滴注，必要时可重复使用。哮喘和心力衰竭患者不宜用普萘洛尔。甲状腺危象对于患者来说是一个严重应激，而甲亢时皮质醇清除代谢增加，因此补充皮质醇是有益的。大量肾上腺皮质激素(皮质醇 200～500 mg/d)作静脉滴注的疗效良好。其他治疗包括吸氧、镇静剂与退热(可用氯丙嗪)，补充水和电解质，纠正心力衰竭，大剂量维生素特别是 B 族维生素及积极控制诱因，预防感染等。病情一般于 36～72 h 开始好转，1 周左右恢复。

(8)恶性突眼：甲亢手术后非浸润性突眼者 71％会有改善，29％无改善也无恶化。实际上在治疗甲亢的三种方法中，手术是引起眼病发生和加重概率最小的。但少数严重恶性突眼病例术后突眼症状加重，还可逐渐引起视神经萎缩并易导致失明。可能是因为甲亢控制过快又未合用甲状腺素片、手术时甲状腺受损抗原释放增多有关。治疗方法包括使用甲状腺制剂和强的松,放射线照射垂体、眼眶或在眼球后注射质酸酶,局部使用眼药水或药膏,必要时缝合眼睑。如仍无效可考虑行双侧眼眶减压术。

8.甲亢手术的预后及随访

抗甲状腺药物治疗的复发率>60%。手术复发率为10%左右,近全切除者则更低。甲亢复发的原因多数为当时甲状腺显露不够,切除不足残留过多,甲状腺血供仍丰富。除甲亢程度与甲状腺体积外,药物、放射或手术治疗结束后 TRAb 或 TSAb 的状况也影响预后。无论何种治疗甲状腺激素水平改变比较快,TRAb 或 TSAb 改变比较慢,如果连续多次阴性说明预后好或可停用抗甲状腺药物;如再呈阳性提示 GD 复发的可能性增加,TSAb 阳性复发率为93%,阴性则为17%。该指标优于 TRH 兴奋试验。甲亢复发随时间延长而增多,可最迟在术后10年再出现。即使临床无甲亢复发,仍有部分患者 T_3 升高、TRH 兴奋试验和 T_3 抑制试验存在异常的亚临床病例。因此应该严密随访。适当扩大切除甲状腺并加用小剂量甲状腺素片可减少复发,达到长期缓解的目的。

再次手术时应注意,上次手术未解剖喉返神经者,这次再手术就要仔细解剖出喉返神经予以保护;术前可用 B 超和核素扫描测量残留甲状腺大小,再手术时切除大的一侧,仅保留其后包膜;如上次手术已损伤一侧喉返神经,则再次手术就选同侧,全切除残留的甲状腺,同时保留后包膜以保护甲状旁腺。当残留甲状腺周围组织广泛粘连,外层和内层的解剖间隙分离困难时,用剪刀在腺体前面的粘连组织中做锐性分离,尽可能找到内膜层表面,再沿甲状腺包膜小心分离。

术后甲状腺功能减退的发生率在 6%~20%,显然与残留体积有关。另外与分析方法也有关。因为除临床甲减患者外,还有相当一部分亚临床甲减即尚无甲减表现,但 TSH 已有升高,需用甲状腺素片替代。如儿童甲亢术后45%存在亚临床甲减。永久性甲减多发生在术后1~2年。

(四)血管栓塞

血管栓塞已经不是临床治疗 GD 的一种新方法。早在1994年就有国外学者进行了首例报道,我国1997年开始也在临床应用。方法是在数字减影 X 线电视监视下,采用经皮肾动脉造影技术,经股动脉将导管送入甲状腺上动脉,缓慢注入与造影剂相混合的栓塞剂(聚乙烯醇、白及粉或吸收性明胶海绵),直至血流基本停止,可放置螺圈以防复发;栓塞完毕后再注入造影剂,若造影剂明显受阻即表示栓塞成功。若甲状腺下动脉明显增粗,也一并栓塞。因此,该疗法的甲状腺栓塞体积可达 80%~90%,与手术切除的甲状腺量相似。综合国内外初步的应用经验,栓塞治疗后其甲亢症状明显缓解,T_3、T_4 逐渐恢复正常,甲状腺也逐渐缩小,部分病例甚至可缩小至不可触及。

格雷夫斯病介入栓塞治疗的病理研究发现,在栓塞后近期内主要表现为腺体急性缺血坏死,然后表现为慢性炎症持续地灶性变性坏死、纤维组织增生明显、血管网减少、滤泡减少萎缩、部分滤泡增生被纤维组织包裹不能形成完整的腺小叶结构,这是微循环栓塞治疗格雷夫斯病中远期疗效的病理基础。

(李春冀)

第二节 甲 状 腺 炎

甲状腺炎在临床上并不是单一的疾病,而是由多种病因引起的甲状腺炎症性疾病的统称,临床上并不少见。通常把甲状腺炎分为三大类,即急性甲状腺炎、亚急性甲状腺炎和慢性甲状腺炎。它们的病因各异,并具有不同的临床特征和病理变化,应充分认识各自的特点,以防误诊、误治的发生。把甲状腺炎当作肿瘤而行不必要的甲状腺切除手术是临床上常犯的错误。

一、急性化脓性甲状腺炎

由于甲状腺血流丰富,且自身含碘量丰富,因此具有很强的抵御感染的能力,临床上急性化脓性甲状腺炎相当罕见。然而一旦发生,往往病程非常凶险,甚至危及生命。此病儿童多于成人,感染源多数是由颈部的其他感染病灶直接扩展而来,如持续存在的下咽部梨状窝瘘可使儿童甲状腺对感染的易感性增加;少数可能是细菌经由血行途径进入甲状腺而形成脓肿。致病菌一般为金黄色葡萄球菌、溶血性链球菌或肺炎球菌。感染可发生在正常甲状腺,呈现出弥漫性的特征;也可发生在甲状腺原有结节内,形成局限性炎症。炎症如未能控制而继续发展,可使组织坏死并形成脓肿。脓肿可穿破到周围组织中,一旦向后方破入纵隔或气管,可导致死亡。

本病起病急骤,全身表现为高热、寒战,局部可出现颈前区皮肤红肿、皮温升高等炎症表现,并出现颈部疼痛,头部转动或后仰时疼痛加重。如脓肿较大,可使气管受压,患者出现气急、吸气性呼吸困难。体检可扪及甲状腺肿大,触痛明显。实验室检查常见血白细胞和中性粒细胞比例升高。脓肿形成后,超声检查可显示甲状腺增大、腺内可见蜂窝状强回声区和无回声区相混合的肿块,肿块内透声差。可见弱回声点漂浮,亦可见甲状腺内无回声区,内有絮状、点状回声,边界不清,甲状腺周围可见边界不清的低密度带。CT检查可显示甲状腺肿大,其内有单发或者多发液性暗区,甲状腺外侧有广泛的低密度影。如病灶较大,可使气管明显偏向健侧。核素扫描甲状腺区可出现放射性分布稀疏的图像或"冷结节"。甲状腺功能多数正常,感染严重者降低。

因该病罕见,临床上对其认识不足,故时有误诊。做出正确诊断的关键在于提高对本病的认识。本病需与颈部其他炎症性病变鉴别,如急性咽喉炎、化脓性扁桃体炎、急性腮腺炎、颈椎前间隙脓肿等,还需与亚急性甲状腺炎作鉴别。超声引导下对甲状腺内的液性病灶进行穿刺,抽出脓液则可明确诊断。

对本病的治疗原则:一是早期、足量应用抗生素,有可能使炎症消退;二是如有脓肿形成,应及时引流。引流首选介入超声穿刺引流,有时可多点穿刺。如穿刺引流效果不佳,应及时手术切开引流。手术应在全麻下进行,多采取常规甲状腺手术切口,显露甲状腺后先穿刺抽脓,确定脓肿的位置后可用电刀切开表面的甲状腺组织,将脓液吸出。妥善止血后,置T管或乳胶管引流。如果脓肿已经穿破到周围组织中,应将组织间隙的脓液清洗干净,伤口开放引流,待感染完全控制后行Ⅱ期伤口缝合。由梨状窝瘘引起的感染应在感染控制3个月后再次手术,切除瘘管,否则感染易复发。

二、亚急性甲状腺炎

与急性化脓性甲状腺炎不同,亚急性甲状腺炎是一种非化脓性甲状腺炎性疾病,又称肉芽肿性、巨细胞性甲状腺炎。该症 1904 年首先由 De Quervain 描述,故又称为 De Quervain 病。多见于 20～50 岁女性,女性发病是男性的 4 倍以上。

(一)病因

本病的发病原因至今尚未完全确定,因常继发于流行性感冒、扁桃体炎和病毒性腮腺炎,故一般认为其病因可能与病毒感染或变态反应有关。患者血中可检出病毒抗体,最常见的是柯萨奇病毒抗体,其次是腺病毒、流感病毒及腮腺炎病毒抗体。一些合并流行性腮腺炎的亚急性甲状腺炎患者的甲状腺组织内可以培养出流行性腮腺炎病毒,说明某些亚急性甲状腺炎是由流行性腮腺炎病毒感染所致。另外,有报道认为亚急性甲状腺炎与人白细胞抗原 HLA-Bw35 有关,提示对病毒的易感染性具有遗传因素。

(二)病理

大体标本可见甲状腺明显肿大,组织充血和水肿、质地较实。双叶可不对称,常以一叶肿大为主,但以后往往会累及另一侧腺叶,故本病又称为"匐行性"甲状腺炎。感染使甲状腺滤泡破坏,释放出的胶体可引起甲状腺组织内的异物样反应。切面上可见透明的胶质,其中有散在的灰色病灶。显微镜下见甲状腺实质组织退化和纤维组织增生,有大量慢性炎症细胞、组织细胞和吞有胶性颗粒的巨细胞,在退化的甲状腺滤泡周围见有肉芽组织形成。这种病变与结核结节相似,故本病又称为巨细胞性、肉芽肿性或假结核性甲状腺炎。

(三)临床表现

亚急性甲状腺炎按其自然病程可分为四期,即急性期(甲亢期)、缓解早期(甲状腺功能正常期)、缓解期(甲状腺功能减退期)、恢复期(甲状腺功能正常期)。病程一般持续 2～3 个月。由于患者就诊时处于疾病的不同时期,临床表现可有很大不同,有些患者可有典型症状,而有些病例症状不明显,易被误诊。常见的临床表现包括下列几方面。

(1)上呼吸道感染或流感症状:如咽痛、发热、肌肉酸痛等。

(2)甲亢症状:可出现烦躁不安、心悸、多汗、怕热等症状。是由于甲状腺滤泡破坏,甲状腺激素释放入血而致。

(3)局部表现:表现为颈前区肿痛,疼痛向颌下、耳后放射,咀嚼和吞咽时疼痛加剧。体检可发现甲状腺一侧叶或双侧叶肿大,质坚韧、压痛明显、表面高低不平,与周围组织无粘连,甲状腺可随吞咽而上下活动。周围淋巴结不肿大。

(4)眼征:如眼眶疼痛,突眼,上眼睑收缩等。

(5)实验室检查:可见红细胞沉降率增快,基础代谢率升高,血清蛋白结合碘值升高,^{131}I 摄取率降低,T_3、T_4 值升高,TSH 降低。这种血清蛋白结合碘升高和 ^{131}I 吸收率降低的分离现象是亚急性甲状腺炎急性期的重要特征之一。

(6)B 超检查:显示甲状腺体积增大,呈低回声改变,可无明显结节样回声,甲状腺边界模糊。血流信号可无改变;CT 与 MRI 可发现甲状腺肿大,增强后组织呈不均匀改变。

(7)甲状腺核素显像:特征为甲状腺不显影或轻度显影,影像有时会模糊不清、形态失常、放射性分布稀疏不均匀等;也可表现为"冷结节",这是由于局灶放射性核素不吸收所致。有研究发现,核素扫描时唾液腺部位的放射性分布相对增强,唾液腺/甲状腺吸收率比值明显增高,该比值可作为一项有用的指标,对诊断有一定的意义。

当患者出现诸如上呼吸道感染和甲亢高代谢症状,甲状腺部位疼痛并向周围放射,触有结节、血清蛋白结合碘值升高而^{131}I摄取率明显下降等典型症状和体征时,应考虑此病。少数病例临床表现不典型,可以仅表现为甲状腺肿大或结节形成,或仅有轻度甲亢症状,甲状腺不肿大或轻度肿大,也无疼痛。但如果血清蛋白结合碘值升高,^{131}I摄取率降低,T_3、T_4值升高,TSH降低,也可诊断为此病。该病早期应与咽喉炎、扁桃体炎、上呼吸道感染、急性化脓性甲状腺炎鉴别;病程中期需与慢性淋巴细胞性甲状腺炎鉴别,后者一般没有发热,血清甲状腺过氧化物酶、抗甲状腺球蛋白抗体升高,细针穿刺可见大量淋巴细胞;病程后期应与甲状腺癌相鉴别,后者无甲亢表现,细针穿刺可见到恶性肿瘤细胞。

(四)治疗

本病有自限性,可自发地缓解消失,但多数仍需药物治疗,临床多采用类固醇药物和甲状腺制剂治疗。

(1)类固醇激素:常用的药物为强的松,每天20~40 mg,分次口服,持续2~4周,症状缓解后减量维持1~2个月。亦可先用氢化可的松,每天100~200 mg,静脉滴注,1~2 d后改用口服强的松,2周后逐渐减少药量,维持用药1~2个月。

(2)甲状腺激素:干甲状腺片每天40~120 mg,或左甲状腺素片每天50~100 μg,症状缓解后减量,维持1~2个月。

(3)手术:本病多不需要手术治疗,对伴有甲状腺肿瘤者,需切除病变的甲状腺。

(4)抗生素:本病本身并不需要抗生素治疗,但如果合并其他细菌性感染者,可根据情况选用敏感抗生素。

(李春冀)

第三节 单纯性甲状腺肿

单纯性甲状腺肿是一类仅有甲状腺肿大而无甲状腺功能改变的非炎症、非肿瘤性疾病,又称为无毒性甲状腺肿。其发病原因系体内碘含量异常或碘代谢异常所致。按其流行特点,通常可分为地方性和散发性两种。

一、病因

(一)碘缺乏

居住环境中碘缺乏是引起地方性甲状腺肿的主要原因。地方性甲状腺肿,又称缺碘性甲状腺肿,是由于居住的环境中缺碘,饮食中摄入的碘不足而使体内碘含量下降所致。根据世界卫生组织(World Health Organization,WHO)的标准,弥漫性或局限性甲状腺肿大的人数超过总人口数10%的地区称为地方性甲状腺肿流行区,流行区大多远离河海,以山区、丘陵地带为主。由于世界很多地方采用了食盐加碘的措施,目前此病发病率明显下降。

碘是合成甲状腺激素的主要原料,主要来源于饮水和膳食中。在缺碘地区,土壤、饮水和食物中碘含量很低,碘摄入量不足,使甲状腺激素合成减少,出现甲状腺功能减退。机体通过反馈机制使脑垂体促甲状腺激素(TSH)分泌增加,促使甲状腺滤泡上皮增生,甲状腺代偿性肿大,以加强其摄碘功能,甲状腺合成和分泌甲状腺激素的能力则得以提高,使血中激素的水平达到正常状态。这种代偿是由垂体-甲状腺轴系统的自身调节来实现的。此时若能供应充分的碘,甲状腺肿则会逐渐消退,甲状腺滤泡复原。如果长期缺碘,甲状腺将进一步增生,甲状腺不同部位的摄碘功能及其分泌速率出现差异,而且各滤泡的增生和复原也因不均衡而出现结节。

(二)生理因素

青春发育期、妊娠期和绝经期的妇女对甲状腺激素的需求量增加,也可发生弥漫性甲状腺肿,但程度较轻,多可自行消退。

(三)致甲状腺肿物质

流行区的食物中含有的致甲状腺肿物质,也是造成地方性甲状腺肿的原因,如萝卜、木薯、卷心菜等。如摄入过多,也可产生地方性甲状腺肿。

(四)水污染

水中的含硫物质、农药和废水污染等也可引起甲状腺肿大。饮水中锰、钙、镁、氟含量增高或钴含量缺乏时可引起甲状腺肿。钙和镁可以抑制碘的吸收。氟和碘在人体中有拮抗作用,锰可抑制碘在甲状腺中的蓄积,故上述元素均能促发甲状腺肿大。铜、铁、铝和锂也是致甲状腺肿物质,可能与抑制甲状腺激素分泌有关。

(五)药物

长期服用硫尿嘧啶、硫氰酸盐、对氨基水杨酸钠、维生素 B_1、过氯酸钾等也可能是发生甲状腺肿的原因。

(六)高碘

长期饮用含碘高的水或食用含碘高的食物可引起血碘升高,也可以出现甲状腺肿,如日本的海岸性甲状腺肿和中国沿海高碘地区的甲状腺肿。其原因一是过氧化物功能基被过多占用,影响酪氨酸氧化,使碘有机化受阻;二是甲状腺吸碘量过多,类胶质产生过多而使甲状腺滤泡增多和滤泡腔扩大。

二、病理

无论地方性或散发性甲状腺肿,其发展过程的病理变化均分为三个时相,早期为弥漫性滤泡上皮增生,中期为甲状腺滤泡内类胶质积聚,后期为滤泡间纤维化结节形成。病灶往往呈多源性,且同一甲状腺内可同时有不同时相的变化。

(一)弥漫增生性甲状腺肿

甲状腺呈弥漫性、对称性肿大,质软,饱满感,边界不清,表面光滑。镜检下见甲状腺上皮细胞由扁平变为立方形,或呈低柱形、圆形或类圆形滤泡样排列。新生的滤泡排列紧密,可见小乳头突入滤泡腔,腔内胶质少。滤泡间血管增多,纤维组织增多不明显。

(二)弥漫胶样甲状腺肿

该阶段主要是因为缺碘时间较长,代偿性增生的滤泡上皮不能持续维持增生,进而发生复旧和退化,而滤泡内胶质在上皮复退后不能吸收而潴留积聚。甲状腺弥漫性肿大更加明显,表面可有轻度隆起和粘连,切面可见腺肿区与正常甲状腺分界清晰,呈棕黄色或棕褐色,甚至为半透明胶冻样,这是胶样甲状腺肿名称的由来。腺肿滤泡高度扩大,呈细小蜂房样,有些滤泡则扩大呈囊性,囊腔内充满胶质。无明显的结节形成。镜检见滤泡普遍性扩大,滤泡腔内充满类胶质,腺上皮变得扁平；细胞核变小而深染，位于基底部；囊腔壁上可见幼稚立方上皮，有时还可见乳头样生长；间质内血管明显增多，纤维组织增生明显。

（三）结节性甲状腺肿

该阶段是病变继续发展的结果。扩张的滤泡相互聚集，形成大小不一的结节。这些结节进一步压迫结节间血管，使结节血供不足而发生变性、坏死、出血囊性变。肉眼观甲状腺增大呈不对称性，表面结节样。质地软硬不一，剖面上可见大小不一的结节和囊肿。结节无完整包膜，可见灰白色纤维分割带，可有钙化和骨化。显微镜下呈大小不一的结节样结构，不同结节内滤泡密度、发育成熟度、胶质含量很不一致。而同一结节内差异不大。滤泡上皮可呈立方样、扁平样或柱状，滤泡内含类胶质潴留物，有些滤泡内有出血、泡沫细胞、含铁血黄素等。滤泡腔内还可以见到小乳头结构。滤泡之间可以看到宽窄不同纤维组织增生。除上述变化外，结节性甲状腺肿可以合并淋巴细胞性甲状腺炎，可伴有甲亢，还可伴有腺瘤形成。以前的研究认为，甲状腺肿可以癌变。近年有研究认为，结节性甲状腺肿为多克隆性质，属于瘤样增生性疾病，与癌肿的发生无关。而腺瘤为单克隆性质，与滤泡性腺癌在分子遗传谱学表型上有一致性。这种观点尚需进一步研究证实。

三、临床表现

单纯性甲状腺肿除了甲状腺肿大及由此产生的症状外，多无甲状腺功能方面的改变。甲状腺不同程度的肿大和肿大的结节对周围器官的压迫是主要症状。国际上通常将甲状腺肿大的程度分为四度：Ⅰ度是头部正常位时可看到甲状腺肿大；Ⅱ度是颈部肿块使颈部明显变粗（脖根粗）；Ⅲ度是甲状腺失去正常形态，凸起或凹陷（颈变形），并伴结节形成；Ⅳ度是甲状腺大于本人一拳头，有多个结节。

早期甲状腺为弥漫性肿大，随病情发展，可变为结节性增大。此时甲状腺表面可高低不平，可触及大小不等的结节，软硬度也不一致。结节可随吞咽动作而上下活动。囊性变的结节如果囊内出血，短期内可迅速增大。有些患者的甲状腺巨大，可如小儿头样大小，悬垂于颈部前方；也可向胸骨后延伸，形成胸骨后甲状腺肿。过大的甲状腺压迫周围器官组织，可出现压迫症状。气管受压，可出现呼吸困难，胸骨后甲状腺肿更易导致压迫，长期压迫可使气管弯曲、软化、狭窄、移位；食管受压可出现吞咽困难。胸骨后甲状腺肿可以压迫颈静脉和上腔静脉，使静脉回流障碍，出现头面部及上肢淤血水肿。少数患者压迫喉返神经引起声音嘶哑，压迫颈交感神经引起霍纳综合征等。

影像学检查方面，对弥漫性甲状腺肿B超和CT检查均显示甲状腺弥漫性增大。而对有结节样改变者，B超检查显示甲状腺两叶内有多发性结节，大小不等，数毫米至数厘米不等，结节呈实质性、囊性和混合性，可有钙化。血管阻力指数可无明显变化。CT检查可见甲状腺外形增大变形，其内有多个大小不等的低密度结节病灶，增强扫描无强化。病灶为实质性、囊性和混合性。可有钙化或骨化。严重患者可以看到气管受压，推移、狭窄。还可看到胸骨后甲状腺肿及异位甲状腺肿。

四、诊断

单纯性甲状腺肿的临床特点是早期除了甲状腺肿大以外多无其他症状，开始为弥漫性肿大，以后可以发展为结节性肿大，部分患者后期甲状腺可以变得巨大，出现邻近器官组织受压的现象。根据上述特点诊断多无困难。当患者的甲状腺肿大具有地方流行性、双侧性、结节为多发性、结节性质不均一性等特点,可以做出临床诊断,进而选择一些辅助检查以帮助确诊。对于结节性甲状腺肿,影像学检查往往提示甲状腺内多发低密度病灶,呈实性、囊性和混合性等不均一改变。甲状腺功能检查多数正常。早期可有 T_4 下降,但 T_3 正常或有升高,TSH 升高。后期 T_3、T_4 和 TSH 值都降低。核素扫描示甲状腺增大、变形,甲状腺内有多个大小不等、功能状况不一的结节。在诊断时除与其他甲状腺疾病如甲状腺腺瘤、甲状腺癌、淋巴细胞性甲状腺炎鉴别外,还要注意与上述疾病合并存在的可能。甲状腺结节细针穿刺细胞学检查对甲状腺肿的诊断价值可能不是很大,但对于排除其他疾病则有实际意义。

五、预防

流行地区的居民长期补充碘剂能预防地方性甲状腺肿的发生。一般可采取两种方法:一是补充加碘的盐,每 $10\sim20$ kg 食盐中加入碘化钾或碘化钠 1 g,可满足每天需求量;二是肌内注射碘油。碘油吸收缓慢,在体内形成一个碘库,可以根据身体需碘情况随时调节,一般每 $3\sim5$ 年肌内注射 1 mL。但对碘过敏者应列为禁忌,操作时碘油不能注射到血管内。

六、治疗

已经诊断为甲状腺肿的患者应根据病因采取不同的治疗方法。

(一)一般治疗

对于生理性的甲状腺肿大,可以多食含碘丰富的食物,如海带、紫菜等。

(二)药物治疗

对于青少年单纯甲状腺肿、成人的弥漫性甲状腺肿及无并发症的结节性甲状腺肿可以口服甲状腺制剂,以抑制垂体 TSH 的分泌,减少其对甲状腺的刺激作用。常用药物为干甲状腺片,每天 $40\sim80$ mg。另一常用药物为左甲状腺素片,每天口服 $50\sim100$ μg。治疗期间定期复查甲状腺功能,根据 T_3、T_4 和 TSH 的浓度调整用药剂量。对于因摄入过多致甲状腺肿物质、药物、膳食、高碘饮食的患者应限制其摄入量。

(三)手术治疗

1.适应证

对于结节性甲状腺肿出现下列情况时应列为手术适应证。

(1)伴有气管、食管或喉返神经压迫症状。

(2)胸骨后甲状腺肿。

(3)巨大的甲状腺肿影响生活、工作和美观。

(4)继发甲状腺功能亢进。

(5)疑为恶性或已经证实为恶性病变。

2.手术方式

手术患者要做好充分术前准备,尤其是合并甲亢者更应按要求进行准备。至于采取何种手术方式,目前并无统一模式,每种方式都有其优势和不足。根据不同情况可以选择下列手术方式。

(1)两叶大部切除术:该术式由于保留了甲状腺背侧部分,因此喉返神经损伤和甲状旁腺功能低下的并发症较少。但对于保留多少甲状腺很难掌握,切除过多容易造成甲状腺功能减退,切除过少又容易造成结节残留。将来一旦复发,再手术致喉返神经损伤和甲状旁腺功能低下的机会大大增加。

(2)单侧腺叶切除和对侧大部切除:由于单侧腺体切除,杜绝了本侧病灶残留的机会和复发的机会。对侧部分腺体保留,有利于保护甲状旁腺,从而减少了甲状旁腺全切的可能。手术中先行双侧叶探查,将病变较严重的一侧腺叶切除,保留对侧相对正常的甲状腺。

(3)甲状腺全切或近全切术:本术式的优点是治疗的彻底性和不存在将来复发的可能。但喉返神经损伤,尤其是甲状旁腺功能低下的发生率较高。因此该术式仅在特定情况下采用,操作时应仔细解剖,正确辨认甲状旁腺并对其确切保护十分重要。术中如发现甲状旁腺血供不良应先将其切除,然后切成细小颗粒状,种植到同侧胸锁乳突肌内。切除的甲状腺应当被仔细检查,如有甲状旁腺被误切,也应按前述方法处理。

选择保留部分甲状腺的术式时,切除的标本应当送冷冻切片检查,以排除恶性病变。一旦证实为恶性,应切除残留的甲状腺并按甲状腺癌的治疗原则处理。

对于甲状腺全切的患者,尤其是巨大甲状腺肿,应注意是否有气管软化,必要时做预防性气管切开,以免发生术后窒息。

对于术后出现暂时性手脚和口唇麻木甚至抽搐的患者,应及时补充维生素 D 和钙剂,并监测血钙浓度和甲状旁腺激素浓度。多数患者在 1~2 周内症状缓解。不能缓解者需终身服用维生素 D 和钙制剂。甲状旁腺移植是最好的解决方法。

术后患者甲状腺功能多有不足,因此应服用甲状腺制剂,其目的一是激素替代治疗,二是抑制腺垂体 TSH 的分泌。服用剂量应根据甲状腺功能进行调节。

(李春冀)

第四节 甲状腺腺瘤

甲状腺腺瘤是最常见的甲状腺良性肿瘤,各个年龄段都可发生,但多发生于 30~45 岁,以女性为多,男女之比为 1:(2~6)。多数为单发性,有时为多发性,可累及两叶。右叶稍多于左叶,下极最多。

一、病理

传统上将甲状腺腺瘤分为滤泡性腺瘤和乳头状腺瘤,但早在 2004 年世界卫生组织的肿瘤分类及诊断标准中就已经取消了乳头状腺瘤这一类别。多数人认为,真正的乳头状腺瘤不存在,如果肿瘤滤泡中有乳头状增生形态者多称为"伴有乳头状增生的滤泡性腺瘤",这种情况主要发生在儿童,常伴出血囊性变,组织学特征为包膜完整、由滤泡组成、伴有宽大乳头状结构、细胞核深染且不具备诸如毛玻璃样核、核沟、核内假包涵体等乳头状癌的特征。

滤泡性腺瘤是甲状腺腺瘤的主要组织学类型。肉眼观肿瘤呈圆形或椭圆形,大多为实质性肿块,表面光滑、质韧、有完整包膜,大小为数毫米至数厘米不等。如发生退行性变,可变为囊性,并可有出血,囊腔内可有暗红色或咖啡色液体,完全囊性变的腺瘤仅为一纤维性囊壁。除囊性变外,肿瘤还可纤维化、钙化,甚至骨化。显微镜下观察,其组织学结构和细胞学特征与周围腺体不同,整个肿瘤的结构呈一致性。滤泡性腺瘤有一些亚型,它们分别是嗜酸性粒细胞型、乳头状增生的滤泡型、胎儿型、印戒样细胞型、黏液细胞型、透明细胞型、毒性(高功能型)和不典型等。这些腺瘤共有的特征包括具有完整的包膜;肿瘤和甲状腺组织结构不同;肿瘤组织结构相对一致;肿瘤组织压迫包膜外的甲状腺组织。

二、临床表现

多数患者往往无意中或健康体检时发现颈前肿物,一般无明显自觉症状。肿瘤生长缓慢,可保持多年无变化。但如肿瘤内突然出血,肿块可迅速增大,并可伴局部疼痛和压痛。体积较大的肿瘤可引起气管压迫和移位,局部可有压迫或哽噎感。多数肿瘤为无功能性,不合成和分泌甲状腺激素。少数肿瘤为功能自主性,能够合成和分泌甲状腺素,并且不受垂体 TSH 的制约,因此又称高功能性腺瘤或甲状腺毒性腺瘤,此型患者可出现甲亢症状。

体检时直径大于 1 cm 的肿瘤多可扪及,多为单发性肿块,呈圆形或椭圆形,表面光滑,质韧,边界清楚,无压痛,可随吞咽而活动。如果肿瘤质变硬,活动受限或固定,出现声音嘶哑、呼吸困难等压迫症状,要考虑肿瘤发生恶变的可能。

B 超检查可见甲状腺内有圆形或类圆形低回声结节,有完整包膜,周围甲状腺有晕环,并可鉴别肿瘤为囊性或是实性。如肿瘤内有细小钙化,应警惕恶变的可能。颈部薄层增强 CT 检查可见甲状腺内有包膜完整的低密度圆形或类圆形占位病灶,并可观察有无颈部淋巴结肿大。[131]I核素扫描可见肿瘤呈温结节,囊性变者为冷结节,高功能腺瘤表现为热结节,周围甲状腺组织显影或不显影。无功能性腺瘤甲状腺功能多数正常,而高功能性腺瘤 T_3、T_4 水平可以升高,TSH水平下降。

三、诊断

20~45 岁青壮年尤其是女性患者出现的颈前无症状肿块,应首先考虑甲状腺腺瘤的可能性。根据肿块的临床特点和必要的辅助检查如 B 超等,多数能做出诊断。细针穿刺细胞学检查对甲状腺腺瘤的诊断价值不大,但有助于排除恶性肿瘤。而[131]I扫描有助于高功能性腺瘤的诊断。该病应当注意与结节性甲状腺肿、慢性甲状腺炎和甲状腺癌鉴别。

结节性甲状腺肿多为双侧性、多发性和结节性质不均一性,无包膜,可有地方流行性。而慢性甲状腺炎细针穿刺可见到大量的淋巴细胞,且抗甲状腺球蛋白抗体和微粒体抗体多数升高,与早期的甲状腺乳头状癌术前鉴别比较困难。如果肿瘤质地坚硬、形状不规则,颈部可及肿大淋巴结、肿瘤内有细小钙化,应考虑恶性的可能。应当注意的是甲状腺腺瘤有恶变倾向,癌变率可达10％左右。故对甲状腺"结节"的诊断应予全面分析,治疗上要采取积极态度。

四、治疗

甲状腺腺瘤虽然为良性肿瘤,但约有 10％左右腺瘤可发生恶变,且与早期甲状腺癌术前鉴别比较困难,因此一旦诊断,即应采取积极态度,尽早行手术治疗。对局限于一叶的肿瘤最合理的手术方法是甲状腺腺叶切除术。切除的标本即刻行冷冻切片病理检查,一旦诊断为甲状腺癌,应当按照其处理原则进一步治疗。虽然术前检查多可明确肿瘤的部位和病灶数目,但术中仍应当仔细探查对侧腺体,以免遗漏。必要时还要探查同侧腺叶周围的淋巴结,发现异常时需做病理切片检查,以防遗漏转移性淋巴结。

目前临床上腺瘤摘除或部分腺叶切除术仍被广泛采用,但常常遇到两个问题:一是术中冷冻病理切片虽然是良性,而随后的石蜡切片结果可能为癌;二是残余的甲状腺存在腺瘤复发的可能。上述两种情况都需要进行再次手术,而再次手术所引起的并发症尤其是喉返神经损伤的机会大大增加。鉴于此,除非有特殊禁忌证,甲状腺腺瘤的术式原则上应考虑行患侧腺叶切除术。

而对于涉及两叶的多发性腺瘤,处理意见尚不统一,有下列几种方法:行双侧腺叶大部切除;对主要病变侧行腺叶切除术,对侧作腺瘤摘除或大部切除;行甲状腺全切术。凡保留部分甲状腺者,都需对切除的标本做冷冻病理切片检查,排除恶性肿瘤。对甲状腺全切术要采取谨慎态度,术中应当尽力保护甲状旁腺和喉返神经。超过一叶范围的切除术可能会造成术后甲状腺功能减退,应当给予甲状腺激素替代治疗,并根据甲状腺功能测定情况调整用药剂量。

对于伴有甲亢症状的功能自主性甲状腺腺瘤应给予适当术前准备,以防术后甲状腺危象的发生。手术方式为腺叶切除术。对于呈热结节而周围甲状腺组织不显影的功能自主性甲状腺腺瘤,有人主张放射性碘治疗,可望破坏瘤体组织,但治疗效果无手术治疗确切。

(李春冀)

第五节 甲状腺癌

一、概论

甲状腺恶性肿瘤是最常见的内分泌恶性肿瘤。按照组织学特征,起源于甲状腺滤泡细胞可以分为分化型甲状腺癌和未分化甲状腺癌,约占所有甲状腺癌的95%以上。分化型甲状腺癌包括乳头状甲状腺癌和滤泡型甲状腺癌,这类甲状腺癌通常是可治愈的。相反,未分化甲状腺癌来势凶猛,预后很差。甲状腺癌年龄标化发病率为$(0.5 \sim 10\,000)/100\,000$每年。近年来,甲状腺癌发病率逐年上升。年龄是一个影响甲状腺癌的重要因素,大于45岁的患者预后较差。甲状腺癌多见于女性,但男性患者预后较差。另外的危险因素包括颈部放疗史,直径大于4 cm的肿瘤,原发灶,区域淋巴结及远处转移。而起源于甲状腺滤泡旁C细胞的恶性肿瘤称为甲状腺髓样癌,约占所有甲状腺癌的3%左右,其分为散发性髓样癌,家族性髓样癌,多发性内分泌肿瘤(multiple endocrine neoplasia,MEN)综合征。

(一)甲状腺癌分期

1.分期

根据术前评估(病史、查体、辅助检查)可确立临床分期(cTNM)。根据术后病理结果可获得病理分期(pTNM)。具体分期标准见表1-4、1-5、1-6及1-7(根据国际抗癌联盟的TNM分期系统和美国联合癌症委员会分期组合)。

表 1-4　甲状腺原发肿瘤分期 T

分期	标准
对于甲状腺乳头状癌、滤泡癌、低分化癌、许特莱细胞癌和未分化癌	
Tx	原发肿瘤不能评估

分期	标准
T_0	无肿瘤证据
T_1	肿瘤局限在甲状腺内,最大径≤2 cm
T_{1a}	肿瘤最大径≤1 cm
T_{1b}	肿瘤最大径>1 cm,≤2 cm
T_2	肿瘤最大径>2 cm,≤4 cm
T_3	肿瘤>4 cm且局限于甲状腺内,或大体侵犯甲状腺外带状肌
T_{3a}	肿瘤>4 cm且局限于甲状腺内
T_{3b}	大体侵犯甲状腺外带状肌,无论肿瘤大小(带状肌包括胸骨舌骨肌、胸骨甲状肌、甲状舌骨肌、肩胛舌骨肌)
T_4	大体侵犯甲状腺外带状肌外
T_{4a}	侵犯喉、气管、食管、喉返神经及皮下软组织
T_{4b}	侵犯椎前筋膜,或包裹颈动脉、纵隔血管
对于甲状腺髓样癌	
T_X	原发肿瘤不能评估
T_0	无肿瘤证据
T_1	肿瘤局限在甲状腺内,最大径≤2 cm
T_{1a}	肿瘤最大径≤1 cm
T_{1b}	肿瘤最大径>1 cm,≤2 cm
T_2	肿瘤最大径>2 cm,≤4 cm
T_3	肿瘤>4 cm且局限于甲状腺内,或大体侵犯甲状腺外带状肌
T_{3a}	肿瘤>4 cm且局限于甲状腺内
T_{3b}	大体侵犯甲状腺外带状肌,无论肿瘤大小
T_4	局部晚期

表 1-5 甲状腺区域淋巴结分期 N

分期	标准
N_X	区域淋巴结转移情况无法评估
N_0	无淋巴结转移证据
N_1	区域淋巴结转移
N_{1a}	转移至Ⅵ、Ⅷ区(包括气管旁、气管前、喉前或上纵隔)淋巴结,可以为单侧或双侧
N_{1b}	单侧、双侧或对侧的颈侧区淋巴结转移(包括Ⅰ、Ⅱ、Ⅲ、Ⅳ或Ⅴ区)或咽后淋巴结转移

表 1-6 甲状腺远处转移分期 M

分期	标准
M_0	无远处转移
M_1	有远处转移

表 1-7　甲状腺 TNM 分期

	T	N	M
乳头状或滤泡状癌（分化型）			
年龄＜55 岁			
Ⅰ期	任何	任何	0
Ⅱ期	任何	任何	1
年龄≥55 岁			
Ⅰ期	1	0/x	0
	2	0/x	0
Ⅱ期	1～2	1	0
	3a～3b	任何	0
Ⅲ期	4a	任何	0
ⅣA 期	4b	任何	0
ⅣB 期	任何	任何	1
髓样癌（所有年龄组）			
Ⅰ期	1	0	0
Ⅱ期	2～3	0	0
Ⅲ期	1～3	1a	0
ⅣA	4a	任何	0
	1～3	1b	0
ⅣB 期	4b	任何	0
ⅣC 期	任何	任何	1
未分化癌（所有年龄组）			
ⅣA 期	1～3a	0/x	0
ⅣB 期	1～3a	1	0
	3b～4	任何	0
ⅣC 期	任何	任何	1

（二）甲状腺癌危险因素

放射接触史，碘的不适当摄入，淋巴性甲状腺炎，激素原因和家族史都是可能引起甲状腺癌的危险因素。

放射接触史能够增加甲状腺乳头状癌的发生。这一现象，在广岛和长崎（1945 年）的原子弹爆炸，马绍尔群岛（1954 年）和内华达（1951～1962 年）的核试验失误，及切尔诺贝利核泄漏（1986 年）后被观察及证实。尤其在切尔诺贝利核泄漏后，受到核辐射的儿童发生了更多的乳头状甲状腺癌，这可能与儿童甲状腺更易受放射线影响，或者儿童食用了更多受核污染的牛奶有关。儿童时期因头颈部肿瘤接受过放射治疗，也会导致乳头状甲状腺癌发生风险的增加。

碘是合成甲状腺激素的必需原料。缺碘引起甲状腺滤泡细胞代偿性增生，导致甲状腺肿。在缺碘地区，甲状腺滤泡性肿瘤发病率升高；而在碘摄入过多的地区，乳头状甲状腺癌则更易发生。在动物实验中，碘的过量摄入，能导致甲状腺癌由滤泡型向乳头状表型转换。但是碘的不适量摄入如何导致甲状腺癌发生依旧不明。

乳头状甲状腺癌中通常可见淋巴细胞浸润,这一现象可能提示免疫因子可能参与恶性肿瘤的发生发展。分子生物学分析提示淋巴细胞甲状腺炎可能是甲状腺恶性肿瘤的早期表现。但其确切机制依旧不明。

大多数分化型甲状腺癌发生于 20~50 岁患者,女性患者约为男性患者的 2~4 倍。这一现象可能提示女性激素可能参与甲状腺癌的发生。并且,雌激素受体在甲状腺滤泡细胞膜上表达,雌激素可导致滤泡细胞的增殖。同样并没有明确的动物模型能够复制,甲状腺癌与妊娠或外源性雌激素使用的关系。

遗传性因素对于甲状腺癌的发生也是同样重要的。若父母患有甲状腺癌,则患肿瘤风险增加 3.2 倍;若同胞兄妹患有甲状腺癌,则患肿瘤风险增加 6.2 倍。非家族性髓样癌发生率约为 3.5%~6.2%。家族性甲状腺癌可并发一些种系突变的综合征,包括家族性多发性结肠息肉(APC 基因突变),多发性错构瘤综合征(PTEN 基因突变),沃纳综合征(WRN 基因突变)。其他一些染色体位点的改变可导致乳头状甲状腺癌伴发其他肿瘤,例如伴发肾癌(1q21),透明细胞肾癌[(3;8)(p14.2;q24.1)],结节性甲状腺肿(19p13.2)等。但是这些现象的发生相对是比较少见的。

(三)病因学及分子生物学机制

1.颈部放射接触史

早期甲状腺癌分子生物学研究注重颈部放射接触史。一般而言,放射线能够导致染色体断裂,引起基因重排进而导致抑癌基因的失效。颈部放射接触史可导致甲状腺良性和恶性结节的发生,并且易引起多灶性肿瘤的发生。儿童更易受放射线接触的影响。

2.基因组不稳定

在基因水平上,甲状腺癌有着许多变化。染色体不稳定已在滤泡性腺瘤和癌中被证实,多以非整倍体的杂合性丢失形式表现,但这在乳头状甲状腺癌中较少发生。微卫星不稳定可在甲状腺良性和恶性肿瘤中发生。这可能提示基因组不稳定是促使甲状腺肿瘤发展的一个重要原因。

3.放射线与雌激素

也可导致基因组的不稳定发生,这在一定程度上解释它们是甲状腺癌发生的危险因素。然而,在其他散发性恶性肿瘤中,也可找到相似的分子病因。

4.信号转导通路的变化

甲状腺滤泡细胞主要有三条主要信号转导通路。

(1)TSH/TSH-R/PKA 通路:TSH/TSH-R/PKA 通路是主要传导 TSH 激素信号的通路,其中 TSH-R 与调节编码 GSα 的 GNAS 基因的突变,能够上调 cAMP,使得 TSH 激素信号放大。有趣的是,这导致甲状腺高功能腺瘤的发生,并没有引起甲状腺恶性肿瘤的产生。

但许多临床研究提示高 TSH 增加了甲状腺癌发生的危险,随着有关甲状腺癌全基因组关联分析的开展,TSH/TSH-R/PKA 通路下游的 FOXE1 基因单核苷酸多态性,可能导致甲状腺乳头状癌的发生。这为研究甲状腺癌提供了一个新的研究方向。

(2)RTK/RAS/RAF/MEK/MARK 通路:在动物实验中,转染突变的 $Hras^{V12}$ 或 $Braf^{V600E}$,可导致一系列基因水平的变化,导致甲状腺癌发生。这证实 RTK/RAS/RAF/MEK/MARK 通路的信号异常在甲状腺癌发生过程中起着重要作用。在这一通路中,涉及许多基因,其中 RET,

$NTRK1,BRAF$ 或 RAS 改变可在 70% 滤泡细胞起源的甲状腺癌患者中出现。

"转染过程中重排"(Rearranged during transfection,RET)是第一个在甲状腺癌中发现的酪氨酸激酶。它的原癌基因位于 10q11.21,编码跨膜的酪氨酸受体。RET 通常在中枢及周围神经内表达,是肾脏发育肠神经发生的必要激素受体。胶质细胞源性神经营养因子家族配体和胶质细胞源性神经营养因子家族受体 α 激活 RET 通路,进而刺激多条信号转导通路,包括胞外信号调节激酶(extracellular signal-regulated kinase,ERK)通路,也被称为促分裂原活化的蛋白质激酶(mitogen-activated protein kinase,MAPK)通路;磷脂酰肌醇 3 激酶(phosphoinositide 3-kinase,PI3K);c-Jun 氨基端激酶(c-Jun N-terminal kinase,JNK)通路。

RET 的功能性突变常见于散发性、家族性甲状腺髓样癌、MEN-2A 及 MEN-2B 患者中。RET 是一种与甲状腺乳头状癌(papillary thyroid carcinoma,PTC)发生有关的原癌基因。PTC 中的 RET 原癌基因通过其酪氨酸激酶结构域与另一个基因融合而激活组成型表达,从而产生统称为 $RET::PTC$ 的嵌合产物。而 $RET::PTC$ 在乳头状甲状腺癌发展过程中起着很重要的作用,据报道 RET/PTC 重排大概存在于 3%～85% 的乳头状甲状腺癌中,这么大的差异可能由于检测手段的不同,一般认为在乳头状癌大约 13%～43% 有 $RET::PTC$ 重排。在散发和放射线接触相关的乳头状甲状腺癌中,约有 15 个亚型的 $RET::PTC$ 重排。$RET::PTC1$ 和 $RET::PTC3$ 在散发性乳头状甲状腺癌中最常见。切尔诺贝利核泄漏后的儿童乳头状甲状腺癌中 $RET::PTC$ 重排率非常高,这提示放射线接触可能导致 $RET::PTC$ 重排增加。

尽管 $RET::PTC1$ 和 $RET::PTC3$ 重排能在甲状腺癌动物模型中检测出,但仅有它们的存在并不能够促使肿瘤的高转移,这需要其他因素的参与。同样,在甲状腺乳头状微癌中能检测出高频率的 $RET::PTC$ 重排,也提示 RET 的重排在肿瘤早期形成过程中,起到重要作用。另外,同一瘤体内,多亚型 RET 重排同时出现,提示原发肿瘤进程较晚。

二、乳头状甲状腺癌

乳头状甲状腺癌是最常见的甲状腺癌,大约占所有甲状腺癌的 70%～90%。乳头状癌有其特征的组织学表现:"砂粒体"和"营养不良性钙化"。甲状腺乳头状癌以淋巴结转移为主,常以颈部肿大淋巴结为首发症状。

(一)临床表现

患者以女性为多,男与女之比为 1:2.7,年龄 6～72 岁,20 岁以后明显增多,31～40 岁组患病最多,占 30%,50 岁以后明显减少。乳头状癌淋巴结转移机会多,临床触不到淋巴结的患者,经选择性颈清扫术后,病理检查结果有 46%～72% 的病例有淋巴结转移。有些患者以颈部淋巴结肿大来就诊,甲状腺内肿物可能已经数月或数年。因甲状腺内肿物发展较慢,且无特殊体征,常被误诊为良性,肿物可以很小,仅 0.5～1.0 cm。晚期可以明显肿大,直径可达 10 cm 以上。呈囊性或部分呈囊性,侵犯气管或其他周围器官时肿物固定。侵犯喉返神经出现声音嘶哑,压迫气管移位或肿瘤侵入气管内出现呼吸困难。淋巴结转移多至颈深中组及颈深下组,晚期可转移至上纵隔。血行转移较少,约占 4%～8%,多见于肺或骨。

(二)诊断

1.原发病变的诊断

无淋巴结转移的情况下,对甲状腺肿物的性质难以判断,在治疗前应进行如下的检查以明确病变的范围、与周围器官的关系、甲状腺功能的损伤程度、TSH 的分泌状况等。

（1）甲状腺核素扫描检查：大多数滤泡型腺癌和乳头状腺癌有吸碘功能，以往为术前主要手段，目前随着其他临床检查的发展已少用。

（2）B超检查：可发现甲状腺内肿物是多发或单发、有否囊性变、颈部有否淋巴结转移、颈部血管受侵情况等。

（3）计算机体层扫描检查：显示甲状腺内肿瘤的位置、内部结构情况、钙化情况，无包膜恶性可能性大。虽不能做出定性诊断但对医师手术操作很有帮助，CT能显示肿物距大血管的远近，距喉返神经、甲状旁腺、颈段食管的远近，肿瘤是否侵犯气管壁及侵入气管内、向胸骨后及上纵隔延伸情况，纵隔内淋巴转移情况。使外科医师术前心中有数，减少盲目性，能制成三维成像的CT更好。

（4）磁共振成像：在无碘过敏患者中，不推荐使用。

（5）正电子发射计算机体层显像检查：可判断肿瘤代谢情况，主要判断远处转移情况。

（6）针吸细胞学检查：近年来由于针吸细胞学诊断的进步，广泛应用于临床，但应用于甲状腺肿物的诊断有一定限度。大部分甲状腺肿物无论良恶性都需手术切除，术前做针吸不如术中冷冻切片检查诊断的准确率高；针吸对甲状腺乳头状癌的诊断准确率高，但对分化良好的滤泡型腺癌有时不易确诊，因为滤泡型腺癌有时只能根据侵犯包膜或血管内有瘤栓才能确诊，针吸标本对此难以判断；甲状腺肿物常有部分癌变或数个肿物其中有一个是癌变则针吸很难瞄准癌变区域；

各家文献报道都承认有假阳性及假阴性，因此难以根据细胞学报告下诊断及决定治疗方案。但目前有以下情况对临床有帮助：当甲状腺肿物合并淋巴结肿大，临床高度怀疑为癌，如淋巴结针吸发现甲状腺癌细胞，可确定行联合根治手术，省去手术中取活检制冷冻切片的时间；临床表现为典型的未分化癌，若针吸也能证实为癌，即可最后确诊；临床检查符合典型的甲状腺淋巴细胞性甲状腺炎，如与针吸结果相符合即可确诊。临床医师一定要结合临床所见，切勿单凭细胞学下诊断。

2.颈淋巴结转移的诊断

（1）临床触不到淋巴结而甲状腺内肿物高度怀疑癌，此为 N_0 病例，这类患者不一定没有淋巴结转移，应做B超或CT检查以发现手摸不到的肿大之淋巴结。因有些患者脂肪厚，肌肉发达，淋巴结虽已很大且呈串也不易触及，如B超及CT怀疑转移，且甲状腺内肿物证实为癌应按联合根治术准备。

（2）甲状腺肿物合并颈淋巴结肿大时，淋巴结位于中、下颈深较多，位于胸锁乳突肌前缘或被覆盖，活动或固定，大致可判断为甲状腺癌颈转移，以乳头状癌为多见。如针吸细胞学阳性则可确诊。

（三）治疗

1.原发癌的处理

（1）一侧腺叶切除加峡部切除加Ⅵ区淋巴结清扫为单侧甲状腺癌治疗的最小手术方式。

（2）当病变涉及两侧腺叶时行全甲状腺切除术。考虑到甲状腺多灶性癌的存在，应注意同侧腺叶多灶肿瘤，易出现对侧甲状腺内微小病灶的发生。

（3）甲状腺肿瘤活动受限或固定，或同时伴有声音嘶哑，是喉返神经受癌侵犯的原因。这是甲状腺乳头状癌的一种类型，叫侵袭性高分化甲状腺癌，常侵犯带状肌、喉返神经、颈段气管、颈段食管、咽部、颈内静脉、颈总动脉等。因其侵犯喉、气管、食管的症状比较明显，有些作者又称其为侵犯上呼吸消化道的分化良好的甲状腺癌。分化良好的甲状腺癌侵及上呼吸消化道者占

1‰～10‰,这些病例未经治疗则导致肿瘤出血,上呼吸道阻塞,危及生命。这种类型的病例也应积极地予以手术治疗,治疗越早,预后越好。

手术治疗原则:①所有瘤体要肉眼切除干净;②采用削下术,不需太宽的安全界,使重要器官尽量予以保留,如喉是重要的发声器官和呼吸器官,当其喉外肌肉受侵时仅切除肌肉甚至于软骨膜即可,甲状软骨受侵根据情况行部分喉切除,肿瘤侵入喉内,无法保留喉时才能行全喉切除。气管软骨膜受侵时仍可保留气管软骨环,将肿瘤及气管软骨膜从气管壁上削下,然后以电烧烧灼,术后加体外放射治疗或¹³¹I治疗。气管软骨膜未受侵,而肿瘤是从软骨膜表面切下的,为了扩大安全界,仍可将软骨膜切除。

如肿瘤侵犯范围很广或侵入喉及气管内,则需行喉部分切除,全喉切除或气管部分切除等。喉部分切除没有一定的标准术式,根据侵犯的部位和范围来决定,气管壁切除后可分为局部剔除,和气管袖状切除法。

(4)目前甲状腺乳头状微癌的治疗方式尚不统一,有学者通过对于1 066例甲状腺乳头状微癌的回顾性分析,认为对于单侧甲状腺微癌病灶,一侧腺叶切除联合同侧Ⅵ区清扫术是较为合适的手术方式。同时提出,位于甲状腺上极的甲状腺微癌病灶,应该注意颈侧区淋巴结转移情况,这些患者可出现跳跃性转移(无Ⅵ区转移,而出现侧颈转移)。

(5)喉前淋巴结转移与乳头状甲状腺癌临床病理因素关联:在发生喉前淋巴结乳头状甲状腺转移组中,可出现更多的原发肿瘤外侵,较大的原发肿瘤,较多的侧颈淋巴结转移的发生。因此,建议在行甲状腺癌根治手术时,避免遗漏喉前淋巴结。

2.淋巴结转移癌的处理

甲状腺乳头状腺癌颈淋巴结转移率非常高,颈淋巴清扫手术是治疗甲状腺癌颈转移的有效手段,不是其他疗法能替代的。

(1)颈淋巴结清扫术的适应证:①临床检查能触及肿大之淋巴结者,细针穿刺证实;②CT及B超检查高度怀疑有转移的,且肿瘤外侵明显。

(2)手术方式:不论是传统式的颈清扫术还是保留功能的改良根治术都应将各区淋巴结不论大小彻底切除。以前有人提倡的实行肿大淋巴结多次摘除的方式越来越不被人接受,仅摘除明显转移的较大的淋巴结,必然使已有转移的小淋巴结遗留,造成以后复发,由于手术后瘢痕组织的存在造成手术一次比一次困难,且易增加重要器官损伤的机会,有的造成医源性的残疾,最后还须颈淋巴清扫术控制复发。

甲状腺乳头状腺癌发展慢,不易穿破淋巴结被膜,不侵犯邻近的重要结构,因此经仔细解剖,切除脂肪结缔组织及淋巴组织,保留一切重要结构的功能性颈淋巴清扫手术完全是可行的。本手术的优点是保留了副神经,术后不至于出现垂肩、肩疼、肩部肌肉萎缩、上肢活动受限等所谓的肩胛综合征;保留了颈内静脉可避免术后颅内高压的并发症及减轻面部肿胀;保留了胸锁乳突肌保护颈部大血管及颈部术后外形美观。

颈部淋巴结转移已属晚期,向周围组织侵犯,颈内静脉受侵已不能保留,此时行根治性的颈淋巴清扫术,不再适合功能性的颈淋巴清扫术,应行传统性的颈淋巴清扫术。如双侧转移应保留一侧颈内静脉,否则分期进行,分次切除颈内静脉,以减少颅内压增高的危险。

双颈淋巴结转移的甲状腺乳头状癌,只要原发灶只限于一叶而对侧腺叶未扪及结节的,亦可考虑作一侧腺叶加峡部切除,保留对侧腺叶。

3.异位甲状腺组织及癌

异位甲状腺是指离开人体中线,在甲状腺胚胎原基下降路线以外发现的甲状腺组织或甲状腺胚胎原基下降不足或下降过多而形成的在中线上部位不一的甲状腺组织,而以舌根异位甲状腺最常见,下降过多深入纵隔或心包内形成胸内甲状腺。正常甲状腺因后天原因肿大,其下极伸入胸骨后,称胸骨后甲状腺,不属于异位甲状腺。所谓迷走甲状腺越来越不被人承认,临床实践证明这种颈侧的迷走甲状腺组织(在颈内静脉周围、锁骨上区,确与正常甲状腺相分离的)是分化型甲状腺癌的颈淋巴结转移,因分化较好,病理组织学上不能肯定为癌。

4.罕见的淋巴结转移部位

甲状腺上部淋巴引流可以入咽后淋巴结,因此临床也可见到咽旁及咽后淋巴结转移。遇到这样病例应行一侧甲状腺腺叶切除,颈淋巴清扫及咽旁间隙肿物切除。咽后淋巴结转移有两种可能,一是沿颈内静脉链逆行到咽后淋巴结,二是通过甲状腺侧叶后上淋巴链,大约有 20%的人有甲状腺后上淋巴链。需注意咽后淋巴结转移的患者可以出现颅底破坏及脑神经受侵犯。

5.术后并发症的预防和治疗

这里只讨论喉返神经的保护及甲状旁腺的保护,其余术后出血、伤口积液等同一般甲状腺手术。

(1)喉返神经的保护:应强调全程显露喉返神经,这样才能避免盲目操作而损伤喉返神经。

(2)甲状旁腺功能的保护:综合文献报道,到目前为止,还没有可靠的办法解决全甲状腺切除后甲状旁腺功能低下问题,最好的办法在于预防。

下甲状旁腺的解剖位置变化很大,除本章提供的资料外,有学者对解剖学研究发现下甲状旁腺紧贴甲状腺包膜的病例不多,42%位于甲状腺下端的外后方,41%位于胸腺内,15%在甲状腺下端外侧与甲状腺有一定距离,2%位于很远位置,因此手术时尽量沿着甲状腺包膜剥离,以防止甲状旁腺被拿走,结扎血管时靠近甲状腺,以减少甲状旁腺血供的损害。有学者报道 909 例全甲状腺切除术中只有 7 例(0.8%)发生永久性低钙血症。手术中不要故意寻找甲状旁腺,找到甲状旁腺时反而可能损伤了其血供,因其供应血管很细而脆弱。另有学者报告寻找甲状旁腺者术后暂时性低钙血症的比率反而比不寻找甲状旁腺的一组患者要高。术中做甲状旁腺自体移植的病例有一定比率术后仍有低钙血症,术后无低钙血症者又无法确定是自体移植成功的结果。

全甲状腺切除后患者应口服维生素 D_2 或维生素 D_3 制剂及钙片,应经常测血钙,必要时静脉给予钙注射剂。

有的行一侧腺叶切除患者术后出现低钙症状,绝大多数都是暂时性的,原因不详,可能是一侧甲状旁腺切除后另一侧暂时不能代偿,或患者有三个甲状旁腺,手术侧是两个正被切除,以后靠残余的一个增生代偿,有的患者仅有两个甲状旁腺正好在手术侧,则会出现永久性低钙症状。

6.远处转移的治疗

出现远处转移时,如病情允许,尽量手术切除,争取行全甲状腺切除,转移灶尽量手术切除,术后用 ^{131}I 治疗。远处转移灶切除后之残余病变用体外放射治疗。由于甲状腺乳头状癌及滤泡状癌发展缓慢,出现一个孤立的转移灶,到出现另一个转移灶可能需若干年后,因此可以手术切除转移灶,文献报道手术切除肺及骨转移均有长期生存的病例,特别是出现椎管内转移时手术切除是最好的办法,否则压迫脊髓造成截瘫,单纯放疗不易解除压迫症状。不适合手术的骨转移单纯放疗也可获得一定疗效。

7.分化型甲状腺癌术后的内分泌治疗

甲状腺分化性癌患者手术后,不但需要甲状腺激素制剂替代性治疗,更需要甲状腺激素制剂抑制性治疗。甲状腺激素替代治疗是补充甲状腺激素,使血液甲状腺激素保持在正常水平,即将血清 TSH 抑制到正常值范围内。甲状腺激素抑制性治疗是补充甲状腺激素,使甲状腺激素维持在一个略高于正常水平但低于甲亢水平,即将血清 TSH 抑制到正常值和甲亢值之间。

由于甲状腺分化性癌手术采取甲状腺大部切除和全切除,手术后多数患者发生甲状腺功能减低,需要甲状腺激素制剂替代治疗。

妊娠对甲状腺分化性癌的影响有不同看法,目前认为妊娠会促进甲状腺分化癌生长和发展。甲状腺分化性癌患者一旦发生妊娠,在妊娠期间应该坚持服用甲状腺激素制剂。由于甲状腺激素剂量略高于生理剂量,但低于甲亢水平,长期服用对机体不会造成不良影响,不会影响母亲和胎儿的健康。母亲血液循环中的甲状腺激素不能通过胎盘,胎儿的甲状腺激素是胎儿自己制造、分泌的,所以母亲服用甲状腺激素制剂也不会影响胎儿的健康。甲状腺激素在乳汁中的含量很少,哺乳不会影响胎儿的健康,母亲哺乳婴儿是安全的。妊娠期甲状腺激素抑制性治疗要特别注意,避免因激素过量对胎儿造成不良影响。

8.手术治疗的效果及预后

本病预后较好,十年生存率达 90% 以上。

9.放射治疗

分化型甲状腺癌对放射治疗敏感性差,以手术治疗为主要手段,单纯体外放射治疗对甲状腺癌的治疗并无好处。甲状腺附近的邻近组织甲状软骨、气管软骨环及脊髓等对放射线耐受性差,大剂量照射带来严重并发症,作为常规术后放射切不可行,只能增加并发症带来的痛苦,尤其对年轻患者,给生活和工作造成不可弥补的损失。放疗并不能控制复发,而放疗后的大量纤维组织增生,各器官的相互粘连,给复发后再次手术造成困难,因此,凡手术切除干净的病例不需做术后放疗,尤其不能企图以放疗来控制颈淋巴结转移。放射治疗适用于以下情况:肿瘤侵犯喉、气管、动脉壁,为保留器官肉眼所见切除干净,但安全界限不理想,高度怀疑在微观上有残余癌的;肿瘤侵犯邻近器官,因身体其他原因不能做广泛切除的,肉眼所见有残余癌的。

[131]I 治疗用于手术不能切除的分化型甲状腺癌或远处转移的甲状腺癌。因正常甲状腺组织吸碘功能高于甲状腺癌组织,[131]I 治疗前必须行全甲状腺切除或次全切除,或用[131]I 杀灭残余的正常甲状腺组织。治疗前还应停用甲状腺素至少二周,刺激 TSH 的分泌,促进癌组织对[131]I 的吸收。美国甲状腺协会认为,术后发现淋巴结转移的患者,应常规行预防性[131]I 治疗,但其疗效在国人中的作用,尚无文献报道。

10.随访观察

(1)甲状腺癌和其他恶性肿瘤一样,术后必须定期随诊复查,以便发现复发及时治疗。甲状腺分化型癌发展缓慢,术后一二年内一切情况良好,患者容易麻痹,待病情严重时来诊,可能失去治疗机会,即使能手术,也常出现严重并发症。一般以超声检查为首选。全甲状腺切除术患者可行全身核素扫描随访。

(2)术后复查同时查 T_3、T_4 及 TSH 结果,以便调整甲状腺素的用量。全甲状腺术后患者可查血清甲状腺球蛋白,甲状腺球蛋白明显增高可能有肿瘤复发。

三、甲状腺滤泡型腺癌

滤泡型腺癌较乳头状癌发病率低,占甲状腺癌的 10%～15%,较乳头状癌发病年龄大,常见于中年人,年龄大多为 45～50 岁,男女之比为 1∶3。其恶性程度介于乳头状癌和未分化癌之间,易出现血行转移,如肺、骨、肝、脑等处。很少出现淋巴结转移。转移的组织,很像正常甲状腺,因此有人称为"异位甲状腺"。

临床表现大多数是单发的,少数也可是多发的。容易误诊为甲状腺腺瘤。预后较乳头状癌差。影响预后的决定因素是远处转移,不是甲状腺包膜的侵犯。

四、甲状腺未分化癌

甲状腺未分化癌(anaplastic thyroid carcinoma,ATC)在甲状腺癌中比例较少,占 3%～8%。

(一)临床表现

本病发病年龄较高,男性发病率较高。病情发展较快,出现颈部肿物后增长迅速,1～2 周内肿物固定,声音嘶哑,呼吸困难。有 1/3 患者颈部肿物多年,近几个月来迅速增大,因此有学者认为此部分病例是在原有分化型甲状腺癌或良性肿物基础上的恶变。

CT 及颈部 X 线片常见气管受压,或前后径变窄或左右径变窄,或气管受压移位,偏于一侧,椎前软组织增厚,表明肿瘤从食管后椎前包绕了气管、食管。常有颈淋巴结转移,有时颈部转移淋巴结和甲状腺的原发灶融合在一起。根据肿物形态及硬度常可确诊。

(二)治疗

大多数患者来诊较晚,失去根治性治疗机会。有时手术目的是解决呼吸道梗阻,仅做气管切开。对少部分原发肿瘤较小的病例,尽量给予切除,然后行气管切开或气管造瘘,术后给予放疗及化疗,有的患者有一定疗效,有 40% 的患者可获完全缓解。

(三)预后

预后很差,多数在 1 年内死亡,有的甚至 2～3 周内故去。

五、甲状腺髓样癌

甲状腺髓样癌(medullary thyroid cancer,MTC)起源于甲状腺滤泡旁细胞或称 C 细胞。癌细胞可分泌多种胺类和多肽类激素,降钙素等,此外还有 5-羟色胺、组胺、前列腺素及促肾上腺皮质激素样物质,导致部分患者出现顽固性腹泻,多为水样泻,但肠吸收障碍不严重,常伴有面部潮红。当肿瘤切除后腹泻即可消失,癌复发或转移时腹泻又可出现。

甲状腺髓样癌可分为散发性及家族性两种,前者约占 80%,不伴有其他内分泌腺部位的肿瘤,没有特殊的临床表现。后者占 20%,有明显家族史,分为两种类型:一类叫多发性内分泌肿瘤 2A 型(MEN-2A),此型包括甲状腺髓样癌、嗜铬细胞瘤和甲状旁腺功能亢进,因是三十年前西普勒首先描述,被称为西普勒综合征;另一类叫多发内分泌肿瘤ⅡB 型(MEN-2B),此型包括甲状腺髓样癌、嗜铬细胞瘤及伴有多发性黏膜神经瘤,并有特征性的面部表现(嘴唇肥厚、宽鼻梁、睑外翻等)。

(一)临床表现

甲状腺髓样癌占甲状腺恶性肿瘤的 6%～8% 左右。除少数合并内分泌综合征外,大多数与其他类型的甲状腺癌相似,主要是甲状腺区肿块,有时有淋巴结肿大,可出现双侧颈转移,多数生长缓慢,病程长达 10～20 年。大多数 1 年左右。

(二)诊断

血清降钙素升高伴甲状腺结节患者,首先考虑甲状腺髓样癌,若无其他内分泌综合征及肿瘤可确诊。部分甲状腺髓样癌患者可有血清 CEA 升高。

(三)治疗

手术是治疗的有效手段。有淋巴结转移时行颈清扫手术，对于是否行预防性颈清扫术，目前有一定争议。目前有靶向药物针对甲状腺髓样癌，但疗效不明确。

手术后血清降钙素正常，若降低后又上升，表示有肿瘤复发。术后血清降钙素一直高于正常表现有可能肿瘤未切净或其他部位转移，应密切观察，搜寻病灶。该类型甲状腺癌预后恶性程度介于分化型和未分化型之间。

六、甲状腺其他恶性肿瘤

甲状腺还有其他恶性肿瘤，如血管肉瘤、纤维肉瘤、癌肉瘤、骨肉瘤、恶性纤维组织细胞瘤等，均少见。其中值得注意的是恶性淋巴瘤，近年来文献报道有增多趋势。

恶性淋巴瘤少见，占所有甲状腺恶性肿瘤的 0.6%～5%，占所有淋巴瘤的 2.2%～2.5%。文献报道甲状腺恶性淋巴瘤合并慢性淋巴细胞性甲状腺炎高达 95%～100%。我院 14 例患者有6 例合并桥本甲状腺炎。所以细针穿刺应多方、多点穿刺。可疑者应做诊断性探查手术，术中制冷冻切片检查，确诊后根据情况行峡部切除或一叶切除，以免将来病变进一步发展压迫气管造成呼吸困难。

甲状腺恶性淋巴瘤是以放疗为主的综合治疗，配合以化疗。有低度恶性及高度恶性两种。其治疗效果优于甲状腺未分化癌。

（李春冀）

第六节　乳腺炎症性疾病

一、急性乳腺炎

可分为哺乳期和非哺乳期急性乳腺炎。以哺乳期多发，多发生在哺乳期的早期阶段，以初产妇为多见。致病菌大多为金黄色葡萄球菌，少数为链球菌。非哺乳期乳腺炎临床并不少见，可发生于任何年龄段，但以年轻女性多见。

(一)病因和病理

哺乳期急性乳腺炎的病因有两种，一是细菌入侵，二是乳汁淤积，缺一不可。此外产褥期机体免疫能力的降低也为感染创造了条件。致病菌可以直接侵入乳管，并逆行至腺小叶。如腺小叶中有乳汁潴留，致病菌便会在此生长繁殖，如未得到有效治疗，感染可进一步向乳腺实质蔓延，形成脓肿。感染也可沿乳腺纤维间隔蔓延，形成多房性脓肿。致病菌还可直接通过乳头表面的破损、皲裂处侵入，沿淋巴管蔓延到腺叶或小叶间的脂肪、纤维组织，引起蜂窝织炎。金黄色葡萄球菌常引起深部脓肿，而链球菌感染往往引起弥漫性蜂窝织炎。

非哺乳期乳腺炎的发病部位多为乳晕部，其原因多为乳头乳管先天性凹陷，乳头皮肤可沿乳管生长深达乳管的壶腹部，此处常有分泌物潴留，排空也往往受阻，致病菌可在此生长繁殖，形成乳晕旁脓肿。

（二）临床症状

哺乳期急性乳腺炎起病时常有全身中毒症状,如高热、寒战等,体温可达40 ℃。局部症状可根据病期和病灶部位的深浅而有不同。病灶深,局部表现多以疼痛和压痛为主,病灶浅,则可以出现典型的化脓性炎症的表现。初期主要表现为患侧乳房体积增大,有局限性肿块、压痛,如能及时有效治疗,肿块可逐渐消退。如进一步发展,可出现皮肤水肿发红,皮肤温度增高。局部肿块僵硬,压痛明显,可出现搏动性疼痛。如果继续发展,硬块会在短期内逐渐变软,说明已有脓肿形成。脓肿可自行溃破,或经乳头排出。患侧腋窝淋巴结常有肿大、压痛。

非哺乳期乳腺炎全身症状较轻,以局部症状为主,患侧乳房疼痛,表面皮肤发红,局部僵硬,进一步发展可形成脓肿,感染部位如发生在乳晕旁多有乳头凹陷。

实验室检查表现为血白细胞计数增高,中性粒细胞百分比上升。超声检查有助于诊断,在早期表现为低回声杂乱区,如形成脓肿,则为无回声区,周边可看到高回声脓腔壁。可在超声引导下行脓腔穿刺,抽得脓液即可确诊。

（三）治疗

哺乳期急性乳腺炎一旦发生,应暂停哺乳,可用吸奶器吸出乳汁。炎症早期,脓肿尚未形成,治疗应从两方面着手。一是要应用抗生素,多采取静脉滴注方法,由于感染细菌多为金黄色葡萄球菌或链球菌,应选用对该类细菌敏感的抗生素,如青霉素类、头孢类、喹诺酮类等;二是局部治疗,可局部采取热敷,以促炎症消散,并以吸奶器吸出乳汁。已有脓肿形成,则应及时切开引流。切开引流时应掌握以下原则,务必通畅引流:应该在脓肿的最低位切口;切口应该足够大,以免引流不畅;一般应行放射状切口,避免乳管损伤而引起乳瘘;脓腔往往为多房性,应分开脓腔间的间隔,使多个小脓腔变为一个大脓腔,以利引流;如脓腔呈口袋形,应在脓腔最低位再做切口,称为对口引流;对于深部脓肿和乳房后间隙脓肿应先用针头穿刺证实后再行引流,可以在乳房下皱襞处做弧形切口,在乳腺后间隙与胸肌筋膜间分离,直达脓腔。

脓肿切开引流后应停止哺乳,并做回奶处理,否则伤口内不断有乳汁排出,影响愈合。常用回奶药物包括溴隐亭2.5 mg,每天2次,连服1周;或已烯雌酚片5 mg,每天3次,连服5 d。中药炒麦芽煎水当茶饮,连服1～2周,也有较好效果。

对于乳头凹陷所致乳晕旁脓肿除了切开引流外,还应当切除相应乳管,否则会反复发作。

（四）预防

在哺乳期,为预防乳腺炎的发生,应注意以下方面:养成定时哺乳的习惯,每次哺乳时应先将一侧乳汁吸净,再吸另一侧,多余的乳汁可按摩挤出或用吸乳器吸出;保持两侧乳头的清洁,每次哺乳前后应用清水清洗干净;如果乳头已有破损或皲裂时,应暂停哺乳,用吸乳器吸出乳汁,待伤口愈合后再行哺乳。

二、乳房结核

（一）病因

原发性乳房结核临床少见,多为继发性感染。感染途径有三个,一是继发于肺或肠系膜淋巴结结核的血源性播散,二是邻近部位如肋骨、胸骨、胸膜的结核病灶直接蔓延,三是腋淋巴结结核经淋巴管逆行感染。

（二）临床表现

本病可见于20～40岁的妇女。起病时主要表现为乳房内单一或数枚肿块,质地中等硬度,一般无疼痛或触痛,边界不清,常有皮肤粘连,同侧腋窝淋巴结可有肿大。临床无发热。随病情进展,肿块软化,进而形成脓肿,溃破后可排出干酪样坏死物,进一步形成窦道,经久不愈。部分患者由于肿块纤维化而变硬,可使乳房外形发生畸形改变,乳头后方的硬块还能引起乳头凹陷,易与乳腺癌相混淆。

(三)诊断

早期乳房结核临床表现为肿块,其诊断相对困难。超声检查无特征性改变,为单发或多发低回声肿块,光点较粗,可有钙化,边界尚清,可见部分包膜回声。如脓肿形成时,肿块内可见不规则暗区。X线检查表现为单发或多发致密结节影,呈圆形、卵圆形或分叶状,边缘清晰,可有钙化。部分病灶周边可形成毛刺,易误诊为乳腺癌。活检可以明确诊断。当病灶溃破形成窦道后,尤其是经久不愈,乳房形变,诊断则相对容易。但此时应与浆细胞乳腺炎的多发窦道相鉴别(后述)。如取窦道内坏死组织镜检,偶尔可发现结核分枝杆菌。

(四)治疗

(1)全身治疗:加强营养,给予高蛋白、高热量饮食等。注意劳逸结合,适当参加体育锻炼,增强体质。

(2)抗结核治疗:对于确诊患者需抗结核治疗。常用药物包括异烟肼片 0.3 g,1 次/天,口服;利福平片 0.6 g,每天早上 1 次口服;链霉素针 0.75~1.0 g,1 次/天,肌内注射。治疗周期 3~6 个月。

(3)手术治疗:根据不同的临床表现决定手术方式。仅有脓肿而无实性肿块,可反复穿刺抽吸、冲洗,并于腔内注入链霉素溶液,每次 1 g,每周 2 次,至完全愈合。如病灶为肿块样、溃疡或有瘘管形成可行病灶切除术。要求病灶清除干净,创口敞开,逐日换药,直至愈合。如病灶过大,超过一个象限,乳房组织破坏严重,需行单纯乳房切除术。如果病灶是由邻近肋骨或胸骨结核蔓延引起,也要一并切除,防止复发。

三、乳房脂肪坏死

大多发生在脂肪丰富、肥大、下垂型乳房,常有局部外伤史或手术史。近年来脂肪注射隆乳后出现的脂肪坏死结节病例逐渐增多。

(一)症状

外伤后乳房伤处可以出现皮下瘀斑,轻微受伤多不被重视,不久出现乳房肿块,质地偏硬,常与皮肤粘连,可有压痛,易误诊为乳腺癌。但肿块相对表浅,界限相对清楚,一般很少有继续增大。穿刺细胞学检查可见脂肪细胞。

(二)治疗

对于诊断明确的,可以随访,不必处理。难以诊断,尤其高度怀疑乳腺癌,应切除活检。

(李春冀)

第七节 乳腺良性病变

一、乳腺囊性增生症

是妇女中常见的乳腺疾病。本病的命名学很混乱,俗称小叶增生,亦称乳腺结构不良症、纤维性囊肿病等。本病既非炎症性也非肿瘤,其特点是乳腺组成成分的增生,在结构、数量及组织形态上出现一定程度异常。

(一)病因和病理

本病常见于 30～50 岁的妇女,与卵巢功能失调有关。月经周期内乳腺同样亦有周期性的变化,当体内激素比例失去平衡,雌激素水平升高与黄体素比例失调,使乳腺增生后复旧不全,引起乳腺组织增生。切除标本常呈黄白色,质韧,无包膜。切面有时见有很多散在的小囊,实际上是囊状扩张的大小导管,囊壁大多平滑,内有黄绿色或棕色黏稠液体。有时有黄白色乳酪样的物质自管口溢出,成为弥漫性囊性病,称为舒密尔布什(Schimmelbusch)病。单个张力较大的青色囊肿称蓝顶囊肿(blue-domed cyst)。

(二)临床表现

患者常有一侧或两侧乳房胀痛,轻者如针刺样,可累及到肩部、上肢或胸背部。一般在月经来潮前明显,月经来潮后疼痛减轻或消失。检查时在乳房内有散在的圆形结节,大小不等,质韧,有时有触痛。结节与周围乳腺组织的界限不清,不与皮肤或胸肌粘连,有时表现为边界不清的增厚区。病灶位于乳房外上方较多,也可影响到整个乳房。少数患者挤压时可有少量乳头溢液,常为无色或淡黄色液体。病程有时很长,但停经后症状常自动消失或减轻。

(三)治疗

囊性增生病的接诊多以宣教为主,绝大部分无需治疗。选用松紧合适的乳罩托起乳房,睡眠时予以放松。疼痛明显时中药疏肝理气及调和冲任等方法可缓解疼痛。绝经前期疼痛明显且中药无效时,可在月经来潮前 7～10 d,服用以下一种药物:甲睾酮,1 d 3 次,每次 5 mg;亦可口服黄体酮,每天 5～10 mg;他莫昔芬,1 d 2 次,每次 5 mg;托瑞米芬,1 d 1 次,每次 30 mg。对病灶局限于乳房一部分,且不能排除肿瘤者可穿刺活检或切除活检。

囊性增生症与乳腺癌的关系尚不明确。多数学者认为该"病"是一种临床症状,多数是生理现象。单纯性的囊性增生病很少有恶变,当上皮增生过度,直至不典型增生时,患者以后发生乳腺癌的机会才会较正常人群增多,属于癌前期病变。

乳腺癌癌前期病变,结合 WHO2003 版和 2012 版的描述,可归结以下 4 类:小叶性肿瘤包含小叶不典型增生和小叶原位癌;导管增生性病变,依次为普通上皮增生、平坦型不典型增生、不典型增生、低级别导管原位癌、中级别导管原位癌、高级别导管原位癌。其中除普通上皮增生不属于肿瘤性也非癌前期,其他随着病变程度加重,与乳腺癌的关系越密切;导管内乳头状肿瘤从部位上可分为中央型和外周型,后者患乳腺癌的风险大于前者,若伴有不典型增生,患乳腺癌的风险是正常人群的 7 倍;该类还包括导管内乳头状癌、包裹性乳头状癌和实性乳头状癌,处理参照导管原位癌;微小浸润癌在主要为非浸润性癌的背景上,在间质内出现 1 个或多个明确分离的镜下浸润灶，每灶必须≤1 mm，在如此严格的定义下，可参照原位癌处理。

癌前期患者局部治疗后，有化学预防的指征，可适当选用内分泌治疗。

二、乳腺导管内乳头状瘤

多见于40～45岁经产妇，主要症状是乳头溢出血性液体，而无疼痛。75%的病变在乳晕下的输乳管内（中央型），由于乳头状瘤小而软，因而临床检查时常不易触及，有时则可在乳晕下方触及小结节，无皮肤粘连。轻压乳晕区或挤压乳头时，有血性或浆液血性排液，可以帮助定位。发生于小导管的乳头状瘤，位于乳腺的边缘部位（外周型），常是多发性的，亦称为乳头状瘤病。

导管内乳头状瘤的体积常很小。肉眼可见导管内壁有带蒂的米粒或绿豆大小的乳头状结节突入管腔，富于薄壁血管，极易出血。位于中、小导管的乳头状瘤常伴有小叶增生，切面呈半透明颗粒状，黄白相间，有时与癌不易区别。

输乳管的乳头状瘤很少发生恶变，中小导管的乳头状瘤有恶变的可能。乳头状瘤应做手术切除。术前超声和钼靶摄片常用于排除其他病变，导管造影有助于定位诊断，现在乳管镜的广泛应用，使得乳头溢液的诊断更为方便，已成为常规。对于所有检查均阴性的血性溢液，排除外伤所致，也应手术。如能摸到肿块，则定位较容易。如未扪及结节，则可沿乳晕部顺时针方向按压，明确出血的乳管开口后，用细钢丝插入该乳管或平针头注入少量亚甲蓝，作乳晕旁切口，沿钢丝或兰染方向，将该导管及其周围乳腺组织切除。外周型导管乳头状瘤常是多发性，尤其是伴有不典型增生时有恶变倾向，切除范围要足够。单纯乳房切除要审慎考虑。

三、乳腺纤维腺瘤、巨纤维腺瘤

乳腺纤维腺瘤是青少年女性中常见的肿瘤，发病年龄以20～30岁最多。临床上可单发，由高频超声检出的多发病例已占多数。纤维腺瘤的发生与体内雌激素水平增高有关，肿瘤很少发生于月经来潮前及绝经后。

纤维腺瘤的大小不一，大都呈卵圆形，有时分叶状，表面光滑，实质，有弹性，与周围组织分界清楚，不与皮肤或胸肌粘连，容易推动，活动度大。腋淋巴结常无肿大。纤维腺瘤生长缓慢，可以数年没有变化，但少数在妊娠、哺乳期或绝经前期可以突然迅速增长。纤维腺瘤超过7 cm以上者称为巨纤维腺瘤。纤维腺瘤很少发生癌变，但巨纤维腺瘤应与分叶状囊肉肿瘤相鉴别。

纤维腺瘤是良性肿瘤，小纤维腺瘤可短期观察，若有增大，还是应该手术切除，以防止其继续生长，并可明确诊断。对于扪诊不确定的肿块，可在影像学引导下手术。手术切口的选择，尽可能地隐蔽。乳腺微创旋切术，可有选择地应用于2.5 cm以下纤维腺瘤的治疗。其他非手术治疗不予推荐。巨纤维腺瘤更应及时手术治疗切除。

四、乳腺分叶状肿瘤

本病与纤维腺瘤、巨纤维腺瘤同系乳腺纤维上皮型肿瘤。以往文献将其命名为分叶状囊肉瘤，近年WHO将该肿瘤命名为分叶状肿瘤，其中根据不同的恶性程度，分为低度、中度及高度恶性肿瘤。

分叶状肿瘤的发病年龄为21～70岁，病程较长，生长相对缓慢，瘤体有时很大，边界清楚，呈结节分叶状，质地韧如橡皮，部分区域可以呈囊性。表面皮肤有时由于瘤体张力大而呈菲薄，呈光滑水肿状,很少有淋巴结转移,转移率约 4%～5%。病理切片中,上皮成分为良性,根据占主导地位的间质细胞不典型程度、核分裂数及包膜侵犯等将肿瘤分为高度分化、中度分化及分化差三类。治疗方法主要是手术切除。由于淋巴结转移少,手术范围首选局部广泛切除,切缘阴性。病变广泛或局部手术后复发者可单纯乳房连同胸大肌筋膜切除,若累及胸大肌等周围组织,也应尽可能切除。如有肿大淋巴结者,则可予一并切除,预后与手术方式及肿瘤分化程度有关。仅局部切除的复发率较高,复发后再作彻底切除仍可获得较好的效果,中度及高度恶性肿瘤易有血管转移,化疗及放疗的效果尚难评价。

(李春冀)

第八节　乳腺恶性肿瘤

一、乳腺癌

乳腺癌是女性中常见的恶性肿瘤,据报道每年全世界有超过 167 万女性罹患乳腺癌。乳腺癌的发病率及死亡率有明显的地区差异,欧美国家高于亚非拉国家。52.9% 的新发病例发生在发展中国家,成为严重的疾病负担。在我国乳腺癌的发病率逐年上升,每年有近 20 万女性被诊断出乳腺癌,尤其是东部沿海及经济发达的大城市,其乳腺癌的发病率增加尤其显著,上海市的发病率居全国之首。从死亡率的曲线也可以发现,虽然新的治疗策略和方法的普及,全球乳腺癌的死亡率逐步下降,然而在中国特别是绝大多数的农村地区,乳腺癌的死亡率并未见到明显的下降趋势。

(一)病因

乳腺癌大都发生在 40～60 岁,绝经期前后的妇女,病因尚未完全明确,但与下列因素有关。

(1)内分泌因素:已证实雌激素中雌酮与雌二醇对乳腺癌的发病有明显关系,黄体酮可刺激肿瘤的生长,但亦可抑制脑垂体促性腺激素,因而被认为既有致癌,又有抑癌的作用。催乳素在乳腺癌的发病过程中有促进作用。临床上月经初潮早于 12 岁,停经迟于 55 岁者的发病率较高;第一胎足月生产年龄迟于 35 岁者发病率明显高于初产在 20 岁以前者。

(2)饮食与肥胖:影响组织内脂溶性雌激素的浓度,流行病学研究脂肪的摄取与乳腺癌的死亡率之间有明显关系,尤其在绝经后的妇女。

(3)家族史及遗传史:有 10%～15% 的患者有家族史,一级亲属中有乳腺癌患者,其家属常为高危人群。患者如有乳腺癌相关基因(breast cancer-related gene,BRCA)突变,其子女发生乳腺癌的机会更高,且发病年龄较轻亦常同时伴有卵巢癌。

(4)以往乳腺良性疾病、放射线照射等与乳腺癌发病有一定关系。

(二)临床表现

乳腺癌最常见的第一个症状是乳腺内无痛性肿块,大多是患者自己在无意中发现的。10%～15% 患者的肿块可能伴有疼痛,肿块发生于乳房外上象限较多,其他象限较少,质地较硬,边界不清,肿块逐步增大,侵犯柯柏韧带(连接腺体与皮肤间的纤维束)使之收缩,常引起肿块表面皮肤出现凹陷(图 1-3),即称为"酒窝症"。肿块侵犯乳头使之收缩可引起乳头凹陷。肿块继续增大,与皮肤广泛粘连,皮肤可因淋巴的滞留而引起水肿,由于皮肤毛囊与皮下组织粘连较紧密,在皮肤水肿时毛囊处即形成很多点状小孔,使皮肤呈"橘皮状"(图1-4)。癌细胞沿淋巴网广泛扩散到乳房及其周围皮肤,形成小结节,称为卫星结节(图1-5)。晚期时肿瘤可以浸润胸肌及胸壁,而呈固定,乳房亦因肿块的浸润收缩而变形。肿瘤广泛浸润皮肤后融合成暗红色,弥漫成片,甚至可蔓延到背部及对侧胸部皮肤,形成"盔甲样",可引起呼吸困难。皮肤破溃,形成溃疡,常有恶臭,容易出血,或向外生长形成菜花样肿瘤。

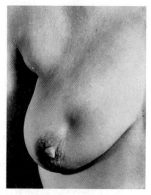

图1-3　皮肤凹陷

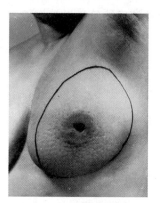

图1-4　橘皮状皮肤

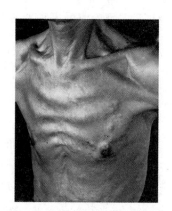

图1-5　男性乳腺癌的卫星结节

有5%~10%患者的第一症状是乳头溢液,乳头糜烂或乳头回缩。少数患者在发现原发灶之前已有腋淋巴结转移或其他全身性的血行转移。

癌细胞可沿淋巴管自原发灶转移到同侧腋下淋巴结,堵塞主要淋巴管后可使上臂淋巴回流障碍而引起上肢水肿。肿大淋巴结压迫腋静脉可引起上肢青紫色肿胀。臂丛神经受侵或被肿大淋巴结压迫可引起手臂及肩部酸痛。

锁骨上淋巴结转移可继发于腋淋巴结转移之后或直接自原发灶转移造成。一旦锁骨上淋巴结转移,则癌细胞有可能经胸导管或右侧颈部淋巴结进而侵入静脉,引起血行转移。癌细胞亦可以直接侵犯静脉引起远处转移,常见的有骨、肺、肝等处。骨转移中最常见部位是脊柱、骨盆及股骨,可引起疼痛或行走障碍;肺转移可引起咳嗽、咯血、胸腔积液;肝转移可引起肝大、黄疸等。

(三)临床分期

肿瘤分期包括了肿瘤的大小、累及范围(皮肤和胸壁受累情况)、淋巴结转移和远处转移情况。正确的肿瘤分期是指导患者个体化治疗决策的基础。乳腺癌患者要进行临床分期和病理分期。第8版乳腺癌分期对肿瘤大小的测量作出了详尽的规定(见表1-8、1-9、1-10及1-11)。肿瘤大小的测量有多种方法,包括临床触诊、影像学评估、病理大体测量和显微镜下测量。乳腺癌分期中涉及到的肿瘤大小是指浸润性癌的大小。由于体检、影像学及大体检查均无法区分浸润性癌和导管内癌,因此显微镜下测量应该是最准确的测量方式。如果浸润性癌范围较大,无法用1个蜡块全部包埋,则以大体检测的肿瘤大小为准。若浸润性癌病灶局限,可以用1个蜡块全部包埋,则肿瘤大小以显微镜下测量的大小为准。

表 1-8　乳腺癌原发肿瘤分期 T

分期	标准
pTX	原发肿瘤不能被估量
pT0	无原发肿瘤证据#
pTis(导管原位癌)	导管原位癌#(小叶原位癌已从此分类中去除)
pTis(佩吉特病)	乳头佩吉特病,不伴随乳腺实质中的浸润性癌和(或)原位癌成分#
pT1	肿瘤最大径≤20 mm(根据5 mm,10 mm可细分为T1a、T1b、T1c)
pT1mi	肿瘤最大径≤1mm(微小浸润性癌)
pT1a	1 mm<肿瘤最大径≤5 mm(1.0～1.9 mm之间的肿瘤均计为2 mm)。
pT1b	5 mm<肿瘤最大径≤10 mm。
pT1c	10 mm<肿瘤最大径≤20 mm
pT2	20 mm<肿瘤最大径≤50 mm
pT3	肿瘤最大径>50 mm
pT4	任何大小肿瘤直接侵犯胸壁或皮肤(形成溃疡或肉眼肿块);仅有肿瘤侵及真皮不诊断 T4
pT4a	侵犯胸壁(不包括单纯胸大、小肌受累)
pT4b	皮肤溃疡,和(或)同侧肉眼可见的卫星结节,和(或)皮肤水肿(包括橘皮征)但不到炎性乳癌的诊断标准(仅有镜下可见的皮肤卫星结节,且无皮肤溃疡或水肿,不诊断 T4b)
pT4c	T4a和 T4b
pT4d	炎性乳癌##

注1:新辅助化疗后 ypT 应根据残余的最大肿瘤灶计算,浸润癌旁治疗相关的纤维化区域不计入肿瘤最大径;多灶残留应标注 m

注2:肿瘤大小精确到 mm

注3:同时性同侧多发癌(多中心)按最大的癌灶进行 T 分期,并记录其他癌灶的大小;注意除外癌灶伴卫星结节和复杂形状癌灶(病理取材结合临床影像)

#:为了列表的目的,这些项目应当只用于先前确诊为浸润性癌,经术前(新辅助)治疗后无残留浸润癌的情况。

##:炎性乳癌是一个临床-病理学名词,特征是弥漫红肿和水肿(橘皮),累及乳腺皮肤1/3或更多。皮肤的改变归因于淋巴水肿,是由皮肤淋巴管内瘤栓引起的,这在小块皮肤活检中可以不明显。然而,对于确定乳腺组织中或至少是皮肤淋巴管内浸润性癌及其生物学指标如 ER、PR、ERBB2 状态,组织学诊断仍是必需的。具有皮肤淋巴管内瘤栓而无皮肤的上述临床改变不能定义为炎性乳癌。局部乳腺癌直接侵犯真皮或溃破皮肤而无上述皮肤的临床改变及真皮淋巴管瘤栓也不能定义为炎性乳癌。因此,炎性乳癌这个词不应该误用于局部晚期乳腺癌。罕见病例表现炎性乳癌的所有特征,但其皮肤病损累及范围小于1/3,应该根据潜在癌的大小来分类。

表 1-9　乳腺癌区域淋巴结分期 N

分期	标准
pN_X	不能评估区域淋巴结
pN_0	无区域淋巴结转移或仅有 ITCs
$pN_0(i-)$	组织学无转移，免疫组织化学阴性
$pN_0(i+)$	仅有 ITCs;肿瘤细胞簇≤0.2 mm(单个淋巴结中可有多灶 ITCs,最大者必须≤0.2 mm;若 ITCs 细胞总数大于 200,则应诊断为微转移)
$pN_0(mol-)$	组织学无转移,RT-PCR 阴性
$pN_0(mol+)$	未检测到 ITCs,但 RT-PCR 阳性
pN_1mi	微转移(约 200 个细胞,>0.2 mm,≤2.0 mm)
pN_{1a}	1～3 个淋巴结有转移,至少 1 个肿瘤灶>2.0 mm
pN_{1b}	转移至同侧内乳前哨淋巴结(胸骨旁,转移灶>0.2 mm),腋窝淋巴结阴性
$pN_{1c}^{\#}$	N_{1a} 和 N_{1b}
pN_{2a}	4～9 个腋窝淋巴结转移(至少 1 个肿瘤灶>2.0 mm)
pN_{2b}	临床检测到内乳(胸骨旁)淋巴结转移(有或无病理证实),不伴腋窝转移
pN_{3a}	≥10 个腋窝淋巴结有转移(至少 1 个肿瘤灶>2.0 mm)或锁骨下淋巴结(腋顶部)转移
pN_{3b}	pN_{1a} 或 pN_{2a} 伴有 cN_{2b}(影像学证实的内乳淋巴结转移);或 pN_{2a} 伴有 pN_{1b}
pN_{3c}	转移至同侧锁骨上淋巴结

i 表示在常规染色或使用免疫组织化学(immunohistochemistry)染色技术时,可以看到少量肿瘤细胞,即孤立肿瘤细胞(i-solated tumor cells,ITC)

mol 表示肉眼在腋下淋巴结中看不到肿瘤细胞(即使使用特殊染色剂),但可以使用一种称为"逆转录聚合酶链反应(reverse transcription PCR,RT-PCR)"的分子生物学(molecular biological)技术检测到极少量癌细胞的痕迹

mi 表示微转移(micrometastases),是肿瘤微小的区域扩散

表 1-10　乳腺癌远处转移分期 M

分期	标准
M_0	无临床或影像学证据证实远处转移
$cM_0(i+)$	无临床或影像学证据证实远处转移;但在没有转移症状和体征的患者中,分子生物学或显微镜下检测到循环血中、骨髓中或其他非区域淋巴结组织中有≤0.2 mm 的肿瘤细胞群
pM_1	临床和影像学手段检查到远处转移和(或)组织学证实转移灶>0.2 mm

表 1-11　乳腺癌分期

分期	T	N	M
0	T_{is}	N_0	M_0
I A	T_1	N_0	M_0
I B	T_{is}	N_1mi	M_0

续表

分期	T	N	M
I B	T_1	N_1mi	M_0
II A	T_0	N_1	M_0
II A	T_1	N_1	M_0
II A	T_2	N_0	M_0
II B	T_2	N_1	M_0
II B	T_3	N_0	M_0
III A	T_0	N_2	M_0
III A	T_1	N_2	M_0
III A	T_2	N_2	M_0
III A	T_3	N_1	M_0
III A	T_3	N_2	M_0
III B	T_4	N_0	M_0
III B	T_4	N_1	M_0
III B	T_4	N_2	M_0
III C	任何 T	N_3	M_0
IV	任何 T	任何 N	M_1

（1）如果肿瘤组织中有浸润性癌和原位癌2种成分,肿瘤的大小应该以浸润性成分的测量值为准,可注明原位癌的范围和比例等。

（2）原位癌伴微浸润:出现微浸润时,应在报告中注明,并测量微浸润灶最大径;如为多灶微浸润,浸润灶大小不能累加,需在报告中注明多灶微浸润,并测量最大浸润灶的大小。

（3）对于肉眼能确定的发生于同一象限的2个以上多个肿瘤病灶,应在病理报告中注明为多灶性肿瘤,并分别测量大小。

（4）对于肉眼能确定的发生于不同象限的2个以上多个肿瘤病灶,应在病理报告中注明为多中心性肿瘤,并分别测量大小。

（5）如果肿瘤组织完全由 DCIS 组成,应尽量测量其范围。淋巴结状态是决定乳腺癌患者治疗和预后的重要因素,对于淋巴结转移数位于分期临界值(如1、3和10个转移)附近时,要特别仔细观察淋巴结的转移数目,从而做出准确的 pN 分期。新辅助治疗后标本的分期需结合临床检查、影像学检查和病理检查信息,根据手术切除标本的情况对治疗后的 yT 和 yN 进行判定。

（四）病理分型

国内乳腺癌的病理分型如下。

1.非浸润性癌

（1）导管内癌:癌细胞局限于导管内,未突破管壁基底膜。

（2）小叶原位癌:发生于小叶,未突破末梢腺管或腺泡基底膜。

2.早期浸润性癌

（1）导管癌早期浸润:导管内癌细胞突破管壁基底膜,开始生芽,向间质浸润。

（2）小叶癌早期浸润:癌细胞突破末梢腺管或腺泡壁基底膜,开始向小叶间质浸润,但仍局限于小叶内。

3.浸润性特殊型癌

(1)乳头状癌:癌实质主要呈乳头状结构,其浸润往往出现于乳头增生的基底部。

(2)髓样癌伴大量淋巴细胞浸润

癌细胞密集成片、间质少、癌边界清楚,癌巢周围有厚层淋巴细胞浸润。

(3)小管癌:细胞呈立方或柱状,形成比较规则的单层腺管,浸润于基质中,引起纤维组织反应。

(4)腺样囊性癌:由基底细胞样细胞形成大小不一的片状或小梁,中有圆形腺腔。

(5)黏液腺癌:上皮黏液成分占半量以上,黏液大部分在细胞外,偶在细胞内,呈印戒样细胞。

(6)顶泌汗腺癌:癌细胞大,呈柱状,可形成小巢、腺泡或小乳头状。主、间质常明显分离。

(7)鳞状细胞癌:可见细胞间桥、角化。

(8)乳头湿疹样癌:起源于乳头的大导管,癌细胞呈泡状,在乳头或乳晕表皮内浸润,大多伴有导管癌。

4.浸润性非特殊型癌

(1)浸润性小叶癌:小叶癌明显向小叶外浸润,易发生双侧癌。

(2)浸润性导管癌:导管癌明显向实质浸润。

(3)硬癌:癌细胞排列成细条索,很少形成腺样结构,纤维间质成分占 2/3 以上,致密。

(4)单纯癌:介于硬癌与髓样癌之间,癌实质与纤维间质的比例近似。癌细胞形状呈规则条索或小梁,有腺样结构。

(5)髓样癌:癌细胞排列呈片状或巢状,密集,纤维间质成分少于 1/3,无大量淋巴细胞浸润。

(6)腺癌:癌实质中,腺管状结构占半数以上。

5.其他罕见型癌

罕见型有分泌型(幼年性)癌、富脂质癌(分泌脂质癌)、纤维腺瘤癌变、神经内分泌癌、化生性癌、乳头状瘤病癌变等。

6.特殊型癌

特殊型有炎性乳腺癌、副乳腺癌、男性乳腺癌。

(五)临床检查和诊断

乳腺是浅表的器官,易于检查,检查时置患者于坐位或卧位,应脱去上衣,以便作双侧比较。

1.视诊

(1)双侧乳房是否对称、大小、形状,有无肿物突出或静脉扩张。

(2)乳头位置有无内陷或抬高。乳房肿块引起乳头抬高,常是良性肿瘤的表现;如伴乳头凹陷则恶性可能性大。此外,观察乳头有无脱屑、糜烂、湿疹样改变。

(3)乳房皮肤的改变,有无红肿、水肿凹陷、酒窝症。嘱患者两手高举过头,凹陷部位可能更明显。

2.触诊

由于月经来潮前乳腺组织经常肿胀,因而最好在月经来潮后进行检查。未经哺乳的乳腺质地如橡皮状,较均匀;曾哺乳过的乳腺常可能触及小结节状腺体组织;停经后乳腺组织萎缩,乳房可被脂肪组织代替,触诊时呈柔软,均质。

一般在平卧时较易检查,并与坐位时检查做比较。平卧时,肩部略抬高,检查外半侧时应将患者手上举过头,让乳腺组织平坦于胸壁;检查内半侧时手可置于身旁,用手指掌面平坦而轻柔地进行触诊,不能用手抓捏,以免将正常的乳腺组织误为肿块。应先检查健侧,再检查患侧乳房。检查时应有顺序地触诊乳腺的各个象限及向腋窝突出的乳腺尾部。再检查乳头部有无异常及有无液体排出。检查动作要轻柔,以防挤压而引起癌细胞的播散。最后检查腋窝、锁骨下、锁骨上区有无肿大淋巴结。检查乳房肿块时要注意以下几点。

(1)肿块的部位与质地,50％以上的乳腺肿瘤发生在乳腺的外上方。

(2)肿块的形状与活动度。

(3)肿瘤与皮肤有无粘连,可用手托起乳房,有粘连时局部皮肤常随肿瘤移动,或用两手指轻轻夹住肿瘤两侧稍提起,观察皮肤与肿瘤是否有牵连。

(4)肿瘤与胸肌筋膜或胸肌有无粘连。患者先下垂两手,使皮肤松弛,检查肿瘤的活动度。然后嘱两手用力叉腰,使胸肌收缩,作同样检查,比较肿瘤的活动度。如果胸肌收缩时活动减低,说明肿瘤与胸肌筋膜或胸肌有粘连。

(5)有乳头排液时应注意排液的性质、色泽。如未明确扪及乳房内肿块时,应在乳晕旁按顺时针方向仔细检查有无结节扪及,注意有无乳头排液。有排液应做涂片细胞学检查。

(6)检查腋淋巴结,检查者的右手前臂托着患者的右前臂,让其右手轻松地放在检查者的前臂上,这样可以使腋窝完全松弛。然后检查者用左手检查患者右侧腋部,可以扪及腋窝最高位淋巴结,然后自上而下检查胸大肌缘及肩胛下区的淋巴结。同法检查对侧腋淋巴结,如果扪及肿大淋巴结时要注意其大小、数目、质地、活动度及周围组织粘连等情况;检查锁骨上淋巴结,注意胸锁乳突肌外侧缘及颈后三角有无肿大淋巴结。

3.其他辅助检查方法

与病理检查比较,临床检查有一定的误差,即使有丰富临床经验的医师对原发灶检查的正确率约为70％～80％。临床检查腋窝淋巴结约有30％假阴性和30％～40％假阳性,故尚需其他辅助诊断方法,以提高诊断的正确率。常用的辅助诊断方法如下。

(1)乳腺X线检查:检查常用的钼靶摄片适用于观察软组织的结构。恶性肿瘤的图像呈形态不规则、分叶和毛刺状的阴影,其密度较一般腺体的密度为高,肿块周围常有透明晕,肿块的大小常较临床触及的为小。30％的恶性病灶表现为成堆的细砂粒样的小钙化点。此外,位于乳晕下的肿块引起乳头内陷在X线片上可表现为漏斗征。X线片的表现有导管阴影增粗增多、血管影增粗、皮肤增厚等。

X线检查也可用作乳腺癌高发人群中的普查,能发现早期病灶。

(2)超声检查:可以显示乳腺的各层结构、肿块的形态及其质地。恶性肿瘤的形态不规则,回声不均匀,而良性肿瘤常呈均匀实质改变。复旦大学附属肿瘤医院应用超声波诊断乳腺恶性肿瘤的正确率达87％。超声检查对判断肿瘤是实质性还是囊性较X线检查更好,但对肿块直径在1 cm以下时的鉴别能力较差。

(3)乳腺导管镜检查:常用于有乳头排液的患者,用导管镜直接插入排液的乳腺管,可以了解该导管病变的性质是乳头状瘤还是导管扩张,并可有助于早期乳腺癌的检出。

(4)脱落细胞学检查:有乳头排液,可作涂片检查,一般用苏木精-伊红或巴氏染色。有乳头糜烂或湿疹样改变时,可作印片细胞学检查。

(5)空芯针活组织检查:术前为了解肿瘤的性质及其生物学特性,以便术前设计综合治疗的方案,特别是新辅助治疗的开展和具体方案的制订,可以应用空芯针穿刺获得肿瘤组织做检查,穿刺时应掌握正确穿刺的方法,了解病理性质及时治疗。

(6)切除活组织检查:病理检查是决定治疗的最可靠的方法,切除活检时应将肿块完整切除并送组织学检查。亦有在切取活检时立即送冷冻切片检查,如证实为恶性时及时行根治性手术或保乳手术。

(六)治疗

乳腺癌的治疗目前多依据患者不同的分子分型采用综合治疗,对早期能手术的患者应用手术治疗,同时术后应用辅助治疗。对局部晚期乳腺癌可应用术前新辅助治疗以后手术,对晚期不宜手术或复发病例以全身性药物及对症治疗。通过多基因表达谱技术可以将乳腺癌划分为不同的亚型,然而多基因检测在全球很多地方难以获得,2015 版 St.Gallen 共识采用临床病理学的方法鉴别出这些分型(表 1-12)。

表 1-12　乳腺癌分子亚型的临床病理特征

临床分型	备注
三阴性	ER,PR 和 ERBB2 阴性
激素受体阴性和 ERBB2 阳性	ASCO/CAP 指南
激素受体阳性和 ERBB2 阳性	ASCO/CAP 指南
激素受体阳性和 ERBB2 阴性	ER 和(或)PR≥1％[a]
·受体阳性率高,低增殖活性,低肿瘤负荷(更倾向"luminal A")	多基因检测结果提示预后"好"。高 ER/PR 及低 MKI67[b],少或无淋巴转移($N_{0\sim3}$),小肿瘤(T_1,T_2)
·中度	多基因检测中,仅 21 基因复发评分存在中等级别。复发风险,肿瘤对内分泌治疗及化疗的反应性均不明确
·受体阳性率低,高增殖活性,高肿瘤负荷(更倾向"luminal B")	多基因检测结果提示预后"差"。低 ER/PR 及高 Ki-67[b],多淋巴转移($N_{1\sim3}$),组织学Ⅲ级,大肿瘤(T_3)

a:雌激素受体阳性率 1％～9％之间是否属于激素受体阳性还存在争议,对这部分患者单用内分泌治疗可能还不足够

b:MKI67 基因根据各实验室界定 MKI67 值:譬如某实验室受体阳性患者中位 MKI67 为 20％,那么 30％可认为高,10％则认为低

1.治疗原则

按照临床病期、肿瘤部位、乳腺癌治疗方法的选择大致如下原则。

(1)Ⅰ、ⅡA 期:以手术治疗为主,可以采用根治性手术或保乳手术。术后根据淋巴结情况及预后指标决定是否需要辅助治疗。

(2)ⅡB、ⅢA 期:以根治性手术为主,术前根据病情常应用辅助化疗,内分泌治疗或放疗,术后常需应用辅助治疗。如患者肿块较大并有意愿接受保乳手术,可行新辅助治疗后手术。

(3)ⅢB、ⅢC 期:局部病灶较大或同侧锁骨上、下淋巴结有转移或内乳淋巴结有明显转移者,可用放疗、化疗、内分泌及放射治疗,手术可作为综合治疗的一个组成部分。特别是部分不可手术的局部晚期患者,通过新辅助治疗降期后可获得手术治疗的机会。

(4)第Ⅳ期:以化疗、内分泌治疗为主,手术及放疗是局部辅助治疗的方法。

其中,早期乳腺癌全身治疗策略的制定主要依据如下原则(表 1-13)。

表 1-13　早期乳腺癌全身治疗策略

临床分型	治疗方案	备注
三阴性	含蒽环类和紫杉醇类的化疗	BRCA 突变需考虑铂类
ER 阴性和 ERBB2 阳性		
T_{1a} 淋巴结阴性	无辅助治疗	
$T_{1b/c}$ 淋巴结阴性	化疗＋曲妥珠单克隆抗体	考虑不含蒽环的紫杉醇联合 12 月曲妥珠单克隆抗体
T_2 及以上或淋巴结阳性	蒽环加紫杉醇,同时联合共 12 月的曲妥珠单克隆抗体	不能耐受蒽环的可选择 TCH 方案
ER 阳性和 ERBB2 阳性	同上,根据月经状态联合内分泌治疗	
ER 阳性和 ERBB2 阴性		
提示内分泌反应性高(更倾向 "luminalA")	根据月经状态给予内分泌治疗	
绝经前低危	他莫昔芬 5 年	
绝经前其他	他莫昔芬 5～10 年或 卵巢功能抑制联合他莫昔芬或 卵巢功能抑制联合依西美坦	
绝经后低危	他莫昔芬 5 年	
绝经后其他	初始芳香化酶抑制剂延长内分泌治疗	5 年以上芳香化酶抑制剂的疗效和安全性缺乏数据
提示内分泌反应性低(更倾向 "luminal B")	大多患者需在以上内分泌治疗基础上联合化疗	
更倾向"luminal B"的患者中,不使用化疗的因素		多基因检测结果提示预后"好"

2.手术治疗

自从 1894 年霍尔斯特德创立了乳腺癌根治术以来,该术式一向被认为是典型的常规手术。1948 年汉德利在第二肋间内乳淋巴结的活检手术中,证实该淋巴结亦是乳腺癌的第一站转移途径,从而开展了各种清除内乳淋巴结的扩大根治手术。1970 年以后较多采用改良根治手术。20 世纪 80 年代以后,对临床Ⅰ、Ⅱ期乳腺癌应用保留乳房的手术,缩小了手术范围,术后应用放射治疗。缩小手术范围的原因除了目前发现的早期病例增多,还由于患者对外形的要求,加上放射设备的改善,超高压直线加速器到达肿瘤的深部剂量增加,可减少皮肤反应。还有一些资料认为即使手术范围扩大,但疗效无明显提高,其原因主要是癌细胞的血行播散,即使临床Ⅰ期病例手术后仍有 $10\%\sim15\%$ 因血行转移而失败。因而认为乳腺癌一开始就有波及全身的危险。以往在根治性手术时,需将腋淋巴结作常规的清除,术后常有上肢水肿、功能障碍等后遗症。然而各期乳腺癌的淋巴结转移率仅为 $40\%\sim50\%$,因而常规作淋巴结清除,可能使 $50\%\sim60\%$ 的患者接受了不必要的手术。因而近年来提出"前哨淋巴结活检"。根据活检结果再决定是否需要清除腋窝淋巴结。手术目的是控制局部及区域淋巴结,以减少局部复发;了解原发灶的病理类型、分化程度、激素受体、淋巴结转移及其转移部位和程度等,及肿瘤的生物学特性检测,以帮助选用手术后综合治疗的方案。

(1)手术方法:乳腺癌的手术方式很多,手术范围可自保留乳房同时应用放射治疗直到扩大根治手术,但是没有一种固定的手术方式适合各种不同情况的乳腺癌。对手术方式的选择应结合患者病情及医疗条件来全面考虑,如手术医师的习惯,放疗的条件,患者的年龄、病期、肿瘤的部位等具体情况,及患者对外形的要求。

乳腺癌根治术及扩大根治术是最早期应用的手术方式,一般可在全身麻醉或高位硬膜外麻醉下进行。目前多采用横切口,皮肤切除范围应在肿瘤外 4～5 cm。细致剥离皮片,尽量剥除皮肤下脂肪组织,剥离范围内侧到胸骨缘,外侧达腋中线。先后切断胸大、小肌的附着点,保留胸大肌的锁骨份,可用以保护腋血管及神经,仔细解剖腋窝及锁骨下区,清除所有脂肪及淋巴组织,尽可能保留胸长、胸背神经,使术后上肢高举及向后动作不受阻碍。最后将乳房连同其周围的脂肪组织、胸大肌、胸小肌、腋下和锁骨下淋巴结及脂肪组织一并切除,皮肤不能缝合或缝合时张力较大,予以植皮。在切口下方另作小切口,置负压吸引 48～72 h,以减少积液,使皮片紧贴于创面(图 1-6)。

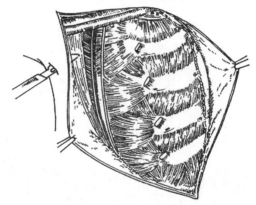

图 1-6　乳腺癌根治术的创面(伤口缝合前)

汉德利(1948)在根治术的同时做第二肋间内乳淋巴结的活检,国内李月云等(1955)报道根治术时内乳淋巴结活检的阳性率为 19.3％(23/119),证实内乳淋巴结与腋下淋巴结同样是乳腺癌的第一站转移淋巴结。某研究统计在 1 242 例乳腺癌扩大根治术病例中,腋下淋巴结转移率为 51％,内乳淋巴结转移率为 17.7％。临床检查腋下未扪及肿大腋淋巴结的病例中,内乳淋巴结转移率为 3％;有肿大淋巴结时,内乳淋巴结转移率为 21％。肿瘤位于乳房外侧者内乳淋巴结转移率为 12.9％,位于内侧及乳房中央者为 22.5％。

上述手术同时清除内乳淋巴结称为扩大根治术,手术方式有两种。胸膜内法手术,是将胸膜连同内乳血管及淋巴结一并切除。胸膜缺损需用阔筋膜修补,术后并发症多,现已较少采用。胸膜外手术,手术时保留胸膜,切除第 2～4 软骨,将内乳血管及其周围淋巴脂肪组织连同乳房、肌肉及腋窝淋巴脂肪组织整块切除。对病灶位于内侧及中央者该手术方式还是值得应用的(图 1-7)。该两种术式目前已很少应用,但在适当的病例中仍有其一定的价值。

乳腺癌改良根治术特点是保留胸肌,使术后有较好外形,术时尽量剥离腋窝及胸肌淋巴结,方法有保留胸大、小肌的改良根治Ⅰ式和仅保留胸大肌的改良根治Ⅱ式。大都采用横切口,皮瓣分离时保留薄层脂肪。术后可保存较好的功能及外形,便于需要时做乳房重建手术。此方式适合于微小癌及临床第一、二期乳腺癌。

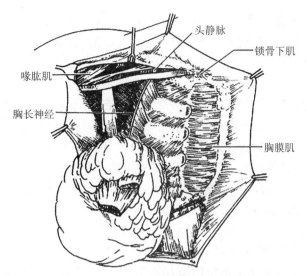

头静脉

锁骨下肌

喙肱肌

胸长神经

胸膜肌

图 1-7 胸膜外乳腺癌扩大根治术

单纯乳房切除仅切除乳腺组织、乳头、部分皮肤和胸大肌筋膜。术后用放射线照射锁骨上、腋部及内乳区淋巴结,此方法适用于非浸润性癌、微小癌、湿疹样癌限于乳头者,亦可用于年老体弱不适合根治手术或因肿瘤较大或有溃破、出血时配合放射治疗。

保留乳房的局部切除是近年来逐步应用较多的手术方式,术后应用放射治疗。适合于临床Ⅰ、Ⅱ期,尤其肿瘤小于 3～4 cm,与乳头乳晕不明显粘连,可完整切除并且切缘阴性,患者有保乳意愿并且实施保乳手术后有较好外形的患者,可接受保乳手术。当前已经明确,所需要的安全切缘,并非 5 mm 抑或 1 mm,只要切缘墨汁染色无肿瘤即可,也不推荐根据肿瘤亚型、年龄小、小叶癌、接受新辅助、存在弥漫性导管内癌成分等传统的局部复发高危因素予以扩大切缘,一旦切缘染色无肿瘤,其局部复发风险将等同于切缘 1 mm 或以上,同时保证了更好的术后外形。腋淋巴结可以同时清扫或作前哨淋巴结活检,术后应用全乳及同侧锁骨区的照射,在合适病例中,其疗效与根治术相同。

乳腺癌前哨淋巴结活检(Sentinel lymph node biopsy,SLNB)已逐渐取代传统的腋窝淋巴结清扫来评估早期乳腺癌患者的区域淋巴结情况,SLNB 阴性者可避免腋窝淋巴结清扫。前哨淋巴结是指第一个接受乳腺回流的区域淋巴结,在乳腺手术时可以用核素或染料注入乳晕皮下,探查前哨淋巴结,并活检。前哨淋巴结活检的准确性为 95%,而假阴性率<5%。淋巴结无转移时,腋淋巴结可不作清除,以避免不必要的手术;如果该淋巴结有转移时,曾推荐作补充腋淋巴结清除,目前认为前哨 1～2 枚阳性,如患者预期接受辅助放疗,无须进一步接受补充腋部淋巴结清扫,特别是接受保乳的患者。同样,临床腋窝阳性在新辅助治疗后转阴的患者中也可以实施前哨淋巴结活检,但新辅助后如果前哨活检为阳性,还是需要补充腋窝清扫。

根治性手术后,手术侧上肢的功能常受到一定的障碍,同时上肢常因淋巴回流受阻而引起肿胀。术后应用负压吸引,防止腋窝积液,早期开始上肢功能锻炼,可使功能恢复,减少肿胀。

(2)手术禁忌证:有以下情况不适合手术治疗。①乳房及其周围有广泛皮肤水肿,其范围超过乳房面积的一半;②肿块与胸壁固定;③腋下淋巴结显著肿大且已与深部组织紧密粘连;④患侧上肢水肿或有明显肩部酸痛;⑤乳房及其周围皮肤有卫星结节;⑥锁骨上淋巴结转移;⑦炎性乳腺癌;⑧已有远处转移。

(3)乳房重建手术:部分不能接受保乳手术但对外形有追求的患者,越来越多地接受了乳房重建手术,在保证治疗效果的基础上,提高后续的生活质量。乳房重建手术,按手术的时机主要分为即刻重建和延期重建。

即刻乳房重建,指在切除乳腺肿瘤的同时进行乳房整形,其优点包括切除和重建一次完成,减少住院时间和费用;患者不会存在失去乳房的心理痛苦;再造乳房外形更好;不推迟后续辅助治疗的时间,也不会增加局部复发的风险。通常适合于保留皮肤的乳房切除患者,留下了足够的乳房皮肤以供即时重建时使用,这些自体的皮肤具有最自然的外观和手感。

延期乳房重建,指在乳腺肿瘤切除后,完成辅助治疗后再进行重建手术。目前常用的几种重建技术,包括自体组织重建(背阔肌肌皮瓣乳房重建、带蒂/游离腹直肌皮瓣乳房重建),假体重建(扩张器置换假体)及乳头重建技术等。

2.放射治疗

与手术相似,也是局部治疗的方法。

(1)术后放疗:保留乳房手术后做全胸壁及锁骨区放疗,常规根治术或改良根治术后有腋淋巴结转移的患者,照射锁骨上及内乳区淋巴结。放射设备可以用直线加速器,照射野必须正确,一般剂量为 50 Gy(5 000 cGy)/5 w。可以减少局部及区域淋巴结的复发,并改善患者的生存率。全乳切除后对于转移淋巴结大于 3 个、肿块超过 5 cm、前哨淋巴结转移未行腋窝淋巴结清扫、转移淋巴结 1~3 个含其他高危因素的患者,标准辅助放疗是必需的。保乳治疗后淋巴结阴性的放疗区域可仅针对乳房,一旦淋巴结阳性,需联合区域淋巴结的放疗。大分割放疗可用于保乳患者,特别是未化疗或腋窝受累的患者。

(2)术前放疗:主要用于第三期病例或病灶较大、有皮肤水肿、经新辅助化疗后疗效不明显的患者。照射后局部肿瘤缩小,水肿消退,可以提高手术切除率。术前放疗可降低癌细胞的活力,减少术后局部复发及血行播散,提高生存率。一般采用乳腺两侧切线野,照射剂量为 40 Gy(4 000 cGy)/4 周,照射结束后 2~4 周手术。

炎性乳腺癌可用放射治疗配合化疗。

(3)肿瘤复发的放射治疗:对手术野内复发结节或锁骨上淋巴结转移,放射治疗常可取得较好的效果。局限性骨转移病灶应用放射治疗的效果也较好,可以减轻疼痛。

4.新辅助治疗

新辅助治疗起源于 20 世纪 70 年代,过去主要采用化疗的治疗方式,历史上曾采用过的名称包括术前化疗、初始化疗、诱导化疗等。通过新辅助治疗将不可手术的变为可手术、将不可保乳的变为可保乳患者。乳腺癌已进入分子亚型的个体化治疗时代,新辅助治疗的选择也有必要基于患者雌激素受体(estrogen receptor,ER)、孕激素受体(progesterone receptor,PR)、ERBB2 受体及 MKI67 蛋白的状态,化疗已经不再是新辅助治疗的唯一手段。对于三阴性患者可给予含蒽环联合紫杉类的新辅助化疗;对于 ERBB2 阳性患者,有必要化疗联合抗 ERBB2 治疗;对于部分 ER 或 PR 阳性的局部晚期患者也有理由行术前内分泌治疗,尤其是在老年患者。更多针对不同靶点的靶向药物也正逐步进入临床试验,例如针对细胞周期、PIK3/AKT/mTOR 通路等的新药,将进一步增加临床新辅助治疗的可选择性。

新辅助治疗因其诸多优点越来越多地被临床所接受。肿瘤机制角度,使肿瘤远处微小转移病灶获得更早和更有效的治疗;防止因血管生成抑制因子减少和耐药细胞数目增加所导致的术后肿瘤迅速发展和转移。临床角度,使乳腺癌的原发病灶及区域淋巴结降期,使原先不能手术的肿瘤通过新辅助治疗后可以进行根治术；使原先不能保乳的患者，可以接受保留乳房手术；使原先需要腋窝清扫的患者腋窝降期后避免腋窝淋巴结清扫；监测肿瘤对治疗方案的敏感性，为术后辅助治疗的选择提供依据。从科研角度，提供一个研究平台，加速生物标志物的发现，确立预测疗效的指标、药代动力学的预测指标，及残留肿瘤或耐药肿瘤的相关生物标志物；检测新的联合治疗的疗效，可快速地评估新药疗效，加快抗肿瘤新药的开发。目前建议将完整的系统性辅助治疗全程用于新辅助治疗，即化疗需 6～8 个疗程，而内分泌起效慢，通常需要 4～8 个月。对于 ERBB2 阳性、激素受体阳性患者，建议手术后继续完成既定的一年靶向治疗和常规的全程内分泌治疗。

5.化学治疗

在实体瘤的化学治疗中，乳腺癌应用化疗的疗效较好。化疗对晚期或复发病例也有较好的效果。常用的化疗药物有环磷酰胺、氟尿嘧啶、甲氨蝶呤、多柔比星、紫杉类、卡培他滨、吉西他滨、长春瑞滨等，在应用单一药物中多柔比星及紫杉类药物的疗效较好。近年来联合应用多种化疗药物治疗晚期乳腺癌的有效率达 40%～60%。

术后化疗可以杀灭术中可能散播的癌细胞及"亚临床型"转移灶。常应用多种药物的联合化疗。近年来常用的以蒽环类及紫杉类为主的联合化疗。如 CAF、CEF 及 TAC、AC-T、AC-P 等方案（A 为多柔比星、E 为表柔比星、T 为多西他赛、P 为紫杉醇）。根据细胞动力学的理论，术后化疗宜早期开始，术后一般不超过 1 个月，时间为 6～8 个疗程。

6.内分泌治疗

目前应用激素受体的免疫组织化学检测可以准确地判断应用内分泌治疗的效果。

(1)内分泌疗法的机制：乳腺细胞内有一种能与雌激素相结合的蛋白质，称为雌激素受体。细胞恶变后，这种雌激素受体可以继续保留，亦可以丢失。如仍保存时，细胞的生长和分裂仍受内分泌控制，这种细胞称为激素依赖性细胞；如受体丢失，细胞就不再受内分泌控制，称为激素非依赖性细胞或自主细胞。

雌激素对细胞的作用是通过与细胞质内雌激素受体的结合，形成雌激素受体复合物，然后转向核内而作用于染色体，导致基因转录并形成新的蛋白质，其中包括孕激素受体。孕激素受体是雌激素作用的最终产物，孕激素受体的存在也说明雌激素受体确有其活力。雌激素受体测定阳性的病例应用内分泌治疗的有效率为 50%～60%，如果孕激素受体亦为阳性者，可达 70%～80%，雌激素受体测定阴性病例的内分泌治疗有效率仅为 5%～8%。目前常用的测定乳腺癌组织内雌激素受体及孕激素受体的方法为免疫组织化学法可在冷冻切片或石蜡切片上测定，阳性细胞群占整个癌细胞数的 1% 以上者为阳性病例。雌激素受体及孕激素受体测定的阳性率为 50%～60%。影响雌激素受体及孕激素受体阳性率的因素很多，绝经后病例的阳性率高于绝经前病例，阳性病例的细胞分化程度常较好，预后亦较阴性病例为佳。

雌激素受体及孕激素受体的测定可用以制订治疗方案，在晚期或复发病例中如激素受体测定阳性病例可以选用内分泌治疗，而阴性病例应用内分泌治疗的效果较差，应以化疗为主。

(2)内分泌治疗的方法：有切除内分泌腺体及内分泌药物治疗两种。切除内分泌腺体中最常用的是去势方法，即卵巢切除术或用放射线照射卵巢，其目的是消除体内雌激素的来源，对雌激素受体测定阳性的绝经前妇女常有较好的疗效，对骨转移、软组织及淋巴结转移的效果也好，而对肝、脑等部位转移则基本无效。对于放射线照射卵巢目前已较少应用。近年有药物卵巢抑制剂，如戈舍瑞林为抑制脑垂体促性腺激素，用药后可抑制卵巢功能而致停经，停药后卵巢功能可以恢复。

绝经前乳腺癌患者,对于小于 35 岁、辅助化疗后还处于绝经前雌激素水平、复发风险高特别是淋巴结 4 个及以上转移的患者,辅助内分泌治疗中联合卵巢功能抑制可改善无病生存。晚期男性乳腺癌病例切除睾丸常有较好的效果,有效率可达 60%～70%。

内分泌药物治疗常用的为雌激素受体调节剂。雌激素受体调变剂常用的为他莫昔芬,其作用是与雌激素竞争雌激素受体,从而抑制癌细胞的增长。雌激素受体阳性患者的有效率约 55%,阴性者则小于 5%。对软组织、骨、淋巴结转移的效果较好。2011 年早期乳腺癌临床研究协作组对全球共计 10 645 例患者对照术后应用他莫昔芬,对激素受体阳性患者可降低术后 15 年的复发风险(46.2% 下降至 33%)及死亡风险(33.1% 下降至 23.9%),对淋巴结阳性及阴性患者均有一定的疗效。他莫昔芬用法为 10 mg,每天 2 次,作为辅助治疗应用的时间通常为 5 年,高危患者可延长至 10 年,不良反应有潮热、白带增多、子宫内膜增厚、肝功能受损、视力模糊等。极少数患者增加了子宫内膜癌的发生率。

托瑞米芬的作用与他莫昔芬相似,其类雌激素作用同他莫昔芬。新的甾体类雌激素受体调变剂有氟维司群等。

绝经后妇女的雌激素来源于肾上腺分泌的雌激素前体物及胆固醇转为雄烯二酮及睾酮,经芳香化酶作用后转为雌二醇及雌酮,因此应用芳香化酶抑制剂可以阻断体内雌激素的合成,用药后可抑制体内 98%～99% 的雌激素合成。目前常用的第三代芳香化酶抑制剂有非甾体类的阿那曲唑及来曲唑,及甾体类的依西美坦。在辅助治疗阶段和晚期治疗中,均提示其疗效优于他莫昔芬。而三个芳香化酶抑制剂之间没有显著差异,推荐起始应用,或转换应用(用 2～3 年的他莫昔芬后转换用芳香化酶抑制剂)。对高危患者,可延续应用(用 5 年他莫昔芬后再改用芳香化酶抑制剂),将进一步提高无病生存率。第三代芳香化酶抑制剂的不良反应有骨质疏松、骨关节病变等。

黄体类制剂有甲羟孕酮、甲地孕酮等对乳腺癌都有一定疗效,目前作为内分泌治疗二线或三线药物。

(3)靶向治疗:在乳腺癌中,约 20% 左右患者中有 ERBB2 基因的扩增或其蛋白质的过度表达,此类患者的预后往往较差。近年来抗 ERBB2 基因的单克隆抗体(曲妥珠单克隆抗体、帕妥珠单克隆抗体、恩美曲妥珠单克隆抗体等)和小分子酪氨酸激酶抑制剂(拉帕替尼)已广泛用于临床,对各期患者均有较好效果,其中曲妥珠单克隆抗体使用最为广泛。作为辅助治疗,Ⅱ期及以上分期的 ERBB2 阳性患者,采用蒽环序贯紫杉联合曲妥珠单克隆抗体的靶向治疗,能显著提高患者的生存率;而 ERBB2 阳性的Ⅰ期患者,特别是 T_{1b}、T_{1c} 患者,分别每周紫杉醇联合曲妥珠单克隆抗体也是可行的。治疗前需通过免疫组织化学或荧光原位杂交明确患者为 ERBB2 基因的扩增或过度表达,目前标准的抗 ERBB2 治疗仍然是曲妥珠单克隆抗体 1 年。

乳腺癌是常见的浅表肿瘤。早期发现,早期诊断并不困难。早期手术及术前后合理的综合治疗的效果较好,可参考案例(表 1-14)。乳腺癌目前尚无一级预防方法,但要选择既符合计划生育要求,又能防止乳腺癌发病率增加的合理生育方案。提倡母乳喂养,绝经后减少脂肪摄入量,有助于预防乳腺癌的发生。在妇女中提倡自我检查,对高危险人群进行定期筛查,有助于乳腺癌的早期发现。

表 1-14 案例:乳腺癌

项目	内容
病案摘要	患者女,52 岁,患者右侧乳房疼痛不适 1 d。既往曾行右侧乳房手术治疗,诊断不详。绝经 4 年,育有 1 子。查体:双乳未见皮肤破溃,双侧乳头未见凹陷,右侧乳房可见切口瘢痕愈合,未见皮肤凹陷、橘皮样改变,挤压乳晕未见乳头溢液等表现,右乳房 3 点位距乳头 2 cm 可触及一约 2 cm×2 cm×1 cm 肿物,质韧,边界清,压痛,活动度尚可。B 超见乳腺体厚度可,右乳内侧 3 点位腺体内可探及一约 1.1 cm×0.9 cm×0.7 cm 低回声实性结节,边界欠清,内回声不均,其内可探及散在分布强回声光斑,后伴声影,左乳轮廓清晰,无明显增厚,腺体内未见明显异常结节回声;BI-RADS 评分 4a 类。双侧腋下区扫查:未见明显异常结节回声及液性暗区。完善检查,排除禁忌后行右乳肿物切除送冰冻病理后行右侧乳腺癌改良根治术,术后病理提示右乳非特殊型浸润性乳腺癌(组织学Ⅱ级)伴导管内癌,肿物体积 2.0 cm×1.5 cm×1.3 cm,乳头及底切缘未查见癌,腋窝淋巴结 18 枚(0/18)未查见癌。免疫组化:ER(3+,90%)、PR(1+～2+)、Her-2(1+～2+)、E-Cad(膜+)、Ki-67(+,约 10%)
学者点评	许多乳腺癌患者通过自己发现或常规体检,或乳腺 X 摄片发现肿块。罕见的是,呈现的症状是乳房肿大或无特征的乳房增厚。乳房疼痛可能存在,但几乎从来都不是乳腺癌的唯一表现症状。乳腺癌治疗方式应尽量个体化。虽然保乳手术适应证范围越来越大,但传统的改良根治术仍然是大部分人的选择。该患者曾行乳腺手术,乳房体积不足,选择改良根治术更合适

二、特殊类型的乳腺癌

(一)男性乳腺癌

男性乳腺癌约占乳腺癌病例中 1%,发病年龄高峰在 50～60 岁,略大于女性乳腺癌。病因尚未完全明确,但与睾丸功能减退或发育不全、长期应用外源性雌激素及肝功能失常等有关。

病理类型与女性病例相似,但男性乳腺无小叶腺泡发育,因而病例中无小叶癌。

男性乳腺癌的主要症状是乳房内肿块。常发生在乳晕下或乳晕周围,质硬,由于男性乳房较小,因而肿瘤容易早期侵犯皮肤及胸肌,淋巴结转移的发生亦较早。男性乳房肿块同时伴乳头排液或溢血者常为恶性的征象。

治疗应早期手术,术后生存率与女性乳腺癌相似,但有淋巴结转移者其术后 5 年生存率较差,为 30%～40%。晚期病例采用双侧睾丸切除术及其他内分泌治疗常有一定的姑息作用。

(二)湿疹样乳腺癌

湿疹样乳腺癌是一种特殊类型的乳腺癌,又称佩吉特病。其组织来源可能起自乳头下方大导管的上皮细胞癌变,向上侵犯乳头,向下沿导管侵犯乳腺实质。

早期时常为一侧乳头瘙痒、变红,继而变为粗糙、增厚、糜烂、局部有痂皮、脱屑或渗出物,病变可逐步累及乳晕皮肤。初起时乳房内常无肿块,病变进展后乳房内可出现块物。组织学特点是乳头表皮内有细胞较大,胞浆丰富、核大的(佩吉特)细胞,乳管内可见有管内癌组织(图 1-8)。

典型的佩吉特病诊断并不困难,在早期时不易与乳头湿疹相鉴别。乳头湿疹病程较短,病灶边界不清,周围皮肤亦有炎症改变。必要时做乳头糜烂部涂片或活组织检查,可以明确诊断。

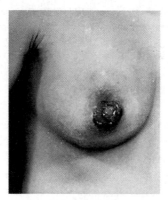

图 1-8　湿疹样乳腺癌

佩吉特病病变限于乳头或乳晕时是属于特殊型乳腺癌,仅限于乳头时作单纯乳房切除即可达到根治,乳晕受累时应作改良根治术。乳房内已有明确肿块时,其治疗方法及其预后与一般乳腺癌相似。

(三)双侧乳腺癌

指双侧乳腺同时或先后出现的原发性乳腺癌,发病率约为乳腺癌中 5%～7%。

双侧同时发生的乳腺癌的诊断标准包括双侧肿块大小相似,均无区域淋巴结的转移;双侧均未经治疗;双侧均能手术,无皮下淋巴管的浸润。此外,双侧病灶均在外上方,可作为诊断标准之一。

双侧异时发生的乳腺癌一般间隔为 5～7 年,但以第一侧治疗后的 3 年内为多。其诊断标准包括第一侧癌诊断肯定,并已经治疗;第一侧术后至少 2 年无复发;无其他部位远处转移。双侧的病理基本类型不一样,可作为双侧原发癌的诊断标准,但还有些临床特点可以帮助鉴别对侧是原发癌还是转移癌。

双侧乳腺癌的治疗与单侧乳腺癌相似,明确诊断后及时手术,预后较单侧乳腺癌为差。

(李春冀)

第二章　胃肠外科

第一节　胃十二指肠溃疡

一、胃溃疡和十二指肠溃疡的基本诊疗

(一)概述

1.定义

胃十二指肠溃疡是一种局限性圆形或椭圆形的局限性黏膜缺损,累及黏膜、黏膜下层和肌层,治愈后不留瘢痕。因溃疡的形成与胃酸-蛋白酶的消化作用有关,也称为消化性溃疡。胃十二指肠是好发部位,近年来认为病因是多因素的,是全身疾病的局部表现。

2.流行病学

消化性溃疡是常见的消化系慢性疾病。据估计一般人群中,5%～10%的人在其一生中某一时期曾患过胃或十二指肠溃疡。近40年来,欧美及亚洲等地区的消化性溃疡发病率、死亡率、住院率和外科手术率均有下降趋势。而溃疡并发症的患病率却相对稳定,甚至有上升趋势。老年人消化性溃疡,尤其是老年妇女消化性溃疡的死亡率和住院率都有增高的趋势。这可能与人口老龄化、非甾体抗炎药的广泛应用有关。十二指肠溃疡(duodenal ulcers,DU)发病率明显高于胃溃疡(gastric ulcer,GU),但在一些西方国家这种差异有逐渐减小的倾向。十二指肠溃疡发病年龄多为35～45岁,胃溃疡发病年龄则多为50～60岁,男性发病率高于女性。

3.好发部位

胃溃疡好发于胃小弯,尤其是胃角处,其中90%发生在胃窦部(属Ⅰ型胃溃疡,约占胃溃疡的57%)。溃疡的直径一般<2.5 cm,但直径>2.5 cm的巨大溃疡并非少见。溃疡底部常超越黏膜下层,深达肌层甚至浆膜,溃疡下层可完全被肉芽组织及瘢痕组织所代替。

胃溃疡根据部位和胃酸分泌量可分为四型:Ⅰ型最为常见,占50%～60%,低胃酸,溃疡位于胃小弯角切迹附近;Ⅱ型约占20%,高胃酸,胃溃疡合并十二指肠溃疡;Ⅲ型约占20%,高胃酸,溃疡位于幽门管或幽门前,与长期应用非甾体抗炎药物有关;Ⅳ型约占5%,低胃酸,溃疡位于胃上部1/3,胃小弯高位接近贲门处,常为穿透性溃疡,易发生出血或穿孔,老年患者相对多见。距食管胃连接处2 cm以内者则称为近贲门溃疡。

十二指肠溃疡约95%发生于球部,直径一般<1 cm。球部以下者称为球后溃疡(约占5%)。

当球部前后壁或胃大、小弯侧同时有溃疡存在时,称对吻溃疡。胃和十二指肠均有溃疡者,称复合性溃疡(属Ⅱ型胃溃疡)。

(二)病因及发病机制

20世纪80年代以来对消化性溃疡的认识有了新突破。消化性溃疡主要由幽门螺杆菌(helicobacter pylori,以下简称Hp)感染和服用非甾体抗炎药(nonsteroidal anti-inflammatory drug,NSAID)引起。按病因将消化性溃疡分为Hp相关性溃疡、NSAID相关性溃疡及非Hp、非NSAID相关性溃疡三类。

1.幽门螺杆菌感染

在发现Hp之前,外界的压力和不良的生活习惯被认为是导致消化性溃疡的主要原因。有学者在1910年提出"消化性溃疡是一种自身消化的产物,是胃液的消化能力超过胃和十二指肠黏膜防御能力的结果",即经典的"无酸则无溃疡",此学说一直被视为消化性溃疡的理论基础。20世纪80年代中期,质子泵抑制剂(如奥美拉唑等)强力抑酸剂的出现增强了溃疡的治疗效果,溃疡的治愈已不困难,但溃疡愈合后复发率居高不下,即使药物长期治疗,一旦停药仍可能复发。

当致病细菌被清除,慢性胃溃疡类疾病是可以完全治愈的。基于他们的这一突破性发现,胃溃疡不再是一个慢性而且经常复发的顽症,"无Hp无溃疡复发"已成为学者们接受的事实。在感染Hp的患者中约15%～20%一生中会发生溃疡。研究表明,Hp感染者发生消化性溃疡的危险性是未感染者的20倍。

Hp为革兰氏阴性杆菌,呈弧形或S形,胃黏膜是Hp的自然定植部位。Hp可分泌尿素酶、蛋白酶、磷脂酶及过氧化物酶等多种酶。尿素酶能分解尿素生成氨,除保护Hp在酸性环境中得以生存外,同时破坏胃黏膜、损伤组织细胞。蛋白酶与磷脂酶可降解胃黏液层的脂质结构及黏蛋白,损坏胃黏液层的屏障功能。过氧化物酶能抑制中性粒细胞的杀菌功能。Hp菌株能够生成毒素相关蛋白、刺激白介素-8(interleukin-8,IL-8)与肿瘤坏死因子(tumor necrosis factor,TNF)的分泌,引起严重的炎症反应。Hp生成的细胞空泡毒素可使细胞发生变性反应,导致细胞损伤。另外,目前一致认为Hp感染是已被证实的人类非贲门部胃癌最常见的危险因素。Hp感染是慢性胃炎的主要病因,可启动一系列致病事件,从而导致萎缩性胃炎、化生、异型增生,最终发生胃癌。

2.胃酸分泌

大量临床试验和研究证明胃酸的病理性升高是溃疡发病的重要因素之一。胃液酸度过高,激活胃蛋白酶原,使十二指肠黏膜自身消化,可能是溃疡形成的重要原因。十二指肠溃疡患者的基础酸分泌(basal acid output,BAO)和最大胃酸分泌量(maximal acid output,MAO)均高于健康人,除与迷走神经的张力及兴奋性过度增高有关外,也与壁细胞数量的增加有关。正常人胃壁细胞总数约为10亿,而十二指肠溃疡患者胃壁细胞数高达19亿,为正常人的2倍。此外,壁细胞对促胃液素、组胺、迷走神经刺激敏感性亦增高。溃疡患者在胃窦酸化情况下,正常的抑制胃泌酸机制受到影响,促胃液素异常释放,而组织中生长抑素水平低,黏膜前列腺素合成减少,削弱了对胃黏膜的保护作用,使得黏膜易受胃酸损害。而胃溃疡患者的BAO和MAO均同正常人相似,甚至低于正常人。

3.胃黏膜屏障的破坏和药物因素

人们注意到在胃溃疡病患者,胃酸和胃蛋白酶水平并不高于正常人,甚至低于正常人,说明存在胃黏膜抵抗力的下降。胃黏膜屏障由3部分组成。

(1)黏液-碳酸氢盐屏障的存在,使胃内 pH 保持在 2.0,而黏液与上皮细胞之间 pH 保持在 7.0。

(2)胃黏膜上皮细胞的紧密连接,能防止 H^+ 逆向弥散和 Na^+ 向胃腔弥散。

(3)丰富的胃黏膜血流,可迅速除去对黏膜屏障有害的物质如 H^+,并分泌 HCO_3^- 以缓冲 H^+,黏膜屏障损害是溃疡产生的重要环节。上皮细胞再生功能强、更新快也是重要的黏膜屏障功能。非甾体抗炎药(NSAID)、肾上腺皮质激素、胆汁酸盐、酒精、氟尿嘧啶等均可破坏胃黏膜屏障,造成 H^+ 逆流入黏膜上皮细胞,引起胃黏膜水肿、出血、糜烂,甚至溃疡。长期使用 NSAID 使胃溃疡发生率显著增加,但并未使十二指肠溃疡发病率增高。

4.胃十二指肠运动功能异常

一些十二指肠溃疡病患者,胃排空速度较正常人快。液体排空过快使十二指肠球部与胃酸接触的时间较长,黏膜易于发生损伤。研究发现,对部分胃溃疡患者,胃运动异常主要表现在胃排空延迟和十二指肠的反流,前者使胃窦部张力增高,刺激胃窦黏膜中的 G 细胞,使之分泌的促胃液素增加,刺激胃酸分泌。由于幽门括约肌功能不良,导致反流中的胆汁、十二指肠液及胰液对胃黏膜发挥损伤作用。

5.遗传因素

研究发现消化性溃疡具有遗传素质,并且胃溃疡和十二指肠溃疡病系单独遗传,互不相干。胃溃疡患者的家族中,胃溃疡的发病率比正常人高 3 倍;遗传因素在十二指肠溃疡的发病中起一定作用,单卵孪生患相同溃疡病者占 50%,双卵孪生仅占 14%。O 型血者患十二指肠溃疡比其他血型者显著为高。另外,高胃蛋白酶血症 I 型(常染色体显性遗传)在十二指肠溃疡患者中比较常见,但具体机制不清。

6.其他因素

临床研究表明,长期处于精神高度紧张、焦虑或者情绪波动者容易发生消化性溃疡,现已证明十二指肠溃疡在愈合后再遭受精神应激时容易复发。此外,吸烟与溃疡的发生有一定的关系。吸烟可能减慢溃疡愈合的时间,原因可能是由于吸烟导致前列腺素合成减少,提高了胃酸的分泌,抑制或者减少了十二指肠和胰源性的碳酸氢盐的分泌。戒烟是治疗溃疡的一个关键因素。某些特定的疾病也会增加溃疡的发病概率,如慢性阻塞性肺疾病、酒精肝和慢性肾衰竭等。另外,胃肠肽和过度饮酒也可能在溃疡发病中起一定作用,但具体机制还未完全清楚。

从胃和十二指肠的发病机制来看,两者是有区别的。其共同的致病因素主要有 Hp 感染和 NSAID 的应用。但就十二指肠溃疡而言,过量的胃酸分泌、胃排空速度过速及十二指肠的酸中和能力减弱是引发溃疡的主要原因。胃溃疡除了上述与十二指肠溃疡共同的致病因素外,主要是十二指肠液的反流和胃黏膜的破坏。

(三)临床表现及并发症

长期性、周期性和节律性上腹疼痛为胃十二指肠溃疡共有的特点。但两者又有其不同的表现。

1.胃溃疡

胃溃疡的高峰年龄是 50～60 岁,男性多于女性。重要的症状为上腹痛,规律性腹痛不如十二指肠明显,进食并不能使腹痛减轻。疼痛多发生在餐后半个小时到 1 h,也可持续 1～2 h。其他表现为恶心、食欲缺乏,常因进食后饱胀感影响饮食而导致体重减轻。抗酸药物多难以发挥作用。体格检查常发现疼痛在上腹部、剑突和脐正中间或偏左。

2.十二指肠溃疡

十二指肠溃疡可见于任何年龄,发病比胃溃疡年轻 10 岁,多见于 35～45 岁的患者,男性为女性的 4 倍。典型的十二指肠溃疡引起的疼痛常常发生在餐后数小时,疼痛主要为上腹部,有明显的节律性,且因进食而有所缓解。饥饿痛和夜间痛与基础胃酸分泌过度有关,腹痛可因服用抗酸药物而缓解。疼痛多为烧灼样,可以发射到背部,体检时可以发现右上腹有压痛。十二指肠溃疡引起的腹痛常呈周期性,秋冬季易发作。

3.并发症

胃和十二指肠溃疡均可并发出血、穿孔和幽门梗阻。胃溃疡可发生恶变,而十二指肠溃疡一般不会恶变。

(四)诊断

1.胃镜检查

随着内镜技术的发展和普及,纤维胃镜检查已成为胃和十二指肠病变的首选诊断方法,胃镜下可以直接观察胃和十二指肠内黏膜的各种病理改变,对溃疡进行分期(活动期、愈合期和瘢痕期),根据不同分期决定不同治疗策略,并可进行活组织病理检查,对良恶性溃疡的鉴别很有价值。良性溃疡在内镜下可观察到大而圆形的溃疡,底部平坦,呈白色或灰白色。

2.X 线检查

X 线钡餐检查对发生在胃和十二指肠的病变也是一种主要诊断方法,大约 90％以上的胃和十二指肠病变可以通过 X 线气钡双重对比造影检查得到明确的诊断。十二指肠溃疡多发生在球部,龛影是十二指肠溃疡病典型的 X 线表现。正面观,溃疡的龛影多为圆形、椭圆形或线形,边缘光滑,周围可见水肿组织形成的透光圈。在溃疡愈合过程中,纤维组织增生可呈纤细的黏膜皱襞向龛影集中。胃溃疡多发生于胃小弯,X 线气钡双重造影可发现小弯龛影,溃疡周围有黏膜水肿时可有环形透明区,同样龛影是诊断胃溃疡的直接证据。溃疡周围组织的炎症使局部痉挛,可导致钡餐检查时局部疼痛和激惹现象。

应当指出,龛影虽然是诊断消化性溃疡的直接证据,但在一些情况下难以发现,此时内镜检查显得更为重要。据统计大约有 3％～7％的患者在胃发生恶性溃疡时,钡餐检查仅表现为良性病变的征象。

3.实验室检查

胃溃疡患者的胃酸浓度和量与正常人无明显区别;十二指肠溃疡的胃液量及酸浓度明显增加。血清促胃液素测定仅在疑有胃泌素瘤时做鉴别之用。

(五)治疗原则

1.手术适应证

(1)对于消化性溃疡,外科治疗的目的主要是修复胃肠壁,手术止血或者两者兼有。而对于预防复发而言,主要是内科药物治疗(根除幽门螺杆菌和抑制胃酸分泌)。

当胃、十二指肠溃疡发生并发症而不再是单纯的溃疡时,即需要手术治疗,两者适应证相似:①临床上有多年的溃疡病史,症状逐年加重,发作频繁,每次发作时间延长,疼痛剧烈影响正常生活和工作;②既往接受过至少一次正规严格的内科治疗,治疗 3 个月以上仍不愈合或者经内科治愈后又复发;③内镜或 X 钡餐检查提示溃疡较大,溃疡直径超过 2～2.5 cm,或有穿透胃十二指肠以外的征象;④并发大出血、急性穿孔、瘢痕性幽门梗阻者,其中瘢痕性幽门梗阻是外科手术的绝对适应证;⑤怀疑有溃疡恶变者;⑥一些特殊性质的溃疡,如胰源性溃疡、胃空肠吻合口溃疡、应激性溃疡等。

（2）鉴于下述原因，胃溃疡的手术指征可适当放宽：①多数胃溃疡对内科抗酸药物治疗的效果不满意，有效率仅35%～40%，而且复发率较高；②部分胃溃疡有可能癌变（<5%）；③合理的手术治疗效果好，目前手术治疗已相当安全；④胃溃疡患者年龄偏大，一旦发生并发症，手术的死亡率和病残率都明显增高，大多数外科医师都主张如胃溃疡诊断明确，经过短期（8～12周）严格的药物治疗后仍未治愈，应该尽早手术。

2.手术方式

常用的手术方式为胃大部切除术和迷走神经切断术。其中胃大部切除术适用于胃和十二指肠溃疡，而迷走神经切断术更适合于十二指肠溃疡。各种式式的溃疡复发率和并发症发生率不尽相同。高选择性迷走神经切断术的危险性小于胃大部切除手术；溃疡复发率则以选择性迷走神经切断加胃窦切除术最低，高选择性迷走神经切除术最高；后遗症以胃大部切除术最多，高选择性迷走神经切断术最少。尚无单一的术式能适合于所有的患者，故应根据患者的具体情况制订个体化的方案。

二、胃和十二指肠溃疡并发症的外科治疗

随着各种新型治疗溃疡病药物的问世，消化性溃疡的内科疗效明显提高。临床上需要外科治疗的溃疡病越来越少。尽管如此，溃疡病出血并发症的发病率却相对稳定，尤其在老年患者中，这可能与非甾体抗炎药物广泛应用有关。因此，从某种意义上讲，胃十二指肠溃疡的外科治疗，主要是针对其并发症：大出血、急性穿孔、瘢痕性幽门梗阻和胃溃疡恶变。

（一）大出血

胃十二指肠溃疡大出血是指引起明显出血症状（出血量>1 000 mL），并有失血性休克表现的大出血，表现为大量呕血、便血并伴有皮肤苍白、尿少等低血容量休克表现。约有5%～10%的胃十二指肠溃疡大出血需外科手术。胃十二指肠溃疡出血是溃疡常见并发症，也是上消化道出血最为常见的原因，约占上消化道出血的40%～50%。

1.病因和病理

溃疡大出血是因为溃疡基底血管被侵蚀破裂所致，大多数为动脉出血，溃疡基底充血的小血管破裂，也可引起大量失血。大出血的溃疡一般位于胃小弯或十二指肠后壁。胃溃疡出血常来源于胃右、左动脉的分支或肝胃韧带内的较大血管；十二指肠溃疡出血多来自胰十二指肠上动脉或胃十二指肠动脉等附近的血管。多数为间歇性出血。大出血可引起循环血量明显减少，血压下降。出血50～80 mL即可引起黑便。

2.临床表现

呕血和排柏油样黑便是胃十二指肠溃疡大出血的主要表现。呕血为鲜红或咖啡样。多数患者表现只有黑便而无呕血。如出血迅速可呈色泽较鲜红的血便。失血量在1 000 mL以上可出现心悸、恶心、出冷汗、口渴。出血量超过1 500 mL，可发生低血压，患者可有眩晕、无力、口干、腹胀或腹痛，肠蠕动增强，并有苍白、出冷汗、脉搏细速、血压下降等失血现象，甚至突然晕倒。腹部检查常无阳性发现，出现腹痛的患者应注意有无溃疡出血伴发急性穿孔。实验室检查可以发现血红蛋白进行性下降。红细胞计数和血细胞比容低于正常。但在急性失血初期，血液循环量已减少而血液尚未被组织液稀释，此时检查结果并不能准确地反映出失血量的多少，所以有必要多次重复检查。

3.诊断和鉴别诊断

根据典型的溃疡病病史、呕血、黑便及纤维胃镜检查，多可做出正确诊断。但在确诊前必须意识到：出血是否来自上消化道；是否属胃十二指肠溃疡出血，必须与食管静脉曲张破裂、食管裂孔疝、食管-贲门黏膜撕裂综合征、胃癌、胆管病变等引起的出血相鉴别；有无合并症，特别是胃十二指肠溃疡合并门静脉高压食管静脉曲张者。

4.治疗原则

（1）止血、制酸等药物应用：经静脉或肌注巴曲酶；静脉给予 H_2 受体拮抗剂（西咪替丁等）或质子泵抑制剂（奥美拉唑等）；静脉应用生长抑素奥曲肽 $0.3\sim0.5$ mg 加入 500 mL 生理盐水中缓慢滴注维持 24 h，或 0.1 mg 皮下注射，每 $6\sim8$ h 1 次。

（2）留置鼻胃管：用生理盐水冲洗胃腔，清除凝血块，直至胃液变清，持续低负压吸引，动态观察出血情况。可经胃管注入 200 mL 含 8 mg 去甲肾上腺素的生理盐水溶液，每 $4\sim6$ h 1 次。

（3）急诊胃镜治疗：内镜止血相对于保守疗法可减少出血复发率及死亡率，并且可明确出血病灶，尤其是对于动脉性出血和可视血管的出血较为有效。通过内镜下夹闭、电凝、激光灼凝、注射或喷洒药物等局部止血措施。检查前必须纠正患者的低血容量状态。

（4）补充血容量：建立可靠畅通的静脉通道，快速滴注平衡盐液，做输血配型试验。同时严密观察血压、脉搏、尿量和周围循环状况，判断失血量指导补液。失血量达全身总血量的 20% 时，应输注羟乙基淀粉、右旋糖酐或其他血浆代用品，用量在 1 000 mL 左右。出血量较大时可输注浓缩红细胞，也可输全血，并维持血细胞比容不低于 30%。输入液体中晶体与胶体之比以 3∶1 为宜。

（5）急症手术止血：多数胃十二指肠溃疡大出血，可经非手术治疗止血，约 10% 的患者需急症手术止血。手术指征包括出血速度快，短期内发生休克，或较短时间内（$6\sim8$ h）需要输入较大量血液（>800 mL）方能维持血压和血细胞比容者；年龄在 60 岁以上并伴动脉硬化症者自行止血机会较小，对再出血耐受性差，应及早手术；近期发生过类似的大出血或合并穿孔或幽门梗阻；正在进行药物治疗的胃十二指肠溃疡患者发生大出血，表明溃疡侵蚀性大，非手术治疗难以止血；胃溃疡较十二指肠溃疡再出血机会大 3 倍，应争取及早手术；纤维胃镜检查发现动脉搏动性出血，或溃疡底部血管裸露再出血危险很大；有长久和屡次复发的溃疡史，出血前曾经检查证明溃疡位于十二指肠后壁或胃小弯，表明出血可能来自较大的动脉，溃疡基底部瘢痕组织多，出血不易自止。急诊手术应争取在出血 48 h 内进行，反复止血无效，时间拖延越久危险越大。

（二）急性穿孔

1.概述

溃疡穿透浆膜层达游离腹腔即可致急性穿孔，是胃十二指肠溃疡严重并发症，也是外科常见的急腹症。急性穿孔的发生率约为消化性溃疡病的 5%～10%，其中男性占 90%。通常十二指肠溃疡急性穿孔比胃溃疡多见。一旦溃疡穿孔，就有致命危险，十二指肠溃疡穿孔的死亡率为 5%～13%，胃溃疡为 10%～40%，并且随着年龄的增加和穿孔时间的延长，死亡率也相应增高。

2.病因与病理

吸烟是<75 岁患者穿孔最常见的病因，有文献报道吸烟与溃疡穿孔之间存在相关性，吸烟可显著增加各个年龄组的穿孔发生率。另外一个重要原因是非甾体抗炎药的使用。约 1/4 的穿孔患者是由于使用非甾体抗炎药，在老年人中这个比例更高。胃十二指肠溃疡穿孔可分为游离穿孔与包裹性穿孔。游离穿孔发生时，胃与十二指肠的内容物进入腹膜腔引起弥漫性腹膜炎；包

裹性穿孔同样形成侵蚀胃或十二指肠壁全层的溃疡孔洞,但被邻近脏器或大网膜封闭包裹,阻止了消化道内容物进入腹膜腔。如十二指肠后壁溃疡穿入胰腺,为胰组织所包裹,即所谓慢性穿透性溃疡。

90%的十二指肠溃疡穿孔发生在球部前壁,而胃溃疡穿孔60%发生在胃小弯,40%分布于胃窦及其他各部。急性穿孔后,强烈刺激性的胃酸、胆汁、胰液等消化液和食物溢入腹腔,引起化学性腹膜炎,导致剧烈的腹痛和大量腹腔渗出液,6 h后细菌开始繁殖并逐渐转变为化脓性腹膜炎。病原菌以大肠埃希菌、链球菌为多见。由于强烈的化学刺激、细胞外液的丢失及细菌毒素吸收等因素,患者可出现休克。

3.临床表现

多数急性胃十二指肠溃疡穿孔患者有较长的溃疡病史,近期症状逐渐加重,约有10%的患者没有溃疡病史而突然发生急性穿孔。部分患者有暴饮暴食、过度疲劳、情绪激动等诱因。

急性穿孔典型的症状是突然发生的剧烈的腹痛,刀割样,难以忍受,并迅速波及全腹部。有时强烈刺激性的消化液沿升结肠外侧沟流至右下腹,引起右下腹疼痛,要与急性阑尾炎相鉴别。剧烈的腹痛使患者多有面色苍白、出冷汗、肢体发冷等休克表现。患者可以清楚地回忆起剧痛发作的时间。部分患者表现有恶心、呕吐。体检时,患者多为被动体位,表现为屈膝、不敢翻动及深吸气,全腹呈板样硬,压痛、反跳痛及肌紧张明显,疼痛主要在上腹。75%的患者肝浊音界缩小或消失,肠鸣音消失。80%的患者直立位腹部X线示膈下有半月形游离气体。穿孔发生后,继发细菌性腹膜炎可引起患者发热、腹胀、血白细胞计数显著升高。穿孔后期或穿孔较大者,可出现腹胀,肠麻痹。腹水超过500 mL时,可叩到移动性浊音。部分老年患者或体质较虚弱者,临床穿孔表现不典型,往往以脓毒血症和感染中毒性休克为主要表现。

4.诊断和鉴别诊断

(1)急性胰腺炎:胃十二指肠溃疡穿孔和急性胰腺炎均属急腹症,两者在临床表现上有许多相似之处。严重的溃疡穿孔或溃疡穿透累及胰腺时,虽然血淀粉酶可升高,但是一般不超过正常值的5倍。急性胰腺炎起病也较急骤,多有暴饮暴食史,突然发作上腹疼痛,疼痛剧烈并且向腰背部放射,患者常有"束带"感,早期腹膜炎不明显,检查无气腹征,血清淀粉酶超过500索氏单位。

(2)急性阑尾炎:因穿孔后胃肠内容物可经升结肠旁沟或小肠系膜根部流到右下腹,引起右下腹腹膜炎症状和体征。易误诊为急性阑尾炎穿孔。后者常有明显的转移性右下腹疼痛,临床症状和腹部体征较轻,多不伴休克征象,也多无气腹征表现。

(3)急性胆囊炎和胆囊结石:腹痛和腹膜炎体征较轻并且局限于右上腹,有时疼痛放射至右肩胛部或腰背部。腹部超声、X线和CT检查有助于鉴别诊断。

(4)肝破裂出血:常有明显的外伤史,出血性休克是其主要症状,可有腹痛和腹膜炎体征,腹腔穿刺可抽出不凝血。腹部超声和CT检查提示有肝破裂及腹水。

5.治疗原则

(1)非手术治疗:一般情况良好,症状体征较轻的空腹小穿孔;穿孔超过24 h,腹膜炎已局限者;患者全身情况差,年老体弱,或合并有严重的心肺疾病;经水溶性造影剂行胃十二指肠造影检查证实穿孔已封闭;终末期脓毒症患者;患者因手术风险而拒绝手术。非手术治疗不适用于伴有出血、幽门梗阻、疑有癌变等情况的穿孔患者。

非手术治疗的措施主要包括持续胃肠减压,减少胃肠内容物继续外漏,以利于穿孔的闭合和腹膜炎消退;输液以维持水、电解质平衡并给予营养支持;全身应用抗生素控制感染;经静脉给予 H_2 受体阻滞剂或质子泵拮抗剂等制酸药物。非手术治疗期间需严密观察病情变化,如治疗 6 h 后病情继续加重,应立即手术治疗。非手术治疗的少数患者可出现膈下或腹腔脓肿。痊愈的患者应胃镜检查排除胃癌,根治 Hp 感染并采用制酸剂治疗。

（2）手术治疗:仍为胃十二指肠溃疡急性穿孔的主要疗法,根据患者情况结合手术条件选择单纯穿孔修补术或彻底性溃疡手术。

穿孔修补术是治疗溃疡穿孔的主要手段,方法简单,创伤轻,危险性小,疗效确切。缝闭穿孔不仅终止胃肠内容物继续外漏,同时术中冲洗腹腔可较彻底地清除腹腔内的污染物和渗出液,有效地防止和减少术后并发症。穿孔修补术后给予正规的内科治疗,约 30% 患者溃疡可愈合,症状消失。在胃溃疡急性穿孔单纯修补术后的患者中,约 7%～11% 在随访过程中确诊为胃癌。因此,胃溃疡患者术中应尽可能地取活检做病理检查,术后应定期做胃镜检查。

有资料表明穿孔修补术后,约 2/3 患者仍有轻度或重度慢性溃疡病症状,其中部分患者需要再次做根治性手术。因此,在急诊手术治疗溃疡病穿孔时是否行急诊根治性手术,应根据根治性手术的必要性及患者是否耐受手术决定。应使根治性手术的死亡率不高于穿孔修补术或非手术治疗。通常有下列情况时应争取做根治性手术:①多年溃疡病病史,症状较重,反复发作;②曾有过穿孔或出血史;③急性穿孔并发出血;④胼胝状溃疡;⑤有瘢痕性幽门狭窄;⑥疑有癌变的胃溃疡穿孔;⑦多发性溃疡;⑧患者全身情况良好,无严重的合并病。此外,还应根据穿孔的大小、时间、腹腔内污染情况及腹腔探查结果,进行综合判断。常用的术式是胃大部切除或迷走神经切断附加胃窦切除或幽门成形术。

（三）瘢痕性幽门梗阻

因幽门管、幽门溃疡或十二指肠球部溃疡反复发作形成瘢痕狭窄,合并幽门痉挛水肿可以造成幽门梗阻。

1.病因和病理

溃疡引起的幽门梗阻有三种。

（1）幽门括约肌痉挛引起梗阻:这类梗阻属于功能性,间歇性发作。

（2）水肿性幽门梗阻:幽门部溃疡炎症使幽门狭窄,炎症水肿消退或减轻后梗阻即缓解。

（3）瘢痕性幽门梗阻:位于幽门附近的溃疡在愈合过程中,形成瘢痕并挛缩产生狭窄,引起梗阻。

前两种情况是暂时的、可逆性的,在炎症消退、痉挛缓解后幽门恢复通畅;瘢痕造成的梗阻是永久性的,需要手术方能解除。瘢痕性幽门梗阻是由于溃疡愈合过程中瘢痕收缩所致,最初是部分性梗阻,由于同时存在痉挛或水肿使部分性梗阻渐趋完全性。初期,为克服幽门狭窄,胃蠕动增强,胃壁肌层肥厚。后期,胃代偿功能减退,失去张力,胃明显扩大,蠕动消失。胃内容物滞留,使促胃液素分泌增加,使胃酸分泌亢进,胃黏膜糜烂、充血、水肿和溃疡。由于胃内容物不能进入十二指肠,因此吸收不良患者有贫血、营养障碍;呕吐引起的水电解质丢失,导致脱水、低钾低氯性碱中毒。

2.临床表现

临床表现大多数患者都有慢性溃疡症状和反复发作史,当并发幽门梗阻时,症状的性质和节律也逐渐改变,一般抗酸药物逐渐无效。由于幽门梗阻、胃潴留,患者常感到上腹部饱胀不适,时有阵发性疼痛,尤以餐后加重。呕吐为幽门梗阻的主要症状,约每隔 1～2 d 发作一次,常发生于餐后 30～60 min。呕吐量大,可超过 1 000 mL,内含发酵酸臭的宿食,无胆汁。

由于多次反复大量呕吐,可引起 H^+、K^+ 和氯化物严重丢失,导致代谢性低氯低钾性碱中毒。患者可出现呼吸短促、四肢乏力、烦躁不安。由于碱中毒,使循环中游离 Ca^{2+} 减少,及长期呕吐、禁食和 Mg^{2+} 缺乏,可发生手足抽搐。患者临床上表现为消瘦,倦怠,皮肤干燥、丧失弹性。腹部检查可见上腹隆起,可有蠕动波,可闻及振水音。营养不良,空腹时上腹隆起,可见胃蠕动波及有上腹部振水音。当有碱中毒低钙血症时,耳前叩指试验(低钙击面征)和上臂压迫试验(低钙束臂征)均可为阳性。

3.实验室检查

(1)血液生化:血清 K^+、Cl^-、Ca^{2+} 和血浆蛋白均低于正常,非蛋白氮升高;

(2)血气分析:代谢性碱中毒;

(3)X 线:清晨空腹透视可见胃内有较大的液平;

(4)钡餐:可发现幽门变细或钡剂不能通过,胃呈高度扩张,明显潴留,6 h 后仍有 1/4 以上的钡剂存留于胃,甚至 24 h 后胃内仍有大量钡剂残留;

(5)纤维胃镜:可发现胃内有大量宿食残渣,幽门部明显狭窄,有时可见溃疡存在。

4.诊断

(1)有慢性溃疡病病史和典型的胃潴留症状。

(2)清晨空腹置入胃管,可抽出大量酸臭的宿食,注水试验阳性(空腹经胃管注入生理盐水 750 mL,半小时后抽出量＞350 mL)。

(3)X 线钡餐和纤维胃镜检查证明有幽门狭窄、胃潴留。

5.鉴别诊断

(1)痉挛水肿性幽门梗阻系活动溃疡所致,有溃疡疼痛症状,梗阻症状为间歇性,经胃肠减压和应用解痉制酸药,疼痛和梗阻症状可缓解。

(2)十二指肠球部以下的梗阻性病变,如十二指肠肿瘤、胰头癌、肠系膜上动脉压迫综合征、十二指肠淤滞症、肠淋巴结结核等也可以引起上消化道梗阻,据其呕吐物含胆汁,X 线、胃镜、钡餐检查可助鉴别

(3)胃窦部与幽门的癌肿病程较短,胃扩张程度轻,钡餐与胃镜活检可明确诊断。

(4)成人幽门肌肥厚症极为少见,病因尚不清楚,部分病例可能同先天性因素有关。临床上很难同瘢痕性幽门梗阻和胃幽门部硬癌相鉴别。

6.治疗

瘢痕性幽门梗阻是外科治疗的绝对适应证。手术目的是恢复胃肠连续性,解除梗阻。手术方式可采用胃大部切除术或迷走神经切断加胃窦切除术。对难以切除的十二指肠溃疡,可行溃疡旷置胃大部切除术。对于胃酸分泌高,临床症状明显的年轻患者可考虑做胃大部切除术加迷走神经切断术。对老年患者、全身情况较差者,宜采用胃空肠吻合术。双侧躯干迷走神经切断术加内镜下幽门扩张术(内镜气囊扩张)来解除梗阻,但是复发率较高。此外,腹腔镜双侧躯干迷走神经切断术结合胃空肠吻合术也是可以考虑的手术方式。

术前准备包括持续胃管减压和温盐水洗胃,以清除胃内潴留的食物,减轻胃黏膜水肿。同时给予 H_2 受体拮抗剂以减少胃酸分泌,纠正水电解质和酸碱平衡紊乱,加强营养支持疗法,改善贫血和低蛋白血症。

（四）胃溃疡恶变

有研究表明其发生率<5％。临床上诊断为胃溃疡的患者中，约10％切除后的病理检查证实是癌，因此，凡是中年以上的胃溃疡患者若出现下述情况应予以重视：长期典型的溃疡症状发生改变；经严格的内科治疗4～6周，病情无明显改善；食欲减退，进行性消瘦；粪便隐血试验持续阳性；贫血症状加重；X线和胃镜检查提示溃疡直径＞2.5 cm，并且不能除外恶变者。对有癌变的胃溃疡应按胃癌进行根治性胃切除术治疗，其远期疗效比原发性胃癌好。

三、胃十二指肠溃疡病的外科治疗方法

胃十二指肠溃疡主要是由于胃酸增加和胃黏膜屏障受到破坏造成的，因此，外科治疗胃十二指肠溃疡的目的是控制和降低胃酸分泌，消除症状，防止复发。不同部位的溃疡其发病机制也有不同，所选择的手术方式也不尽相同。目前比较常用的手术方法大致分两类：胃大部切除术和迷走神经切断术。胃溃疡和十二指肠溃疡均可选择胃大部切除术。迷走神经切断术多用于十二指肠溃疡的患者。

（一）胃大部切除术

胃大部切除术在我国开展比较普遍，切除的范围是胃的远端2/3～3/4，包括胃体大部、整个胃窦部、幽门和部分十二指肠球部。一般认为十二指肠球部溃疡胃切除范围应大于胃溃疡患者。

1.胃大部切除术治疗溃疡的理论基础

胃部分切除术治疗十二指肠溃疡，需要的切除范围应该包括胃远侧的2/3～3/4，即是胃体部的大部分、整个胃窦部、幽门和十二指肠第一部，称为胃大部切除术。其治疗溃疡的理论基础为：根据胃酸分泌的生理，经过上述范围的胃切除后，由于胃窦部已不存在，促胃液素的来源已大部分消除，体液性胃酸分泌明显减少；切除大部分胃体，分泌胃酸的壁细胞和主细胞数量明显减少，使得胃酸和胃蛋白酶分泌大为减少；切除了溃疡的常发部位（邻近幽门的十二指肠第一部、幽门管和胃窦部小弯）；切除了溃疡本身，消除了病灶；胃部分切除术后，幽门的作用不复存在，胃内容物在胃内停留的时间缩短，碱性十二指肠液反流入胃的机会增多，可以中和残胃分泌的胃酸。这种情况也有助于防止胃酸过高、溃疡复发。因此，胃大部切除术既可降低胃酸的分泌，又可以除去溃疡病灶，还可以防止溃疡的复发，所以治疗效果很好，治愈率达85％～90％，而且手术死亡率在1％以下。

2.切除范围

胃切除范围决定胃酸降低的程度，影响手术疗效。50％的胃切除，是从胃大弯左、右胃网膜动脉交界处到贲门下2～3 cm处画一直线；60％胃切除为大弯处再向左，在胃网膜左动脉第一个垂直分支处，到贲门下2 cm处的连线；75％胃切除为贲门下至胃网膜左动脉弓在大弯的起点处。胃大部切除术的切除范围是胃远侧的2/3～3/4，包括胃体的远侧部分、整个胃窦部、幽门和十二指肠第一部。高泌酸的十二指肠溃疡与Ⅱ、Ⅲ型胃溃疡切除范围应不少于胃的60％，低泌酸的Ⅰ型胃溃疡则可略小（50％左右）。对少数胃酸分泌量很大的胰源性溃疡应做全胃切除。

3.溃疡的切除

胃部分切除治疗胃十二指肠溃疡的作用之一是切除溃疡，达到消除溃疡的目的。绝大多数溃疡发生在邻近幽门的十二指肠球部、胃窦部。由于消除了胃酸溃疡多数可以自愈，故临床上十二指肠球后溃疡等形成严重瘢痕者不宜切除时，可在幽门前胃窦部3～4 cm处切断，但必须将残留的胃窦部黏膜全部剥离掉，消除胃酸后，溃疡可以治愈。因此对溃疡切除困难或位于球后的低

位溃疡,可采用旷置溃疡的手术,即溃疡旷置术。

4.吻合口大小

胃肠吻合口的尺度对术后胃肠功能的恢复至关重要。过小的吻合口会使食物通过困难,太大的吻合口使食物过快进入空肠,易发生倾倒综合征。胃十二指肠吻合口一般 2.0～2.5 cm 大小。胃空肠吻合口的大小以 3～4 cm(2 横指)为宜。

5.胃肠道重建

常用的消化道重建有两种基本方法:胃-十二指肠吻合(毕Ⅰ式)和胃-空肠吻合(毕Ⅱ式)。这两种方法哪一种更好,意见仍不统一。多数认为胃十二指肠吻合较好,因为比较接近正常解剖生理,术后并发症和后遗症较少。但也有人认为胃空肠吻合更适于十二指肠溃疡的手术治疗,因为,如强调胃十二指肠吻合,则有可能因担心吻合口张力过大以致胃切除的范围不足,这样在胃酸分泌高的患者,溃疡复发可能较大。具体术式视溃疡情况而定。

此外,尚有胃空肠鲁氏Y形吻合即远端胃大部切除后,缝合关闭十二指肠残端,在距十二指肠悬韧带 10～15 cm 处切断空肠,残胃和远端空肠吻合,距此吻合口以下 45～60 cm 空肠与空肠近侧断端吻合。其优点包括有效预防和治疗碱性反流性胃炎;无输入袢并发症;吻合口宽度易掌握,溃疡防止或减少吻合口狭窄或倾倒综合征;对防止残胃癌具有一定意义。

6.吻合口与结肠的关系

多指毕Ⅱ式胃-空肠吻合方式,通常有结肠前、结肠后之分。结肠前吻合是空肠袢在结肠前侧直接上提至胃断端进行吻合,操作上比较简单,但这种吻合空肠袢较长(10～20 cm),并发症较多。结肠后吻合是在横结肠系膜上打孔,然后将空肠袢穿过系膜孔,在结肠后方与胃进行吻合。此种吻合法空肠袢较短,一般为 4～5 cm。通常结肠前后术式的选择取决于操作医师的熟练程度、经验和个人习惯,只要操作正确,两者并无差别。

7.近端空肠的长度与方向

近端空肠越靠近十二指肠,黏膜抗酸能力越强,日后发生吻合口溃疡的可能性越小。在无张力和不成锐角的前提下,吻合口近端空肠段宜短。结肠后术式要求从 Treitz 韧带至吻合口的近端空肠长度在 6～8 cm,结肠前术式以 8～10 cm 为宜。近端空肠与胃大、小弯之间的关系并无固定格式,但要求近端空肠位置应高于远端空肠,以利排空;如果近端空肠与胃大弯吻合,应将远端空肠置于近端空肠前以防内疝。

(二)胃迷走神经切断

1.迷走神经解剖

迷走神经属混合神经。其中80%为传入纤维,20%为传出纤维。左右迷走神经与食管平行下行,在气管分叉及膈肌水平之间形成食管丛,该丛再形成左、右迷走神经干沿食管两侧下行并共同穿过膈食管裂孔。当胃发生向右90°角的旋转后,左、右干迷走神经在贲门及小弯便成为前、后干。前干分为肝支和胃前支,肝支经小网膜右行,入肝前又分出一支,下降分布至幽门括约肌及幽门窦和十二指肠球部。胃前支沿小弯走行,其外观像是前干的延续,称胃前拉塔尔热(Latarjet)神经,并分出 3～5 支至胃底、体部,随血管穿入胃小弯壁。末端一般为 3 小支称"鸦爪",在近小弯角切迹处分布至胃窦前壁。后干较前干粗,在胃左动脉进入胃壁处的平面分出腹腔支至腹腔丛,其胃后支即胃后拉塔尔热神经,在胃后的分支与胃前拉塔尔热神经相似。此外,后干在食管裂孔稍下或少数在食管裂孔稍上,发出 1～2 细支斜向外下分布至胃底后壁,走行隐蔽,迷走神经切断时,即使是熟练的外科医师有时也易漏切,以致术后溃疡复发,因而被称为"罪恶神经"。

2.迷走神经切断术后的病理生理改变

(1)对胃酸分泌的影响:胃壁细胞具有乙酰胆碱、促胃液素及组胺受体,三种迷走神经切断均可有效地消除乙酰胆碱受体的功能,对一个受体功能的阻断将抑制另两个受体的功能,明显抑制胃酸的分泌。基础胃酸分泌量可减少80%~90%。

(2)对胃蛋白酶分泌的影响:高选择性迷走神经切除作用于胃黏膜的主细胞,抑制胃蛋白酶的释放,与降酸作用共同减轻对胃十二指肠黏膜的不良作用,使溃疡得以愈合。

(3)对促胃液素分泌的影响:迷走神经兴奋和食物刺激均能刺激胃窦和十二指肠黏膜释放促胃液素,促胃液素能刺激胃酸分泌,而胃酸分泌增高反过来抑制促胃液素分泌,这一负反馈系统起到调节循环中促胃液素水平的作用。低胃酸、胃窦黏膜碱化、胃膨胀等因素均使促胃液素分泌增加。所以,迷走神经切断术后,均同样有血清促胃液素水平升高。

(4)对胃碳酸氢盐分泌的影响:迷走神经兴奋时可刺激胃窦产生 HCO_3^- 分泌,高选择性迷走神经切断术保留胃窦迷走神经支配,因此,术后对胃分泌碳酸氢盐没有影响。

(5)对胃运动功能的影响:迷走神经干切断,选择性迷走神经切断和高选择性迷走神经切除术均破坏了胃体、胃底部胃壁的张力,并加速流体食物的排出,因此有些患者可能出现进食后饱胀感,并且可在进流体食物后出现倾倒综合征。对固体食物的排空,在高选择性迷走神经切断术后仍正常,反映该手术保留了胃窦和幽门对固体食物的研磨和控制胃排空的作用。

3.迷走神经切断术的类型

根据迷走神经兴奋刺激胃酸分泌的原理及没有胃酸就没有溃疡的理论,20世纪40年代以后,迷走神经切断术治疗溃疡病在临床上得到应用和推广。目前迷走神经切断术有三种类型:迷走神经干切断术(truncal vagotomy,TV);选择性迷走神经切断术(selective vagotomy,SV);高选择性迷走神经切断术(highly selective vagotomy,HSV)又称壁细胞迷走神经切断术(parietal cell vagotomy,PCV)。迷走神经切断术主要是通过切断迷走神经,去除神经性胃酸分泌,消除了十二指肠溃疡发生的主要原因,同时也去除迷走神经对促胃液素分泌的刺激作用,减少了体液性胃酸分泌,达到使溃疡愈合的目的。

(1)迷走神经干切断术(truncal vagotomy,TV):是在膈下切断迷走神经前、后干,去除了全部脏器的迷走神经支配,也称全腹迷走神经切断术。该术式不但切断了胃全部迷走神经支配,使基础胃酸量和胃蛋白酶下降78%和60%。但同时也切断了支配腹部其他脏器的迷走神经,从而使这些脏器功能发生紊乱。由于胃迷走神经被切断,使胃张力与蠕动减退,胃排空延迟,胃内容物滞留,可以刺激胃窦部黏膜释放促胃液素,促进体液性胃酸分泌,容易导致溃疡复发。此外,因支配肠道的迷走神经被切断,可引起小肠功能紊乱,导致顽固性腹泻。由于迷走神经干切断后,胃壁张力减弱,导致排空延迟,因此必须加做引流术。一般多选择幽门成形术或胃空肠吻合术。

(2)选择性胃迷走神经切断术(selective vagotomy,SV):在 TV 基础上进行了改进,即保留迷走神经肝支和腹腔支,切断供应胃壁和腹腔食管段的所有迷走神经分支,避免其他内脏功能紊乱的可能性。由于上述两种迷走神经切断术,均造成胃窦部迷走神经支配缺失,导致胃潴留。为了解决胃潴留问题,必须附加胃引流手术。常用的引流术有幽门成形术,往幽门处做一纵切口,然后横行缝合;或在幽门处沿胃大弯到十二指肠作一倒"U"字形,切除后行胃十二指肠吻合;胃空肠吻合术,吻合口应在靠近幽门的胃窦最低点,以利排空;胃窦或半胃切除术,胃十二指肠或胃空肠吻合术。

(3)高选择性迷走神经切断术(highly selective vagotomy,HSV):随着对十二指肠溃疡发生机制的进一步认识,近年来 HSV 越来越受到重视。该术式仅切断胃前、后拉塔尔热神经分支,保留了迷走神经肝支、腹腔支和"鸦爪"支神经,降低了胃肠功能的紊乱,尤其是倾倒综合征、腹泻和胆汁反流等。术后胃肠道并发症少,死亡率仅为 0.3%,但其不消除 Hp 主要的滋生场所。由于保留了胃窦幽门部的神经支配和功能,故术后不需要加做引流手术。但应注意切断可能存在的罪恶神经,以防止术后溃疡复发。

4.迷走神经切除术后并发症

(1)胃潴留:主要是迷走神经切断后胃张力减退、胃窦幽门部功能失调所致。常发生在术后 5~7 d。表现为上腹部饱胀不适,呕吐食物和胆汁。X 线钡餐和核素扫描均提示有胃排空延迟和潴留。多数患者在 2 周内症状可自行或通过禁食、持续胃肠减压、应用胃肠动力促进剂等治疗而缓解。对该类患者应注意排除机械性梗阻,慎用手术治疗。

(2)胃小弯坏死穿孔:在行 HSV 时,分离胃小弯时过于贴近胃壁或过多地损伤血管,造成胃小弯缺血、坏死和穿孔。避免手术时分离小弯血管过深过广,及神经切断后行胃小弯侧浆膜层完整而严密地缝合,是预防胃小弯坏死穿孔的主要方法。

(3)吞咽困难:通常迷走神经前干在贲门上 2~3 cm 处发出支配食管下段和贲门的分支,若手术切断,则可引起食管下段和贲门的持续性痉挛。对长期痉挛、狭窄者,可通过食管气囊扩张而缓解。

(4)腹泻:发生率为 5%~20%,原因不明,可能与迷走神经干切除后小肠神经调节功能紊乱、食糜转运加快所致。临床上可表现为轻型、发作型和暴发型。通常经调节饮食、应用止泻收敛剂等可缓解症状。若经上述处理无效,症状严重,病程持续达 18 个月者,可考虑行亨利手术(间置逆蠕动空肠)。

(三)治疗结果及评价

胃迷走神经切断术疗效的判断:如果基础胃酸分泌量较术前减少 80% 以上,增量组胺试验最大胃酸分泌量较术前减少 60%~70%,夜间高胃酸现象消失,基础胃酸中无游离酸,提示疗效良好。胰岛素试验也可判断迷走神经是否完全切断,方法是皮下注射胰岛素 0.2 U/kg,使血糖减至 2.8 mmol/L 以下,刺激迷走神经引发胃酸分泌。如刺激胃酸分泌的反应消失,基础胃酸分泌小于 2 mmol/h,注射后胃酸分泌量上升小于 1 mmol/h,表示迷走神经切断完全;如胃酸分泌量上升为 1~5 mmol/h,表示切断不全,但仍足够;如胃酸分泌量上升超过 5mmol/h,表示迷走神经切断不够。

各种胃切除术与迷走神经切断术的疗效评定,可参照 Visick 标准,从优到差分为四级。Ⅰ级:术后恢复良好,无明显症状;Ⅱ级:偶有不适及上腹饱胀、腹泻等轻微症状,饮食调整即可控制,不影响日常生活;Ⅲ级:有轻到中度倾倒综合征,反流性胃炎症状,需要药物治疗,可坚持工作,能正常生活;Ⅳ级:中、重度症状,有明显并发症或溃疡复发,无法正常工作与生活。

(侯长芳)

第二节 胃 癌

胃癌是源自胃黏膜上皮的恶性肿瘤,占胃恶性肿瘤的95%,是威胁人类健康的常见疾病之一。

一、流行病学

近年来,胃癌的发病率在世界范围内呈下降趋势,这与经济的发展、人民生活水平的提高和饮食结构的改善有密切关系,但是胃癌目前仍是全球最常见的恶性肿瘤之一。根据2020年中国最新数据,胃癌发病率和死亡率在各种恶性肿瘤中均位居第三。全球每年新发胃癌病例约120万,中国约占其中的40%。我国早期胃癌占比很低,仅约20%,大多数发现时已是进展期,总体5年生存率不足50%。近年来随着胃镜检查的普及,早期胃癌比例逐年增高。

二、病因

胃癌的病因迄今尚未完全阐明。

(一)环境因素

迁居美国的日本移民流行病学研究显示,夏威夷的日本移民第一代胃癌发病率与日本本土居民相似,第二代即有明显下降,而至第三代则接近当地的胃癌发病率,提示环境因素与胃癌发病有关,其中包括地理环境与社会经济环境等。

(二)饮食结构与生活习惯

国内外大量流行病学调查资料显示,饮食结构是胃癌发病的重要因素。来自世界卫生组织(World Health Organization,WHO)的权威观点认为,高盐、熏制、腌制食物均是胃癌发病的危险因素。高盐食物可破坏胃黏膜的完整性,表现为黏膜变性坏死及糜烂灶形成,长期高盐饮食可使胃黏膜上皮呈现不同程度的异形增生乃至癌变。腌制食物中含有的硝酸盐在胃液中硝酸盐还原酶阳性菌的作用下,易被还原成致癌化合物亚硝酸盐。烟熏食物中含有与烟草中相同的致癌物3,4-苯并芘,具有很强的致癌作用。

吸烟是胃癌发生的危险因素之一。存在于烟草中的3,4-苯并芘属多环芳烃类化合物,吸烟者将烟雾吞入胃中,3,4-苯并芘可直接与胃黏膜接触,具有强烈的致癌作用。

调查统计还显示,新鲜蔬菜进食量与胃癌的发生呈负相关。蔬菜、水果富含维生素C和β-胡萝卜素,且是维生素E和微量元素硒的主要来源。这些维生素及微量元素均参与了抗氧化过程,其中维生素C还可直接通过阻断亚硝基化合物作用而抑制其致癌能力。此外,有研究认为,绿茶因富含具有抗氧化活性的茶多酚,能有效抑制亚硝基化合物产生,具有消炎、抗肿瘤效用。常饮绿茶有可能降低胃癌发病危险。

(三)遗传因素

虽然绝大多数胃癌呈散发型,但是部分胃癌发病显然与遗传有关。约5%~10%胃癌有家族聚集倾向,3%~5%与遗传性癌症综合征相关。遗传性弥漫型胃癌(Herediltery diffuse gastric cancer,HDGC)是抑癌基因*CDH*1突变引起的常染色体显性遗传疾病,其主要特征为年轻时发生胃癌,平均发病年龄 37 岁,且多为弥漫型胃癌。到 80 岁时胃癌患病概率在男性为 67%,女性为 83%。鉴于如此高的胃癌发病风险,HDGC 可考虑年轻时(18~40 岁)行预防性全胃切除术。其他一些遗传性癌症综合征中的基因改变也与胃癌发生相关,如林奇综合征相关的 *EPCAM*、*MLH1*、*MSH2*、*MSH6*、*PMS2* 基因,幼年性息肉综合征相关的 *SMAD4*、*BMPR1A* 基因,黑斑息肉综合征相关的*STK11* 基因,家族性腺瘤性息肉病相关的 *APC* 基因等。因此对于这些遗传性癌症综合征患者需密切随访胃镜以便及时发现胃癌。

(四)胃幽门螺杆菌

研究表明,胃幽门螺杆菌(Hp)感染与胃癌的发病有关。WHO 早在 1994 年就已将 Hp 列为胃癌的第一类致病源。

目前认为,幽门螺杆菌并非胃癌直接致癌物,其确切的致癌机制尚不清楚,可能与下述有关:Hp 感染损伤胃黏膜保护屏障,促进胃黏膜上皮炎症和上皮细胞再生,通过炎症-修复通路致癌;Hp 释放多种细胞毒素和炎症因子,改变局部免疫状态;Hp 感染能导致胃酸分泌能力下降,胃中硝酸盐还原酶阳性菌增多,促进胃内致癌化合物亚硝酸盐含量增加。

(五)癌前状态和癌前病变

胃癌的癌前状态是一个临床概念,指胃癌前期疾病,包括慢性萎缩性胃炎、慢性胃溃疡、胃息肉、残胃状态等;癌前病变则是一个病理学概念,指一类容易发生癌变的胃黏膜组织病理学变化,包括胃黏膜上皮异型增生和肠化生等,这些病变常见于癌前状态的胃黏膜组织中。肿瘤发病多阶段理论认为 Hp 可能是胃癌发生的始动因子,在一系列致癌因子的作用下历经胃炎、萎缩性胃炎、肠化生、不典型增生最终发展成肠型胃癌。

1.癌前状态

(1)慢性萎缩性胃炎:慢性萎缩性胃炎是公认的胃癌癌前状态,病理表现为黏膜慢性炎症和腺体萎缩,若同时伴有胃黏膜肠上皮化生和不典型增生,癌变的概率更大。90%的慢性萎缩性胃炎患者伴有幽门螺杆菌感染,后者可能在慢性萎缩性胃炎的发生中起决定性作用。

(2)胃溃疡:国内报道,胃溃疡的癌变率为 5%~10%,尤其是病史较长,溃疡长期不愈的患者并发癌变的机会较大。长期随访和动物实验研究的结果证实了慢性胃溃疡会发生癌变的观点。溃疡癌变可能与溃疡边缘黏膜上皮或腺体遭受胃液侵蚀和致癌因素刺激,反复发生炎症和再生修复有关。

(3)胃息肉:胃息肉包括增生性息肉、炎症性息肉和腺瘤性息肉。其中增生性息肉和腺瘤性息肉都有癌变的可能。在胃息肉切除标本中,14%的多发性息肉和 9%的单发息肉可见有恶变。直径大于 2 cm 的腺瘤性息肉癌变率可达 40%~50%,增生性息肉的癌变率约为 1.5%~3%。

(4)残胃状态:胃大部切除术后,残胃发生胃癌的危险性明显增加,文献报道残胃癌的发病率为 1%~5%。可能的原因包括胃大部切除术后幽门功能丧失,十二指肠液极易反流入胃引起碱性反流性胃炎,反流液中含有的多种胆、胰液成分可溶解胃黏膜上皮表面的脂蛋白层,破坏胃黏膜保护屏障;切除胃窦后,促胃液素分泌显著减少,削弱了促胃液素对胃黏膜的营养作用,易发生萎缩性胃炎;胃酸分泌减少,有利于残胃内硝酸盐还原酶阳性菌的生长繁殖,促进亚硝基类致癌化合物的合成,使缺乏保护的胃黏膜更易受致癌物质的刺激。

2.癌前病变

(1)胃黏膜肠上皮化生:胃黏膜肠上皮化生简称肠化生,是指胃黏膜上皮转化为肠黏膜上皮的现象,好发于胃窦部。大量流行病学资料显示,肠化生与胃癌的发病呈正相关。肠化最终发生癌变者只占极少数,且癌变过程漫长,并无必要过度夸大癌变风险,以免使患者产生思想负担。

肠化生大致可分为完全型肠化生和不完全型肠化生两种类型。前者肠化的类型与小肠的形态相似,称为"小肠型"或"Ⅰ型"肠化,分泌中性黏液和唾液酸黏液。后者呈结肠上皮特征,又称为"结肠型"或"Ⅱ、Ⅲ型"肠化,分泌硫酸和唾液酸混合性黏液。以前认为不完全型肠上皮化生与胃癌关系密切,目前多数认为肠化亚型预测癌变的价值不大。

(2)胃黏膜上皮异型增生:胃黏膜上皮异型增生是指胃黏膜腺管及上皮的生长偏离正常的组织结构和细胞分化,组织病理学特点为细胞的不典型性、异常分化和腺体结构紊乱。前瞻性研究发现,异型增生,特别是中至重度异型增生,经过一段时间后可以确定发展为癌。

胃黏膜从反应性增生到浸润性癌的系列变化分为反应性增生、不能确定的上皮内瘤变(即难以区分是反应性增生还是异型增生)、低级别上皮内瘤变、高级别上皮内瘤变及浸润性癌五大类,其中低级别上皮内瘤变和高级别上皮内瘤变的性质均属非浸润性癌,将过去在诊断中最易出现分歧的重度异型增生、原位癌甚至可疑浸润性癌均统称高级别上皮内瘤变。随访中低级别、高级别上皮内瘤变发展为浸润性癌的概率分别为 $0\sim15\%$ 及 $25\%\sim85\%$,因此对低级别上皮内瘤变患者应进行随访,必要时做内镜下切除;对高级别上皮内瘤变患者则应结合胃镜所见选择内镜下切除或手术切除。

三、病理

(一)大体分型

1.早期胃癌

指癌组织局限于黏膜层或黏膜下层的胃癌,不论其范围大小、是否有淋巴结转移。其大体类型可分为三型(图 2-1)。

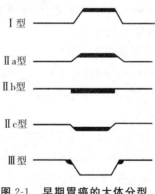

图 2-1　早期胃癌的大体分型

(1)隆起型(Ⅰ型):病变呈结节状不规则隆起,超过 5 mm,边界清楚,该型约占早期胃癌的 10%。

(2)平坦型(Ⅱ型):病变平坦,可稍隆起或凹陷,有时可能只表现为黏膜粗糙或糜烂,边界常不清楚,此型最为常见,约占 70%。该型胃癌又分为三个亚型,即Ⅱa浅表隆起型(胃黏膜表面隆起不超过 5 mm)、Ⅱb浅表平坦型和Ⅱc浅表凹陷型(胃黏膜表面凹陷不超过 5mm)。

(3)凹陷型(Ⅲ型):病变边缘不规则,有明显的浅凹陷,深度超过 5 mm,但仍未突破黏膜下层。此型约占 20%。

以上类型可以复合存在,在描述时面积最大的一种写在最前面,其他依次后排,如Ⅱc+

Ⅲ型。

日本学者于1978年正式规定直径0.5 cm以下的胃癌为微胃癌,直径0.5～1.0 cm的胃癌称小胃癌,两者统称为微小胃癌。微小胃癌是早期胃癌的一种特殊类型,其手术预后极佳,10年生存率可达100％。临床上偶尔胃黏膜活检病理诊断为胃癌,而手术切除标本经病理组织学检查未能再发现癌组织,临床上推断为一点癌。一点癌是微小胃癌的特殊类型,其原因可能为经钳取活检后残留癌组织被胃液消化脱落,或者受技术因素影响,残留癌组织被漏检所致。

2.进展期胃癌

进展期胃癌是指病变深度已超越黏膜下层的胃癌,又称为中晚期胃癌。进展期胃癌的大体分型,主要根据癌瘤在黏膜面的形态特征及在胃壁内的浸润方式来确定。目前国际上广泛采用博尔曼分型法,将进展期胃癌分为4型(图2-2)。Ⅰ型(结节型)肿瘤向胃腔内生长,隆起明显,基底较宽,境界清楚。在进展期胃癌中,该类型最少,约占3％～5％。Ⅱ型(局限溃疡型)溃疡较深,边缘隆起明显,肿瘤较局限,周围浸润不明显。该型占30％～40％。Ⅲ型(浸润溃疡型)溃疡基底较大,边缘呈坡状,境界不清,向周围浸润明显。该类型最为常见,约占50％。Ⅳ型(弥漫浸润型)癌组织在胃壁内呈弥漫浸润性生长,病变胃壁广泛增厚变硬呈皮革状,难以确定肿瘤边界,若累及全胃则形成所谓"皮革胃"。该型占10％左右。

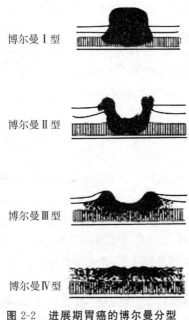

博尔曼Ⅰ型

博尔曼Ⅱ型

博尔曼Ⅲ型

博尔曼Ⅳ型

图2-2 进展期胃癌的博尔曼分型

(二)组织学类型

1.WHO分型

(1)管状腺癌:癌组织呈腺管样或腺泡状结构。根据其细胞分化程度可分为高、中分化两种。

(2)乳头状腺癌:癌细胞一般分化较好,呈立方形或高柱状,排列在纤细的树枝状间质周围组成粗细不等的乳头状结构。

(3)黏液腺癌:其特点为癌细胞形成管腔,分泌大量黏液,由于大量黏液物质积聚,使许多腺腔扩展或破裂,黏液物质浸润间质,即形成"黏液湖"。

(4)印戒细胞癌:为癌细胞分泌大量黏液,且黏液位于细胞内,将核推于细胞一侧周边,整个细胞呈印戒状,其恶性程度较细胞外黏液者更高。此癌倾向于弥漫浸润,累及全胃形成所谓"皮革胃"。

(5)腺鳞癌:又称腺棘细胞癌,是一种腺癌与鳞癌并存的肿瘤。腺癌部分细胞分化较好,而鳞癌部分细胞分化较差。

(6)鳞状细胞癌:为典型的鳞癌结构,癌巢内可有细胞间桥和角化珠。大多数胃鳞状细胞癌中都能找到小灶性腺癌。

(7)未分化癌:癌细胞弥散成片状或团块状,不形成管状结构或其他组织结构。细胞体积小,异型性明显,在组织形态和功能上均缺乏分化特征。

(8)小细胞癌:属于神经内分泌癌,许多癌细胞胞质中含有嗜银颗粒染色阳性的嗜银颗粒。此型肿瘤间质血管丰富,易发生血行转移。

2.劳伦分型

劳伦(Laurén)分型不仅反映胃癌的生物学行为,而且体现其病因、发病机制和流行特征,同时对预后判断有指导价值。

(1)肠型:约占53%,被认为来源于肠化生的上皮。肠型胃癌一般具有明显的腺管结构,癌细胞呈柱状或立方形,可见刷状缘、炎症细胞浸润和肠上皮化生。肠型胃癌的发生与 Hp 感染有关,多见于老年男性,分化较好,恶性程度较低,预后较好。

(2)弥漫型:约占33%,印戒细胞癌即属于其中的一种。癌细胞呈弥漫性生长,缺乏细胞连接,一般不形成腺管,炎症细胞浸润较轻。弥漫性胃癌发生通常与遗传性因素有关,多见于妇女和年轻患者,分化较差,易出现淋巴结转移和远处转移,预后较差。

(3)混合型:另有10%～20%的病例,兼有肠型和弥漫型的特征,难以归入其中任何一种,而称为混合型。

(三)胃癌的扩散和转移

1.直接浸润

胃黏膜上皮癌变后首先在黏膜内蔓延扩散,肿瘤突破黏膜肌层的屏障作用后,渐向纵深浸润发展,穿破浆膜后,可直接侵犯大小网膜、横结肠、胰腺、肝脏和脾脏等邻近脏器。胃癌在胃壁内的浸润范围与其生长方式有关,一般弥漫浸润性生长的肿瘤胃壁内的浸润范围较广泛,并可向贲门侧或幽门侧浸润累及食管或十二指肠。贲门癌易沿黏膜下层蔓延向上浸润食管,浸润范围有时可距肿瘤边缘 6 cm 以上,胃窦癌浸润十二指肠多不超过 3 cm。

2.淋巴转移

淋巴转移是胃癌重要的转移途径。多按淋巴引流顺序,由近及远地发生淋巴结转移,但亦有极少部分病例存在"跳跃式"转移现象。胃癌淋巴结转移率与病期、肿瘤的大体分型及组织学分型相关。通常进展期胃癌淋巴结转移率较高,博尔曼Ⅲ、Ⅳ型胃癌,组织类型为低分化腺癌、黏液腺癌及印戒细胞癌的患者较易发生淋巴结转移。

根据日本胃癌处理规约第13版的规定,胃周淋巴结可以分为20组(图2-3)。

No.1～12和14v组淋巴结定义为区域淋巴结。转移到任何其他淋巴结均为 M_1。肿瘤侵犯食管,No.19、20、110、111组淋巴结亦属于区域淋巴结。

3.血行转移

胃癌晚期常发生血行转移。隆起型早期胃癌,尤其是高分化乳头状腺癌和管状腺癌倾向于早期发生血行转移。血行转移以肝转移最为多见,其他常见的转移部位包括肺、骨、肾、肾上腺、脑等。

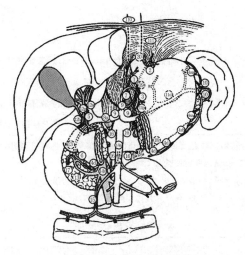

图 2-3 胃淋巴结分组

1.贲门右;2.贲门左;3.胃小弯;4sa.胃短血管;4sb.胃网膜左血管;4d.胃网膜右血管;5.幽门上;6.幽门下;7.胃左动脉旁;8a.肝总动脉前上;8p.肝总动脉后;9.腹腔动脉旁;10.脾门;11p.近端脾动脉旁;11d.远端脾动脉旁;12a.肝固有动脉旁;12p.门静脉后;12b.胆总管旁;13.胰头后;14v.肠系膜上静脉旁;14a.肠系膜上动脉旁;15.结肠中血管旁;16.腹主动脉旁;17.胰头前;18.胰腺下缘;19.膈下;20.食管裂孔;110.胸下部食管旁;111.膈上;112.后纵隔

4.腹腔种植

胃癌穿透浆膜后癌细胞可脱落并种植于腹膜、大小网膜或其他脏器表面,形成种植结节。由于重力的作用癌细胞易下沉到盆腔内,于直肠膀胱或直肠子宫陷窝内形成种植结节,可经直肠指诊触及。女性卵巢转移性癌,也称库肯伯格瘤,多来自胃癌。其发生原因多认为与腹膜种植相关,也有人认为是淋巴引流或血行转移所致。

(四)胃癌的临床病理分期

胃癌的临床病理分期一直以来有两大系统:国际抗癌联盟(Union for International Cancer Control,UICC)及美国癌症联合会(American Joint Committee on Cancer,AJCC)的 TNM 分期和日本胃癌学会的胃癌分期系统。2008 年 UICC/AJCC 联席会与日本胃癌学会会长佐野教授等经过激烈的讨论,第 7 版 UICC/AJCC 与第 14 版日本胃癌分期两大系统终于达成了一致。以下是 2017 年第八版 AJCC/UICC 胃癌 TNM 分期(表 2-1、2-2、2-3 和 2-4)。

表 2-1 胃癌 T 分期

分期	特点
T_x	原发肿瘤无法评估
T_0	无原发肿瘤的证据
T_{is}	原位癌:上皮内肿瘤,未侵及固有层,高度不典型增生
T_1	肿瘤侵犯固有层,黏膜肌层或黏膜下层
T_{1a}	肿瘤侵犯固有层或黏膜肌层
T_{1b}	肿瘤侵犯黏膜下层
T_2	肿瘤侵犯固有肌层*

续表

分期	特点
T_3	肿瘤穿透浆膜下结缔组织,而尚未侵犯脏腹膜或邻近结构* * , * * *
T_4	肿瘤侵犯浆膜(脏腹膜)或邻近结构* * , * * *
T_{4a}	肿瘤侵犯浆膜(脏腹膜)
T_{4b}	肿瘤侵犯邻近结构

* 肿瘤可以穿透固有肌层达胃结肠韧带或肝胃韧带或大小网膜,但没有穿透覆盖这些结构的脏腹膜。在这种情况下,原发肿瘤的分期为 T_3。如果穿透覆盖胃韧带或网膜的脏腹膜,则应当被分为 T_4 期。

* * 胃的邻近结构包括脾、横结肠、肝脏、膈肌、胰腺、腹壁、肾上腺、肾脏、小肠及后腹膜。

* * * 经胃壁内扩展至十二指肠或食管的肿瘤不考虑为侵犯邻近结构,而是应用任何这些部位的最大浸润深度进行分期。

表 2-2　胃癌 N 分期

分期	特点
N_x	区域淋巴结无法评估
N_0	区域淋巴结无转移
N_1	1～2 个区域淋巴结有转移
N_2	3～6 个区域淋巴结有转移
N_3	7 个或 7 个以上区域淋巴结有转移
N_{3a}	7～15 个区域淋巴结有转移
N_{3b}	16 个或 16 个以上区域淋巴结有转移

表 2-3　胃癌 M 分期

分期	特点
M_0	无远处转移
M_1	有远处转移

表 2-4　临床分期组合(cTNM)

临床分期	T 分期	N 分期	M 分期
0 期	T_{is}	N_0	M_0
Ⅰ 期	T_1	N_0	M_0
	T_2	N_0	M_0
Ⅱ A 期	T_1	$N_{1\sim3}$	M_0
	T_2	$N_{1\sim3}$	M_0
Ⅱ B 期	T_3	N_0	M_0
	T_{4a}	N_0	M_0
Ⅲ 期	T_3	$N_{1\sim3}$	M_0
	T_{4a}	$N_{1\sim3}$	M_0
Ⅳ A 期	T_{4b}	任何 N	M_0
Ⅳ B 期	任何 T	任何 N	M_1

四、临床表现

1.症状

早期胃癌多无明显症状。部分患者可出现非特异性的上消化道症状,包括上腹部饱胀不适或隐痛、泛酸、嗳气、恶心、食欲减退、呕吐,偶有呕血、黑便等,其中上腹部不适最为常见,给予对症治疗后,常能缓解。这些症状往往不被患者重视,误作胃炎或溃疡病进行处理而导致诊治延误者屡见不鲜。故对于 40 岁以上患者出现下列情况时,应给予针对性检查,以免延误病情:既往无胃病史,但近期出现非特异性的上消化道症状,经治疗无效者;既往有胃病史,近期上腹部疼痛加重或规律有改变者;出现不明原因的消瘦、贫血、黑便者。

进展期胃癌除上述症状比较明显外尚可出现梗阻、出血及穿孔等并发症。肿瘤累及贲门可引起进行性吞咽困难;胃窦癌累及幽门可出现幽门梗阻症状,表现为进食后上腹部饱胀和呕吐宿食。上消化道出血发生率约为 30%,出血量小仅有大便隐血阳性,出血量大时,则为呕血或黑便。胃癌穿孔可出现剧烈腹痛。多数患者伴有食欲减退、消瘦、乏力等全身症状,晚期常伴有发热、贫血、下肢水肿、恶病质。

2.体征

早期胃癌多无明显体征,部分患者可有贫血或上腹部深压痛。贫血、上腹部压痛和腹块是进展期胃癌最常见的体征。胃癌伴幽门梗阻者上腹部可见胃型,并可闻及振水声。胃癌急性穿孔可导致弥漫性腹膜炎而出现相应的体征。转移淋巴结或原发灶直接浸润压迫胆总管时,可发生梗阻性黄疸。腹腔内广泛种植转移,可导致部分或完全性肠梗阻而出现相应的体征。腹水、脐部肿块、左锁骨上淋巴结肿大、膀胱(子宫)直肠陷窝触及肿块、女性患者出现库肯伯格瘤均是晚期胃癌表现。

五、诊断

上消化道 X 线钡餐检查是诊断胃癌的重要检查方法,可以获得 90% 的诊断准确率。X 线钡餐检查包括单重对比造影和双重对比造影。低张双重对比造影能够清楚地显示胃黏膜的细微结构即胃小区的情况。近年来发展的数字胃肠技术又显著地增加了图像的分辨率,能检出绝大部分早期胃癌病灶,使其成为早期胃癌检测的首选方法之一。早期胃癌的 X 线表现因病变的类型和浸润深度而异。其特征性表现包括龛影口部和表面的结节状改变,周围不规则的黏膜纠集,黏膜细节的破坏和粗糙、小的充盈缺损。进展期胃癌主要表现为龛影、充盈缺损、黏膜纹理的改变、蠕动异常及梗阻性改变。

胃镜检查是确诊胃癌的最重要手段,目前胃镜观察胃腔内部已无盲区,除极少数皮革胃以外,诊断进展期胃癌并无困难。早期胃癌的镜下表现并不具有明显的特征,容易漏诊,使用靛胭脂和亚甲蓝染料,通过直接喷洒于胃黏膜,能有效地发现早期胃癌并较准确地确定其范围,可提高诊断符合率 5%~10%。胃镜联合活检诊断胃癌的准确率可达 97.4%。通常在病灶的边缘和中心区都应进行活检,诊断的准确率与活检标本数有关,一般取材数目以 4~6 块为宜。部分皮革胃患者必须通过内镜下大块切取活检才能获得诊断。早期胃癌的个体化治疗需了解病灶的范围、大小,往往要仔细进行病灶边缘的组织活检来明确。

超声内镜(ultrasonic endoscope,EUS)检查是胃癌术前分期的重要手段。EUS 可以清晰地显示胃壁各层结构,胃癌的浸润深度可由胃壁正常层次结构破坏的程度来判定。目前 EUS 是判断肿瘤浸润深度最准确的方法,对胃癌 T 分期的准确率约为 80%,诊断早期胃癌的准确率可达 88%～99%。EUS 判断胃癌淋巴结转移的准确率在 70% 以上。EUS 的缺点在于判断早期凹陷型胃癌浸润深度的准确率较低。

经腹超声检查可显示胃癌原发灶和胃周围肿大的转移淋巴结,并可用于初步了解有无腹水、肝脏、卵巢等腹腔脏器转移。作为胃癌术前常规检查方法对 TNM 分期判断的价值相对有限。

近年来螺旋 CT 和多重螺旋 CT 在胃癌诊断中的价值已得到广泛认可。高质量的 CT 片不仅能显示大部分胃癌病灶,而且能比较准确地判断肿瘤浸润的深度和范围,有无淋巴结和远处脏器转移及腹腔种植,已成为胃癌术前分期的首选检查手段。胃癌常见 CT 表现包括胃壁局限性或弥漫性增厚;胃壁多层结构的破坏;局部胃壁的异常强化,如不伴胃壁异常增厚者常为早期胃癌;胃壁软组织肿块,向腔内或腔外突出,可伴溃疡形成;肿瘤向外侵犯,可突出正常胃轮廓外,其边缘多不规则,胃周脂肪层模糊或消失提示肿瘤已突破胃壁或侵及邻近脏器;腹腔或腹膜后淋巴结肿大,伴有显著强化多提示淋巴结转移,通常淋巴结越大转移可能性越大;腹水、库氏瘤、肝肺等远隔脏器的转移表现。

MRI 在检测胃癌原发灶、淋巴结转移、远处转移等方面的价值与 CT 相仿。对于碘过敏及肾功能不全的患者,MRI 可作为一种有效的替代检查方法。PET-CT 在胃癌的 TNM 分期中具有重要价值,尤其在诊断远处转移灶中具有高灵敏度和特异性,但 PET-CT 对黏液腺癌、低分化癌及印戒细胞癌敏感性较差。

目前所有的非侵袭性影像学检查对诊断腹膜种植转移的敏感性均较低。而诊断性腹腔镜检查结合腹腔镜超声往往能够发现常规影像学检查无法显示的转移灶,为准确地进行术前分期特别是 M 分期提供有价值的信息,预测肿瘤可根治切除的准确率较高。能使部分 T_3 期以上或有明显淋巴结转移的病例避免不必要的剖腹探查手术,并为制订包括新辅助化疗在内的胃癌综合治疗决策提供重要依据,临床上值得推广应用。

六、治疗

胃癌治疗方式的选择取决于疾病的分期、患者状况和意愿。迄今,外科手术仍是治疗胃癌的最主要手段。充分的术前评估,详细了解患者的全身情况、肿瘤分期和生物学特性,按照"因期施治"的原则,制订合理的个体化手术方案,并遵循肿瘤外科的手术原则进行规范化手术操作,是胃癌外科治疗的基本要求。部分早期胃癌通过内镜治疗就能够达到根治手术同样的效果。随着新型化疗药物和新方案的不断推出,作为综合治疗重要组成部分,化疗是当今胃癌治疗的重要手段之一,已贯穿于胃癌治疗过程的各个阶段。围术期化疗价值已经得到了证实,辅助化疗已成为进展期胃癌标准治疗的重要组成部分,姑息化疗已明确带来生存获益。近年来,靶向药物的研究和发展一直受到关注。由于肿瘤异质性和手术质量差异的原因,围术期放疗在胃癌中的治疗价值一直存有争议。

1.内镜治疗

(1)早期胃癌的内镜治疗:虽然传统根治手术治疗早期胃癌的疗效令人满意,5 年生存率在 90% 以上,但黏膜内癌的淋巴结转移率低,仅为 0～3%,这就意味着以往绝大多数接受传统根治手术的患者进行了不必要的淋巴结清扫,同时手术也极大影响了患者的生活质量。目前早期胃癌的手术治疗正日益趋向缩小手术和内镜治疗。早期胃癌内镜治疗的根治性取决于局部的完全切除和无淋巴结转移可能性这 2 个要素。通过分析早期胃癌临床病理资料总结出淋巴结转移可能极小(0%～0.7%)的临床病理特征作为内镜治疗的适应证。目前内镜治疗的绝对适应证包括病灶局限于黏膜内;肿瘤细胞分化良好;病灶直径≤20 mm;肉眼观察应无溃疡或溃疡性瘢痕存在。

如果是非根治性切除病例,原则上选择追加外科切除。内镜治疗包括内镜黏膜切除术(EMR)和内镜黏膜下剥离术(endoscopic submucosal dissection,ESD),ESD能够完整切除大块病灶,便于准确进行病理评估,且术后局部复发率较低,现逐渐成为内镜治疗的主要方式。与传统根治手术相比,内镜治疗的5年生存率无明显差异,目前已经成为早期胃癌的标准治疗方式之一。

(2)晚期胃癌内镜姑息治疗:为缓解胃癌引起的流出道梗阻,内镜下支架置入相对微创,恢复进食时间短,是替代胃空肠吻合术的理想方式。但是支架置入后支架移位和再次梗阻等远期并发症发生率较高,与胃空肠吻合术的近远期效果并不完全相同。就症状解除、早期恢复进食而言,支架置入要显著优于胃空肠吻合,但是支架置入的晚期不良事件发生率远高于胃空肠吻合术,而胃空肠吻合能够更久地维持消化道功能。对于一般状况不佳,预期生存时间不长的患者,支架置入可能是个明智的选择。

理论上胃造瘘能使流出道梗阻需要持续引流胃液的患者受益,空肠造瘘可以通过肠内途径补充水、电解质和营养物质。但是由于胃造瘘和空肠造瘘术有相当高的手术并发症率,既不能很好地缓解症状,也不能延长生存,临床上较少采用。经皮内镜下胃造瘘术(percutaneous endoscopic gastrostomy,PEG)及内镜下空肠造瘘术(percutaneous endoscopic jejunostomy,PEJ)是在内镜引导和介入下,经皮穿刺放置胃造瘘管和(或)空肠造瘘管,以进行胃肠减压和(或)肠内营养。相对于传统的通过外科手术的胃造瘘和空肠造瘘术,PEG和PEJ具有操作简便、快捷安全、创伤小的优点。

2.手术治疗

根据治疗目的,胃癌手术可分为根治性手术、姑息手术和减瘤手术。前者又按照胃切除范围和淋巴结清扫范围的不同分为标准手术、缩小手术和扩大手术。所谓标准手术是指主要以根治性切除为目的及标准所进行的手术,要求行2/3以上胃切除术及D2淋巴结清扫术(图2-4),并据此进一步将胃切除和(或)淋巴结清扫范围小于标准根治术的手术定义为缩小手术,反之将联合其他脏器切除和(或)范围超过D2的淋巴结清扫定义为扩大手术。无法根治切除的胃癌伴有大出血、穿孔或幽门梗阻等并发症时为缓解临床症状所行的手术称为姑息手术,包括病灶切除手术、胃空肠吻合术、胃造瘘术、空肠造瘘术等。如果能够安全切除胃,则进行姑息性胃切除,如果切除较为困难或危险,则进行胃空肠吻合术等旁路手术。姑息手术能够缓解痛苦,提高生活质量,甚至能够延长部分患者生存时间,临床价值较为肯定。肿瘤无法根治切除(存在肝转移、腹膜转移等非根治因素)且无出血、狭窄等肿瘤产生的症状,单纯为减少肿瘤负荷、延长症状出现时间所采取的手术称为减瘤手术,目前减瘤手术的价值并不肯定,原则上不宜采用,仅经多学科充分讨论评估后可以审慎采用。

(1)早期胃癌的根治性手术:内镜治疗适应证以外的早期胃癌(T_1期)需采取手术治疗。无明显淋巴结转移者,常用术式包括D1或D1＋的保留幽门胃切除、保留大网膜胃切除、保留迷走神经功能的胃手术等保存功能的缩小手术。位于胃中部的肿瘤,下缘距离幽门4 cm以上的距离可选择保留幽门胃切除术。保留幽门的胃切除术要求保留幽门管1.5 cm,同时保留迷走神经的肝支和幽门支,胃右血管及幽门上淋巴结。与传统胃切除术相比,该手术不仅可以降低术后倾倒综合征和胆囊结石的发生率,而且可以避免十二指肠液反流。保留迷走神经功能的手术要求保留迷走神经的肝支和腹腔支,如此能降低胆囊结石、术后腹泻和消化吸收障碍的发生率。采用该术式会影响第 1 和第 7 组淋巴结的彻底清扫,故应严格掌握其适应证。位于胃上部的肿瘤,可保留 1/2 以上的胃,行近端胃切除术。术前和术中诊断肿瘤浸润深度存在局限性,且基本不可能通过目测确认淋巴结未转移。如果存疑,原则上进行 D2 清扫。早期胃癌(T_1 期)应确保肉眼 2 cm 以上的切缘距离。如果肿瘤的边缘不明,希望通过术前胃镜的活检确认肿瘤边缘,并用金属夹标记,以便决定术中的切除范围。

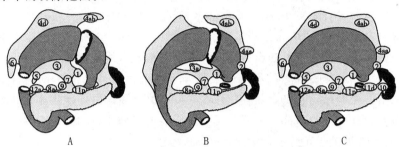

图 2-4　胃癌手术淋巴结清扫范围

A.远端胃手术 D2 淋巴结清扫范围;B.近端胃手术 D1＋淋巴结清扫范围;C.全胃手术 D2 淋巴结清扫范围

(2)进展期胃癌的手术治疗:手术治疗仍是治愈进展期胃癌的唯一可能方法。对于食管浸润 3 cm 以内的胃癌,开腹手术已成为标准手术径路。为充分显露下纵隔游离食管,必要时可以打开膈肌裂孔。如存在超过上述范围的食管浸润,且可进行根治性手术,则应考虑开胸手术。

作为进展期胃癌根治切除的标准式的一部分,D2 根治术治疗进展期胃癌的疗效及安全性已被大量的临床实践所证实,并被各大临床指南所接受。为了提高进展期胃癌的疗效,以往曾有人提倡施行扩大淋巴结清扫术,在 D2 手术基础上加行包括肝十二指肠韧带、肠系膜上动脉、腹主动脉旁甚至包括纵隔淋巴结在内的清扫术。目前预防性 No.16 清扫的意义已经被否定。如果在 No.16 转移病例中,没有其他的非根治因子,可通过 D2＋No.16 手术实现 R0 手术,但通常预后不佳。No.14v 清扫不包含在 D2 范围内,但是考虑到与 No.6 的连续性,无法否定转移至 No.6 的远端胃癌病例中 No.14v 的清扫价值。No.13 淋巴结转移属于 M_1,但由于在十二指肠浸润胃癌的根治切除病例中,也存在即便是 No.13 转移阳性,也存在长期存活的病例,因此 D2 (＋No.13)也是一种选择。

远端胃切除术后可选择毕Ⅰ、毕Ⅱ式或者鲁氏 Y 形吻合重建消化道。毕Ⅰ式操作相对简便,食物通过十二指肠更符合生理,术后 ERCP 不受影响,但是胃食管反流比其他重建方式更为常见。吻合有张力,或肿瘤下缘十分接近幽门局部复发风险大时不宜选择毕Ⅰ式吻合。近端胃切除术后直接将食管和残胃进行吻合有时可导致永久性胃食管反流和反流性食管炎,在食管与残胃之间间置一段长约 15～20 cm 的顺蠕动空肠可有效防止胃食管反流发生。全胃切除术后消化道重建方式种类繁多,目前以经典的鲁氏 Y 形食管空肠吻合最为常用。该术式的优点是手术简便,术后反流性食管炎发生率低。

(3)腹腔镜胃癌根治术:腹腔镜胃癌根治术与传统开腹手术相比,具有创伤小、失血少、恢复快、疼痛轻等众多优势,而与内镜手术相比,又能进行胃周区域淋巴结清扫,目前成为充满前景的胃癌手术方式。随着腹腔镜器械的不断发展及外科技术的不断完善,腹腔镜胃癌手术的经验迅速积累,操作流程日益规范。

腹腔镜胃癌手术的最初报道来自腹腔镜辅助远端胃大部切除(laparoscopy-assisted distal gastrectomy,LADG),针对近端胃癌的腹腔镜辅助全胃切除术(laparoscopy-assisted total gastrectomy,LATG)和腹腔镜辅助近端胃大部切除术(laparoscopy-assisted proximal gastrectomy,LAPG),由于其技术难度相对更大,特别是术后复杂的消化道重建及并发症增加等一系列问题,阻碍了其临床应用,目前仅限于一些经验丰富的中心开展。LATG手术的关键在于术后如何安全有效地完成消化道重建,针对这一难题,外科专家正在不断地探索新的食管-空肠或食管-残胃吻合技术。

3.化学治疗

早期胃癌可以通过手术治疗治愈。遗憾的是,胃癌确诊时大部分病例已属进展期,单纯手术疗效甚差,胃癌的化疗包括术前化疗、术中化疗、术后辅助化疗及姑息化疗。

(1)术前化疗:临床评估可根治切除患者的术前化疗称为新辅助化疗,对于不可根治切除病灶通过化疗后成为可切除称之为转化化疗。研究显示,新辅助化疗能起到降低肿瘤分期,提高根治性切除率,延长生存期的目的。目前大多新辅助化疗采用术前3个疗程化疗方案,一般要每4~6周评价1次疗效,以便随时调整治疗策略。化疗后3~4周手术,最迟一般不超过6周。

(2)术中腹腔温热灌注化疗:腹膜切除联合术中腹腔温热灌注化疗是目前治疗胃癌腹膜种植的重要手段,并有了一些长期生存的经验。对于无远处转移和腹膜后广泛淋巴结转移的病例,手术切除肉眼可见的肿瘤后辅以腹腔温热灌注化疗清除残余的微小癌灶,理论上可达到根治肿瘤的目的。进行广泛的减瘤手术,尽可能地切除肿瘤,最好能清除整个腹腔内所有肉眼可见的肿瘤病灶是治疗成功的保证。腹腔脏器脏腹膜种植时可尽量切除受累脏器,壁腹膜受累时则广泛切除。

(3)术后辅助化疗:目前有关胃癌术后辅助化疗的方案及辅助化疗持续的时间已经达成共识。一项在日本进行的Ⅱ~Ⅲ期胃癌D2术后替吉奥(S-1)单药辅助化疗对比单纯手术治疗的Ⅲ期随机对照临床研究,接受S-1单药辅助治疗的患者较单纯观察的患者5年无病生存率提高了11%,两组患者5年无病生存期(Disease-free survival,DFS)分别为65.4%和53.1%,5年生存率分别为71.7%和61.1%。S-1单药作为辅助化疗有减缓复发、提高生存率的价值。CLASSIC研究是一项在亚洲(韩国、中国大陆和中国台湾)进行的胃癌D2根治术后评价希罗达联合奥沙利铂(XELOX方案)辅助化疗的Ⅲ期临床研究。共有1 024例患者(包括Ⅱ期、ⅢA和ⅢB期)随机接受8个疗程XELOX方案治疗或单纯观察,XELOX组3年DFS较单纯观察组显著改善(74%对比60%,HR=0.56,$P<0.01$)。该研究为胃癌根治术后的辅助治疗又提供了一项具有高级别循证医学证据的选择方案。从进一步的分层分析中发现.对于分期较晚的Ⅲ期患者,强度更高的双药联合方案有比较好的降低复发及提高生存的优势。临床上化疗通常在术后3~4周进行,可采用S1单药口服化疗,也可采用联合方案(XELOX)。

(4)姑息化疗:随着药物的发展及治疗策略的不断优化,胃癌姑息化疗所获得的生存期正在不断被延长。与最佳支持治疗相比,生存获益已接近1年。氟尿嘧啶(5-FU)及其衍生物和铂类药物是胃癌姑息治疗的经典用药,紫杉类药物及靶向药物在晚期胃癌上的应用取得了良好的效果。曲妥珠单抗联合化疗与单独化疗治疗HER2阳性晚期胃癌或胃食管结合部癌(Trastuzumab in combination with chemotherapy versus chemotherapy alone for treatment of HER2-positive advanced gastric or gastro-oesophageal junction cancer,ToGA)研究奠定了靶向药物曲妥珠单克隆抗体联合化疗在*ERBB2*扩增的晚期胃癌上的治疗地位。

4.放射治疗

胃癌的放疗可降低局部复发率,部分研究还显示出生存的益处。不同组织类型的胃癌对放疗的敏感性差异较大,通常未分化癌、低分化腺癌、管状腺癌、乳头状腺癌对放疗均有一定敏感性;而黏液腺癌和印戒细胞癌对放疗不敏感,一般不宜作放射治疗。胃癌的放疗通常与化疗相结合,在放疗的同时采用氟尿嘧啶类药物进行化疗,以增进疗效。胃癌放疗常见并发症包括放射性胃肠炎、造血系统功能抑制、肝肾功能损害和一过性胰腺炎等。并发症轻者可在停止放化疗后数周内自愈,严重时可导致消化道出血、穿孔、吻合口瘘和重要脏器系统功能衰竭。

(1)新辅助放疗:新辅助放化疗能起到降低肿瘤分期,提高根治性切除率的目的。在胃癌的新辅助放化疗方面,目前还没有足够的循证医学证据证明新辅助化疗可以提高患者预后。

(2)术中放疗:术中放疗主要适用于胃癌原发灶已切除,肿瘤浸润浆膜面或伴有周围组织浸润,及伴有胃周围淋巴结转移者。伴有腹膜种植、广泛淋巴结转移或远处转移者禁忌做术中放疗。照射通常在完成切除手术进行消化道重建之前进行,照射剂量通常以 10～35 Gy 为宜。然而,由于术中放疗技术和设备要求均较高,操作复杂,临床上较难推广应用。

(3)术后放疗:胃癌根治术后局部复发或区域淋巴结转移是导致治疗失败的常见原因之一。作为手术的局部补充治疗,术后放疗有可能控制或消除术中残留的癌灶,降低局部复发率,并有可能改善患者的预后。

(侯长芳)

第三节 阑 尾 炎

一、常见型急性阑尾炎

急性阑尾炎是急腹症中最为常见的病种之一,也是外科领域中一个常见病、多发病,临床表现典型者诊断相对容易。但实际上,急性阑尾炎的临床和病理表现多变,也易被误诊,处理上偶尔也会遇到意外或复杂情况。本节提到的常见型急性阑尾炎,是指在成年患者中临床表现相对典型的常见病例,但不应由于病情简单而不予重视。

(一)概述

急性阑尾炎如能及时治疗,预后良好;但延误诊断或不合理治疗,也会发生严重并发症甚而死亡。瑞典的相关统计资料显示,1987～1996 年 117 424 例阑尾炎相关手术统计资料,患者中位年龄为 23 岁,男女分别占 50.7%和 49.3%。80.9%病例的出院诊断为阑尾炎,余为非外科性腹痛或淋巴结炎;20.2%存在阑尾穿孔;术后 30 d 内共死亡 287 例(0.24%),占每年 10 万人口中的 0.2%。在瑞典每 1 000 例阑尾切除术中,死亡率为 2.44‰,与年龄明显相关,其中 0～9 岁组为 0.31‰,20～29 岁降至 0.07‰,以后随年龄的增长而逐增,至 90～99 岁组可高达 164 例。在老年组的死亡原因多为心血管疾病(占 25.8%),穿孔性阑尾炎次之(占 19.9%),非穿孔性阑尾炎为 14.3%,合并肿瘤者为 12.9%。国内尚缺乏大宗病例统计,但因阑尾炎诊治问题引起的医疗纠纷者不在少数。国内急性阑尾炎的发病年龄以 20～39 岁组为多见,小儿不易配合和表达,易发生误诊;老年人反应差,并发症多,死亡率高,不能等闲视之。

(二)病因和病理

阑尾腔梗阻并继发细菌感染是急性阑尾炎的最常见病因。阑尾腔常因阑尾扭曲(与其阑尾系膜短有关)、腔内粪石、淋巴组织增生、肿瘤、寄生虫或异物等而引起阻塞,继而腔内细菌或身体其他部位感染的细菌(扁桃体炎或上呼吸道感染等)经血液循环进入阑尾壁致病。在少数无阑尾腔梗阻存在者,细菌感染则是急性阑尾炎的直接致病原因。

由于阑尾动脉是终末血管,与其他动脉极少侧支吻合,一旦栓塞,迅速引起阑尾壁坏死和穿破,故阑尾感染若不及时控制或行阑尾切除,阑尾坏疽和穿孔是其必然的结果。

病理和临床分类有急性单纯性阑尾炎、急性化脓性阑尾炎(又称蜂窝织炎性阑尾炎)、坏疽性和穿孔性阑尾炎、阑尾周围脓肿4型,后者是指炎性阑尾被大网膜等周围组织粘连包裹形成炎性包块,或是阑尾穿孔伴发局限性腹膜炎而形成阑尾周围脓肿,但将两者统称为阑尾包块并不妥当,两者的处理原则并不相同。

(三)典型的临床表现

分为症状、体征和实验室检查三方面。

1.症状

持续性腹痛是最主要的表现。腹痛位置多先位于中上腹或脐周,数小时后转移至右下腹,这一转移性腹痛是急性阑尾炎的特征表现。因为早期阶段阑尾炎症局限于其黏膜和黏膜下层,刺激自主神经,疼痛为反射性,范围弥散,程度不重,定位不明确;待炎症扩展至浆膜层或脏层腹膜,疼痛固定于右下腹,定位确切,是由体神经刺激的结果。20%～30%患者没有这一转移性腹痛特征,如阑尾黏膜层自主神经感受器已损害(见于慢性阑尾炎急性发作病例)或阑尾壁感染迅速蔓延至全层(见于小儿的血液循环细菌感染)而未能反映自主神经传导腹痛的情况时,故无转移性腹痛并不能否定阑尾炎的诊断。如起病时即有剧烈腹痛而后变轻,则需要首先排除其他病变,如女性的黄体或滤泡破裂、异位妊娠等。

不同病理类型的阑尾炎腹痛有所差异,如单纯性阑尾炎的腹痛常较轻微,呈持续性胀痛和钝痛;如渐加重成持续性剧痛往往提示化脓性或坏疽性阑尾炎。持续剧痛波及中下腹或两侧下腹,常为阑尾坏疽穿孔的征象。有时阑尾穿孔,神经末梢失去感受和传导功能,或腔内压力骤减,腹痛会有所减轻,但这种疼痛缓解是暂时的,且其他伴随症状和体征并未改善,甚至有所加剧。

单纯性阑尾炎也可伴有食欲缺乏、恶心、呕吐等胃肠道症状,盆位阑尾炎或阑尾坏疽穿孔因直肠周围炎而排便次数增多。并发腹膜炎、肠麻痹则出现腹胀和持续性呕吐。频繁腹泻者要首先考虑肠道炎性疾病。

全身症状极少,主要为不同程度的发热,在发生坏疽、穿孔之前,体温一般不超过38℃,且多出现在腹痛之后。如发热为首发症状,要首先考虑内科疾病。严重高热或伴寒战者仅见于化脓性门静脉炎或肝脓肿并发症之时。

2.体征

腹部压痛是壁腹膜受炎症刺激的表现,也是诊断急性阑尾炎的最重要证据,多数位于麦氏点(右髂前上棘与脐部连线的外、中1/3的交界处),但由于压痛部位取决于阑尾的位置,因此凡位于麦氏点邻近部位而不是真正的麦氏点位置,只要压痛点固定(指反复检查时其位置不变)者即为典型的体征。反跳痛和肌紧张等腹膜刺激征的轻重是阑尾炎症轻重程度的反映,要注意在肥胖或盲肠后位阑尾炎患者,腹部压痛可不明显,但可有反跳痛,后者有重要的诊断价值,提示阑尾炎症存在。结肠充气试验可帮助诊断,腰大肌试验提示炎症阑尾位置较深或呈后位,贴近腰大肌;闭孔内肌试验阳性提示阑尾位于闭孔内肌前方;直肠指诊有直肠右前方触痛提示炎症阑尾位于盆腔内。

在阑尾炎早期,尤其是阑尾腔有梗阻时,可出现右下腹皮肤感觉过敏现象,范围相当于第10~12胸髓节段神经支配区,位于右髂嵴最高点、右耻骨嵴及脐构成的三角区,它并不因阑尾位置不同而改变。如果阑尾已坏疽穿孔,则这三角区的皮肤过敏现象即消失。

3.实验室检查

一般见血白细胞计数和中性粒细胞分类升高,但其升高程度不一定与其炎症的严重程度成正比。粪、尿常规检查可以与其他疾病相鉴别。

4.影像学检查

在急性阑尾炎并发局限性或弥漫性腹膜炎时,腹部 X 线可见盲肠扩张和气液平、右下腹软组织影或穿孔所致的气腹等,偶可见钙化粪石,但该检查特异性差。B超检查可发现肿大阑尾或脓肿,是一种较有价值的手段,有报道其准确率可高达95%。CT扫描与 B 超有相似的效果,并可显示阑尾周围软组织影及其与邻近组织的关系,其敏感性达94%,但特异性仅为79%。腹腔镜探查也是可以选择的方法之一。但是需要强调的是这些特殊检查不是诊断阑尾炎所必需的,只有当诊断困难时选择性应用。

(四)诊断和鉴别诊断

1.诊断要点

诊断根据三大临床表现为主,即腹痛、压痛和血白细胞数及中性粒细胞分类增高。典型的急性阑尾炎诊断比较容易,但20%~30%患者缺乏典型的临床表现,误诊和漏诊时有发生,其主要原因在于草率从事和忽视不典型急性阑尾炎的多变的临床表现;或对转移性右下腹痛的理解出现偏差,而把其他疾病的右下腹痛均认为是急性阑尾炎的表现。另外,对于腹痛和压痛部位的认识不足也是误诊的原因之一,急性阑尾炎的腹痛和压痛通常位于右下腹,但如果中肠旋转异常、盲肠和阑尾异位,则腹痛和压痛部位会发生相应变化,故要重视病史的采集,详细询问腹痛的起始、性质和变更。腹部检查是重点,但也不能忽视胸部的检查。凡腹痛、压痛及血液检查三者均典型者,可列为诊断明确。如症状和体征中任一项典型者应列为可疑病例,宜严密观察随访,暂留急诊室,如其中伴有血白细胞数增高者要考虑腹腔镜探查。

对于急性阑尾炎的诊断不可仅仅满足于"是"与"不是",还应根据其临床表现估计其病理类型,以便制定相应的治疗方案。

2.鉴别诊断

鉴于很多疾病可以有右下腹痛病史,尤其女性患者,需予详细鉴别。首先需除外非外科疾病引起的急性右下腹痛,常见的有右下肺的大叶性肺炎、右侧胸膜炎、溃疡病、胃肠炎、代谢性疾病、过敏性紫癜、尿毒症等。这类疾病通常先有发热史,后出现腹痛,主诉多而模糊。女性患者要详细询问月经史,腹痛剧烈的要排除右侧输卵管妊娠破裂、右侧卵巢囊肿扭转、右侧卵巢滤泡或黄体破裂,作直肠指诊(在已婚妇女作阴道腹部双合诊)常有阳性发现;急性输卵管炎和急性盆腔炎多见于已婚妇女,通常发病初期即有明显发热,腹痛位置偏腹部下方。其次要与其他脏器引起的外科急腹症项鉴别,如胃、十二指肠溃疡穿孔、急性胆囊炎坏疽穿孔、肝肿瘤破裂出血、急性胰腺炎、梅克尔憩室炎等。需要仔细分析腹痛性质,如呈阵发性腹痛并向外生殖器区放射,要排除右侧输尿管结石,注意结石嵌顿时尿液检查可呈阴性,待腹痛缓解时反见血尿(肉眼或镜检)征象。盲肠后位炎症阑尾与输尿管邻近,尿液检查也可见少量红细胞,需做 X 线尿路平片。急性肠系膜淋巴结炎多见于儿童,常有上呼吸道感染病史,腹痛前后常有高热,体检腹部压痛范围较广,反跳痛不明显,有时很难与急性阑尾炎鉴别,可在短时期内重复比较。如此逐一排除,最后才考虑急性阑尾炎的诊断,这一思路可防止片面主观思维的错误。如果先入为主,一开始就考虑急性阑尾炎,病史询问中集中与之有关的问题而忽视重要的阳性病史,出现片面性和主观臆断的思维错误。

(五)治疗

1.开放的阑尾切除术

一旦急性阑尾炎诊断明确后,应尽早手术切除阑尾。如诊断不能完全肯定,经短期观察后症状和体征继续加重,尤其是右下腹压痛明显或已能排除内科疾病的可能,还是以手术探查为宜。如仍属可疑者,可按下节"可疑急性阑尾炎的处理"内容进行治疗。非手术治疗只适合于早期单纯性急性阑尾炎,因伴其他严重器质性疾病而禁忌手术者;或者感染已局限而形成炎性包块,且病情有进一步好转。

急症阑尾切除术的禁忌证包括阑尾脓肿经药物治疗后好转,不必急予手术,可择期行阑尾切除术;阑尾坏疽伴周围脓肿,尚未局限者;术中见阑尾脓肿周围粘连致密,解剖不清或组织严重水肿,不要强行剥离以解剖阑尾而致肠道损伤,改作引流术。

术前准备应在短期内补液以初步纠正失水和电解质紊乱,尤在病情较重、小儿或老年患者。全身感染严重或伴腹膜炎者应给予抗菌药物治疗,但在急性单纯性阑尾炎病例不宜常规使用抗菌药物。操作要点见下。

(1)切口选择:通常选择做右下腹麦氏切口,优点是更符合解剖学,肌肉和筋膜损伤最少;切口虽小,但距阑尾较近,瘢痕愈合好,不易发生切口疝等。但其最大的缺点是暴露不够,不能有效地详细探查腹内脏器。故凡诊断不完全肯定而需探查其他脏器者,以右腹直肌旁切口为好。

(2)寻找阑尾:宜首先找到盲肠,因阑尾部恒定位于盲肠 3 条结肠带的会合处。用海绵钳轻轻提起盲肠,沿纵行结肠带向下即可找到阑尾。尽量不用手接触阑尾,更不可用手指挖出阑尾。如未能找到,可扩大切口沿斜方向切开原切口的上、下端 1~2 cm。如在充分的显露下,仍不能找到者,要考虑盲肠后位阑尾的可能,将盲肠向左侧推开,使盲肠的外下方清楚暴露。切开盲肠外侧的后腹膜,游离盲肠并将其向内上方翻起,盲肠和结肠后面得以显露,有时仍不能发现阑尾,仔细触摸盲肠后壁,始能在其浆膜下摸到,切开浆膜,即可将阑尾分出。凡经努力仍找不到阑尾者应终止手术。

(3)分离阑尾系膜和切除阑尾:如系膜暴露容易,用阑尾钳或鼠齿钳夹住阑尾系膜向外提出,但不能钳夹阑尾本身。游离和全部提出阑尾后,用两把止血钳钳夹阑尾系膜,在其间切断和结扎贯穿缝扎。最后将阑尾自根部直至其尖端完整取出。

(4)处理阑尾残端:阑尾残端先后用纯苯酚烧灼(破坏残端腔内黏膜,以防黏液分泌和黏液囊肿形成),75%乙醇中和盐水棉签涂抹,弃去围在盲肠上的纱布,助手一手将无齿镊提起盲肠,另一手持蚊式止血钳将残端向盲肠内推入,使残端内翻,术者则收紧预置的荷包缝线后打结。残端的处理方法很多,术者可根据各自的实践经验和习惯采用不同的方法,如残端不推入盲肠内或推入后仅作荷包缝合。残端结扎处血管钳压榨几下,然后结扎,期望缝线在数天后脱落,不使结扎处和荷包缝合之间的残端有无效腔形成。也有主张以电灼法切除阑尾,残端结扎后不做内翻包埋,或用网膜或邻近组织覆盖,操作简易,效果也满意,但须注意电灼时易灼伤肠壁。前述的荷包缝合法在有些单位已长期习用,仍不失为一种可以应用的方法,但不宜应用于小儿阑尾切除术中,因幼儿的肠壁较薄,荷包缝合时易穿破肠壁。不管采用什么方法,若留有阑尾残端,不属阑尾全切除术,仍属近全切除范畴。

(5)缝合切口:依次缝合腹膜、肌筋膜、皮下和皮肤。

(6)引流物的放置:凡有下列情况,宜引流腹腔。①阑尾坏疽已伴穿孔;②伴腹膜炎和腹腔内积液、积脓;③阑尾残端周围组织水肿严重经估计愈合不良而有肠内容物渗漏可能者。凡阑尾无穿孔,伴有腹腔内清澄积液,可吸净积液而不予引流。在切除手术中,不慎挤破阑尾而污染腹腔不严重者,清洗后也可不予引流,但术后可适当应用抗菌药物治疗。

引流物有双套管和闭式引流塑料管两种,前者用于腹腔积脓、感染严重或有坏死组织者。引流管均需另作戳创引出引流管,不宜经切口引出,以免污染切口。引流管放置的数目依具体情况而定,阑尾残端附近髂窝必须放置一根,有积液、积脓处(如盆腔)也须放置一根。待感染控制和渗液量极少时先后分别拔除。

2.腹腔镜阑尾切除术

近年来,随着腹腔镜技术的发展,腹腔镜阑尾切除术得到广泛应用。诊断明确的急、慢性阑尾炎,排除腹腔镜手术禁忌后,多首选腹腔镜阑尾切除术;腹腔镜也可以作为诊断不能明确的疑似急性阑尾炎患者的探查手段。

腹腔镜阑尾切除术的禁忌证包括不能耐受全身麻醉,如严重的心、肺、肝等主要脏器功能不全;严重凝血功能障碍;妊娠期患者;肠梗阻伴有明显腹胀;阑尾穿孔合并急性腹膜炎;腹腔广泛严重粘连等导致不能进行穿刺;身体衰竭,如感染性休克等。

术前准备同开放阑尾切除术。腹腔镜屏幕置于患者右膝水平,术者立于患者左脚侧,扶镜手立于患者左头侧。患者体位在造气腹时取平卧位,置入腹腔镜探查全腹后改头低脚高的左倾位;若腹腔积脓时,宜采用头高脚低位的左倾位,以防止脓液流入膈下造成膈下感染,若术野显露不清,可采用小纱布推开小肠,以充分显露视野。具体操作要点见下。

(1)套管数量和位置:常用3枚套管(套管),脐上置入10 mm套管为观察孔,麦氏点、反麦氏点和耻骨联合上方2 cm阴毛处任选两点置入5 mm套管为操作孔(图2-5)。取耻骨联合上方穿刺点时,应注意预先留置导尿排空膀胱,以免穿刺损伤膀胱。

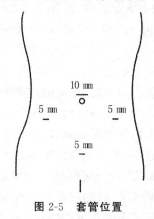

图2-5 套管位置

(2)腹腔镜探查:脐上缘做弧形切口,建立气腹[压力1.6 kPa(12 mmHg)左右],置入10 mm套管与镜头,再于麦氏点或反麦氏点置入5 mm套管,在肠钳辅助下探查腹盆腔积液性状、阑尾周围粘连情况及是否有脓肿形成等。

（3）手术步骤：顺结肠带找寻阑尾，如有粘连，可用电钩或超声刀予以分离；牵起阑尾，于其根部系膜上开窗，超声刀或结扎夹和自动结扎钳离断阑尾系膜，圈套器套扎阑尾根部，注意不要套扎过紧，以免造成切割，导致阑尾残端漏，再用超声刀距离阑尾根部 5 mm 处离断阑尾，阑尾标本装入异物袋取出；阑尾残端用电灼法去除黏膜；若阑尾炎性水肿明显或根部坏疽，残端电灼后再荷包缝合包埋；必要时于麦氏点套管孔放置引流。

（3）缝合切口：10 mm 穿刺口用胖圆针粗线缝合，5 mm 穿刺口创可贴粘合。

近来单孔腹腔镜或经自然腔道的内镜阑尾切除术也有开展，在病情允许、术者操作熟练或患者对腹壁外形要求高的情况下可以考虑应用，其操作要点同上。

3.阑尾包块的治疗

（1）治疗原则：已如前述，所谓阑尾包块者，有两种情况，一种是炎性阑尾与其周围组织包括网膜粘在一起成块，病史较短，仅 2～3 d 者仍可行急症手术，此时较易钝性分离粘连而完成阑尾切除手术。如粘连的网膜水肿严重，也可予一并切除。如病程历时较长，可先予抗菌药物治疗和继续观察。另一种是阑尾周围脓肿，均应暂缓手术，行保守疗法，伴急性腹膜炎时处福勒（Fowlers）半坐位，禁食 48 h，给静脉营养输注，给抗菌药物治疗，待包块逐渐缩小乃至消失，在 2～3 个月后再行阑尾切除。在保守治疗过程中，肿块无缩小趋向，或反见增大，体温和血白细胞值继续增高，则需行引流手术。

（2）脓肿引流术：切口同常规阑尾切除术。如阑尾容易见到而不需寻找或估计切除阑尾毫无困难者，可同时切除阑尾。否则，不应强行分离粘连，以免引起炎症扩散或肠曲穿破，仅置一引流管引流，待切口愈合后 2～3 个月再择期切除阑尾。

二、特殊类型急性阑尾炎

（一）小儿急性阑尾炎

1.发病情况

急性阑尾炎也是小儿急腹症最常见的疾病，虽较成人的发病率为低，但也不少见。更重要的是误诊率高、穿孔率高和死亡率高，必须引起足够的重视。

2.解剖和病理特点

幼儿和婴儿的阑尾腔多呈漏斗状，基底部较宽大，不易产生腔内梗阻。至年龄较大的儿童，阑尾腔渐变细，与成人的阑尾几乎无区别。系膜一般较阑尾为短，因而易使阑尾呈弯曲状。小儿的阑尾壁较薄，易发生缺血、坏死和穿孔，这是小儿阑尾炎的病理特点。在幼小婴儿中，细菌感染占主导地位，如在扁桃体炎、上呼吸道感染的链球菌经血液循环流至阑尾，由于阑尾壁内淋巴组织丰富，细菌停留于阑尾壁淋巴组织内而发生急性阑尾炎。链球菌感染以引起组织渗出为主，造成感染后容易扩散。幼儿的大网膜较短，不易包裹阑尾，一旦发生穿孔，也不易局限。

小儿阑尾炎的病理分型与成人者相同，但另有一型，称之痉挛性阑尾炎，由于小儿的肠蠕动活跃、生活环境和饮食改变等因素，使受神经支配的阑尾肌层和血管发生痉挛，所谓阑尾痉挛症促使阑尾壁的损害或加重原已存在的阑尾腔部分梗阻，而致阑尾炎发作，病理切片示阑尾壁正常，也仅一些嗜酸性粒细胞浸润和淋巴滤泡增生，有人认为可能系被蛔虫钻入而又退出所致，但缺乏直接证据。

3.临床表现特点

较大儿童急性阑尾炎的临床表现与成人相似，但在婴幼儿和年龄较小儿童的临床表现多不典型。

（1）腹痛：发病前常有扁桃体炎、咽喉炎、上呼吸道感染、肠炎等诱发因素。由于较小儿童不能准确主诉腹痛的演变过程。加上炎性渗出较早，腹痛的程度和范围也随之迅速加剧和扩大，甚至波及全腹。

（2）胃肠道症状：恶心、呕吐是最常见的症状，较成人多见。呕吐次数不多，量不大，少数有频繁呕吐。早期呕吐，多为反射性胃肠道痉挛的结果，较晚期往往是腹膜炎肠麻痹所致。腹泻症状较成人多见，容易引起脱水和电解质及酸碱平衡失调。

（3）全身反应：较成人严重，因腹腔内渗透毒素易迅速经腹腔吸收，发热发生较早且显著，39 ℃～40 ℃不在少数，有时出现全身中毒症状。

（4）体征：压痛和肌紧张，仍系小儿急性阑尾炎的重要体征。由于小儿的盲肠位置较高较游离，其压痛范围较大，且位置较高和偏内侧。由于小儿腹肌薄弱，腹肌紧张不明显，且不易取得配合，检查结果常不满意。

其他体征与成人型相似，但腹胀和肠鸣音减弱是小儿急性阑尾炎的特征。年龄越小，腹胀越多见，反映了胃肠功能抑制的结果。肠鸣音以减弱为多见，也有个别呈亢进，这与存在恶心、呕吐和腹泻等症状有关。

4.诊治原则

年龄较大的儿童诊断不难，年龄较小者的临床表现多不典型，故诊断较难。凡小儿有腹痛，甚至婴儿有呕吐、腹泻和原因不明的发热时，应保留急性阑尾炎的可能，设法进一步检查以确诊或排除这一可能性。尤要注意与肠系膜炎、淋巴结炎的鉴别。

由于小儿急性阑尾炎病情发展较快，易穿孔而发生腹膜炎，故一旦诊断明确，更应及早做手术治疗。手术操作基本上同成人型急性阑尾炎，如果作麦氏切口，应略较成人典型切口的位置为高。至于残端的处理，盲肠有炎症或水肿，荷包缝合相当勉强者一般不作荷包埋入残端。幼小婴儿有时阑尾根部粗而盲肠相当小，残端翻入后有成为肠套叠起点的可能，因此可以不予翻入，而取周围系膜组织覆盖缝严，以免残端暴露而发生粘连。婴儿盲肠壁薄，不宜做荷包缝合，因易穿破肠壁。

（二）老年急性阑尾炎

老年急性阑尾炎占急性阑尾炎总数的 1%～4%，其发病原因、病理、临床表现和诊断原则与成人型相似，以下仅指出老年型的不同点和特点。

（1）老年人并发症多，术后并发症和死亡率高，尤在 70 岁以后。

（2）老年人动脉大多硬化，一旦阑尾发炎而致动脉栓塞，易使阑尾迅速坏疽穿孔；老年人抵抗力差，免疫反应能力低下，使炎症较易扩散而不能局限，这是老年型急性阑尾炎的病理特点。

（3）老年人对疼痛反应迟钝，起病不如青年人突然，腹痛一般不剧烈，转移性腹痛出现较晚或不明显；老年人腹肌萎缩，腹肌紧张常不明显；全身反应如体温、脉搏和血白细胞数变化不如青年人明显。这些是临床表现的特点。

（4）鉴于上述临床表现特点，诊断有时不易而致误诊，治疗原则仍以早期急症手术为主，为了顺利度过手术和减少术后并发症，宜加强手术前准备和围术期护理。

（三）妊娠急性阑尾炎

妊娠期急性阑尾炎的诊断是比较困难的。恶心、呕吐常被误认为早期妊娠症状。妊娠后期，阑尾位置的变更使体征不典型而被忽略以致延误治疗。一旦发生穿孔和腹膜炎，胎儿和妊娠妇女的死亡率将明显增多,应慎重对待。

1.在妊娠期阑尾位置的改变

阑尾的位置随子宫的增大而被推向外上方。妊娠 2 个月时,阑尾基部的位置在髂耻线上两横指处;3 个月后,阑尾向上移位,约在髂嵴线下两横指处;4 个月后,在髂嵴下一横指处;5 个月后,大部分达髂嵴平面,甚至有 1/3 病例的阑尾超过髂嵴平面;6 个月后,有 2/3 病例在髂嵴平面以上;在 7 个月后,有 88% 妊娠妇女的阑尾移位至髂嵴平面以上约 1 横指半处;在 8 个月以后,93% 妊娠妇女的阑尾位置均超过髂嵴平面,平均在髂嵴以上两横指处。至分娩以后 10 d,阑尾才恢复至原来髂耻线上的位置。

阑尾的长轴方向也有改变:原阑尾的尖端是处于向下向内的方向;随着妊娠的进展,阑尾的长轴逐渐向内向上旋转,最后形成阑尾基部在下而其尾部在上的垂直位置。同样,盲肠的位置也随同被推向外上方。这一位置的改变,对诊断妊娠期急性阑尾炎造成了不少困难。

2.病因和发病机制

各家对于妊娠与急性阑尾炎的发病关系,尚未有统一的意见。妊娠 3 个月后子宫增大,迫使阑尾移位,并压迫了盲肠和升结肠,引起阑尾区域的循环不良。结肠和盲肠的蠕动减少,使粪便易于淤积,更增加了细菌繁殖的机会,容易引起阑尾发炎。如阑尾以往经常有炎症的发作,日益增大的子宫确能促进阑尾炎症复发,其复发率可高达 50%。

3.临床表现特点

在妊娠早期,恶心的发生较多见,此点须与妊娠早期反应相区别。

在妊娠中、后期,由于阑尾位置的变更显著,腹痛和压痛点也随之移至脐旁或脐上外方。胀大的子宫可能部分或全部覆盖了盲肠和阑尾,压痛受子宫影响可会不明显,或出现右后腰痛。

在体征方面,不能过分偏重于肌紧张或痉挛的存在,因在妊娠后期,腹腔前部被增大的子宫所占满,甚至当腹膜炎存在时,腹肌紧张或痉挛不易显现。

要注意,在正常的妊娠妇女,血白细胞计数一般较非妊娠者稍高。

总之,在妊娠后期,临床表现较不典型,在诊断时更要慎重考虑和仔细分析。

4.治疗原则

妊娠期急性阑尾炎的治疗原则依旧是早期手术切除阑尾,主要的问题在于如何减少早产和胎儿的死亡。由于大网膜被推离阑尾,感染局限的能力减弱,一旦发生阑尾穿孔,炎症不易局限,这给妊娠妇女和胎儿均带来莫大的危害。故无论在妊娠任何时期并发急性阑尾炎,依然以早期切除阑尾为上策,但要注意以下几点。

(1)切口的选择:其目的是改善阑尾的显露和减少子宫的牵动。在妊娠早、中期,切口的部位应随妊娠期的增长和压痛点而偏向上外方,切口稍长些。在妊娠后期,子宫增大而占满了腹腔前方,显露阑尾比较困难。尤当阑尾呈盲肠后位时,手术野显露不够令人满意。为了改善显露,常需牵开子宫,因移动了子宫,增加流产(妊娠早期)或早产(妊娠后期)的机会。在妊娠后期,也可尝试采用右上腹外侧斜切口。术时患者向左侧卧,右腰背下放置一枕头,使子宫移向左侧。在肋缘下两横指处,自腋中线开始,向下向内侧作斜行切口。切开部分背阔肌及腹内外斜肌,进入腹腔。这种切口的位置较偏向后方,切口在阑尾的后外侧,不受前方的子宫所妨碍,手术野显露较好,不须牵动子宫。在伴发的腹膜炎病例中,引流管自切口的下方戳创引出,不刺激子宫,引流也通畅,无发生早产的危机。

(2)麻醉:采用硬脊膜外麻醉,但剂量要酌减,因在同样的麻醉平面,妊娠妇女易受呼吸障碍的影响,故麻醉平面不宜过高。

（3）操作轻柔:尽量缩短手术时间。

（4）术后处理:对早期妊娠,给保胎药物,如黄体酮肌内注射,10 mg 每天 1～2 次,给药 3～7 d不等。术后给镇静剂,对减少子宫收缩有帮助,但剂量不宜过大过多,以免影响胎儿。

（侯长芳）

第四节　结肠、直肠息肉

凡是从黏膜表面突入肠腔的隆起性病变,在未确定病理性质之前统称为息肉样病变。息肉可有不同大小、形态、性质,有后天获得性或先天性,有良性或恶性,有症状或无症状,单个、多发或布满肠黏膜等类别。有的书中对多发或布满肠黏膜息肉称息肉病综合征。结肠、直肠息肉病和息肉病综合征,按病理类型可分为五大类。

新生物性息肉包括腺瘤（管状、管状绒毛状和绒毛状腺瘤）、类癌、结缔组织型（纤维瘤、脂肪瘤、脂肪肌瘤、淋巴瘤）。

炎性息肉又称假性息肉或继发性息肉,包括溃疡性结肠炎、克罗恩病、阿米巴病、血吸虫病、嗜酸性肉芽肿等。

错构瘤性息肉是指一种或数种组织异常混合性生长,有幼年息肉、黑斑息肉症、神经纤维瘤病等。

各种综合征指肠道内有息肉,肠道外有各种特殊病变和表现,如加德纳综合征,表现为肠内息肉病、皮肤囊肿、骨瘤和纤维瘤病变等;特科特综合征,表现为家族性息肉病,合并中枢神经系统恶性肿瘤等。

未分类增生性息肉又称为化生性息肉,是在结肠或直肠黏膜上无蒂的小结节,有的单个孤立,有的多发。颜色与周围黏膜相同,直径数毫米,多在 40 岁前后发生,常无症状,同时合并腺瘤和肠气囊肿等。以上分类比较全面,但可有交叉,且有的多见,有的极少见。

一、腺瘤

(一)病理

从临床角度考虑,腺瘤是息肉中最重要的一类,不仅它最常见,常引起症状,并且广泛地被认为是结肠、直肠癌的前期病变。世界卫生组织 1976 年建议根据组织学命名把腺瘤样息肉称为管状腺瘤,与它同类的还有绒毛腺瘤和管状绒毛腺瘤,而以管状腺瘤最多见。绒毛腺瘤又称绒毛乳头状瘤,少见,含有化生成分;管状绒毛腺瘤又称绒毛腺样腺瘤,混合含有绒毛和管状两种腺瘤组织,也较少见。腺瘤好发在直肠和乙状结肠,估计约有 2/3 发生在脾曲以下,在直肠内约占 28%～50%。初起是黏膜上隆起,逐渐长大成球形,大小不等,直径数毫米至数厘米,有的可达 10 cm,但大部分在 1 cm 以内,体积较大者可能会癌变,管状腺瘤直径小于 0.5 cm 者很少会癌变,而超过 2 cm 的癌变率高达 65%,绒毛腺瘤癌变率可高达 55%～75%。

(二)临床表现

症状因腺瘤的大小、数目、所在部位和绒毛结构不同而异。小型息肉可无症状。较大者因粪便压迫和刺激,表面可有糜烂或溃疡,因而出现出血和感染,粪便内可有血和黏液。血多附在粪便表面,色鲜红,量不多,混有黏液,有时会有较大量的出血。因长期慢性少量出血,可导致贫血。结肠内的较大腺瘤还可引起肠套叠,出现下腹绞痛、便秘,甚或肠梗阻症状。位于直肠内的腺瘤可产生排便次数增多或里急后重感。有蒂且较长者,排便时可由肛门脱出,可被误认为"脱肛"。绒毛腺瘤主要症状为排便时排出大量黏液,有时不排便也有黏液排出,称为假性腹泻,并有排便不尽或里急后重感。较晚期伴有出血,表示可能发生癌变。长期大量排出液体和黏液,24 h可丢失 2 000～3 000 mL 体液和电解质,因而出现严重脱水、低钠和低钾血症、代谢性酸中毒,甚至循环衰竭。

(三)诊断

直肠指诊、乙状结肠镜检和纤维结肠镜检是比较准确的诊断方法。位于直肠下端的腺瘤,直肠指诊能摸到突入肠腔的光滑、活动的圆形结节或肿块,质软,有弹性。良性的基底部多无硬变。内镜检查可见肿瘤表面为黏膜,淡红色或暗紫色;如蒂较长,纤维组织较多,血供减少,也可呈黄白色。内镜检查应窥视全部结肠以确定腺瘤的部位、大小、数目、有无蒂及蒂的长短,从而作为治疗的依据。钡剂灌肠或气钡双重结肠造影可见结肠和直肠内圆形阴影,但位于低位直肠内的腺瘤钡剂造影有时会漏诊,直肠指诊和结肠镜检查能够发现。

区分息肉有无恶变非常重要,临床上有以下几种表现可供参考:腺瘤直径超过 2 cm 者,癌变机会为 20%～50%;有蒂管状腺瘤癌变发生率是 2%,而无蒂绒毛腺瘤癌变发生率是 22%;分叶形态不整齐者如呈疣形或指形突出者,癌变危险性增加;腺瘤表面溃疡、质脆、内镜触及时出血,常是恶性表现;腺瘤底宽逐渐变细至一窄端,成为帽状,常含有浸润性癌。其他如年龄、有无家族史和生长速度等,对判断癌变有参考价值。

(四)治疗

直肠和结肠腺瘤按其大小、部位、有无蒂和有无癌变等选用不同的治疗方法。对良性有蒂的腺瘤,一般可经内镜圈套器摘除,小型无蒂的,在排除癌变可能后,可用活组织检查钳切除,切除后基底电灼。对大型无蒂或用内镜切除困难者需手术切除。直肠内腺瘤,一般经肛门或经骶切开直肠后壁再切除之。距肛缘 10 cm 以上的直肠或结肠腺瘤,经肛门会阴径路切除困难者,需经腹切开肠壁作局部切除或肠段切除。对摘除或切除的腺瘤均应作病理切片检查,有蒂者如仅顶部癌变而无蒂部浸润,可在严密观察下随访;如蒂内已有癌变,应按恶性肿瘤作广泛切除。广基的腺瘤以做肠段切除为好。对以上提及的高危条件中的腺瘤也应做肠段切除为宜;并作病理切片检查,如肠壁已有癌细胞浸润,应在积极准备下按结肠、直肠腺癌作根治性切除。绒毛腺瘤病变范围较广,边界不明显,局部切除容易复发,癌变发生率也较高,即使部位不很高的直肠绒毛腺瘤,经肛门切除多较困难,可考虑经骶直肠后径路做肠段切除或 ISR 手术。肠段切缘应距肿瘤边缘 1 cm 以上。近年来试用经肛门内镜微创手术(transanal endoscopic microsurgery,TEM)切除直肠息肉,该系统结合了腹腔镜和直肠镜的优势,有良好的暴露,结合使用超声刀技术,术中出血明显减少。对熟练的手术者,可以切除距离肛门 20 cm 以内的大肠新生物。但是,该手术对术者在腹腔镜下缝合技术要求较高,并且费用较高。

二、幼年息肉

多发生在婴儿和 10 岁以下的儿童,但也可发生于成人。

(一)病理

病理表现有其特征性。息肉剖面可见到小囊状肠腺扩张,囊内充满黏蛋白,因此过去曾称为黏液潴留囊肿。显微镜下可见黏膜有大量结缔组织,并有急性或慢性炎症细胞浸润。因此,有人认为是慢性炎症的继发症或局部刺激反应,将其归属为炎性息肉的一种类型。患者及其家属常有变态反应病史,故有人认为是变态反应的一种表现。这类息肉可能是固有层错构瘤畸形,与周围组织一起生长,通常在成年后就停止再生长,青春期后有脱落和退化趋向,这是因为息肉内缺乏黏膜肌层,蒂与体连接处常有坏死,从而容易自行脱落或退化。多数幼年息肉直径为 0.2～2.0 cm,有长蒂,呈圆形或卵圆形,红色,表面光滑,上覆黏膜,与其他周围正常黏膜相连,约 90% 幼年息肉发生在肛缘 20 cm 以内,单个者占 70%,也可有 2～4 个。

(二)临床表现

幼年息肉可发生多种症状,最常见的是排便带血或排便后滴血,色鲜红,且常有樱桃状肿物从肛门脱出,便后即自行缩回,也有约 10% 的病例发生蒂扭转,引起较大出血和息肉蒂自行截断而随粪便排出。腹泻、腹痛、里急后重、肛门瘙痒或脱肛等也较常见。结肠部位息肉偶然发生肠套叠而有肠梗阻和便血症状。有典型病史者诊断并不困难,肛指检查多能触及带蒂的软瘤。

(三)治疗

对局部脱出的长蒂息肉可经肛门结扎切除,也可用乙状结肠镜套扎摘除。对伴有结肠出血者的所有年轻患者,应采用纤维结肠镜进行诊断处理。

三、家族性腺瘤息肉病

家族性腺瘤息肉病(familial adenomatous polyposis,FAP)是常染色体显性遗传病,与 *APC* 肿瘤抑制基因突变有关,结肠内充满无数的腺瘤。它有癌变倾向,占大肠癌总数≤1%。

(一)病因和病理

本病是息肉病综合征中最常见的一种,临床上需与多发性腺瘤相鉴别,一般以数目来区分,超过 100 个以上者考虑为本病。其实家族性腺瘤息肉病的腺瘤往往是数以千计的,分布于直肠和结肠,有的小肠和胃内也有腺瘤,虽然此病占所有息肉病综合征的 90%,但是发病率还属很低,据统计,丹麦为 1/10 000,日本 0.5/10 000,多发生在青年,也有发生在婴儿和 40 岁以上的成年人。此病具有家族遗传因素,但不属于先天性疾病。它有很多类型,特征性地伴有胃肠道外不同病损而有不同命名。如伴有多发性骨瘤、表皮囊肿和软组织肿瘤者称为加德纳综合征,伴有中枢神经系统肿瘤者称为特科特综合征。近年还发现加德纳综合征可能与皮肤着色、胆囊癌、小肠类癌、肾上腺癌、膀胱移行细胞癌和下颌骨多发性囊肿等相关联。

(二)临床表现

家族性腺瘤息肉病早期可无症状,多因家族中有此病而进行检查时发现。典型的 FAP 都在青少年时期开始发病,随着年龄增长腺瘤逐渐增多长大,可小如米粒,大如核桃,布满全部肠黏膜,显微镜下所见同管状腺瘤,有的可见乳头状改变。这类息肉病最终会发生癌变,终生风险>90%,常合并有大肠外部位发病,如胃、十二指肠、甲状腺、脑及先天性视网膜色素上皮肥大等。十二指肠和壶腹癌是除大肠癌以外的最常见死因。仔细询问发现家族中有大肠疾病史,进一步用钡灌肠和内镜检查,纤维结肠镜检可行活检,使之与炎症性疾病相鉴别。一旦诊断明确,需行全胃肠道全面检查,以了解病变范围指导手术。

（三）治疗

鉴于家族性腺瘤息肉病迟早会发生癌变，确诊后应积极做外科治疗。按腺瘤在结肠内的分布、数目和有无癌变等，选用不同的手术方法。全结肠和直肠布满息肉适宜做全结肠、直肠切除和永久性回肠造口术或回肠储袋肛管吻合术。如盲肠内无腺瘤可保留回盲瓣做盲肠造口术。对直肠内腺瘤数目较少者可做直肠内腺瘤切除并做盲肠或回肠-直肠吻合术，切除有病变的结肠。对病变局限且较集中的病例，可做部分结肠切除吻合。术后2～3个月起，用纤维结肠镜复查，并经内镜用高频电或微波灼除残存于结肠、直肠的息肉，以防止癌变。对大肠外病变也应及时相应治疗。

（侯长芳）

第五节 结直肠癌

结直肠癌俗称大肠癌，是一种常见的消化系统恶性肿瘤，其发病有一定的地域特征，并与生活方式密切相关。

中国国家卫生健康委员会已发布《中国结直肠癌诊疗规范（2023版）》，我国结直肠癌的发病率和死亡率均保持上升趋势。2022年中国癌症统计报告显示，我国结直肠癌发病率、死亡率在全部恶性肿瘤中分别位居第2和第5位，其中2022年新发病例55.4万，死亡病例28.6万。其中，城市远高于农村，且结肠癌的发病率上升显著。多数患者在确诊时已属于中晚期。结直肠癌筛查可使结直肠癌的发病率和死亡率下降。我国在天津、上海、浙江和广州等地由政府组织的全人群结直肠癌筛查结果也证明了结直肠癌筛查的效益。目前，推荐的结直肠癌筛查方案主要是危险度评估和粪便潜血，若为阳性，再进行结肠镜检查。近年来粪便DNA检测可以进一步提高结直肠癌粪便初筛的效益。国外的经验还表明，在医疗资源较为发达的地区，直接应用3～5年1次的结肠镜检查，也可以取得较好的筛查效果。结直肠癌诊疗过程可能涉及手术、化疗、放疗、影像学评估、病理学评估、内镜等诊疗手段。研究表明，多学科综合治疗（multi-disciplinary treatment，MDT）的模式可改善结直肠癌诊疗水平。

目前普遍认为结直肠癌是一种与生活方式密切相关的恶性肿瘤，当饮食随着经济的发展逐渐由高纤维、低脂肪向高脂肪、高蛋白、低纤维过渡时，结直肠癌的发病率也逐渐升高，国内部分经济发达地区已经表现出这种趋势。随着经济的发展，该趋势将扩大到更广的范围，结直肠癌也将越来越成为威胁健康的重要因素。

一、概论

（一）病因

结直肠癌的病因复杂多样，包括遗传因素、生活方式和其他疾病等。结直肠癌的发生是一个渐变的过程，通常从正常黏膜到腺瘤形成，再到结直肠癌的形成需要10～15年的时间，期间需要肿瘤相关基因的多阶段参与，包括 APC、KRAS、DCC 及 TP53 等。结直肠癌的多种病因均通过加速上述过程中的一个或多个阶段促进癌变。

1.遗传因素与结直肠癌

遗传引起的结直肠癌主要见于家族性腺瘤性息肉病（familial adenomatous polyposis，FAP）

癌变和林奇综合征(Lynch syndrome)。FAP 是一种常染色体显性遗传性疾病,约占所有结直肠癌的 1%,90% 的患者携带抑癌基因 *APC* 的生殖细胞系突变,另有约 10% 的患者则携带 *MUTYH* 基因突变,这部分患者的息肉数量往往较少,也称为衰减型家族性腺瘤性息肉病(attenuated familial adenomatouspolyposis,aFAP)。FAP 常于青年时期发病,3/4 的患者在 35 岁以前癌变,50 岁以后几乎将全部发展为癌。林奇综合征,既往曾称为遗传性非息肉病性结直肠癌(hereditory nonpolyposis colorectal cancer,HNPCC),也是一种常染色体显性遗传疾病,约占所有结直肠癌的 3%,其发生机制是任一 DNA 错配修复基因(mismatch repair,MMR)(包括 *MLH1*,*MSH2*,*MSH6*,*PMS2* 和 *EPCAM*)突变引起微卫星中重复单位的插入或缺失,并引起微卫星功能发生改变,继而导致基因调节功能改变,最终加速腺瘤癌变。林奇综合征患者发生结直肠癌的总风险为 50%～80%,平均诊断年龄为 46 岁。其他遗传性结直肠癌还包括加德纳综合征、黑斑息肉病、家族性结直肠癌 X 型等。

结直肠癌的遗传易感人群包含任何携带 *APC*、*DCC*、*KRAS*、*TP53* 等基因突变的个体。上述基因的突变均能加快结直肠癌演进过程中的关键步骤,从而使结直肠癌发病可能性明显增加,发病年龄明显提前。国内外研究均发现结直肠癌患者的亲属发生结直肠癌的危险性较一般人群明显增加,除生活方式类似外,遗传易感性是其中更重要的原因。

2.生活环境与结直肠癌

大量流行病学研究表明,与遗传因素相比,生活方式对于结直肠癌的发生有着更加重要的作用。最经典的案例是中国和日本结直肠癌的发病率远低于美国,但中国和日本在美国的第二代移民的结直肠癌发病率明显升高,几乎达到美国当地人的水平。这间接表明结直肠癌的发病与生活习惯和膳食结构有着密切关系。通常认为,高脂肪、高蛋白、低纤维素的饮食增加了结直肠癌患病的危险性。其机制可能与胆汁酸的代谢有关,胆汁酸的脱羟作用在肠道内产生了致癌物质。高脂肪、高蛋白饮食使胆汁酸在肠道内通过缓慢且浓度升高,而高纤维饮食则使胆汁酸在肠道内被稀释且可以快速通过。研究发现动物脂肪及畜类动物蛋白的摄入与结直肠癌的患病风险呈正相关,而粗粮、蔬菜、水果的摄入与结直肠癌的患病风险呈负相关。因此,以禽类及鱼类蛋白代替畜类蛋白并增加植物性食品的摄入或可能降低结直肠癌患病的风险。另外,摄入过多的煎炸食品与腌渍食品也与结直肠癌的发生有关,前者在煎炸过程中蛋白质过度受热而产生某些致癌物质能促进结直肠癌发生;后者则与产生致癌物质亚硝酸盐有关。微量元素摄入的减少,尤其是缺钼、硒等与结直肠癌的发生可能相关,而钙的摄入量增加和远端结直肠癌的发生呈负相关关系。

经常参加体育锻炼或者从事体力劳动者结直肠癌(尤其是近端结肠癌)的患病风险降低,而经常处于坐姿的职业则患病风险升高。进一步的研究发现,高能量代谢与结直肠癌的发病呈负相关,基础代谢率则与结直肠癌的发病呈正相关,但其具体的生物学机制目前仍不清楚。吸烟与多种恶性肿瘤的发生均有关,在结直肠腺瘤的研究中也发现吸烟可以使发病率提高约 2/3,由于腺瘤是结直肠癌的癌前病变,该证据支持吸烟是结直肠癌发生的相关因素。

3.其他疾病与结直肠癌

结直肠癌的癌前病变包括结直肠息肉、腺瘤、炎症性肠病等。其中以结直肠腺瘤最为多见,约半数以上的结直肠癌由其演变而来。依据病理类型,绒毛状腺瘤癌变率约 30%～40%,管状腺瘤癌变率约 5%;依据腺瘤数目,单个腺瘤约 30% 癌变,2～5 枚腺瘤约 50%～75% 癌变,≥6 枚腺瘤癌变率约 80%;依据腺瘤大小,小于 1 cm 的腺瘤癌变率约为 1.3%,1～2 cm 的腺瘤癌变率约 9.5%,而大于 2 cm 的腺瘤癌变率则达到 46%。家族性腺瘤性息肉病(FAP)如不予治疗,3/4 的患者在 35 岁以前癌变,至 50 岁时几乎所有的病例都发生癌变。波伊茨－耶格息肉病也称黑斑息肉病,是一种家族性疾病,癌变率在 5%～22% 之间。溃疡性结肠炎与克罗恩病可以引起肠道的多发溃疡及炎症性息肉,发病年龄越小、病变范围越广、病程越长,其癌变的可能性越大。溃疡性结肠炎发生结直肠癌的风险较一般人群增加 20 倍,而克罗恩病发生结直肠癌的风险也较一般人群增加 5～10 倍。

血吸虫病与结直肠癌的发病也存在一定关系。血吸虫病高发地区其结直肠癌也明显高发。肝血吸虫病合并结直肠癌病例,癌组织周围可见大量陈旧性血吸虫卵的沉积。浙江省嘉善市在 20 世纪 70 年代曾是血吸虫病的流行区,也成为结直肠癌的高发区。

近年来有研究显示,胆囊切除和阑尾切除术后结直肠癌的患病风险明显增大。前者可能与胆囊切除术后胆汁分泌及进入肠道的规律紊乱,胆汁持续分泌与肠道内食物作用产生致癌物质有关;后者机制不明。

4.结直肠癌的早期筛查

结直肠癌的病因学基础决定了其可能预防和早诊早治 结直肠癌的早期筛查作为一种二级预防手段可以早发现和早治疗癌前病变和早期癌,从而有效地降低结直肠癌的死亡率。美国癌症协会(ACS)、美国胃肠病学会(American College of Gastroenterology,ACG)及美国国立综合癌症网络(National Comprehensive Cancer Network,NCCN)等以粪便隐血试验(facal occult blood test,FOBT)、结肠镜及气钡双重对比造影为基础提出了各自的大肠癌筛查指南。在过去的二十年中,美国结直肠癌发病率和死亡率下降,很重要的因素归因于早期筛查。我国由浙江大学郑树教授牵头开展了早期结直肠癌筛查实践,并形成一套适合中国国情的以高危因素调查问卷和粪便隐血试验为初筛,全结肠镜为精筛的筛查方案。继而中华医学会消化病学分会于 2011 年制定了中国结直肠肿瘤筛查、早诊早治和综合预防共识意见。上海市作为中国结直肠癌最高发的地区之一,开展了"上海市社区居民大肠癌筛查"项目,截至 2015 年 8 月已经累计筛查 178 万人,共发现结直肠癌高危对象 34 万人,其中 9.4 万人接受肠镜检查,共检出大肠癌 2 100 例,早期率在 40% 左右,同时还检出了结直肠息肉 1 万余例。其他的筛查方法还有螺旋 CT 仿真结肠内镜、胶囊内镜、粪便 DNA 检测和血浆 Septin9 基因甲基化检测等。

(二)病理

1.大体分型

(1)早期结直肠癌:癌组织局限于黏膜和黏膜下层称为早期结直肠癌。上皮重度异型增生及不能判断浸润深度的病变称高级别上皮内瘤变,如癌组织浸润固有膜则称黏膜内癌。工藤根据内镜下所见将早期大肠癌分为下列三型:①隆起型(Ⅰ型),又分为有基型(Ⅰp)、亚有基型(Ⅰps)和无基型(Ⅰs),多为黏膜内癌;②表面型(Ⅱ型),又分为表面隆起型(Ⅱa)、表面平坦型(Ⅱb)和表面隆起伴凹陷型(Ⅱc),多为侵犯黏膜下层型;③凹陷型(Ⅲ型),均为黏膜下层癌。约 42%～85% 早期大肠癌呈有基型,余 15%～58% 则呈无基型。隆起型腺瘤的恶变率低于平坦型,平坦型腺瘤的直径越大,恶变机会越高,而凹陷型病变的恶变率比平坦型更高。

(2)进展期结直肠癌:可分为下列几种类型。①隆起型,向肠腔内生长,瘤体呈球形或半球形,似菜花状,四周浸润少,预后好。②溃疡型,向肠壁深层生长并向四周浸润,早期可有溃疡,边缘不整齐,沿肠壁横向扩展,成环形;易发生出血、感染或穿透,转移较早。溃疡型又分为局限溃疡型与溃疡浸润型;前者溃疡肿瘤组织边缘呈堤状隆起,切面边界尚清;后者溃疡边缘无堤状隆起,主要向深层浸润生长,切面边界不清。③浸润型,癌肿沿肠壁浸润,使肠壁增厚,但表面常无明显的溃疡或隆起,累及范围广,转移早,预后差。④胶样型,少见,外形或呈溃疡或伴有菜花样肿块,但外观呈半透明胶冻样。

2.组织学分型

参照 2019 年出版发行的《消化系统肿瘤 WHO 分类》第五版,普通型腺癌中含有特殊组织学类型,如黏液腺癌或印戒细胞癌时应注明比例。

(1)腺癌,非特殊型。占绝大多数。镜下见分化不同的腺样结构,也可见少量神经内分泌细胞及帕内特细胞。国内又细分为管状腺癌及乳头状腺癌两种,后者恶性程度较低。

(2)锯齿状腺癌。

(3)腺瘤样腺癌。

(4)微乳头状腺癌。

(5)黏液腺癌。由分泌黏液细胞组成,以细胞外黏液湖或囊腺状结构为特征。癌细胞位于大片黏液中或位于充满黏液的囊壁上,预后较腺癌差。

(6)低黏附性癌。

(7)印戒细胞癌。是从黏液腺癌中分出来的一种类型。其胞质内充满黏液,核偏向一侧,呈圆形或卵圆形,典型的转移方式为腹膜播散及腹腔种植转移,预后很差。

(8)髓样癌。

(9)腺鳞癌。

(10)未分化癌,非特殊型。少见。癌细胞体积小,无腺上皮或其他分化特征的恶性上皮细胞肿瘤,呈圆形或不规则形,排列不整齐,浸润明显,易侵入小血管和淋巴管,预后最差。

(11)癌伴肉瘤样成分。

3.组织学分级

针对结直肠腺癌(普通型),可按照腺管形成比例分为高分化(>95%腺管形成)、中分化(50%~95%腺管形成)、低分化(0~49%腺管形成)和未分化(无腺管形成、黏液产生、神经内分泌、鳞状或肉瘤样分化)4 级;也可以按照 2019 版 WHO 将结直肠腺癌分成低级别(高-中分化)和高级别(低分化),并指出分级依据分化最差的成分。对于侵袭前沿的肿瘤出芽和分化差的细胞簇不应该包含到分级中,应该单独报告。

4.肿瘤预后分期

结直肠癌分期的依据是肿瘤浸润肠壁的深度、淋巴结转移的范围及是否出现远处器官转移。Dukes 分期目前临床上已较少使用。目前最常用的是由美国癌症联合委员会(AJCC)/国际抗癌联盟(UICC)制定的结直肠癌 TMN 分期系统(2017 年第 8 版),具体见表 2-5、2-6、2-7 及 2-8。

表 2-5　结直肠癌原发肿瘤 T 分期

分期	证据
Tx	原发肿瘤无法评价
T_0	无原发肿瘤证据
T_{is}	原位癌:黏膜内癌(侵犯固有层,未侵透黏膜肌层)
T_1	肿瘤侵犯黏膜下层
T_2	肿瘤侵犯固有肌层

分期	证据
T_3	肿瘤侵透固有肌层达结直肠周组织
T_4	肿瘤侵犯脏腹膜,或侵犯或粘连邻近器官或结构
T_{4a}	肿瘤侵透脏腹膜(包括大体肠管通过肿瘤穿孔和肿瘤通过炎性区域连续浸润脏腹膜表面)
T_{4b}	肿瘤直接侵犯或粘连邻近器官或结构

表 2-6 结直肠癌区域淋巴结 N 分期

分期	证据
N_x	区域淋巴结无法评价
N_0	无区域淋巴结转移
N_1	有 1～3 枚区域淋巴结转移(淋巴结内肿瘤≥0.2 mm),或存在任何数量的肿瘤结节并且所有可辨识的淋巴结无转移
N_{1a}	有 1 枚区域淋巴结转移
N_{1b}	有 2～3 枚区域淋巴结转移
N_{1c}	无区域淋巴结转移,但有肿瘤结节存在于以下部位:浆膜下、肠系膜或无腹膜覆盖的结肠周或直肠周/直肠系膜组织
N_2	有 4 枚或以上区域淋巴结转移
N_{2a}	4～6 枚区域淋巴结转移
N_{2b}	7 枚或以上区域淋巴结转移

表 2-7 结直肠癌远处转移 M 分期

分期	证据
M_0	无远处转移
M_1	转移至 1 个或更多远处部位或器官,或腹膜转移被证实
M_{1a}	转移至 1 个部位或器官,无腹膜转移
M_{1b}	转移至 2 个或更多部位或器官,无腹膜转移
M_{1c}	仅转移至腹膜表面或伴其他部位或器官的转移

表 2-8 结直肠癌的预后分组

分期	T	N	M
0	T_{is}	N_0	M_0
I	T_1	N_0	M_0
	T_2	N_0	M_0
II A	T_3	N_0	M_0
II B	T_{4a}	N_0	M_0
II C	T_{4b}	N_0	M_0

续表

分期	T	N	M
ⅢA	$T_1 \sim T_2$	N_1/N_{1c}	M_0
	T_1	N_{2a}	M_0
ⅢB	$T_3 \sim T_{4a}$	N_1/N_{1c}	M_0
	$T_2 \sim T_3$	N_{2a}	M_0
	$T_1 \sim T_2$	N_{2b}	M_0
ⅢC	T_{4a}	N_{2a}	M_0
	$T_3 \sim T_{4a}$	N_{2b}	M_0
	T_{4b}	$N_1 \sim N_2$	M_0
ⅣA	任何 T	任何 N	M_{1a}
ⅣB	任何 T	任何 N	M_{1b}
ⅣC	任何 T	任何 N	M_{1c}

注:cTNM 是临床分期,pTNM 是病理分期;前缀 y 用于接受新辅助(术前)治疗后的肿瘤分期(如 ypTNM),病理学完全缓解的患者分期为 $ypT_0N_0cM_0$。前缀 r 用于经治疗获得一段无瘤间期后复发的患者(rTNM)

5.临床与病理的联系

病理结果直接关系到结直肠癌患者的术后治疗和随访方案,并与患者预后密切相关。完整的手术病理报告的内容需要包括以下几点。

(1)患者基本信息

(2)大体标本情况,如肿瘤大小,大体类型,两端切缘距离肿瘤的长度。

(3)分化程度。

(4)肿瘤浸润深度(T 分期)。

(5)检出淋巴结数量、阳性淋巴结数量(N 分期)及癌结节数量。

(6)切缘情况,包括近端切缘、远端切缘及环周切缘。

(7)新辅助放疗和(或)化疗疗效评估:0 级,完全反应,无肿瘤残留;1 级,中度反应,少量肿瘤残留;2 级,低度反应,大部分肿瘤残留;3 级,无反应。

(8)脉管侵犯情况。

(9)神经侵犯情况。

(10)错配修复蛋白(MLH1,MSH2,MSH6,PMS2)表达情况;如确定为复发或转移性结直肠癌,应该包含 KRAS,NRAS 和 BRAF 基因状态。完整病理学报告可以指导临床医师制订治疗方案,但其前提又是临床医师填写详细的病理学诊断申请单,详细描述手术所见及相关临床辅助检查结果并清楚标记淋巴结。临床医师与病理医师的相互交流、信任和配合是建立正确分期和指导临床治疗的基础。

(三)结直肠癌的转移

转移是结直肠癌患者的一个重要死亡原因,转移途径包括淋巴转移、血运转移及种植转移等。

淋巴转移是结直肠癌的重要转移途径,淋巴结转移与癌的浸润程度有关。淋巴管在黏膜下层和浆膜下层最丰富。当癌侵入黏膜下层,即有发生淋巴道转移的可能。当肿瘤穿透肌层或浆膜下层时即会发生淋巴结转移,首先累及病变部位旁的淋巴结,然后发展至病变肠段系膜内供应动脉旁淋巴结,再按各自的引流途径到达肠系膜上或下动脉根部淋巴结,以后沿腹主动脉旁的淋巴结继续向上转移,故在晚期病例可出现左锁骨上淋巴结转移。当正常的淋巴流向受阻时,可跨越转移或逆行转移至原发部位邻近动脉分支供应区域的淋巴结。

血运转移是结直肠癌远处器官转移的主要方式,常见的转移部位依次为肝、肺、骨、脑。肝脏是结直肠癌最为常见的转移器官,15%~25%的结直肠癌患者在确诊时即合并肝转移,而另有15%~25%的结直肠癌患者在结直肠癌原发灶根治术后发生肝转移。其可能的机制:结直肠恶性肿瘤细胞突破基底膜及细胞外基质,通过门静脉系统回流至肝脏,通过肝脏的"捕获"作用在肝脏种植,得到肝动脉和(或)门静脉的血供而逐渐增殖。肺是结直肠癌转移的另外一个重要的靶器官,约10%的结直肠癌出现肺转移,但肺转移常伴随其他肺外器官的转移,所有结直肠癌肺转移的患者仅有20%~40%转移灶局限于肺。在结直肠癌转移过程中一些基因的作用也得到研究,如基质金属蛋白酶基因促进肿瘤突破基底膜,上皮钙黏素基因促进肿瘤在靶器官种植,血管内皮生长因子基因能够促进肿瘤新生血管的生成,为转移的肿瘤组织提供血供,而存活蛋白基因及 TP53 基因则抑制肿瘤的凋亡,促进肿瘤的增殖,使肿瘤迅速生长。

结直肠癌种植转移最常见的形式是腹腔种植及卵巢种植。典型的腹腔种植转移可见腹膜壁层和脏层、网膜和其他器官表面粟粒样结节。术后肿瘤种植转移指由于术中操作挤压、破坏或接触肿瘤组织,导致肿瘤细胞脱落、种植于伤口或腹腔中,在得到血供后生长并导致转移。无瘤原则是防止术后肿瘤种植转移最为有效的手段。卵巢转移可以由肿瘤种植而来,也可以由肿瘤直接浸润侵犯、血行转移及淋巴结转移而来。来源于结直肠的卵巢转移癌,若病理性质为印戒细胞癌并伴有卵巢间质肉瘤样浸润,可以称为库肯伯格瘤。以下对结肠癌和直肠癌予以分别叙述。

二、结肠癌

(一)临床表现

结肠癌的主要临床表现为腹痛、排便习惯和性状改变、腹部包块、肠梗阻和全身症状(如贫血、消瘦、乏力和低热等)。其临床表现与病灶大小、所在部位、病理类型有关。早期结肠癌患者在临床上可无任何症状,随着病程的进展,一系列症状和体征才逐步出现。因为右半结肠和左半结肠在胚胎发育上有所不同,其距肛门的距离和肠管直径也不同,还有结肠肝曲和结肠脾曲的存在,所以两部位结肠癌的临床表现有所不同。

1.结肠癌常见症状

(1)排便习惯及性状的改变:多为最早出现的症状。排便习惯改变常表现为排便次数增多,排便不畅,里急后重,腹泻、便秘,或腹泻与便秘交替出现;排便性状改变则多为粪便变形或变细,并有黏胨样便。

(2)血便:根据出血部位、出血量和速度,及肿瘤发展程度,可有柏油样便、黏液血便、鲜红色血便、便中带血或仅表现为粪便隐血试验阳性等不同表现。结肠癌有时不一定出现血便,有时表现为间断性和隐性出血。从另一角度,血便也不意味一定是结肠癌,很多肠道疾病如结肠腺瘤、结肠炎等都会出现血便。痔也是血便的最常见原因,但痔出血的血液覆盖在粪便表面,与粪便不混合,且呈鲜红色。而下段结肠癌的血便常与粪便混合,夹杂于粪便之中,还常伴有黏液、脓血,甚至有坏死组织,便血颜色也较痔出血为暗。

(3)腹痛和腹胀:腹痛与腹胀为结肠癌常见症状。腹痛性质可分为隐痛、钝痛与绞痛。定位不确切的持续性隐痛最为常见,排便时加重,约 60%～80% 的结肠癌患者可出现不同程度的腹痛。腹胀常为肿瘤引起不同程度肠梗阻的表现,阵发性绞痛伴明显腹胀和停止排气排便提示完全性肠梗阻。突发性全腹剧痛伴腹膜刺激征考虑肠穿孔可能。

(4)腹部包块:腹部包块约占右半结肠癌首诊患者的 60% 左右;左半结肠癌以腹部包块就诊的患者较少,约占 20%～40%。因结肠癌恶性程度较低,扪及腹部包块的大部分患者还可以行根治手术。肿块常可以推动,有时可能随体位而改变位置,特别是肿瘤位于横结肠或乙状结肠,肿块活动度更大。扪及肿块可以作为结肠癌的初步定位依据。

(5)全身症状:随着病程进展,患者可出现慢性消耗性症状,如贫血、消瘦、乏力及发热,晚期出现恶病质。晚期病例还可以出现黄疸、水肿、腹水等症状,有些可以在左锁骨上触及肿大淋巴结。

2.右半结肠癌临床表现

右半结肠肠腔宽大,肠腔内粪便为液状,癌肿多为溃疡型或突向肠腔的肿块形,很少形成环状狭窄,肠梗阻发生少,但容易破溃出血和继发感染。腹痛、排便性状改变、腹块、贫血、消瘦、低热或恶病质表现较左侧多见。

(1)腹痛:约 75% 的患者有腹部隐痛,初为间歇性,后转为持续性,常位于右下腹。如肿瘤位于肝曲处而粪便又较干结时,也可出现绞痛,类似胆绞痛。

(2)粪便性状的改变:早期粪便稀薄,排便次数增多,有脓血和黏液样便,肿瘤体积逐步增大而影响粪便通过时,腹泻与便秘常交替出现。粪便可以是暗红色或潜血试验阳性。

(3)腹部包块:就诊时半数以上患者可发现腹部包块。包块可能是癌肿本身,也可能是肿块浸润至肠外而引起周围组织器官粘连所形成的团块,肿块质地偏硬,可有压痛。

3.左半结肠癌临床表现

左半结肠肠腔较小,肠腔内粪便相对干结。左半结肠癌多数为浸润型常引起环状狭窄,硬结的粪便、环状狭窄及肠蠕动功能的减弱导致急、慢性肠梗阻更为常见。贫血,消瘦、恶病质等晚期现象相对少见,也较少扪及肿块。

(1)腹痛:突发性左下腹绞痛伴腹胀、肠蠕动亢进、停止排气排便,是癌肿伴发急性肠梗阻的主要表现;慢性梗阻时则表现为腹胀不适、阵发性腹痛、肠鸣音亢进、便秘,可见黏液脓血便。

(2)排便困难:半数患者有排便困难,随着病程的进展,排便困难愈见严重。如癌肿位置较低,还可有排便不畅和里急后重的感觉。

(3)粪便带血或黏液:由于左半结肠中的粪便渐趋成形,血液和黏液不与粪便相混,部分患者的粪便中肉眼可见鲜血和黏液。

(二)诊断

1.临床表现

结肠癌早期症状并不明显,对于年龄＞40 岁且有下述表现时应高度警惕患有结肠癌的可能:排便习惯改变或腹部不适;出现血性、脓性或黏液性粪便;出现进行性贫血、消瘦、乏力;扪及腹部肿块;肠梗阻相关症状。

2.疾病史和家族史

需要重点询问结直肠癌癌前病变和遗传性结直肠癌的病史和家族史。

3.体格检查

(1)一般状况评价:可有贫血、消瘦等表现,多见于右半结肠癌或晚期结肠癌。

（2）腹部体检：部分患者可触及腹部肿块；若出现肠梗阻，可见胃肠型及蠕动波等。

（3）直肠指诊：凡怀疑结直肠癌者必须常规行肛门直肠指诊，了解直肠肿瘤大小、质地、占肠壁周径的范围、基底部活动度、距肛缘的距离、肿瘤向肠外浸润状况、与周围脏器的关系、有无盆底种植等。直肠指诊对于低位直肠癌的诊断尤为重要，对于合并骶前种植的结肠癌也有一定的诊断价值。直肠指诊时需注意仔细触摸，动作轻柔，退指时观察指套是否血染。

4.实验室检查

（1）血常规，肝肾功能：消耗症状较重时可出现贫血，电解质紊乱等；肝转移的患者可能出现肝功能异常。

（2）癌胚抗原（carcino-embryonic antigen，CEA）：是常用的消化系统肿瘤的诊断方法，但敏感性较低，对于早期结肠癌诊断价值不大，对中晚期结肠癌具有一定诊断价值，常用于术后随访和检测复发转移。

（3）其他肿瘤标志物：糖类抗原（carbohydrate antigen，CA），比如 CA19-9、CA242、CA50、CA72-4、小肠黏蛋白抗原等也用于结肠癌的诊断；甲胎蛋白（α-fetoprotein，AFP）常用以鉴别原发性肝癌与结直肠癌肝转移，后者 AFP 值往往正常；若出现卵巢转移，则 CA125 可能升高。

（4）粪便隐血试验（fecal occult blood test，FOBT）：粪便隐血试验为常用的结直肠癌筛查方法，阳性结果并不表明一定有结直肠癌，但需要进一步深入检查以排除结直肠癌的可能；阴性结果也不能简单地排除结肠肿瘤的存在。

（5）粪便基因标志物：利用粪便中结直肠癌 DNA 标志物来诊断结肠癌近年来取得一定进展。利用对 *APC*、*KRAS*、*TP53*、长 DNA 及微卫星不稳定性标记 BAT26 的检测来诊断结肠癌，其敏感率可以达到 62%～97%，特异性则达到 93%～100%。有学者通过检测粪便中 *SFRP2* 基因甲基化来诊断大肠癌，其敏感性与特异性分别达到 99% 和 77%。

5.其他检查

（1）钡剂灌肠造影检查：为传统且常用的检查，但诊断率不高，近年来常用 X 线气钡双重造影来提高诊断率，但其假阳性与假阴性结果较多。肠梗阻、肠坏死、肠穿孔、进行性出血为其禁忌证。

（2）电子结肠镜检查：是诊断结肠癌的最主要的方法，可以明确肿瘤的大小、部位、形态，通过活检还可以明确病理诊断，对指导手术治疗具有重要价值。纤维结肠镜也可以用来治疗早期结肠癌，对晚期结肠癌进行姑息性治疗以缓解症状，及解除结肠癌造成的梗阻为进一步手术创造条件。相对禁忌证包括患者一般状况不佳，难以耐受检查；腹膜炎、肠穿孔、腹腔内广泛粘连；严重肛周或肠道感染；妇女妊娠期和月经期。

（3）超声检查：用于了解患者有无肿瘤转移，尤其是肝转移。具有方便快捷的优势。

（4）CT：CT 可以术前判定肿瘤位置，肿瘤是否穿透肠壁，邻近器官有无侵犯，有无淋巴结转移及有无远处转移。其针对＞1 cm 的肝转移灶的敏感性和特异性可达 90%～95%。CT 可以在术前对于结肠癌进行准确分期，为合理治疗提供依据。

（5）MRI：主要用于评价肝转移病灶，肝被膜下病灶及骶前种植病灶等。

（6）PET/CT：在临床的应用越来越广泛，但不常规使用，对于术前检查提示Ⅲ期以上结肠癌，可能合并远处转移，和结肠癌术后复发转移的检测具有一定的优势。检查费用较高，需考虑患者经济承受能力。

(三)治疗

1.手术治疗

若肿瘤可以完全切除,则宜首选根治性切除手术;若术中发现肿瘤已不能完全切除,则可以考虑姑息性减瘤手术或结肠旁路手术以解除肠梗阻等并发症。

(1)结肠癌术前准备:以放化疗为主的辅助治疗已成为直肠癌治疗的重要组成部分,因此,对直肠癌患者应依靠多学科协作(外科、放射科、肿瘤科等),共同制订治疗策略。

术前评估患者全身各系统器官功能,调节患者全身情况,以使患者能够耐受手术。

尽管从理论上通过术前化疗可以减少肿瘤的负荷,增加肿瘤切除的可能性,减少术中肿瘤的播散而引起的转移,但目前的循证依据并不支持在无转移的结肠癌患者中应用术前化疗。但对于肿瘤复发或转移性结肠癌患者,术前化疗有明显的获益,目前较为有效的药物有氟尿嘧啶(5-Fluorouracil,5-FU)、奥沙利铂(Oxaliplatin,L-OHP)和伊立替康(Irinotecan,CPT-11)等,还可以考虑联用靶向治疗。根据给药途径可分为经静脉全身化疗和动脉插管区域化疗等。其中,对于转移灶无法切除的转移性结肠癌患者进行联合分子靶向药物的化疗的疗效已有公认:单纯化疗的肝转移灶转化切除率约为10%,若联合靶向治疗,可将转化切除率进一步提高至25%左右。

此外,术前局部化疗预防术后肝转移发生的研究目前尚处于探索中。复旦大学附属中山医院对Ⅲ期结直肠癌患者采用了术前肝动脉联合肿瘤区域动脉灌注化疗的策略,具体方案为5-氟脱氧尿苷1 000 mg、奥沙利铂100 mg、丝裂霉素20 mg,分别灌注于肿瘤区域动脉和肝动脉,结果显示可降低Ⅲ期结直肠癌术后肝转移的发生率、延缓肝转移的发生时间和提高术后3年生存率。

(3)肠道准备:包括肠道清洁和减少肠道细菌两个方面,目的为减少术中污染及术后感染的机会。传统的肠道准备包括术前3 d开始口服半流质饮食,术前1~2 d流质饮食;同时口服泻药,可选择的泻药包括甘露醇、50%硫酸镁、番泻叶及乳果糖等;口服抗菌药物,通常选用庆大霉素和甲硝唑,每天3次,同时给予维生素K。

传统的肠道准备过程复杂,目前多选用快速肠道准备,即口服聚乙二醇电解质,其成分包括聚乙二醇、无水硫酸钠、氯化钠、氯化钾、碳酸氢钠等。聚乙二醇电解质中的高分子长链聚合物不被肠道吸收,增加了局部的渗透压,使水分保留于结肠肠腔内,粪便被软化、含水量增加,促进肠蠕动而产生导泻的效果。同时加入了电解质,能够保持电解质平衡。常用方法为成人用量2包,每包以1 000 mL水稀释,共2 000 mL液体在1~1.5 h内口服完毕。一般4 h后即可达到满意的肠道准备效果。

然而,21世纪初北欧国家提出的结直肠手术快速康复外科方案(enhanced recovery after surgery,ERAS)逐渐受到关注。ERAS主张不常规行机械肠道准备。一直以来,术中肠道内容物的存在被认为与吻合口瘘相关,故而机械性肠道准备被认为是减少吻合口瘘和感染并发症行之有效的方法,但是这个理念并不是基于坚定的事实,而是更多地依赖专家的观念。目前越来越多循证医学证据对结直肠手术术前机械性肠道准备提出质疑。另外,ERAS方案认为术前口服抗菌药物肠道准备也缺乏依据,可以取消。

(2)根治性手术:结肠癌根治术的解剖基础为结肠的淋巴引流与结肠的营养血管相伴行,分为结肠边缘淋巴结、中间淋巴结及主淋巴结。边缘淋巴结为肿瘤上下5 cm以内肠旁的边缘动脉与肠壁之间的淋巴结,主淋巴结为结肠血管根部周围的淋巴结,中间淋巴结为位于结肠系膜内的动脉干及其分支动脉周围的淋巴结,通常分为5组,包括回结肠淋巴结、右结肠淋巴结、中结肠淋巴结、左结肠淋巴结及乙状结肠淋巴结。相邻的血供动脉旁淋巴结有交通。因此结肠癌根治术的原则为距离肿瘤5~10 cm的肠段连同原发病灶、结肠系膜和淋巴结一并切除,清扫肿瘤部位所在的一组及上下两组的淋巴结,包括边缘淋巴结及主淋巴结。

右半结肠切除术(图2-6,图2-7)包括盲肠及升结肠癌的根治性切除,应同时切除回肠末段15~20 cm、盲肠、升结肠、横结肠右半部及相关的系膜和脂肪组织,切除部分大网膜。切断及切除回结肠动脉、右结肠动脉、结肠中动脉右支及其伴随的淋巴结。结肠肝曲癌切除范围应超过横结肠中段。

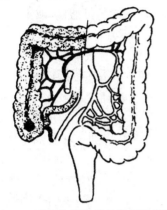 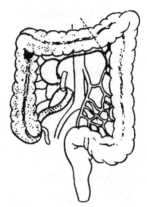

图2-6　盲肠和近段升结肠切除范围　　　　图2-7　上段升结肠和肝曲切除范围

横结肠癌根治术(图2-8)的切除范围包括升结肠上1/3、横结肠及降结肠上1/3,并切除相关的系膜、脂肪及淋巴结,完全切除大网膜,切断结肠中动脉、右结肠动脉及左结肠动脉的上升支。

结肠脾曲癌根治术(图2-9)不必切除乙状结肠,切除范围包括横结肠左半、脾曲及降结肠,并切除相关系膜及脂肪组织,切断结肠中动脉左支及左结肠动脉,清扫所属区域淋巴结。

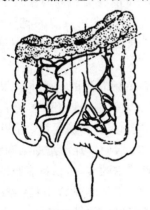 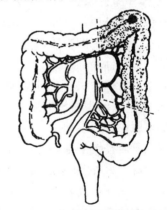

图2-8　横结肠癌手术切除范围　　　　　　图2-9　结肠脾曲癌切除范围

左半结肠切除术(图2-10)切除的范围包括横结肠左半、降结肠、部分或全部乙状结肠,及相关的系膜和淋巴组织。切断结肠中动脉左支,左结肠动脉,或乙状结肠动脉,清扫相关区域淋巴结。

乙状结肠癌根治术(图2-11)切除的范围包括降结肠下段、乙状结肠及直肠中段以上,切除相关系膜、脂肪及淋巴组织,切断乙状结肠动脉,或切断肠系膜下动脉根部及直肠上动脉,清扫区域淋巴结。

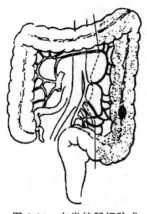

图 2-10　左半结肠切除术

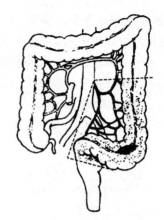

图 2-11　乙状结肠癌切除术

　　过去 30 年直肠癌治疗效果显著改善,患者生存已超过结肠癌。主要原因与实行全直肠系膜切除(total mesorectal excision,TME)有关。2009 年霍恩伯格等提出了与 TME 相对应的全结肠系膜切除(complete mesocolic excision,CME)的概念。TME 和 CME 有相同的胚胎学理论基础,即在中肠或后肠的脏层和壁层筋膜间有一个潜在的无血管胚胎性解剖间隙,在直肠被希尔德称为"神圣平面"。上述胚胎学层面在左侧继续向上延续,经乙状结肠、降结肠,达胰腺背侧及包绕脾脏,右侧由盲肠向上经升结肠,达胰头十二指肠,终于系膜根部,结肠的淋巴引流被结肠脏层筋膜像信封一样包被局限于系膜内,而开口于血管根部。因此,根据 CME 的概念,手术中应在直视下锐性游离脏壁层间筋膜间隙,保持脏层筋膜的完整性,根部充分暴露营养血管结扎之。如此可最大限度地减少腹腔肿瘤播散和获得最大限度地区域淋巴结清除,从而获得更低的局部复发和更好的生存受益。

　　CME 手术虽有收益,但是手术难度高于常规手术,并发症可能性增加等因素均限制了其推广应用。目前尚无高质量的随机对照试验支持 CME,但是 CME 概念的提出拥有外科、解剖和胚胎学理论基础及一定的临床证据,为结肠癌治疗效果进一步改善带来了希望,并有望成为结肠癌手术的质量控制标准。

　　随着微创外科的发展,腹腔镜结肠癌手术已经逐渐成熟。结肠癌腹腔镜手术的根治性切除原则同开腹手术一样,但需要有经验的医师来进行,对无经验、非专科训练的医师,常达不到手术根治的程度。腹腔镜手术的主要优点在于手术创伤小,术后粘连少,术后恢复快。但并不是所有结肠癌都适用于腹腔镜手术,一些肿瘤巨大、周围组织受侵明显、腹腔粘连严重的结肠癌,腹腔镜操作往往很困难。另外,在腹腔镜手术时应时刻做好中转开腹手术的准备,以备腹腔镜手术难以操作或出现大出血等严重并发症时可以随时中转为开腹手术。新近出现的 3D 腹腔镜技术,是传统腹腔镜技术的进一步发展,具有三维立体的手术视野和手术操作的纵深感。3D 腹腔镜结肠癌根治术具有和传统腹腔镜手术相同的适应证,手术操作步骤和技巧也基本一致,正在国内逐步推广。

　　腹腔镜手术在不断成熟和推广的过程中,也在与其他结直肠外科的新兴概念相融合。CME 手术最初由霍恩伯格提出时以开腹手术的方式完成,后续推广过程中,多个中心均通过腹腔镜完成 CME 手术,发现无论从手术时间,并发症发生率,还是标本质量方面来看,腹腔镜 CME 是安全可靠的。

机器人结肠癌根治术与传统腹腔镜相比,机器人在构造上有诸多优势,比如灵活的机械臂,精准的操作,稳定的镜头及三维视野等,这些优势使得机器人在狭小空间内的手术中表现突出。因此,在结直肠癌领域,机器人更加适合于直肠癌或乙状结肠癌根治术。对于右半结肠癌根治术,也有少量研究对比了机器人手术和腹腔镜手术,大部分为回顾性研究,结果显示机器人右半结肠癌根治术是可行、安全可靠,在术中出血量、中转开腹比例及围术期并发症发生率等方面均与腹腔镜手术相仿。但是机器人右半结肠癌根治术手术时间长,费用高,这些都是限制其推广应用的因素。

2.化疗

化疗是结肠癌的重要的综合治疗手段之一,对于已行根治性切除的结肠癌或已行 R0 切除的转移性结肠癌,术后辅助化疗可以降低术后复发和远处转移风险。对于可 R0 切除的转移性结肠癌,新辅助化疗可以减少术后复发的概率,增加治愈的可能性;对于无法 R0 切除的转移性结肠癌,术前化疗可能使肿瘤降期,增加肿瘤及转移灶的根治性切除机会;化疗还可以作为晚期失去手术指征患者的治疗手段,减缓疾病进展及延长生存时间。目前应用于临床的结直肠癌化疗药物包括奥沙利铂(L-OHP)、依立替康(CPT-11)、氟尿嘧啶(5-FU)及其前体药物、氟尿嘧啶增效剂亚叶酸钙(Calcium folinate,LV)等。各种化疗药物均以 5-FU 作为基础,不同的组合衍生出不同的化疗方案,目前临床常用的化疗方案列表如下(表 2-9)。

表 2-9　结直肠癌常用化疗方案

方案	药物	剂量	给药方式	给药时间	给药间隔
mFOLFOX6	L-OHP	85 mg/m²	静脉滴注	D1	2 周
	LV	400 mg/m²	静脉滴注	D1,D2	2 周
	5-FU	400 mg/m²	静脉推注	D1,D2	2 周
	5-FU	1 200 mg/m²	静脉滴注	D1,D2	2 周
FOLFIRI	CPT-11	150～180 mg/m²	静脉滴注	D1	2 周
	LV	200 mg/m²	静脉滴注	D1,D2	2 周
	5-FU	400 mg/m²	静脉推注	D1,D2	2 周
	5-FU	1 200 mg/m²	静脉滴注	D1,D2	2 周
CapeOX	L-OHP	130 mg/m²	静脉滴注 2 h	D1	3 周
	Cape	1 000 mg/m²	口服每天两次	D1～D14	3 周

L-OHP:奥沙利铂;LV:亚叶酸钙;5-FU:氟尿嘧啶;CPT-11:依立替康;Cape:卡培他滨

(1)常用化疗药物

氟尿嘧啶是用于结肠癌化疗最早的有效药物,并且目前仍是常用化疗方案中最基本的药物。5-FU 是尿嘧啶的同类物,进入人体细胞后可转化为有效的氟尿嘧啶脱氧核苷酸,通过与脱氧胸苷酸合成酶结合,阻断脱氧核糖尿苷酸转化为脱氧胸苷酸,而干扰 DNA 的合成,达到抗肿瘤的作用。5-FU 是时间依赖性药物,维持一定时间的血药浓度可以明显加强其疗效,因此目前强调采用持续静脉滴注。

亚叶酸钙是 5-FU 增效剂,常与 5-FU 联合应用以提高其效果,单药使用无抗肿瘤作用。大致机制为 5-FU 的活性形态氟尿嘧啶脱氧核苷酸能与胸苷酸合成酶结合而干扰 DNA 合成,LV 可与二者形成更加稳定的三联复合物而加强 5-FU 的作用。

奥沙利铂是第三代铂类抗癌药物,为结直肠癌化疗的一线药物。在体内和体外研究中,均可观察到奥沙利铂与 5-FU 联合应用的协同细胞毒作用,具体机制不详。奥沙利铂联合 5-FU 和 LV 的 FOLFOX 方案是目前结直肠癌术后辅助化疗和晚期结直肠癌姑息化疗最有效的方案之一。FOLFOX 方案依据用药剂量不同及 5-FU 给药方法的不同分为 7 种,临床最常应用的为改良的 FOLFOX6 方案,即 mFOLFOX6。

伊立替康最早作为 5-FU 和 LV 化疗无效的二线药物,后 CPT-11 联合 5-FU 和 LV 的方案,即 FOLFIRI 方案,经临床研究证实用于进展期结直肠癌的姑息化疗可以明显改善预后。CPT-11 及其活性代谢物 SN-38 可与拓扑异构酶 i-DNA 复合物结合,从而阻止断裂单链的再连接,达到抗肿瘤的作用。CPT-11 并不建议用于结肠癌的新辅助化疗和辅助化疗,但其与奥沙利铂一样可以为进展期结直肠癌首选的化疗药物之一。临床最常应用的方案为 FOLFIRI。

卡培他滨是 5-FU 的前体,是一种口服化疗药物。卡培他滨在肿瘤组织内转化为 5-FU,进而发挥治疗作用。由于卡培他滨转化为 5-FU 需要胸腺嘧啶磷酸化酶的催化,而肿瘤组织中此酶的浓度要高于正常组织,所以卡培他滨可以在肿瘤内发挥更大的作用而对于正常组织的毒性作用相对减少。卡培他滨为结直肠癌一线治疗药物之一,可以单药应用,单药剂量为 2 500 mg/m² 每天一次口服,持续 14 d,然后休息 7 d,每 3 周为 1 个周期;也可与奥沙利铂联合为 CapOX 方案,文献报道其与 FOLFOX 方案相比,疗效相似而毒性降低。

去氧氟尿苷是氟化嘧啶衍生物中的新型 5-FU 前体,该药在肿瘤组织中能将高活性的嘧啶核苷磷酸化酶转换成 5-FU,从而起作用,具有选择性的抗肿瘤效应。

优福定是替加氟与尿嘧啶以 1∶4 比例配制而成的复合药物,与亚叶酸钙口服片剂联合应用适合于老年患者及难以耐受静脉化疗的晚期结肠癌患者。

(2)辅助化疗:是结肠癌根治术后最重要的辅助治疗手段,其主要目的是降低远期复发转移的风险,一般选用经静脉全身化疗的方式。2000 年以前,辅助化疗方案仅有氟尿嘧啶联合亚叶酸钙。此后,随着奥沙利铂及卡培他滨等化疗药物的相继出现,辅助化疗的效果有了极大的提升。著名的 MOSAIC 研究对比了 FOLFOX 方案和氟尿嘧啶联合亚叶酸钙方案在结肠癌辅助化疗中的效果,结果显示,FOLFOX 方案可以显著提高术后 3 年无疾病生存率(78.2% 对比72.9%)。另外 CapOX 方案也有相应的随机对照试验支持其疗效。但关于伊立替康用于辅助化疗的多个临床试验均发现,无论推注或输注 5-FU/LV 联合伊立替康,均不能带来有意义的生存获益,而且化疗毒性风险增加,因此伊立替康不应常规用于结肠癌的辅助化疗。

结肠癌根治术是否需要辅助化疗由其病理报告决定。Ⅰ期患者不需要辅助化疗;Ⅱ期患者存在争议,一般认为有高危因素的患者需要辅助化疗,包括 T₄;肿瘤伴穿孔或梗阻;淋巴管、血管、神经侵犯;检出淋巴结<12 个;肿瘤为低分化或未分化(MMR 高频突变患者除外);Ⅲ期必须行辅助化疗。建议辅助化疗持续时间为半年。

(3)姑息化疗:是进展期结肠癌综合治疗的重要治疗手段,可以使部分原无手术指征的结肠癌或有转移患者获得手术切除的机会。根据给药途径可分为经静脉全身化疗和动脉插管区域化疗等。化疗方案通常与术后辅助化疗方案相同,其中伊立替康在晚期肠癌中的疗效得到多项临床试验证实,并可以根据疗效为术后的辅助化疗做出指导与评价;动脉插管区域化疗主要针对肝转移病灶,常用的方法为肝动脉灌注化疗。HAI 即在影像学引导下,选择肝内肿瘤的滋养动脉,有针对性地输注化疗药物,其可以单独或与全身化疗一起使用,常用药物包括氟脱氧尿苷、奥沙利铂、丝裂霉素等,还需加用地塞米松及肝素等预防急性毒性反应或血栓形成。HAI 可以一次性注入药物或者置泵持续注入药物,用药剂量文献报道各有不同。文献报道全身化疗或 HAI 应用于原不可切除的结肠癌肝转移患者,给药 3～8 个疗程不等,通常 3～4 个疗程评估一次手术可能性,可以使约 20% 原本已无手术机会的患者获得根治性手术切除的机会。

(4)局部化疗:包括肝脏的局部化疗和腹腔内局部化疗。肝脏局部化疗主要应用于结肠癌肝转移的治疗,可以作为预防术后肝转移的方法,也可以作为晚期失去手术机会的结肠癌患者的姑息治疗手段。常用的局部化疗方案包括肝动脉灌注化疗(hepatic artery infusion,HAI)和肝动脉栓塞化疗(transcatheter arterial chemoembolization,TACE)。TACE 是经介入的方法超选供应肝转移灶的肝动脉,注入化疗药物并栓塞相应动脉,以达到化疗与切断血供的双重目的。腹腔内局部化疗,主要用于结肠癌腹腔播散的患者,常用的方法为腹腔热灌注化疗(continuous hyperthemic peritoneal perfusion chemotherapy,CHPPC),利用热疗能增加化疗药物疗效的热动力效应,将热疗和化疗相结合,以达到腹腔内播散病灶的局部控制。目前相关的临床研究大多为回顾性研究,且多限于应用方法和可行性的探讨,尚未形成成熟的体系,有待进一步推广。

3.分子靶向治疗

分子靶向治疗是以分子生物学为基础,针对肿瘤细胞受体、关键基因或调控分子,设计分子靶向药物,特异性地杀伤肿瘤细胞的治疗方法。在结直肠癌方面,分子靶向药物主要包括抗血管内皮生长因子(vascular endothelial growth factor,VEGF)受体的单抗,如贝伐珠单抗和抗表皮生长因子受体(epidermal growth factor receptor,EGFR)的单抗,如西妥昔单抗和帕尼单抗。最初,靶向药物用于化疗耐受的转移性结直肠癌患者,可显著延长总生存。后续的临床证据使靶向治疗的地位逐步提高,也确立了和化疗联合使用的治疗模式。目前,诸多高质量随机对照试验均证明在转移性结直肠癌的一线治疗中,靶向治疗联合化疗对比单纯化疗能带来更多的生存获益。据此,靶向治疗联合化疗已成为转移性结直肠癌的一线治疗方案。在靶向药物适应证不断扩大的同时,亦有部分研究关注于术后辅助化疗联合靶向治疗的问题,美国和欧洲的多项研究均显示术后辅助化疗(FOLFOX4 或者 mFOLFOX6)联合西妥昔单抗对 III 期结肠癌患者无益,无病生存期和总生存期均相仿,可能的解释是西妥昔单抗对于微转移灶有不同的活性形式。总的来说,分子靶向治疗目前仅适用于转移性结直肠癌,可显著提高其预后。但是靶向药物价格昂贵,极大地限制了其推广运用。

抗 EGFR 单抗有明确的疗效预测标志物,即 KRAS 和 NRAS 基因。所有患者在使用前均应进行 KRAS 和 NRAS 基因状态监测,仅 KRAS 和 NRAS 全野生型的患者才能从抗 EGFR 单抗治疗中获益。抗 EGFR 单抗特异性的不良反应为痤疮样皮疹,常见于面部,有研究表明早期出现皮疹的患者可能获得更好的生存期。

抗 VEGF 单抗能抑制血管生成,阻碍肿瘤血供,从而达到抗肿瘤的作用,适用于所有进展期结直肠癌患者。抗 VEGF 单抗最严重的不良反应包括消化道穿孔、出血、动脉血栓栓塞等,因此肠道支架置入后,处于原发灶和(或)转移灶手术围术期,及有出血或血栓风险的患者不能使用或在严密监测下使用。

除此之外,靶向药物还有针对多种激酶的瑞戈菲尼等,可用于化疗及其他靶向治疗均无效的进展期结肠癌患者。

4.放疗

由于对结肠癌放疗的疗效存在争论,因此文献报道很少。一般放疗是作为联合手术、化疗等手段治疗的措施之一。局部放疗适用于切缘阳性或切缘离肿瘤边缘十分接近或肿瘤未完全切除的患者。锁骨上淋巴结或腹膜后淋巴结有转移的患者应用放疗局部照射有一定的疗效。

择期结肠手术患者最佳的围术期方案是腹腔镜微创手术联合快速康复外科。

(四)梗阻性结肠癌的治疗

梗阻性结直肠癌是老年人肠梗阻的主要病因之一。约70％的梗阻性结直肠癌发生在左半结肠及直肠,30％发生于右半结肠。梗阻性结直肠癌的常见的病理类型为环周生长的浸润型癌,多为Ⅲ或Ⅳ期,也有部分患者因肿块型癌占据肠腔一圈而引起梗阻。梗阻性结直肠癌常伴有贫血、低蛋白血症及电解质紊乱。

梗阻性结直肠癌常以肠梗阻为首发症状急诊入院。在患者一般情况允许下,均可考虑急诊手术治疗。右半结肠梗阻性结肠癌常行Ⅰ期根治性切除并吻合。虽然难以在术前行肠道准备,但是大多数左半结肠梗阻性结肠癌的Ⅰ期手术切除吻合目前认为是安全的,术中若能够行较为理想的肠道灌洗,使肠腔清洁之后仍可以行根治性切除,Ⅰ期吻合。若肠道不能充分灌洗或患者情况差、肠壁水肿明显,则可行肿瘤切除、近端造口手术。若梗阻时间较长,梗阻近端肠管常扩张并增生性肥厚,肿瘤切除后近端肠管与远端肠管直径相差较大,不利于Ⅰ期吻合,此时也应考虑近端造口术,待4～6个月后行Ⅱ期吻合手术。若术中发现其他不利于Ⅰ期吻合的因素,也不应强行吻合。具体案例可参考表2-10。

表 2-10 案例:结肠癌

项目	内容
病历摘要	患者女,79岁,半月前无明显诱因开始出现腹痛不适,以左侧为主,呈间断性胀痛,伴排便困难,约3～4 d一次,大便干结,量少,伴腹胀、恶心等症状,无寒战发热,无尿频、尿急、尿痛、黑便及鲜血样便等症状,自行给予口服通便药物治疗后,排便困难症状稍缓解,患者现感上述症状反复发作。患者精神差,饮食差,睡眠差,大便少,小便正常,体力下降,体重减轻:查体皮肤巩膜无明显黄染,浅表淋巴结未及。腹胀,未见胃肠型蠕动波,无腹壁静脉曲张,腹稍胀,左上腹轻压痛,无明显反跳痛。肝脏未触及,脾脏未触及,墨菲氏征阴性,肠鸣音弱,双下肢不肿。肠镜进镜至结肠距肛门约50 cm见一溃疡性新生物,肠腔狭窄镜身难以通过。CT检查示双肺少许小增殖灶,结肠脾区局部节段管壁增厚,周围脂肪间隙模糊,腹腔淋巴结增多,考虑新生物,肝左叶肝裂旁局灶性脂肪浸润,胆囊密度增高。既往有高血压病史30余年,长期口服苯磺酸氨氯地平片、马来酸依那普利叶酸片药物治疗,血压控制尚,自诉既往有冠脉狭窄病史3年,长期口服阿托伐他汀钙片、阿司匹林治疗,目前已停用阿司匹林药物1周,既往有胆固醇升高病史。 完善相关检查,排除禁忌后行腹腔镜左半结肠切除＋肠系膜淋巴结清扫＋横结肠-乙状结肠吻合术,术后恢复顺利。
手术记录	取截石位,麻醉妥当,常规消毒铺巾。于脐下作弧形小切口,以气腹针穿刺入腹腔,充入二氧化碳气体成1.6 kPa(12 mmHg)气腹。以套管针穿刺腹腔,插入3D腹腔镜,检查腹腔表面未见异常。探查盆腔、肝脏、胃、腹壁等无转移性结节,肠系膜根部未及明显肿大淋巴结,于降结肠见一肿物,大小约3 cm×4 cm,侵及浆膜层,近端肠管扩张,乙状结肠、直肠未及肿物,管径正常,决定行"3D腹腔镜左半结肠切除术＋肠系膜淋巴结清扫术＋横结肠-乙状结肠吻合术"。腹腔镜明视下再作左右各二个套管针穿刺。 进入腹腔后松解肠粘连,寻找肠系膜下血管,离断,超声刀切开乙状结肠和小盆腔交界处黄白线进入肾前间隙,切开后腹膜,显露左侧输尿管和生殖血管神经,结扎左结肠血管,清扫周围淋巴结,沿左侧结肠旁沟向上游离至脾区,切断脾结肠韧带,向右侧沿胃网膜左血管弓切开胃结肠韧带至近横结肠中段右侧,内侧向上游离至结肠中血管。拟定预切除降结肠,腔镜下离断乙状结肠。 取左侧经腹直肌切口,长约8 cm,逐层进腹,保护切口,将结肠提出腹腔,离断横结肠,碘伏消毒,直线切割器行横结肠-乙状结肠做侧侧吻合,吻合口间断浆肌层包埋,关闭系膜裂孔,防止内疝。仔细检查腹腔盆腔内无活动性出血,吻合口两侧置入2根双套管,右侧放置1根盆腔引流管,引出腹壁外,切口予以丝线逐层缝合。

项目	内容
点评	患者为高龄女性且合并高血压、冠心病、心脏瓣膜病等疾病,手术风险高,但患者结肠脾曲肿瘤已至不全梗阻,随时可能导致完全性肠梗阻,届时需行结肠造口术以解除梗阻,后期再根据情况二次手术还纳肠管。根据结肠癌诊疗指南,该患者病期偏晚,应先行新辅助放化疗后再予手术治疗,但患者高龄,难以耐受放化疗,故而综合患者具体情况,建议先予以肠道准备后行一期手术切除肿瘤+结肠吻合术。这样即可防止因肠道肿瘤进展而被迫行肠造口术,保证患者后期生活质量且避免再次行造口还纳术。

近来临床上已开展了术前经结肠镜放置肠梗阻导管或肠梗阻记忆合金支架等治疗方法,可进行减压引流和必要的肠道准备以提高根治性手术切除率和Ⅰ期吻合率。复旦大学附属中山医院报道了30例胃肠道癌性梗阻的患者经放置金属支架后1～3 d梗阻症状得以缓解或完全解除。另有15例急性完全性肿瘤性低位结直肠梗阻患者行肠梗阻导管置入术,其中13例获得成功,冲洗引流后腹部X线片显示肠管扩张明显好转,气液平面减少,并进一步接受了结直肠癌根治手术,无围术期死亡、术后吻合口瘘、出血等严重并发症。因此,结直肠癌致急性肠梗阻患者,首选急诊放置金属支架,过7～10 d即可行结直肠癌根治微创手术。

(五)预后

结肠癌在消化系统肿瘤中属于预后较好的一种。当然有个体差异,与肿瘤的分期、分型、在结肠中的位置、自身身体条件、辅助治疗措施等因素有关。高危人群的结肠癌筛查及健康饮食习惯可以降低结肠癌的发病率与死亡率。结肠癌5年总体生存率在50%～60%之间,若按照预后分析划分,Ⅰ期为90%～95%,Ⅱ期为80%～85%,Ⅲ期为60%～70%,Ⅳ期则不足20%,Ⅳ期患者如能接受转移灶根治性手术,将获得与Ⅲ期患者类似的生存。

三、直肠癌

(一)临床表现

早期直肠癌仅限于黏膜层常无明显症状,仅有间歇性少量便血和大便习惯改变。肿瘤进展后出现破溃,继发感染,可产生直肠刺激症状,表现为大便次数增多,里急后重或排便不尽感;肿瘤破溃感染后可有出血及黏液排出。便血为直肠癌最常见的症状,80%以上的直肠癌有便血。癌引起肠腔狭窄可致腹胀、腹痛、排粪困难甚至肠梗阻,如癌累及肛管括约肌,则有疼痛。男性直肠癌可侵犯尿道、前列腺和膀胱,女性直肠癌可侵犯阴道后壁,并出现相应症状。病程晚期,肿瘤可侵犯骶神经导致会阴部疼痛;癌转移至肝脏和腹膜时,可出现黄疸、腹水等征。

(二)诊断

直肠癌早期症状不明显,最初多为无痛性便血、黏液血便或大便次数增多,不易引起重视,常被误诊为"痔疮"或"痢疾",使病情延误。因此对有上述表现者,应认真做下列检查。

1.直肠指诊

直肠指诊目前仍是诊断直肠癌最基本、最重要和最简单的方法。直肠癌好发于直肠中、下段,约80%的直肠癌可经直肠指诊发现,在直肠癌被误诊者中,约80%是因未行直肠指诊。

2.实验室检查

(1)粪隐血试验:此方法简便易行,且由于80%～90%的直肠癌有便血,此试验可作为直肠癌普查初筛的常规检查,但阴性结果亦不能完全排除肿瘤。

（2）血清癌胚抗原（CEA）检测：CEA检测特异性较差，有一定的假阳性和假阴性，不适合普查和早期诊断，但对估计预后、检查疗效及复发有一定帮助。对CEA升高的直肠癌患者，术后应随访CEA水平，如下降表示手术效果好，如不降或反升则有复发或转移。化疗后如CEA下降，表示对化疗敏感，反之则无效。对术前CEA不升高者，术后监测CEA意义不大。

3.内镜检查和影像学检查

（1）直肠镜、乙状结肠镜检查：对所有指诊怀疑直肠癌者均应做内镜检查，在内镜直视下协助诊断并取活检做出病理诊断。取活检时需考虑不同部位的肿瘤细胞分化存在差异，要做多点活检，以便明确诊断。

（2）钡剂灌肠、纤维结肠镜检查：适用于直肠上段或乙状结肠与直肠交界处癌的检查，尚可除外结肠部同时有多发性原发癌或息肉。

（3）CT检查：可明确肿瘤大小、肠壁内外及周围淋巴结受累情况，对直肠癌分期有重要意义。但难以发现直肠黏膜表面异常或直径小于1 cm的病灶，因此不能作为早期诊断的方法。当肿瘤向肠壁外生长，侵及周围组织使肠壁外侧轮廓模糊时，CT有助于做出诊断。直肠癌在CT图像上表现为腔内肿块，肠壁局限性或环形增厚超过2 cm，病变区CT值为40～60 Hu，病变区弥漫性钙化或坏死导致病变中央密度降低，直肠周围组织结构模糊、增厚或密度增加。CT对晚期和复发性直肠癌的评估意义较大，可以直接观察到肿瘤侵犯邻近组织，尤在迈尔斯手术后不能做内镜和直肠腔内超声者，手术后3个月可做盆腔CT扫描作为基础，便于以后随访时对照用。随访时复查CT，与术后3个月的摄片比较，若发现有组织影增大，中央出现低密度区或弥漫性钙化，则可能有复发。诊断不能明确时，可在CT引导下做细针吸取细胞学诊断。但CT对判断淋巴结转移准确性较差。

（4）直肠腔内超声检查：是探测直肠癌外侵和直肠壁浸润的一种新的诊断方法，于20世纪80年代开始应用于临床，用于直肠癌的术前分期。腔内超声能准确地诊断出肿瘤所侵犯的部位及大小。在正常人，直肠内超声图像上可见到同心圆排列的直肠壁各层结构。由内向外分别是黏膜、黏膜肌层、黏膜下层、肌层和浆膜或直肠周围脂肪。而肿瘤表现为局部破坏的不规则影像，失去了原直肠周围的正常腔隙结构。近年来，不少国内外文献报道，直肠腔内超声检查判断肿瘤侵犯深度对直肠癌术前分期较CT摄片更灵敏和精确。但腔内超声对淋巴结的检查只能估计其大小，不能分辨其性质。

（5）MRI检查：对盆腔肿块有较高的敏感性，能根据解剖学改变和信号强弱的变化来区别其良、恶性，对直肠癌的外侵，MRI检查较CT更有意义，用于直肠癌的术前分期。MRI检查尚优于直肠内超声检查，直肠内超声不能探测肿瘤的广度和传感器探头外的淋巴结，对直肠系膜淋巴结诊断准确率低，而MRI观察范围广，可识别肿瘤浸润深度、直肠系膜累及、淋巴结及肿瘤的位置，对直肠高位病变或狭窄亦可成像。

（三）治疗

近年来，随着学者们对直肠盆底结构局部解剖、直肠癌肿瘤生物学的再认识，医疗器械设备的不断发展，外科医师手术技巧和手术方法的改进及多学科规范化、个体化综合治疗的广泛应用，使直肠癌外科治疗模式发生了根本性的变化。现代直肠癌外科仍遵循肿瘤根治第一、器官功能保留最大化的治疗原则。直肠癌的外科治疗5年生存率在50%～60%左右，局部复发率和远处转移的发生率较高。为了更好地提高治疗效果，应强调早期发现、早期诊断、早期治疗，对进展期直肠癌应强调规范化的综合治疗。

直肠癌手术应遵循希尔德在 1982 年首先提出的全直肠系膜切除术（total mesorectal excision,TME）原则,所谓直肠系膜是一潜在间隙,内含淋巴和脂肪组织,不是真正的肠系膜。直肠癌术后局部复发最可能是由于原发肿瘤远侧的直肠系膜内残留了播散的癌组织。直肠癌外科治疗的 TME 定义为直视下完整锐性切除直肠及直肠系膜,并保证切除标本环周切缘阴性。该法切除了包括盆腔筋膜脏层内的全部直肠系膜,其目的在于整块地切除直肠原发肿瘤及所有的区域性播散。这一手术使术后 5 年局部复发率降至 4%～10%,无瘤 5 年生存率为 80% 以上,这是近年来对直肠癌手术的理念革新和技术规范,被称为"直肠癌手术新的金标准"。

1.手术治疗

直肠癌的治疗以手术根治切除为主,根治范围包括全部癌灶、两端足够的肠段、周围可能被癌浸润的组织及有关的肠系膜和淋巴结(图 2-12)。

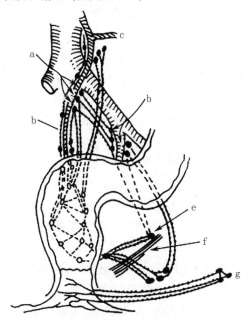

图 2-12 直肠壁内外淋巴系统的引流途径

虚线网示肠壁内淋巴系统;a.乙状结肠动脉;b.痔上动脉;c.结肠左
动脉;d.髂内淋巴结;e.闭孔淋巴结;f.肛提肌;g.腹股沟淋巴结

(1)直肠癌根治术联合永久性结肠造瘘:根治性切除的原则包括足够的阴性切缘、全直肠系膜切除及局部淋巴结清扫。原则上,对于腹膜返折以上的中高位直肠癌,应行直肠前切除术;而腹膜返折以下的低位直肠癌,应行腹会阴联合直肠癌根治术。

腹会阴联合切除术(abdominoperineal resection,APR 手术)又称迈尔斯手术,这一经典的手术方式由迈尔斯于 1908 年首次提出,其手术过程和操作至今改变不多。适用于距肛缘 7 cm 以下的直肠下段癌。手术范围包括乙状结肠及其系膜、直肠、肛管、肛提肌、坐骨肛门窝脂肪和肛周皮肤,一般包括全部乙状结肠及结肠系膜内直肠上、肠系膜下血管与淋巴结及连接直肠上部分腹膜(图 2-13)。此手术缺点是需做永久性人工肛门,给患者带来不便。

盆腔后部切除术(后盆腔清除术)主要适用于女性低位直肠癌,尤其癌位于直肠前壁或侵及直肠前壁Ⅱ、Ⅲ期的低位直肠癌,手术切除范围基本上同腹会阴联合切除,再联合阴道侧后壁、子宫和双侧附件一并切除。

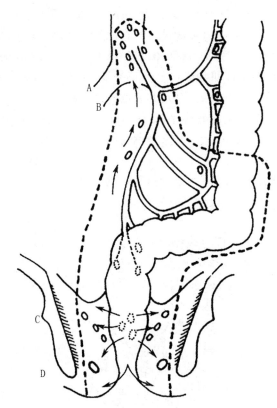

图 2-13　直肠癌经腹会阴联合切除术

虚线示切除范围;A.主动脉周围淋巴结;B.乙状结肠系膜淋巴结;

C.肛提肌上淋巴结;D.坐骨肛管间隙淋巴结

　　盆腔脏器清除术(全盆腔清除术)适用于直肠前壁癌向膀胱后壁及前列腺或者尿道浸润无法分离者。手术切除范围为腹会阴联合切除连同全膀胱、前列腺及部分后尿道一并切除。需做永久性人工肛门及尿路改道术。此手术创伤大,并发症多,术后粪便和尿路双重改道给患者生活带来很大不便,故临床应用较少。

　　随着对直肠淋巴结转移规律的深入研究,近来发现直肠癌尤其是位于腹膜返折以下的直肠癌侧方淋巴结转移发生率较高。故对于癌下缘位于腹膜返折以下的直肠癌,有侧方淋巴结转移的可能性,除了进行上方淋巴结清扫外还应进行侧方清扫,即行扩大根治术。手术清扫范围为:腹会阴切口,上方清扫直肠系膜下动脉根部,如同 APR 手术,肛提肌于起始部切断,根部切断直肠下动脉,彻底清除坐骨肛门窝内脂肪淋巴组织,并清除髂内动脉及其主要分支周围的脂肪淋巴组织。对病灶局限固定于骶 2 平面以下、无远处转移的直肠癌,可合并行部分骶、尾骨切除。针对传统腹会阴联合切除术治疗低位直肠癌术后局部复发率较高的缺点,近年来提出了柱状腹会阴联合切除术的手术方法和经肛提肌外腹会阴联合切除术。

　　(2)保留肛管括约肌的直肠切除术:目前认为 1～2 cm 的阴性远切缘在直肠癌根治术中是可以接受的,基于此,经肛全直肠系膜切除、经括约肌间切除等术式的兴起使得低位保肛成为可能。

　　直肠前切除术(low anterior resection,LAR)又称狄克逊手术,适用于肿瘤下缘距肛缘 6～7 cm 以上的直肠中上段癌。远侧切断距肿瘤缘 3～5 cm,在腹腔内直肠与乙状结肠做吻合,完全保留肛门括约肌,该术是直肠癌切除术中控制排粪功能最为满意的一种手术。但是直肠下段切除组织和范围有限,根治不彻底,盆腔内吻合困难,术后有一定的并发症,如吻合口瘘、盆腔感染出血、吻合口狭窄和复发等。传统手工行结直肠吻合,现多采用吻合器手术,这是一种新型的外科技术,经过多年的临床实践效果满意。器械吻合优点为扩大了前切除的适应证,使更低位的直肠癌得以经此手术保留了肛门括约肌功能。

因中低位直肠癌经腹手法吻合困难,有人采用腹骶联合切除术。右侧卧位,首先进腹游离直肠和乙状结肠,缝合腹壁,然后在骶尾部做横切口,切除尾骨,暴露直肠,将乙状结肠、直肠和肿瘤由骶部切口牵出,切除、吻合后送入盆腔。该手术暴露好,吻合安全可靠,但手术费时,并发症多。

经腹肛切除吻合术(帕克斯手术)适用于低位直肠肿瘤,肛提肌上方残留直肠太短而无法进行低位吻合者,腹部手术与前切除术相同,在肛提肌上约 0.5 cm 处将直肠横断,齿状线上 1 cm 处将黏膜环形切除,将近端结肠拉至肛缘,将结肠断端与肛管黏膜做吻合。为防止吻合口瘘,可做一临时性横结肠造口。

直肠经腹、肛管拉出切除术(改良培根手术)的手术适应证和操作与帕克斯手术基本相同。在剥离直肠黏膜和切除直肠肿瘤后,经肛门拉出近端结肠 6～7 cm,将直肠残端与结肠浆肌层缝合固定,拉出肠段在术后 12～14 d 在齿线平面切断,并将其断段与齿状线做一圈缝合,该术式现已较少应用。

经括约肌间手术(intersphincteric resection,ISR)分为内括约肌部分切除和内括约肌全切除。适用于 T_1 和部分 T_2 期低位直肠癌,腹部操作:远端超过盆底肌裂孔沿内外括约肌间隙游离,保证远端切缘阴性前提下行乙状结肠/直肠-肛管手法吻合,可做一临时性保护性造口。该术式肿瘤根治性和肛门功能评估还有待大样本资料长期随访。

经前会阴平面超低位前切除术适用于常规需要行 APR 手术或全直肠切除手术而不能保肛的良恶性疾病。该技术是先通过腹部游离直肠中上段,再经前会阴平面(男性在直肠和尿道之间,女性在直肠和阴道之间)途径到达所谓"无人区",游离下段直肠,切除标本后通过吻合器或手工缝合的方法保留肛管括约肌。"无人区"所含的直肠位于盆底肌肉组织中,其上界为肛提肌的上沿,下界为肛门外括约肌的上缘(在肛管直肠连接处为耻骨直肠肌),加行保护性回肠造口。

(3)治愈性局部切除术:在对直肠癌病理学和生物学特性的深入研究中,人们发现早期直肠癌淋巴转移率低于 10%,在早期病例中行局部扩大切除可获得治愈性的效果。但仍需按临床和病理学特点严格选择手术病例。此手术适用于年老、体弱及合并严重器质性疾病不能耐受根治手术的患者,病灶限于黏膜层,位于直肠中下端,分化好或中等,直径小于 3 cm,活动度好,与肌层无粘连、肠壁外无侵犯及无淋巴结转移的直肠癌。

经肛门局部切除术包括传统的经肛门局部切除术和经肛门内镜微创手术(TEM),适合于距齿状线 5 cm 以下的病灶,根据切除深度分为黏膜下切除及全层盘状切除。经肛门黏膜下切除术适用于病灶尚未侵及直肠肌层者,切缘距癌 1 cm 以上,经肛门全层盘状切除术适用于溃疡性肿瘤,将肠壁全层切除,切缘 2 cm 以上。对于超过 T_2 的直肠癌不适于行局部切除术,因为随着分期的增加,淋巴结转移率增高,行局部切除术后的局部复发率也会增高。

经括约肌局部切除适合于齿状线上 5～12 cm 之间的 Ⅰ、Ⅱ 期肿瘤。术中需仔细切开括约肌每一层肌肉组织,切除肿瘤后用不吸收缝线逐层缝合切断的括约肌,为防止切口感染可做临时性肠造口。

经骶骨部切除适用于距齿状线 5 cm 以上中上位直肠癌。在骶尾关节处做横切口,切除尾骨及部分骶骨,以获得对高位直肠肿瘤的暴露。

(4)腹腔镜直肠切除术:目前腹腔镜直肠癌手术在国内外也已广泛开展,近年来 3D 腹腔镜手术、机器人辅助腹腔镜直肠手术也逐步在临床推广应用。其手术方法有以下几种。

腹腔镜辅助的腹会阴联合切除。腹腔镜下游离降结肠与乙状结肠,腹腔镜下分离结肠系膜血管,离断降结肠。会阴部做切口,直视下分离直肠下端与腹腔会合,拖出直肠及病灶,降结肠近端自左下腹拉出造口。具体案例案例参考表 2-11。

表 2-11 案例:直肠癌

项目	内容
病历摘要	者男,54 岁,2 月前因大便便血就诊,指检指检发现肛内齿状线上 4～5 cm 处可触及一环 1/2 周肿物,表面凹凸不平,质脆,退套套染暗红色血迹。电子结肠镜内窥镜检查提示直肠肿物,病理检查提示直肠肿物为腺癌,部分为印戒细胞癌。腹部增强 CT 检查示直肠壁不均匀增厚,肠腔狭窄,考虑新生物。直肠平扫+增强+弥散加权成像 MR 检查提示考虑直肠癌(T_3N_2)。根据患者相关辅助检查,目前肿瘤较大,暂无手术指征,建议先行转化治疗,后期根据病情适时行手术,告知患者及家属相关病情及治疗方案后,患者及家属表示同意,排除化疗禁忌证后,遂行 XELOX 方案(卡培他滨 1.5 g 口服,每天 2 次;奥沙利铂 220 mg 静脉滴注)化疗 3 周期,同时辅以抑酸护胃、抗过敏、抗肿瘤、止血止痛、补液等对症治疗,化疗过程顺利。近期患者感排便困难较前明显加重,偶有便血,伴肛门坠胀等不适,再次入院。完善相关检查,排除禁忌后行腹腔镜腹会阴联合直肠切除术+腹腔镜肠系膜淋巴结清扫术。
手术记录	取截石位,全麻,常规消毒铺巾。于脐上作弧形小切口,以气腹针穿刺入腹腔,充入二氧化碳气体成 1.6 kPa(12 mmHg)气腹。以套管针穿刺腹腔,插入 3D 腹腔镜,检查腹腔表面未见异常。探查盆腔、肝脏、胃、腹主动脉旁、腹壁等无转移性结节及肿大淋巴结,结肠广泛扩张、积气积液。拟行腹腔镜腹会阴联合直肠切除术+腹腔镜肠系膜淋巴结清扫术。腹腔镜明视下再作左右各二个套管针穿刺。改头低脚高位。 腹腔组医师沿骶岬中点与肠系膜下血管根部连线切开后腹膜。完全游离乙状结肠系膜,注意分离和切除系膜血管及其附近的淋巴结,结扎血管,向下分离至直肠膀胱陷凹,显露双侧输尿管、血管,避免损伤。打开腹膜反折,完成直肠系膜全切除,直肠后在骶前筋膜前间隙内分离,直肠前分离时保护精囊腺,离断两侧的直肠韧带,游离直肠至肛提肌。游离肠系膜后于腹膜反折上 10 cm 切断近端乙状结肠肠管。远端结肠断端结扎后用橡皮手套套上,送入骶前凹内。 会阴组医师同步手术,先扩肛,再用活力碘消毒直肠内腔。距肛 3 cm 处切开皮肤,沿肛管游离,完整游离肿块及直肠与腹腔组会合。完整移除标本,逐层缝合会阴部切口。在左髂前上棘与脐连线的中、外 1/3 交界处作一直径约 3 cm 的圆形切口,切除皮肤、皮下组织和腹外斜肌腱膜,分开腹内斜肌、腹横肌后切开腹膜。将近端乙状结肠断端自造口处拉出腹腔外 4 cm,采用间断缝合法作人工肛门。观察造口处结肠血供正常。造口处肠壁系膜与腹膜缝合,防止内疝。 冲洗盆腔,确切止血,盆腔置引流管一根后,倒刺线缝合盆腔底部腹膜,重建盆底。丝线缝合各套管孔。
学者点评	患者为中老年男性,因 2 月前发现直肠病灶时已处于局部晚期且位置极低,无法根治性切除及保留肛门,故与患者及家属沟通同意后予以新辅助化疗,经化疗 3 周期后自觉肛门坠胀及骶骨疼痛好转,但大便仍不成形,时有腹胀不适。此次入院评估查 MRI,直肠肿瘤病灶较前进展且已出现直肠梗阻表现,经口服泻药后肠道准备不佳,肿瘤近端仍有成形大便。因患者为直肠印戒细胞癌、恶性程度高,对化疗效果不佳且已出现直肠梗阻,有手术解除梗阻指征,若能一并将肿瘤切除则患者受益更大。故综合患者个人情况,经讨论后决定行腹腔镜腹会阴联合直肠切除术,术中操作较困难,骶前组织受侵严重,骶前静脉出血风险极高。术后患者恢复较为顺利,未出现出血情况及其他并发症,整个治疗过程较为满意。

腹腔镜辅助直肠切除及通过吻合器吻合术。经腹腔镜分离左半结肠,离断结肠,经左下腹切口将直肠拉出,结扎血管,常规法切除病变肠段,在近端结肠做荷包放入吻合器钉钻座,放入腹腔,重建气腹,自肛门伸入管状吻合器,做降结肠直肠吻合。腹腔镜手术优点是手术切口小,疼痛轻,术后恢复快,缺点为需要一定时段的学习曲线,手术器械的依赖性强。

(5)其他手术:经腹直肠切除、永久性结肠造瘘术(哈特曼手术)适用于直肠癌经腹切除后因全身和局部条件不宜做吻合者。手术操作基本与狄克逊术相同,只是远端予以缝闭,近端自腹壁引出造瘘。结肠造瘘术目的是减压和排粪。适用于伴急性肠梗阻及肿瘤无法切除者。分为临时性和永久性两类。造口方式可为端式造口和袢式造口。造口部位多选在乙状结肠或横结肠。

2.转移和复发患者的治疗

(1)局部复发直肠癌(locally recurrent rectal cancer,LRRC)的治疗:直肠癌局部复发是指直肠癌根治术后原发肿瘤部位或者术野范围内出现与原发疾病病理相同的肿瘤。常见的复发部位有吻合口、盆腔器官、会阴部、骨性骨盆、淋巴结等,患者可出现肠梗阻、腹痛、便血、会阴部坠胀、包块、会阴部窦道不愈等临床症状。有时临床症状多不典型,与肿瘤复发部位密切相关,也较常被患者忽视。统计资料显示,60%～80%LRRC患者在肿瘤根治术后2年内复发,50%的复发患者肿瘤局限于盆腔内。最新统计数据表明,进展期中低位直肠癌局部复发率为6%～10%左右。虽然所占的百分比不高,但绝对数值还是不小。若不经治疗,LRRC患者的中位生存期低于8个月。虽然放/化疗能部分改善LRRC患者的生活质量,但LRRC预后仍极差,中位生存期仅为4～13个月,许多患者常在痛苦和绝望中等待死神的来临,是结直肠外科领域的诊治难题。多学科协作模式下的LRRC手术是目前唯一有机会根治直肠癌复发的治疗手段。对符合手术指征的患者而言,LRRC不再是绝症,是有希望治愈的,应该摒弃姑息疗法的传统思想,采取多学科积极治疗。国内外统计数据表明,LRRC的R0手术后5年生存率约为40%～70%,最高可达77%。复旦大学附属华山医院LRRC手术的经验是通过借助多学科平台技术,采用经腹经会阴经骶三入路、术前多模态影像融合、术中肌电检测、肠排列等技术,在完成肿瘤R0切除的基础上,最大限度保护患者的术后生理功能。

(2)肝转移的治疗:对于直肠癌切除术后肝转移手术的指征,以往受限于肝转移癌数目、大小、分布的可切除性标准已经被摒弃,取而代之以新的标准。①所有的肝脏转移灶均R0切除后,尚能够保留足够的残余肝(约30%正常肝脏或50%硬化肝脏);②没有无法切除的肝外转移灶。对同期肝转移的处理多主张分期行肝转移灶切除。理由是同期的切口暴露困难;除发现转移灶外,可能还有隐藏着的微小结节而术前未做仔细检查;原发灶生物学特性不明,不能选择手术类型;分期切除比同期切除预后好。故尽可能原发灶切除后4～6个月再行肝转移灶根治术。

但随着微创外科技术和综合治疗手段的进步,现在有越来越多的医师逐步接受了原发灶和肝转移灶的同步切除手术。肝转移癌切除术后有10%～20%的患者可在肝内再次复发,近来多主张再次手术以提高生存率。目前认为手术治疗直肠癌肝转移是唯一能治愈的手段,但切除率仅为10%～15%。对许多不能切除的患者可通过全身化疗(可联合分子靶向药物)、肝动脉化疗等多种治疗手段来获得肿瘤降期,以获得更多的根治性切除机会,有效率为50%～70%。

3.男性直肠癌术后性功能障碍的处理

(1)发生机制:男性阴茎勃起由副交感神经控制,起于骶2～4的内脏传入纤维,自骶孔发出盆自主神经沿盆腔与腹下神经汇合而形成盆丛;而射精则由交感神经控制,其于胸12至腰1,沿主动脉下降,形成上腹下丛和分出腹下神经。盆丛位于直肠壶腹的外前侧,紧贴盆侧壁。在一般的经腹会阴切除手术不易损伤盆丛,但在迈尔斯术会阴操作时,勃起神经可能随直肠骶骨筋膜的撕裂而在其骶根部断裂;副交感神经纤维更可在前列腺周围丛处损伤,如在直肠癌浸润直肠前列腺筋膜而行广泛切除时。交感神经损伤则多发生在其骶岬水平和直肠周围近腹膜处。迈尔斯术后性功能障碍的发生率可高达 20%,在扩大根治术后尤为多见,偶见于直肠前侧切除术后。

(2)预防和治疗:关键在于术中保护自主神经,打开后腹膜后,在腹主动脉近分叉处的前方游离并保护交感神经,随后行淋巴结清扫。直视神经束的行径,在直肠侧后方切开其固有筋膜,认清腹下神经丛及其膀胱支和直肠支,保护其膀胱支,在骶前切断直肠及其直肠支神经。如癌已浸润直肠周围脂肪和直肠前列腺筋膜,行扩大根治术就很难保护前列腺周围丛副交感神经。在彻底清除癌和淋巴结病灶的条件下,自主神经的完整保护就成为次要地位。自主神经损伤引起的性功能障碍很难恢复,如应患者要求,可试行膨胀的阴茎假体植入术。有学者曾报道临床应用175 例,168 例患者感到满意。

4.放射治疗

(1)直肠癌术前放疗:又称新辅助放疗,常结合氟尿嘧啶为基础的同期化疗,适用于距肛缘10 cm 内 $T_{3\sim4}N_x$ 或 $T_xN(+)$ 的进展期中低位直肠癌,其目的是使肿瘤缩小,提高手术切除率;减少淋巴结转移;减少远处转移;减少局部复发机会。多采用体外照射,放疗后手术时间随剂量不同而异。长程放化疗一般为 45~50 戈瑞/(25~28)辐照次数,放疗同期联合氟尿嘧啶类药物,放疗结束后 6~10 周接受手术;短程放疗一般为 25 戈瑞/5 辐照次数,放疗结束后 1 周接受手术。目前认为术前放疗比术后放疗更有效,术前放疗的局部复发率明显低于术后放疗。

(2)直肠癌术后放疗:术后放疗可减少局部复发率,提高生存率。适用于手术切除不彻底,Ⅱ、Ⅲ期患者或任何一期的直肠中、下段癌。常用剂量为 45~55 周内 45 戈瑞/(20~25)辐照次数。

(3)直肠癌术前、术后放疗及放疗-手术-放疗:被称之为"三明治"式治疗,此法可提高疗效。可于术前一次照射 5 Gy,然后手术,手术后再放疗 45 戈瑞/5 周。有学者报道此法治疗的 5 年生存率为 78%,明显高于单纯手术者的 35%。

(4)术中放疗:近年来有报道采用术中直视下放射治疗,这样可提高肿瘤组织的照射剂量并减少正常组织的不必要照射。应一次照射 10~20 Gy,适用于肿瘤过大而无法切除或局部复发病例,效果很好。

(5)不能手术直肠癌的放疗:对晚期直肠癌不能手术者,部分患者在接受一定剂量的放疗后可以增加手术切除的机会,大多可以达到缓解症状或镇痛的效果。

5.化学治疗

主要用于手术切除后预防复发或转移及治疗未切除尽的残留癌。在结、直肠癌的化疗领域中,最常用的化疗药物氟尿嘧啶(5-FU)目前仍占主导地位,用药方案有下列几种。

(1)每周给药一次方案:每次 5-FU 500~750 mg,缓慢静脉注射,每周一次。

(2)负荷剂量方案:5-FU 每天 12 mg/kg,连用 5 d,以后隔天半量给药,直至出现毒性反应或11 次后每周 15 mg/kg 维持,其有效率为 33%。

辅助化疗的时间,有认为以 5-FU 为主的化疗药物,在术前术中就开始使用,即使癌肿早期,术前很可能已有远处转移灶存在,在术中其可消灭手术中逸出的癌细胞,术后化疗持续 0.5~2.0 年。

5-FU 可单独给药(氟嘧啶氨基甲酸酯剂卡培他滨口服化疗)也可联合化疗,目的在于增加疗效,减少化疗药物的毒性和耐药性。目前有 5-FU 联合丝裂霉素或 5-FU 联合顺铂(DDP)/奥沙利铂联合 5-FU、伊立替康等方法。部分患者联合分子靶向药物贝伐单抗或西妥昔单抗可进一步提高疗效。

(李远强)

第三章

肛 肠 外 科

第一节 先天性大肠狭窄与闭锁

大肠管腔完全闭塞不通者称闭锁,而部分闭塞或管腔狭小者称为狭窄。男性略多于女性,约 1/3 的病例为早产儿。

一、病因与发病机制

大肠狭窄和闭锁的原因还不十分清楚。一般认为是由于肠管胚胎发育阶段腔化不全,血运障碍或炎症等原因引起。常分为隔膜型、盲段型、索带型、多节段型。一般说,肠闭锁及狭窄发生率不高。其中以十二指肠、回肠较多,结肠很少。先天性空回肠肠闭锁和狭窄是新生儿肠梗阻中重要原因,占新生儿肠梗阻中 1/3,多发生在低体重儿,有遗传倾向,病死率较高。据 Gross 报告,肠闭塞症140 例,结肠仅 6 例,占4.3%。而肠狭窄 71 例结肠只有 1 例。另外,肠闭锁症多伴有消化器官、泌尿器官、生殖器官等先天性畸形。

二、诊断

(一)临床表现

肠闭塞呕吐为突出症状,不能排出正常大便,只能排出少量的灰绿色黏液样分泌物。当大量呕吐或抽出胃内容物后,腹胀无明显减轻。闭锁的口侧肠管有明显扩张,肠壁伸展很直,常常造成血行障碍而发生坏死,表现为急腹症。肛门侧的肠管腔内可看到黏液和脱落细胞,因无气体,肠管腔呈细小的胎儿型结肠。肠狭窄常常表现为不同程度的低位肠梗阻。轻度狭窄时大便细,但量不减少。如果是高度狭窄和闭锁,可出现梗阻、呕吐等症状,全腹膨胀,可见肠型与肠蠕动波。如果闭锁在肛门侧,则表现出肛门部膨隆。病情稍长,多合并营养不良和慢性脱水。多见于低体重儿或早产儿,常伴羊水过多。

(1)呕吐:闭锁时,为完全性肠梗阻高位回肠梗阻时呕吐出现早,出生后在 24 h 出现呕吐,频繁,并进行性加重,呕吐物中含胆汁;低位回肠梗阻时呕吐出现迟,在出生后 2~3 d 才呕吐,呕吐物中含黄色粪样液。

(2)腹胀:高位时,上腹部膨胀明显,伴胃蠕动波,呕吐后腹胀不明显;低位时,全腹明显膨胀,可见肠型,伴肠鸣音亢进。

（3）便秘：多数无正常胎粪，或少量呈青灰白色黏液样物。

（4）全身情况：可躁动不安、不吃奶或吸吮无力，很快消瘦、脱水、营养不良，伴低氯、低钾和低糖血症，常伴发腹膜炎和吸入性肺炎。

（5）黄疸：部分可出现黄疸。

（6）狭窄时，表现为不完全性肠梗阻，与狭窄程度、口径大小有关，呕吐出现迟而轻，反复多次呕吐，呕吐物含奶块、胆汁或粪汁，出生后有胎粪，量少，腹部见肠型和蠕动波，并伴肠鸣音亢进，有慢性脱水、消瘦、贫血及营养不良。

（二）实验室及其他检查

（1）患儿出生后出现全腹性腹胀，进行性加重，呕吐粪汁，无正常胎粪排出，应高度怀疑大肠闭锁。

（2）X线检查：腹部立位平片示高位梗阻，可见1个大液平或3～4个小液平，下腹部肠管完全无气；低位梗阻时，可出现多个阶梯样液平、结肠和直肠内无气体，狭窄时碘油造影时可明确狭窄部位和大小。钡剂灌肠可显示细小结肠或胎儿型结肠。

（3）母亲血清或羊水中甲胎蛋白增高。

三、鉴别诊断

（一）先天性肠旋转不良

常有正常胎粪，体重超过2 500 g，呕吐呈间隙性、不完全性及复发性，伴脱水、发热及体重下降，发病缓慢，常为不完全性和间歇性肠梗阻，有正常胎粪，腹胀不明显，腹部平片可见"双泡征"，钡剂灌肠显示盲肠异位于右上腹部或侧腹部。

（二）胎粪性肠梗阻

多有胎粪排出，出生后即有肠梗阻症状，腹部可触及肿块，腹部平片显示颗粒状钙化阴影。

（三）先天性巨结肠

呕吐出现较迟，呕吐物含有粪便样物，全腹膨胀伴气体，有便秘史，直肠指诊后有大量气体和粪便排出，症状缓解。

（四）环状胰腺

压迫在十二指肠第二段，较难区别，有正常胎粪。碘油造影显示十二指肠降部内陷呈线状狭窄或节段状狭窄，钡剂灌肠显示正常结肠。

（五）先天性肥厚性幽门狭窄

呕吐发生在出生后2～4周，喂奶后发生呕吐，有规律性，喷射状，呕吐物为奶汁，右上腹可触及橄榄形肿块，X线钡餐显示鸟喙状，超声检查可见幽门管肥厚征象。

（六）先天性幽门闭锁

少见，出生后即呕吐，呕吐物为奶汁，不含胆汁，腹部平片显示巨大胃泡影，碘油不能通过幽门管，常伴有低氯低钾性碱中毒。

四、治疗

大肠闭锁与狭窄唯一治疗的方法是手术。多数学者认为，结肠闭锁可从闭锁部位到口侧设置人工肛门或造瘘，随着患儿生长到一定年龄可再行第二次手术。一般认为大肠部位手术效果较好。

（耿雪慧）

第二节　先天性巨结肠

先天性巨结肠是婴儿常见的消化道畸形。病因是结肠远端及直肠缺乏神经节细胞,导致远端肠管呈痉挛性狭窄状态,近端结肠则继发性扩张与肥厚。本病特点是受累肠段远端肌间神经细胞缺如,使肠管产生痉挛性收缩、变窄,丧失蠕动能力。近端肠段扩张,继发性代偿扩张肥厚。

一、诊断

(一)临床表现

1.便秘

出生后不排胎粪或很少量胎粪,进行性加重伴呕吐,呕吐物伴奶或胆汁,次数不多,经用开塞露后排便,不久症状复发呈顽固性便秘,甚至达1周以上不排便,不排气,经直肠指诊后排出大量粪便和气体,新生儿时期气体排出呈爆炸样,腹胀明显好转。

2.腹胀

腹部膨隆和便秘一样为进行性加重,并呈蛙形,腹壁皮肤张紧发亮,皮下静脉网状显露,脐孔外翻,可见肠蠕动波伴肠鸣音亢进,左下腹可摸到粪石肿块的肠袢,直肠指诊呈空虚感或排出大量粪便和气体后腹胀消失,并可摸到痉挛环,严重时使膈肌上升,压迫胸腔则出现端坐呼吸或夜不能平卧。

3.全身情况

因便秘长期处在低位不完全性肠梗阻状况,随着便秘加重,病情转化为完全性肠梗阻,使全身情况转为营养差、贫血、食欲缺乏、消瘦、抵抗力低下、发育延迟,经常发生上呼吸道和肠道感染。

4.并发小肠结肠炎

便秘突然转为腹泻,每天次数在6~10次,排出大量恶臭样气体和稀薄腐败水样便,不含黏液和脓液,伴腹胀、呕吐、拒食、高热、呼吸急促、全身青紫、严重脱水、电解质紊乱和中毒症状,或伴穿孔引起腹膜炎,全身情况急剧恶化。

(二)病理

先天性巨结肠基本的病理改变是受累肠管的远端肠壁肌间神经丛和黏膜下神经节丛神经细胞先天性缺如,副交感神经纤维则较正常显著增生。这一组织解剖上的病理改变,致使受累肠段发生生理学方面的功能异常即正常蠕动消失,代之以痉挛性收缩。这种处于经常收缩状态的肠管非器质性肠狭窄和功能性肠梗阻,从上段肠腔来的肠内容物不能通过。而近端结肠肠壁如常,神经节细胞在肌间神经丛的存在一如正常,副交感神经亦无变化,肠管运动在早期非但不消失反而有增强。然而剧烈的蠕动并不能将粪便推进到远端痉挛的肠腔内。于是粪便淤滞潴留,大量粪便长久淤滞的结果致使其代偿性扩张肥厚,形成巨结肠。无神经节的长度,最多见是从肛管齿状线起至直肠及乙状结肠的远端部分,可延伸至降结肠或横结肠,或广泛累及全结肠和回肠末端,全结肠无神经节细胞较少见。无神经节细胞的痉挛段,外观较僵硬,无蠕动。其近侧为较短的移行段,有少量的神经节细胞。移行至正常神经肠段是逐渐的,再向近端为扩张段,有正常的神经节细胞,肠管增粗,肠壁肥厚,扩张与肥厚的程度按梗阻的程度而定,与年龄有关。基本的病理改变,在痉挛肠段最为明显,肠壁三个神经丛内神经节细胞完全缺如,但肠壁肌层间有较粗的胆碱酯酶阳性神经干,在肌环中亦有较正常为多的胆碱酯酶染色强阳性神经纤维存在,在肠管痉挛段远端最明显。

(三)实验室及其他检查

1.X 线检查

X 线是诊断本病的重要手段之一,腹部平片可见结肠充气扩张,年长儿童可看到扩张的横结肠贯于腹部。钡剂灌肠也很有价值,查明痉挛性狭窄肠段的范围、移行到扩张肠管的部位、蠕动和张力的变化。腹平片可发现在腹外围呈连续空柱状透亮区,小肠也有胀气,但无大的液平面可与小肠梗阻鉴别。直肠壶腹无气体也是重要区别点。

2.直肠活体组织检查

从理论上讲,直肠活检对本病诊断最可靠。但由于新生儿肛门狭小,而切取组织要距肛门缘 4 cm 以上,且深度也要达直肠全肌层,因此操作难度大。再加上肛管的直肠神经节细胞稀少,在内括约肌部分神经节细胞缺如,切取组织位置偏低,很容易误诊。此外,新生儿尤其是早产儿,神经节细胞特别细小,其核显露不佳,所以必须是对此有丰富经验的病理科医师才能诊断。

3.直肠指诊

对诊断颇有帮助。除了排除直肠、肛门无先天性闭锁和狭窄等器质性病变外。首先指感直肠壶腹有空虚感,无大量胎粪滞积,并且手指拔出后,随即就有大量的胎粪及许多臭气排出,这种暴发式排泄后,同时腹胀即有好转。

4.组织化学检查法

此法不要麻醉操作,可在门诊暖箱内进行。最适用于新生儿观察病变肠段(功能狭窄)胆碱能神经纤维的变化。由于正常肠壁黏膜下的肌层附近,可有极少很细的胆碱能神经纤维,而黏膜层内外则罕见这种神经纤维。先天性巨结肠症的黏膜下层乙酰胆碱酯酶增多,可见增生的乙酰胆碱酯酶强阳性染色的副交感神经纤维。诊断为先天性巨结肠症。

5.直肠内压测定法

由于先天性巨结肠患儿缺乏对直肠扩张所引起的肛门括约肌松弛,也缺乏肛门直肠反射,因此当气囊充气时,刺激直肠壁后肛管如果压力不下降,即可疑为先天性巨结肠。由于哭吵和腹肌紧张,时常发生假象,因此,必要时可重复测压。

二、鉴别诊断

(一)特发性巨结肠

多见于儿童,出生后排便正常,多在 2 岁后突发顽固性便秘,为内括约肌功能失调,饮食正常,有腹痛但腹胀不明显,直肠巨大,可见有正常神经节细胞,内括约肌反射存在,而排便意识几乎高于正常的一倍,直肠内未摸到狭窄环,可摸到巨大粪块,以中西医结合综合性保守治疗为主,可扩张内括约肌,应用精神及心理治疗,必要时可行内括约肌切除术。

(二)继发性巨结肠

由先天性肛门直肠畸形手术后遗有肛门狭窄而引起排便不畅,继发巨结肠,有神经节细胞存在,有手术病史,诊断不困难。

(三)神经系统疾病引起的便秘

如有先天性愚型、大脑发育不全、小脑畸形和腰骶部脊髓病变等常出现排便障碍,便秘或失禁,有典型的症状和体征,诊断不困难,必要时可作腰骶部正侧位摄片和直肠测压检查。

(四)内分泌系统疾病引起便秘

如甲状腺功能不全或亢进均可引起便秘,但尚有全身症状如食欲缺乏、乏力、生长和发育不良或食欲亢进、心率快、消瘦等,经内分泌检查可明确诊断。

(五)先天性回肠闭锁

经用盐水灌肠后没有胎粪排出,仅见少量淡绿色分泌物排出。腹部 X 线直立位平片在肠闭锁和巨结肠均可见肠腔扩大和液平面,但在回肠闭锁中无结肠扩张,整个盆腔空白无气。钡剂灌肠 X 线显示结肠细小,呈袋状阴影(小结肠或胎儿型结肠),但这常不易与全结肠无神经节细胞症的征象相区别。

三、治疗

(一)非手术治疗

对 3 个月内小婴儿、超短型或手术前准备,可采用此法。

1.润滑通便剂

口服蜂蜜、麻油、液状石蜡、果导等润滑剂或开塞露塞肛,每天或隔天 1 次。

2.扩肛

可用手指或器械通过狭窄段进行扩肛,每次 30 min,每天 1 次。

3.温盐水回流灌肠

协助排便和排气,减轻患者腹胀和呕吐,以保证正常吃奶,维持患儿逐渐长大,再根据症状轻重考虑手术。如果每天灌肠也不能停止呕吐,不能保证吃奶,则应选择手术。肛管应超过堵塞狭窄段,灌注温盐水回流,反复灌肠,使大便冲洗后排出。

4.中西医结合治疗

针刺耳穴肾、交感、皮质下、直肠下段等穴位。每天 1 次,每次 0.5 h。穴位封闭:肾俞穴注射人参注射液,大肠俞穴注射新斯的明,或两者交替,每天 1 次。

(二)手术方法

1.结肠造瘘

适于对保守疗法观察一段时间无效,而且症状逐渐加重的婴儿。也有人认为结肠造瘘对婴儿巨结肠疗效不佳。此外,造瘘术也不易被家属所接受。

2.根治术

要求手术创伤小,安全性大。减少或不破坏盆腔神经丛,术后不影响排便及生殖能力。适用于 6 个月以上的婴儿及低位节段性痉挛巨结肠。常用的手术方法有以下几种。①拖出型直肠、乙状结肠切除术。广泛分离盆腔及远端结肠,切除扩张的结肠,直肠从肛管内翻出,结肠再由翻转的直肠内套出,在会阴进行结肠与肛管的斜形吻合。此术操作范围较大,易损伤支配膀胱和直肠的神经。在腹腔内切除结肠,可能发生盆腔感染,吻合口泄漏较多,适合于较大儿童。②结肠切除、直肠后结肠拖出术(Duhamel 法)。沿直肠膀胱凹陷的腹膜反折处切开直肠两侧腹膜,直肠前壁不切开,在耻骨联合上缘 2 cm 处切断直肠,并在直肠后正中,钝性分离骶前筋膜与直肠深筋膜鞘,直至会阴部皮下,扩肛后在肛门后方沿皮肤和黏膜交界处切开肛门之后半部,将准备好的结肠,由肛门后切口拖出,结肠的后壁缘与齿状线切口的下缘缝合,直肠前壁与结肠前壁用一全齿血管钳,放入肛管及直肠内 3～4 cm 夹死,1 周后肠壁坏死脱落而使两管相通,新直肠腔形成。

3.直肠后回肠拖出,回肠结肠侧侧吻合术

适用于全结肠型。切除脾区以上的结肠,将降结肠以下结肠与小肠进行长距离的侧侧吻合术,拖下的回肠与直肠肛管间可按 Duhamel 法处理。保留的结肠仍有吸收水分的功能,术后腹泻与营养不良得以改善。

（耿雪慧）

第三节 异位肛门

一、病因病理

因胚胎时原始肛门位置异常,所以,肛门不在正常位置。

二、症状

婴儿肛门不在正常位置,排便功能正常,可无任何症状。当其开口处无括约肌或开口太小时,则粪便可自行流出,或排便困难(图 3-1)。

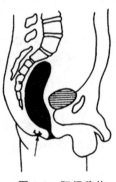

图 3-1 肛门移位

三、诊断

肛门有时偏向阴囊附近或骶部,肛管内也有上皮遮盖,并有括约肌。

四、治疗

异位肛门的治疗,一般采用后切开法。如患者肛门括约肌正常,并且功能良好,排便无障碍,就不必施行手术。如无括约肌或肛门太小,或肛门离正常位置不远,宜作手术治疗。将肛门、肛管、直肠与周围组织分离。移回原位缝合。如肛门括约肌功能不良,可做括约肌成形术。如肛门向前移位,其后侧至正常肛门位置为皮肤膜状,可行肛门后纵切横缝术。具体操作方法是:在肛门后纵向切开皮肤 1～1.5 cm(图 3-2A),稍游离直肠黏膜后,将黏膜与切开的肛门后皮肤横行间断缝合(图 3-2B),术后再酌情扩肛。

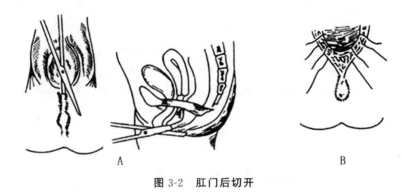

图 3-2　肛门后切开

（耿雪慧）

第四节　肛门闭锁

一、病因病理

因肛膜尚未消失，或因肛缘生有纤维带，使肛门完全闭锁，肛门未与直肠相通，不能排粪；或尚留有部分空隙，粪便不能正常排出。

二、症状

婴儿出生后无胎粪，啼哭不安，腹胀并有肠梗阻症状者，为肛门完全闭锁。如为不完全闭锁，则肛门仍有部分空隙，可流出少量胎粪（图 3-3）。

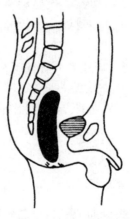

图 3-3　肛门闭锁

三、诊断

因肛膜闭锁，肛门部由一层薄膜遮盖，当婴儿啼哭时，膜能凸起，表明闭锁端距肛门皮肤表浅，否则相反。

四、治疗

如只有肛膜遮盖者,可行前后纵切口或十字切开,将其薄膜剪去,再用示指伸入扩张;如有纤维带者,可将其纤维带切除;如肛膜较厚者,可切开皮肤和直肠,将直肠黏膜下牵,与皮肤缝合,术后扩肛,每周 2～3 次,直至肛门无狭窄为止。

（耿雪慧）

第五节 直 肠 脱 垂

直肠脱垂是指肛管、直肠黏膜、直肠全层,甚至乙状结肠部分向下移位而脱出肛门外的一种疾病。我国是世界上最早对本病进行记述的国家,首见于《五十二病方》,称其为"人州出";隋《诸病源候论·痢病诸候》将其命名为"脱肛",谓"脱肛者,肛门脱出也"。本病各年龄均可发病,多见于小儿、老人、经产妇及体弱的青壮年。在儿童,直肠脱垂是一种自限性疾病,大多可随年龄增长而逐渐自行恢复正常,成人发病者则多随发病时间的增加而逐渐加重。长期反复脱垂,可引起神经损伤并导致肛门失禁,还可能出现出血、水肿、绞窄坏死、皮肤湿疹等并发症,因此需积极治疗。

一、病因

中医学中有关于直肠脱垂病因的论述颇多,总结各代医家的不同学说,可归纳为虚、实两类。

（一）虚证致病

（1）久痢而致大肠虚冷、脾虚气陷,如《诸病源候论·痢病诸候》云:"脱肛者,肛门脱出也,多因久痢后大肠虚冷所为",《景岳全书·脱肛》谓:"有因久泻久痢脾肾气陷而脱出者"。

（2）肺脏虚寒,如《丹溪心法·脱肛》云:"肺与大肠相表里……,肺脏虚寒,则肛门脱出。"

（3）纵欲过度、产育用力,如《医学入门·脱肛》云:"劳倦房欲过度及产育用力……,具有此证,非虚如何?"

（4）小儿先天不足,后天失养,脾肾气虚或老人肾气不充。

（二）实证致病

实证多责之于湿热下坠,若饮食不节,恣食辛辣、肥甘厚味、饮酒无度等,可积湿酿热,湿热下坠,可发为脱肛。

二、病理

（一）直肠黏膜脱垂

直肠黏膜层与肌层之间的组织发生分离、断裂,对黏膜的固摄作用消失,黏膜松弛、下移,甚至脱出肛门,如经常暴露在体外,受摩擦、挤压等刺激会出现循环障碍及炎症,并导致水肿、糜烂、黏膜增厚等病理改变。

（二）直肠全层脱垂

直肠周围的支持组织和肌肉松弛,固定提升功能减弱,使直肠与其分离下移,而出现全层脱垂,重者牵拉部分乙状结肠脱出肛门。除出现与黏膜脱出相同的病理改变外,脱出时间较长未能回纳者,还可发生肠壁坏死。

长期反复的直肠脱垂,可使肛门长期受到扩张而松弛无力,发生肛门松弛,而肛门松弛又进一步加重脱垂,形成"脱垂-肛门松弛-加重脱垂"的恶性循环。

三、辨证分型

(一)肾气不固

肛内肿物便时滑脱,肛门下坠,伴头昏耳鸣,神疲乏力、腰膝酸软、小便频数、夜尿多,舌淡苔白,脉沉弱。

(二)中气下陷

便时肛内肿物脱出,重者行走、咳嗽、下蹲时即可脱出,劳累后加重,伴有肛门坠胀,神疲乏力、食欲缺乏,气短声低。舌质淡胖,苔薄白,脉弱。

(三)湿热下注

肛内肿物脱出,色紫暗或深红,其则表面部分溃破、糜烂,肛门坠痛,小便短赤,肛内指诊有灼热感。舌红,苔黄腻,脉弦数。

四、临床表现

(一)内脱垂

松弛黏膜或套叠肠管在肠腔内堆积,主要引起出口梗阻型便秘和便不尽感,多无其他局部或全身症状。检查时,黏膜松弛可在肛门镜下直接观察到,呈淡红色,并表现为黏膜褶皱、堆积堵塞肠腔,指诊时黏膜皱襞柔软;如为直肠全层套叠,检查则需患者下蹲并屏气用力,指诊可及其肠壁呈环状折叠,质地较硬而富有弹性。

(二)外脱垂

1.症状

(1)脱出:脱出是直肠脱垂的最典型症状。初期,多在便时下蹲用力后脱出,便后可自行还纳复位。随着病情迁延日久,脱出物逐渐增长、变粗,咳嗽、屏气用力、下蹲时也会脱出,并且不易复位,须用手托回肛内或卧床休息,方能还纳。脱出物还纳情况与其大小有关,如脱出体积较大,还纳较难;体积小,则还纳易。脱出后如未及时还纳,还可出现脱垂嵌顿,重者可出现绞窄或坏死。

(2)出血:初期一般无出血症状。病久反复脱出和纳入,以及衣裤摩擦的刺激,可使肠黏膜发生充血、水肿和糜烂,出现大便时滴血、粪便带血或擦血,一般出血量均较少。

(3)潮湿和瘙痒:长期的脱出等同于反复被动扩肛,可使括约肌收缩功能下降,肛门弛张闭合不紧,肠内黏液可外溢;脱垂长时间暴露不还纳,受外界刺激后,分泌物可增多。以上两种情况,均可使肛周出现潮湿和黏液、分泌物刺激导致的皮肤瘙痒。

(4)坠胀:多由脱出肠段的炎症及其压迫肛门,影响血液淋巴回流引起。脱出后长时间不还纳或嵌顿则可引起较强烈的坠胀感。

(5)其他症状:除以上症状外,直肠脱垂尚可引起腰骶部酸痛、尿频和大便次数增多等。

2.检查

专科检查时,脱垂段未脱出时肛门外观通常无明显变化,部分可因肠内溢液和分泌物刺激出现肛周皮肤增厚、皲裂、脱屑等湿疹样表现,重者还可发现肛门弛张、闭合不紧。患者下蹲并屏气用力,可使脱垂部分完全脱出肛外。其中Ⅰ度直肠脱垂多见于直肠黏膜脱出,属不完全性脱垂,脱出部分呈环状外翻,长度<4 cm,色淡红,不出血,质软,肛门括约肌功能良好者,站起后可自行还纳。Ⅱ度直肠脱垂,为直肠全层脱出,长度在4~8 cm,颜色红,呈圆锥形,质软,表面为环状有层次的黏膜皱襞。便后需手法复位,肛门括约功能下降,为完全性脱垂。Ⅲ度直肠脱垂,为直肠全层或部分乙状结肠脱出,长度>8 cm,呈圆柱形,表面有较浅的环状皱襞,触之很厚,需手法复位,肛门松弛,括约功能明显下降,为重度脱垂。发生嵌顿者,多由Ⅱ度和Ⅲ度脱垂未能及时复位引起,嵌顿初起阶段,黏膜因静脉回流受阻而淤血、水肿,随着嵌顿时间延长,黏膜由红色逐渐变成暗红色,甚至出现表浅黏膜糜烂坏死,最后脱垂段如仍未还纳,则可出现绞窄或坏死。

五、诊断

(一)内脱垂

属直肠黏膜松弛者,诊断主要依靠肛门镜检查;属直肠套叠者,肛内指诊可初步诊断,如排粪造影用力排时直肠黏膜呈环形皱襞下移,形如"环凹状",则可确诊。

(二)外脱垂

直肠外脱垂的诊断主要依靠脱出症状和脱垂段的大小和外形特点。也可借助排粪造影诊断,表现为用力排时肛门外出现圆柱或圆锥形黏膜皱襞及大小、长度不等的肿物。

六、鉴别诊断

(一)直肠黏膜松弛与肛内痔核鉴别

二者均为齿线以上的黏膜隆起,但前者表现为黏膜松弛褶皱,呈粉红色,后者表现为黏膜饱满肿胀,颜色鲜红或暗红,并可有糜烂和出血点。

(二)Ⅰ度直肠脱垂与内痔脱出鉴别

Ⅰ度直肠脱垂脱出后呈环状,黏膜平滑光亮,色淡红,并可出现括约肌收缩力减弱;内痔脱出后可见到肥大的痔块,表面常呈紫暗色,痔块之间有黏膜凹陷形成的边界沟,指诊括约肌收缩有力。

七、治疗

直肠脱垂的治疗方法众多,包括保守治疗、注射治疗、手术治疗等,临床应根据脱垂类型不同,选用不同的治疗方法。此次主要介绍保守治疗和注射治疗。

(一)保守治疗

保守疗法可暂时缓解脱出、坠胀等不适,多用于不宜行注射或手术治疗的患者。另外,小儿直肠脱垂有自限性,也应以保守治疗为主,而不需要注射或手术。

1.中药内治法

直肠脱垂的中医辨证分型包括肾气不固、中气下陷和湿热下注3种,用药须依证立法和选方。

(1)肾气不固:证见肛内肿物便时滑脱,肛门下坠,伴头昏耳鸣,神疲乏力、腰膝酸软、小便频数、夜尿多,舌淡苔白,脉沉弱。治宜健脾益气、补肾固脱,方用金匮肾气丸加黄芪,升麻。

(2)中气下陷:证见便时肛内肿物脱出,劳累后加重,伴有肛门坠胀,神疲乏力,食欲缺乏,气短声低。舌质淡胖,苔薄白,脉弱。治宜补中益气、升提固脱,方用补中益气汤。

(3)湿热下注:证见肛内肿物脱出,色紫暗或深红,甚则表面部分溃破、糜烂,肛门坠痛,小便短赤,肛内指诊有灼热感。舌红,苔黄腻,脉弦数。治宜清热利湿,方用《薛氏医案》升阳除湿汤。

2.中药外治法

包括坐浴、灌肠和药物外敷法。

(1)坐浴和灌肠:依据"酸可收敛、涩能固脱"的理论,药物多采用具有酸涩收敛功效的五倍子、乌梅、金樱子、石榴皮等,如有局部糜烂、灼热等湿热之象,可加苦参、马齿苋,如有脱肛不收、局部紫暗刺痛,可加红花或乳香、没药。

(2)外敷:可用枯矾、五倍子、石榴皮、冰片等共研细末,敷于脱出的黏膜上,然后将脱出部分回纳,外加纱布加压固定。

3.针灸和穴位注射法

适用于小儿直肠脱垂和部分成人Ⅰ度脱垂。针刺选用长强、百会、足三里、承山等穴,耳针选用直肠下端、神门、皮质下等穴;穴位注射法多采用维生素B_{12}注射于长强穴3次以上。针刺和注射可增强盆腔内肌肉和其他支持组织的紧张程度,加强对直肠的支撑和固定作用。

4.手法复位

用于防止脱垂段长时间暴露导致的充血、水肿甚至绞窄、坏死。复位时一般取侧卧位,医者戴无菌手套并涂抹润滑剂,自脱垂段顶端向肛内持续用力压迫直至全部还纳复位,如患者因疼痛等不能完全放松,可在肛缘3、6、9点行局部麻醉,肛门松弛后,配合手法亦可复位。

5.其他方法

肛门闭合不紧者,可通过锻炼加强括约肌收缩力量缓解,通常的方法是每天分2~3次做提肛运动60~90次。另外,直肠脱垂患者还应注意增加营养、避免劳累、保持肛门清洁和积极治疗其他可引起腹压增加的慢性病和消耗性疾病。

(二)注射疗法

该法是目前国内治疗直肠脱垂的主要手段。注射方法主要有直肠黏膜下点状注射、柱状注射和直肠周围间隙注射,常用的药物包括芍倍注射液、5%~10%酚甘油、5%的苯酚植物油、枯痔液、消痔灵注射液等。

1.芍倍注射液黏膜下注射术

(1)适应证:黏膜松弛型内脱垂。

(2)禁忌证:急、慢性肠炎和腹泻。

(3)使用药物:1∶1浓度芍倍注射液(1单位芍倍注射液加1单位0.5%利多卡因)。

(4)操作方法:取侧卧位,常规消毒铺巾,局麻松弛肛门。①肛门镜下暴露松弛隆起的黏膜,在隆起明显处进针,遇抵抗感后退针给药,每个注射点黏膜下注射药物1~2 mL,以黏膜饱满为度。②视野内注射完毕后,退镜继续注射,直至齿线以上。根据黏膜松弛程度,可酌情调整注射点位数量和药量。③在肛镜下检查有无遗漏注射点,如有遗漏可补充注射。④压迫针孔出血点以止血,术毕。

(5)术后处理:术后当天予半流食,次日起正常饮食。常规应用抗菌药物3~5 d预防感染。术后24 h可排便。

(6)操作要点和注意事项。①肛门镜下要充分暴露松弛隆起的黏膜,选择隆起明显处注射。②进针遇抵抗感后退针给药,每点注射完毕后以光亮饱满为佳,呈淡粉色。可随着肛门镜退出,沿其顶端环状逐层向下均匀注射,勿集中于一点。③注意注射点位应均匀分布,不能过于集中,勿过深注射入肌层或过浅注射入黏膜内。女性前侧直肠阴道壁较薄,男性有前列腺存在,注射时注意防止刺穿或刺伤。④凡肝肾功能严重异常、放化疗后、凝血功能障碍或伴其他严重内科疾病者，为避免局部刺激和出血不止，禁止注射，可使用芍倍注射液原液保留灌肠。

2.芍倍注射液黏膜下注射加近心端黏膜结扎固定术

(1)适应证：Ⅰ度和较小的Ⅱ度直肠脱垂。

(2)禁忌证：急、慢性肠炎和腹泻。

(3)使用药物：芍倍注射液原液。

(4)操作方法：取侧卧位，常规消毒铺巾，局麻松弛肛门。①嘱患者屏气用力，肛门努挣，使脱垂部分充分暴露在肛外。体弱者侧卧位不能完全暴露脱垂时，可将干纱布置入肠腔与患者共同向外用力协助其脱出。②在近心端(肛门远端)同一层面上，用弯头止血钳钳夹截石位3、7、11点的黏膜，并用丝线结扎固定，以作为注射标记。如脱垂较长，可以近心端结扎点为基础，在其上方选择不同层面再做一至两圈环状结扎，所选层面之间和结扎点之间均保持1～1.5 cm间距。③小角度或平行进针，分别向未翻出的肠腔黏膜下层和暴露在肛外的结扎点间黏膜下层均匀注射芍倍液，使其饱满。④注射完毕后，将脱垂部分全部手托还纳肛内。肛门松弛者，结扎齿状线以上黏膜紧缩肛管。⑤在齿状线上区未注射的位置补充注射，以防遗漏。⑥乳胶管引流，包扎固定。

(5)术后处理：术后当天禁食，次日起少量进半流食。常规静脉补液，并使用抗菌药物5～7 d预防感染。术后48 h排便，便后正常饮食，并每天以生理盐水清洁灌肠。

(6)操作要点和注意事项：①术前使脱垂部分充分暴露在肛外；②近心端结扎时，切勿结扎到肌层，以免结扎线脱落后出血；③注射时小角度或与脱垂平行进针，进针遇抵抗感后退针给药，勿过深注射入肌层或过浅注射入黏膜内，注射以饱满为度；④注射过硬化剂的患者，其直肠黏膜质脆易出血，结扎和注射进针时需谨慎，必要时给予止血药物。

3.芍倍注射液黏膜下注射加黏膜多点结扎固定术

(1)适应证：Ⅱ度较大和Ⅲ度直肠脱垂。

(2)禁忌证：急、慢性肠炎和腹泻。

(3)使用药物：芍倍注射液原液。

(4)操作方法：取侧卧位，常规消毒铺巾，局麻松弛肛门。①嘱患者屏气用力，肛门努挣，使脱垂部分充分暴露在肛外。②在近心端同一层面上，用弯头止血钳钳夹截石位3、6、9、12点的黏膜，并用丝线结扎固定，以此作为注射和结扎的起始位置。③小角度或平行进针，自注射起始位置向未翻出的肠腔黏膜下层均匀注射芍倍原液，并使其饱满。④自脱垂顶端起始位置开始至脱垂底部，沿直线每隔1～1.5 cm做黏膜结扎固定，使结扎点成一纵行。⑤保持结扎点纵行与纵行之间的平行及间距约2 cm，重复步骤④结扎脱垂段的全部黏膜。⑥在每两纵行结扎点之间的黏膜下，自脱垂顶端起至底部，纵向注射较多量的芍倍原液(柱状注射)，使注药区隆起呈串珠状。⑦全部注射完毕后将脱垂手托还纳肛内，并于齿状线上区黏膜补充结扎和注射，以达到防止遗漏，紧缩肛管的目的。⑧乳胶管引流，包扎固定。

(5)术后处理：术后当天禁食，次日起少量进半流食。常规静脉补液，并使用抗菌药物5～7 d预防感染。术后48 h排便。便后正常饮食，并每天以生理盐水清洁灌肠。

(6)操作要点和注意事项：①结扎点的多少由脱垂部分的大小决定；②Ⅱ度较大或Ⅲ度脱垂各行结扎点应平行等间距，以保证受力均匀；③结扎固定时，切勿结扎到肌层，以免结扎线脱落后出血。

除芍倍注射法外,目前临床仍在使用的直肠脱垂注射疗法还包括明矾液注射法和消痔灵注射法。明矾液和消痔灵注射液均为硬化剂,使用时需严格掌握用药剂量和操作规程,以避免后遗症的发生。

4.明矾液直肠周围注射术

(1)适应证:完全性直肠外脱垂。

(2)使用药物和器械:药物为6%～10%浓度明矾液,常用浓度为7%,制液时需加枸橼酸钠稳定剂,或加适量普鲁卡因。特殊器械为8 cm长封闭针头。

(3)操作方法:取臀高伏卧位,常规消毒,局部浸润麻醉。①一手示指伸入肠腔内作引导,另一手持注射器,自左中位或右中位(截石位3点或9点)距肛缘1～2 cm处进针,进针后先平行肛管,当穿过肛管直肠环后使针斜向外侧。②刺入4～7 cm,至直肠黏膜下层,此时引导示指可感到与刺针仅有一薄膜之隔,触得明显。回抽无血,缓慢注入药液,约注入2/5,退针向外继续注完。注意勿将药液注入括约肌内,否则可引起疼痛,并可降低疗效。③同样方法在对侧中位注射,必要时还可增加右前、后中两处注射点,严重者除上述几处刺点外,右后、左前、左后也可穿刺注药,但前中位不宜注射。如为7%浓度,成人总用药量一般为20～60 mL。④将裹有硬橡皮管的凡士林纱卷放入肛管直肠腔中,以压迫固定,术毕。

(4)注射前后处理:术前1天起进软食,当晚用温生理盐水灌肠,注射当天限制进食量,注射前3～5 h再次灌肠。注射后卧床休息1～2 d,必要时可控制大便2 d,如有全身或局部不适,应及时处理。

5.消痔灵黏膜下加直肠周围间隙注射法

(1)适应证:完全性直肠脱垂。

(2)使用药物和器械:黏膜下注射药物使用1∶1消痔灵注射液(1单位消痔灵加入1单位0.25%利多卡因);高位间隙注射使用消痔灵原液。特殊器械为7.5号腰穿针。

(3)操作方法:骶麻成功后,患者取膀胱截石位,常规消毒。

1)骨盆直肠间隙注射:①用7.5号腰穿针,自截石位3点肛缘外1.5～2 cm处平行肛管进针,通过肛提肌后进入骨盆直肠间隙,此时使针斜向外侧;②将另一手示指伸入肛内,确定未穿透直肠壁则继续进针至腰穿针全部刺入,触摸肠壁感知针尖部位,如感到与针尖仅隔肠壁肌层,触得明显,即为正确刺入部位;③回抽无血,可开始边注药边退针,使药液呈柱状均匀分布,一侧注射药量为15～25 mL。

2)直肠后间隙注射:①更换腰穿针头及手套;②一手示指在肛内引导,另一手持针自6点位肛门与尾骨尖中点处进针约7 cm;③针尖活动于直肠壁后,表明已达直肠后间隙,退针给10～15 mL。

3)直肠黏膜下多点注射:在喇叭状肛门镜下,自齿状线以上8 cm起向下,每1～2 cm看作一截面,并自上而下在每一截面均匀选取4～6个点位注射药液,每点均注射1 mL到黏膜下。如上一截面注射在1、3、5、7、9、11点,则下一截面注射在2、4、6、8、10、12点,如此错落注射,直至齿状线上方。

(4)注射后处理:术后当天禁食,使用抗菌药物7 d,控制排便5 d,注意卧床休息,避免过度活动和增加腹压。

(边炳虎)

第六节　痔

一、概述

中医学对于痔的病因病机的认识,最早见于《黄帝内经》,曰:"因而饱食,筋脉横解,肠澼为痔"。在此基础上,以后历代医家又不断深入地探索,使其得以逐渐发展和完善。如隋代巢元方著《诸病源候论》认为:"诸痔皆由伤风,房事不慎,醉饱合阴阳,致劳扰血气,而经脉流溢,渗漏肠间,冲发下部"而成;又如朱震亨《丹溪心法》云:"痔者皆因脏腑本虚,外伤风湿,内蕴热毒,醉饱交接……,以故气血下坠,结聚肛门,宿滞不散,而冲突为痔也";再如清代《医宗金鉴》概括地指出:"痔疮形名亦多般,不外风湿燥热源"。另外痔在治疗上的发展,也是一个漫长的过程,除针对病因病机的治法外,还出现了其他的方法。如早期的《五十二病方》和《针灸甲乙经》,分别提出了痔的结扎切除法和针灸疗法;在宋代则开始出现了枯痔散和枯痔钉疗法及蜘蛛丝结扎疗法;明代《外科正宗》又提出分阶段内外痔不同的治疗方法;至明清时期,枯痔法已成为治疗痔的主要方法。

二、病因病机

(1)饮食不节,过食辛辣肥甘、过饮醇酒,致湿热内生,澼积于大肠。如《疮疡经验全书》云:"凡痔……多由饮食不节,醉饱无时,恣食肥腻、胡椒辛辣、炙煿醉酒……"。

(2)妇女生产用力或多次生产以及久泻、久痢、久咳等耗伤气血等使中气亏虚、肺气不足。如《疮疡经验全书·痔漏症篇》云:"肺与大肠相表里,故肺蕴热则肛门闭结,肺脏虚则肛脱出,此至当之论。又有妇人产育过多,力尽血枯,气虚下陷,及小儿久痢,皆能使肛门突出"。

(3)房事不节,精气脱泄,热毒乘虚下注。如《医宗金鉴》云:"总不外乎醉饱入房,筋脉横解,精气脱泄,热毒乘虚下注",又如《医方类聚》云:"或醉饱入房,精气脱泄,热毒乘虚下注"。

(4)久坐久站、负重远行,或便秘久蹲、肛门努挣,使肛周气血运行不畅,结聚肛门。如《外科正宗》云:"气血纵横,经脉交错,……浊气淤血,流注肛门,俱能发痔"。

三、分类

(一)历代文献所载分类法

中医学历代文献中所记载的痔的分类方法颇多,如在《五十二病方》中,痔被分为牡痔、牝痔、脉痔、血痔四类;又如《诸病源候论》则分为五类,云:"诸痔者,谓牡痔、牝痔、脉痔、肠痔、血痔也",《备急千金要方》亦将痔分为以上五类,云"牡痔者,肛边生鼠乳,时时溃脓血出;牝痔者,肛肿痛生疮;脉痔者,肛边有疮痒痛;肠痔者,肛边核痛,发寒热;血痔者,大便清血随大便污衣"。再如《医宗金鉴·外科心法要诀》按形态将痔分为二十四类,分别为翻花痔、蚬肉痔、悬珠痔、盘肠痔、栗子痔、核桃痔、莲子痔、脱肛痔、泊肠痔、鸡心痔、牛奶痔、鼠尾痔、血攻痔、担肠痔、内痔、樱桃痔、珊瑚痔、菱角痔、气痔、子母痔、雌雄痔、鸡冠痔、蜂巢痔、莲花痔。

(二)证候分类法

指根据内、外痔证候的不同进行分类。

1.内痔证候分类

(1)风伤肠络型:大便带血、滴血或喷射状出血,血色鲜红,或有肛门瘙痒。舌红,苔薄白或薄黄,脉浮数。

(2)湿热下注型:便血色鲜,量较多,肛内肿物外脱,可自行回缩,肛门灼热。舌红,苔黄腻,脉滑数。

(3)气滞血瘀型:肛内肿物脱出,甚或嵌顿,肛管紧缩,坠胀疼痛。甚则肛缘有血栓、水肿,触痛明显。舌质暗红,苔白或黄,脉弦细涩。

(4)脾虚气陷型:肛门坠胀,肛内肿物外脱,需手法复位。便血色鲜或淡,可出现贫血,面色少华,头昏神疲,少气懒言,纳少便溏。舌淡胖,边有齿痕,舌苔薄白,脉弱。

2.外痔证候分类

(1)气滞血瘀型:肛缘肿物突起,排便时可增大,有异物感,可有胀痛或坠痛,局部可触及硬性结节。舌紫,苔淡黄,脉弦涩。

(2)湿热下注型:肛缘肿物隆起,灼热疼痛或有滋水,便干或溏。舌红,苔黄腻,脉滑数。

(3)脾虚气陷型:肛缘肿物隆起,肛门坠胀,似有便意,神疲乏力,纳少便溏。舌淡胖,苔薄白,脉细无力。多见于经产妇、老弱体虚者。

四、治疗

(一)治疗原则

消除痔的症状,是治疗痔的根本原则。无症状的痔一般不需要治疗,即使体积较大也不应作为治疗指征;反之,体积小但症状明显的痔,应积极治疗。在治疗有症状的痔时,只有在保守治疗和非手术治疗无效或有严重脱出的情况下,才应考虑手术治疗。

(二)内痔的治疗

根据内痔证型的不同,分别立法和选方。

1.风伤肠络证

证见大便时出血,可为擦血、滴血或喷血,颜色鲜红,或有肛门瘙痒。舌红,苔薄白或薄黄,脉浮数。治宜清热凉血祛风,方用凉血地黄汤加减。

2.湿热下注证

证见便鲜红色血,量较多,肛内肿物外脱,可自行还纳,痔体可有红肿或糜烂,肛门潮湿灼热。舌红,苔黄腻,脉滑数。治宜清热利湿、化瘀消肿,方用五神汤加减。

3.气滞血瘀证

证见肛内肿物脱出,甚或嵌顿水肿,可隐见紫瘀,触压痛,肛管紧缩,坠胀不适。舌质暗红,苔白或黄,脉弦细涩。治宜活血化瘀、行气止痛,方用桃红四物汤或活血散瘀汤加减。

4.脾虚气陷证

证见肛门坠胀,肛内肿物外脱,需手法复位。便血色鲜或淡,可出现贫血,面色少华,头昏神疲,少气懒言,纳少便溏。舌淡胖,边有齿痕,舌苔薄白,脉弱。治宜益气健脾、升阳举陷,方用补中益气汤加减。

(三)局部治疗

包括坐浴法、敷药法、塞药法、枯痔法、结扎法、胶圈套扎法、注射疗法及其他。

1.坐浴法

该法自古至今一直广泛应用于肛肠疾病的治疗。其中用于治疗内痔者,根据作用可分为清热利湿类、疏风胜湿,活血止血类,消肿止痛类,收敛固涩类等,常用方剂如活血散瘀汤、洗痔枳壳汤、五倍子汤、苦参汤、安氏熏洗剂。

2.敷药法

本法是直接将药物敷于患处,多用在坐浴后。主要作用是缓解肿痛和出血。常用如麝香痔疮膏、九华膏、如意金黄膏、生肌玉红膏、角菜酸酯乳膏等。另外,也可将具有相同功效的散剂经蜂蜜或麻油调成膏状后外敷。

3.塞药法

将药物制成栓剂,纳入肛门而达到治疗目的的用药方法。栓剂的药物功效和坐浴法、敷药法类似,但更适于未嵌顿内痔的治疗。常用如化痔栓、角菜酸酯栓等。

4.枯痔法

枯痔法包括枯痔散外敷法、枯痔钉疗法和枯痔注射法,属传统中医学外治法,在《医学纲目》《外科正宗》等古代文献中均有较详细的记载。此处主要介绍枯痔散外敷法和枯痔钉疗法。

(1)枯痔散外敷法:该法是以枯痔散用水或油调成糊状后,涂于内痔表面,使痔核逐渐坏死脱落遗留创面,再逐渐愈合。传统枯痔散主要成分是砒和白矾,佐以雄黄、朱砂、硫黄、黄丹、乳香、冰片、乌梅肉等,其中砒具有较强的毒性,为避免砒中毒的危险,近代又出现了无砒枯痔散,主要成分包括花蕊石、明矾、胆矾、雄黄、雌黄、皮硝、冰片等,但缺少砒的成分,其渗透力弱,对痔体较大者疗效较差。

(2)枯痔钉疗法:又称插钉法、插药法,是一种将药物制成钉剂后插入痔核内而治疗内痔的方法。我国古代文献所记载的枯痔钉均含有砒霜,并借助其腐蚀性,使痔体脱落,达到治疗目的,如宋代《太平圣惠方》记载的枯痔钉是由砒霜、黄蜡制成,明代《外科正宗》记载的"三品一条枪"成分是明矾、砒石、雄黄和乳香。自新中国成立以来,国内学者又对枯痔钉疗法进行了深入研究,提出了枯痔钉是通过自身的异物刺激作用,使痔核产生无菌炎症,并发生纤维化而萎缩的理论,同时还制出了无砒枯痔钉,如如意金黄枯痔钉、二黄枯痔钉等。这一改进使枯痔钉疗法的安全性大大提高,并在 20 世纪 70、80 年代得以广泛推广和应用。

适应证:内痔痔体较大者。

禁忌证:内痔嵌顿,黏膜下血栓形成和外痔。

操作方法:患者取侧卧位或截石位,常规消毒铺巾,如肛门紧缩,可行局麻。①暴露痔核,在距齿状线 0.2 cm 以上的部位,将药钉与肠壁成 15°～45°插入痔内,注意不可插入过深刺入肌层,也不可过浅或贯穿痔核。②剪除未插入痔内的部分,剩余部分外露 1～2 mm 即可(图 3-4)。③在间距 0.2～0.5 cm 位置,继续插钉,最终插钉数量由痔核的大小和多少而定,一般在总数 20～25 根,并且应使插钉均匀分布。④将痔核送入肛内,术毕。

术后处理:术后当天控制大便,次日起正常饮食排便保持大便通畅,便后冲洗坐浴,一般不需换药。术后 1 周内禁止参加剧烈运动和体力劳动,一般 10～15 d 可痊愈。

5.结扎法

结扎疗法是我国治疗内痔的传统方法,如《太平圣惠方》载:"用蜘蛛丝系缠鼠痔乳头,不觉自落"。该法目前仍是临床治疗内痔的一种常用方法,其作用机制是通过结扎痔的基底部,机械性阻断痔核的血供,促使其产生缺血坏死,坏死部位脱落后,创面修复愈合,由此而达到治疗目的。

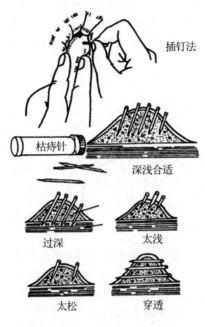

图 3-4 枯痔钉插法

适应证:Ⅱ期或Ⅱ期以上内痔。

操作方法:患者侧卧位或截石位,局部消毒,局麻松弛肛门。具体步骤如下。①结扎前消毒肠腔,肛门镜下用组织钳将欲结扎的内痔牵拉出肛门外,肛门镜亦随之退出。②用止血钳钳夹痔体基底部,使止血钳顶端超过痔的范围,并在钳夹部位以下剪开一小口。③用丝线在钳夹痔核的止血钳下方结扎,丝线勒入小切口内,可防止滑脱。术者结扎紧线时,助手放松止血钳并退出,术者继续打结勒紧痔基底(图 3-5)。如被结扎痔核较大,可剪除结扎线以上多余组织,但至少保留残端 0.5 cm。④同法处理其他痔核,凡士林油纱条置入肛内引流,包扎固定,术毕。

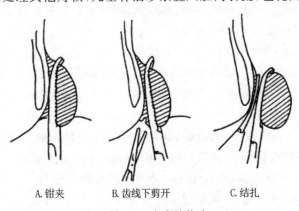

A. 钳夹   B. 齿线下剪开   C. 结扎

图 3-5 内痔结扎法

术后处理:术后当天限制大便,次日起正常饮食,每次大便后温水坐浴,一般术后 7～10 d 结扎线可脱落。

结扎疗法目前在临床上较为常用,尤其是对脱出性内痔效果较好。单纯结扎时,不可过深,以避免痔核坏死脱落后出血;如痔核较大、基底部较宽时,应用圆针贯穿基底中点两次,行"8"字贯穿形缝扎(图 3-6);如有多个痔核,结扎部位不可在同一截面上,以免造成直肠狭窄;内痔结扎术后,肛门缘静脉和淋巴回流受阻,有时产生淤血或水肿,可做一长 1~2 cm 放射状减压切口,使受阻血液和淋巴液得以渗出,减压切口的数目依结扎数目多少而定,一般位于所结扎内痔的相同点位肛缘处。

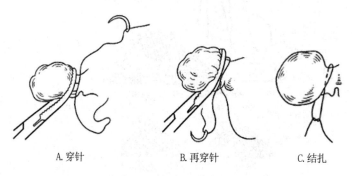

A.穿针   B.再穿针   C.结扎

图 3-6　内痔"8"字缝扎法

6.胶圈套扎法

套扎法与结扎法作用机制相同,只是阻断痔核血供的工具由丝线变为胶圈。常用胶圈为特制或由自行车气门芯胶管制成,宽约 0.5 cm。

(1)止血钳套扎法:患者侧卧位或截石位,局部消毒,局麻松弛肛门。步骤:①将 1~2 个胶圈套在一长弯头止血钳的关节部,暴露内痔,用该止血钳钳夹痔体基底部,并在钳夹部位以下剪开一小口;②用另一直止血钳,夹住并拉长胶圈,绕过痔体上端和弯止血钳顶端,套扎在痔体基底部,并使胶圈勒入小切口,随即退出止血钳;③同法处理其他痔核,术毕。

(2)套扎器套扎法:取侧卧位或截石位,常规消毒,局麻松弛肛门。①肛门镜下查看欲套扎的痔核,助手将肛门镜固定并将其暴露。②术者一手持套有胶圈的套扎器,套扎器管口应与痔核体积大小相适。另一手持组织钳,经过套管口和肛镜伸入肛内,钳夹痔核上部,并拉入套扎器的套管,套管前缘抵痔基底部时,握紧按压手柄,将乳胶圈推出,套住痔核底部。③放开组织钳,与结扎器一同取出。同法处理其他痔核,术毕。

(3)负压吸引套扎法:取侧卧位或截石位,常规消毒,局麻松弛肛门。在肛门镜下暴露将要套扎的内痔。①将套扎圆筒插入肛门镜内紧贴在内痔上,开动吸引器使套扎圆筒成负压,透过套扎器玻璃圆筒观察并控制所吸引内痔组织的大小。②扣动手柄,推出胶圈,套在内痔基底部。③同法处理其他痔核,术毕。

套扎注意事项:①牵拉内痔时,勿用力过猛,避免将痔核撕裂出血。②每次套扎痔核最多不超过 3 个,以母痔区为主。如有子痔,待第一次套扎创面愈合后,再行套扎。如套扎点过多,易造成狭窄。③乳胶圈不宜反复高压消毒,以免丧失弹力和提前撕裂断开。④套扎后的胶圈应距离齿状线 0.2 cm 以上,避免疼痛和坠胀不适。

7.注射疗法

痔的注射疗法在西方国家沿用至今已有近 150 年的历史。目前国内临床应用的注射药物包括三大类:软化萎缩剂、硬化剂和坏死剂,根据三类药物对痔组织的不同作用机制,注射疗法可分为收敛化瘀法、硬化萎缩法和坏死枯脱法。

(1)收敛化瘀法:收敛化瘀法,是使用唯一软化萎缩剂"芍倍注射液"注射治疗痔的方法,该法是肛肠病安氏疗法的重要组成部分,因此又被称为"安氏收敛化瘀法"。其中"收敛化瘀"这一治则,是安阿玥教授依据《素问·生气通天论》中"经脉横解,肠澼为痔"这一论述和中医学传统"收敛固涩""化瘀止血"之治法以及痔的隆起、脱垂和出血的基本症状,在国内首次提出的治痔新法则。该法不仅"收敛萎缩""收敛固脱",还强调"化瘀",可避免其他注射法治疗后遗留硬结和肛肠狭窄的弊端。

1)单纯芍倍注射法:Ⅰ、Ⅱ期内痔和其他较大内痔暂不宜手术者。

使用药物:2∶1浓度芍倍注射液(2单位芍倍注射液加1单位0.5%利多卡因)。

注射方法:患者取侧卧位,常规消毒铺巾,行肛管麻醉,麻醉后再次消毒肠腔。①在肛门镜下查看需注射治疗的痔核,先选择其中较小者在镜下充分暴露。②在痔核中心隆起处斜刺进针,进针后尝试注药,如黏膜快速均匀隆起,则说明进针位置适当,可缓慢退针并推注给药。注射药量以注射后痔核均匀饱满充盈、黏膜呈粉红色为佳。③注射完毕后,再依次从小到大注射其他痔核。④棉球置入肠腔内压迫止血,术毕。

术后处理:术后当天少量进食,次日起正常饮食。常规使用抗菌药物3d预防感染。术后24~48h可排便,不需要换药。

操作要点和注意事项:有人提出"见痔进针,先小后大,退针给药,饱满为度"的芍倍注射液注射原则。①在注射部位上"见痔进针",肛门镜下见到痔核时,即可进行注射。解决了操作中定位不准确,在痔动脉区相应部位注射容易导致硬结、坏死、出血的问题。②在给药方法上"退针给药":注药时见黏膜快速均匀隆起后退针注射,防止药物进入肌层。解决了误伤周围组织的问题,可操作性强。③在注射顺序上"先小后大",注射时先选择较小的痔核,再选择较大的,逐个注射。解决了痔核无序注射的问题,避免了注射盲区和遗漏。④在注射药量上,以"饱满为度",每处痔核注射完毕后须有光亮饱满的感觉,呈淡粉色。解决了剂量不易掌握问题,因痔施量,无论痔核大小,均以充盈饱满为度。

另外,女性前侧直肠阴道壁较薄,男性有前列腺存在,注射时注意防止刺穿或刺伤。凡肝肾功能严重异常、放化疗后、凝血功能障碍或伴其他严重内科疾病者,为避免局部刺激和出血不止,禁止注射。使用芍倍注射液原液保留灌肠,亦可起到一定收敛化瘀的作用。

2)芍倍注射加内痔结扎法:Ⅲ、Ⅳ期内痔。

使用药物:2∶1浓度芍倍注射液。

操作方法:患者取侧卧位,常规消毒铺巾,行肛管麻醉。麻醉后使平时脱出的痔核充分暴露,直视或在肛门镜下依次结扎脱出痔核的上1/3~1/2部分,残端较大时可部分切除。在肛门镜下分别注射较小未脱出的痔核,以及已结扎痔核的下半部分和其上方隆起黏膜(多为截石位3、7、11点)。注射方法与单纯注射术相同。

术后处理:术后当天少量进食,次日起正常饮食。常规使用抗菌药物3d预防感染。术后24~48h可排便,不需要换药。

操作要点和注意事项:结扎内痔,提出应遵循"不同平面、不同深浅"的原则。①不同平面:根据痔核位置,错落结扎,使各结扎点不在同一直肠横截面上,以防止多个瘢痕同时挛缩而发生直肠狭窄。②不同深浅:痔核大小不同,结扎的深度也不同。按比例,小痔核应少结扎,但不少于全部的1/3;大痔核应多结扎,但不需超过痔核全部的1/2。

(2)硬化萎缩法:该法是将硬化剂注射到痔体内,使痔组织产生无菌性炎症并逐渐纤维化,以萎缩痔核达到治疗的目的。目前临床常用的包括5%苯酚植物油、5%奎宁尿素、5%～20%苯酚甘油与等量水和消痔灵注射液等。

适应证:Ⅰ、Ⅱ期内痔。

禁忌证:肛裂、内痔血栓形成或嵌顿、曾多次接受硬化剂注射治疗者。

注射方法:患者取侧卧位,常规消毒铺巾,麻醉松弛肛门。①肛门镜顶端压在齿状线上,暴露内痔的上2/3部分。②再次消毒拟注射的内痔黏膜,预防感染坏死。在内痔根部上方0.5 cm处刺入黏膜下层(刺入后针头若能向左右移动即证明在黏膜下层),抽吸无回血,即可注射。③注入少量药液,如黏膜表面可见清晰血管走行,证明注射部位正确,则可继续注药,注射剂量根据所使用硬化剂不同而异,同法注射其他痔核。注意注射药物不要在同一平面,以免形成环状瘢痕性狭窄;注射后揉压痔核,使药液分布均匀,避免形成局部硬结或缺血坏死。④棉球置入肠腔内压迫止血,术毕。

术后处理:术后控制大便48 h,常规使用抗菌药物3～5 d预防感染。如有出血、坠胀不适或肛门疼痛,应及时查看处理。

(3)坏死枯脱法:坏死枯脱法是将具有坏死作用的注射剂,注入痔组织内,使痔核坏死脱落,创面重新愈合的治痔方法。代表性坏死剂是硫化钠薄荷脑溶液(痔全息注射液),以下以该药的注射方法为例,介绍坏死枯脱法。

适应证:各期内痔。

注射方法:常规消毒铺巾,麻醉松弛肛门。①肛门镜下或直视下暴露痔核,从痔核最突出点进针,针头斜面向上,浅刺使针头进入黏膜下层。②进针后,轻轻挑起黏膜,缓慢推注,随着药液的进入,被浸润部分逐渐变黑变硬而坏死,待坏死部分距基底部的正常黏膜约3 mm时,停止推药。③干棉球按压进针点止血,止血后将痔核推回肛内。④用同法注射其他痔核,包扎固定,术毕。

药物用量:痔核直径在0.5 cm以内,注药量不超过0.3 mL;直径在1 cm左右,注药量在0.5～0.7 mL;直径在2 cm左右,注药量在1.0～1.5 mL;直径在4 cm左右,用药量在3～4 mL。总量一般不宜超过4 mL。

术后处理:术后最好进食流质少渣食物,至少控制大便48 h,并减少大便次数,常规使用抗菌药物3～5 d预防感染。治疗后5 d内不坐浴,从第6天起,可用1:5 000高锰酸钾溶液坐浴。术后半月以内尽量减少活动,应充分休息,并保证大便通畅,以防提前脱痂出血,如有出血、坠胀不适或肛门疼痛,应及时查看处理。

8.其他疗法

针灸疗法:主要用于缓解痔的出血和坠胀症状,常用穴位有攒竹、龈口、龈交、白环俞、长强、会阳、飞扬、委中、承山等。

(三)外痔的治疗

1.口服药物治疗

外痔的中医证型包括气滞血瘀型、湿热下注型和脾虚气陷型,与内痔的部分证型相同,可选用相同的治法和方药。

2.局部治疗

外痔的局部治疗主要包括中药坐浴法和敷药法。

（1）中药坐浴法：多用于炎性外痔和血栓外痔的治疗，常用如活血散瘀汤、五倍子汤、苦参汤、安氏熏洗剂等，可缓解坠胀、灼痛等症状。

（2）敷药法：适应证与坐浴法相同，多用在坐浴后。常用如活血止痛散、如意金黄膏、九华膏等。

3.注射治疗

收敛化瘀法不仅对内痔有较好的疗效，还可用于静脉曲张性外痔的治疗。

使用药物：1∶2 浓度芍倍注射液（1 单位芍倍注射液加 2 单位 0.5％利多卡因）。

操作方法：患者取侧卧位，常规消毒铺巾，行局部麻醉松弛肛门。在肛缘选取静脉曲张隆起的远心端作为注射进针位置，通常为截石位 3、7、11 点。进针时针尖斜面向下，针头与肛缘皮肤呈 15°～30°刺入，刺入后向肛缘方向进针至静脉曲张团的近心端（齿状线以下），注意进针时勿穿出皮肤或深刺入肌层。进针后退针给药，使痔体均匀隆起，当痔体较宽时，可间隔一定距离后再次进针注射。注射后揉压隆起的痔体，使药液分布均匀。同法处理其他外痔，加压包扎，术毕。

术后处理：术后持续加压 3 h，不需要换药。

（边炳虎）

第七节 肛 裂

一、概述

（一）概念

肛裂是指发生于肛管皮肤的全层纵行裂开并形成感染性溃疡。呈梭形或是椭圆形，长 0.5～1.5 cm。肛裂是一种常见病，发病率在肛门直肠疾病中占 20％，仅次于痔疮。

本病青壮年多见，男女发病无差别。近年来，婴幼儿肛裂的发生呈上升趋势。临床特点以肛门部周期性疼痛、出血、便秘为主要特点。肛裂的部位一般在肛门前后正中位，尤以后位多见。

中医学文献中没有"肛裂"的病名，认为此病属于"痔"的范畴，故有"痔裂"之称。《外科大成》记有二十四痔，其中对"钩肠痔"的描述："肛门内外有痔，折缝破裂，便如羊粪，粪后出血，秽臭大痛者……"这是指肛裂的症状。《疮疡经验全书·卷七》记有"担肠痔"，其痔横在肛门。《医宗金鉴·痔疮篇》中记载："肛门围绕折纹破裂，便结者，火燥也。"《诸病源候论脉痔候》记有："肛边生裂，痒而复痛出血者，脉痔也。"也是指肛裂。总之，中医文献中的"钩肠痔""担肠痔""脉痔""裂肛痔"等描述，均属肛裂。

（二）分类

对于肛裂的分类，目前国内外尚不统一。1975 年全国第一次肛肠学术会议，对肛裂的诊断分类统一规定为初发性肛裂（新鲜肛裂）和陈旧性肛裂两种类型。

此外，还有三期分类法和五型分类法。

1.三期分类法

（1）Ⅰ期肛裂：该期为单纯性肛裂，肛管皮肤浅表纵裂，溃疡边缘整齐，基底新鲜，色红，触痛明显，创面富于弹性。

（2）Ⅱ期肛裂：该期有肛裂反复发作史，创缘不规则，增厚，弹性差，溃疡基底部呈紫红色或有脓性分泌物。

（3）Ⅲ期肛裂：该期溃疡边缘发硬，基底色紫红，有脓性分泌物，上端邻近肛窦处肛乳头肥大，创缘下端有哨兵痔，或有皮下瘘管形成。

2.五型分类法

（1）狭窄型肛裂：此型多伴有肛窦炎，由于内括约肌呈痉挛性收缩，使肛管狭窄，肛门缩小，此型症状以疼痛为主。

（2）脱出型肛裂：此型多为内痔、混合痔、肛乳头肥大等脱出、发炎而引起的肛裂，疼痛较轻，肛管狭窄部明显。

（3）混合型肛裂：此型同时具有狭窄和脱出型的特点。

（4）脆弱型肛裂：此型多有肛门周围皮肤湿疹、皮炎，致使肛管皮肤脆弱，其表现为多发性表浅性肛裂。

（5）症状型肛裂：此型因溃疡性结肠炎、克罗恩病、肛管结核等或其他疾病及肛门部手术后创伤延期愈合，造成肛管溃疡者。

以上各种分类法，以三期分类法较为常用。

二、病因病机

中医学认为本病多是由感受风热邪气，致使血热肠燥或阴虚津亏，导致大便秘结，排便努挣，引起肛门皮肤裂伤，湿毒之邪乘虚而入皮肤经络，局部气血瘀滞，运行不畅，破溃之处缺乏气血营养，经久不敛而发病。

（1）血热肠燥：患者常因饮食不节，恣饮醇酒，过食辛辣厚味，以致燥热内结，耗伤津液，无以下润大肠，则大便干结；临厕努挣，使肛门裂伤而致便血。

（2）阴虚津亏：患者素有血虚，津亏生燥，肠道失于濡润，可致大便燥结，损伤肛门而致肛裂；阴血亏虚则生肌迟缓，疮口不易愈合。

（3）气滞血瘀：气为血之帅，气行则血行，气滞则血瘀。热结肠燥，气机阻滞而运行不畅，气滞则血瘀阻于肛门，使肛门紧缩，便后肛门刺痛明显。

三、临床表现

（一）病史

患者多有大便困难史，病情反复发作，有典型的周期性疼痛。

（二）症状

1.疼痛

肛门疼痛是肛裂的主要症状，其诱因多为便秘。用力排便导致肛管破裂，呈刀割样疼痛或灼痛，排便后数分钟内疼痛减轻或消失，称为疼痛间歇期。便后约半小时出现反射性内括约肌痉挛收缩而引起剧烈疼痛，往往持续数小时，多能逐渐缓解，形成周期性疼痛。剧烈的肛门疼痛使患者产生恐惧感而不愿排便，从而加重便秘，进一步加重肛裂。

除排便外，如检查、排尿、咳嗽等刺激，也可引起肛裂产生周期性疼痛。因此，在检查肛裂患者时，一定要注意动作轻柔，尽量避免行内镜等器械检查。

2.便血

大便时出血,色鲜红,滴血或粪便上有血丝,手纸带血。感染后可见脓血及黏液。

3.便秘

便秘与肛裂互为因果,两者互相影响。肛裂患者多有便秘,大便干硬,排便时撕裂肛管皮肤而激发感染。肛裂的疼痛又可导致患者主观上对排便产生恐惧感,使粪便在直肠内停留过久,水分被吸收而干结,在排便时引起疼痛更加剧烈,由此产生恶性循环。

4.瘙痒

肛裂溃疡面或伴发的肛窦炎、肛乳头肥大炎症产生的分泌物可引起肛门瘙痒。

(三)体征

1.局部视诊

肛管局部可见有一纵行梭形裂口或椭圆形溃疡。初期溃疡颜色鲜红、底浅,边缘无明显增厚,无哨兵痔形成。后期肛裂患者的溃疡创面颜色灰白、底深,边缘增厚明显,可形成哨兵痔。

2.指诊

本病患者由于肛门括约肌痉挛,指诊时可引起剧烈疼痛,一般患者不宜施行指诊或指诊前使用麻醉剂。初期肛裂指诊可在肛管内触及边缘稍有凸起的纵行裂口;后期肛裂可触及裂口边缘隆起肥厚、坚硬,并常能触及肛乳头肥大;可触及皮下瘘管,在肛缘裂口下端轻压可有少量脓性分泌物溢出。

3.肛门镜检查

一般患者不宜施行肛门镜检查,或进行肛门镜检查时使用一定的麻醉剂。初期肛裂的溃疡边缘整齐,底色红,后期肛裂的溃疡边缘不整齐,底深,呈灰白色,溃疡上端的肛窦呈深红色,并可在外科诊断与治疗时见到肥大的肛乳头。

4.辅助检查

肛裂一般通过询问相关病史及局部视诊,可明确诊断;但需手术治疗时,常可进行如下实验室检查。

(1)一般检查:一般检查包括血常规、尿常规、肝肾功能、出凝血时间、心电图、超声波和 X 线检查。

(2)肛管压力测定:肛裂患者的肛管静息压明显高于正常人,并且肛裂患者有着较正常人明显增强的肛管收缩波。

(3)肛管直径测量:肛管直径测量即以肛管直径测量仪测量肛裂患者肛管直径。

四、诊断

(一)主要症状

疼痛、便血和便秘。

(二)指诊

肛门指诊可引起肛裂患者疼痛加剧,一般患者不宜施行,或进行指检前使用一定的麻醉剂。

(三)肛门镜检查

该检查一般患者不宜施行,或检查前使用一定的麻醉剂。Ⅰ期肛裂的溃疡边缘整齐,底色红;Ⅱ、Ⅲ期肛裂的溃疡边缘不整齐,底深,呈灰白色,溃疡上段的肛窦呈深红色,并可见肛乳头肥大。

五、鉴别诊断

根据患者主诉,有肛门周期性疼痛、出血及便秘的病史,检查时发现肛管皮肤有梭形溃疡,疼痛敏感及肛门紧缩等体征时,即可明确诊断。但应与肛管皮肤轻微损伤及肛门皮肤皲裂相区别(表 3-1)。

表 3-1　肛裂的鉴别诊断

项目	疼痛	出血	便秘	溃疡	瘙痒	伴随症状
肛裂	周期性	有	有	梭形溃疡	偶有	伴裂痔、肛乳头肥大
肛门皲裂	轻	有	有	无	明显	伴肛周皮肤病
肠管结合性溃疡	轻	有	无	不规则潜行溃疡	偶有	伴结核病史,溃疡底部呈污灰色苔膜
肛管皮肤癌	持续性	有	有	不规则溃疡,边缘隆起,底部凹凸不平,表面覆盖坏死组织	偶有	伴特殊臭味
克罗恩病并发肛裂	轻	有	无	不规则溃疡,底深、边缘潜行裂口周边皮色青紫	偶有	伴贫血、腹疼、腹泻、间歇性低热和体重减轻等
溃疡性结肠炎并发肛裂	轻	有	无	肛裂较浅,多见于肛门两侧	偶有	伴脓血便、腹泻、腹痛
肛管上皮缺损	有	有	有	未愈合创面或肛管全周或部分环状瘢痕	偶有	伴肛门病手术史

六、治疗

以润肠通便为主,在大便通畅的前提下,再结合其他治疗。

(一)辨证论治

1.血热肠燥证

证候:大便两三天一行,质地干硬,便时肛门疼痛剧烈,大便时滴血或手纸染血,血色鲜红,裂口色红,肛门部灼热瘙痒;腹满胀痛,小便短赤。舌质偏红,苔黄燥,脉弦数。

治法:泄热通便,滋阴凉血。

方药:凉血地黄汤加减。

2.阴虚津亏证

证候:大便干燥,数天一行,便时疼痛,点滴下血,肛管裂口深红;口干咽燥,五心烦热,纳差,或头昏心悸。舌红,苔少或无苔,脉细数。

治法:补血养阴,润肠通便。

3.气滞血瘀证

证候:肛门刺痛明显,便时便后尤甚,肛门紧缩,肛管裂口色紫暗,肛外有裂痔,便时可有肿物脱出。舌暗,苔薄,脉弦或涩。

治法:理气活血,润肠通便。

方药:六磨汤加减。

(二)中成药治疗

常用的中成药有槐角丸、化痔丸、麻子仁丸等。

(三)其他药物治疗方法

1.熏洗法

此法常用具有活血止痛、收敛消肿的五倍子汤、苦参汤、止痛如神汤等熏洗或坐浴。便前坐浴可使肛门括约肌松弛，以减轻粪便对裂口的刺激；便后坐浴可洗净粪渣，保持局部清洁，改善局部血液循环，减轻肛门括约肌痉挛，缓解疼痛，促进溃疡愈合。

2.敷药法

此法适用于新鲜单纯性肛裂，可用消肿止痛、收敛止血、去腐生肌作用的九华膏或白玉膏等外敷。或用含有表面麻醉剂的软膏如太宁软膏等适量涂抹患处，直至创面愈合。

3.塞药法

该法是将具有保护黏膜、润滑肠道、止痛止血作用的各种栓剂塞入肛内，在体温的作用下融化后直接作用于患处，消除和改善症状，如太宁栓、痔疮栓等。

(四)非药物治疗

1.侧方括约肌切断术

侧方括约肌切断术(LIS)于截石位 5 点或 7 点位距肛缘 1.5 cm 处做长约 0.5～1.0 cm 放射状切口，左手食指伸入肛内引导，弯钳从切口沿肛管皮下分离至齿状线，自括约肌间沟及齿状线分离并挑出、切断部分内括约肌，以肛门松弛、可容 2 指轻松进出为度(为公认的治疗陈旧性肛裂的"金标准")。

2.局部封闭法

该法是用麻醉药物和长效止痛注射液或其他复方制剂注射到肛裂周围，阻断恶性循环的刺激，即解除疼痛和括约肌痉挛，使创面得到修复。有长效止痛注射液封闭法、乙醇封闭法、激素封闭法、复方枸橼酸液封闭法等。

3.扩肛法

该法适应于Ⅰ～Ⅱ期肛裂，无裂痔、肥大肛乳头及皮下瘘等并发症者。取截石位或侧卧位，局部常规消毒，在局麻或骶麻下，术者以戴手套的两手示指交叉，涂液状石蜡油掌面向外扩张肛管，再伸入两中指，呈 4 指扩肛，持续 3～5 min。在扩肛中要着力均匀，不可粗暴。扩肛后局部敷九华膏。

4.针刺法

医者取承山、长强、白环俞等穴位。得气后留针 2～5 min，每天 1 次，7 d 1 个疗程。针刺法有止痛、止血、缓解括约肌痉挛功效，适用于肛裂早期。

5.穴位封闭法

该法是用复方亚甲蓝长效止痛注射液行长强穴封闭，一般注射 5～10 mL，如注射 1 次不愈者，7 d 后可再注射 1 次。

6.腐蚀法

该法常用 10% 硝酸银溶液或硝酸银棒涂抹溃疡，然后用生理盐水冲洗，直至创面愈合；或先用 5% 石炭酸甘油涂擦后再用乙醇擦去，或用七三丹祛腐，以后改用黄连膏外敷，可减轻疼痛、降低肛管静息压、增加肛管血供。

7.烧灼法

该法是用高热烧焦溃疡面，使之形成焦痂，脱落后逐渐形成新鲜创面而达到治疗目的。可用烙铁或用电灼器，或用二氧化碳激光等烧灼或切割。

8.肉毒杆菌毒素局部注射法

该法是通过肉毒杆菌抑制乙酰胆碱的释放,使局部肌肉松弛,降低肛管内压及肛管张力,促进肛裂愈合。方法是在肛裂两侧的外括约肌处各注射 0.1 mL 经稀释的肉毒杆菌毒素,然后配合坐浴等疗法。

此外,还可通过理疗改善局部血液循环,促进溃疡愈合。

七、预防

(1)养成良好的排便习惯,及时治疗便秘。

(2)饮食中应多含蔬菜、水果,防止大便干燥,避免粗硬粪便擦伤肛门。

(3)注意肛门清洁,避免感染。肛裂宜及早治疗,防止继发其他肛门疾病。

(边炳虎)

第八节 肛乳头瘤

一、概述

(一)概念

肛乳头瘤可以发生于任何年龄,以青壮年为主,女性发病率高于男性。因其起病隐匿,初期不引起明显症状,故常被忽略,随着瘤体逐渐增大,便时会时常脱出肛门,并引起瘙痒、出血等不适。肛乳头瘤的发生常伴随于肛窦的炎症,二者常可互为因果。

(二)分类

肛乳头瘤按照中医证候可分为以下 2 型。

1.湿热下注型

肛周潮湿、潮红、有灼热感。肥大的肛乳头充血、水肿。舌红,苔黄,脉滑数。检查可见肛乳头瘤嫩红。

2.气滞血瘀型

排便后肛门部肿物脱出,表面色紫暗,伴有肛门坠胀。舌紫暗,苔薄,脉涩。检查可见肛乳头瘤色紫暗或紫红。

二、病因病机

中医学认为本病或因饮食不节,过食肥甘厚味、辛辣醇酒,致湿热内生,下注肛肠积聚而成;或因大便干燥秘结、用力努挣,致肛管损伤染毒,局部经络阻塞、气血瘀滞,发为肿块。

三、临床表现

排便不尽感,在排便后,还是有排泄物留在肛门内,有下坠的感觉。肛门瘙痒,乳头瘤随排便反复脱出肛门外,肛门受到摩擦导致炎症的发生,引起肛内分泌物流出,刺激肛周皮肤,引起瘙痒。肛乳头体积变大,脱出肛门外后,不能及时被推回到肛内就很容易引起嵌顿。肛门不适,肛门瘙痒、肿胀、疼痛。出血和疼痛，当排泄物干硬时，就会摩擦或擦伤肛门，出现大便带血，严重时会有滴血现象。

四、诊断

便后肛门有肿物脱出，肛门瘙痒、排便不尽感、肿痛等。指诊，在齿状线处可触及活动性硬节。窥镜检查，镜下可见灰白色、呈珊瑚状有蒂肿物。

五、鉴别诊断

肛乳头瘤和肛门息肉的区别主要体现在以下三方面。

（1）发病机制不同，肛乳头瘤是肛乳头异常增生引起的，属于机体正常结构的病理性增大，而肛门息肉是腺上皮的异常增生。

（2）发病部位不同。

（3）处理诊治手段不同，肛门息肉在治疗时建议患者尽早发现，尽早治疗，而肛乳头瘤则症状较为轻微时，患者可通过定期观察或保守治疗处理。

虽然肛乳头瘤是一个良性肿瘤，但是当肛乳头肥大到一定程度，脱出肛门之外，随时都有可能发生瘤体扭转，也会随着大便脱出肛门之外，这种反复刺激肠壁，会使分泌物增多，影响患者生活。久而久之，肛乳头瘤会有可能发生癌变。所以患者一旦确诊，要积极治疗。

六、治疗

（一）辨证论治

依据证型不同而选择不同的立法和方药。

1.湿热下注型

证见肛周潮湿、潮红、肛内有灼热感。肥大的肛乳头充血、水肿。舌红，苔黄，脉滑数。治宜清热利湿、活血止痛，方用龙胆泻肝汤内服加熏洗剂坐浴、保留灌肠，或选用相同功效的膏剂、栓剂肛内用药。

2.气滞血瘀型

证见排便后肛门部肿物脱出，表面色紫暗，伴有肛门坠胀。舌紫暗，苔薄，脉涩。治宜活血理气，方用复元活血汤内服加活血止痛散局部外敷，亦可选用其他相同功效药物坐浴、灌肠或栓剂纳肛治疗。

（二）手术治疗

（1）肛乳头瘤切除结扎术。

（2）电灼法：肛门部常规麻醉，在肛门镜下暴露出肛乳头瘤，用高频电灼探头按压在瘤体根部，开通电源，将乳头瘤彻底烧灼之。

（3）冷冻疗法：在肛内镜下，显露肛门乳头瘤，将冷冻探头对准瘤体表面，将其冷冻成一结晶球。

七、预防

生活饮食上要多注意，禁食辛辣的刺激性食物，多吃水果、蔬菜、纤维素丰富及清淡易消化的食物,主食建议多以粗粮为主,多喝水,每天要有适量的运动,保持大便柔软通畅,养成定时排便的习惯,避免久蹲久坐。

（耿雪慧）

第九节 肛 窦 炎

一、概述

(一)概念

肛窦炎可以发生于任何年龄,但以青壮年为主,女性发病率高于男性。临床上肛窦炎以便不尽、坠胀、疼痛、瘙痒为主要表现。由于炎症的慢性刺激,还常伴肛乳头的炎症及增生肥大,二者常可互为因果,因此有人将其视为同一种疾病。

(二)分类

肛窦炎按照中医证候可以分为以下四型。

1.湿热下注型

肛门有脓性分泌物,脓质稠厚,肛缘潮湿、瘙痒,肛内坠胀疼痛,局部灼热,便时疼痛加重,并可伴有里急后重感。小便短赤,大便臭秽。舌红,苔黄腻,脉弦或滑。检查可见肛窦焮红。

2.阴虚内热型

肛门坠胀隐痛,便时加重,可有分泌物自肛门溢出。五心烦热、盗汗,口干咽燥,大便干燥。舌红,苔黄或少苔,脉细数。检查可见肛窦暗红。

3.气滞血瘀型

肛门刺痛,便时尤甚。舌质紫暗,脉弦或涩。检查可见肛窦色紫暗或紫红。

4.脾虚气陷型

肛门下坠不适,便时加重,便后有不尽感,面色少华,少气懒言,纳少便溏。舌淡胖,有齿痕,苔薄白,脉细弱。检查可见肛窦苍白色浅,可有脱肛。

二、病因病机

中医学认为本病的成因为饮食不节、过食肥甘厚味、辛辣醇酒,致湿热内生,下注肛肠;或大便干燥秘结、用力努挣,肛管损伤染毒,致局部经络阻塞、气血瘀滞;或中气不足、气虚下陷;或肺、肾阴虚,热邪郁积肛肠。

三、临床表现

临床主要表现为肛门疼痛、坠胀、瘙痒、排便不尽等。

四、诊断

(一)体格检查

医师会对患者进行肛门视诊和指诊,可以初步判断患者肛周情况。

（1）慢性期患者体格检查,常无明显异常。

（2）对于急性期患者,医师在视诊时,可见其肛门外观大多正常,有脓性或脓血性分泌物流出,肛周皮肤较为潮湿。肛内指诊时,可感到患者肛门有较强紧缩感,肛管及齿状线附近温度轻微升高,并在齿状线处摸到隆起或凹陷,或是摸到增生肥大的肛乳头,按压或触摸后,患者有明显痛感。

（二）肛门镜检查

这是肛门、直肠疾病常用的检查方法之一,可作为指诊的有效补充手段,展示患者病变肛窦情况。在肛门镜下,可见患者肛窦、肛瓣及附近肛乳头充血、水肿,颜色发红,压迫病变肛窦,可有分泌物流出。

（三）探针检查

通过钩状探针可以探查可疑肛窦,一般能够探查到患者的肛窦变深,同时患者会有疼痛感。

（四）肛门超声

可以清晰显示患者肛内病变部位,一般在上述检查无法明确诊断时,才采用肛门超声辅助诊断。

五、鉴别诊断

（一）肛裂

肛裂以肛门周期性疼痛,便秘,大便带血为主症,其疼痛程度较肛隐窝炎重,疼痛时间亦较长。

（二）肛周脓肿

这是肛隐窝炎进一步发展的结果,主要表现为肛周疼痛,逐渐加重,成脓时呈鸡啄样痛,伴恶寒发热等症,血常规检查白细胞明显增多,中性粒细胞亦升高。

六、治疗

（一）辨证论治

适用于各类急、慢性肛窦炎的治疗,但应依据证型不同而选择不同的立法和方药。

1.湿热下注型

证见分泌物质地稠厚,肛内坠胀疼痛,肛管灼热,伴里急后重。小便短赤,大便臭秽。舌红,苔黄腻,脉弦或滑。治宜清热利湿、活血止痛,方用龙胆泻肝汤内服加安氏熏洗剂坐浴或保留灌肠。

2.阴虚内热型

证见肛门下坠隐痛,五心烦热、盗汗,口干咽燥,大便干燥。舌红,苔黄或少苔,脉细数。宜养阴清热、润肠通便,方用增液汤加减。

3.气滞血瘀型

证见肛门刺痛,舌质紫暗,脉弦或涩。治宜活血化瘀、理气止痛,方用复元活血汤内服加活血止痛散局部外敷。

4.脾虚气陷型

证见肛门下坠不适,便后有不尽感,面色少华,少气懒言,纳少便溏。舌淡胖,有齿痕,苔薄白,脉细弱。治宜补中益气、升阳举陷,方用补中益气汤。

（二）手术治疗

常用肛窦切开引流术,适用于急性期肛窦内化脓或已形成隐性瘘管者。

操作方法:患者取侧卧位或截石位,常规消毒、局部麻醉。①肛门镜寻找到原发病灶。②用柔软的弯头探针自病变肛窦缓缓插入,并沿探针自内向外逐层切开。③修剪创缘使创口呈窄长梭形,刮除创面腐肉及感染的肛腺,如有肥大肛乳头一并切除,有出血者可在创缘两侧结扎止血。④加压包扎固定,术毕。

术后处理:正常饮食,便后清洗坐浴,常规换药。

七、预防

（1）养成良好的饮食、生活习惯:注重健康、卫生的饮食,不贪辛辣刺激,不酗酒,做到饮食有节、营养均衡。适当多摄入纤维素含量高的瓜果蔬菜,加快胃肠蠕动,防止便秘,从而预防肛窦炎。

（2）保持肛周卫生清洁:日常洗漱中要照顾到肛周的清洗,可以便后或睡前进行温水坐浴。

（3）坚持运动,提高对细菌的抵抗能力:建议保持一定的运动频率,比如 1 周 3～5 次的慢跑、骑自行车、瑜伽等,提高机体抵抗力。特别是经常久坐的人群,尤其要加强锻炼,减少久坐时间,勤锻炼,防止便秘引起肛窦炎。

（耿雪慧）

第十节　藏毛窦和藏毛囊肿

藏毛窦和藏毛囊肿统称藏毛性疾病,是在骶尾部的一种慢性窦道或囊肿,内藏毛发是其特征。也可表现为骶尾部一个急性脓肿,穿破后形成慢性窦道,或暂时愈合,终又穿破,如此反复发作。囊肿内伴肉芽组织,纤维增多,常含一簇毛。好发在 21～30 岁中等肥胖的男性,当然任何年龄与性别均可发病。

一、病因

对此病的病因认识尚存在分歧,目前比较流行的观点是一种获得性病变,由于毛发长入皮肤或皮下组织使囊肿容易感染,窦道不易愈合。亦有人认为是一种先天性疾病,由于髓管残留或骶尾缝发育畸形导致皮肤的包涵物。但在婴儿的中线位肛后浅凹部位很少找到藏毛疾病的前驱病变,反之,本病多发生在青春期会阴、臀部多毛的男人,其时毛发生长和皮脂腺分泌均增加,且常有感染,刺激和深部组织有毛陷入等因素存在,因此后天性疾病的观点比较为大家所接受。当然也有些情况如未发生感染的藏毛囊肿等不能完全用获得性疾病来解说。

二、临床表现

藏毛囊肿无继发感染时可无症状,通常主要和首发症状是在骶尾部发生急性脓肿。和其他部位软组织脓肿相似,局部有红、肿、热、痛等急性炎症,多自动穿破流出脓汁或经外科手术引流后炎症消退,引流口可以完全闭合,但多数表现为反复发作或经常流水而形成窦道或瘘管。原发的管道多在骶尾部中线,其内壁是鳞状上皮,管道在皮下延伸一段距离,一般长约 2～3 cm,可能有小脓腔,或从原发管道有小的支管分出,脓腔和支管内壁多为肉芽组织,常见到有与周围皮肤不相连的毛发从窦口长出。藏毛腔位于中线,多数呈直线方位,长约 1～15 cm,腔壁由坚韧纤维组织形成。继发管道可以从主腔分出至皮下组织,常有分泌物溢于皮肤表面,多自旁侧头向延伸,少数亦可向肛门延伸,从而易与常见的肛周瘘管相混淆。

三、诊断

藏毛窦或藏毛囊肿的主要诊断标志是尾部急性脓肿或有分泌的慢性窦道,局部表现有疼痛、压痛和炎症浸润,检查时在中线位见到藏毛腔。局部的磁共振检查有助于发现窦道和感染灶。

四、治疗

急性期脓肿形成予以切开引流,切口选在波动或压痛最明显处,避开正中线。抗菌药物不能替代外科引流。对脓肿伴有蜂窝织炎,或患者伴有糖尿病、血管性心脏病或免疫缺陷等时,可加用抗菌药物治疗。术后经常检查创口是否愈合,剃去周围的毛发,用探针轻柔地探查窦腔,或有可能把一簇毛拉出,这簇毛作为异物而使感染永存。经过以上治疗,低于三分之一的患者创面可能一期愈合,但多数在 1～2 个月后仍不愈合,呈慢性反复发作,这样就需要进行藏毛窦的根治性手术治疗。

对慢性藏毛窦的根治性手术,没有一种方法可以证实是完全成功的。过去曾有用过广泛切除手术进行治疗,实践证明创口愈合缓慢,使患者蒙受不必要的痛苦和损失。目前多采用比较保守的手术,仅切除病变组织而尽量保留正常的皮肤和皮下组织。手术方法有下列几种。

(一)切除一期缝合手术

切除全部病变组织、游离肌肉和皮肤,完全缝合伤口,使一期愈合(参考案例见表 3-2)。为了消除深的臀间裂及其负压力,减少伤口裂开、血肿和脓肿,可行 Z 形成形术。适用于囊肿和在中线上的小型无感染的窦道,复发率在 37％以下,优点是愈合时间短,臀间裂内形成的瘢痕柔软活动,在瘢痕和骶骨之间有软组织,可耐受损伤(图 3-7)。

表 3-2 案例:藏毛窦

项目	内容
病案摘要	患者男,17 岁,3 月前无明显诱因出现骶尾部肿痛,无恶寒发热,自行破溃流脓血水,肿痛缓解。肿痛流脓反复发作,一直未系统治疗。查体:取骑状位,骶尾部臀裂左上方一突起炎性包块约 0.5 cm×0.5 cm 大小,基底部固定似有一窦道相连,通向下方,臀沟中下部有两处皮肤凹陷,相距 1.5 cm,似窦口。诊断为藏毛囊肿,中医辨证为尾间窦道病(湿热内蕴)。完善检查,排除禁忌后行藏毛囊肿切除术,一期缝合。术后给予抗感染、止血、止痛等治疗,便后中药熏洗坐浴等治疗,恢复可。
学者点评	患者平素喜食辛辣,加之饮食不节,湿热内生,下迫大肠,热与毒相搏,热盛内腐,发为痛,痈成脓出为实,手术治疗为最彻底有效的治疗措施,行藏毛窦切除术。

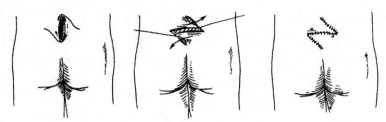

图 3-7　在藏毛窦处作 Z 形切口

(二)切除部分缝合

切除病变组织,伤口两侧皮肤与骶骨筋膜缝合,使大部伤口一期愈合,中间一部分伤口由肉芽组织愈合。适用于有很多窦口和窦道的病例,效果与切除一期缝合相同,但愈合时间较长。

(三)袋形缝合术

切除窦道壁的表面部分和上盖皮肤,用肠线或可吸收的人造缝线缝合窦道残腔与皮肤的切缘,这样可以缩小创口以促进愈合。仔细的术后护理,常可得到满意的结果。多用于不能切除的病例或复发性藏毛窦。

无论哪种手术方式,彻底完整切除窦道是成功关键。术后局部脱毛有助于减少复发。

(耿雪慧)

第十一节　肛管、直肠周围脓肿

肛管直肠和结肠狭窄可分先天性畸形和后天性炎症、外伤、肿瘤和手术创伤等所引起。先天性肛管直肠畸形在本章第二节中介绍,后天性以肿瘤性狭窄为多见。在良性结肠狭窄中,多数是手术创伤及溃疡性结肠炎、肉芽肿性结肠炎、性病性淋巴肉芽肿等的并发症,在有关章节中介绍。本节对肛管直肠狭窄做一综合性重点介绍。

一、病因

先天性畸形和炎症是常见的病因,如肛周和直肠周围脓肿、广泛的肛管直肠瘘、肉芽肿性结肠炎、溃疡性结肠炎、结核、血吸虫病肉芽肿、性病性淋巴肉芽肿、放线菌病等,均可引起肛管直肠狭窄。损伤也是最常见的病因,特别是手术创伤。其他的病因有会阴意外伤、分娩伤、烧伤、具有腐蚀药物和栓剂的损伤、放射治疗和肿瘤。另外,内括约肌、耻骨直肠肌和盆底肌群痉挛可引起功能性肛管直肠狭窄,又称假性狭窄。若耻骨直肠肌肥厚则可致真性狭窄。

二、症状

不论炎症或外伤狭窄,肠壁有结缔组织增生,肠腔缩小变窄。患者有排便困难、便秘、会阴填塞感、里急后重、排便痛、便血、大便变细、腹胀腹部绞痛及假性肛门失禁等症状,这些症状多逐渐加重,并可出现食欲减退、体重减轻、身体不适等。

三、诊断

患者常有肛管直肠手术、损伤或炎症病史,或曾用过局部注射疗法、腐蚀性栓剂等,以后逐渐出现上述排便困难等症状,手指检查肛门或肛管发现窄小,有时只能伸入小手指尖,有时摸到坚硬的纤维带,或环形狭窄。有时由于大便干硬,肛门口有线形裂口。这种情况应与普通肛裂引起肛门痉挛的排便困难相鉴别,手指触诊时很痛,只能在局部浸润局麻后,才能检查和鉴别。视诊肛门部常有粪便或分泌物。为了明确或排除可能存在的病因,或在考虑做狭窄的整复术时,应进行钡剂灌肠,以观察有无结肠、直肠病变及了解狭窄的形态、程度、厚度等情况。对表面光滑的环状直肠狭窄,可作弗莱试验,来鉴别性病性淋巴肉芽肿。疑有恶性肿瘤时,应做直肠镜或纤维结肠镜检查,并做活组织检查以肯定诊断。

四、治疗

(一)药物治疗

包括用高锰酸钾温水坐浴或灌肠、外用栓剂等使大便通畅,有浅裂隙或溃疡时用10%硝酸银涂擦或外敷药膏等。

(二)扩张法

对手术后或损伤后轻度狭窄,多可用扩张法治疗,用手指或扩张器进行扩张,每天1次或每周1～2次,渐渐加大扩张器直径,并延长扩张间隔时间,对性病性淋巴肉芽肿引起的环状直肠狭窄亦适用。

(三)手术疗法

对严重狭窄及时间较久且有坚硬瘢痕的狭窄,扩张法有时亦可暂时见效,但易复发。手术方法按病变情况、狭窄程度或狭窄部位不同而异。常用的有以下几种。

1.挂线术

挂线术适用于肛管及低位直肠之中轻度环形或半环形狭窄者(具体案例可参考表3-3)。置截石位,麻醉后消毒,用止血钳从狭窄环下端插入,穿过基底从狭窄环上端穿出,将一根橡皮筋经此拖出,抽紧后用丝线结扎。术后每天坐浴,并适当牵拉橡皮筋。待橡皮筋脱落后再每天定时扩肛至痊愈。

表3-3 案例:肛周脓肿

项目	内容
病历摘要	患者男,32岁,于5 d前无明显诱因突然出现肛旁肿痛,持续加剧,无恶寒发热,自服药物(具体不详),效果不明显,疼痛加剧。查体:骑伏位,正后位局部皮肤明显红肿高起,皮温高,触痛,指诊肛内未及硬性肿物,指套退出无染血。诊断为肛周脓肿,中医辨证肛痈病(热毒蕴结)。完善相关检查,排除禁忌,行肛周脓肿根治术,术后给予抗感染、止血、止痛等治疗,便后中药熏洗坐浴等治疗,恢复可。
学者点评	患者平素喜食辛辣,加之饮食不节,燥热内生,下迫大肠,热毒肉腐,下注肛周发为痈,痈成脓聚故痛甚。热为阳邪,易损伤津液,可致大便干燥,小便溲黄,舌质红,苔黄腻,脉滑数,结合四诊,综合分析,证属热毒蕴结。患者以起病急,症状重,肛旁肿痛为主要症状,辨病属中医"肛痈"范畴,证属热毒蕴结,西医诊断为肛周脓肿。首先考虑手术治疗,拟行肛周脓肿根治术,本病手术成功的关键在于脓肿内口的切除,术后配合中药以清热解毒,方用五味消毒饮加减,次日始每天便后中成药,以消肿止痛、清热解毒、活血止痛,熏洗坐浴换药。

2.纵切横缝术

纵切横缝术适用于肛管及直肠下端环形狭窄者。置截石位,麻醉后消毒,在双叶肛门镜暴露下,于肛管直肠后正中作一纵向切口,切口上至狭窄环的上端,深度以切断纤维瘢痕组织而不切透肠壁为度。如瘢痕较厚,可作"∧"形切口,切除一部分瘢痕组织,使肠腔扩大。然后用可吸收缝线将切口行上下横形缝合。

3.矩形皮瓣推进法

矩形皮瓣推进法适用于肛门肛管狭窄者。置截石位,麻醉后消毒。先于肛管后正中纵行切断狭窄环,然后在肛门后方作成一基底向尾骨尖的矩形或"∩"形皮瓣。注意勿使皮瓣蒂部太窄而影响尖端的血供。然后用可吸收缝线将皮瓣与上方直肠黏膜缝合。需注意不能有张力。

4.侧方 Y-V 皮瓣推进法

侧方 Y-V 皮瓣推进法适用于仅肛管狭窄者。置截石位或俯卧位,消毒麻醉。由肛门一侧皮肤勾画出 Y 形皮瓣的轮廓,Y 形之尖端应越过瘢痕狭窄段。沿 Y 标记切开深达皮下,掀起皮瓣。于上方切开狭窄段,需切断瘢痕组织。然后将皮瓣向上推进,用可吸收缝线或丝线与切口尖端缝合,缝合后成 V 形。注意皮瓣基底宽度应大于其长径,并应含少量皮下脂肪组织,以免皮瓣远端缺血坏死。如一侧手术尚不能完全松解肛管,可再于对侧如法手术(图 3-8)。

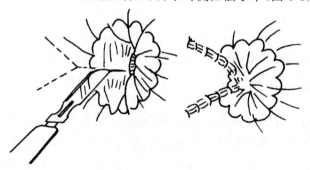

图 3-8 侧方 Y-V 推进法

5.Z 形皮瓣转移肛门成形术

Z 形皮瓣转移肛门成形术适用于肛管环状狭窄瘢痕较轻者。于肛门一侧皮肤与瘢痕交界处切开约 1 cm,再由切口两端向相反方向各切开约 1 cm。此两切口与原第一切口的夹角应为 60°～75°,切开皮下及黏膜下层,并分别游离皮瓣及黏膜瓣,然后将此皮瓣与黏膜瓣互换位置,用可吸收缝线或丝线缝合。如一侧手术尚不能完全松解肛管,还可于对侧如法手术。

6.S 形皮瓣肛管成形术

弗格森用此法治疗痔环切术后畸形及肛管狭窄,特别适用于范围较大的肛管全周狭窄。沿黏膜与皮肤连线环形切口,将黏膜和瘢痕组织由下方括约肌分离,向上到齿状线上方,显露内括约肌,并将黏膜切断,切除瘢痕组织。再以肛管为中心作 S 形切口,在肛门两侧做成两个皮瓣,皮瓣应在肛门两侧相对部位,其底宽应与其高度相等或稍高。皮瓣厚薄一致,并带有少量脂肪。然后将一侧皮瓣的顶部牵向肛管前方,一侧牵向后方,与直肠黏膜边缘缝合。两侧皮瓣移植后,皮瓣边缘在肛管前后中线上自行对合,并缝合数针,使全部肛管由皮瓣遮盖。取皮伤口可以完全缝合或一部分开放(图 3-9)。

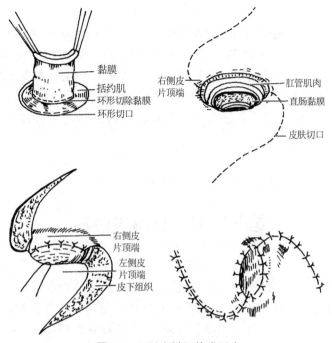

图 3-9 S形皮瓣肛管成形术

7.V-Y皮瓣肛管成形术

适用于肛管狭窄宽度在2 cm以上的管形狭窄。于肛管前后中线纵行切开瘢痕,上至正常直肠黏膜,下至肛门皮肤,再沿切口向两侧环形彻底切除瘢痕组织。扩肛,以容2指为度,使肛门完全舒张。提住切口上缘直肠黏膜,沿黏膜环形向上游离1～2 cm便于拉下缝合。彻底止血。在肛门两侧各做2～3个联合"V"形皮肤切口,直达皮下,尖端向外,皮瓣宽度分别为3 cm和5 cm,潜行游离皮瓣四周约0.5 cm,皮瓣中心应与皮下相连,以保证血运良好。将皮瓣内缘与游离的直肠黏膜用2-0可吸收线间断缝合,再用1号线将皮肤切口行V-Y间断缝合。如此,则肛周皮肤可向内推移2～3 cm,形成新的肛管。

8.肛管后方三角形皮瓣移植术

肛管后方三角形皮瓣移植术适用于先天性肛门前移狭窄者。以肛管后中线的齿状线处为顶点,至两侧坐骨结节方向取一长约1～2 cm的等腰三角形,其底边约为边长的2/3。取两边切开皮肤及皮下,整个皮瓣向上翻转到肛门内,形成一个三角形带蒂皮瓣。再于顶点处向上切开黏膜1～1.5 cm,钝性分离结缔组织及肛管括约肌,使肛门达1.5～2 cm直径,形成一个三角形创面。最后用可吸收线或细丝线将三角形皮瓣与三角形创面重叠缝合。

9.经尾骶直肠狭窄纵切横缝术

经尾骶直肠狭窄纵切横缝术适用于中上段直肠狭窄者。置俯卧位,距肛门2.5 cm至尾骨作一纵向切口,切除尾骨和部分骶骨,切开直肠后部组织,暴露直肠,游离直肠两侧。将一金属扩张器由肛门伸入直肠,通过狭窄部。在狭窄部做一纵向切口,切口上下抵健康肠壁。取出扩张器,将一裹以凡士林纱布的橡皮管由肛门插入至狭窄上方,然后将切口由两边向两侧牵拉使成一横向切口,用3-0可吸收缝线间断缝合肠壁,加强缝合浆肌层。然后逐层缝合骨膜、皮下、皮肤。

10.经腹直肠狭窄切除术

直肠上段狭窄或中下段狭窄经以上治疗无效者,可采用经腹直肠狭窄段切除术。手术注意以切除狭窄带为目的,尽量减少正常肠壁的切除。如伴有严重性肠梗阻、内瘘、肛周感染等并发症时,宜先作结肠造口,二期手术再行关闭造口、狭窄切除术。病变范围较大的严重狭窄,也可参照直肠癌经腹骶切除术,切除狭窄段后行骶路吻合,或采用狄克逊手术和改良培根手术。至于直肠广泛性病变,或肛门直肠周围严重感染,括约肌功能丧失的患者,宜首选永久性乙状结肠造口术。

(耿雪慧)

第十二节　直肠阴道瘘

直肠约有 9 cm 长一段邻接阴道后壁,因此可由于创伤、炎症等在该段直肠阴道隔膜上任何部位发生直肠阴道瘘,它是妇产科临床中最常见的一种粪瘘。从外科手术方法的选择来进行分类:所谓低位直肠瘘,即修补可以从会阴部途径进行;而高位直肠阴道瘘,则从经腹手术较安全。多数病例的瘘孔<2 cm。

一、病因及分类

直肠阴道瘘的发病率很难精确统计,因为根据医院的性质和医师的经验,收治率就不一样。病因很多,如先天性畸形;分娩伤,最为常见,包括滞产和产科手术,有报告 85% 是因妇科创伤所致;妇科手术损伤,经腹或经阴道盆腔妇科手术;炎症性肠病;药物腐蚀或异物;癌肿侵蚀或放射治疗后;其他穿入或闭合性损伤;如骑跨伤或强奸亦均可形成此种瘘。在诸多病因中,三度会阴撕裂、产科手术如会阴切开,特别是会阴直肠切开,很易发生直肠阴道瘘。对这些损伤未及时发现、或及时修补、或修补后发生感染,终将发生直肠阴道瘘。阴道或直肠手术,特别是靠近齿状线者亦常发生瘘管。

直肠阴道瘘可根据其位置、大小及病因做以下的分类。

(一)按瘘位置分类

直肠远端 2/3 的直肠前壁与阴道后壁相邻,根据其病因,直肠阴道瘘可发生于 9 cm 的直肠阴道隔的任何部分。根据瘘口位置的高低,分为高位、中位和低位。高位直肠阴道瘘直肠侧的瘘口位于直肠上段,阴道侧的瘘口位于子宫颈水平以上的弯窿部;低位直肠阴道瘘的直肠侧瘘口开口于解剖学肛管,阴道侧瘘口在后系带处;中位直肠阴道瘘瘘口介于两者之间。

(二)按瘘大小分类

目前,国际上常用的分类方法是结合病因、瘘的大小和位置将其分为单纯性瘘和复杂性瘘。单纯性瘘的瘘口直径<2.5 cm,为中低位瘘,多由创伤或感染引起,局部周围组织完整且血运良好。复杂性瘘的瘘口直径>2.5 cm,为高位瘘,多由炎性肠病或肿瘤引起,或经过多次修补失败者

二、症状

瘘孔较大而低位，可见大便从阴道排出和不能控制的排气。瘘孔小，当粪便干燥时，不能见到经阴道排便，但仍有不能控制的排气。由于分泌物的刺激，可发生慢性外阴炎，有瘙痒、渗液和皮疹等症状。

三、诊断

有上述病史和女性患者有粪便从阴道排出，症状典型，很易诊断。检查时，大瘘孔可在阴道窥器暴露下看到，或指诊触及；瘘孔较小，或可见到一处小的鲜红的肉芽组织。用子宫探子探查瘘口，另一手指伸入肛门时，指端可触及探子头。必要时可进行钡剂灌肠 X 线检查以明确诊断。另外，可在阴道内放置纱布，直肠内注入亚甲蓝 10 mL，几分钟后取出纱布观察是否蓝染可确定有无阴道瘘。

四、治疗

根据病因及瘘孔大小，某些直肠阴道瘘可能自愈，或经非手术疗法治愈。约有半数以上的外伤性瘘可以自愈。炎症性肠病形成的瘘，可能不能自愈，或在保守疗法后仍有复发者，则多需手术治疗。手术修补对新鲜创伤可立即进行，一般均需等数月之久，待局部炎症消退，组织恢复正常柔软度后进行，特别是分娩伤造成的瘘。手术方式有下列几种。

(一)瘘管切除分层缝合术

将瘘管切除后分层缝合，可经阴道或直肠修补。优点是手术简单，操作容易。缺点是复发率高，由于缝合时有张力，分离直肠或阴道组织分离不均，因此黏膜肌肉瓣要有充足的血液供应。

1.手术方法

游离直肠盲端后侧及其两旁，然后分离直肠阴道瘘之周围，游离瘘管结扎切断后用细肠线间断缝合直肠阴道隔，然后充分游离直肠使其无张力与下端黏膜肌层缝合。

2.术后处理

术后保持创面清洁干燥，创口一期愈合。术后 2 周开始扩肛。扩肛时间不应少于 6 个月以防肛门再度狭窄。该术式适合于低位肛门闭锁，低位直肠阴道瘘或直肠前庭瘘者。年龄越大手术成功率越高。

3.手术结局

各家对结局报告不同，复发率在 30%～85%之间。虽然有人不主张手术用于高位直肠阴道瘘，但有报告称 53 例高位直肠阴道瘘，有 42 例成功，报告中建议切开直肠子宫陷凹，这就便于缝合瘘管。本手术的要点是缝合时不能有张力，缝合部位不能有缺血。

(二)直肠移动瓣修补术

1902 年诺贝尔首先采用直肠移动瓣修补术治疗直肠阴道瘘。近来多数学者认为，对修补低位直肠瘘应首选此法。麻醉满意后行俯卧位、首先探清内外口，瘘道内插入探针，直肠黏膜瓣采用 U 形切口，瓣长宽比不能大于 2∶1，并保证足够的血液供应。黏膜下注射 1∶20 000 肾上腺素以减少出血。分离内括约肌，并在中线缝合。瘘口周边切除宽约 0.3 cm 黏膜组织形成创面，然后将移动瓣下拉覆盖内口创面，用 2-0 或 3-0 肠线间断缝合，恢复黏膜与皮肤连接的正常解剖学关系，阴道伤口不缝合，作引流用。该术效果 77%以上。

(三)骶骨会阴手术

由于新生儿肛提肌仅距肛门 1.5 cm 左右,故在会阴部分离直肠时极易损伤耻骨直肠环。骶尾部切口可以清楚辨别耻骨直肠环,又易游离直肠,对瘘口较高的瘘管也较容易分离剔除。手术适合于生后 6 个月以上的患儿。骶尾部皮肤纵切口长约 3～5 cm,横形切开骶尾软骨,暴露直肠盲端;沿直肠盲端纵向切开在肠腔内找到瘘口,分离瘘口,将其切断后缝合。游离直肠至能松弛地下降达肛窝皮肤平面。肛窝皮肤作 X 形切口,暴露外括约肌,将直肠从耻骨直肠环中间通过缓慢地牵拉到肛门,注意肠段勿扭转,并避免手指在肠环内强力扩张。直肠壁与肛门皮下组织用丝线缝合几针,直肠全层与肛门皮肤用 3-0 可吸收线或丝线间断缝合。依次关闭骶尾部伤口。

另外,高位直肠闭锁和直肠阴道瘘亦可在新生儿期做腹会阴肛门成形术,直肠阴道瘘修补术和结肠造口术,但限于实际条件,手术死亡率高不易为家长接受。所有高位瘘的主要手术并发症是感染和瘘管复发,再次手术难度较大。应对每个具体病例根据其病情和实际条件制订治疗方案,选择合适的手术方式。对于后天性直肠阴道瘘者要视其病因加以治疗,由炎症引起者则积极治疗肠炎后根据病情确定选用修补、肠切除和肠造口等术式。由产科手术及外伤所致直肠阴道瘘者在炎症控制的情况下行经直肠或阴道修补术,切开并分离直肠和阴道壁的边缘,关闭直肠壁作横行卷入内翻,纵行对合阴道黏膜下组织,横行关闭阴道黏膜。放射性直肠阴道瘘的局部修补是极其困难且常不可能做到,故应做结肠造口术。异物或电灼等造成的直肠阴道瘘必要时先做一期结肠造口术,二期修补瘘管和肠吻合或拖出术。目前直肠阴道瘘的手术方法很多,但要根据具体病例选择最佳术式以最小损伤,取得最好的效果。

(耿雪慧)

第十三节　肛　　瘘

一、概述

(一)概念

肛管直肠因肛门周围间隙感染、损伤、异物等病理因素形成的与肛门周围皮肤相通的一种异常通道,称为肛管直肠瘘,常称为肛瘘。肛瘘是一种常见的肛门直肠疾病,发病率仅次于痔,且复发率较高。可发生于不同性别、年龄,以 20～40 岁青壮年为主,男性多于女性,婴幼儿发病者亦不少见。中医学称为肛漏。

(二)分类

肛瘘的分类方法有很多种,中医学把肛瘘(肛漏)分为肾囊漏、大肠漏、屈曲漏、中臀漏、蜂巢漏、通肠漏、阴漏等。现代医学按照不同的标准对肛瘘主要有以下分类。

1.按病源

按病源分化脓性肛瘘和结核性肛瘘。

2.按内外口数目、分支及分支情况

按内外口数目、分支及分支情况分单口内瘘、单口外瘘、内外瘘、全内瘘、全外瘘、直瘘、弯曲瘘、简单瘘和复杂瘘等。

3.按病变程度

(1)低位单纯性肛瘘:本病仅有 1 条管道,且在肛管直肠环以下。

(2)低位复杂性肛瘘:低位复杂性肛瘘具有 2 条以上管道,位于肛管直肠环以下,具有 2 个以上外口或内口。

(3)高位单纯性肛瘘:本病只有 1 条管道,穿越肛管直肠环或位于其上。

(4)高位复杂性肛瘘:高位复杂性肛瘘管道有 2 条以上,位于肛管直肠环以上,且有 2 个以上外口或内口。

此外,瘘管主管在肛提肌以下,呈环形或半环形的称为低位马蹄形肛瘘;瘘管主管在肛提肌以上,呈环形或半环形的称为高位马蹄形肛瘘。马蹄形肛瘘内口多在截石位 6 点(称后马蹄形)或 12 点(称前马蹄形)。

4.Parks 分类法(根据瘘管与肛门括约肌的解剖关系分类)

(1)括约肌间肛瘘:本病多为低位肛瘘,约占 70%。瘘管只穿过肛门内括约肌,位置较低。内口多位于齿状线部位,外口常只有 1 个,距离肛门 3~5 cm。

(2)经括约肌肛瘘:经括约肌肛瘘可以为低位或高位肛瘘,约占 25%。瘘管穿过肛门内、外括约肌,位置稍高。内口多在齿状线处,外口常不止 1 个。

(3)括约肌上肛瘘:本病为高位肛瘘,少见,约占 5%。瘘管向上穿过肛提肌,达肛管直肠环以上水平,然后向下经过坐骨直肠窝穿透皮肤。内口多在齿状线处,外口距肛门较远。

(4)括约肌外肛瘘:括约肌外肛瘘最少见,约占 1%。瘘管穿过肛提肌直接与直肠相同,这种肛瘘多非腺源性感染,而是由于克罗恩病、肠癌或外伤所致,因此在治疗时需要注意其原发病灶。

二、病因病理

(一)病因

中医学认为本病多为肛痈溃后久不收口,湿热余毒未尽;或痨虫内侵,肺、脾、肾三脏亏损;或因肛裂损伤日久染毒而成。病因包括外感风、热、燥、火、湿邪,饮食醇酒厚味、劳伤忧思、便秘、房劳过度等,导致机体阴阳失调,经络壅塞,气血不畅,正气内伤,毒邪乘虚而入;或机体脾胃功能受损,内生湿热,湿热下注,郁久不化,热腐成脓,穿肠穿臀,日久成漏。

(二)病理

肛窦、肛腺感染→炎症扩散肛门内直肠周围脓肿→破溃排脓肛瘘,这是肛瘘形成过程中的 3 个主要阶段。

现代医学认为,肛窦是细菌入侵的门户,而引起脓肿和肛瘘的真正感染灶是肛腺。因此,在肛瘘手术时,不应该把切开内口看作是彻底清除感染灶的方法,而应该在切开的同时,对其周围的结缔组织进行清创、搔刮,防止遗留肛腺导管及肛腺分支,致使肛瘘复发。

肛瘘一般是由内口、瘘管、外口三部分组成。内口多为原发性感染病灶,绝大多数位于肛管齿状线处的肛窦部位;外口多是继发性,在肛门周围皮肤上,可为一个或多个;瘘管是指连接内外口之间的纤维性管道,可有一条或多条,但主瘘管常为一个。瘘管可以穿过内外括约肌和肛提肌向直肠、肛管间隙穿通。大多数肛瘘可触及或探及瘘管管道走向。肛瘘久治不愈多与下列因素有关。

(1)内口存在:原发内口继续感染,直肠内的污染物不断从内口进入感染病灶,异物刺激脓腔,使炎症不易消退,分泌物不断从外口溢出,经久不愈。

（2）解剖因素：肛门括约肌纵横交错，肌肉的舒张、收缩可致瘘管管腔的塌陷闭合而引流不畅。

（3）引流不畅：皮肤外口暂时闭合及瘘管的行径迂曲，括约肌的收缩、痉挛、慢性炎症及反复感染致局部病灶管壁纤维化，管道狭窄，致引流不畅；直肠内压升高使肠液、细菌甚至粪便残渣注入内口，导致瘘管炎症复发，分泌物蔓延到其他间隙形成新的脓腔、支管和继发性外口。

三、临床表现

（一）病史

患者常有肛周感染、损伤等病史，病程长短不一，反复发作，以青壮年患者居多。

（二）症状

1.流脓

脓液的多少、性质与瘘管的长短、粗细、内口的大小等有关。一般初期流脓较多，质稠、味臭、色黄，随时间延长脓液减少，或时有时无，呈间歇性流脓。若忽然脓液增多，提示有急性感染或有新的管腔形成。单口内瘘脓液与血液相混合，常由肛门流出。结核性肛瘘脓液多而清稀，色淡黄，呈米泔水样，可有干酪样坏死物。

2.疼痛

若瘘管引流通畅，一般不感疼痛，仅感觉肛门坠胀不适，行走时加重。若外口暂闭合，或引流不畅，脓液积聚，可出现局部胀痛或跳痛。若内口较大，粪便进入瘘管，则引起疼痛，尤其排便时疼痛加重。内盲瘘脓液不能引流时常出现直肠下部和肛门部灼热不适，排便时疼痛。黏膜下瘘常引起肛门坠胀疼痛，向腰骶部放射。

3.瘙痒

分泌物反复刺激，肛周皮肤潮湿、瘙痒，甚至引起肛门湿疹，出现皮肤丘疹后表皮脱落。长期不愈可致皮肤增厚呈苔藓样变。

4.排便不畅

一般肛瘘不影响排便。高位复杂性肛瘘或马蹄形肛瘘因慢性炎症刺激引起肛管直肠环纤维化，或瘘管围绕肛管形成半环状纤维条索，影响肛门括约肌收缩而出现排便不畅。

（三）体征

本病通常在肛门周围皮肤上有一个或多个外口，它在皮肤上呈现很小的凹陷或隆起，隆起为乳头状，是由过度生长外翻的肉芽形成。外口周围皮肤因受长期刺激而发生颜色改变和脱皮现象。外口距离肛门口 3 cm 之内的肛瘘多表浅，瘘管较直；外口距离肛门口 3 cm 以上，尤其超过 5 cm 的肛瘘，瘘管多较深且弯曲；左右两侧有外口的肛瘘多为马蹄形瘘。

肛外触诊，以示指从外口开始向肛缘检查，轻摸可触到明显索条状瘘管，说明瘘管较浅，重压才能感到索条状物或不甚明显，表示瘘管较深。如瘘管走向弯曲，内外口不在相对部位，是弯曲瘘；索条较直，内外口在相对部位，为直瘘。

肛内触诊，辨别瘘管走向和深浅后，示指循其走向伸入肛门触摸内口，如在齿状线触到硬节或凹陷，应疑是内口。初步确定内口后，再从内口向直肠黏膜触摸，如直肠壁附近有分支瘘管应检查其长短和部位。肛内触诊还应检查括约肌松紧及其功能。

四、诊断

(一)诊断要点

根据患者有肛周脓肿病史或肛门部外伤病史,病灶有外口、管道、内口。病情常反复发作,病程较长,最长者可达几十年。脓肿自行破溃或手术切开排脓后切口经久不愈,常有脓血排出,并有疼痛、湿疹等症状。体外检查时发现有肛瘘外口、瘘管及内口存在,诊断便可确立。

(二)常用诊断方法

肛瘘的诊断并不困难,但能否确定肛瘘的类型,真正准确地找到肛瘘内口,则需做进一步深入细致的检查,这是因为它是决定治疗成功的关键。内口是肛瘘的感染源即主要原发病灶,准确找到真正的内口,以及明确内口的数目,在肛瘘的诊断及治疗中均有重要的意义。现介绍几种常用的寻找内口的方法。

1.肛门直肠指诊

肛瘘管道穿行于肛周各间隙软组织中或括约肌间,因慢性炎症刺激常会形成纤维化条索。故在肛周皮肤上常可触及索状物、肿块或硬结。

检查者以示指从外口开始向肛缘检查,轻摸可触到明显索条状瘘管,说明瘘管较浅,重压才能感到索条状物或不甚明显,表示瘘管较深。如瘘管走向弯曲,内外口不在相对部位,是弯曲瘘;索条较直,内外口在相对部位,为直瘘。

检查者辨别瘘管走向和深浅后,示指循其走向伸入肛门触摸内口,如在齿状线触到硬节或凹陷,并伴有轻微压痛,应疑是内口。初步确定内口后,再从内口向直肠黏膜触摸,如直肠壁附近有分支瘘管应检查其长短和部位。

2.肛窦钩检查

检查者用圆筒形肛门镜或肛门拉钩,显露齿状线处,发现有颜色改变或隆起的肛窦时,用肛窦钩轻轻探查,如能够顺利进入肛窦,其深度在2~5 mm以上者,即可能是内口。

3.探针检查

探针检查的目的是弄清瘘管走行方向及内口部位。先将探针从外口顺瘘管走向探入,另示指伸入肛内接触探针尖端,确定内口部位。如瘘管弯曲,可将探针弯曲成与瘘管相似弯度,有时能顺利探入内口。如管道弯曲度过大或有分支不易探通,可注入亚甲蓝溶液或甲紫溶液检查或在手术中边切开瘘管边检查内口。探针是检查和治疗肛瘘的一种重要工具,应备有粗细不同、软硬不等探针,以适应不同类型瘘管。使用探针时必须轻柔,避免强力,以防造成人为假道。

4.染色检查

检查者在肛内放置一块清洁的纱布卷,然后将染色剂从外口缓慢注入瘘管,使瘘管壁和内口染色,显示瘘管的范围、走向、形态、数量和内口位置。注药时要压紧外口,防止药液从外口溢出,如果在注药后发现纱布被染成蓝色,即表示有内口,纱布卷被染蓝的部位,即为内口存在的部位。但是纱布卷未被染色,也不能完全排除内口的存在,因为瘘管弯曲,瘘管内有分泌物阻塞,括约肌痉挛压迫闭合瘘管,及注药量太少,从外口溢出等因素都可影响药物到达内口,使纱布不能染色。临床上常用染色剂为5%亚甲蓝溶液。

5.碘油造影检查

碘油造影可以显示瘘管走向、分支、空腔分布及内口位置,瘘管与直肠的关系及瘘管与周围脏器的关系。用硅胶管从外口缓慢将造影剂注入瘘管内,遇阻力稍后退,并在外口处作一金属环标记。由外口注入碘化油等造影剂,边注药边观察,满意时行 X 线正侧位摄片。一般造影剂为30％碘化油。

6.直肠腔内超声检查

该法可测定肛瘘的范围、内口位置及管道、支管分布。在检测括约肌损伤程度及诊断克罗恩病引起的肛瘘等方面有显著的优势。

7.核磁共振检查

检查前进行肠道清洁准备,该法对于肛瘘的范围、定位及与肌肉、韧带等组织关系有较好的识别性,是高位复杂性肛瘘术前检查的重要项目之一。

8.所罗门定律和法则

检查者需经过肛门左、右两侧中点画一横线,如外口在此横线之前,距离肛门口 5 cm 之内,其内口在齿状线处与外口相对应,则瘘管较直。如外口在横线前距肛门口超过 5 cm 或在横线之后,这些瘘管则多向后弯曲,内口在肛门后正中线及其附近的齿状线上。根据此定律或法则可帮助寻找肛瘘内口,但不符合该定律或法则的情况也时有出现,不可过分依赖。

五、鉴别诊断

(一)化脓性汗腺炎

化脓性汗腺炎是一种皮肤及皮下组织的慢性炎症,多见于肥胖患者。最易被误诊为肛瘘的肛门皮肤病。化脓性汗腺炎的病变在皮肤及皮下组织,病变范围广泛,可有无数窦道开口,呈结节性或弥漫性,但窦道均浅,不与直肠相通,切开窦道后无脓腔和瘘管。

(二)肛门周围毛囊炎和皮肤红肿

本病初期局部红肿、疼痛,以后逐渐肿大,中央形成脓栓,脓出渐愈,病变浅表,不与肛门相通。

(三)肛门会阴部急性坏死性筋膜炎

肛门及会阴部、阴囊部由于细菌感染而出现肛门部周围大面积坏死,有的可形成瘘管。此病变范围广,发病急,常蔓延至皮下组织及筋膜,向前侵犯阴囊部,肛管内无内口。

(四)骶髂骨坐尾骨病变

本病发病缓慢,无急性炎症,破溃后流清稀脓液,创口凹陷,久不收口;有纳差、低热、盗汗等症;瘘口距肛门较远,与直肠不相通;X 线片可见骨质破坏或增生。

(五)骶尾部畸胎瘤

本病是一种先天性疾病,因胚胎发育异常引起,多在青春期 20～30 岁发病。病变位于骶前间隙,可单囊或多囊,腔内有胶冻样黏液。囊肿较大时直肠指诊可发现骶前膨隆,有囊性肿物,表面平滑、界限清楚;探针检查可向骶骨前肛门后方向深入,深者可达数十厘米;X 线片,可见骶骨和直肠之间有间隙增宽,囊肿腔内壁光滑,呈梨形或多囊分叶形,内有不定形的散在钙化阴影,一般不与直肠相通;术中可见腔内有毛发、骨质或牙齿等。病理检查可确诊。

(六)克罗恩病

本病多伴有腹痛、腹泻、体重减轻,须作进一步全消化道检查确诊。

(七)晚期肛管直肠癌

本病溃烂后可形成肛瘘,特点是肿块坚硬,分泌物为脓血、恶臭,持续疼痛,菜花样溃疡。病理学检查可见癌细胞,不难与肛瘘鉴别。

六、治疗

中医治疗主要是通过局部或全身使用抗生素及中药的方法,减轻症状,控制病情的发展,但不能彻底治愈。

(一)辨证论治

1.湿热下注证

证候:肛周流脓、脓质黏稠,色黄白,局部红肿热痛,肛周有溃口,按之有条索状物通向肛内;伴纳呆少食,或有呕恶,渴不欲饮,大便不爽,小便短赤,形体困重;舌红,苔黄腻,脉滑数或弦数。

治法:清热利湿。

方药:二妙丸合萆薢渗湿汤加减。

2.正虚邪恋证

证候:肛周流脓,质地稀薄,肛门隐隐作痛,外口皮色暗淡,时溃时愈,按之质地较硬,或有脓液从溃口流出,且多有条索状物通向肛内;伴神疲乏力;舌淡,苔薄,脉濡。

治法:托里透毒。

方药:托里消毒饮加减。

3.阴液亏虚证

证候:肛周溃口凹陷,周围皮肤颜色晦暗,脓水清稀如米泔水样,局部无硬索状物扪及;伴有形体消瘦,潮热盗汗,心烦不寐,口渴,食欲缺乏;舌红少津,少苔或无苔,脉细数。

治法:养阴清热。

方药:青蒿鳖甲汤加减。

(二)中成药治疗

常用的中成药有黄柏胶囊、补中益气丸等。

(三)其他治疗方法

1.手术疗法

肛瘘的手术方式主要根据不同的肛瘘位置有关,低位肛瘘一般行肛瘘切开术,高位的肛瘘一般行高位肛瘘切开挂线治疗。

肛瘘手术的关键在于正确寻找内口,处理内口,消灭无效腔,保护肛门括约肌功能,使创面自基底向上逐渐愈合。

根据瘘管的深浅、曲直以及与肛管直肠环的关系选择不同的手术方式。肛瘘切开术适用于低位肛瘘或者高位肛瘘管位于肛管直肠环以下部分的辅助治疗。高位肛瘘切开挂线疗法,主要适用于耻骨直肠肌以上的高位肛瘘,包括骨盆间隙瘘和高位直肠后间隙瘘。

2.熏洗法

熏洗法常选用具有清热解毒、清气活血、利湿杀虫、软坚散结、消肿止痛、收敛生肌、祛风止痒作用的中药,煎汤熏洗肛门部,清洁肛门或手术创面,可减轻患者的痛苦,提高疗效。常用的熏洗代表方有止痛如神汤、祛毒汤、苦参汤、硝矾洗剂等。

3.敷药法

该法是选用适当的药物和剂型,敷于患处,达到消炎止痛、促进局部肿痛消散或穿破引流、祛腐生肌。常用的有油膏和掺药。①油膏:适用于外口闭合或引流不畅,局部红肿热痛者。常用的油膏如九华膏、如意金黄膏、黄连膏、鱼石脂软膏等。②掺药:将药物研成粉末,按制剂规则配伍而成,直接撒布于患处,或撒布于油膏上敷贴,或黏附于纸捻上,插入瘘管内。常用的掺药有两类,包括提脓祛腐药和生肌收口药。

4.冲洗法

冲洗法是将创腔或瘘管中的脓液冲洗干净,并使其引流通畅。冲洗时可将抗生素等药物注入创腔或瘘管,起到控制感染、促进肉芽生长及闭合管腔的作用。适用于肛瘘局部肿胀、疼痛、外口分泌物多者,或在肛瘘手术后应用。常用冲洗剂为过氧化氢、生理盐水、抗生素溶液等。注意过氧化氢冲洗时避免冲入直肠壶腹内,以防产生黏膜刺激症状。

七、预防

(1)保持肛门干燥卫生:肛窦炎症如不及时处理,炎症会持续加重,最后可能导致瘘管的形成,并且形成肛周脓肿。肛周脓肿多由细菌感染导致,所以肛瘘的预防,需要首先保证肛门周围的卫生,大便以后注意清洗,保持肛门周围的干燥。

(2)饮食方面:忌辛辣、刺激性食物和烧烤类的食品,忌饮用高度酒,保持大便的通畅。如果大便硬结摩擦肛门可能会导致肛门的炎症水肿,引起肛瘘的复发。

(3)改善不良生活习惯:比如上厕所时看手机、读报纸。避免长时间蹲在厕所里,养成良好的排便习惯,可以很大程度上减少肛瘘的发生。

(4)防治便秘和腹泻:对预防肛周脓肿和肛瘘形成具有重要的意义。

(耿雪慧)

第十四节　溃疡性结肠炎

一、概述

溃疡性结肠炎(ulcerative colitis,UC)是一种长期,反复发作的直肠和结肠慢性非特异性炎症性疾病,病变主要限于结肠黏膜与黏膜下层,以炎症和溃疡为主要病理表现。范围多累及远段结肠,可逆行向近段发展,甚至累及全结肠和末段回肠,呈连续性分布。临床症状以腹泻、黏液脓血便、腹痛为主。本病与克罗恩病(Crohn's disease,CD)统称为炎症性肠病(inflammatory bowel disease,IBD)。其病程迁延,易反复发作,且有癌变倾向,被WHO列为现代难治病之一。

溃疡性结肠炎1859年由Wilks首先描述,1920年被医学界公认,我国于1956年首次报道。该病在西方国家相当常见,欧洲和北美溃疡性结肠炎的发病率为$(10\sim20)/10^5$、患病率达$(100\sim200)/10^5$。近年来随着生活方式和饮食结构的改变以及对本病认识水平的提高,我国报道的病例明显增多,基于多家医院病例统计推测,我国溃疡性结肠炎的患病率为$11.6/10^5$,但有被低估之虞。溃疡性结肠炎可发生于任何年龄,以20~40岁多见,男女发病率无明显差异。

治疗方面,自从1942年Dana Svartz医师首先将柳氮磺胺吡啶(SASP)应用于溃疡性结肠炎的治疗后,SASP成为溃疡性结肠炎治疗的一个里程碑,大大改善了患者的生活质量,使复发率降低为原来的1/4。经过半个多世纪的实践,SASP一直是溃疡性结肠炎患者广泛应用的药物之一,但由于该药口服耐受性差,不良反应多,其临床地位正逐渐被5-氨基水杨酸(5-ASA)制剂所取代。5-ASA 作为 SASP 的有效成分，避免了由磺胺吡啶产生的不良反应，具有耐受性好，不良反应少的优点。20 世纪 40 年代，肾上腺糖皮质激素开始应用于活动性溃疡性结肠炎患者的治疗，并取得了极显著的疗效，使重度溃疡性结肠炎患者的病死率从 37％降到 1％以下。近年来，多种难吸收性或肝首过作用增加的局部用制剂的出现显著降低了激素的不良反应，成为皮质激素类药物研制的趋势。硫唑嘌呤、6-巯基嘌呤、环孢素等免疫抑制剂被用于重症及难治性患者的病情控制和维持缓解，但因起效慢，不良反应多，临床应用受到限制。主要应用于克罗恩病（CD）治疗的生物制剂，如英夫利昔，亦越来越多地应用于对常规治疗无效的活动性 UC 患者。

本病病因及发病机制十分复杂，目前尚未完全阐明，一般认为是四种主要因素综合作用的结果，包括环境因素、遗传因素、微生物因素和免疫因素。近年来随着基础研究的不断深入，人们对溃疡性结肠炎发病机制有了进一步了解。多种环境因素例如抽烟、阑尾切除术、现代生活方式、金属铝，通过不同机制影响 UC 发病。UC 是一种多基因遗传病，具有遗传易感性，表现在家族聚集倾向、种族发病率不一样、单卵双生同患率高于双卵双生，近年兴起的全基因组关联研究（genome-wide association studies，GWAS）发现了多种 UC 易感基因，例如 IL23R，IL12B，JAK2，STAT3，HNF4a，E-Cadherin，LAMB1，IL-10 等。肠道菌群失调通过引起肠道屏障功能障碍、肠道免疫功能失调等机制亦在 UC 的发病中起重要作用。多种免疫因素参与了 UC 的发病，包括肠道抗原、肠上皮细胞、天然免疫细胞、获得性免疫细胞以及多种细胞因子。肠黏膜屏障功能障碍、肠上皮天然免疫紊乱、抗原递呈细胞（APC）抗原识别和处理功能异常、效应性 T 细胞清除障碍、调节性 T 细胞与效应性 T 细胞之间的平衡失调等导致效应性 T 细胞异常活化、炎症细胞聚集、细胞因子释放、毒性代谢产物在黏膜中积聚，最终引起组织损伤。总之，目前的认识可概括为环境因素作用于遗传易感者，在肠道菌丛（或目前尚未明确的特异性微生物）的参与下，启动了肠道免疫及非免疫系统，最终导致免疫反应和炎症过程，可能由于抗原的持续刺激或（和）免疫调节紊乱，这种免疫炎症反应表现为过度亢进和难于自限。

溃疡性结肠炎是西医学的概念，在中医学古代医籍中没有明确对应的病名，但根据其腹泻、黏液脓血便、腹痛的临床表现，文献中关于"肠澼""滞下""痢疾""便血""泄泻""肠风""脏毒"等病证的论述为我们提供了可借鉴的辨治经验。

《黄帝内经》有"肠澼"之病名，颇类似本病的临床特点，如《素问·通评虚实论》云"肠澼便血""肠澼下白沫""肠澼下脓血"等。又活动期多以腹痛、便下赤白脓血、里急后重为主要表现，可归为"痢疾""下利"；部分患者以大便带血为特点，可称之"便血"；因为患者常感泻下滞涩不爽、黏滞重坠，又称"滞下"；缓解期一般表现为排便次数增多，粪质稀薄，故可归为"泄泻"范畴。本病以慢性复发型最为常见，病情发展以发作、缓解交替出现为特点，故目前多认为其与中医的"久痢"较为相近。

二、病因病机

（一）病因

溃疡性结肠炎属非特异性炎性疾病，中医学认为其主要发病因素在于内因，即先天禀赋不足、脾胃功能失健，或伴有肾气不足，肺气失调。这与西医学以遗传易感为发病内因的观点相一致。中医认为脾胃虚弱是本病的发病基础，脾胃居中焦，主纳谷、腐熟、转输运化之职，更具升清降浊之能。若禀赋不足，或感受毒邪，或饮食失调，或忧思恼怒，或劳倦久病皆可损伤脾胃，脾虚失运，升降失司，水湿不化，郁热搏结，阻滞肠络，发为泻痢。饮食不节和情志失调是溃疡性结肠炎常见的发病诱因,恣食肥甘厚味,酿生湿热,导致肠腑气机不畅,通降不利,损伤肠络;或者焦虑抑郁,精神紧张,以致肝气郁结,横逆乘脾,运化失职,气血瘀滞,肉腐血败,脂络受伤而成内疡。

(二)病机

本病病位在大肠,但病机根本在脾,与肝、肾、肺三脏密切相关。疾病过程中可产生湿、热、瘀、毒、痰等病理产物,使病情缠绵难愈。湿热蕴肠,气滞络瘀是溃疡性结肠炎基本病机,属本虚标实之证,活动期以标实为主,主要为湿热蕴肠,气血不调;缓解期属本虚标实,主要为正虚邪恋,运化失健,本虚多呈脾虚,亦有兼肾亏者。初病在气,久病入络,反复出血,瘀血留着,腹痛固定,腹部生块的络阻血瘀证也并见于病程后期。脾虚肝乘,肝郁化火,火性上炎,循经犯目,目疾而生。脾主四肢,湿流关节,关节重痛,热伤肠络,血脉相传,皮肤发斑,这些皆是病机演变中由里及表,从内形外的表现。

溃疡性结肠炎不同症状的病机侧重点有所不同,以脓血便为主的病机重点是湿热蕴肠,脂膜血络受伤。以泄泻为主者分别虚实,实证为湿热蕴肠,大肠传导失司;虚证为脾虚湿盛,运化失健。以便血为主者,实证为湿热蕴肠,损伤肠络,络损血溢;虚证为湿热伤阴,虚火内炽,灼伤肠络,两者的病机关键均有瘀热阻络,迫血妄行。腹痛实证的主要病机是湿热蕴肠,气血不调,肠络阻滞,不通则痛;虚证为土虚木旺,肝脾失调,虚风内扰,肠络失和。脓血便伴发热者的主要病机是热毒内盛,血败肉腐。

三、诊断与鉴别诊断

(一)西医诊断

1.疾病诊断

诊断溃疡性结肠炎应首先排除细菌性痢疾、阿米巴痢疾、慢性血吸虫病、肠结核等感染性结肠炎以及缺血性结肠炎、放射性结肠炎、孤立性直肠溃疡、结肠克罗恩病,并符合下列标准。

(1)确诊:腹泻或便血6周以上,结肠镜检查发现一个以上的下述表现:黏膜易脆、点状出血、弥漫性炎性糜烂、溃疡;或钡剂检查发现溃疡、肠腔狭窄或结肠短缩;同时伴有明确的黏膜组织学改变:活动期炎性细胞浸润、隐窝脓肿、杯状细胞缺失;缓解期隐窝结构异常(扭曲分支)、隐窝萎缩;手术切除或活检标本在显微镜下有特征性改变。

(2)疑诊:病史不典型,结肠镜或钡剂灌肠检查有相应表现;或有相应病史,伴可疑的结肠镜检查表现,无钡剂灌肠检查;或有典型病史,伴可疑的钡剂灌肠发现,无结肠镜检查报告。均缺乏组织学证据。手术标本大体表现典型,但组织学检查不肯定。

完整的诊断应包括如下。①临床类型:初发型、慢性复发型、慢性持续型和暴发型。②严重程度:轻度、中度和重度。③病情分期:活动期、缓解期。④病变范围:直肠炎、左半结肠和广泛结肠。⑤肠外表现和并发症(大出血、穿孔、中毒性巨结肠和癌变等)。⑥诊断举例:溃疡性结肠炎(初发型、中度、活动期、左半结肠受累)。

2.鉴别诊断

(1)急性感染性结肠炎:包括各种细菌感染,如痢疾杆菌,沙门菌、大肠杆菌、耶尔森菌、空肠弯曲菌等。急性发作时发热、腹痛较明显,外周血血小板不增加,粪便检查可分离出致病菌,抗生素治疗有效,通常在4周内消散。

(2)阿米巴肠炎:病变主要侵犯右半结肠,也可累及左半结肠,结肠溃疡较深,边缘潜行,溃疡间黏膜多属正常。粪便或结肠镜取溃疡渗出物检查可找到溶组织阿米巴滋养体或包囊。血清抗阿米巴抗体阳性。抗阿米巴治疗有效。

(3)血吸虫病:有疫水接触史,常有肝脾大,粪便检查可见血吸虫卵,孵化毛蚴阳性。急性期直肠镜检查可见黏膜黄褐色颗粒,活检黏膜压片或组织病理检查可见血吸虫卵。免疫学检查亦有助鉴别。

(4)肠结核:多有肠外结核病史或临床表现,部分患者有低热、盗汗、消瘦、乏力等结核中毒症状。病变好发于回盲部,有腹泻,但血便少见。内镜下溃疡表浅、不规则,呈环形。组织病理学检查对鉴别诊断最有价值,肠壁和肠系膜淋巴结内大而致密的、融合的干酪样肉芽肿和抗酸杆菌染色阳性是肠结核的特征。不能除外肠结核时应行试验性抗结核治疗。亦可做结核菌培养、血清抗体检测或采用结核特异性引物行聚合酶链反应(PCR)检测组织中结核杆菌 DNA。

(5)结直肠癌:多见于中年以后,直肠指检常可触及肿块,结肠镜和 X 线钡剂灌肠检查对鉴别诊断有价值,活检可确诊。须注意溃疡性结肠炎也可引起结肠癌变。

(6)肠易激综合征:粪便可有黏液,但无脓血,显微镜检查正常,结肠镜检查无器质性病变的证据。

(7)其他:其他感染性肠炎(如真菌性肠炎、出血坏死性肠炎、抗生素相关性肠炎)、缺血性结肠炎、放射性肠炎、过敏性紫癜、胶原性结肠炎、白塞综合征、结肠息肉病、结肠憩室炎以及人类免疫缺陷病毒(HIV)感染合并的结肠炎应与本病鉴别。此外,应特别注意因下消化道症状行结肠镜检查发现的轻度直、乙状结肠炎需认真检查病因,观察病情变化。

(二)中医诊断

1.病名诊断

以黏液脓血便、腹痛、里急后重为主要表现者,可称为"下痢";以大便带血为主者,可称之"便血";以排便次数增多,粪质稀薄,或夹黏液为主者,可称为"泄泻"。

2.辨证要点

(1)辨轻重缓急:掌握病情的轻重缓急对制订治疗方案和判断预后十分重要,如便下脓血,或纯下鲜血,大便日行 6 次以上,腹痛、腹胀较剧,或伴发热,属急症、重症。大便次数天行 3 次以下,腹痛、腹胀不甚,病情较缓,属于轻症。

(2)辨正邪虚实:虚则补之,实则泻之,不辨虚实易犯虚虚实实之戒。一般而言,活动期症见便下脓血,下利腹痛,里急后重,肛门灼热,舌红,苔黄厚腻,脉弦滑者,多属实证;缓解期便稀泄泻,或夹黏液,肠鸣腹胀,面色萎黄,乏力倦怠,舌边齿痕,苔薄腻,脉沉细或弦细者,多属正虚邪恋。

(3)辨寒热阴阳:热则寒之,寒者热之,临证宜详辨之,如大便白色黏冻,形寒肢冷,或大便清稀,完谷不化,多属寒证;大便赤白黏冻,赤多白少,里急后重,腹痛,或色黄褐而臭,泻下急迫,肛门灼热,多属湿热证;舌红少苔,便下艰涩,血色紫黯凝块,脉细涩,多属热邪伤阴。

(4)辨脏腑气血:便溏泄泻为主者,病多在脾;腹痛肠鸣者,多为脾虚木乘,或为湿阻气滞,不通则痛;久痢久泻者,多脾肾两亏;黏液便为主者,多为脾虚痰湿下注,肺气失调。以便血为主者,病在血分,多属湿热炽盛,动血入络,亦有湿热伤阴,虚火内炽,灼伤肠络者。

(5)辨脓血便、黏液便:一般认为,脓白如冻属寒、脓色黄稠属热;黏液清稀属虚、属寒,色黄黏稠属有郁热。白多赤少,重在治湿、治气;赤多白少,重在治热、治血。血便是溃疡性结肠炎的主症之一,其辨证因结合病势、病程等综合考虑,血色鲜红多属热,若久病气亏、气不摄血,多血色淡稀;血黯多属瘀,然血瘀的病机亦可有虚实之异:急性期湿热酿毒可入络成瘀,多血色紫黯凝块腥臭;久病脾肾阳虚,运血无力可气虚为瘀或寒凝为瘀,多血色淡黯。

(6)辨腹痛:便前腹痛、便后则缓、肠鸣腹胀,多属脾虚肝旺,病在气分;痛处固定,缠绵反复,多为瘀血入络,病在血分;病久而腹痛隐隐,多属气虚血瘀。

3.证候诊断

(1)大肠湿热证。

主症:腹痛,腹泻,便下黏液脓血;舌质红,苔黄腻。

次症:肛门灼热;里急后重;身热,小便短赤;口干口苦,口臭;脉滑数。

(2)脾虚湿蕴证。

主症:大便溏薄,黏液白多赤少,或为白冻;舌质淡红,边有齿痕,苔白腻。

次症:腹痛隐隐;脘腹胀满,食少纳差;肢体倦怠,神疲懒言;脉细弱或细滑。

(3)寒热错杂证。

主症:下痢稀薄,夹有黏冻,反复发作;舌质红,或舌淡红,苔薄黄。

次症:腹痛绵绵;四肢不温;腹部有灼热感,烦渴;脉弦,或细弦。

(4)肝郁脾虚证。

主症:腹痛即泻,泻后痛减;常因情志或饮食因素诱发大便次数增多。

次症:大便稀溏,或黏液便;情绪抑郁或焦虑不安;嗳气不爽,食少腹胀;舌质淡红,苔薄白;脉弦或弦细。

(5)脾肾阳虚证。

主症:久泻不止,夹有白冻,甚则完谷不化,滑脱不禁;形寒肢冷。

次症:腹痛喜温喜按;腹胀,食少纳差;腰酸膝软;舌质淡胖,或有齿痕,苔薄白润;脉沉细。

(6)阴血亏虚证。

主症:排便困难,粪夹少量黏液脓血;舌红少津,少苔或无苔。

次症:腹中隐隐灼痛;午后低热,盗汗;口燥咽干;头晕目眩,心烦不安;脉细数。

上述证候确定:主症必备,加次症2项以上即可诊断。

四、治疗

(一)中医治疗

1.治疗原则

(1)本病临床以正虚邪恋、虚实夹杂证多见,治疗总体以扶正祛邪、标本兼顾为原则,同时应注意分清缓急、标本、虚实、寒热。一般病程初期或急性发作期,病以标实为主,多为湿热蕴结,气机阻滞,肠络损伤,治宜重祛邪,以清热燥湿、调气和络止血为主;病程较长或缓解期,多为脾肾亏虚或肝脾不调,湿热留恋,治宜补益脾肾、固肠止泻,或抑肝扶脾,兼以清肠化湿。

(2)溃疡性结肠炎的治疗应当内外并重,内治应注重调气通滞,外治强调生肌敛疡,行中药灌肠局部治疗,使药物直达病所。

2.辨证论治

(1)大肠湿热证。

治法:清热化湿,调气行血。

主方:芍药汤(《素问病机气宜保命集》)加减。

药物:黄连、黄芩、白头翁、木香、炒当归、炒白芍、生地榆、白蔹、肉桂(后下)、生甘草。

中成药选用:香连丸,口服,每次 3~6 g,每天 2~3 次;小儿酌减。槐角丸,口服,每次 3~6 g,每天2~3 次。克痢痧胶囊,可短期使用,每次 2 粒,每天 3 次。

(2)脾虚湿蕴证。

治法:健脾益气,化湿助运。

主方:参苓白术散(《太平惠民和剂局方》)加减。

药物:党参、茯苓、炒白术、山药、炒薏苡仁、砂仁(后下)、陈皮、桔梗、木香、黄连、地榆、炙甘草。

中成药选用:参苓白术丸,口服,每次 6 g,每天 3 次。补脾益肠丸,口服,每次 6 g,每天 3 次;儿童酌减;重症加量或遵医嘱。

(3)寒热错杂证。

治法:温中补虚,清热化湿。

主方:乌梅丸(《伤寒论》)加减。

药物:乌梅、黄连、黄柏、肉桂(后下)、细辛、干姜、党参、炒当归、制附片。

中成药选用:乌梅丸,口服,每次 2 丸,每天2~3 次。

(4)肝郁脾虚证。

治法:疏肝理气,健脾和中。

主方:痛泻要方(《景岳全书》引刘草窗方)合四逆散(《伤寒论》)加减。

药物:陈皮、炒白术、炒白芍、防风、炒柴胡、炒枳实、党参、茯苓、炙甘草。

中成药选用:固肠止泻丸(结肠炎丸),口服,每次 4 g(浓缩丸),或每次 5 g(水丸),每天 3 次。逍遥丸,口服,每次 3 g,每天 3 次。

(5)脾肾阳虚证。

治法:健脾补肾,温阳化湿。

主方:理中汤(《伤寒论》)合四神丸(《证治准绳》)加减。

药物:党参、炮姜、炒白术、炙甘草、补骨脂、肉豆蔻、吴茱萸、五味子、生姜、大枣。

中成药选用:附子理中丸,口服,每次 3 g,每天 3 次。四神丸,口服,每次 3 g,每天 3 次。

(6)阴血亏虚证。

治法:滋阴清肠,养血宁络。

主方:驻车丸(《备急千金要方》)加减。

药物:黄连、阿胶(烊化)、当归、太子参、生地黄、麦冬、白芍、乌梅、石斛、山药、炙甘草。

中成药选用:归脾丸,口服,每次 3 g,每天 3 次。

在辨证确定的基础上可考虑随症加减:大便脓血较多者,加败酱草、秦皮、槐角;腹痛较甚者,加徐长卿、延胡索;便血明显者,加仙鹤草、紫草、槐花、地榆;大便白冻黏液较多者,加苍术、薏苡仁;伴发热者,加金银花、葛根;畏寒怕冷者,加干姜;里急后重者,加槟榔、炒枳壳;久泻气陷者,加炙升麻、柴胡、荷叶;久泻不止者,加赤石脂、石榴皮、诃子;排便不畅、便夹脓血者,加制大黄。

3.其他疗法

(1)灌肠:中药灌肠治疗对本病有确切的疗效,治疗的常用灌肠中药有以下几类。①敛疮生肌类:儿茶、白及、赤石脂、枯矾、炉甘石和诃子等;②活血化瘀和凉血止血类:蒲黄、丹参、参三七、地榆、槐花、仙鹤草、血竭、侧柏叶和云南白药等;③清热解毒类:青黛、黄连、黄柏、白头翁、秦皮、败酱草、苦参、金银花、鱼腥草和白蔹等;④其他:石菖蒲、椿根皮、五倍子、锡类散等。

（2）单方验方。

白蔹散：白蔹地下块根，晒干后研末，装胶囊，每粒装 0.3 g，每次服 5 粒，每天 2 次（《中国中医秘方大全》）。

新鲜苍耳草全株 30 g，捣碎，水煎服（《中国中医秘方大全》）。

马齿苋 30 g 洗净切段，粳米 60 g 淘净煮粥，入马齿苋（《食疗本草》）。

白头翁苦参止痢汤：白头翁、苦参、金银花、黄柏、滑石各 60 g。上药加清水，浓煎成 200 mL，先做清洁灌肠后，再以药液灌肠，每天 1 次，连续 3 d（《常见病中药外治疗法》）。

乌梅汤：乌梅 500 g，煎汤放在桶内，坐熏肛门（《理瀹骈文》）。

（3）针灸。治疗的针灸常用取穴：脾俞、天枢、足三里、大肠俞、气海、关元、太冲、肺俞、神阙、上巨虚、阴陵泉、中脘、丰隆等。

4.临证要诀

（1）清肠化湿以祛其标：不论活动期还是缓解期，湿热始终贯穿于溃疡性结肠炎的整个发病过程，其差别仅在于邪势盛衰不同。活动期邪势壅盛，当以清肠化湿为主；待邪势稍减，正虚显露，初则脾虚与湿热共存，久则脾肾阳虚、寒热错杂，此时应根据正邪盛衰把握好扶正与祛邪的主次，做到补中有消、消中有补，不可见有虚证而妄用补涩，以致助邪留寇，反使病势迁延。清肠化湿常用黄连、黄芩、黄柏、苦参、秦皮等苦寒之品，此类苦寒药物多集清热、解毒、燥湿于一体，善祛溃疡性结肠炎之标，故为临证首选。值得注意的是，过用苦寒不仅有碍脾胃健运，且有凉伏热毒及化燥伤阴之弊，因此临证常与芳香化湿药（如藿香、苍术、砂仁）、甘淡利湿药（如茯苓、薏苡仁）配伍应用，以达到运脾化湿的效果。

（2）凉血化瘀，宁络止血：溃疡性结肠炎以血便或黏液脓血便为主要症状特点，病机总属湿热伤络，络损血溢，正如《黄帝内经》所谓"阴络伤则血内溢，血内溢则后血"，治疗当清热凉血、宁络止血，方选地榆散、槐角丸加减，常用药物有地榆、槐花、白头翁、赤芍、侧柏叶、茜草、紫草、黄连、黄芩、栀子等。如兼有阴伤络损血溢者，则合用金显著、石斛、生地等药对；如纯为便血者，则可按肠风的治疗经验用药，下部出血多取风药升之，乃因其热与风合之故，常加用炒当归、荆芥或荆芥穗、防风等养血祛风，和络止血；如治疗无效者，可参考《周慎斋遗书·肠风》治肠风下血不止方（白芷、乌梅）或《济生方》乌梅丸（乌梅、僵蚕），散收结合，风平火息，肠络自宁，血自归经。

（3）调气行血，慎用收涩：湿热蕴结导致肠腑气滞血瘀是溃疡性结肠炎的基本病机，刘完素在《素问病机气宜保命集》中明确指出"行血则便脓自愈，调气则后重自除"，说明了从气血调治的重要性。另一方面，溃疡性结肠炎患者常伴有肝郁脾虚或土虚木旺等肝脾不和的证候特点，肝主疏泄，握气血之枢机，肝气疏泄失职，则可导致和加重气血失调。临证调和气血多从肝论治，因此，理气除木香、枳壳、槟榔、陈皮等行气导滞外，常配以柴胡、香附、青皮、佛手等疏肝理气；和血除当归、白芍等养血和血外，多用丹参、赤芍、元胡、三七等化瘀止痛。四逆散、逍遥散、痛泻要方是常用方剂。

本病虽常表现为便次增多，久泻难愈，但其病机以湿热留滞、虚实夹杂为特点，有别于单纯的脾虚证或脾肾阳虚证，因此，在治疗上应注意在扶正的同时配合疏泄导滞、运化祛湿，而慎用涩肠止泻之品，以防闭门留寇，加重病情。对于久病体虚，滑脱不禁的患者，在前法的基础上适当加用诃子、乌梅、石榴皮等药可增加疗效。需要指出的是，罂粟壳既可止泻又有止痛之功，但药理证实其具有抑制结肠蠕动作用，溃疡性结肠炎患者用之易产生腹胀，甚则导致肠麻痹，诱发中毒性巨结肠等严重并发症，故临床使用当谨而慎之。

(4)敛疮生肌,护膜为要:溃疡性结肠炎肠黏膜隐窝脓肿及糜烂溃疡之病理变化符合中医学"内痈""内疡"的特征,参用清热解毒、凉血消痈、托疮排脓、敛疮生肌之法予中药局部灌肠外治,可加快黏膜修复。常用清热解毒药有黄连、黄柏、苦参、青黛等,凉血消痈药有地榆、败酱草、鱼腥草、白蔹等,托疮排脓药有黄芪、白芷、桔梗等,敛疮生肌药有白及、儿茶、枯矾等。另外,还有化瘀止血药,如三七、茜草,以及涩肠止泻药,如乌梅、诃子、石榴皮、赤石脂等。常用成药有锡类散。

(5)健脾益气,兼顾诸脏:溃疡性结肠炎病位在大肠,但与脾、肺、肝、肾诸脏密切相关,溃疡性结肠炎以脾虚为发病之本,补脾、运脾自不待言。尤其在缓解期,补脾、运脾是主要治则;脾虚则肺弱,宣降失职则痰湿停聚,缓解期在健脾的基础上调肺化痰可增强疗效,临证多用桔梗,取参苓白术散之方意;本病下利腹痛,一般属肝脾不和,肝气疏泄太过者占多,肝气疏泄不及者极少或较轻。既有疏泄太过,应予敛柔治之,常选乌梅、木瓜与白芍、甘草相伍,酸甘相伍。蝉衣与僵蚕均可祛风而抗过敏,痛泻要方中的防风亦是祛风药,三药共投,作用更著。《备急千金要方》黄昏汤,用一味合欢皮,治疗肺痈脓已尽时,可以促使肺部病灶的愈合。肺与大肠相合,本病肠有溃疡,故便血减少后亦可酌情配合使用合欢皮。

(6)重视湿、热、瘀、毒与病情活动的关系和正虚与病情复发的关系:溃疡性结肠炎活动期属实证,以湿热壅盛为主要病机,湿热炽盛可化火成毒,热毒入血,可煎熬成瘀,湿热瘀毒胶结难化,加剧病情。对于中重度患者在清热燥湿的基础上加用凉血解毒、凉血化瘀之品是控制病情的主要方法。中医认为"正气存内,邪不可干"。因此,调补正气是溃疡性结肠炎缓解期预防复发的重点所在。病情进入缓解期后,应坚持调理脾胃、以竟全功。《仁斋直指方论》曰:"精气血气,生于谷气,是以大肠下血,大抵胃药收功,真料四君子汤、参苓白术散,以枳壳散、小乌沉汤和之,胃气一回,血自循于经络矣"。

(二)西医治疗

1.治疗原则

长期以来溃疡性结肠炎的传统治疗以缓解症状为主要目标,即控制发作、维持缓解、减少复发、防止并发症,以改善患者的生活质量。由于近年来基础研究的进展,揭示了免疫性炎症的众多靶标,研制出各种靶向药物,特别是生物制剂在临床多中心试验中取得良好效果和临床经验,提出了以黏膜愈合为主要治疗目标,即迅速诱导缓解,减少对长期使用糖皮质激素的需求,完全的黏膜愈合,长期维持缓解,防止并发症,降低住院率和手术率,降低癌变风险,提高患者生活质量。

溃疡性结肠炎治疗应掌握好以下几点。

(1)分级、分期、分段治疗原则:分级治疗指按疾病的严重度,采用不同药物和不同治疗方法。

分期治疗指疾病的活动期和缓解期,活动期应尽快控制发作,促进内镜下黏膜愈合,降低住院率与手术率,以提高生活质量;缓解期不用激素维持,预防复发。

分段治疗指确定病变范围以选择不同的给药方法,远段结肠炎可采用局部治疗,广泛性结肠炎或有肠外症状者则以系统性治疗为主。溃疡性直肠炎治疗原则和方法与远段结肠炎相同,局部治疗更为重要,优于口服用药。

(2)级联化治疗原则如下。

Ⅰ级(资源有限):在阿米巴流行区可酌情给予1个疗程的抗阿米巴治疗;在结核流行区可试验性地抗结核治疗1个月;SASP用于所有轻中度结肠炎,并维持缓解,远端结肠病变给予激素灌肠;中重度病变给予泼尼松口服;重症结肠炎应静脉使用激素,激素抵抗或激素依赖者可行结肠切除术,中毒性巨结肠可于静脉使用激素后的第 3 天参考 Oxford 或 Sweden 结局预测指标,考虑结肠切除术;顽固性病变需积极寻找 CMV 感染的证据;AZA 用于激素依赖或 5-ASA 无效者,如无 AZA 或患者不耐受,可考虑 MTX。

Ⅱ级(资源允许):诊断为结核或寄生虫感染时立即给予相应治疗;轻中度结肠炎可给予 SASP 治疗;5-ASA 制剂较常用;5-ASA 灌肠和栓剂可代替口服 5-ASA 用于远端结肠病变的维持缓解;活动性远段病变及全结肠炎口服联用直肠 5-ASA 可能更有效;5-ASA 维持缓解失败者可考虑 AZA 或 6-MP,AZA 治疗失败者可考虑 MTX。

Ⅲ级(资源丰富):急性重度结肠炎可考虑环孢素(CsA);急性重度结肠炎、中重度激素依赖或抵抗者可给予 IFX;可用 AZA 或 6-MP 维持。

(3)注意并发症,以便估计预后、确定治疗终点和选择内、外科治疗方法。

(4)注意药物治疗过程中的不良反应,随时调整治疗。

(5)综合性、个体化处理原则:包括营养、支持、心理和对症处理;内、外科医师共同会诊以确定内科治疗的限度和进一步处理方法。

2.治疗方法

(1)内科治疗。

活动期的治疗:根据疾病严重程度及分布治疗。

轻度溃疡性结肠炎:可选用柳氮磺胺吡啶(SASP)制剂,3～4 g/d,分次口服;或用相当剂量的 5-氨基水杨酸(5-ASA)制剂。病变分布于远段结肠者可酌情应用 SASP 或 5-ASA 栓剂 0.5～1 g,2 次/天;5-ASA 灌肠液 1～2 g 或氢化可的松琥珀酸钠盐灌肠液 100～200 mg,每晚 1 次保留灌肠;或用布地奈德2 mg保留灌肠,每晚 1 次。

中度溃疡性结肠炎:可用上述剂量水杨酸类制剂治疗,反应不佳者适当加量或改服糖皮质激素,常用泼尼松 30～40 mg/d 口服。

重度溃疡性结肠炎:重度溃疡性结肠炎一般病变范围较广,病情发展较快,需及时处理,给药剂量要足:如患者尚未服用过糖皮质激素,可口服泼尼松或泼尼松龙 40～60 mg/d,观察 7～10 d,亦可直接静脉给药;已使用糖皮质激素者,应静脉滴注氢化可的松 300 mg/d 或甲基泼尼松龙48 mg/d。肠外应用广谱抗生素控制肠道继发感染,如硝基咪唑、喹诺酮类制剂、氨苄西林或头孢类抗生素等。应使患者卧床休息,适当输液、补充电解质,以防水盐平衡紊乱。若便血量大、Hb <90 g/L 和持续出血不止者应考虑输血。营养不良、病情较重者可予要素饮食,病情严重者应予肠外营养。静脉应用糖皮质激素 7～10 d 后无效者可考虑予环孢素 A 2～4 mg/(kg・d)静脉滴注 7～10 d;由于药物的免疫抑制作用、肾脏毒性作用以及其他不良反应,应严格监测血药浓度。顽固性溃疡性结肠炎亦可考虑其他免疫抑制剂,如硫唑嘌呤(AZA)、6-巯基嘌呤(6-MP)等,免疫抑制剂无效者,可考虑应用新型生物治疗剂,如抗肿瘤坏死因子-α(TNF-α)单克隆抗体(英夫利昔)。英夫利昔静脉滴注一次 5 mg/kg,2 h 内滴注完,第 2 周和第 6 周再分别给药1 次,以后每 8 周 1 次维持治疗。如上述药物疗效不佳,应及时内、外科会诊,确定结肠切除手术的时机和方式。

活动期的治疗:根据疾病进程及表现治疗。

复发病例:最好使用首次治疗有效的方案,但应考虑到其他因素(如复发时间、正在进行的治疗药物等)并优化维持治疗方案。

早期复发病例:3 个月以内复发的患者最好开始使用硫唑嘌呤或者巯嘌呤治疗。

激素依赖病例：对于激素依赖的活动期 UC 患者，硫唑嘌呤与美沙拉嗪相比能更有效地诱导临床及内镜下缓解。

口服激素抵抗病例：这类患者应使用硫唑嘌呤或者巯嘌呤治疗，亦可考虑手术、静脉使用激素、英夫利昔或钙神经素抑制剂。

免疫抑制剂抵抗病例：考虑使用英夫利昔或手术治疗，不推荐长期含有激素的内科治疗方案。

缓解期的治疗：缓解期的治疗除初发病例、轻症远段结肠炎患者症状完全缓解后，可停药观察外，所有患者完全缓解后均应继续维持治疗。维持治疗的时间尚无定论。可能是 3～5 年甚至终生用药，诱导缓解后 6 个月内复发者也应维持治疗。糖皮质激素无维持治疗的效果，在症状缓解后应逐渐减量，过渡到用氨基水杨酸维持治疗。SASP 的维持治疗剂量一般为控制发作之半，多用 2～3 g/d，并同时予叶酸口服。亦可用与诱导缓解相同剂量的 5-ASA 类药物。6-MP 或 AZA 等用于上述药物不能维持或对糖皮质激素依赖者。

维持治疗的药物选择：①5-ASA，对于使用 5-ASA 或激素诱导缓解的病例，5-ASA 是维持缓解的一线药物选择。直肠炎或左半结肠炎可选择 5-ASA 局部用药。5-ASA 口服和局部用药联合是维持缓解的二线选择。②AZA/6-MP，用于使用 5-ASA 维持缓解，但频繁复发或无法耐受 5-ASA 的患者；激素依赖的患者；使用环孢素或他克莫司诱导缓解的患者；也可以用于静脉使用大剂量激素诱导缓解的患者。考虑到骨髓毒性，可与 5-ASA 联用。③英夫利昔，英夫利昔诱导缓解有效的患者，可使用英夫利昔维持治疗。为减少英夫利昔的免疫原性，目前推荐英夫利昔联合免疫抑制剂至少 6 个月或者预先使用激素。④益生菌，是 5-ASA 外能维持缓解的有效选择。⑤其他。抗菌药：没有足够的证据支持抗菌药用于 UC 的维持治疗。甲氨蝶呤：关于甲氨蝶呤用于 UC 维持缓解的研究很少。其他生物制剂：阿达木单抗、赛妥珠单抗、那他珠单抗、巴利昔单抗、白细胞介素-10、抗白细胞介素-12 抗体、抗白细胞介素-16 抗体等生物制剂在 UC 的维持治疗中还缺乏有效的评估。

（2）外科治疗。

手术指征有以下几点。

绝对指征：大出血、穿孔、明确或高度怀疑癌肿以及组织学检查发现重度异型增生或肿块性损害伴轻、中度异型增生。

相对指征：重度溃疡性结肠炎伴中毒性巨结肠、静脉用药无效者；内科治疗症状顽固、体能下降、对糖皮质激素抵抗或依赖的顽固性病例，替换治疗无效者；溃疡性结肠炎合并坏疽性脓皮病、溶血性贫血等肠外并发症者。

手术方式：临时性回肠造瘘术；全直肠结肠切除术＋永久性回肠造瘘术；回肠贮袋肛门吻合术。

3.注意事项

（1）注意药物不良反应：使用柳氮磺吡啶（SASP）前应注意询问磺胺药物过敏史，禁用于对磺胺药物过敏者。使用 SASP、5-ASA 及激素等药物治疗取效后不宜减药过快，以防复发。激素用量减少后可加用 SASP、5-ASA 或免疫抑制剂，以巩固疗效。用药过程中应注意观察药物的不良反应，及时调整治疗方案。诸类药物的不良反应主要有骨髓抑制、肝肾功能损害、胃肠道反应、头痛、发热、皮疹、自身免疫性溶血、胰腺炎等，用药前及用药过程中应注意检查血常规及肝肾功能。SASP 还可导致精子减少甚至不育，但停药后 3～4 个月一般可恢复。

（2）慎用解痉剂和止泻剂：活动期应慎用解痉剂和止泻剂，以避免诱发中毒性巨结肠。对怀疑中毒性巨结肠患者禁止行结肠镜和钡灌肠检查。坏疽性脓皮病约见于 5% 的溃疡性结肠炎患者，病变可见于任何部位的皮肤，不宜做病变部位的活检，以防皮肤的溃烂。密切监测患者的生命体征和腹部体征变化，尽早发现和处理并发症。

（3）逐步升级与逐步降级方案的选择：已有的研究证明，以早期应用免疫抑制剂和（或）生物制剂为主的降级方案较升级方案疗效高出 20% 以上，可有效撤停糖皮质激素，迅速诱导缓解，促进黏膜愈合，使病程经过维持良好。早期单独使用硫唑嘌呤是否有效仍属疑问，而部分病例不需要硫唑嘌呤或英夫利昔，用常规治疗药物就可以缓解病情。由于早期使用硫唑嘌呤或英夫利昔有过度治疗之嫌，其长期使用的安全性有待观察以明确，特别是免疫监视功能的降低可导致淋巴瘤、癌症和各种感染的发生，因此目前临床上仍以升级治疗方案应用最为普遍。

（4）重视心理治疗：抑郁、焦虑和生活质量的降低是导致溃疡性结肠炎复发的可能危险因素。在临床工作中除了关注患者的躯体症状外，更要关注患者的心理状况以及其家庭功能，对于存在复发危险因素的患者要及时提供必要的干预措施。相关的心理治疗包括认知行为治疗、肌肉放松技术、患者和家属的教育工作、家庭治疗以及抗抑郁药物的应用。

（5）妊娠期溃疡性结肠炎的治疗：活动期对妊娠有显著的不良影响，因此，建议在疾病缓解期受孕。这对母亲和胎儿都有利。对患病的妊娠女性而言，营养支持十分重要，服用柳氮磺胺吡啶的妇女应加服叶酸制剂。绝大多数治疗的药物对妊娠是安全的，但不恰当的治疗会导致疾病加重，胎儿低体重、早产和流产等并发症。多年来，5-氨基水杨酸和肾上腺皮质激素被安全用于治疗活动性的妊娠女性，虽然在重症女性使用硫唑嘌呤和 6-巯基嘌呤并未见到致畸风险增高，但并不建议将此类药物作为治疗首选。

（三）中西医结合治疗的选择与应用

溃疡性结肠炎是一种难治性疾病，近几年来在免疫方面的研究进展很快，认为自身免疫反应的异常是其基本的病因，而肠道感染和精神因素等可能仅是诱发因素。故西药主要使用具有免疫抑制作用的糖皮质激素和氨基水杨酸类（SASP 及其衍生物）治疗，往往能起良好的效果。然而，长期或大量使用激素可因抑制免疫反应致人体防御功能下降，影响脂肪及糖代谢，引起电解质紊乱及消化道溃疡、出血等。长期或大量使用 SASP 可引起上消化道症状、头痛、周身不适，甚至血白细胞减少、溶血、转氨酶增高等。况且我国的溃疡性结肠炎病例绝大多数是轻型，在缓解或慢性期，而且，无论是氨基水杨酸类药、皮质类固醇抑或免疫抑制剂，均存在停药易复发的问题。

中医药治疗本病急重症者的疗效虽不如皮质激素等西药迅捷，但疗效稳定，不良反应小，复发率较低，这可能与中医药的整体调节有关。因此在治疗溃疡性结肠炎的过程中，应该根据病情和病程，发挥中西医的各自优势，进行优势互补。活动期的治疗，轻度可单一采用中药治疗，中度可采用中西医结合治疗，不能耐受西药治疗者，可采用中医药的综合疗法；缓解期的治疗，可采用中医药为主，对于纯中药疗效不佳者可中西医结合，配合得当，则可提高疗效且减少西药不良反应，降低复发率。其中，中医辨证论治配合灌肠的综合治疗近期疗效较好，不论活动期或缓解期均可采用。对病情较久，反复发作者，中医也可从整体出发，培补脾肾、益气活血、敛疮生肌，调整机体的免疫功能，可促进局部病变的修复，使机体康复。

目前临床上治疗溃疡性结肠炎多采取辨病与辨证相结合。现代药理学研究证实，多种中药可抗感染，调节免疫功能，改善微循环，可根据临床实际，在辨证论治的基础上，选用以下药物。

1.黄连

含小檗碱、黄连碱、掌叶防己碱和药根碱等生物碱,此外尚含有多种微量元素,其有抗微生物和抗原虫作用、抗腹泻作用、抗炎及调节免疫系统的作用。

2.黄芪

含黄芪多糖,黄芪多糖具有显著的免疫促进作用,对单核巨噬细胞吞噬功能有明显的促进作用,并显著增加特异性抗体溶血素的含量,对T细胞和B细胞有较好的保护和双向调节作用。

3.白花蛇舌草

可增强免疫功能作用,刺激网状内皮系统,增强白细胞吞噬能力,具有抗菌消炎作用。

4.丹参

能抑制血小板聚集,降低血黏度,抗氧化和抗血管内皮损伤作用,改善微循环。

5.白及

有良好的局部止血及促进肉芽生长的作用,该药中的白及胶浆,有在肠黏膜毛糙创面形成保护膜的功能,阻断或减少肠道细菌或菌体成分进入血液循环,减少了毒素的吸收,阻断或减少免疫复合物的形成。

6.白芍

白芍水煎剂和白芍总苷对机体的细胞免疫、体液免疫及巨噬细胞功能均有调节作用,其免疫调节作用可能与影响白细胞介素、白三烯等介质的产生及松果体密切相关。

7.地榆

地榆根中含有丰富的鞣质,鞣质具有收敛作用,能与蛋白质结合形成不溶于水的大分子化物,沉淀在黏膜表面,从而起到止血、保护黏膜等多种作用。地榆能清除氧自由基,降低过氧化脂质的生成,从而减轻组织损伤。地榆可通过抑制促炎细胞因子,升高抑炎细胞因子,下调 NF-κB 蛋白水平发挥治疗作用。

8.黄柏

黄柏中含有较多的生物碱,其中小檗碱含量较多,具有抗菌、抗炎、解热作用,能增强单核巨噬细胞的吞噬功能,提高机体的非特异性免疫力。黄柏在发挥抗菌解毒作用的同时尚可促进血管新生,迅速消除炎症水肿,改善创面微循环,促进肉芽生长和加速伤口愈合。

五、饮食调护

溃疡性结肠炎的复发是综合因素造成的,文化因素、对疾病的认识程度、经济因素、治疗情况、饮食因素、精神情绪因素、环境因素、体质因素以及一些未知因素等影响疾病复发。缓解期要对治疗疾病本身以外的影响因素也加以干预,方能维持缓解。健康宣教、节制饮食、保持心情舒畅、防止肠道感染及食物中毒、增强体质,对于缓解期预防本病的复发可起到一定的作用。

(一)加强健康宣教

溃疡性结肠炎具有反复发作的特点,应注重对患者的教育,以便提高治疗的依从性,积极避免诱发因素,提高生活质量。

(二)控制饮食

饮食不调常是溃疡性结肠炎主要发病诱因,患者须忌酒类饮料及碳酸饮料,生冷凉拌、寒凉属性(如梨、西瓜等)、有刺激性(如辣椒、葱、蒜等)、粗纤维(如芹菜、糠麸等)食物应避免进食,海鲜等易引起肠道过敏及牛奶等可疑不耐受的食物也不应进食。一般宜进食适量新鲜的低纤维、低脂肪、高维生素、高蛋白饮食,进食时尽可能细嚼慢咽。患者也可常吃些补中健脾利湿之品等,如大枣、薏苡仁、莲子、木香粥、砂仁粥、百合粥、白及燕窝汤等,有较好的预防作用。

(三)解除不良情绪和重视心理治疗

溃疡性结肠炎反复发作,临床上可以看到久病患者常伴有不同程度的精神神经症状,如焦虑、忧郁、睡眠质量不好等,是溃疡性结肠炎潜在的复发诱因。患者可通过看电视或阅读杂志等,以分散注意力,解除思想顾虑。另一方面可以给予心理疏导,帮助其减轻压力;精神神经症状较重时,可以配合柴胡、合欢皮、茯神、百合或甘麦大枣汤等方药以解郁安神,或服用抗抑郁药、镇静剂之类,如氟哌噻吨美利曲辛、氟西汀、地西泮、艾司唑仑等。

(四)预防肠道感染和食物中毒

肠道感染与食物中毒导致的急性胃肠炎是溃疡性结肠炎复发的重要原因。因此,患者缓解期须保持环境清洁,注意个人卫生,避免不洁食物,防止肠道感染及食物中毒。

(五)增强体质

避免过度劳累导致体质虚弱,而适当的运动锻炼可以强身健体,愉悦心神,增强体质,对溃疡性结肠炎的预防有很好的作用。

六、转归与随访

溃疡性结肠炎患者若失治误治,病情控制不佳,可伴有全身中毒症状,出现中毒性巨结肠、肠穿孔、脓毒血症等并发症,应及时行外科手术治疗。

病程 8～10 年的广泛性结肠炎、全结肠炎和病程 30～40 年的左半结肠炎、直乙状结肠炎患者,溃疡性结肠炎合并原发性硬化性胆管炎者,应行监测性结肠镜检查,至少 2 年 1 次,并做多部位活检。对组织学检查发现有异型增生者,更应密切随访,如为重度异型增生,一经确认即行手术治疗。

(边炳虎)

第十五节　大便失禁

大便失禁指不能随意控制稀便或成形便,临床常将不能控制排气也归入大便失禁范畴。大便失禁不仅是单一的疾病,也是一类症状。大便失禁多发于女性,伴随焦虑、孤独、生活方式的改变和经济负担,严重影响患者的生存质量。中医称为"大便失禁""遗矢"或"大便滑脱"。

一、对疾病认识的发展

(一)基于"魄门亦为五脏使"分析病因

《诸病源候论·大便失禁候》:"大便失禁者,由大肠与肛门虚弱冷滑故也。肛门,大肠之候也,俱主行糟粕,既虚弱冷滑,气不能温制,故使大便失禁。"中医学认为大便失禁主要由"虚寒"和"失治"引起,但与人体阴阳、脏腑、气血、情志调节密切相关。"虚寒"之体多因先天不足,后天失养。先天不足则肾阳衰微,肾司二阴,肾亏则后阴失约,固摄失权发为本病;后天失养则脾气虚弱,脾主肌肉,脾虚则肌萎,中气下陷发为本病;寒为阴邪,虚冷滑泻。所谓"失治",即指手术、外伤或治疗不当等。

肛门自制受许多因素影响,与完整的肛门括约肌结构和功能、肛管直肠感觉功能、肛管直肠容量和顺应性、粪便性状、盆底结构完整性以及皮质意识、认知功能、活动能力等密切相关。正常的排便是一个完整的躯体内脏反应过程,涉及结肠、直肠、肛门间的功能协调。当一种或几种控便机制受损而其他机制失代偿时就会发生大便失禁。

尽管大样本研究结果显示,妊娠、慢性腹泻、糖尿病、肛肠手术史、尿失禁、吸烟、肥胖症、活动受限、神经系统疾病等均为引起大便失禁的危险因素,但经阴道分娩导致的括约肌损伤最常见,一部分损伤初期就有临床症状,另一部分为隐匿性损伤,最初不会出现肛门自制功能下降,之后随年老和激素水平下降等逐渐出现症状。65岁以上的老人发病率达10.3%。多次经阴道分娩,其中产钳分娩、胎儿枕后位、第二产程延长等因素影响最大。

(二)辨证与辨病相结合

大便失禁的诊断,首先需辨病,明确分型,深入理解其生理病理机制及病变部位,在此基础上辨证。辨病与辨证融会贯通,才能提高临床疗效。

1.全面评估,辨病分型

询问患者病史对于大便失禁的辨病至关重要。询问病史包括发病年龄、症状发展过程、失禁的时间及频率、排出物的性状、每天用衬垫的数量等;同时应了解有无合并尿失禁症状;女性大便失禁与产伤密切相关,应了解分娩史;肛门直肠损伤患者应了解损伤原因、手术史;肿瘤患者的放射治疗史;小儿大便失禁与先天性畸形密切相关,应了解患儿是否存在畸形、脊髓脊膜膨出症、手术方法及术后恢复情况。

临床按照症状严重程度分类:①完全性大便失禁,不能控制成形便;②不完全性大便失禁,不能控制稀便和气体。

按照病因分类:被动性、急迫性、充溢性和混合性。①被动性大便失禁:指粪便或气体不自主漏出不自知,常提示感觉缺失和/或直肠肛管反射受损,伴或不伴有括约肌损伤。②急迫性大便失禁:指粪便或气体漏出时能自知,努力控制却无法成功,常因括约肌功能减弱或直肠容量改变及直肠高敏所致。③充溢性大便失禁:指因粪便嵌塞,造成肛门反射性松弛,粪便漏出,但肛门自制和排便功能正常,常与排便不尽和/或直肠感觉受损有关,而括约肌和会阴神经功能多正常。④混合性大便失禁:这三种类型多交叉形成。对于进一步诊断和治疗而言,临床分型非常必要。但单纯依靠这些临床特征尚不能准确诊断,其缺少特异性和预测性。

临床越来越重视大便失禁的评估,有针对性的评分或评估工具可较好地评估患者的生活方式和生存质量,帮助个性化治疗方案的决策和疗效评估。

2.明确证候,辨证分型

大便失禁的辨证应以"魄门亦为五脏使"为理论基础。先辨虚实,再辨脏腑气血。其病位在大肠和肛门,涉及肝、脾、肾。临床常见的证候包括脾虚气陷、脾肾亏虚、肝脾不调和外伤失治等。

(1)脾虚气陷证:表现为大便滑脱不禁,肛门下坠,脱肛不收;伴形体消瘦,精神委顿,神疲气怯,面色萎黄,食滞脘闷,心悸气短,少气懒言,语声低微;舌淡胖,边有齿痕,苔薄,脉沉细无力。

(2)脾肾亏虚证:表现为大便滑泄日久,便次频繁,污染衣裤;伴面色黧黑,形寒怕冷,四肢不温,腰膝酸软,食少腹胀,头晕目眩,小便清长甚或不禁;舌淡胖,苔白或滑,脉沉迟。

(3)肝脾不调证:表现为便意频数,肠鸣矢气,时欲如厕,肛门坠胀,腹部胀痛;伴胸胁胀满,暖气脘痞,食欲缺乏,寐不安,情志抑郁或急躁易怒;舌苔白或腻,脉弦。

(4)外伤失治证:表现为大便滑脱,肛门紧缩或缺损,肛门胀痛;舌淡或紫暗,苔薄白,脉弦。

二、中西医结合整体治疗

(一)饮食和行为管理

建议患者使用排便日记或问卷调查表帮助实施饮食和行为管理。患者接受健康教育并在指导下使用排便日记,通过系统记录可以对生活习惯做自我评估,避免引发或加重病情的日常生活习惯,也可记录治疗的细微变化,自我观察肠道和排便自制功能的变化。

基础治疗主要通过增加摄入膳食纤维,改善粪便质地缓解失禁症状。膳食纤维推荐量为25～30 g/d。适用于对稀便控制不良的患者。还需要注意的是咖啡因、糖替代品、乳糖和其他膳食成分可能造成排便急迫或腹泻,应当通过专家咨询调整饮食习惯、液体摄入、排便习惯和药物等,22%～54%的大便失禁患者症状可因此改善。

(二)生物反馈

生物反馈训练是无创的盆底康复治疗,因此当大便失禁患者在单纯饮食调整、药物和其他支持措施无效时,可作为一线治疗方法,64%～89%的失禁得到改善。

大便失禁患者肛周肌肉力量、直肠敏感性、肛管收缩时间均不同程度下降。南京市中医院盆底中心主要采用三种训练方案,即力量训练、感觉训练和协调训练。训练的目标是改善直肠感觉功能、协调肌肉运动和力量。可根据患者的病理生理学机制,单独或联合应用。生物反馈训练增加了盆底慢肌纤维的耐疲劳性,降低感觉阈值,直肠对粪便的感觉能力提高,在内括约肌发生松弛之前就意识到粪便的存在,及时收缩肛门外括约肌,防止大便失禁发生,最终建立条件反射。

生物反馈联合电刺激训练操作方法。

1.触发电刺激定位训练肌群,改善感觉

将探头插入肛管内,电脑程序会根据患者3次收缩测定的平均阈值设立刺激阈值,之后患者根据指令收缩肛门时如达到阈值就会触发一次数秒的电刺激(频率和时间根据需要兴奋的肌肉类型来设定,10～40 Hz,持续4～10 s),然后放松(电刺激停止并休息持续4～10 s),这种交替出现的刺激—收缩—放松—刺激的方式有助于患者准确定位需要收缩训练的靶肌肉,提高训练效率,每次15 min。

2.模板训练法,重建调节反射

选取生物反馈训练方案,屏幕显示目标肌电活动轨迹范围称为训练模板,患者根据模板的提示,同时在治疗师的指导下正确收缩和放松肛门肌肉,使自身肌电活动处于屏幕显示的目标肌电活动轨迹范围内,不断根据模板轨迹调整和训练肌肉运动,每次15 min。需要和患者沟通,训练维持盆底肌收缩的稳定比爆发性的最大力度收缩有效。

3.家庭球囊训练,恢复感觉功能

将一个自制球囊放入直肠内,充入产生直肠排便感的气体量,训练目的是根据测量获得的阈值即毫升数,让充气量逐渐减少或增多,经过反复充气、放气的刺激,在大脑中枢建立新的感觉阈值,并形成条件反射,便于提前收缩夹紧肌肉,改善失禁症状。

生物反馈治疗受患者依从性及训练的质量影响较大,因此需要患者的耐心配合与坚持反复训练,治疗师也要注意观察患者的社会心理问题,及时给予疏导,使其积极配合,提高疗效。

(三)中医辨证内服外用

根据临床辨证分型,采用中药内服外用,可以不同程度改善体质,提高生活质量。对于因脾气虚弱,升提乏力所致大便失禁,治疗的重点是益气健脾,升提固脱。方用补中益气汤或举元煎加减。如便不成形,次数增多,加煅牡蛎30g,乌梅10 g佐以收涩之品。如益气升提、健脾收涩无效,腰膝酸软,四肢不温症状突出,需培本固元,补肾填精,方用右归丸合四逆汤加减。便意频频,纳寐欠安,嗳气脘痞者,治宜疏肝解郁,抑木扶土。方用柴胡疏肝散和六君子汤加减。因外伤失治,肛门紧缩或肌肉缺损者,可以中医外治法为主,使用中药熏洗坐浴、塞药和敷药法等改善症状。适用于大便失禁引起的肛周潮湿、瘙痒、肛门疼痛不适等。

熏洗法具有活血止痛、收敛消肿等作用,常用五倍子汤、苦参汤等。以药物加水煮沸,先熏后洗,或用药液湿敷。塞药法是将药物制成各种栓剂塞入肛内,依靠体温将其融化,亦可直接敷于肛直肠皮肤黏膜,清热燥湿,收敛固脱。对于因粪便嵌塞潴留引起失禁的儿童和老人可使用蜜煎导法,自肛门纳入蜂蜜栓润肠通便。敷药法是根据症状,选用消肿止痛、收敛生肌作用的油膏、散剂直接敷于患处,常用五倍子散。

(四)针灸整体调整

针灸治疗适用于无括约肌损伤的特发性大便失禁,与骶神经调控治疗相比有更广阔的适应人群。

对于特发性大便失禁非手术治疗无效者,骶神经调节(sacal nerve modulation,SNM)治疗已获得多国准入治疗大便失禁。通过手术将一微细电极植入骶神经丛,通过电极电流刺激骶神经根,对大便失禁症状改善良好。目前已证实,骶神经电刺激可改善直肠感觉功能和排便反射。

针灸治疗与SNM相比,不需永久植入电极,花费经济,多层面调控改善大便失禁及相关症状,包括肠激惹、便不成形、焦虑抑郁及失眠、食欲缺乏、虚弱等症状。选穴以足太阳膀胱经为主,主穴:中盈髎、下髎。配穴:百会、气海、关元、三阴交、肾俞、脾俞。

操作方法:中髎、下髎穴针入骶后孔 2.5 寸,针下有落空感后行捻转补法,使患者有麻胀、温热感向肛门或会阴处放射(图 3-10)。配合电针,疏密波,电针频率 2/15 Hz,刺激以患者舒适为度。上述穴位可直接刺激骶神经,并可通过阴部神经参与调节直肠壁肌间神经丛对机械扩张的敏感性,降低直肠感觉阈值。刺激 S_4 的反应为肛门收缩和会阴部的支撑感,深刺八髎穴可通过兴奋相关神经,促进骶髓低级排便中枢与大脑皮质高级中枢建立良好的神经反馈通路,调节盆底肌的运动和肌力,通过传入和传出神经兴奋的双向调节作用改善症状。

百会、气海、关元穴,低频率、小幅度均匀提插捻转,操作 0.5~1 min。上述穴位还可针灸并用。取百会穴意在下病上治,升阳举陷。针灸气海、关元穴培元固本、补益下焦,两穴相配调气回阳。三阴交直刺 1~1.5 寸;肾俞直刺 1.5 寸,脾俞直刺 0.5~1 寸,得气后施补法。三阴交为足厥阴肝经、足太阴脾经、足少阳肾经三条阴经交会穴,灸之补肾作用较强。

治疗周期:每天一次,留针 30 min,10 次为 1 个疗程,治疗 2 个疗程可获得较好的长期疗效。如神经源性损伤所致的大便失禁,治疗选穴除了刺激骶神经根,还可以刺激阴部神经和胫后皮神经,并结合家庭经皮电刺激治疗,但起效缓慢。

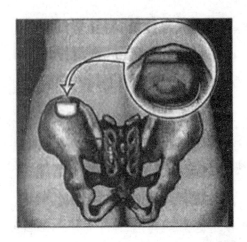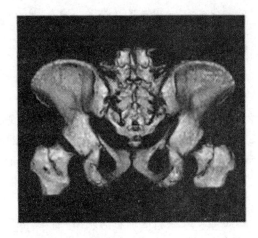

图 3-10　骶神经调控与针刺中髎、下髎穴

注：右图显示针刺两侧中、下髎入第 3、4 骶后孔（由三维 CT 重建获得）

三、手术治疗

肛门自制功能是肌肉力量、直肠感觉功能、直肠顺应性和神经功能之间相互作用的结果。环状肛门括约肌的断裂挛缩可影响肛门关闭，因此恢复括约肌的完整性使肛门出口形成有效的肌肉屏障是手术治疗的目的。括约肌成形术可以部分改善失禁症状。

（一）括约肌修补术（括约肌成形术）

对于有明确肛门外括约肌缺损，产伤或手术损伤所致的大便失禁患者推荐使用。此手术对85％的产伤所致失禁患者有良好到优秀的短期疗效。可结合非手术治疗提高长期疗效。

前侧括约肌缺损最好的方法是在肛门前侧做括约肌修补或成形术。对于非产伤导致的括约肌损伤，直接在缺损部位做切口，长度需足够长，以利于暴露正常的肌肉。自阴道后壁或会阴体作切口，从前侧游离直肠阴道隔，重点游离正常的括约肌侧方至缺损处，游离括约肌复合体直至肌肉张力满足修复，将正常的肌肉边缘相互重叠，褥式缝合。对于不复杂的病例，可以做一期间断缝合，重新拉近矢状面的前正中皮肤边缘延长会阴体，也可提起皮瓣，在无张力的情况下做一期缝合。

（二）骶神经调节治疗

该治疗包括 2 个步骤：首先使用针电极通过骶孔置于靶神经进行应答测试，成功后放置电极并连接体外起搏器测试，如果失禁症状改善超过 50％，则行二期手术植入永久性刺激装置及电池。刺激参数：波宽 210 μs，频率 15 Hz，持续刺激。刺激强度通常要根据每个患者的肛周感觉和肌肉收缩调整。患者的选择不再依赖于可能的作用机制推测，而是通过更加实用、反复试验的方法进行。禁忌证包括骶骨病变（如脊柱裂）造成电极无法植入、植入部位皮肤疾病、括约肌损伤需进行直接修复或已植入括约肌替代材料（人工括约肌或动力性股薄肌成形术）、损伤所致排尿障碍或低顺应性膀胱、怀孕、出血性疾病、心理障碍、低智商和已植入心脏起搏器或除颤器者。

(三)括约肌替代术

对于括约肌损伤较广泛或既往括约肌成形术失败的患者,可进行括约肌替代术,如臀大肌成形术、动力性股薄肌成形术、人工括约肌替代术、肛后修复术等。

1.臀大肌成形术

臀大肌是肛门附近的一块可利用的扁平随意肌,由臀下神经支配。在正常情况下,肛提肌、肛门外括约肌和臀大肌在控制排便过程中有相同的作用。利用臀大肌代替肛门外括约肌,其肌力优于股薄肌,取材方便,手术简便,不但能保证移植肌瓣的血液供应,而且该肌具有肛门外括约肌的功能。部分患者术后可能造成臀肌挛缩影响下肢活动,术后需配合肛门功能锻炼。

2.动态股薄肌成形术

股薄肌是环绕肛周最理想的肌肉。它的形态及主要动脉和神经循行的位置,使得在大腿上部中间位置游离出几乎整条长度的肌肉成为可能。肌肉的近端附着于耻骨,神经和动脉也保持完整,远端部分可以移至肛周皮下。移植不会引起腿部功能受限。股薄肌主要由不耐疲劳的Ⅱ型肌纤维组成,可快速有力收缩,不适合实现括约功能。可通过植入刺激器,用低频率电刺激方式,以保持长时间收缩,形成代偿。动力性股薄肌成形术创伤大,并发症多,适应证与人工括约肌替代术基本相同。

3.人工括约肌替代术

此术式仅用于其他治疗无效、严重括约肌损伤(范围大于180°)、先天性畸形、脊髓损伤造成神经源性大便失禁的患者。手术并发症发生率高,包括感染(急性和慢性)、装置侵蚀、肛门直肠溃疡、装置液体泄漏引起的设备故障、设备移位、疼痛和便秘等。最新的系统综述显示,5年随访59%有效。

4.肛后修复术

因疗效不确切,美国结直肠外科医师协会2015年大便失禁指南已不再推荐使用。

(四)结肠造口术

此方法为其他治疗方法无效的患者提供了最后的选择,提高生命质量。部分患者不能接受,易造成严重的精神负担。

如患者有明显的解剖学缺陷,如直肠阴道瘘、直肠脱垂、痔脱垂、肛瘘、泄殖腔样畸形时,应首先修复这些缺陷,作为大便失禁治疗的一部分。

(边炳虎)

第十六节 便 秘

一、概述

便秘是指排便周期延长,排出困难。便秘既是一种症状,又是一类疾病。本病可见于各年龄人群,患病率随年龄增长明显增加,以女性多见。中医学有"阴结""阳结""脾约""热秘""气秘"

"虚秘""冷秘"等病名,西医称之为慢性功能性便秘。

二、病因病机

病因病机见图 3-11。

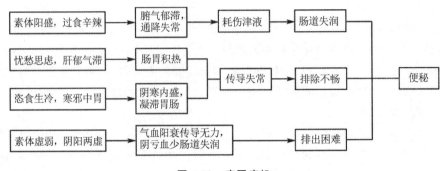

图 3-11　病因病机

三、诊断要点

(1)自然排便次数少,自然排便间隔时间延长,每周少于 3 次,粪便量少。

(2)排出困难,一为粪便干硬,如板栗或羊屎,难以排出;二为粪便并不干硬,但排出困难。

(3)肛门指诊或肠镜检查,排除器质性病变。

(4)结肠传输试验阳性,或球囊逼出试验阳性,或排粪造影有明显阳性体征。

(5)肛门直肠压力测定也有利于便秘的诊断,大肠造影可供参考。

根据症状、体征及检查结果可做出慢传输型便秘、混合型便秘、功能性排便障碍(又称出口梗阻型便秘,常见病因有直肠前突、直肠黏膜内脱垂、盆底失弛缓、耻骨直肠肌肥厚、会阴下降、小肠疝或乙状结肠疝等)等诊断。

四、鉴别诊断

本病应当与慢性直肠炎、巨结肠、肠道易激综合征、结直肠肿瘤等相鉴别。

五、治疗

便秘者当通便,但通便之法不能概用硝黄之类,应针对不同证型,分别选用不同治法。实证以祛邪为主,根据热秘、冷秘、气秘之不同,分别施以泻热、温散、理气方法,辅以导滞之品,标本兼治,邪去便通;虚证以养正为主,依阴阳气血亏虚的不同,主用滋阴养血、益气温阳之法,酌用甘温润肠之药,标本兼治,正盛便通。

(一)内治法

1.实秘

(1)肠胃积热证:大便干结,腹胀腹痛,面红身热,口干口臭,心烦不安,小便赤;舌红,苔黄燥,脉滑数。

治法:泻热导滞,润肠通便。

代表方:麻子仁丸加减。

加减法:若津液已伤,可加生地、玄参、麦冬以养阴生津;若燥热不甚,或药后通而不爽者,可用青麟丸以通腑缓下,以免再秘。

(2)气机郁滞证:大便干结或不甚干结,欲便不得出,或便出不畅,肠鸣矢气,腹胀痛,肠满闷,嗳气频作,饮食减少;舌苔腻,脉弦。

治法:顺气导滞。

代表方:六磨汤加减。

加减法:若气郁日久,郁而化火,加黄芩、栀子、龙胆草;若气逆呕吐,加半夏、旋覆花、代赭石;若七情郁结,忧郁寡言,加白芍、柴胡、合欢皮;若跌仆损伤,腹部术后,便秘不通,属气滞血瘀者,可加桃仁、红花、赤芍。

(3)阴寒积滞证:大便艰涩,腹痛拘急,胀满拒按,胁下偏痛,手足不温,呃逆呕吐;舌苔白腻,脉弦紧。

治法:温里散寒,通便导滞。

代表方:大黄附子汤加减。

加减法:可加枳实、厚朴、木香助泻下之力,加干姜、小茴香以增散寒之功。

2.虚秘

(1)气虚证:粪质并不干硬,也有便意,但临厕排便困难,需努挣方出,挣得汗出气短,便后乏力,体质虚弱,面白神疲,肢倦懒言;舌淡苔白,脉弱。

治法:补气润肠,健脾升阳。

代表方:黄芪汤加减。

加减法:若气虚较甚,可加人参、白术;若气虚下陷脱肛,则用补中益气汤;若肺气不足,可加用生脉散;若日久肾气不足,可用大补元煎。

(2)血虚证:大便干结,排出困难,面色无华,心悸气短,健忘;口唇色淡,脉细。

治法:养血润肠。

代表方:润肠丸加减。

加减法:若兼气虚,加白术、党参、黄芪;若血虚已复,大便仍干燥,可用五仁丸。

(3)阴虚证:大便干燥,如羊屎状,形体消瘦,头晕耳鸣,心烦失眠,潮热盗汗,腰酸膝软;舌红少苔,脉细数。

治法:滋阴润肠通便。

代表方:增液汤加减。

加减法:若胃阴不足,口干口渴,可用益胃汤;若肾阴不足,腰酸膝软,可用六味地黄丸。

(4)阳虚证:大便或干或不干,皆排出困难,小便清长,面色㿠白,四肢不温,腹中冷痛,得热痛减,腰膝冷痛;舌淡苔白,脉沉迟。

治法:温阳润肠。

代表方:济川煎加减。

加减法:若老人虚冷便秘,可用半硫丸;若脾阳不足,中焦虚寒,可用理中汤加当归、芍药;若肾阳不足,尚可选用金匮肾气丸或右归丸。

(二)外治法

蜜煎导法:用蜂蜜适量,在锅内熬煎浓缩,趁热取出,捻成如小指样 2 寸长的栓子,塞入肛门内。适用于病后或老年、新产,因肠胃津液不足,大便秘结,体虚不任攻下者。

（三）其他疗法

1.灌肠疗法

适用于功能性便秘。借助结肠灌洗机进行结肠清洗,清除肠道宿便。

2.针灸疗法

针灸对功能性便秘有良好疗效,可以调整自主神经功能,改善和加强肠蠕动及排便功能。选穴:取大肠经俞、募及下合穴为主。实秘针用泻法,虚秘针用补法,寒秘可加灸。取穴:大肠俞、天枢、支沟、上巨虚。热结者,加合谷、曲池;气滞者,加中脘、行间;气血虚弱者,加脾俞、胃俞;寒秘者,加灸神阙、气海。

3.手术治疗

通过非手术治疗,绝大多数便秘患者可以得到治愈,但总有一小部分顽固性便秘患者最终需手术治疗,如全大肠切除回直吻合术、结肠次全切除升直吻合术、耻骨直肠肌松解术等。

六、注意事项

（1）平时注意饮食结构,做到粗细粮搭配、充足的蔬菜。

（2）养成良好的定时排便习惯,避免久蹲努挣。

（3）适当运动。

（4）忌滥用减肥药及泻药。

（边炳虎）

第十七节　结直肠肛管异物

结直肠肛管异物是指各种原因进入到结肠、直肠肛管的外来物。曾经属于急诊科不常见的临床问题,随着现代社会开放程度的增加,其发病率正在逐渐增高,一般男性占多数,男女比例为(17～37):1,年龄主要在20～50岁。根据异物与乙状结肠的关系,可有高位异物和低位异物之分;根据是否涉及性行为,又可分为性相关异物和非性相关异物。

一、异物分类/途径

结直肠肛管异物根据其数量、大小、类型、形态、位置的不同差异很大,包括陶瓷制品,性趣用品如振动棒、人造阴茎,玻璃制品如酒瓶、玻璃杯、电灯泡、试管,日用品（如肥皂盒、电筒、钥匙）,食物（如苹果、胡萝卜）。一般分为两类,一类是经口进入,多数因饮食不小心进入消化道,大部分能够顺利通过幽门、十二指肠、回盲部、结肠肝曲、结肠脾曲等病理生理狭窄或弯曲而自行排出,文献报道异物直径5 cm以下或长度12 cm以下能够自行排出体外;少数锋利和尖锐物体可滞留于消化道,引起穿孔、腹膜炎等并发症。另一类是经肛门进入,这类异物原因多种,主要是性活动或性攻击,也可由意外伤害、医源性等引起,异物引起肛门疼痛及局部炎症,使得肛门括约肌痉挛,常导致异物能够进入肛门而不能自行排出,这时常常需要内镜,甚至外科手术取出。异物可通过多种途径进入到结直肠肛管。

(一)性活动或性攻击

常见进入途径。其中性活动占 75％～78％,性攻击占 10％～12.5％。患者病史中近期有特殊的性行为或受过性侵害。

(二)口腔意外吞入

包括动物骨头、义牙、牙具、口腔器械等,常因意外进入体内,醉酒、异食症及精神障碍或自杀倾向者等亦是重要原因。异物经全消化道进入到结直肠肛管,大多数圆钝的小型异物可自行排出。形状不规则、带有钩刺的异物不易排出,尖锐的异物即使到达直肠后,也常由于刺激肛门括约肌的收缩,难以排出体外,可引起穿孔、出血、脓肿,甚至腹膜炎等并发症。

(三)穿刺伤

患者因高处坠落尖锐物体刺入盆腔,合并多处脏器损伤,常需急诊手术处理。也有患者因交通意外、建筑工地意外等引起异物进入而导致损伤。

(四)医源性

医务人员操作结直肠镜时活检器械掉入肠腔,灌肠接头滞留,外科手术滞留异物等也可引起感染致异物进入肠腔。

(五)违法藏匿

走私犯为躲避检查把毒品藏匿于直肠肛管,监狱囚犯为逃脱或安全而藏匿刀枪、匕首等。

(六)邻近器官移行

很少见。体内邻近器官的器械或异物移行至结直肠肛门,形成异物,如子宫内避孕器械穿入盆腔并可刺入直肠。

另外,根据异物进入肠道是否为意志支配可分为两种。①无意识的进入,或称意外进入。主要通过口腔进入,见于儿童游戏或进食时异物意外进入,老年人义牙脱落,口腔牙具意外掉入等。②有意识的进入。见于性虐者、同性恋、精神障碍者、监狱囚犯、自杀倾向者、药物或酒精滥用者等,也有恶作剧引起的。

二、临床表现

临床症状因异物的大小、滞留时间和部位及引起的损伤而不同,多表现为便秘、下腹部及肛周不适、肛门出血,部分患者因"期待疗法"失败后无症状求诊。少数患者也会因异物导致的并发症求诊:异物导致肠道急性穿孔后可有发热、腹痛明显;异物导致慢性穿孔可形成腹腔脓肿,引起长期低热;异物嵌顿于肠管后可使肠壁缺血坏死,引起便血、腹痛加剧;大体积异物引起机械性肠梗阻可表现为下腹阵发性绞痛。

三、诊断

对多数结直肠肛管异物而言,诊断并不困难,结合病史、查体及检查一般能够诊断。

(一)病史

追问病史常常能够帮助诊断,但有意识放入异物的患者常因尴尬或者害羞隐瞒或编造病情,增加诊断难度。

(二)查体

仔细的腹部查体对于并发症的诊断有明显帮助,直肠指检作为常规体格检查,有利于诊断低位异物,直接了解异物的大小、形状、性质及与直肠肛管的关系。

(三)腹部 X 线片及 CT

对于考虑结直肠肛管异物患者常规行平卧位、腹部站立位 X 线片,尤其对于直肠指检不能扪及的高位异物,诊断价值较大,对怀疑穿孔的患者站立位 X 线片可以排除是否有膈下积气。怀疑并发症如腹膜炎、腹盆腔脓肿、肠梗阻患者应行腹部 CT。

(四)内镜检查

肛门镜和结直肠镜不仅可以明确异物的性质、数量、位置,还能帮助直接取出异物。

(五)B 超检查

腹部及肛周 B 超对 X 线片阴性的非金属异物有一定的诊断意义。超声探头可经肛门进入直肠直接探查,也可从肛周探查低位异物。

另外,对怀疑违法私藏毒品患者应行血清毒理学检验。

四、并发症

结直肠肛管异物较少引起并发症,有报道直肠异物发生损伤率小于 5%。常见的并发症包括肠道黏膜撕裂伤,穿孔,肠梗阻,腹膜炎,腹腔脓肿,严重时可出现感染性休克。有报道牙签引起穿孔,并可进一步导致如瘘管、输尿管梗阻、化脓性肾盂肾炎、动脉-肠瘘等少见并发症,甚至可导致细菌性心内膜炎。

五、治疗

异物的取出关键在于医师对异物性质、滞留位置和时间及并发症的综合评价,患者就诊时合并感染表现者常需要外科手术干预,高位异物需手术干预的可能性是低位异物的 2.5 倍。对于不同异物应采取的取出方式也变化很大:玻璃瓶如电灯泡取出时应避免破碎引起肠道损伤,钩、刺、匕首等尖锐异物应注意再次引起医源性损伤。常见的异物取出方式如下。

(一)自然排出

患者无明显临床症状,经直肠镜或 X 线片已明确为圆钝、规则、小体积异物时可考虑等待观察,观察每次大便是否伴有异物排出。可进食高纤维素的食物促进肠道蠕动,加速异物排出。期间如果出现临床症状或观察时间超过 1 周,则需要停止观察,进一步取出异物。

(二)内镜下取物

自然排出失败后可考虑采用结直肠镜取物,大多数异物能够通过此法取出,尤其对于高位异物更能够体现优势,常采用的抓取工具包括活检钳、异物钳、圈套器。操作前常规灌肠可保持取物时视野清楚。对于较难配合者可考虑适当使用麻醉,松弛肛门括约肌。

(三)经肛门取物

异物位于低位时可考虑使用此法。一般借助肛门镜或阴道窥镜直视下采用卵圆钳、产钳或其他妇产科器械取出异物,操作前注意肛门括约肌的局部麻醉,取物过程注意避免直肠黏膜及肛门括约肌损伤。

(四)全麻下剖腹探查

多数患者能够通过非手术方式取出异物,少数患者(一般小于 10%)因异物较大、不规则难于从肛门取出。对于合并有穿孔、出血、腹膜炎等并发症者,应尽早剖腹探查手术,术中未见穿孔者可向下推挤异物经肛门取出,不能取出者则行肠管切开取物。术中有时需要联合结直肠镜寻找异物。少数患者一般情况差,感染严重者可行 Hartmann's 手术。

(五)其他特殊方法

有经验的医务人员常采用临床中的非常规器械经肛取出异物,无齿镊子、球囊、带窗无创钳、肝牵开器等都有报道用于特殊异物的取出。

经直肠异物取出后可复查结肠镜或腹部 X 线片,进一步确认是否有异物残留及是否存在黏膜撕裂、穿孔、出血等。精神障碍者、自杀倾向者都应建议进一步心理卫生治疗。肛门括约肌受损的患者建议至少随访 3 个月。

结直肠肛管异物处理具体流程可参见图 3-12。

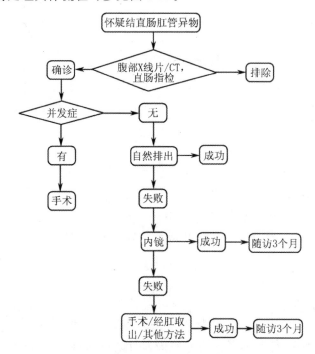

图 3-12 结直肠肛管异物处理流程

（耿雪慧）

第十八节 直肠肛管损伤

一、病因及发病学

直肠与肛管是为消化道的终末部分,紧贴盆腔的骶骨凹,有坚实的骨盆保护,所以临床上单独的直肠肛管损伤比较少见。在战争的时候占腹部外伤的 $5.5\% \sim 12.9\%$,平时为 $0.5\% \sim 5.5\%$。在普通的穿刺性损伤、医源性损伤和异物损伤中,伤情单一,并发症和死亡率较低。但是,在现代战争、恐怖爆炸、交通工业事故、自然灾害中所发生的损伤,合并伤很多,伤情复杂,且容易被忽略或漏诊,临床处理困难,由此导致的并发症和死亡率较高。

正如在前面所描述的损伤原因一样,按照致伤物可分为穿刺伤、火器伤和钝性暴力伤,按照物理能量释放强度可分为高能量暴力伤、低能量暴力伤,按照发生地点可分为重大事故伤、治安事故伤和医源性伤。弄清楚致伤物、致伤的能量特性、受伤地点等,对于判断伤情、决定诊治处理策略具有重要的意义。常常按照致伤因子的物理特性分为如下三类。

(一)穿透伤

(1)各种锐器的刺伤和火器伤,可以看到会阴或下腹部有外伤的入口,伤口小,伤道深。

(2)肛门插入伤,从高处坠落、跌坐时,地上的木棍、酒瓶、铁条等棒状物直接从肛门插入直肠内,多伴有肛门括约肌的损伤。

(3)直肠异物伤:多见于有精神障碍、被违法伤害和性游戏的人。

(二)钝性暴力伤

高速、高能量外界钝性暴力所导致的挤压、冲击、牵拉性损伤,如爆炸、自然灾害、重物挤压、工业交通事故等。这类损伤伤情严重而复杂,多伴有骨盆骨折、盆腔内多脏器损伤。骨盆骨折的碎片可戳穿直肠;腹部钝性暴力的冲击可将结肠内的气体瞬间挤压入直肠内,导致直肠爆裂,大便污染重;骑跨性损伤,可导致会阴撕裂并延及肛管直肠。

(三)医源性伤

多见于直肠镜检查、直肠内局部肿物或活检手术等,盆腔会阴手术、妇科手术及膀胱镜手术等均可导致直肠肛门损伤。

95%的直肠肛门损伤属于穿透性损伤,其中在西方国家70%为枪弹伤,在我国多为事故性伤和刀刺伤,约4%的为钝性暴力伤,1%为其他原因导致的。但是,近年来,医源性和性游戏导致的直肠损伤逐渐增多。

二、病理

如上所述,从致伤因子的物理特性上导致的损伤主要包括穿透性损伤和钝性损伤,引起的组织损伤类型包括刺伤、挫伤、挫裂伤等。不同原因所导致的直肠肛管及周围组织损伤类型不一样,但一个致伤因素可能会合并多种不同的组织损伤类型。直肠肛管部位的损伤具有以下特点:直肠内容物细菌多,直肠周围间隙的疏松间隙内的组织的血液循环差,损伤后极容易感染;钝性暴力损伤或复杂性穿透伤等,常伴有骨盆骨折、泌尿生殖系统损伤和大出血等,紧急处理上极为复杂;复杂性损伤的后期并发症很多,如畸形、内外瘘、大小便失禁和肛门尿道狭窄等,严重影响生活质量。

病理变化随损伤原因、程度、性质、累及的范围和器官、时间等各不相同。简单的刺伤、医源性损伤、直肠异物伤等的损伤轻微,范围局限。复杂的刺伤、火器伤、肛门插入伤等,可以导致盆腔内的膀胱、尿道、阴道等穿透性损伤,甚至盆腔内的大血管、骶前静脉丛等破损。钝性暴力导致的直肠肛门区域的损伤性质复杂,穿刺伤、挫伤和挫裂伤等多种组织损伤并存,往往伴有骨折、多器官伤和大血管破裂等,甚至出现组织的毁损,发生大出血、休克,盆腔内巨大血肿,粪便和尿液严重污染。腹膜返折以上的直肠损伤,粪便、血液、尿液等可以进入腹腔,导致腹膜炎。腹膜返折以下的直肠损伤可以导致直肠周围间隙感染、脓肿,很容易导致蜂窝组织炎、坏死性筋膜炎、脓毒血症等。会阴肛管损伤可以导致肛门括约肌损伤,出现肛门失禁。直肠外瘘、直肠膀胱瘘或直肠阴道(尿道)瘘是直肠损伤后的常见并发症。

三、诊断

对于直肠肛管损伤患者,特别是有盆腔受到钝性暴力损伤的重危患者,在初期诊断评估的时候,同样需要按照"高级创伤生命支持(advanced trauma life support,ATLS)"所推荐的流程进行紧急抢救和详细的分析评估,"四边"原则(边复苏、边调查、边评估、边处置)贯穿整个外伤患者的紧急救治全程,选择各种创伤评分系统对整体或局部的损伤严重程度进行量化评定。腹膜返折以下的开放性损伤,诊断不难。但是闭合性的损伤或伴有盆内其他脏器的损伤,往往容易被其他脏器的损伤症状所掩盖,容易忽略而延误诊治。

(一)病史及临床表现

在询问收集病史的时候,要尽可能了解清楚致伤的原因、地点,有利于分析受伤的程度、范围和严重程度。腹膜返折以上的直肠损伤有腹膜炎的表现,而局限在腹膜返折以下的直肠、肛门部位的损伤一般表现为肛门区域所谓疼痛、伤口内流血或流出粪便。有大出血的时候,并可能伴有休克,有合并伤的时候可有相应脏器损伤的表现。

(二)伤情检查

包括下腹部和会阴骶尾区域的视诊、检查伤口和伤道、直肠指检等。伤道的入口、出口、方向、大小和行径等可以帮助判断有无直肠伤和损伤程度,还有助于了解有无膀胱、尿道等损伤。直肠指检是最有价值的检查方法,可以发现直肠损伤的部位、伤口大小、周围间隙的积血积液情况,可以了解骶尾骨骨折、膀胱前列腺的损伤。

(三)肛门直肠镜检查

在患者情况允许的情况下,可以用直肠镜或乙状结肠镜等直视下检查,可以看清损伤的部位、范围及严重程度。

(四)影像检查

腹部立位片可以查看腹腔内游离气体。超声探查腹腔内和盆腔陷凹内的积液。骨盆的X线片可以判断骨盆骨折的情况、存留的金属异物等。平扫加增强的CT检查可以发现骨折部位、盆腔间隙和软组织内的气体影、血肿或积液等。MRI检查对诊断肠壁、膀胱、前列腺、尿道等的破损等具有重要意义。

(五)其他

局限在腹膜返折以上的直肠损伤,可以选择腹腔穿刺、腹腔灌洗,甚至腹腔镜和剖腹探查。

(六)伤情评估

直肠肛管损伤,尤其是合并有其他脏器损伤的重症患者,同样需要进行整体的和局部的伤情评估。选择各种评估工具进行量化评分,包括 PHI、CRAMS、AIS-90、TRISS、ASCOT、APACHE II 等。针对直肠的损伤,常用的评估系统有器官损伤记分(organ injury scaling,OIS)。每一个损伤的器官都有相应的评估标准,如果合并骨盆骨折的也有相应的评价工具。

四、治疗

(一)直肠肛管损伤手术治疗概论

相对于结肠损伤来说,直肠损伤比较少见,所以这方面的研究资料比较少,仅有的十余篇研究文献,也多为回顾性分析,样本量少,证据水平低。治疗原则、治疗方法的理念更新没有结肠损伤的变化大。过去对于直肠损伤手术总结出了"4D"原则:粪便转流(Diversion),引流(Drainage),直接修补(Direct repair),直肠冲洗(Distal washout)。现在有作者对早期的造口转流提出了质疑,主张非造口的直接修补。但是因为研究少,大多报道的还属于个人经验,没有被广泛接受。一般认为,伤情简单的穿透伤可以做非造口的修补缝合,位于腹膜返折以上的直肠损伤可以按照结肠损伤的处理原则和方法,但是腹膜外的复杂性直肠损伤,因为发生感染后所导致的并发症严重、死亡率高,所以还是应该遵循原来的"4D"手术原则,尤其是强调早期造口的重要性。在 4D 的手术方法中,针对每一个患者的具体情况进行选择运用,如很多直肠的损伤,做粪便转流以后,并不需要缝合修补直肠的破口,旷置损伤部位待其自行愈合。对于重症直肠肛管损伤患者,运用损伤控制技术的理念,可以减低并发症和死亡率。患者病情危重、休克,紧急情况下控制大出血和粪便污染,患者稳定后才进行二次彻底性手术。

(二)手术处理原则

腹膜返折以上的直肠损伤,原则上同结肠损伤的处理原则。腹膜返折以下的直肠肛门损伤,手术原则:①积极进行早期彻底手术,而对于复杂重症患者,遵循损伤控制外科的理念,选择损伤控制性的分次手术。②清除失活或失能的组织,干净彻底地冲洗污染,充分引流。③手术方式的选择要考虑到所有的高危因素,存在高危因素的患者要积极施行粪便转流手术(造口),而直肠修复、引流和冲洗可以根据患者情况、医师经验选择。

(三)手术方法

累及腹膜返折以上的直肠损伤,采用结肠损伤的手术和处理方式。这里仅介绍在腹膜返折以下损伤(没有腹膜炎和感染)的手术选择。

1.损伤的处理

(1)对毁损性的直肠会阴损伤,这种患者的病情往往比较危重,多伴有骨盆骨折、盆腔内大出血和多个器官的损伤,所以要选择损伤控制手术,紧急情况下止血、并控制大便的继续污染,经复苏抢救后,延迟 12～48 小时再次进行二次手术,毁损组织要予以清除或切除,可选择 Hartmann 手术方式。

(2)对比较严重的直肠穿透性损伤,存在高危因素和盆腔内多个器官损伤(如膀胱、尿道、阴道等),要考虑粪便转流(造口),减少术后并发症,损伤局部可以修补或旷置。

(3)对较轻的直肠穿透性损伤,如医源性损伤,可以经肛门进行修补。

(4)单纯性的肛管括约肌的断裂或撕裂,可以一期将断端缝合、置引流,一般效果满意。

(5)如果括约肌损伤严重、挫裂,将局部清创以后,行乙状结肠造口,为二期修补创造条件。

2.粪便转流

直肠和会阴的损伤,多选择乙状结肠造瘘,并且是严重损伤的成败关键措施。也有人选择横结肠和回肠造口。粪便转流的指征:严重的直肠毁损伤;严重的会阴肛门括约肌损伤;存在高危因素(休克、输血量大、重度污染、受伤时间已较长、有合并疾病、高龄等)的直肠肛门部损伤;骨盆有骨折、盆腔内大血肿、膀胱及阴道等损伤并与直肠相交通等。

3.骶前引流

当有直肠及周围组织器官严重损伤、骨盆骨折、粪便污染重,除了要彻底清洗、祛除坏死组织,良好的引流也很重要,可以预防盆腔脓肿、感染坏死性筋膜炎、脓毒血症等严重并发症。可以从两侧的坐骨直肠窝戳开,置入 2~3 根引流管到骶前间隙内,紧邻直肠破损修补的地方。

4.冲洗

术中的直肠冲洗和术后的骶前间隙的冲洗,可以减少感染的机会。直肠冲洗的方法:从乙状结肠造口的远端置入一根冲洗管,扩肛后用肛门镜撑开肛门,在术中将直肠内的粪便彻底冲洗干净。在安置骶前引流管的时候,可以置入负压双套管,术后持续用生理盐水冲洗污染的间隙。

(耿雪慧)

第一节　原发性肝癌

一、概述

至今手术切除仍是肝癌最有效的治疗方法。肝癌外科的发展大致经历了以下三个阶段：20世纪50～60年代，由于肝外科解剖学基础和生化基础的确立，规则性肝切除成为肝癌根治性治疗的可能手段。但由于患者多为大肝癌，手术死亡率较高，5年生存率较低。20世纪70～80年代，由于AFP用于普查和临床诊断，及影像学技术的发展。使肝癌的早期发现、早期诊断和早期治疗成为可能。肝癌的病程、诊断、治疗概念得以更新，小肝癌的发现和局部切除是小肝癌外科治疗获得较好远期疗效的主要原因。使肝癌手术切除率提高，手术死亡率明显下降，小肝癌术后5年生存率可达60%～70%。80年代以来，随着现代科技的进步，使肝癌治疗新技术不断出现，其中尤以局部治疗的发展更为突出。提高了部分无法手术切除肝癌的疗效，而"不能切除肝癌的综合治疗与二期切除"的出现使肝癌的外科治疗出现新的转机，亦使切除以外的各种姑息性外科治疗如肝动脉插管（Hepatic Artery Infusion，HAI）、结扎（hepatic artery ligation，HAL）、冷冻、微波、术中瘤内无水乙醇注射等肝癌局部治疗的地位有所上升；同时由于对肝癌复发、转移问题的重视，使亚临床复发、转移的早期发现和再手术成为可能；肿瘤外科生物学概念的进展和肝癌综合治疗的广泛应用，扩大了临床治疗的范围，均使肝癌的疗效和总体预后获得了明显的改善。

近年，肝癌外科治疗的主要进展包括早期切除、难切部位肝癌的一期切除和再切除、不能切除肝癌的二期切除、姑息性外科治疗、肝移植等。小肝癌治疗已由单一切除模式转变为切除为主的多种方法的合理选用。近年大肝癌外科的趋势：明显提高了难切部位肝癌的切除率；对合并门静脉、肝静脉、下腔静脉较局限的癌栓采用较积极的外科治疗；对原先无法耐受巨量肝切除者，先行超声引导肝内门脉无水乙醇注射，待对侧肝代偿增大后再行肝癌切除。

二、流行病学

（一）发病率

原发性肝癌较之继发性肝癌虽为罕见，但在我国其实际发病率却远较欧美为高。据国外学者统计美洲原发性肝癌与继发性肝癌之比例在1∶（21～64）之间；但在我国，原发性肝癌与继发性肝癌之比则通常在 1:(2~4)之间。在尸检资料中,美国原发性肝癌平均占 0.25%,占所有癌瘤患者之 2.1%;欧洲约占尸检资料的 1%,占癌瘤患者之 1.2%。但我国病理学会综合全国 38 个医学院校 21 706 例尸检资料,原发性肝癌占全部尸检的 1.2%,占癌瘤 939 例中之 26.2%,为尸检时最常见的病变。近年来不少地区进行了有关肝癌的普查工作,肯定原发性肝癌是我国常见恶性肿瘤之一,其发病率平均约在 10/100 000 人口左右。

患者大多为男性,其与女性之比约为(6~10):1。患者年龄则多在中年前后,以 30~50 岁最多见,20~30 岁者次之,其发病年龄较一般癌瘤为低。文献中报道的原发性肝癌国外最幼患者仅为 4 个月的婴儿,国内报道年龄最小者 5 个月,最大者 71 岁。

(二)病因

不同地区肝癌的致病因素不尽相同。在我国病毒性肝炎(乙型和丙型)、食物黄曲霉毒素污染及水污染,被认为是主要的危险因素。另外,北部地区的饮酒、肥胖、糖尿病、吸烟、遗传等因素,亦可能发挥重要作用。

1.肝炎病毒

在已知的肝炎病毒中,除甲型、戊型肝炎病毒外,均与肝癌有关。乙型肝炎病毒(hepatitis B virus,HBV)感染与肝癌发生的密切关系已被诸多研究证实。国际癌症研究总局已将 HBV 归类为人类致癌物。慢性 HBV 感染与人类 80% 的肝癌有关。肝癌的发生与 HBV 在染色体上的整合及整合后的染色体重排有关,其中 HBV DNA 的 4 个开放编码阅读框中的乙型肝炎病毒 X 蛋白片段是诱发肝癌的重要因子。普遍接种乙型肝炎疫苗后肝癌发病率下降的事实,从侧面说明 HBV 感染是重要的致病因素。在发达国家肝癌患者血清中丙型肝炎病毒(hepatitis C virus,HCV)流行率超过 50%。对于 HBV 与 HCV 合并感染者,发生肝癌的危险性进一步增加,因为两者在发生过程中具有协同作用。

2.慢性炎症

任何病变可导致肝脏广泛炎症和损害者,均可能引起肝脏的一系列变化,并最后导致肝癌之发生。有学者曾观察到在肝内胆管结石及胆管炎的基础上发生肝内胆管癌的事实;另一些学者则曾结扎实验动物的肝胆管使发生胆汁积滞,结果导致胆管黏膜的乳头状及腺瘤样增生,且伴有明显的核深染色及丝状分裂现象。

3.肝寄生虫病

肝寄生虫病与肝癌的发生可能有关。它可能先引起肝脏的硬变,再进而发生癌变;也可能是由于肝细胞直接受到刺激。但不少学者也注意到在印度尼西亚爪哇地方肝癌很常见,而该地既无肝蛭亦无血吸虫流行;在埃及则血吸虫病颇多而肝癌鲜见;因此肝寄生虫病与肝癌的关系尚有待进一步研究。

4.非酒精性脂肪性肝炎

近年的研究表明,肥胖、2 型糖尿病和非酒精性脂肪性肝炎,导致肝脏脂肪浸润,进而发展为非酒精性脂肪性肝炎,并与肝癌的发生发展有关。国外学者报道,非酒精性脂肪性肝炎肝硬化患者的肝癌发生危险率增加,多因素回归分析显示,年龄大和酒精饮用量是非酒精性脂肪性肝炎相关肝硬化患者发生肝癌的独立影响因素,与非饮酒者相比,规律饮酒者的肝癌发生危险率更高(风险比为 3.6)。

5.营养不良

长期的营养不良,特别是蛋白质和维生素 B 的缺乏,与肝癌的发生有一定影响。已经证明癌组织中含有多量的生物素,它与癌肿的生长与发展或有密切关系;而禽卵蛋白中则含有另一物质称为抗生物素蛋白,能使生物素的吸收减少,作用迟缓,且可保护肝脏免遭毒害,对肝脏毒素有解毒作用。有学者曾将卵清蛋白和奶油黄共饲家鼠,发现可以使肝硬化与肝癌的发生率大为减少。酵母内的食物性因素,特别是复合维生素 B 或者核黄素,亦可减轻或抑制这些损害的发生。因此,长期的营养不良可能使肝脏易受毒素作用,最终导致肝癌。

6.其他因素

真菌毒素中的黄曲霉毒素对实验动物有肯定的致癌作用,故人类如食用被黄曲霉毒素污染的花生或其他粮食制品,也可引起肝癌。先天性缺陷及种族或家族的影响,亦曾疑与某些肝癌的发生有关。

(三)预防

在中国,75%～80%的肝硬化和 90%以上的肝癌与慢性乙型肝炎相关,还有相当部分的肝硬化和肝癌与丙型肝炎相关。因此慢性乙型或丙型肝炎患者预防肝癌的关键在于抑制乙肝和(或)丙肝病毒的复制、延缓肝硬化发病进程;提高自身免疫力;及减少其他理化因素损伤等三个方面。

乙型或丙型肝炎一旦转为慢性化,肝硬化是必然的发展趋势。现有的医学手段尚不能完全清除慢性肝病患者体内的乙型肝炎病毒。但正规的抗病毒治疗,抑制病毒的复制程度,减少肝脏损伤,还是能起到延缓肝硬化病程、减轻肝硬化程度的效果。干扰素、拉米夫定(恩替卡韦、替诺福韦)等长期抗病毒治疗可显著降低肝癌的发生。

肝癌发生的因素非常复杂,乙肝病毒只是始动原因,多个致病因素、多阶段、多步骤的复杂交互作用是可能的机制。遗传因素可能不是主要的病因,而环境因素和肝癌的发生更为密切,尤其是慢性肝炎病毒的感染。

三、病理

(一)大体分型

传统上将肝癌分为三型。

(1)结节型:肝脏多呈硬变,但有结节性肿大;其结节为数众多,常在肝内广泛分布,直径自数毫米至数厘米不等,颜色亦有灰黄与暗绿等不同。

(2)巨块型:肝脏往往有明显增大,且包有一个巨大的肿块;该肿块大多位于肝右叶,在肿块的周围或表面上则有继发的不规则突起。

(3)弥散型:肝大小多正常,有时甚至反而缩小,似有广泛的瘢痕收缩;肝表面有无数的细小结节,外观有时与单纯的肝硬化无异,只有用显微镜检查方可确认。

我国最新的肝癌诊治专家共识将肝癌分为弥漫型;巨块型,瘤体直径大于 10 cm;块状型,瘤体直径在 5～10 cm;结节型,瘤体直径在 3～5 cm;小癌型,瘤体直径小于 3 cm。

(二)组织学分型

以组织学论之,则原发性肝癌也可以分为以下三类。

(1)肝细胞癌:一般相信系由实质细胞产生,约占肝癌病例之 90%～95%,主要见于男性。其典型的细胞甚大,呈颗粒状,为嗜酸性,排列成索状或假叶状,于同一病例中有时可见结节性增生、腺瘤和肝癌等不同病变同时存在,且常伴有肝硬化。

(2)肝内胆管癌:可能由肝内的胆管所产生,患者以女性为多。其肿瘤细胞呈圆柱状或立方形,排列成腺状或泡状。

(3)混合型肝细胞癌-胆管癌:即上述两种组织之混合,临床上十分罕见。

上述组织学上之不同类别与肉眼所见的不同类型之间并无明显关系;不论是何种组织类型,肿瘤都可呈巨块型,或者密布在整个肝脏中。总的说来,原发性肝癌绝大多数是肝细胞癌,主要见于男性,而在女性则以肝内胆管癌为多见。

由于肿瘤细胞的侵袭,肝内门静脉和肝静脉内可有癌栓形成,因此约 1/3 的肝癌病例可有肝外的远处转移;以邻近的淋巴结和肺内最多,肋骨或脊柱次之,其他的远处转移则属罕见。远处转移,亦以肝细胞癌发生较早,而肝内胆管癌发生肝外转移者少见。

四、临床表现

(一)分型

原发性肝癌的临床病象极不典型,其症状一般多不明显,特别是在病程早期;而其病势的进展则一般多很迅速,通常在数星期内即呈现恶病质,往往在几个月至 1 年内即衰竭死亡。临床病象主要是两个方面:肝硬化的表现,如腹水、侧支循环的发生、呕血及肢体的水肿等;肿瘤本身所产生的症状,如体重减轻、周身乏力、肝区疼痛及肝脏肿大等。根据患者的年龄不同、病变类型各异,是否并有肝硬化等其他病变亦不一定,故总的临床表现亦可以有很大差别。一般患者可以分为四个类型。

(1)肝硬化型:患者原有肝硬化症状,但近期出现肝区疼痛、肝脏肿大、肝功能衰退等现象;或者患者新近发生类似肝硬化的症状如食欲减退、贫血清瘦、腹水、黄疸等,而肝脏的肿大则不明显。

(2)肝脓肿型:患者有明显的肝脏肿大,且有显著的肝区疼痛,发展迅速和伴有发热及继发性贫血现象,极似肝脏的单发性脓肿。

(3)肝肿瘤型:此型较典型,患者本属健康而突然出现肝大及其他症状,无疑为一种恶性肿瘤。

(4)癌转移型:临床上仅有癌肿远处转移之表现,而原发病灶不显著,不能区别是肝癌或其他癌肿;即使肝脏肿大者亦往往不能鉴别是原发性还是继发性的肝癌。

上述几种类型以肝肿瘤型最为多见,约半数患者是以上腹部肿块为主诉,其次则为肝脓肿型,约 1/3 以上的病例有上腹部疼痛和肝脏肿大。肝癌的发生虽与肝硬化有密切关系,但临床上肝癌患者有明显肝硬化症状者却不如想象中之多见。除上述几种主要类型外,钟学礼等曾描述肝癌尚有突出的表现为阻塞性黄疸、腹腔内出血、血糖过低、胆囊炎和胆石症、慢性肝炎及腹内囊肿等现象者,共计将肝癌分成十种类型。作者则观察到不少肝癌可有上腹部饱胀不适、食欲减退、消瘦乏力等类似胃病的表现。此外,林兆耆等观察到肝癌患者有时周围血中白细胞数和中性粒细胞的百分比显著增加,骨髓检查则显示粒细胞显著增生,类似白血病;亦有因原发性肝癌细胞转移至腰椎引起损坏,表现为脊髓截瘫者,其实即癌肿转移的一种表现而已。

(二)症状

肝癌患者虽有上述各种不同的临床表现,但其症状则主要表现在全身和消化系统两个方面。约 60%~80% 患者有身体消瘦、食欲减退、肝区疼痛及局部肿块等症状。其次如乏力、腹胀、发热、腹泻等亦较常见,约 30%～50% 的患者有此现象;而黄疸和腹水则较国外报道者少,仅约 20% 的患者有此症状。此外还可以有恶心、呕吐、水肿、皮肤或黏膜出血、呕血及便血等症状。

(三)体征

患者入院时约半数有明显的慢性病容(少数可呈急性病容)。阳性体征中以肝脏肿大最具特征,几乎每个病例都有肝大,一般在肋下 5～10 cm,少数可达脐平面以下。有时于右上腹或中上腹可见饱满或隆起,扪之有大小不等的结节(或肿块)存在于肝脏表面,质多坚硬,并伴有各种程度的压痛和腹肌痉挛,有时局部体征极似肝脓肿。唯当腹内有大量腹水或血腹和广泛性的腹膜转移时,可使肝脏的检查发生困难,而上述的体征就不明显。约 1/3 的患者伴有脾大,多数仅恰可扪及,少数亦可显著肿大至脐部以下。20% 的患者有黄疸,大多为轻、中度。其余肝硬化的体征如腹水、腹壁静脉曲张、蜘蛛痣及皮肤黏膜出血等亦时能发现;其中腹水尤属常见,约 40% 的患者可能有之。

上述症状和体征不是每例原发性肝癌患者都具有,相反有些病例常以某几个征象为其主要表现,因而于入院时往往被误诊为其他疾病。了解肝癌可以有不同类型的表现,可减少诊断上的错误。

(四)少见的临床表现

副癌综合征为肝癌的少见症状,如红细胞增多症、低血糖症等。红细胞增多症占肝癌患者中的 10% 左右,可能与肝细胞癌产生促红细胞生成素有关。低血糖症发生率亦为 10% 左右,可能与肝癌细胞可异位产生胰岛素或肝癌巨大影响肝糖的储备有关。但近年临床上肝癌合并糖尿病者并不少见。文献中经常罗列不少其他副癌综合征,如高钙血症、高纤维蛋白原血症、高胆固醇血症等,但临床实践中并不多见。

(五)转移

肝癌的血行转移较多。侵犯肝内门静脉可致肝内播散;侵入肝静脉则可播散至肺及全身其他部位。肺转移常为弥散多个肺内小圆形病灶,亦有粟粒样表现或酷似肺炎和肺梗死者;如出现在根治性切除后多年者,则常为单个结节。肺转移早期常无症状,以后可出现咳嗽、痰中带血、胸痛、气急等。骨转移在晚期患者中并不少见,肾上腺、脑、皮下等转移亦可见到。骨转移常见于脊椎骨、髂骨、股骨、肋骨等,表现为局部疼痛、肿块、功能障碍等,病理性骨折常见。脑转移可出现一过性神志丧失而易误为脑血管栓塞。肝癌亦可经淋巴道转移至附近的淋巴结或远处淋巴结,常先见于肝门淋巴结,左锁骨上淋巴结转移亦时有发现。肝癌还可直接侵犯邻近器官组织,如膈、胃、结肠、网膜等。如有肝癌结节破裂,则可出现腹膜种植。

(六)并发症

常见的并发症包括肝癌结节破裂、上消化道出血、肝功能障碍、胸腔积液、感染等。少见者如因下腔静脉栓塞出现的相应症状等。肝癌患者的死亡原因通常为全身衰竭、肝性脑病、上消化道出血及肝癌结节破裂内出血,偶见因肝静脉或下腔静脉癌栓脱落导致肺梗死而死亡。肝癌结节破裂表现为急腹痛,如小破裂可误为胆囊炎或急性阑尾炎,腹腔穿刺有血腹即为明证。上消化道出血多因食管胃底静脉曲张破裂出血,伴门静脉主干癌栓者可加重门静脉高压;上消化道出血还可能是肝功能障碍导致凝血机制低下、化疗药物损伤消化道黏膜等综合因素的结果。肝功能障碍常先有黄疸、腹水,最终出现肝性脑病。胸腔积液多见于右侧,右侧血性胸腔积液可因右叶肝癌侵犯横膈所致。

（七）自然病程

过去报道肝癌的平均生存期仅 2～5 个月，但小肝癌研究提示，肝癌如同其他实体瘤一样也有一个较长的发生、发展阶段。国内肝癌研究所资料显示，肝癌的自然病程至少两年。小肝癌如用药物治疗，其 1、2、3、4 和 5 年生存率分别为 72.7%、36.4%、13.6%、13.6% 和 0；这一结果与国外报道的结果相仿，其小肝癌（<3 cm）的 1、2 和 3 年生存率为 90.7%、55.0% 和 12.8%。如果从患者患肝炎开始，由最早证实乙型肝炎开始至亚临床肝癌的发生，中位时间为 10 年左右。

五、实验室检查

肝癌的实验检查包括肝癌及其转移灶，肝病背景，患者的免疫功能，其他重要脏器的检查等，其中肝癌标记占最重要的地位。

（一）甲胎蛋白（AFP）

1956 年国外学者在人胎儿血清中发现一种胚胎专一性甲种球蛋白，现称甲胎蛋白（alpha-fetoprotein，AFP）。1964 年在肝细胞癌患者血中测得 AFP。这种存在于胚胎早期血清中的 AFP 在出生后即迅速消失，如重现于成人血清中则提示肝细胞癌或生殖腺胚胎癌，此外妊娠、肝病活动期、继发性肝癌和少数消化道肿瘤也能测得 AFP。至今，AFP 仍为肝细胞癌诊断中最好的肿瘤标记，其引申包括 AFP 的异质体与单抗。我国肝癌患者约 60%～70% AFP 高于正常值。如用免疫反应或其他方法测得患者血内含有此种蛋白，要考虑有原发性肝细胞癌可能，而在肝内胆管癌和肝转移性癌则不会出现此种异常蛋白。试验的准确性仅为 70%～80%，但本试验一般只有假阴性而极少假阳性；换言之，原发性肝癌患者 AFP 测定有可能为阴性，而试验阳性者则几乎都是肝癌患者，这对肝细胞癌与其他肝病的鉴别诊断有重要意义。随着肝癌高危人群的定期筛查，部分患者 AFP 处于轻度升高阶段，动态观察其变化显得尤为重要。由于 AFP 在寡聚糖链结构上的不同，用扁豆凝集素和刀豆素 A 可将其分为小扁豆凝集素亲和型与不亲和型，及刀豆素 A 亲和型与不亲和型。AFP 异质体的检测有助良、恶性肝病的鉴别，有助原发与继发性肝癌的鉴别。

（二）其他实验室检查

随着病情的发展，多数患者可有不同程度贫血现象。血白细胞计数虽多数正常，但有些病例可有明显的增加。国内有学者报道的 207 例肝癌中有 2 例呈类白血病反应，中性粒细胞分别占 95% 与 99%，且细胞内出现毒性颗粒。

各种肝功能试验在早期的原发性肝癌病例多无明显变化，仅于晚期病例方见有某种减退。总体来说，肝功能试验对本病的诊断帮助不大。

六、影像学检查

（一）超声检查

肝癌常呈"失结构"占位，小肝癌常呈低回声占位，周围常有声晕；大肝癌或呈高回声，或呈高低回声混合，并常有中心液化区。超声可明确肝癌在肝内的位置，尤其是与肝内重要血管的关系，以利指导治疗方法的选择和手术的进行；有助于了解肝癌在肝内及邻近组织器官的播散与浸润。通常大肝癌周边常有卫星结节，或包膜不完整；超声显像还有助于了解门静脉及其分支、肝静脉和下腔静脉内有无癌栓，对指导治疗选择和手术帮助极大。术中超声有助于检出术前遗漏的小肝癌，可更清晰地反映肿瘤与重要管道的相互关系，指导肝段或亚肝段切除，供冷冻治疗深度的监测。彩色超声有助于了解占位性病变的血供情况，对肝癌与肝血管瘤的鉴别诊断有重要帮助;凡有动脉血供的占位性病变,又有 HBV/HCV 背景者,应高度警惕。超声造影在肝恶性肿瘤的鉴别诊断中,敏感性为 90%,特异性为 99%,准确度为 89%。超声还可用于做细针穿刺活检,或做瘤内无水乙醇注射;还可了解癌周肝是否合并肝硬化,对肝细胞癌的诊断有辅助作用。超声显像的优点:为非侵入性,易于重复应用,价格较低廉,无放射性损害,敏感度高。缺点:存在超声难以观测到的盲区,影像的清晰度受治疗的影响(如经导管化疗栓塞后),受操作者解剖知识、经验与操作细致与否的影响。

(二)计算机体层成像检查

计算机体层成像(computed tomography,CT)在肝癌诊断中的价值有助提供较全面的信息,除肿瘤大小、部位、数目外,还可了解肿瘤内的出血与坏死,其分辨力与超声显像相仿;有助提示病变性质。近年出现的螺旋 CT,对多血管的肝癌,动脉相时病灶明显填充;肝癌典型的 CT 强化方式为"早出早归"或"快进快出"型;CT 肝动脉-门静脉显像在肝癌诊断中的价值也得到重视;碘油 CT 有可能显示 0.5 cm 的肝癌,即经肝动脉注入碘油后 7~14 d 再做 CT,则常可见肝癌结节呈明显填充,既有诊断价值,又有治疗作用;CT 还有助于了解肝周围组织器官是否有癌灶。CT的优点是提供的信息比较全面,缺点是有放射线的影响,且价格比超声高。

(三)磁共振成像检查

磁共振成像(magnetic resonance imaging,MRI)的优点是能获得横断面、冠状面和矢状面三维图像;对软组织的分辨较好;无放射线影响;对与肝血管瘤的鉴别有特点;不需要增强即可显示门静脉和肝静脉分支。通常肝癌结节在 T_1 加权图像呈低信号强度,在 T_2 加权图像示高信号强度。但亦有不少癌结节在 T_1 示等信号强度,少数呈高信号强度。肝癌有包膜者在 T_1 加权图像示肿瘤周围有一低信号强度环,而血管瘤、继发性肝癌则无此包膜。有癌栓时 T_1 呈中等信号强度,而 T_2 呈高信号强度。

(四)正电子发射断层成像检查

正电子发射断层成像(positron emission tomography,PET)的问世是核医学发展的一个新的里程碑,是一种无创性探测生理、生化代谢的显像方法。有助于了解肿瘤代谢,研究细胞增殖,进行抗癌药物的评价,及预测复发等。PET-CT 是将 PET 与 CT 融为一体的成像系统,既可由PET 功能显像反映肝占位的生化代谢信息,又可通过 CT 形态显像进行病灶精确解剖定位。^{11}C-乙酸盐与 ^{18}F-氟代脱氧葡萄糖结合可将肝癌探测敏感性提升到 100%。

(五)肝动脉和门静脉造影

由于属侵入性检查,近年已不如超声显像与 CT 常用。通常仅在超声与 CT 仍未能定位的情况下使用。近年出现数字减影血管造影(digital subtraction angiography,DSA)使其操作更为简便。肝癌的肝动脉造影的特征为肿瘤血管、肿瘤染色、肝内动脉移位、动静脉瘘等。肝动脉内注入碘油后 7~14 d 做 CT,有助于 0.5 cm 小肝癌的显示,但有假阳性。目前肝癌作肝血管造影的指征通常为:临床疑肝癌或 AFP 阳性,而其他影像学检查阴性;多种显像方法结果不一;疑有卫星灶需做 CTA 者;需做经导管化疗栓塞者。

七、诊断、鉴别诊断和临床分期

(一)诊断

20 世纪 60 年代末 AFP 的应用将"临床诊断"推进到"亚临床诊断";80 年代医学影像学的进步使亚临床诊断提高到 1 cm 的水平。目前肝癌的诊断还是依靠甲胎蛋白结合影像学的分析。

血清 AFP 通常正常值为 $20~\mu g/L$ 以下。凡 $AFP > 500~\mu g/L$ 持续 1 个月或 $AFP > 200~\mu g/L$ 持续 2 个月而无肝病活动证据,可排除妊娠和生殖腺胚胎癌者,应高度怀疑肝癌,通过影像学检查加以确诊。对肝癌诊断而言,假阳性主要来自胚肝、卵黄囊、胚胎胃肠道有关的少数良、恶性疾病,尤其是肝炎与肝硬化伴活动性病变者。AFP 对肝细胞癌的临床价值可归纳为各种诊断方法中专一性仅次于病理检查的诊断方法;目前最好的早期诊断方法之一,可在症状出现前6～12 个月做出诊断;反映病情变化和治疗效果的敏感指标;有助于检出亚临床期复发与转移。在肝癌患者病情变化时其血清的 AFP 浓度也会随之变化,病情好转时 AFP 浓度降低,病情恶化时 AFP 浓度升高,故甲胎蛋白的定期复查,对判断肝癌患者的疗效和预后也有一定价值。

单凭发病史、症状和体征及各种化验资料分析,最多仅能获得本病的拟诊,而确切的诊断则有赖于病理检查和癌细胞的发现,临床上大多通过下列不同的方法来达到确定诊断的目的:肝脏穿刺;腹水或胸腔积液中找癌细胞;锁骨上或其他淋巴结或转移性结节之活组织检查;腹腔镜检查;剖腹探查等。

肝脏穿刺是诊断肝癌最常用的一种方法。如穿刺方法正确,应该没有多大危险性而又能获得较高的确诊率。穿刺途径以经由腹壁刺入为佳,且必须从可以扪及的结节处刺入,如此可有较多的机会找到癌组织或癌细胞,否则盲目穿刺,失败的机会必然较多。穿刺前应常规测定出凝血时间及凝血酶原时间,有出血趋势者穿刺应属禁忌;有深度黄疸或显著之血管硬化者亦忌穿刺。刺入之深度一般不应超过 8 cm,针头拔出后应紧压穿刺点 3～5 min,如此当可避免严重之穿刺后腹内出血。抽出物仅为少量黄白色的癌组织碎块,大多混在血液中,或者附着在注射器之内壁或穿刺针内,应小心用盐水冲洗并用细纱布滤出,然后将所得活组织做成涂片或切片检查,一般确诊率约在 75%～85% 之间。必须指出的是,穿刺活检一般虽不致有出血危险而又能获得较高的诊断率,但它肯定有使癌细胞播散的危险;对于有手术治疗可能的患者多不采用。

腹腔镜检查亦有助于诊断。诊断正确率高达 90% 以上;国内有学者报道的病例中有 35 例进行过腹腔镜检查,其中 28 例的结果符合临床诊断。但癌肿如位于肝脏深部或膈面,或肝周围有广泛粘连者,腹腔镜检查即不可能获得满意结果;少数病例如弥漫型肝癌与拉埃内克肝硬化,结节型肝癌与坏死后性肝硬化,有时单凭肉眼观察也不易辨认而可能误诊;故其实际应用价值似不如正确的肝脏穿刺为高。

(二)鉴别诊断

对有症状的大肝癌患者,鉴别一般没有困难。但在少数病例,其表现比较特殊,即使晚期病例也可能存在诊断上的困难。误诊原因和鉴别方法大概可归纳为下列几种。

(1)腹内炎性肿块误诊为肝癌,或腹内其他恶性肿瘤(如胃癌、结肠癌、胰腺癌、胆囊癌,或右侧肾癌等)误诊为肝癌。前一种情况根据病史分析、肿块硬度及有无结节感,必要时进行穿刺活检,一般不难作出鉴别;后一类情况采用钡餐 X 线检查、胆囊造影或肾盂造影等方法,大多亦可做出诊断。

(2)原发性肝癌并有肝硬化,固有大量腹水及其他肝硬化的体征而掩盖了肝癌的存在。如在适当抽出腹水后再做体检,往往可以触得肿大而具有结节感的肝脏,必要时作肝脏穿刺,可以作出鉴别。

(3)原发性肝癌周围有明显的右上腹疼痛、发热、血白细胞增多、局部压痛和腹肌紧张,被误诊为肝脓肿或胆石症等。因肝癌内部大量坏死在触诊时可有囊性感,也可被误诊为肝脓肿或其他囊肿。偶尔,肝癌组织破溃出血,可引起剧烈腹痛及各种腹膜刺激征,甚至出现休克,被误诊为脾破裂或其他的内出血。上述各种情况的临床确诊往往非常困难,只有在剖腹探查后方能真相大白。

(4)肝癌发生转移,如转移至脊柱、脊髓引起截瘫者可误诊为脊髓肿瘤,有继发腹膜转移者可能误诊为腹膜结核。上述情况也只有在剖腹手术后或尸体解剖时方能明确诊断。

(5)各种继发性肝癌误诊为原发性肝癌。一般说来,原发性肝癌的病程进展较快,黄疸可能较深,但主要需详细检查肝脏以外其他器官有无癌肿,有时依靠甲胎蛋白检查和肝穿刺活检也能鉴别是否为原发癌。

(6)偶尔弥散性的原发性肝癌可能误诊为拉埃内克肝硬化,或者结节性肝癌误诊为坏死后性肝硬化;此则唯有做肝脏穿刺或剖腹探查,方能确定诊断。

(三)临床分期

肝癌的分期对于治疗方案的选择、预后评估至关重要。国外有多种分期方案,如巴塞罗那肝癌临床分期(Barcelona Clinic Liver Cancer,BCLC)、TNM 分期、日本肝病学会(Japanese Society of Hepatology,JSH)分期和亚太肝病研究学会(Asian Pacific Association for the Study of the Liver,APASL)分期等。结合中国的具体国情及实践积累,依据患者体能状态(performance status,PS)、肝肿瘤及肝功能情况,建立中国肝癌的分期方案(China Liver Cancer Staging,CNLC),包括 CNLC I a 期、I b 期、II a 期、II b 期、III a 期、III b 期、IV 期。

CNLC I a 期:PS 0～2 分,肝功能蔡尔德 - 皮尤 A/B 级,单个肿瘤、直径≤5 cm,无影像学可见血管癌栓和肝外转移。

CNLC I b:PS 0～2 分,肝功能蔡尔德 - 皮尤 A/B 级,单个肿瘤、直径＞5 cm,或 2～3 个肿瘤、最大直径≤3 cm,无影像学可见血管癌栓和肝外转移。

CNLC II a 期:PS 0～2 分,肝功能蔡尔德 - 皮尤 A/B 级,2～3 个肿瘤、最大直径＞3 cm,无影像学可见血管癌栓和肝外转移。

CNLC II b 期:PS 0～2 分,肝功能蔡尔德 - 皮尤 A/B 级,肿瘤数目≥4 个,不论肿瘤直径大小,无影像学可见血管癌栓和肝外转移。

CNLC III a 期:PS 0～2 分,肝功能蔡尔德 - 皮尤 A/B 级,不论肿瘤直径大小和数目,有影像学可见血管癌栓而无肝外转移。

CNLC III b 期:PS 0～2 分,肝功能蔡尔德 - 皮尤 A/B 级,不论肿瘤直径大小和数目,不论有无影像学可见血管癌栓,但有肝外转移。

CNLC IV 期:PS 3～4 分,或肝功能蔡尔德 - 皮尤 C 级,不论肿瘤直径大小和数目,不论有无影像学可见血管癌栓,不论有无肝外转移。

八、治疗

(一)肝癌外科治疗的基本原则和手术适应证

1.肝癌外科治疗的基本原则

肝癌外科治疗中的基本原则是既要最大限度切除肿瘤又要最大限度地保护剩余肝脏的储备功能。我国肝癌患者 85%～90%合并有肝硬化,原则上以局部切除代替规则性切除。具体而言:对合并明显肝硬化者,宜作局部根治性切除,2 cm 切缘可保证切除的根治性;对伴有明显肝硬化,肿瘤巨大不宜做一期切除者,可作肝动脉结扎、化疗栓塞等综合治疗,待肿瘤缩小后再做二期切除。

近年来,对一些特殊病例也有采取更积极的外科治疗。除因肝功能失代偿所致肝细胞性黄疸外,部分因肝门区肝癌压迫或癌栓侵犯胆道所致的梗阻性黄疸患者,如无其他手术禁忌证亦可做肝癌切除合并胆道癌栓取除,常可使黄疸消退;对于肝癌伴有门静脉主干癌栓或肝癌合并脾亢、食管胃底静脉曲张乃至出血者,如肝脏代偿功能良好,可行肝癌切除,同时门静脉取癌栓并注入抗癌药物或肝癌切除合并脾切除和断流或分流术;对大肝癌或特殊部位的肝癌如Ⅷ段肝癌、尾状叶肝癌、肝腔结合部肝癌,若不伴肝硬化,也可积极行根治性切除。积极治疗的前提是对肝癌的可切除性要有一个准确的估计和把握,精细的影像学检查及反复的超声及磁共振是把握能否切除的关键,另外还须主刀医师肝外科技术娴熟,助手配合默契,对大出血等并发症处理有相当的经验。

合并肝硬化者肝切除范围原则一般包括轻度硬化可耐受半肝或扩大半肝切除,中度硬化且余肝肥大可行半肝切除,重度硬化只考虑局部切除;对术前肝功能评价,其失代偿标准一般为:总胆红素或谷丙转氨酶大于正常值 2 倍,凝血酶原时间大于正常值 50%,总蛋白小于 6 g 或清蛋白小于 3 g。现经术前后积极保肝和支持治疗,部分肝功能失代偿并非是肝切除的绝对禁忌证。一般有黄疸、腹水者无手术指征,但因肝门区肝癌尤其是肝门部肝内胆管癌压迫引起梗阻性黄疸者,也可考虑手术探查。或行肿瘤根治性切除,或行肿瘤姑息性切除＋胆管内支架治疗。无法切除者可单行 HAI＋HAL 或肝动脉插管化疗栓塞术(transcatheter arterial chemoembolization, TACE),也可合并或单行经皮无水乙醇注射(percutaneous ethanol injection, PEI)、局部外放射,极个别可获二期切除。无法耐受手术探查者,应尽量缓解梗阻性黄疸,可考虑行经皮肝穿刺胆管引流(percutaneous transhepatic cholangio drainage, PTCD)、经内镜放置鼻胆管或内支架引流等治疗。

肝癌能否切除应根据肿瘤情况、肝硬化程度等综合判断。从肿瘤角度而言,一般涉及肿瘤大小、数目、位置、是否合并癌栓等方面。对亚临床肝癌或小肝癌,如肝功能代偿良好应力争手术切除,合并肝硬化者宜局部切除,对合并严重肝硬化、肝萎缩者则应慎重切除。对不能切除的小肝癌,可行姑息性外科治疗,也可术中或术后行 B 超引导下瘤内 PEI,未行 HAI、HAL 者可行 TACE。肝功能失代偿者,宜首选 PEI 等局部治疗,少数可酌情试行 TACE。

大肝癌切除包括一期切除和二期切除两方面,对肝功能代偿较好的大肝癌应力争根治性切除,现在认为肿瘤大小并非是可否切除的决定性因素,余肝大小和肝硬化程度是大肝癌能否切除的关键。对合并较严重肝硬化或余肝小而无法耐受根治性切除者宜采用二期切除。综合治疗是使肿瘤缩小的重要途径,一旦肿瘤缩小有切除可能应争取二期切除。同时,由于姑息性切除疗效较差,术后复发、转移机会大,应尽量避免,但对肿瘤巨大有破裂出血可能者亦应考虑,术后可辅以 TACE 等后续治疗。对已有肝内播散的大肝癌,可行 HAI＋HAL 或 TACE 治疗。大肝癌肝功能失代偿者,只宜行免疫治疗、生物治疗或中药治疗等,少数可试行 TACE。

对多发性肿瘤,结节弥散或分布于两叶者,不考虑手术切除。对肝内播散结节邻近肿瘤、有可能切除较彻底者,可手术切除,但疗效稍差。由于肝脏管道系统错综复杂,肿瘤的解剖位置对技术上能否切除有很大影响。主要表现在中央型肝癌,尤其是Ⅰ段和Ⅷ段肝癌,过去多采用非手术切除方法。随着肝外科技术的提高,切除例数已有所增加。尽管切除中央型肝癌在技术上有较大困难,也有很大的手术风险,总体疗效也不够理想,但如有条件仍以采取积极的手术切除加术后综合治疗为好。如肿瘤与大血管关系太密切,技术上有困难,肝硬化很严重,则不应盲目尝试手术切除。

左叶肝癌尽可能采用左外叶或左半肝等规则性切除；右叶肝癌以局部不规则切除为主，既争取根治，又需考虑手术安全。既往认为肝癌合并门脉癌栓者已失去肝切除机会。但由于其极易发生食管静脉曲张破裂出血、肝衰竭、顽固性腹水或肿瘤自发性破裂，导致数月内病情急剧恶化或死亡，因此近年来多主张开展积极的手术治疗。对肿瘤能切除者，行肿瘤切除＋门脉切端或门脉主干、分支切开取栓，术后行 TACE 等治疗。对肿瘤无法切除者，可考虑行肝动脉、门静脉双插管术，但肝动脉不宜结扎。对无法耐受手术探查者，可行经皮乙醇注射(PEI)、B 超引导下经皮门静脉穿刺化疗或经皮门静脉内置管化疗，也可行经皮肝动脉化疗，栓塞治疗则宜慎用。对个别肝癌合并肺转移者，由于肿瘤较大有破裂出血可能而技术上又有可能切除时，亦可考虑切除肝癌病灶。

2.肝癌切除的适应证

(1)肝脏储备功能良好的 CNLC Ⅰa 期、Ⅰb 期和 Ⅱa 期肝癌的首选治疗方式是手术切除。既往研究结果显示对于直径≤3 cm 肝癌，手术切除的总体生存时间类似或稍优于消融治疗。同时有部分研究显示手术切除后局部复发率显著低于射频消融后。对于复发性肝癌，手术切除的预后优于射频消融。

(2)对于 CNLC Ⅱb 期肝癌患者，多数情况下不宜首选手术切除，而以 TACE 为主的非手术治疗为首选。如果肿瘤局限在同一段或同侧半肝者，或可以同时行术中消融处理切除范围外的病灶；即使肿瘤数目＞3 个，经过多学科诊疗讨论，手术切除有可能获得比其他治疗更好的效果，也可以推荐行手术切除。

(3)对于 CNLC Ⅲa 期肝癌，大多数情况下不宜首选手术切除，尤其是合并门静脉主干癌栓者，而以 TACE 或 TACE 联合系统抗肿瘤治疗为主的非手术治疗为首选。但有研究提示与索拉非尼相比，肝切除术治疗晚期非转移性肝癌的总生存期和无进展生存期显著更优。手术切除治疗 CNLC Ⅲa 期肝癌的数据大部分来源于亚洲国家，少部分来自西方国家。如符合以下情况，经过多学科诊疗讨论，也可考虑行手术切除。①合并门静脉分支癌栓(程氏分型Ⅰ/Ⅱ型)者，若肿瘤局限于半肝或肝脏同侧，可以考虑手术切除肿瘤同时切除癌栓，术后再实施 TACE 治疗、门静脉化疗或其他系统抗肿瘤治疗；此类患者术前接受三维适形放射治疗，亦可以改善术后生存；门静脉主干癌栓(程氏分型Ⅲ型)者术后短期复发率较高，多数患者的术后生存不理想，因此不是手术切除的绝对适应证。②合并胆管癌栓但肝内病灶亦可以切除者。③部分肝静脉受侵犯但肝内病灶可以切除者。

(4)对于伴有肝门部淋巴结转移者(CNLC Ⅲb 期)，经过多学科诊疗讨论，可以考虑切除肿瘤的同时行肝门淋巴结清扫或术后外放射治疗。周围脏器受侵犯可以一并切除者，也可以考虑手术切除。此外，对于术中探查发现不适宜手术切除的肝癌，可以考虑行术中肝动脉、门静脉插管化疗或术中其他的局部治疗措施(如消融治疗)，或待手术创伤恢复后接受后续 TACE 治疗、系统抗肿瘤治疗等非手术治疗。

(二)手术操作要点

肝癌切除有规则性和不规则性切除。肝癌肝切除术的技术，涉及的关键性步骤是患者体位、麻醉、切口的选择、肝血流的阻断、肝切除量的判断、肝实质的离断和紧贴肝门及下腔静脉肿瘤的处理等。

左叶肿瘤取平卧位，右前叶肿瘤右侧垫高 45°，右后叶肿瘤 90°向左侧卧位。一般取全身麻醉加硬膜外麻醉，保证足够的肌松对肝切除极重要。采用肋缘下斜切口，避免开胸，可显著降低术后并发症发生。对小肝癌而言，左侧者可做左外叶切除或左半肝切除，也可以做局部切除，右叶者通常做离开肿瘤边缘 2 cm 的局部切除,无肝硬化肝切除的极量为 80%～85%。采用常温下间歇性肝门阻断方法施行肝切除术,每次阻断时间应尽量控制在 20 min 之内,但对有明显肝硬化者,每次肝门阻断时间应适当缩短,一般以 15 min 为好。对位于肝脏周边的小肝癌可不做肝血流阻断,术中用手指挤压止血即可。肝实质的离断方面采用指捏加钳夹法可显著缩短手术时间,并对深部如接近下腔静脉处的血管处理要有一个较好的手术视野。肝创面要认真止血,检查有无胆汁,用大网膜覆盖缝合固定或做创面对拢缝合。对大血管损伤的处理,在肝切除实践中真正的下腔静脉横断需重新吻合的机会罕见,绝大多数为侧壁受侵,直视下予以缝合或钳夹后修补甚为安全,不需生物泵的支持。术中 B 超有助于检测肿瘤大小、范围、有无癌栓、子灶等,利于根治性切除。术中、术后充分供氧,充分引流,并给予必要的保肝治疗。

1.控制术中出血的方法

肝脏具有复杂的管道系统,血供丰富,保证术野清楚,尽可能减少切肝时出血和避免损伤肝内外重要结构,同时尽量缩短肝缺血时间,减少术后肝功能损伤,是肝脏手术的关键。我国原发性肝癌患者约 90% 合并不同程度肝硬化,对出血和缺血的耐受程度均大大降低,因此要求外科医师在术中根据肿瘤部位、大小尤其是肝硬化程度,合理选用控制出血的方法。目前方法有第一肝门暂时阻断法、褥式交锁缝扎法、半肝暂时阻断法、常温下全肝血流阻断法等,其中常用者为第一肝门暂时阻断法,采用乳胶管或普通导尿管套扎肝十二指肠韧带,方法简单且控制出血较满意。对合并肝硬化者,一次肝门阻断时间不宜超过 10～15 min,但必要时可间歇阻断。

对合并严重肝硬化者,也可不阻断肝门,但切肝时应细致钳夹各管道以减少出血,如有难以控制的大出血时,可以左手示指探入小网膜孔内,拇指在前,两指压迫肝蒂可暂时减少出血;或采用微波切肝,既可减少出血又可杀灭切缘残癌,一般无需阻断第一肝门。褥式交锁缝扎法适用于病变较小而又位于肝边缘或肝组织较薄部位的肝切除,采用直针或大圆弯针距切缘约 1 cm 处作贯穿全层肝组织的间断褥式交锁缝合。术中如估计有可能损伤下腔静脉等大血管或需切除部分下腔静脉管壁时,可采用常温下全肝血流阻断法。除乳胶管套绕肝十二指肠韧带阻断第一肝门外,可预先游离肝上、肝下下腔静脉并用细乳胶管套绕,以备随时阻断,方法为依次阻断第一肝门,肝下及肝上下腔静脉,然后切除肿瘤或修补血管,开放次序与阻断相反。此法不同于低温灌注无血切肝术,不需经门静脉和肝动脉插管冷灌注,也不需要阻断腹主动脉,操作简单、平稳,对血流动力学影响小,也无空气栓塞危险,术后并发症少。但全肝血流阻断时间受限,如合并肝硬化时阻断时间最好限定在 15 min 以内,术者应具备熟练的切肝技术。

2.无瘤手术原则

由于肝脏在腹腔内位置较高且深,暴露较困难。现虽有肝拉钩协助术野显露,但在游离肝脏过程中,有时难免使肝脏和肿瘤受到挤压,有可能增加肿瘤转移的机会。但外科医师在肝肿瘤切除过程中仍需尽量遵循无瘤手术原则,尽量不直接挤压肿瘤部位,在切肝前可在切除范围内切线和肿瘤边缘之间缝合 2～3 针牵引线,既有利于切线内管道显露和处理,又有利于牵拉肝实质后减少肝断面渗血,而避免术者直接拿捏肿瘤。

3.肝断面处理

肝断面细致止血后上下缘或左右缘对拢缝合,对小的渗血点亦可达压迫止血作用。如肝断面对拢缝合张力大,或邻近肝门缝合后有可能影响出入肝脏的血流者,可采用大网膜或镰状韧带覆盖后缝合固定。近来,我们对此类肝断面常涂布医用止血胶再用游离或带蒂大网膜覆盖,止血效果满意。

(三)术后并发症的预防和处理

(1)术后出血:与术中止血不周、肝功能不佳引起的出血倾向、断面覆盖或对拢不佳等有关。术前要注意患者的凝血功能,术中要争取缩短手术时间,对较大的血管要妥善结扎,断面对拢给予一定的压力且不留无效腔。一般保守治疗,若出血不止需探查。

(2)功能失代偿:主要原因为肝硬化条件下肝切除量过大、术中失血过多、肝门阻断时间过长。处理包括足够的氧供,血与蛋白质的及时和足量的补充及保肝治疗。

(3)胆漏:左半肝和肝门区肝癌切除后多见。术中处理肝创面前必须检查有无胆漏,处理主要是充分的引流。

(4)膈下积液或脓肿:多见于右肝的切除,尤其是位于膈下或裸区者。主要与止血不佳,有胆漏或引流不畅有关。治疗主要是超声引导下穿刺引流。胸腔积液需考虑有无膈下积液或脓肿。

(5)胸腔积液:多见于右侧肝切除后。治疗主要是补充清蛋白和利尿,必要时抽胸腔积液。

(6)腹水:多见于肝硬化严重者或肝切除量大者。处理为补充清蛋白和利尿。

(四)外科治疗进展

1.小肝癌切除

早期诊断是早期切除的前提。在高危人群和体检人群中开展 AFP 及 B 超检测,使小肝癌数有显著增加,小肝癌或微小肝癌切除可有效改善预后而术后发生肝衰竭的危险远较大肝癌小。

2.难切部位肝癌切除

中央型肝癌,特别是Ⅳ段、Ⅷ段、Ⅰ段肝癌解剖位置特殊,近年来由于解剖技术不断提高,国内外均有较多报道。肿瘤侵犯腔静脉或门静脉主干而需作静脉补片或血管移植,对于肝功能良好或无肝硬化者,无血切肝法使手术过程更加从容、有效。

3.复发性肝癌再切除

复发后再手术是延长无瘤生存的重要方法,有条件者应积极提倡再手术切除。对于转移至腹腔、肺等单个病灶,若条件允许,再切除能延长患者的生命,而肝功能差,病灶深藏或多个的复发肝癌,则采用射频、微波、冷冻或 TACE、瘤内药物注射等方法,疗效确实,也简单易行。

4.肝癌的二期切除

巨大无法切除肝癌经综合治疗缩小后的切除,称为肝癌的二期切除。有可能使大肝癌变小的外科治疗包括 HAL、肝动脉栓塞术、门静脉置泵给药等;非手术治疗的方法包括 TACE、PEI、靶向治疗等,目前临床上以 TACE 最为常用。术后病理结果表明,即使经过综合治疗肿瘤有所缩小,但仍有残瘤细胞生长,表明二期切除有其必要。目前肝癌二期切除率报道不一,主要原因在于对原发肿瘤可切除性的判断上尚缺乏统一的尺度,肝癌的二期切除虽能使部分中、晚期肝癌获得二期切除的机会,但应注重避免这一方法的盲目性应用和范围的扩大化,应有一个准确的、精细的判断。

(1)巨大肝癌,只要包膜完整,无子灶,无血管瘤栓,肝功能代偿良好,即使靠近肝门部,也应首选一期手术,此类手术的手术死亡率和严重并发症发生率已降低至最低点,术后复发率也不一定比小肝癌高。

(2)可切除性肝癌,只要边界清楚,无子灶,仍应首选一期切除,不必待 TACE 后再手术,以免部分患者失去根治切除机会,此处应将二期手术和术前 TACE 这两个概念区分开。

(3)术前判断确为无法切除的巨大肝癌,首选 TACE。术中探查发现的无法切除肝癌可行微波固化、冷冻、多极射频等治疗。是否作肝动脉结扎、化疗栓塞,还是留待术后做 TACE 尚是一个值得对比研究的问题,但后者可反复进行是其优点。

（4）TACE 有效的病例,肿瘤缩小后应不失时机地做二期切除。病理资料表明,约 80％的患者 TACE 后瘤灶内存在生长活跃的癌组织,肝内外转移甚为常见。因此 TACE 仍属非根治性治疗方法,尚无法取代手术切除的地位。

5.肝癌合并门静脉癌栓的外科治疗

近年来随着肝癌综合治疗水平的提高及手术技术的进步,对门静脉癌栓(portal vein tumor thrombosis,PVTT)治疗的认识趋于更积极,部分患者经过以手术为主的多模式综合治疗,疗效也有大幅度的提高,明显延长了生存时间,改善了生活质量。肝癌合并 PVTT 的手术切除指征包括患者一般情况较好,无明显心、肺、肾等重要脏器器质性病变;肝功能属于蔡尔德－皮尤评分(Child-Pugh score)A 或 B 级;肝癌局限在半肝,无肝脏以外的转移;估计切除原发灶的同时可一并切除主支癌栓或可经门静脉残端或切开主干能取净癌栓。有学者总结了肝癌合并 PVTT 的 5 种切除方式。

（1）半肝切除:肝癌原发灶位于左或右半肝,将原发灶连同 PVTT 及其相应的门静脉一并切除。

（2）气囊导管法:类似福格蒂导管取栓法,暂时阻断门静脉主干,在门静脉侧壁上切一小口,从此小口中插入气囊导管,直至超过 PVTT 所在处,然后用匙刀吸引器刮、吸癌栓。

（3）搭桥术:当 PVTT 侵及门静脉壁很难取出癌栓时,可连同 PVTT 所在的门静脉支一并切除,然后用自体髂外静脉在脐静脉和门静脉主干之间搭桥保持门静脉血流至肝脏。

（4）门静脉端-端吻合术:当 PVTT 位于肝段门静脉分支交叉口时,先暂时阻断门静脉主干及第一分支,切除 PVTT 所在的门静脉支,然后再行门静脉分支间端-端吻合。

（5）开窗术:门静脉主支或主干的癌栓,可暂时行全肝血流阻断,利用转流泵将门静脉和下腔静脉血流转流至腋静脉,纵行切开门静脉,取出 PVTT,最后连续缝合门静脉切口,这样行肝切除加 PVTT 切除出血很少。

复旦大学肝癌研究所余业勤阐述了其采用的 PVTT 的切除方法:当行肝切除后,在十二指肠稍上方处,左手捏住门静脉主干,再开放门静脉分支残端,因门静脉腔压力较高,癌栓即成条成块地被排出。如癌栓堵塞很紧,需钳夹或用吸引器头插入腔内将其吸出,或用导管插入生理盐水缓缓冲吸。阻断门静脉的手指放松,见残端血流喷出呈扇形,提示癌栓已全部去除,缝合门静脉分支残端。术毕,以 B 超即时检测门静脉主干及分支,观察癌栓是否已完全清除干净,该方法简单可行,易于推广。

6.肝癌伴肝静脉、下腔静脉癌栓的外科治疗

肝癌伴肝静脉癌栓并不如门静脉癌栓常见,但癌栓可通过肝静脉侵犯下腔静脉甚至右心房,因此肝静脉癌栓患者很容易产生继发性布-加综合征、肺梗死或肺转移等。对 HVTT 患者,肝切除及癌栓的清除是唯一获得根治的希望,但只有一小部分有良好肝功能储备的患者能耐受手术切除。单纯癌栓清除可以防止肺栓塞或减轻癌栓引起的水肿、腹水等症状,但这样的手术效果短暂且有限,除非原发肿瘤能得到有效控制并能阻止癌栓进一步生长。即使手术能切除肿瘤及清除癌栓,预后依然很差,有报道认为术后预后与肝静脉癌栓的侵犯程度及是否伴有门静脉癌栓有关。手术技巧上,为控制出血及防止气栓形成,往往需行入肝或全肝血流阻断。复旦大学肝癌研究所吴志全等对手术进行改进,充分游离肝脏后,不阻断入肝或全肝血流,用手指控制肝上下腔静脉血流,经肝静脉断端或下腔静脉切口取栓,术式简单,对肝功能影响小,效果较好。

7.肝癌合并胆管癌栓的外科治疗

肝细胞癌合并胆道癌栓的患者只要全身情况良好,无重要脏器严重功能障碍;肝功能基本正常,无腹水;肝内病灶局限于一叶或半肝内,胆管癌栓非弥漫性;无远处转移,都应尽早争取施行手术。手术治疗原则是切除肝脏肿瘤,解除胆道梗阻和清除胆道癌栓。近年来常用的手术方式有以下几种。

(1)肝癌切除加胆道癌栓清除术:此术式是本病最为理想的术式,其疗效类似于未侵犯胆管的肝癌切除。它的优点在于切除了肝癌原发病灶,防止癌栓继续侵入胆管;清除了胆管癌栓,解除了胆道高压,改善了肝脏功能;使后续治疗得以顺利进行。

(2)肝癌切除加胆肠内引流术:若肿瘤已侵犯一侧肝门部,可行半肝切除,肝总管切除,行健侧肝管空肠鲁氏 Y 形吻合术。

(3)胆道探查取栓术:肝细胞肝癌多伴有肝硬化,因肝硬化较重,结节样改变明显,有部分患者即使是手术中也未见肝脏肿瘤。还有相当一部分患者肿瘤较大或肿瘤侵犯第一、二肝门及周围重要血管,原发肿瘤无法切除,可行胆道切开取栓,引流减压。需要注意的是胆道单纯取栓时,可出现胆管出血,有时量很大,术中可用肾上腺素纱条压迫止血,同时行肝动脉结扎,T 管引流。

(4)肝动脉栓塞化疗加胆道引流术:胆道癌栓与肝内原发灶接受同一动脉供血,因此肝动脉栓塞同时控制原发灶和胆道癌栓的生长,对肿瘤无法切除的患者也是一种积极的治疗方法。

(5)肝移植:在国外,小肝癌是肝移植的主要适应证,而大肝癌和手术无法切除的肝癌是否适合做肝移植尚存在争议。

8.姑息性外科治疗

尽管外科手术切除对肝癌的效果值得鼓舞,但临床上不能切除者占大多数,因此,切除以外的外科治疗有重要地位。切除以外的外科治疗称为姑息性外科治疗,分经血管和经手术的局部治疗。经血管的有肝动脉结扎,肝动脉插管药物灌注,门静脉插管药物灌注及其合并应用。经手术的局部治疗包括冷冻治疗、术中微波、术中射频、术中瘤内无水乙醇注射、氩氦刀等。姑息性外科治疗的远期疗效不仅不差甚至优于有残癌的姑息切除。综合和序贯治疗能够使一部分肝癌缩小,为今后的二期切除获得根治提供了机会。

9.肝癌的微创治疗

随着医疗技术和设备的飞速发展,腹腔镜肝脏外科及经动脉栓塞化疗、经皮射频消融治疗(percutaneous radiofrequency ablation,RFA)、经皮无水乙醇注射、微波凝固治疗、外科冷冻和激光热消融等肝癌局部治疗方法不断兴起,应用范围逐渐扩大,疗效不断提高,为外科治疗小肝癌提供了全新的微创外科手段,射频和微波都是有效安全的高温物理方法,对于小肝癌,尤其是伴有重度肝硬化的或位于肝门区靠近大血管的小肝癌,疗效好且损伤小。对于大肝癌,术中反复多次并结合术后 TACE 应用,可提高疗效。RFA 治疗方法应用时间短,有待今后进行深入研究。微波除热凝固效应外,还有增强机体免疫功能作用。氩氦刀冷冻是一种只在刀尖冷冻,刀柄保持常温,唯一可用氦气解冻的微创靶向冷冻仪器。刀尖在 60 s 内温度降至 $-140\ ℃$,借助氦气又可使温度急速升至 $+20\ ℃\sim+45\ ℃$,这种冷热逆转疗法对肿瘤摧毁更为彻底,并可调控肿瘤抗原,激活机体抗肿瘤免疫反应。氩氦刀冷冻治疗肝癌的适应证同微波和射频,术中冷冻对直径 $>5\ cm$ 者也有效。腹腔镜微创外科对周边型小肝癌切除是一种简便有效的方法,但因视野小,出血不易控制,临床上尚难常规应用。

10.肝癌肝移植

国内肝移植近年来有了较大的发展,累计的病例越来越多,疗效肯定的主要是肝胆系统良性终末性疾病。目前一致的意见是小肝癌做肝移植比小肝癌根治切除术后的 5 年生存率好或相近。对伴有肝硬化的小肝癌或微小肝癌疗效确切,复发率也低。理论上肝移植彻底清除了肿瘤和肝内转移灶、最大限度地达到根治的要求,并且消除了肝癌产生的肝病背景,随着手术技术的成熟,免疫抑制药物的发展,肝移植作为肝癌治疗的一个重要手段,逐渐得到临床医师的认可和接受。肝癌肝移植手术指征的问题一直存在争论,国际上广泛采用米兰标准,国内尚无统一的标准。

肝癌的治疗注重个体化及序贯治疗。临床上,应结合患者一般情况,病灶部位和数量及肝脏体积,残肝大小,有无门静脉、胆道癌栓、远处转移及肝功能状况等综合分析,提倡以手术治疗为主的综合治疗原则:能一期切除者首选手术切除,术前不行 TACE;不能切除者,行 TACE、PEI、RFA、免疫、中药治疗等,争取使肿瘤缩小后二期切除;对于根治性切除后估计复发倾向较大者(如大肝癌、肿瘤与血管较近或血管内有癌栓),则采用手术切除附加肝动脉和(或)门静脉置泵,术中术后进行预防性或治疗性栓塞化疗;对于术中发现多灶不能完全切除者,采用主瘤切除,子瘤无水乙醇注射或冷冻,术后继续进行 TACE 和(或)PEI;对肿瘤大,术中游离肝脏困难,有可能因挤压致癌细胞血管内扩散或切缘有阳性可能者行冷冻后切除或加门静脉置泵,术中检查不能切除者,行冷冻、门静脉置泵,术后予 TACE 及 PEI;根治性切除术后复发者争取再切除。

一百年的肝癌治疗史上,外科治疗始终占有最重要的地位,将来肝癌外科仍将占重要地位,但肝癌治疗的模式和重点将有所改变。综合治疗是肝癌治疗的主要模式;腹腔镜下的小肝癌切除将明显增加;微创外科及微创外科观念将受到更多的关注;肝移植的数量将逐渐增多;肝癌治疗的疗效将显著提高;癌细胞生物学特性的研究将成为重点。

(李祥勇)

第二节 胆 囊 炎

一、急性结石性胆囊炎

(一)病因

急性结石性胆囊炎的起病可能是由于结石阻塞胆囊管,由结石或结石引起的局部黏膜糜烂和严重水肿造成梗阻,引起胆囊急性炎症。急性胆囊炎致病菌以革兰氏阴性杆菌(大肠埃希菌、克雷伯菌)为主,少数为革兰氏阳性球菌(粪链球菌)和真菌,大多为混合感染,两种以上的细菌混合感染约占 60%。其他可能的因素为潴留在胆囊内的胆汁浓缩,高度浓缩的胆汁酸盐损伤胆囊黏膜致急性胆囊炎;胰液反流入胆囊,被胆汁激活的胰蛋白酶损伤胆囊黏膜也可致急性胆囊炎。

(二)病理

仅在胆囊黏膜层产生炎症、充血和水肿,称为急性单纯性胆囊炎。如炎症波及胆囊全层,胆囊内充满脓液,浆膜面亦有脓性纤维素性渗出,称为急性化脓性胆囊炎。胆囊因积脓极度膨胀,引起胆囊壁缺血和坏疽,称为急性坏疽性胆囊炎。坏死的胆囊壁可发生穿孔,导致胆汁性腹膜炎。胆囊穿孔部位多发生于胆囊底部或结石嵌顿的胆囊壶腹部或颈部。如胆囊穿孔至邻近脏器中,如十二指肠、结肠和胃等,可造成胆内瘘。此时胆囊内的急性炎症可经内瘘口得到引流,炎症可很快消失,症状得到缓解。如胆囊内脓液排入胆总管可引起急性胆管炎,少数人还可发生急性胰腺炎。

(三)临床表现

以胆囊区为主的上腹部持续性疼痛,约85%的急性胆囊炎患者在发病初期伴有中上腹和右上腹阵发绞痛,并有右肩胛区的牵涉痛。常伴恶心和呕吐。发热一般在37.5 ℃～38.5 ℃,无寒战。10%～15%患者可有轻度黄疸。体格检查见右上腹有压痛和肌紧张,墨菲(Murphy)征阳性。在约40%患者的中、右上腹可摸及肿大和触痛的胆囊。血白细胞计数常有轻度增高,一般在$(10\sim15)\times10^9$/L。如病变发展为胆囊坏疽、穿孔,并导致胆汁性腹膜炎时,全身感染症状可明显加重,并可出现寒战高热,脉搏增快和白细胞计数明显增加(一般超过20×10^9/L)。此时,局部体征有右上腹压痛和肌紧张的范围扩大,程度加重。一般的急性胆囊炎较少影响肝功能,或仅有轻度肝功能损害的表现,如血清胆红素和谷丙转氨酶值略有升高等。

(四)诊断

急性结石性胆囊炎的确诊主要依靠临床表现和B超检查。B超检查能显示胆囊体积增大,胆囊壁增厚,厚度常超过3 mm,在85%～90%的患者中能显示结石影。CT检查有助于急性胆囊炎的检出。在不能明确诊断时,可应用核素^{99m}Tc-亚氨基二乙酸作胆系扫描和照相,在造影片上常显示胆管,胆囊因胆囊管阻塞而不显示,从而确定急性胆囊炎的诊断。此法正确率可达95%以上。

(五)治疗

急性胆囊炎的经典治疗是胆囊切除术。但是在起病初期症状较轻微,可考虑先用非手术疗法控制炎症和症状,待病情控制后择期进行手术治疗。对较重的急性化脓性或坏疽性胆囊炎或胆囊穿孔,应及时进行手术治疗,但必须做好术前准备,包括纠正水电解质和酸碱平衡的失调,及应用抗菌药物等。

1.非手术治疗

对大多数(约80%～85%)早期急性胆囊炎的患者有效。此方法包括禁食,解痉镇痛,抗菌药物的应用,纠正水、电解质和酸碱平衡失调,及全身的支持疗法。在非手术疗法治疗期间,必须密切观察病情变化,如症状和体征有发展,应及时改为手术治疗。特别是老年人和糖尿病患者,病情变化较快,更应注意。关于急性胆囊炎应用抗感染药物的问题,由于胆囊管已阻塞,抗感染药物不能随胆汁进入胆囊,对胆囊内的感染不能起到预期的控制作用,胆囊炎症的发展和并发症的发生与否,并不受抗感染药物应用的影响。但是抗感染药物的应用可在血中达到一定的药物治疗浓度,可减少胆囊炎症所造成的全身性感染,及能有效地减少手术后感染性并发症的发生。对发热和血白细胞计数较高者,特别是对一些老年人,或伴有糖尿病和长期应用免疫抑制剂等有高度感染易感性的患者,全身抗感染药物的应用仍非常必要。一般应用抗感染谱较广的药物,如庆大霉素、氨苄西林、氨苄西林-舒巴坦、甲硝唑,对于病情较重、合并败血症者可选用第二、第三代头孢菌素等,并常联合应用。

2.手术治疗

对于手术时间的选择曾有过争论,目前认为患者早期手术并不增加手术的死亡率和并发症率,但其住院及恢复工作需要的时间较短。早期手术不等于急诊手术,而是患者在入院后经过一段时期的非手术治疗和术前准备,并同时应用 B 超和核素等检查进一步确定诊断后,在发病时间不超过 72 h 的前提下进行手术。对非手术治疗有效的患者可采用延期手术(或称晚期手术)防止再次发作,一般在 6 个星期之后进行。

手术方法有两种,胆囊切除术是首选的术式,可采用腹腔镜胆囊切除或开腹胆囊切除,腹腔镜胆囊切除手术创伤小,术后恢复快,有其优点,但对患有心脏病、心肺功能欠佳者不宜采用,局部粘连广泛,操作困难,一旦发生胆管损伤,其严重度一般较剖腹胆囊切除术重。当腹腔镜操作不能安全地完成时可中转开腹胆囊切除术。急性期胆囊周围组织水肿,解剖关系常不清楚,操作必须细心,以免误伤胆管和邻近重要组织。有条件时,应用术中胆管造影以发现胆管结石和可能存在的胆管畸形。

另一种手术为胆囊造口术,主要应用于一些老年患者,一般情况较差或伴有严重的心肺疾病,估计不能耐受全身麻醉者;或胆囊与周围组织严重、紧密粘连、解剖不清而致手术操作非常困难者。其目的是采用简单的方法引流胆囊炎症,使患者度过危险期,待其情况稳定后,一般于胆囊造口术后 3 个月,再作胆囊切除以根治病灶。对胆囊炎并发急性胆管炎者,除做胆囊切除术外,还须同时作胆总管切开探查和 T 管引流。

随着老人群中胆石症的发病率增加,老年胆囊炎患病也不断增多,老年人胆囊炎在其发病中有其特殊性:临床表现比较模糊,一般化验检查结果常不能确切地反映病变的严重程度,容易发生胆囊坏疽和穿孔,常伴有心血管、肺和肾等内脏的并发症;全身抗病能力与免疫功能低下,对手术耐受性差,手术后并发症与死亡率均较一般人高,特别急症手术后的死亡率更高,有时可达 6%～7%,故对老年胆囊炎患者的治疗,应首先考虑非手术治疗,如需手术,则争取感染控制后再做择期性胆囊切除术。但在另一方面,如手术指征明确,仍应积极早期手术,手术内容从简,如在 B 超或 CT 引导下经皮胆囊穿刺置管引流术、胆囊造口术等,以暂时缓解急症情况。

二、急性非结石性胆囊炎

急性非结石性胆囊炎(actue acalculous cholecystitis,AAC),非常少见,发病率约占所有外科治疗的胆道疾病的 3%,常发生在手术(腹部或胸部大手术后 2～14 d)、创伤、烧伤、全身感染后和部分腹膜炎患者,也见于肿瘤、糖尿病、腹腔血管炎和充血性心力衰竭患者,与胆汁淤积、全胃肠外营养的应用、低血压、低灌流和胆囊缺血等多种因素有关。胆汁淤积是该病形成的重要因素,而脱水和反复输血引起的胆色素代谢异常可增加胆汁的黏滞度是另一重要诱因,其他如胆囊血运障碍等亦为发病因素。AAC 患者多无慢性胆囊炎的组织学证据,病理学可见多发动脉闭塞和轻度甚或无静脉充盈。AAC 无特异性症状,其表现易被原发病所掩盖,常漏诊,确诊比较困难。诊断的关键在于创伤或腹部手术后出现上述急性胆囊炎的临床表现时,要想到该病的可能性,对少数由产气杆菌引起的急性气肿性胆囊炎,胆囊区 X 线检查,可发现胆囊壁和腔内均有气体存在。超声扫描是在危重患者中的主要诊断方法。胆囊壁厚 4.0 mm 以上有诊断价值。如有胆囊周围积液、腔内存有气体和提示壁内水肿的"晕轮"征象时,更可确诊。AAC 易发展成胆囊坏疽、积脓和穿孔,死亡率高,应提高警惕。所有 AAC 患者均应手术治疗,但患者全身情况欠佳往往是经治医师的顾忌,可选择在局部麻醉下行胆囊造口引流术,若情况允许可考虑切除胆囊。

三、慢性胆囊炎

有症状慢性胆囊炎患者中 98% 的患者胆囊内有结石存在,通常只要有结石存在均被视为慢性胆囊炎。

慢性胆囊炎的病理改变常是急性胆囊炎多次发作的结果或因结石长期刺激胆囊黏膜而造成黏膜慢性溃疡、修复、瘢痕挛缩的结果。胆囊壁纤维组织增生,胆囊壁增厚、黏膜有不同程度的萎缩,胆囊也可萎缩变小,并可与周围组织有粘连,称之为胆囊萎缩,当壶腹部或胆囊管有结石存在影响胆汁流入胆囊,胆囊体积缩小,称之为萎缩性胆囊。当胆囊管完全阻塞时,可造成胆囊积水。胆囊较大结石压迫胆囊壁致囊壁坏死、穿孔入邻近器官可引起胆囊十二指肠瘘、胆囊结肠瘘、胆囊胆管瘘。

胆囊慢性炎症使黏膜上皮反复损伤再生修复上皮异型化,是癌变的重要因素。临床表现和诊断基本与胆囊结石相同。

治疗以择期手术为主,首选腹腔镜胆囊切除术,在遇到胆囊和胆管解剖不清及遇到出血或胆汁渗漏而不能满意控制时,应及时中转开腹。对有可能增加手术危险性的合并症应及时纠正,如心血管疾病、肝硬化等。患者应定期 B 超随访,如发现囊壁增厚＞5 mm,或有局限性不规则隆起,应手术切除胆囊。

慢性非结石性胆囊炎的病因至今尚不完全清楚。其临床表现与结石性慢性胆囊炎相同,但尚需与下列疾病鉴别。

(一)胆囊管部分梗阻

是一种由于胆囊管的慢性炎症和纤维化病变引起胆囊内胆汁淤滞和排空不畅的疾病,容易促发急性或慢性胆囊炎的发作及胆结石的生成。

正常人的胆囊及其 Heister 瓣(近胆囊颈一端黏膜内的螺旋形皱襞)并无控制胆汁流动方向的功能,后者主要是由胆囊和胆总管之间的压力所决定的。胆囊和奥狄括约肌之间也存在协调作用,其中自主神经和缩胆囊肽对二者的运动起重要调节作用。如缩胆囊肽分泌不足,支配肝外胆道的作用受损,胆囊与其邻近脏器粘连,胆囊管过长而扭曲,均可导致胆汁排空障碍,细菌感染引起胆囊管炎症、纤维性变和管腔狭窄,最终引起本病的发生。

在进食油腻物品或其他因素促使胆囊收缩时,加重胆汁排空不畅,即发生胆绞痛,腹痛位于右上腹或中上腹,可向右肩背部放射,发作突然,持续时间短暂。不伴发热或血白细胞增高等感染征象,体征仅有右上腹轻度压痛。如腹痛加重或时间持续长应考虑为慢性胆囊炎急性发作。

一般的胆囊 B 超检查常无异常发现,在口服碘番酸后 36 h 再行摄片,仍见胆囊显影,即可确定胆囊排空受阻,有胆囊部分性梗阻的可能。静脉注射缩胆囊肽 1.5 $\mu g/kg$,若 10 min 内引起类似的症状即为阳性。核素 ^{99m}Tc-肝胆亚氨基二乙酸扫描检查可见胆囊内核素放射物质的排空时间延长至 5～6 h(正常为 2 h),有助于诊断。对无胆囊结石而有类似胆绞痛病史者可进行上述检查。确诊后应行胆囊切除。

(二)胆心综合征

首先由苏联维诺格拉多夫于 1977 年命名,是指慢性胆囊炎或胆石症与心脏疾病之间存在的联系,如偶有胆道炎症、结石疾病者出现类似冠心病心绞痛样不典型表现,偶或也见胆道疾病的发作加重了原有心脏病的症状。其发病机制与胆汁淤积、胆道压力升高和肝细胞损害导致心肌抑制因子的产生有关,同时伴发的水电解质和酸碱平衡失调可以引起心脏自动调节缺陷或心肌缺血等情况。患者多系老年,均有较长期的胆道疾病史。如经手术解除了胆道病变,心肌缺血等表现在短期内就得到改善者应考虑本综合征的可能性。

(李祥勇)

第三节 胆 管 炎

一、急性化脓性胆管炎

急性胆管炎即急性化脓性胆管炎是胆管的细菌性炎症,并合并有胆管梗阻的病理改变。是外科急腹症中死亡率较高的一种疾病,多数继发于胆管结石、胆管良性或恶性狭窄、胆管内放置支撑管、经导管胆管内造影和 ERCP 术后、胆道蛔虫病等。造成胆管长期梗阻或不完全性阻塞,使胆汁淤积,继发细菌感染导致急性梗阻性化脓性胆管炎。致病菌几乎都来自肠道,经肝胰壶腹、经胆肠吻合的通道或经各类导管逆行进入胆道,亦可通过门静脉系统进入肝脏,然后进入胆道。致病菌主要为大肠埃希菌、克雷伯杆菌属、粪链球菌和某些厌氧菌。

(一)病理变化

继发于胆道梗阻性疾病的急性胆管感染,均有肝内和(或)肝外胆管及胆管周围组织的急性、亚急性和(或)慢性弥漫性化脓性炎症改变。主要表现为胆管黏膜充血、水肿、出血,加重胆管的梗阻,胆汁逐渐变成脓性,胆管内的压力不断增高,梗阻近侧的胆管逐渐扩大。在含有脓性胆汁的胆管高压的作用下,肝脏可肿大,肝内小胆管及其周围的肝实质细胞亦可发生炎性改变、肝细胞大片坏死,形成肝内多发性小脓肿。胆管也可因感染化脓造成黏膜糜烂、坏死、溃疡和胆道出血。胆管内高压造成肝内毛细胆管破溃,脓性胆汁甚至胆栓即由此经肝内血窦进入血液循环,造成菌血症和败血症。少数还可发生肺部脓性栓塞。在后期,可出现神经精神症状、发生感染性休克、肝肾衰竭或弥散性血管内凝血等一系列病理生理变化,此即为急性梗阻性化脓性胆管炎,又称重症型胆管炎,或称急性中毒性胆管炎。即使手术解除了胆管高压,但这些病理改变在肝实质和胆管仍会留下损害,这也是本症的严重性所在。

(二)临床表现

起病常急骤,突然发生剑突下或右上腹剧烈疼痛,一般呈持续性。继而发生寒战和弛张型高热,体温可超过 40 ℃,常伴恶心和呕吐。约 80% 的患者可出现显著黄疸,但黄疸的深浅与病情的严重性可不一致。当患者出现烦躁不安、意识障碍、昏睡乃至昏迷等中枢神经系统抑制表现,同时有血压下降现象时,往往提示患者已发生败血症和感染性休克,是病情危重的一种表现,已进入梗阻性化脓性胆管炎阶段,此时,体温升高,脉率增快可超过 120 次/分钟,脉搏微弱,剑突下和右上腹有明显压痛和肌紧张。如胆囊未切除者,常可扪及肿大和有触痛的胆囊并可触及肝脏,血白细胞计数明显升高和伴有核左移,可达$(20\sim40)\times10^9/L$,并可出现毒性颗粒。血清胆红素和碱性磷酸酶值升高,并常有谷丙转氨酶和 γ-谷氨酰转肽酶值增高等肝功能损害表现。血培养常有细菌生长,血培养细菌种类常与手术时所获得胆汁标本的细菌相同。

(三)诊断

根据临床表现中有典型的腹痛、寒战高热和黄疸的三联症,即夏柯三联症即可诊断急性化脓性胆管炎,当病情发展中又出现中枢神经系统抑制和低血压等临床表现(即雷诺五联症),急性梗阻性化脓性胆管炎的诊断,便可成立。仅在少数患者,如肝内胆管结石并发的急性梗阻性化脓性胆管炎,可仅出现发热,而腹痛和黄疸可轻微或完全不出现,会延误诊断。化脓性胆管炎不能满足于该病的诊断,而是要确定该病所处的发展阶段、严重程度、病变范围和胆管梗阻的准确部位,以便确定治疗方案。在诊断急性梗阻性化脓性胆管炎同时,可通过某些特殊检查方法,如 B 超、CT、MRCP 等非损伤性检查,来明确引起该病的胆道潜在性疾病。在急性梗阻性化脓性胆管炎得到控制后胆道造影是不可缺少的检查,可行 PTC、ERCP 或内镜超声等检查,常可显示肝内或肝外胆管扩张情况、狭窄或梗阻的部位和性质、从而推断胆管内梗阻的原因。

(四)治疗

治疗原则是解除胆管梗阻,减压胆管和引流胆汁,使感染过程完全得以控制。早期轻症胆管炎,病情不太严重时,可先采用非手术治疗方法。非手术治疗措施包括解痉镇痛和利胆药物的应用,其中 50% 硫酸镁溶液常有较好的效果,用量为 30～50 mL 一次服用或 10 mL 每天 3 次;禁食胃肠减压;大剂量广谱抗生素的联合使用,虽在胆管梗阻时胆汁中的抗生素浓度不能达到治疗所需浓度,但它能有效治疗菌血症和败血症,常用的抗生素有第二、第三代头孢菌素类药物及甲硝唑,头孢哌酮在胆汁中浓度较高,可作为优先选择的药物。应以血或胆汁细菌培养及药物敏感试验调整抗生素治疗。约有 75% 左右的患者,可获得病情稳定和控制感染。而另 25% 患者对非手术治疗无效,应考虑手术治疗。病程发展成急性梗阻性化脓性胆管炎患者对抗生素治疗与支持治疗反应差时,提示病情危重,应采取积极抢救治疗措施。如有休克存在,应积极抗休克治疗。非手术治疗 6 h 后病情仍无明显改善,休克不易纠正者,可行内镜下胆道引流和减压。这已成为治疗急性梗阻性化脓性胆管炎的主要方法之一,尤其适用于年老体弱不能耐受手术或已行多次胆道手术的患者,在情况理想时还可同时取石。对病情一开始就较严重,特别是黄疸较深的病例,又不具备内镜下胆道引流和减压的条件时可直接施行剖腹手术引流,胆管切开探查和 T 管引流术。手术方法应力求简单有效,应注意的是引流管必须放在胆管梗阻的近侧,因为有的胆管梗阻是多层面的,在梗阻远侧的引流是无效的,病情不能得到缓解。如病情条件允许,还可切除有结石和炎症的胆囊。待患者度过危险期后,经 T 管胆道造影全面了解胆道病变的情况后,经胆道镜取石,或再做择期手术,或经内镜括约肌切开以彻底解决引起胆道梗阻的潜在病变。

二、原发性硬化性胆管炎

原发性硬化性胆管炎(primary sclerosing cholangitis,PSC)是一种慢性进行性胆汁淤积性肝胆疾病。其特征为肝内外胆管弥漫性炎症纤维性破坏,胆管变形和节段性狭窄,病情呈进行性发展,最终导致胆汁性肝硬化和肝衰竭。

(一)流行病学

本病发病率约(1.3～8.5)/100 000,男女比例为(2～3)∶1,可发生于任何年龄,多数患者伴有炎症性肠病,同时部分性溃疡性结肠炎也伴有硬化性胆管炎,中位生存期约为 18 年。PSC 患者存在多种自身免疫异常,感染在胆道的炎性损害和硬化性胆管炎的发展中起促进作用,肠毒素可以激活肝内巨噬细胞,使肿瘤坏死因子产生量增加进一步导致胆管的损伤;缺血(多见于肝移植或介入治疗后)可以引起胆管纤维化和硬化出现淤胆和胆管损伤。

(二)病理学

原发性硬化性胆管炎可累及肝内外胆管的各个部位。73% 同时累及肝内外胆管,仅累及肝外胆管者少于 20%,仅累及肝内胆管者少于 1%,受累的胆管外径变化不大,但由于管壁增厚,管腔内径仅 3～4 mm。病理变化一般分为四个阶段,最终导致胆汁性肝硬化及门静脉高压症。

(三)临床表现

以慢性胆汁淤积和复发性胆管炎为特征,早期表现不明显,黄疸和瘙痒为首发症状,进行性加重,另伴有发热、上腹痛和肝脾大。90%以上的患者有碱性磷酸酶的升高,疾病发展可有高胆红素血症,晚期则出现尿铜和血浆铜蓝蛋白水平升高。

(四)诊断

首选内镜下逆行胰胆管造影(endoscopic retrograde cholangiopancreatography,ERCP),典型表现为胆管呈多节段狭窄或"串珠样"改变。经皮穿刺肝胆道成像(percutaneous transhepatic cholangiography,PTC)操作较困难,成功率不高,故仅用于ERCP失败者。磁共振胆胰管成像(magnetic resonance cholangiopancreatography,MRCP)诊断敏感性可达85%~88%,特异性可达92%~97%,而且无创性和可显示肝实质情况。肝活检可显示典型的胆管"洋葱皮样"改变。手术发现胆管壁增厚,管腔缩小乃至闭锁。病理检查示胆管黏膜下纤维化并可排除胆管癌。

(五)治疗

免疫抑制剂如硫唑嘌呤、环孢素、他克莫司等、糖皮质激素可以对抗炎症降低胆红素水平。熊去氧胆酸也具有一定疗效。秋水仙素可对抗纤维化,降低原发性胆管炎的死亡率。烯胺、纳洛酮可治疗瘙痒。介入治疗主要是针对并发症,目的是缓解梗阻,减轻继发性损害,但对病程无影响,包括PTC和ERCP。姑息性手术主要目的是解除梗阻、减轻黄疸和延长病程。肝移植主要适用于晚期患者,包括肝衰竭、肝性腹水、严重的食管胃底静脉破裂出血和反复发作的细菌性腹膜炎等。原发性硬化性胆管炎患者的病程差异很大,具有不可预测性,大多病情稳定,进程缓慢。

(李祥勇)

第四节 胆囊结石

结石在胆囊内形成后,可刺激胆囊黏膜,不仅可引起胆囊的慢性炎症,而且当结石嵌顿在胆囊颈部或胆囊管后,还可以引起继发感染,导致胆囊的急性炎症。结石对胆囊黏膜的慢性刺激,是导致胆囊癌形成的主要因素之一,有报道称此种胆囊癌的发生率可达1%~2%。

一、临床表现

每年2%~4%左右的胆石症患者出现症状,最常见为右上腹胆绞痛,往往与进食油腻食物有关。急性症状的发作期与间歇期反复交替是胆囊结石患者常见的临床过程。胆囊结石的症状取决于结石的大小和部位,及有无阻塞和炎症等。约有50%的胆囊结石患者终身无症状,即无症状性胆囊结石。较大的胆囊结石可引起中上腹或右上腹闷胀不适,嗳气和畏食油腻食物等消化不良症状。较小的结石常于饱餐、进食油腻食物后,或夜间平卧后,结石阻塞胆囊管而引起胆绞痛和急性胆囊炎。由于胆囊的收缩,较小的结石由胆囊管进入胆总管而发生梗阻性黄疸,部分结石又可由胆道进入十二指肠,或停留在胆管内成为继发性胆管结石。结石长期阻塞胆囊管或瘢痕粘连致完全阻塞而不发生感染,形成胆囊积液,体检可触及无明显压痛的肿大胆囊。间歇期胆囊结石患者一般无特殊体征或仅有右上腹轻度压痛。当急性感染时,墨菲征常阳性,进而出现中上腹及右上腹压痛、肌紧张,可扪及肿大而压痛明显的胆囊。

二、诊断

彩超是诊断胆结石的首选检查,显示胆囊内移动的光团及其后方的声影,阴性结石往往不伴声影,诊断正确率可达 95%。有急性发作史的胆囊结石,一般根据临床表现不难作出诊断。但如无急性发作史,诊断则主要依靠彩超等辅助检查。除彩超外,口服胆囊造影可示胆囊内结石形成的充盈缺损影;MRCP 可以显示胆囊内充盈缺损和胆道是否扩张等。

三、治疗

(一)胆囊切除术

胆囊切除术是治疗症状性胆囊结石最确切的方法,治疗效果肯定。胆囊切除首选腹腔镜胆囊切除术(laparoscopic cholecystectomy,LC),具有住院时间短、痛苦小、康复快和瘢痕小等优点。随着腔镜技术的日趋成熟和广泛应用,对于急诊、萎缩胆囊和肝硬化胆石症也逐步开展 LC,建议术前行 MRCP,了解胆囊三角结构和胆道结构变异,尽量减少胆管损伤等并发症。

急性胆囊炎手术时机的选择,我们建议急性发作三天内可以行 LC 术,一项随机对照试验(RCT 研)究证实炎症早期 LC 手术并发症和中转开腹率并不增加,但是发作 7~45 d 后行 LC 的并发症是早期 LC 的 2 到 3 倍,因而不建议在此期间内进行手术。如果急性胆囊炎保守治疗成功,建议炎症消退后 6 周再行胆囊切除。

胆囊结石有同时存在继发性胆管结石的可能,因此有下列指征时应在术中探查胆总管。探查指征包括胆总管已发现结石;术前有胆管炎和黄疸,胆源性胰腺炎表现;术中胆管造影显示有胆管结石;胆囊内为细小结石,伴有胆总管扩张直径超过 12 mm。

(二)胆囊引流术

对于合并症很多、条件困难的需急诊手术老年患者,胆囊引流术是首选的急诊急救处理措施,最简便是经皮肝胆囊穿刺置管引流术(percutaneous transhepatic gallbladder drainage,PTG-BD),具有方便、不需全麻和可在床旁实施等优点。等待两个月后胆囊炎症消退,患者身体条件恢复良好,其他基础疾病控制良好以后可择期行 LC。

(三)药物溶石、排石胆酸类药物

如熊去氧胆酸、鹅去氧胆酸是国内外公认的溶解胆固醇结石的药物,目前溶石药物治疗目的是预防胆道结石复发,对已经形成结石的溶石效果很差。口服药物溶石或 T 管灌注溶石如甲基叔丁基醚等对中国人的胆石溶石疗效极差,基本摒弃不用。

中国传统草药、针灸等亦具有利胆排石的功效,但是排石过程可造成急性胆管炎、胰腺炎等并发症,而且疗效不确定,我们不积极推荐。

(四)体外震波碎石

体外震波碎石(extracorporeal shock wave lithotripsy,ESWL)曾作为非手术治疗的典范在临床应用,但结石复发率高,目前临床已经不建议使用。

（曹　磊）

第五节 急性胰腺炎

一、概述

急性胰腺炎(acute pancreatitis,AP)是外科临床常见的急腹症之一,从轻症急性胰腺炎到重症急性胰腺炎,由于两者严重度不一,所以预后相差甚远。在急性胰腺炎中,约80%左右为轻型胰腺炎,经非手术治疗可以治愈。而另20%表现为病情严重,伴有局部和全身并发症,出现一个或多个脏器功能衰竭,甚至导致患者死亡,被称为重症急性胰腺炎(severe acute pancreatitis,SAP)。

重症急性胰腺炎即使给予及时治疗(包括外科的干预),仍有30%左右的死亡率。

二、病因与发病机制

急性胰腺炎病因众多,发病机制尚未完全明确。

胆道疾病、酗酒、高脂血症和医源性创伤都可以诱发胰腺炎,其中,最常见的病因是胆道疾病,约占50%。其次,则是酗酒及医源性的创伤包括手术损伤、内镜操作等。近年来,高脂血症诱发的急性胰腺炎逐渐增多。其他的病因还有外伤、十二指肠病变如十二指肠憩室、高钙血症、药物因素(如硫唑嘌呤、氨基水杨酸、磺胺、皮质激素等)的诱发等。另外,有部分急性胰腺炎找不到原因,称特发性胰腺炎。特发性急性胰腺炎,多为胆道微结石诱发。

胰腺是人体重要消化器官,具有内、外分泌功能。胰腺外分泌液由各种消化酶和碱性液体构成。正常情况下,胰腺腺泡分泌的消化酶并不能引起自身消化,主要是有一系列的保护机制运作:胰腺导管上皮有黏多糖保护;胰酶在胰腺内以没有活性的胰酶原形式存在;各种胰酶原以酶原颗粒的形式存在于胰腺腺上皮细胞内,酶原颗粒呈弱酸性,可以保持胰蛋白酶原的稳定形式;在胰腺实质和胰管之间,胰管和十二指肠之间的胰液分泌压和胆管中的胆汁分泌压之间均存在正常的压力梯度,维持胰管内胰液的单向流动,使胰液不会发生反流,奥狄括约肌和胰管括约肌也是保证压力梯度存在、防止反流的重要因素。总之,保持胰酶在胰腺内的非活化形式存在是维持胰腺正常运转的关键,任何原因诱发了酶原在胰腺内不适时地激活都将会启动急性胰腺炎的病程。

急性胰腺炎的发病机制复杂,在病情发展过程中,还有新的因素参与,促使病情进一步恶化。至今,确切的发病机制尚不完全清楚,有众多学说推测急性胰腺炎的发病机制,包括胰酶自身消化学说、炎性因子学说、微循环障碍学说、氧化应激、肠道细菌易位、胰腺腺泡内钙超载等学说。其中胰酶自身消化学说是急性胰腺炎最基本的发病机制。

(一)急性胰腺炎的启动因素

1.胰酶被异常激活的机制

80%正常人群存在胆胰管的共同通道,共同通道受阻,可造成胆汁反流入胰管和胰管内压力升高。胆管内结石、胆管癌、胰头癌、十二指肠乳头病变,十二指肠镜逆行性胰胆管造影(ERCP)都可以导致共同通道受阻。反流入胰管的胆汁游离脂肪酸可以直接损伤胰腺组织,也可以激活胰液中磷脂酶原 A，产生活化的磷脂酶 A，使胆汁中卵磷脂成为有细胞毒性的溶血卵磷脂，引起胰腺组织的坏死。磷脂酶 A 除作用于胰腺局部，还作用于全身，引起呼吸和循环的功能障碍。弱碱性的胆汁也可以激活胰管内胰酶颗粒中的各种酶原，提前启动了胰酶的活性。胰管内压力的上升还可以破坏胰管上皮，使胰液逆向流入胰腺间质内，被激活的各种胰酶对胰腺组织产生自身消化，导致胰腺坏死。急慢性胆道系统炎症也会诱发十二指肠乳头炎性水肿、痉挛和狭窄，造成胆胰管内压力升高，诱发急性胰腺炎。胆源性胰腺炎主要致病因素即共同通道受阻导致胆汁和十二指肠液的逆流。

2.酒精中毒的因素

在西方国家，酒精中毒引起的急性胰腺炎约占总数的 25%。酒精中毒导致胰腺炎的机制尚未完全明确，大致为以下几点。

(1)酒精的刺激作用：大量饮酒刺激胰腺分泌增加，同时酒精可引起奥狄括约肌痉挛，使胰管内压升高，导致细小胰管破裂，胰液进入胰腺实质，胰蛋白酶原被胶原酶激活，胰蛋白酶再激活磷脂酶、弹性蛋白酶、糜蛋白酶等，导致胰腺自身消化

(2)酒精对胰腺的直接损伤作用：血液中的酒精可直接损伤胰腺组织，使胰腺腺泡细胞变性坏死，蛋白合成能力减弱。

3.高脂血症的因素

(1)甘油三酯分解产物对腺泡的直接损伤。高脂血症的患者游离脂肪酸产生过多，超出了清蛋白的结合能力，胰腺内高浓度聚集的游离脂肪酸产生细胞毒性，损伤胰腺腺泡细胞和小血管，导致胰腺炎发生。游离脂肪酸还可以诱发胰蛋白酶原激活加速，加重腺泡细胞的自身消化和胰腺炎的病理损害。

(2)血清内甘油三酯＞2.15 mmol/L 时，患者的血液黏滞度增高，Ⅶ因子活性、纤溶酶原激活抑制物活性增高，干扰纤溶，易于形成血栓。高脂血症也会激活血小板，产生缩血管物质血栓素 A2，导致胰腺血液微循环障碍。而高脂血症中大分子的乳糜微粒可直接栓塞毛细血管，使胰腺缺血坏死。

4.其他因素

急性胰腺炎的起病因素众多，发病机制复杂，目前尚未完全明晰。在不同的国家和地区，主要的发病因素也不相同。除以上较为常见的因素以外，还有暴饮暴食的饮食因素，外伤和医源性损伤的创伤因素，妊娠、高钙血症等代谢因素，及药物因素、败血症相关的感染因素和精神因素等。

(二)导致急性胰腺炎病变加重的因素

80%的急性胰腺炎患者属于轻型急性胰腺炎，这些患者保守治疗有效，经自限性胰腺炎过程，很快能够恢复。但另外 20%左右患者，患病后快速呈现危及生命的临床表现，随着胰腺组织出血、坏死及后腹膜大量炎性毒素液渗出，病情急剧加重，全身代谢功能紊乱，出现肺、肾、心、脑多脏器功能障碍并继发局部及全身感染，最终导致患者死亡。是什么原因导致这部分患者病情加重，近年来研究揭示，尽管不同的始动因素诱发了急性胰腺炎，但在启动后急性胰腺炎进程上，它的病理生理过程是一致的，导致病变加重的因素也是相同的，而且这些因素又相互交叉、互相作用，使急性胰腺炎病变严重化，病程复杂化。

1.白细胞过度激活和全身炎症反应

胰腺炎是一种炎症性疾病，炎症介质和细胞因子过度释放是重症急性胰腺炎病情加重的重

要因素。1988年有学者提出急性胰腺炎白细胞过度激活学说。近年来实验研究显示,巨噬细胞、中性粒细胞、内皮细胞和免疫系统均参与急性胰腺炎的病变过程,并诱发了多种细胞因子的级联反应。其中,单核-吞噬细胞在损伤因子刺激下,能够合成和释放多种细胞因子,如肿瘤坏死因子-α、白介素-1等,也释放活性自由基及蛋白酶和水解酶,引起前列环素类物质、白三烯等炎症介质分泌,引起和增强全身炎症反应。细胞因子在炎症反应中,能刺激粒细胞活化,大量释放损伤性炎性介质,其中精浆弹性硬蛋白酶含量增高,它能够降解细胞外基质中的各种成分,水解多种血浆蛋白,破坏功能完好细胞,加重胰腺出血、坏死和胰外脏器损伤,并导致全身代谢功能的严重不平衡,临床上出现急性反应期症状,即形成了全身炎症反应综合征,最终可导致多脏器功能衰竭,此时是重症急性胰腺炎病程第一阶段,也是重症急性胰腺炎的第一个死亡高峰。

2.感染

患者度过急性胰腺炎急性反应期的全身代谢功能紊乱和多脏器功能不全后,接着要面临的是胰腺坏死灶和胰腺外脂肪组织坏死灶的感染和全身脓毒血症,它是急性坏死性胰腺炎第二阶段的主要病变,也是急性胰腺炎患者的第二个死亡高峰时期。急性胰腺炎患者并发的局部和全身感染多为混合性感染,主要致病菌是来源于肠道的革兰氏阴性杆菌和厌氧菌。肠道菌群移位到胰腺和身体其他部位,是因为肠道黏膜屏障在急性胰腺炎的早期就受到破坏。急性胰腺炎发病早期血流动力学改变,使肠道供血减少、肠黏膜缺氧,黏膜屏障被损伤,早期禁食治疗,使肠黏膜绒毛营养状态下降,加剧了肠道黏膜屏障破坏,使得肠黏膜通透性异常增加,细菌和内毒素移位到胰腺和胰外受侵犯的坏死组织内,导致胰腺坏死灶继发感染、胰腺和胰周脓肿及全身脓毒血症。

3.胰腺供血微循环障碍

有实验研究表明,胰腺供血不足和胰腺微循环障碍可以诱发和加重胰腺炎的发生和发展。在解剖上,胰腺小叶内中央动脉是唯一胰腺腺叶供血动脉,相互间缺少交通支。一旦中央动脉因各种原因导致供血障碍,容易发生胰腺小叶坏死,小叶内腺泡细胞的坏死会产生胰酶颗粒释放和激活。在急性胰腺炎病程中,胰腺血液循环障碍进一步加剧了胰腺坏死发展,使病变加重。

4.急性胰腺炎全身代谢功能改变和对重要脏器的影响

轻型急性胰腺炎病变仅局限在胰腺局部,而重症急性胰腺炎的病变则以胰腺病变和胰外侵犯共同存在为特点。重症急性胰腺炎影响全身多脏器功能的途径是多因素的,大量胰酶释放入血、失控的炎症反应、微循环障碍、再灌注损伤、感染等都可以诱导多脏器功能不全。其中全身炎症反应综合征是多脏器功能不全的共同途径。在重症急性胰腺炎早期,主要表现为循环系统、呼吸系统和肾功能受到影响。而到了感染期则全身多脏器和代谢功能均受伤害。

(1)对循环系统的影响:重症急性胰腺炎患者胰腺、胰周组织、腹膜后大量液体渗出导致全身循环血容量的急剧丧失,造成低血容量性休克。同时,过度释放的损伤性炎性介质带来全身炎症反应综合征,炎症介质对心血管系统的作用和血液分布不均是休克的主要原因。因此临床上单纯的液体补充并不能有效地终止重症胰腺炎患者的休克病程。

(2)呼吸功能的影响:胰腺炎症激活的弹性蛋白酶促使全身免疫细胞释放大量炎症介质,具有细胞毒性的细胞因子和炎症介质导致血管内皮和肺泡上皮的损伤。肺毛细血管内皮损伤后大量血浆成分渗透到肺间质和肺泡内。磷脂酶A2的异常释放和激活,使卵磷脂转变成溶血卵磷脂,破坏了肺泡表面活性成分,肺泡表面张力增加。以上原因造成肺的顺应性降低,患者可表现为进行性缺氧和呼吸困难。急性胰腺炎并发的肺损伤(acute lung injury,ALI)或急性呼吸窘迫综合征(acute respiratory distress syndrome,ARDS)是短时间内患者死亡的主要原因,约占死亡总数的近 60%。此外,重症胰腺炎患者腹腔内的大量渗出和肠壁水肿、肠蠕动障碍产生腹腔内高压(intra abdominal hypertension,IAH),也迫使横膈抬高,影响了呼吸功能,造成呼吸困难和缺氧,这与 ARDS 有所不同。

(3)肾功能的影响:在重症急性胰腺炎早期,肾前因素是导致肾功能损伤的主要原因。急性炎症反应期的有效循环血量相对或绝对不足引起严重的肾缺血,使肾小球滤过下降,肾组织缺氧。长时间肾供血不足,及全身炎症反应和感染情况下,炎症介质也可以直接或间接导致肾功能损害,出现急性肾小管坏死。

(4)代谢的改变:重症急性胰腺炎代谢性改变主要表现在低钙血症和高血糖。血钙低于 1.87 mmol/L(7.5 mg/L)预示胰腺炎病变严重,预后不良。低钙血症往往发生在发病后第三天。低钙血症的发生主要是因为胰周和腹膜后脂肪坏死区域发生钙盐皂化作用。由于血钙约半数与清蛋白结合,在低蛋白血症时也会导致总钙值降低。此外,胰腺炎时胰高血糖素的分泌增加,通过降钙素的释放和直接抑制钙的吸收可引起低钙血症。血钙的严重降低代表脂肪坏死范围增大,胰腺炎胰周病变严重。

(5)其他:对肝功能的影响是因为胰酶和血管活性物质及炎症介质通过门静脉回流入肝,破坏肝细胞;此外,血容量的不足也导致回肝血量减少损伤肝细胞。胰头水肿可压迫胆总管导致梗阻性黄疸。脑细胞缺血、缺氧及磷脂酶的作用使中枢神经系统发生病变。在严重感染期,真菌感染也可带来烦躁不安、神志模糊、谵妄等精神神经症状。

胰腺炎全程均可出现高血糖。胰腺炎早期多是因为机体的应激反应,胰高糖素的代偿性分泌所致。后期则是因为胰腺坏死、胰岛细胞广泛受到破坏、胰岛素分泌不足。

三、病理

急性胰腺炎的基本病理改变包括水肿、出血和坏死。任何类型的急性胰腺炎都具有上述 3 种改变,只是程度有所不同。一般急性胰腺炎在病理上分为间质水肿性胰腺炎和坏死性胰腺炎。

(一)间质水肿性胰腺炎

肉眼可见胰腺呈弥漫性和局限性水肿、肿胀、变硬,外观似玻璃样发亮。镜下可见腺泡和间质水肿、炎性细胞浸润,偶有轻度的出血和局灶性坏死,但腺泡和导管基本正常。此型胰腺炎占急性胰腺炎的绝大多数,其预后良好。

(二)坏死性胰腺炎

大体上胰腺肿大,胰腺组织因广泛出血坏死而变软,出血区呈暗红色或蓝黑色,坏死灶呈现灰黄、灰白色。腹腔伴有血性渗液,内含大量淀粉酶,网膜及肠系膜上有小片状皂化斑。镜检:胰腺组织呈大片出血坏死,腺泡和小叶结构模糊不清;胰腺导管呈不同程度扩张,动脉有血栓形成;坏死灶外有炎性区域围绕。当胰腺坏死灶继发感染时,被称为感染性胰腺坏死。肉眼可见胰腺腺体增大、肥厚,呈暗紫色。坏死灶呈现散在或片状分布,后期坏疽时为黑色,全胰坏死较少发生。

四、分类

急性胰腺炎因发病原因众多,病程进展复杂,预后差别极大,因此,分类侧重的方面不同,分类的方法也就有所不同。

（一）病因学分类

（1）胆源性胰腺炎：由于胆管结石梗阻或胆管炎、胆囊炎诱发的急性胰腺炎。患者首发症状多起自中上腹或右上腹，临床上 50％以上的急性胰腺炎都是胆道疾病引起。

（2）酒精性胰腺炎：因酗酒引起的急性胰腺炎，国外报道较多，西方国家约占急性胰腺炎的25％左右。

（3）高脂血症性胰腺炎：高血脂诱发的急性胰腺炎。近年来逐渐增多，正常人群如血脂尤其是甘油三酯高于 11 mmol/L，易诱发急性胰腺炎。

（4）外伤或手术后胰腺炎：胆道或胃的手术、奥狄括约肌切开成形术，ERCP 后诱发的急性胰腺炎。

（5）特发性胰腺炎：病因不明的急性胰腺炎，多数是微小胆石引起。

（6）其他：还有药物性急性胰腺炎、妊娠性急性胰腺炎等。

（二）病理学分类

（1）间质水肿型胰腺炎：此型为早期或轻型急性胰腺炎，其特点是间质水肿伴中等量炎细胞浸润，腺泡和导管基本上正常，间质可有轻度纤维化和轻度脂肪坏死。此型可反复发作。

（2）坏死型胰腺炎：亦称急性胰腺出血坏死。因胰腺组织广泛的出血坏死及脂肪坏死，胰腺明显肿大、质脆、软、呈暗红或蓝黑色。切面，小叶结构模糊，暗红和黄色相间。胰腺表面、大网膜和肠系膜均有散在灰白色脂肪坏死斑点。光镜胰腺组织中有大片出血坏死，坏死区周围有中性粒细胞及单核细胞浸润。胰腺内外脂肪组织均有脂肪坏死。

（三）病程和严重程度分类

（1）轻症急性胰腺炎：占 AP 的多数，不伴有器官功能衰竭及局部或全身并发症，通常在 1～2 周内恢复，病死率极低。

（2）中重症急性胰腺炎：伴有一过性（≤48 h）的器官功能障碍。早期病死率低，后期如坏死组织合并感染，病死率增高。

（3）重症急性胰腺炎：约占 AP 的 5％～10％，伴有持续（＞48 h）的器官功能衰竭。SAP 早期病死率高，如后期合并感染则病死率更高。器官功能衰竭的诊断标准依据改良马歇尔评分系统，任何器官评分≥2 分可定义存在器官功能衰竭。

（李祥勇）

第五章　　泌尿外科

第一节　肾　结　石

　　肾结石在泌尿系统结石中占重要地位,随着人们物质生活水平的提高,营养状况的改善,加重了饮食调配的不合理,高蛋白、高糖饮食成分的提高,使上尿路结石(特别是肾结石)的发病率不断上升。任何部位的结石都可以始发于肾,而肾结石又直接危害肾。结石常始发于下盏和肾盂输尿管连接处,可为单个或多发,其大小非常悬殊,小的如粟粒,甚至为泥沙样,大者可充满肾盂和整个肾盏,呈铸形结石。双肾结石占 8%～15%。男女之比约(3～9):1,中青年占 80%。案例可参考表 5-1。

表 5-1　案例:肾结石

项目	内容
病历摘要	患者男,78 岁,1 年余前无明显诱因突然出现右腰部持续性疼痛,为钝痛,可以忍受,发作时无恶心、呕吐,疼痛无放射。伴血尿,色淡红,无血块,无尿频尿痛。B 超示右肾结石,大小约 2.5 cm×1.4 cm,轻度肾积水,未予特殊处理,症状反复发作。20 余天前患者感疼痛加重。查体:右腰部叩痛明显,左肾区无压痛、叩击痛,双肾区未及肿物,双侧输尿管行径无压痛,膀胱区无压痛,外生殖器未见异常。B 超复查同前,CT 示右肾盂结石(3.0 cm×1.5 cm×1.2 cm,806 Hu),右肾轻度积水。2 型糖尿病病史 7 年余,服用格列吡嗪,控制可。完善相关检查,排除禁忌后行经皮肾镜碎石取石术。患者术后恢复良好,右腰部切口无渗出,肾造瘘引流管通畅,尿色淡红。于术后第二天拔除尿管及肾造瘘管后无特殊不适。
手术记录	膀胱镜下放置 5 Fr 右输尿管导管并留置尿管,输尿管导管接生理盐水灌注,再取俯卧位,常规消毒手术野、铺巾,B 超定位,取 12 肋下肩胛线交界处为穿刺点,B 超引导下穿刺针进入右肾中盏,可见淡红色尿液自针尾流出。放置导丝并拔除穿刺针,筋膜扩张器自 6 Fr 扩张至 18 Fr,更换金属扩张器扩张至 24 Fr,建立通道后,放置肾镜,见右肾盂结石长径约 3cm,以超声碎石探针将结石击碎并吸出,观察肾脏上盏、中盏及下盏均未见结石残留,拔除输尿管导管,留置进口 6 Fr 双 J 管,并经通道留置 18 Fr 肾造瘘管,撤除操作器械,固定造瘘管。

续表

项目	内容
学者点评	经皮肾镜取石术是一种常见的治疗肾结石的手术方法。术前准备应确保患者已经进行了充分的评估,包括尿液分析、血液检查、肾功能测试和影像学检查(如超声、CT 或 MRI)。了解结石的大小、位置和数量对于手术的成功至关重要。特别要向患者交代的是结石残留、结石复发问题;可能出现的并发症为术中可能会损伤周围毗邻脏器,如输尿管、血管、神经等,因出血影响手术视野、伴有炎性息肉或结石质地过硬无法击碎,放弃肾镜手术方式,而改行开放手术,术中、术后可能出现难以控制的大出血,需输血、介入治疗或切除肾脏等处理措施。术后可能会出现感染,包括泌尿系统、呼吸系统、伤口、重者可出现感染性休克,危及生命。术后结石残留或复发,术中放置肾造瘘管,术后约 5 d 拔除,术中放置双"J"管,需术后 1～2 月内拔除。 手术通常采用俯卧位,但也可以采用侧卧位或仰卧位。选择合适的体位可以更好地暴露结石并减少并发症的风险。选择适当的入路是关键。常用的入路有后外侧入路、前外侧入路等。使用超声或 X 线引导可以帮助准确定位。一旦进入肾脏集合系统,可以使用导丝和扩张器逐渐扩张通道,确保通道足够大以容纳肾镜和其他器械。对于碎石,有多种技术可供选择,如激光碎石、超声波碎石、气压弹道碎石等。选择合适的技术可以提高碎石效率并减少并发症。 术后应密切监测患者的尿量、血压和血红蛋白水平。确保患者充分水化,以帮助排出剩余的碎片。虽然经皮肾镜取石术是一种相对安全的程序,但仍有可能出现并发症,如出血、感染、尿漏、邻近器官损伤等。熟悉这些并发症的表现和处理方法是非常重要的。

一、临床表现

最常见的症状是腰痛和血尿。仅少数在肾盂中较大、不活动的结石,又无明显梗阻感染时,可长期无症状,甚至患肾完全失去功能,症状仍不明显。在肾盂内较小的结石由于移动性大和直接刺激,能引起平滑肌痉挛,或结石嵌顿于肾盂输尿管交界处发生急性梗阻时,则出现肾绞痛。典型的肾绞痛为突然发作,呈剧烈的刀割样痛。疼痛可沿输尿管向下放射到下腹部、外阴部和大腿内侧,男性可放射到阴囊和睾丸,女性放射到阴唇附近。持续时间不等,并伴有恶心、呕吐,患者坐立不安,面色苍白,大汗淋漓,可呈虚脱状态。绞痛后出现血尿,多为镜下血尿,也有肉眼血尿,或有排石现象。亦有结石逐渐长大导致慢性梗阻,发生肾积水和脓尿。在独肾或双侧肾结石,偶可发生急性肾功能不全。有的患者表现为贫血、胃肠道症状或尿路感染而就诊,易造成误诊。

二、诊断与鉴别诊断

根据病史、体检和必要的实验室、B 超、X 线等检查,不难作出肾结石的诊断,但还应进一步了解结石的大小、数目、形状和部位、有无伴发梗阻、感染、肾功能减退,及可能的原发病因与估计结石的成分。病史中凡是有腰部疼痛后伴血尿,或运动后发生血尿,都应考虑肾结石的可能。肾结石中多数为镜下血尿,少数为肉眼或无痛性血尿。亦有表现为尿路感染的症状,如尿中有脓细胞、细菌。尿液中找到结晶体或有排石史,是诊断尿路结石的一个重要线索。

(一)实验室检查

尿常规检查能见到肉眼或镜下血尿,伴感染时有白细胞和脓尿,尿液细菌培养可能呈阳性。有时可发现尿液中有晶体。当怀疑泌尿系统结石与代谢状态有关时,应测定血、尿的钙、磷、尿酸、草酸等,必要时行钙负荷试验。

(二)B超检查

结石显示为增强回声伴声影,且能够评价肾积水和肾实质萎缩的程度,可发现X线片不能显示的小结石和透X线结石。对造影剂过敏、妊娠妇女、肾功能不全、无尿患者,不能行静脉尿路造影时,选择B超有助于诊断。

(三)尿路X线检查

是确诊肾结石的重要方法,还可看到肾的外形,结石的大小、形态和部位。尿路结石约90%以上含钙,可在X线片上显示出来,故尿路X线片是诊断肾结石必不可少的检查。尿路X线片显示结石的清晰度主要取决于结石的成分和厚度,亦受患者的胖瘦、肠道积气的多少和摄片技术的优劣等影响。结石含钙愈多,X线片显示愈清楚。含钙少或结石小则显示不清,甚至模糊看不出。但若在拍片前晚冲服番泻叶6～9 g或灌肠后,有可能被检出。纯尿酸结石或胱氨酸结石因不含钙,故X线片上不能显示,称为阴性结石,约占全部尿路结石的3%～5%。

(四)静脉尿路造影检查

静脉尿路造影(intravenous urography,IVU)可以了解双肾功能、有无积水和整个尿路情况,并为选择治疗提供依据;还能发现引起肾结石的局部病因,如先天性肾盂输尿管连接处狭窄、马蹄肾和多囊肾等畸形。在阴性结石可表现为肾盂内占位性病变,对碘过敏者和阴性结石患者可行膀胱镜检查及逆行肾盂输尿管造影,必要时行肾盂空气造影。

(五)放射性核素肾显像检查

评价治疗前后分肾功能的受损和恢复情况,协助了解双侧尿路的梗阻情况。

三、鉴别诊断

鉴别诊断主要是右肾结石引起的上腹痛,需与急性胆囊炎、胆道结石、溃疡病、胰腺炎等疼痛鉴别,但这些患者尿液检查均无红、白细胞。虽然胆道结石或腹腔淋巴结钙化亦可在X线片上显影,但摄侧位X线片时,肾结石阴影与腰椎重叠或位于椎体稍后方,而胆道结石或腹腔内淋巴结钙化则位于椎体前方。通过病史和体检还要排除其他可以引起腹部疼痛的疾病如急性阑尾炎、异位妊娠、卵巢囊肿扭转、肾盂肾炎等。尿酸结石患者血尿酸值增高,尿液pH呈持续强酸性的特点,患者多有痛风病。

对于双肾或复发结石患者,术前均应常规测定血钙和血磷,以筛查甲状旁腺功能亢进症。由于血钙可能间歇性升高,故应行2～4次血钙、血磷测定。甲状旁腺功能亢进症患者的血清钙均超过2.62 mol/L(正常值2.12～2.62 mol/L),血清磷(空腹)降到0.81 mol/L以下(正常值0.97～1.61 mol/L)。正常人尿钙(130±50)mg/24 h,尿磷500 mg/24 h),而甲状旁腺功能亢进症患者24小时尿钙、尿磷排出增高。

口服1 g钙负荷试验:由于甲状旁腺分泌与血钙浓度成反比,正常人服钙后抑制甲状旁腺分泌,尿磷明显减少(20%～60%),血磷明显升高,而患者有甲状旁腺功能亢进症,服钙后尿磷减少,不足20%,而血磷很少改变。

近年应用环磷酸腺苷(cyclic adenosine monophosphate,cAMP)替代复杂的甲状旁腺素测定。甲状旁腺腺瘤可用B型超声及CT检查。

四、治疗

肾结石治疗的目的是去除梗阻因素和感染因素,排除结石,减除对肾脏的损害,挽救肾功能,减轻患者的痛苦,同时采取适当的措施预防结石复发,治疗结石的发病因素。结石复杂多变,结石的性质、形态、大小、部位、泌尿道局部解剖情况等都存在差异,因此治疗方法的选择应该依患者的具体情况而定,实施个体化的治疗方案。小结石可观察等待其自然排出或应用药物排石,如伴疼痛即对症治疗。经常伴有症状、梗阻或者感染的结石又不能自行排出时,应积极采用微创技术或者手术取石,结石梗阻严重影响肾功能时,应及早解除梗阻,改善肾功能。

(一)一般疗法

1.饮水治疗

尽量多饮水,使每天尿量维持在 2 000～3 000 mL,配合利尿解痉药物。尿液稀释有利于小结石的冲刷和排出,并有助于防止复发。

2.对症治疗

肾绞痛发作时,首先应解痉止痛,可用阿托品或山莨菪碱、哌替啶、含服硝苯地平等。局部热敷,针刺肾俞、京门、三阴交、足三里或耳针,均可缓解疼痛。必要时静脉补液,或用吲哚美辛栓剂肛门塞入。合并感染者应同时进行抗感染治疗。

3.排石治疗

其适应证为结石直径小于 0.6 cm,表面光滑,结石以下尿路无梗阻,结石未引起尿路完全梗阻。可服用各种排石冲剂或中药煎剂,配合多量饮水和适当运动有助于结石排出。近年来报道口服 α-受体阻滞剂或钙通道阻滞剂,排石效果较好。坦索罗辛是一种高选择性 α-肾上腺素能受体阻滞剂,使输尿管下段平滑肌松弛,促进输尿管结石排出。排石过程中应注意定期复查。

4.病因治疗

患有甲状旁腺功能亢进症者有时在甲状旁腺瘤或癌切除后,尿石不再发展,甚至自行溶解消失,同时结石亦不再复发。患有肾小管酸中毒者常并发磷酸钙结石,服用枸橼酸钾、磷酸盐合剂、氢氯噻嗪等降低尿钙,碳酸氢钠可纠正酸中毒。特发性高钙尿使用噻嗪类利尿药、枸橼酸钾、磷酸纤维素钠、正磷酸盐等降低尿钙,减少尿中钙盐结晶和结石形成。肠源性高草酸尿可使用高钙饮食、钙剂、葡萄糖酸镁等,对原发性高草酸尿,可使用维生素 B_6。上尿路畸形、狭窄、长期卧床等,应采取相应的治疗措施。

5.药物溶石治疗

单纯尿酸结石最常用碳酸氢钠或碱性溶液碱化尿液,碳酸氢钠剂量为 500～1 000 mg,每天 3～4 次;或可选择枸橼酸氢钾钠 2.5 g,每天 3～4 次。碳酸酐酶抑制剂乙酰唑胺是尿酸结石患者另一种常用的碱化尿液药物,常用剂量为 250～500 mg,睡前服用,维持夜间尿液碱化。治疗期间,应经常监测尿 pH,以求达到最有效治疗。限制高嘌呤饮食,尿 pH 保持在 6.5～7.0,同时每天大量饮水 3 000 mL 以上,亦有用 1.5% 碳酸氢钠溶液经肾造瘘管冲洗,局部溶石。如饮食不能控制高血尿酸时,可服用别嘌醇 0.1～0.2 g,每天 3 次,服用半年左右可使尿酸结石溶解,本药的优点为无不良反应。黄嘌呤肾结石治疗方法也相同。

胱氨酸结石采用低胱氨酸饮食,碱化尿液,大量饮水。使用降低胱氨酸药物,主要为硫醇类,如 D-青霉胺、硫普罗宁、乙酰半胱氨酸等。D-青霉胺的治疗剂量为 1～2 g/d,分 4 次服用,一般从小剂量开始,耐受良好时可逐渐增加剂量,并加用维生素 B_6,以减少不良反应的发生。硫普罗宁的常用剂量为 600～1 800 mg/d,分 4 次服用,治疗目的是减少尿液中胱氨酸的排出量至 200～300 mg/d 以下。乙酰半胱氨酸的成人常用剂量为每次 0.7 g,每天 4 次,不良反应很少。磷酸盐结石可口服葡萄糖醛酸苷或亚甲蓝。溶石疗法配合 ESWL,疗效更佳。

(二)体外冲击波碎石

世界上首台体外冲击波碎石(extracorporeal shock-wave lithotripsy,ESWL)机由德国多尼尔公司研制成功。1980年2月,德国医师首先将此技术应用于临床,获得成功,标志着治疗泌尿系统结石的新时代的到来。由于ESWL疗效显著、受损轻微,目前已成为上尿路结石治疗的主要手段。

1.原理

多尼尔型机是采用电极放电的原理。利用高电压(10~30 kV),大电流(10~20 kA)通过在水中(含1‰氯化钠)瞬间放电,产生液电压性冲击波,并沿半椭圆反射器的反射聚焦于半椭圆反射器的第二焦点处(放电处为第一焦点),能量可增加360倍,在两台X线球管与荧光增强管组成的结石定位系统监视下,高能冲击波即可精确地到达焦点的结石处,通过反复调整位置,多次冲击波轰击,结石可粉碎成2 mm大小而排出体外。不过冲击波焦点的有效面积仅2 cm,故较大的结石不可能一次彻底击碎,尤其是含钙致密坚硬的结石较难震碎。人体器官和组织密度和震波中的水溶液相似,因此冲击波从水中通过人体各层组织时不能发生能量交换(无阻抗),故组织不会受到明显损害;而肾结石阻抗比水大,故被粉碎。冲击波以声学特性传播,故能量在空气中比水削减得多,所以患者浸卧在水中震波比卧在水囊袋上效果更好些。冲击波粉碎结石是利用冲击波在两种声阻抗不同的传播媒质(组织和结石)的界面发生反射,它在结石的前缘产生压应力,在其后缘产生拉应力,两种媒质的声阻抗的差别越大,应力就越大,物质(结石)结构越容易破坏。在结石面对冲击波源的界面上的压应力使结石破裂,而空化作用产生水的射流使裂口内面的结石剥落,一连串的冲击波使结石由表及里的逐层破碎,直到完全粉碎成为细小的颗粒排出体外。除液电冲击波源外,尚有压电晶体、电磁波等冲击波源,现有用电磁波源取代其他冲击波源的趋势。

2.震波碎石装置的组成

(1)震波发生器:是体外震波碎石的核心部件,它决定着碎石效果、治疗工作的效率与对人身体的影响。要求具备冲击波需带有足够的能量;能在合适的介质中传播,耦合进入人体,衰减较小;冲击波具有良好的方向性——聚焦特性;冲击波应力脉冲必须保持稳定;必须对人体组织、器官无损害或影响很小。

(2)冲击波源:主要有三种。①液电冲击波源,液电冲击波源在一个椭圆反射体内,电能通过液体中火花放电的方式转化为热、光、力、声等其他形式的能量。在体外冲击波碎石术中,只是利用它的力学效应——冲击波。②压电晶体超声波,压电晶体超声波源是在一个半径50 cm左右的球冠上均匀分布数千个压电晶体元件,在同样电脉冲作用下产生相同的超声脉冲,而且同步到达球心,而获得高强的超声脉冲,达到碎石。③电磁脉冲波源,电磁脉冲波源是将电能首先转化为磁能,再转化成为机械能。它的第一种转换类似液电冲击波源,是高电压电容器的充放电。但它的放电不在水中,而是对一个线圈放电,放电产生的脉冲大电流形成一个高强的脉冲磁场。

(2)定位系统:是在半椭圆形反射体两侧用两套X线球管交叉定位,同时配有荧光增强电视观察图像仪,定位时移动人体的结石正好位于焦点上。

(3)水槽:由不锈钢制成,配有恒温装置、进出水道,槽底部有孔,安置冲击波发生器。水囊袋代替水槽,应用较为方便,但由于其能量较小,故不宜用于大的肾结石。

干式(水囊袋式)机和B型超声定位干式压电晶体的体外冲击波碎石机可避免接触放射线,

并可用于阴性肾结石、胆道结石。较疏松的输尿管结石定位较难。

3.体外冲击波碎石术的适应证和禁忌证

对小于 2 cm 肾结石患者的治疗可以首先考虑选择 ESWL。随着碎石机性能不断完善及临床经验的不断积累,适应证也在不断扩大,由 20 世纪 80 年代初的单一肾结石,直径<1 cm,输尿管上段结石至目前的全尿路结石。除结石以下部位的梗阻、狭窄外,绝大多数结石患者可用单一 ESWL 或配合经皮肾镜取石(percutaneous nephrolithotomy,PCNL)、输尿管镜取石术等治疗,效果良好。从理论上讲,尿路结石除远端有器质性梗阻外均可采用体外冲击波碎石术治疗。但为了取得最佳治疗效果和尽可能减少不良反应,临床上必须对结石患者加以选择。

(1)目前,ESWL 治疗肾结石的适应证:①直径≤2 cm 的肾盂或肾盏单发结石或总体积与之相当的多发结石是 ESWL 的最佳适应证;②直径 2～4 cm 的肾结石,仍可以选择 ESWL 治疗,但术前常需放置输尿管导管或支架管,且往往需要多次碎石;③直径>4 cm 的巨大结石或者难碎结石(胱氨酸结石),应根据具体情况选择 PCNL 或者 PCNL 联合 ESWL 治疗;④PCNL、输尿管镜碎石术或者开放性取石术后的残余肾结石、畸形肾结石、移植肾结石等。

(2)早期 ESWL 的禁忌证相当广泛,近年来,随着 ESWL 适应证的不断扩大,其禁忌证不断缩小。目前认为,妊娠是唯一的 ESWL 绝对禁忌证,而其他的如结石以下尿路有器质性梗阻、泌尿系统感染、心血管疾病等均属于相对禁忌证,在一定条件下或者经过适当处理后都可以行 ESWL 治疗。在临床工作中,下述情况应列为禁忌证:①不能纠正的全身出血性疾病;②高危患者如心肺功能不全,严重心律失常等;③泌尿系统活动性结核;④无症状的肾盏憩室结石;⑤妊娠妇女,特别是结石在输尿管下段者;⑥严重肥胖或骨骼畸形;⑦结石以下尿路有器质性梗阻,在梗阻未解除之前不宜碎石;⑧严重肾功能不全。

4.治疗方法和效果

震波前必须有近期的尿路 X 线片和计算机体层成像尿路造影(computed tomography urography,CTU)或静脉(逆行)肾盂造影证实。术前做心电图、血、尿常规检查,血小板计数,出凝血时间测定。ESWL 前晚用番泻叶 6～9 g 冲服清肠。术晨禁食,以免肠积气影响结石定位。控制泌尿系统感染。治疗时的工作电压应随不同厂家的碎石机而定。冲击次数则视结石粉碎为度,若结石不能完全粉碎时,其冲击总数不宜超过 2 500 次。对小儿肾结石和孤立肾结石,应适当调低工作电压和减少冲击次数,尽量减少其对肾的损害。对于同一部位的肾结石,ESWL 治疗次数不宜超过 3～5 次(具体情况依据所使用的碎石机),否则,应该选择其他方法如经皮肾镜取石术。治疗间隔时间目前尚无确定的标准,但多数学者通过研究肾损伤后修复时间认为间隔时间为 10～14 d。

一般来说,肾盂结石容易粉碎,肾中盏和肾上盏结石的疗效较下盏结石好。下盏漏斗部与肾盂之间的夹角为锐角,漏斗部长度较长和漏斗部宽度较窄,ESWL 后不利于结石清除。磷酸铵镁和二水草酸钙结石容易粉碎,尿酸结石可配合溶石疗法进行 ESWL,一水草酸钙和胱氨酸结石较难粉碎。

震波时并发症有局部皮肤疼痛、血压改变、心绞痛、窦性心动过速或窦性心动过缓及心律失常等,经对症治疗后大多可以完成震波。震波后近期并发症包括血尿(100%)、肾绞痛(约70%)、发热(1%～5%)、局部皮肤瘀点、恶心、呕吐、食欲缺乏、咯血、肾周围血肿、大便隐血或痰中带血等。震波后远期并发症有高血压(8%左右)、结石复发(2 年后为 6%,4 年后为 20%)及肾功能损害等。

5.震波后的处理

鼓励患者多饮水以利排石；用解痉剂、抗生素、排石汤和黄体酮等。及时观察和收集结石排出情况。尚需定期复查尿路 X 线片和 CT 或静脉尿路造影。对停留在输尿管的碎石不能排出者，或形成输尿管阻塞（石街）时，应及时给予再次震波或行输尿管镜碎石术等措施，解除梗阻，促进结石排出。并发肾严重感染者应积极抗感染，并及时行肾造瘘引流。

（三）经皮肾镜取石术

经皮肾镜取石术（percutaneousnephrolithotomy，PCNL）是指在 B 超引导或 X 线荧光透视监控下，通过经皮肾穿刺造瘘（percutaneous nephrostomy，PCN）所建立的通道，在肾镜直视下借助取石或碎石器械达到去除结石、解除梗阻的一种微创技术。PCNL 最早在欧美一些国家开展，20 世纪 80 年代中期以来，随着光学、电子工程技术的进展，超声、放射介入、CT、MRI 等技术的广泛应用，PCNL 技术在临床上的应用有了飞跃性发展，1997 年国外学者提出使用微创经皮肾取石术（minimally invasive percutaneous nephrolithotomy，MPCNL），以减少手术并发症与肾实质的损伤，但多用于治疗≤2 cm 的结石、小儿肾结石或需建立第二通道的病例，使用指征局限。而国内吴开俊教授和李逊教授等从 1992 年开始采用"经皮肾微造瘘、二期输尿管镜碎石取石术"。1998 年提出有中国特点的微创经皮肾取石术，并逐步在全国推广应用，使经皮肾取石技术的适应范围不断扩大，并应用于大部分 ESWL 和开放手术难以处理的上尿路结石。PCNL 具有创伤小、疗效高、并发症少、适应证广、恢复快等优点，是肾、输尿管复杂性结石治疗的首选方法。

1.治疗方案和原则

（1）PCNL 应在有条件的医院施行，推荐首选微通道 PCNL（或微造瘘 PCNL），并在术中由有经验的医师根据具体情况采用不同大小的通道和不同类型的器械进行手术。

（2）开展手术早期宜选择简单病例，如单发肾盂结石合并中度以上肾积水，患者体形中等偏瘦，无其他伴随疾病。

（3）复杂或体积过大的肾结石手术难度较大，应由经验丰富的医师诊治，不排除开放手术处理（方法见肾开放性手术）。

（4）合并肾功能不全者或肾积脓先行经皮肾穿刺造瘘引流，待肾功能改善及感染控制后再二期取石。

（5）完全鹿角状肾结石可分期多次多通道取石，但手术次数不宜过多（一般单侧取石≤3 次），每次手术时间不宜过长，需视患者耐受程度而定。多次 PCNL 后仍有直径＞0.4 cm 的残石，可联合应用 ESWL。

2.适应证

随着腔内技术和各种碎石设备特别是 EMS 超声联合气压弹道碎石机和钬激光的问世和应用，PCNL 适应证不断扩大。

（1）所有需开放手术干预的肾结石，包括完全性和不完全性鹿角结石、直径≥2cm 的肾结石、有症状的肾盏或憩室内结石；ESWL 难以粉碎及治疗失败的结石。

（2）输尿管上段 L4 以上、梗阻较重或长径＞1.5 cm 的大结石；或因息肉包裹及输尿管迂曲、体外冲击波碎石无效或输尿管置镜失败的输尿管结石。

（3）特殊患者的肾结石，包括小儿肾结石，肥胖患者的肾结石，肾结石合并肾盂输尿管连接部梗阻或输尿管狭窄，孤立肾合并结石梗阻，马蹄肾合并结石梗阻，移植肾合并结石梗阻，无萎缩、无积水肾结石。

3.禁忌证

(1)未纠正的全身出血性疾病。

(2)严重心脏疾病和肺功能不全,无法承受手术者。

(3)未控制的糖尿病和高血压者。

(4)盆腔游走肾或重度肾下垂者。

(5)脊柱严重后凸或侧弯畸形、极肥胖或不能耐受俯卧位者亦为相对禁忌证,但可以采用仰卧、侧卧或仰卧斜位等体位手术。

(6)服用阿司匹林、华法林等抗凝药物者,需停药1~2周,复查凝血功能正常才可以进行手术。

4.操作流程

PCNL术前必须进行一般生化检查及测出凝血时间及尿细菌培养。术前做肾、输尿管及膀胱平片(kidney ureter bladder position,以下简称KUB)+IVU或CTU检查,了解结石的位置、大小、形态及其与肾盏的位置关系。术前给予抗生素治疗或预防感染。

(1)术前经膀胱镜逆行插入输尿管导管,经逆行输尿管插管造影,显示肾集合系统。

(2)在B超或X线C形臂机定位下,穿刺点可选择在第12肋下至第10肋间腋后线到肩胛线之间区域,穿刺经后组肾盏入路,方向指向肾盂;对于输尿管上段结石、肾多发结石及合并肾盂输尿管连接部狭窄需同时处理者,可首选经肾后组中盏入路,穿刺点常选第11肋间腋后线和肩胛下线之间的区域。上组盏和下组盏的穿刺,须注意胸膜和肠管的损伤可能。

(3)扩张肾穿刺通道,插入肾镜。

(4)小的结石用取石钳直接取出,较大的结石通过激光、气压弹道、超声等击碎后排出。EMS兼有气压弹道碎石与超声碎石并吸出的优点,使肾内压降低,尤其适用于感染性、大结石的患者。碎石结束后放置双J管和肾造瘘管较为安全,留置肾造瘘管可以压迫穿刺通道、引流肾集合系统、减少术后出血和尿外渗,并有利于再次处理残石。

5.并发症

常见并发症有术中出血(1%~2.5%)、延迟出血(1%左右)、结石残留(3%~3.5%)和复发(1年内复发率8%左右)、发热和感染、邻近器官损伤、肾集合系统穿孔、输尿管狭窄、电解质失衡、液气胸、高血压、肾周脓肿及腹膜后血肿等。如果术中出血较多,则需停止操作,并放置肾造瘘管,择期行二期手术。当肾造瘘管夹闭后,静脉出血大多可以停止,临床上持续的、大量的出血一般是由于动脉性损伤所致,需行血管造影进行超选择性栓塞,若出血凶险难以控制,应及时开放手术探查止血,必要时切除患肾。迟发大出血大多由于肾实质动-静脉瘘或假性动脉瘤所致,血管介入微管超选栓塞是有效的处理方法。

6.术后处理

术后均有血尿,应卧床休息,直至尿色变清。术后静滴抗生素,有菌尿者连续3~5 d,菌尿转阴后改为口服。术后检查血常规和电解质。术后摄KUB或顺行显影若无残留结石,显影剂进入膀胱,则可夹闭引流管。术后如无特殊并发症,尿液清晰,引流管可在2~4 d拔除。如有较多的残余结石,则保留引流管一段时间,待二期手术再通过原通道取出残留结石。

(四)输尿管镜取石术

逆行输尿管镜治疗肾结石以输尿管软镜为主,其损伤介于ESWL和PCNL之间。随着输尿管镜和激光技术的发展,逆行输尿管软镜配合钬激光治疗肾结石(<2 cm)和肾盏憩室结石取得了良好的效果。

1.适应证

(1)透 X 线的肾结石(<2 cm),ESWL 定位困难。

(2)ESWL 术后残留的肾下盏结石。

(3)嵌顿的肾下盏结石,ESWL 治疗效果不好。

(4)极度肥胖、严重脊柱畸形,建立 PCNL 通道困难。

(5)结石坚硬(如一水草酸钙结石、胱氨酸结石等),不利于 ESWL 治疗。

(6)伴盏颈狭窄的肾盏憩室内结石。

2.禁忌证

(1)不能控制的全身出血性疾病。

(2)严重的心肺功能不全,无法耐受手术。

(3)未控制的泌尿道感染。

(4)严重尿道狭窄,腔内手术无法解决。

(5)严重髋关节畸形,截石位困难。

3.操作流程

采用逆行途径,向输尿管插入导丝,经输尿管硬镜或者软镜镜鞘扩张后,直视下放置输尿管软镜,随导丝进入肾盏并找到结石。使用 $200~\mu m$ 激光传导光纤传导钬激光,将结石粉碎成易排出的细小碎粒。综合文献报道,结石清除率为 71%~94%。逆行输尿管软镜治疗肾结石可以作为 ESWL 和 PCNL 的有益补充。

(五)手术治疗

近年来随着 ESWL 和腔内微创技术的发展,特别是经皮肾镜和输尿管镜碎石取石术的应用,使得肾结石的治疗取得了突破性的进展,开放性手术在肾结石治疗中已经显著减少。在一些大的结石治疗中心,肾结石病例中开放手术仅占 1%~5.4%。但是开放性手术取石在某些情况下仍具有重要的临床应用价值。

1.适应证

(1)ESWL、输尿管镜取石和(或)PCNL 作为肾结石治疗方式存在禁忌证。

(2)ESWL、PCNL、输尿管镜取石治疗失败,或上述治疗方式出现并发症需开放手术处理。

(3)存在同时需要开放手术处理的疾病,例如肾脏内集合系统解剖异常、漏斗部狭窄、肾盂输尿管交界处梗阻或狭窄、肾脏下垂伴旋转不良等。

2.手术方法

(1)肾盂或肾窦内切开取石术:多用于肾盂或肾盏内单个结石。优点是手术较简单,出血及并发症少。即使是高危或梗阻性尿毒症患者亦可接受此种手术。若是多发性小结石,可以凝块法取石,但仍有取不净结石的可能。对有肾盂输尿管连接处狭窄伴发肾结石者,在取石同时应行肾盂成形术,以解除梗阻,预防结石复发。

(2)肾实质切开取石术:适宜某些较为复杂的肾鹿角形结石、肾内型肾盂结石或因结石分支嵌顿于肾盏内,无法经肾窦内肾盂肾盏切口取出,或肾盂内多发性结石,难以经肾盂切口取出,又不适宜行肾部分切除术者。肾实质切开取石术的手术方法过去一直是沿用布勒德尔线的概念,其实这并不是真正的"无血管平面",在这个平面常会遇到肾动脉前支的后分支。博伊斯的无萎缩性肾切开是根据肾段血管分布及其与肾盂肾盏的解剖概念而设计的手术方法。在无血管区行肾切开不会引起肾萎缩，能最大限度地保护肾功能，又能行肾盏整形，纠正肾内异常及改善引流，故这种术式比传统肾切开取石方法为佳。为保护肾功能，常需在阻断肾蒂血管后进行局部降温。鹿角形结石或较大多个分散结石可行肾实质劈开取石，亦可做离体肾工作台取石术与髂窝肾移植术。此法虽有取完结石的优点，但手术复杂，创伤大，故应用不多。

（3）肾部分切除术：多用于集中在上、下极肾盏的结石，或存在肾盏狭小、宜切除肾的一极，及肾先天性异常合并结石者。肾部分切除术具有以下优点：易取净结石，手术并发症少，能去除结石复发的局部因素。

（4）肾盂-肾下盏（经肾实质）切开取石术：适合于肾盂-肾下盏巨大结石，因结石大而又延伸至下盏，单纯肾盂肾窦切开不能取出，需同时经肾下极实质延伸切开才能取出，临床上较为常用。

（5）肾切除术：仅在肾大量结石伴有严重感染、积脓或患肾功能丧失，或癌变而对侧肾功能正常时采用。

（6）双侧上尿路结石的手术治疗：一侧肾结石对侧输尿管结石，应先处理有梗阻的输尿管结石；双侧肾结石时，应在尽可能保留肾的前提下，先处理容易取出且安全的一侧；如病情严重结石难以去除，可先行经膀胱镜输尿管插管肾盂引流或肾造瘘术，必要时手术前后行透析治疗。

（任之尚）

第二节　输尿管结石

　　输尿管结石是一种常见病，占泌尿系统结石的 28.8%，绝大多数来源于肾，包括肾结石或体外震波后结石碎块下落所致。由于尿盐晶体易随尿液排入膀胱，故原发性输尿管结石少见。输尿管结石大多为单个，左右侧发病大致相似，双侧输尿管结石占 2%～6%。临床多见于青壮年，20～40 岁发病最高，男与女之比为 4.5∶1，结石位于输尿管下段最多，占 50%～60%。输尿管结石可引起上尿路梗阻和扩张积水，并危害患肾，严重时可使肾功能逐渐丧失（案例参考表 5-2）。

表 5-2　案例：输尿管结石

项目	内容
病历摘要	患者女，55 岁，4 h 前无明显诱因突然出现右侧腰腹部疼痛，为阵发性绞痛，不向会阴部放射，无发热、寒战，无胸闷、憋喘，无咳嗽、咳痰，无恶心，呕吐，无尿频、尿急、尿痛及肉眼血尿，无腹胀、腹泻。急诊 CT 示右侧输尿管结石。查体：双肾区无隆起，右肾区叩击痛，左肾区无叩痛。腹平，无胃肠型及蠕动波。腹肌软，有中腹部压痛，无反跳痛。肝脾肋下未及，肝区无叩痛，墨菲征阴性。膀胱区无充盈，无压痛。腹部叩鼓音，移动性浊音阴性，肠鸣音正常。CT 示右侧输尿管中段结石并其以上输尿管及右肾扩张、积水。完善相关检查后拟行体外碎石治疗，但无法定位；排除手术禁忌，在全身麻醉下行经尿道输尿管镜碎石术，术后抗生素预防感染、补液对症处理，恢复好。

续表

项目	内容
学者点评	患者突发右侧腹部疼痛 4 h 入院,既往无类似病史,结合查体及辅助检查,右侧输尿管结石诊断明确。本病应与输尿管肿瘤、急性阑尾炎、急性胃肠炎等相鉴别。输尿管肿瘤可出现腰腹部阵发性绞痛,可向会阴区放射,查体多为输尿管移行区压痛,肾区叩痛。B 超可助鉴别,尿脱落细胞学检查有助于诊断。急性胃肠炎多表现恶心、呕吐和腹泻等消化道症状较重,腹部无固定压痛和肾区叩击痛。患者 CT 检查示右侧输尿管中段结石并其以上输尿管及右肾扩张、积水。故目前诊断右侧输尿管结石较为明确,考虑输尿管结石大,自行排出困难,目前解痉、镇痛及促进结石排出药物治疗后,患者仍腹痛,建议行手术治疗,术后嘱患者多饮水,适当运动。

一、临床表现

输尿管结石可以引起多种症状,少数无症状。结石的大小与梗阻、血尿和疼痛程度不一定成正比。在输尿管中、上段部位的结石嵌顿阻塞或结石在下移过程中,常引起典型的肾绞痛和镜下血尿。疼痛可向大腿内侧、睾丸或阴唇放射。常伴有恶心、呕吐,有时血尿为肉眼可见。输尿管膀胱壁内段最为狭窄,结石容易停留。由于输尿管下段的肌肉和膀胱三角区相连,并且直接附着于后尿道,故常伴发尿频、尿急和尿痛的特有症状。在不影响尿流通过的大结石,可仅有隐痛,血尿也较轻。在孤立肾的输尿管结石阻塞或双侧输尿管阻塞,或一侧输尿管结石阻塞使对侧发生反射性无尿等情况,都可发生急性无尿,甚至肾功能不全。

二、诊断

输尿管结石的正确诊断不仅是肯定有无结石,还有确定结石的大小、位置、两侧肾的功能和肾积水的程度、有无感染等。典型的肾绞痛与血尿是诊断的重要线索。在疼痛发作时肋脊区有压痛、叩击痛。女性输尿管下端较大的结石能在阴道穹隆处触及。

90%以上的输尿管结石在尿路 X 线片上可被显示,草酸钙显示最佳,但需与腹腔淋巴结钙化、盆腔内静脉石、阑尾内粪石等相鉴别。IVU 主要了解结石的部位和肾功能及有无积水,必要时行大剂量尿路造影及放射性核素肾图检查,均能进一步了解肾功能情况。膀胱镜检查与输尿管插管在结石处受阻,并拍 X 线片显示钙化影在导管的同一平面,即能肯定输尿管结石的诊断。阴性结石用空气对比剂行逆行造影摄片,则可显示结石的存在。另外 CT 及 B 型超声检查有助于 X 线片不显影的阴性结石的诊断。对于尿路 X 线片未能显示结石,IVU 有充盈缺损而不能确诊时,输尿管镜检查可以明确诊断和进行治疗。

三、治疗

输尿管结石的治疗旨在解除梗阻、缓解或去除疼痛、清理结石、改善肾功能和预防复发。输尿管结石的治疗包括对症治疗、药物排石治疗、药物溶石治疗、ESWL、PCNL、输尿管镜碎石取石、腹腔镜取石和开放手术取石等。

(一)对症治疗

主要是控制肾绞痛,在明确诊断后可用阿托品 0.5 mg 与哌替啶 50～100 mg 肌注,痛区亦可热敷或行针刺,腰部敏感区可行皮下 1%利多卡因封闭。亦可用硝苯地平或吲哚美辛栓剂塞肛。有恶心、呕吐、腹胀者可适当输液。

(二)药物排石治疗

适用于直径<0.6 cm、表面光滑、结石以下无明显梗阻的结石。可选用中药清热利湿:金钱草、海金沙等;清热解毒:黄柏、山银花、连翘等;活血化瘀、软坚化湿:三棱、莪术等;补肾:如肉桂、附子、肉苁蓉等;补气补血:如党参、黄芪等。还有各种排石冲剂,应用方便。近年来,研究表明,口服 α-受体阻滞剂(坦索罗辛、多沙唑嗪、阿夫唑嗪等)或钙通道阻滞剂,能使输尿管下段平滑肌松弛,促进输尿管结石排出,特别是对于输尿管下段结石效果更明显。

(三)药物溶石治疗

只有纯尿酸结石才能通过口服溶石药物溶石,而含有尿酸铵或尿酸钠的结石则效果差。尿酸结石在行逆行输尿管插管进行诊断及引流治疗时,如插管成功到达结石上方,可在严密观察下用碱性药物局部灌注溶石,较口服溶石药溶石速度更快。

(四)体外冲击波碎石

早期体外冲击波碎石(ESWL)只限于治疗输尿管上段结石。随着治疗经验的积累和碎石机的改进,目前输尿管全长任何部位的结石都可以用 ESWL 治疗。由于输尿管结石在尿路管腔内往往处于相对嵌顿状态,周围缺少一个有利结石粉碎的水环境,与同等大小的肾结石相比,粉碎难度较大,治疗的成功率较低,结石排净率为 53%~97%,再次治疗率为 10%~30%。因此,ESWL 治疗输尿管结石通常需要较高的冲击波能量和更多的冲击次数。同时必须加强震波时的定位准确性,有困难者同时行排泄性尿路造影或做膀胱镜逆行插管造影,以协助定位。目前认为,输尿管上段结石宜采用仰卧位并稍向患侧倾斜,这种体位一方面可以减轻脊柱阻挡 X 线而有利于结石的观察与定位,另一方面可使冲击波避开椎体的阻挡而减少衰减,提高碎石效率。中段结石采用侧俯卧位,患侧向上,这种体位可使肠管挤向对侧,减少了肠道气体对冲击波的干扰。下段输尿管结石宜采用斜侧半卧位,对于髂骨翼重叠部位的结石应采用俯卧位,不能俯卧位者可改用坐位或者半坐位,适当提高电压,均可取得一定的成功率。

ESWL 疗效与结石的大小、结石被组织包裹程度及结石成分有关,停留时间过长,或者结构致密的结石(如胱氨酸结石)的碎石效果较差。对于复杂结石(结石过大或包裹很紧)常需多次碎石或者需联合应用 ESWL 和其他微创治疗方式(如输尿管支架或输尿管镜碎石术等)。对直径≤1 cm 上段输尿管结石首选 ESWL,对直径>1 cm 的结石可选择 ESWL、输尿管镜和 PCNL 取石/碎石;对中下段输尿管结石可首选输尿管镜碎石术。目前,对于患输尿管结石特别是输尿管下段结石的妊娠妇女,ESWL 是唯一绝对禁忌证。

大多数输尿管结石原位碎石治疗即可获得满意疗效,而有些输尿管结石(如阴性结石、需要协助定位的小结石、体积巨大结石等)需放置输尿管支架管,通过结石部位或者留置于结石下方行原位碎石,对治疗有一定的帮助;也可以将输尿管结石逆行推入肾盂后再行碎石治疗。

(五)输尿管镜碎石取石术

自 20 世纪 80 年代输尿管镜应用于临床以来,输尿管结石的治疗发生了根本性的变化。新型小口径硬性、半硬性和软性输尿管镜的应用,与新型碎石设备如超声碎石、液电碎石、气压弹道碎石和激光碎石的广泛结合,及输尿管镜直视下套石篮取石等方法的应用,使得整个输尿管结石都能得到高效、微创治疗,极大地提高了输尿管结石微创治疗的成功率。目前认为,半硬性输尿管镜下钬激光碎石术是治疗输尿管结石特别是中、下段结石首选的治疗方法,具有微创、高效、安全、恢复快等优点。综合文献报道,碎石成功率为 $98\%\sim100\%$,结石排净率为 $87\%\sim100\%$。

输尿管镜下取石或碎石方法的选择,应根据结石的部位、大小、成分(密度)、合并感染情况、可供使用的仪器设备、泌尿外科医师的技术水平和临床经验及患者本身的条件和意愿等综合考虑。

1.适应证

(1)输尿管下段结石。

(2)输尿管中段结石。

(3)ESWL 失败后的输尿管上段结石。

(4)ESWL 或者 PCNL 后形成的"石街"。

(5)结石并发可疑的尿路上皮肿瘤。

(6)透 X 线的阴性输尿管结石,ESWL 定位困难。

(7)体型肥胖、坚硬、停留时间长的嵌顿性结石而 ESWL 困难。

2.禁忌证

(1)不能控制的全身出血性疾病。

(2)严重的心肺功能不全,无法耐受手术。

(3)未控制的泌尿道感染。

(4)严重尿道狭窄,腔内手术无法解决。

(5)严重髋关节畸形,截石位困难。

3.操作流程

(1)先在直视下将输尿管镜由尿道插入膀胱,找到患侧输尿管口,将安全导丝(guide wire)置入患侧输尿管,然后在安全导丝引导下,向输尿管开口导入输尿管镜。输尿管口是否需要扩张,取决于输尿管镜的粗细和输尿管管口的大小。输尿管硬镜或半硬性输尿管镜均可以在直视下逆行插入上尿路。输尿管软镜需要借助输尿管镜镜鞘或通过接头导入一根安全导丝,在其引导下插入输尿管。对于采用逆行输尿管镜途径困难、梗阻明显的输尿管中上段结石患者,可通过PCN 通道行顺行输尿管镜取石术。

(2)在进镜过程中,利用注射器或者液体灌注泵调节灌洗液体的压力和流量,保持手术视野清晰。

(3)经输尿管镜看见结石后,利用碎石设备(如钬激光、气压弹道、超声等)将结石粉碎成 3 mm以下的碎片。而对于那些小结石及直径≤5 mm 的碎片也可用套石篮或取石钳直接取出。

(4)手术结束时,并非所有患者都需常规放置双J管,但遇有下列情况,宜放置双J管引流:①较大的嵌顿性结石(>1 cm);②输尿管黏膜明显水肿或有出血;③输尿管损伤或穿孔;④伴有息肉形成;⑤伴有输尿管狭窄,有/无同时行输尿管狭窄内切开术;⑥较大结石碎石后碎块负荷明显,需待术后排石;⑦碎石不完全或碎石失败,术后需行 ESWL 治疗;⑧伴有明显的上尿路感染。一般放置双J管 2～4 周,如同时行输尿管狭窄内切开术,则需放置 4～8 周甚至更长时间。可参考案例表 5-3。

表 5-3 案例:输尿管结石(留置双 J 管)

项目	内容
病历摘要	患者男,61 岁,5 d 前无明显诱因突然出现左侧腰腹部疼痛,为阵发性绞痛,不向会阴部放射,伴恶心,无呕吐,无尿频、尿急、尿痛及肉眼血尿,无发热、寒战,无胸闷、憋喘,无咳嗽、咳痰,无腹胀、腹泻。查体:双肾区无隆起,左肾区叩击痛,右肾区无叩痛;腹平,无胃肠型及蠕动波;腹肌软,左中下腹部压痛,无反跳痛;肝脾肋下未及,肝区无叩痛,墨菲征阴性;膀胱区无充盈,无压痛;腹部叩鼓音,移动性浊音阴性,肠鸣音正常。在当地诊所行"抗炎"治疗,症状反复。行 CT 示左肾积水,左侧输尿管上段结石。完善检查后行左侧输尿管结石经皮肾镜碎石术,手术顺利,术后防治感染及补液支持治疗,恢复良好。
学者点评	输尿管结石治疗方法根据结石大小、位置、成分、梗阻情况、是否感染、肾积水程度、肾功能等状况而有所不同,一般情况下,输尿管结石小于 0.6 cm,建议辅助药物自行排出治疗,0.6～2.0 cm 建议体外冲击波碎石,或输尿管镜激光碎石,大于 2 cm 建议经皮肾镜碎石取石。该患者左侧输尿管结石诊断明确,输尿管结石体积大,长径>1.5 cm,位于输尿管上段,自行排出困难,且同侧肾盂积水严重,考虑梗阻时间长,手术指征具备,手术时机合适,无手术禁忌证,讨论后一致认为可耐受经皮肾镜碎石术,给予手术治疗,经输尿管难以碎石。行经皮肾镜碎石取石,术后给予留置双 J 管,如无出血情况,可不用留置引流管,减少患者痛苦及感染机会。

4.并发症

输尿管镜取石术并发症的发生率与所用的设备、术者的技术水平和患者本身的条件等有明显关系。据报道发生率为 5%～9%,较为严重的并发症发生率为 0.6%～1%。

(1)近期并发症及其处理:①感染,根据尿细菌培养及药敏试验应用敏感抗生素积极抗感染治疗;②黏膜下损伤,放置双 J 支架管引流 1～2 周;③假道,放置双 J 支架管引流 4～6 周;④穿孔,为主要的急性并发症之一,小的穿孔可放置双 J 支架管引流 2～4 周,如穿孔严重,应进行手术修补(输尿管端-端吻合术等);⑤输尿管断裂或长段输尿管黏膜撕脱,为最严重的急性并发症之一,应积极手术重建(自体肾移植、输尿管膀胱吻合术或回肠代输尿管术等)。

输尿管狭窄为主要的远期并发症之一,其发生率为 0.6%～1%。输尿管黏膜损伤、假道形成或者穿孔、输尿管结石嵌顿伴息肉形成、多次 ESWL 致输尿管黏膜破坏等是输尿管狭窄的主要危险因素。

(2)远期并发症及其处理如下:①输尿管狭窄,可行输尿管狭窄内切开或狭窄段切除端-端吻合术;②输尿管闭塞,可行狭窄段切除端-端吻合术或输尿管膀胱再植术;③输尿管反流,轻度定期随访,重度则需行输尿管膀胱再植术。

(六)腹腔镜输尿管取石术

仅用于 ESWL 和输尿管镜碎石、取石治疗失败及输尿管镜取石或 ESWL 存在禁忌证的情况下,例如存在输尿管狭窄等。手术途径有经腹腔和后腹腔两种,腹腔镜下的输尿管切开取石可以作为开放手术的另一种替代选择。需注意该类手术有一小部分病例会出现术中结石漂移,需要术中结合软镜取石或二期手术取石。

(七)开放手术取石

微创技术的不断应用与发展,使得 95%以上的患者免于开放手术的痛苦,取得满意效果。

输尿管结石的开放性手术取石仅用于 ESWL 和输尿管镜碎石、取石治疗失败、严重并发症及输尿管镜取石或 ESWL 存在禁忌证的情况下,例如输尿管严重穿孔、撕脱、存在重度输尿管狭窄等。手术前须拍尿路 X 线定位。

(杨　瑜)

第三节　膀　胱　结　石

膀胱结石可分为原发性和继发性两种,主要发生于 5 岁以下的儿童和 60 岁以上的老年人。男性患者的发病率是女性的十几倍。原发性膀胱结石多由营养不良所致,偏远山区多发于婴幼儿,已不多见。继发性膀胱结石主要继发于良性前列腺增生或者下尿路梗阻,随着寿命的延长此病也逐渐增多。另外结石容易发生在有尿道狭窄、膀胱憩室、异物及长期引流管和神经源性膀胱功能障碍等(案例参考表 5-4)。

表 5-4　案例:膀胱结石

项目	内容
病历摘要	患者男,67 岁,2 月余前开始出现排尿费力、延迟,伴尿频,夜尿增多,约 4~6 次,偶感尿痛,无肉眼血尿。排尿困难进行性加重,尿线渐变细、分叉,尿程缩短,尿后滴沥,并伴有下腹部胀痛。4 d 前行彩超提示,膀胱炎声像,膀胱内多发结石,前列腺增生,口服"左氧氟沙星、特拉唑嗪"治疗,效果不佳。体温 36.2 ℃,心率 93 次/分钟,呼吸 20 次/分钟,血压 18.1/10.3 kPa(136/77 mmHg)。完善相关检查后行经尿道前列腺电切术治疗,病理回示前列腺增生伴慢性炎症。
学者点评	前列腺增生是老年常见的下尿路梗阻疾病,膀胱结石是其中的一个并发症,这种膀胱结石通常是继发性的膀胱结石,结石的形成意味着前列腺增生要进行手术的干预,该患者结石较大,且为多发结石,难以自行排出,极易引起膀胱感染,考虑患者体格较好,可以耐受经尿道膀胱结石钬激光碎石取石术的同时,行前列腺等离子电切术,否则单纯膀胱结石碎石取石术后,前列腺增生症不处理,易再次引起膀胱结石复发,该患者膀胱结石为非巨大结石,暂不需行开放性手术治疗。前列腺电切时,术中应注意控制手术时间,术中彻底止血等,围手术期注意抗生素应用防治感染等;术后患者多饮水,清淡饮食,适当活动,避免吃辛辣刺激食物。

一、临床表现

典型的膀胱结石常见于儿童,在排尿时由于结石突然阻塞在膀胱颈部,发生排尿中断,并引起剧烈疼痛,此时病孩常用手握阴茎,蹲坐哭叫,但体位变化后又可顺利排尿。膀胱黏膜与不光滑的结石摩擦引起出血、感染、黏膜溃疡,偶可发生严重的膀胱溃疡,甚至穿破到阴道、直肠,形成尿漏。结石和炎症长期刺激可诱发膀胱鳞状上皮癌。长期梗阻可造成输尿管与肾盂扩张、积水、肾功能受损。多数患者平时有尿频、尿急、尿痛和终末血尿,常有排尿中断现象。前列腺增生引起继发性结石,可能仅有排尿困难。大的膀胱结石在直肠指诊有时能摸到。

二、诊断

根据病史、临床表现、B超和尿路X线片容易确诊,复杂的病例可以采用CT平扫检查帮助诊断。寻找梗阻的原因甚为重要。必要时行膀胱镜检查,除能明确诊断外,尚可发现结石的原因。

三、治疗

膀胱结石治疗原则为取出结石,纠正形成结石的原因。治疗方法包括内腔镜手术、开放手术和ESWL。经尿道内镜下碎石术是目前治疗膀胱结石最常用且有效的方法。目前使用较多的是钬激光碎石。钬激光还能同时治疗引起结石的其他疾病,如前列腺增生、尿道狭窄等,且不受结石大小的限制。此外,还可以应用经尿道气压弹道碎石术,但碎石效率差于钬激光碎石术。

如成人的膀胱结石直径在2 cm以内,也可采用经尿道碎石钳碎石术,并将碎石块冲洗干净。此法简单有效,可在门诊进行,但患者有一定程度的疼痛感。对于有严重尿道狭窄和结石直径超过4 cm者,如无条件行经尿道钬激光碎石术,也可行耻骨上膀胱切开取石;如有前列腺增生,应同时摘除,以减少结石复发。其他亦有应用体外冲击波碎石或超声波、微爆破等碎石的报道,但目前应用较少。

婴幼儿有足够的乳制品,即可预防发生膀胱结石。另外,去除诱发因素,如积极治疗尿道狭窄等梗阻疾病,在膀胱手术时不可用不吸收缝线穿入黏膜以免异物形成结石核心。有造瘘导管者应定期更换,并确保通畅。

(杨 瑜)

第四节 肾脏肿瘤

一、肾细胞癌

肾细胞癌是起源于肾实质泌尿小管上皮系统的恶性肿瘤,又称肾腺癌,简称为肾癌,占肾恶性肿瘤的80%～90%。包括起源于泌尿小管不同部位的各种肾细胞癌亚型,但不包括来源于肾间质及肾盂上皮系统的各种肿瘤。

(一)流行病学及病因学

肾癌占成人恶性肿瘤的2%～3%,各国或各地区的发病率不同,发达国家发病率高于发展中国家。我国各地区肾癌的发病率及死亡率差异也较大,据全国肿瘤防治研究办公室和卫生部(现国家卫生健康委员会)卫生统计信息中心统计我国试点市、县1988～1997年肿瘤发病及死亡资料显示:肾癌的发病率和死亡率均有上升趋势;男女比例约为2:1;城市地区高于农村地区,两者最高相差43倍。发病年龄可见于各年龄段,高发年龄50～70岁。

肾癌的病因未明。其发病与吸烟、肥胖、高血压、长期血液透析、长期服用激素、解热镇痛药物等有关;某些职业如石油、皮革、石棉等产业工人患病率高;近亲中有肾癌患者也是危险因素之一;而适度的酒精摄入则是一种保护因素。少数肾癌与遗传因素有关,称为遗传性肾癌或家族性肾癌,占肾癌总数的 4%。其中希佩尔-林道病(von Hippel-Lindau disease)肾癌是主要类型。非遗传因素引起的肾癌称为散发性肾癌。

(二)分类

肾癌有几种分类标准,以往我国最常采用的是 1981 年 Mostofi 分类标准。WHO 1997 年根据肿瘤细胞起源及基因改变等特点制定了肾实质上皮性肿瘤分类标准,此分类将肾癌分为透明细胞癌(60%~85%)、乳头状肾细胞癌或称为嗜色细胞癌(7%~14%)、嫌色细胞癌(4%~10%)、集合管癌(1%~2%)和未分类肾细胞癌。根据形态学的改变乳头状肾细胞癌分为Ⅰ型和Ⅱ型。

2004 年 WHO 对 1997 年的肾细胞癌病理组织学分类进行了修改,保留了原有肾透明细胞癌、乳头状肾细胞癌(Ⅰ型和Ⅱ型)、肾嫌色细胞癌及未分类肾细胞癌 4 个分型,将集合管癌进一步分为 Bellini 集合管癌和髓样癌,此外增加了多房囊性肾细胞癌、Xp11 易位性肾癌、神经母细胞瘤伴发癌、黏液性管状及梭形细胞癌分型。推荐采用 2004 年 WHO 肾细胞癌病理分类标准。

(三)病理

绝大多数肾癌发生于一侧肾,常为单发肿瘤,10%~20%为多发。肿瘤多位于肾上下两极,瘤体大小差异较大,常有假包膜与周围肾组织相隔。双侧先后或同时发病者仅占散发性肾癌的 2%~4%。遗传性肾癌则常表现为双侧、多发性肿瘤。

1.肾透明细胞癌

肾透明细胞癌的大体标本多为圆形,较大时外形不规则,可为分叶状或结节型。肿瘤常为实性,质硬,少数合并囊肿或囊性变。有一层纤维包膜包裹,血供丰富,表面常有怒张的血管。肿瘤的颜色与血管多少、癌细胞内脂质含量及出血、坏死等因素有关。一般说来,生长活跃区为白色,含脂质丰富的区域呈金黄色并发亮,灰色可能为分化不良或未分化肿瘤。可有局灶性钙化,液化坏死,不规则的出血灶。显微镜下透明细胞体积大,边界清楚,呈多角形,核小而均匀,染色深,因胞质内含大量磷脂、糖原和中性脂肪,在切片过程中这些物质被溶质溶解呈透明状。细胞常排列呈片状、乳头状或管状。分化不良的核多样性,有明显的核仁。

2.嗜色细胞癌

嗜色细胞癌为乳头型,占肾癌的 10%~15%。嗜色细胞癌表现为乳头状或小管乳头状生长,在未分化肿瘤变为实性。其乳头的蒂常为充满了脂类的巨噬细胞和巨灶性砂样瘤小体。乳头状肾癌预后比非乳头状好。

3.嫌色细胞癌

嫌色细胞癌约占肾癌的 4%,切面常为橘黄色。显微镜下嫌色细胞的特点是细胞多角形,胞质透明但有细的网状结构,有明显的细胞膜。常规染色胞质不染,可以用 Hale 铁染胞质。电镜下可见胞质内有丰富的网状结构,肝糖原减少,细胞形态和免疫组织化学表现是皮质集合管上皮。嫌色细胞癌的预后比透明细胞癌好。

4.肾集合管癌

肾集合管癌位于肾髓质中部,扩展至肾周围脂肪和肾盂,肿瘤切面为白色,实性,间有深色出血灶。肿瘤边缘不规则,在皮质围绕肿瘤有结节。显微镜下中等大小细胞,嗜碱性,胞质淡,PAS染色强阳性,常有细胞核退行性发育。有时可见颗粒细胞变异,梭形、多型性、肉瘤样型。

肾癌可通过直接浸润、淋巴途径和血运转移。肾癌达到一定体积后突破包膜,向内侵入肾盂,向外突破肾包膜,侵及肾周脂肪组织和筋膜,蔓延到邻近的组织,如肝、脾、肾上腺及横膈等。向内侵入肾盂后常发生血尿。25%的肾癌都有区域淋巴结转移。左侧经淋巴管转移到肾蒂、主动脉和主动脉左外侧淋巴结。右侧首先累及肾门附近和下腔静脉周围淋巴结，并可向上蔓延到颈部淋巴结,也可直接通过膈肌淋巴结转移到肺。肾癌具有向静脉侵入的倾向,故血行转移是肾癌重要的转移途径。肾癌细胞侵犯静脉,在静脉内形成瘤栓,进一步延伸至下腔静脉,甚至到达右心房,并转移到骨骼和肺等其他脏器,引起广泛血行转移。癌细胞转移至肾静脉和下腔静脉的发生率分别为 20%和 10%。多数瘤栓来自右侧肾癌,个别来自肾上腺内的转移灶。

肿瘤转移并不是与原发肿瘤大小完全相关。低度恶性的肿瘤常保持完整的包膜,虽然体积巨大,仍可没有转移。恶性程度较高的肿瘤,虽然肉眼看来肿瘤包膜保持完整,实际上癌细胞往往已侵入和穿出肾包膜。而对于淋巴转移和血行转移来说,少数恶性程度很高的肾癌在原发肿瘤体积很小时即已出现转移。

(四)分期

肾细胞癌分期采用最广泛的是美国癌症分期联合委员会(American Joint Committee on Cancer Staging,AJCC)制定的 TNM 分期系统,目前应用的是 2017 年更新的第 8 版。详见表 5-5、表 5-6、表 5-7 及表 5-8。

表 5-5　肾细胞癌原发肿瘤分期 T

分期	证据
T_X	原发肿瘤无法评估
T_0	无原发肿瘤的证据
T_1	肿瘤最大径≤7 cm,且局限于肾内
T_{1a}	肿瘤最大径≤4 cm,且局限于肾内
T_{1b}	4 cm<肿瘤最大径≤7 cm,且局限于肾内
T_2	肿瘤最大径>7 cm,且局限于肾内
T_{2a}	7 cm<肿瘤最大径≤10 cm,且局限于肾内
T_{2b}	肿瘤局限于肾脏,最大径>10 cm,且局限于肾内
T_3	肿瘤侵及主要静脉或肾周围组织,但未侵及同侧肾上腺,未超过肾周围筋膜
T_{3a}	肿瘤侵及肾静脉或其分支的肾段静脉,或侵犯肾盂系统,或侵犯肾周脂肪和(或)肾窦脂肪,但是未超过肾周围筋膜
T_{3b}	肿瘤侵及膈下的腔静脉
T_{3c}	肿瘤侵及膈上的腔静脉或侵及腔静脉壁
T_4	肿瘤侵透肾周筋膜,包括侵及邻近肿瘤的同侧肾上腺

表 5-6　肾细胞癌区域淋巴结分期 N

分期	证据
N_X	区域淋巴结无法评估
N_0	区域淋巴结无转移
N_1	区域淋巴结有转移

表 5-7　肾细胞癌区域淋巴结分期 N

分期	证据
M_0	无远处转移
M_1	有远处转移

表 5-8　肾细胞癌临床分期/预后分组

分期		肿瘤情况	
Ⅰ期	T_1	N_0	M_0
Ⅱ期	T_2	N_0	M_0
Ⅲ期	$T_{1/2}$	N_0	M_0
Ⅳ期	T_3	$N_{0/1}$	M_0
	T_4	任何 N	M_0
	任何 T	任何 N	M_1

(五)临床表现

1.局部肿瘤引起的症状和体征

(1)血尿:无痛性血尿是肾癌较常见的症状。出现血尿多表明肾癌已侵入肾盂肾盏等集合系统。最常见的表现为间歇性、全程性、无痛性血尿。

(2)腰痛:是肾癌常见症状,发生率约为 40%,多为钝痛。原因主要是由于肿瘤生长导致肾被膜张力增加,另外还可因晚期肿瘤侵犯周围脏器或腰肌所造成。也可导致持续性的腰部疼痛,且疼痛较剧烈,此外,血块经输尿管排出时,也可引起肾绞痛。

(3)肿物:腰、腹部肿物也是肾癌常见的症状,肿物体积较大时方可被发现,质硬,无明显压痛,肿物随呼吸活动。如肿物比较固定,表明肿物已处于晚期,可能已侵犯腰肌和周围脏器。随着我国健康人群体检的普及和 B 超、CT 等影像学技术的发展,肾癌患者多在肿块发展到此阶段前,已获确诊和治疗。

既往经典血尿、腰痛、腹部肿块"肾癌三联症"临床出现率不到 15%,这些患者诊断时往往已为晚期。无症状肾癌的发现率逐年升高,近 10 年国内文献报道其比例为 13.8%～48.9%,平均 33%,国外报道高达 50%。所谓肾癌三联症实际价值需要重新评估。

2.全身症状和体征

(1)发热:肾癌患者中较常见,发生率为 10%～20%。常为 38 ℃以下的低热,发热的原因现已明确是肾癌的致热原所致。在切除肿瘤后,体温多能恢复正常。

(2)高血压:约 20%的肾癌患者有高血压,主要原因为肿瘤压迫或肿瘤内动-静脉瘘导致肾素分泌过多引起。但应注意,只有近期出现的并且在切除肾癌后恢复正常的高血压才能认为是肾癌引起的。

3.生化指标异常

(1)贫血:25%的患者可伴有轻度的正常红细胞贫血。目前认为是肾癌毒素影响骨髓造血功能,及肾自身的促红细胞生成素分泌不足造成的。

(2)红细胞沉降率增快:在肾癌比较常见,发生率为 50%。现认为是致热原所致,红细胞沉降率增快和肿瘤细胞类型、血清蛋白的关系尚不明确,但发热伴红细胞沉降率增快是预后不良的征兆。

(3)高钙血症:原因不清,发生率约为10%,可能与肿瘤产生的类似于甲状旁腺素相关蛋白的多肽有关。也可能由肿瘤转移到骨骼引起。

(4)红细胞增多症:肾癌时肾皮质缺氧,释放促红素,调节红细胞生成和分化,在肾癌患者血中促红素升高3%~10%,这种物质可以是肿瘤直接产生,也可能由肿瘤挤压缺氧引起。当肿瘤切除后,红细胞增多症即可消失,肿瘤转移或复发后又重新出现。

(5)肝功能异常:肾癌未出现肝转移时即可有肝功能改变,包括碱性磷酸酶升高、胆红素升高、低清蛋白血症、凝血酶原时间延长、高 α_2 球蛋白血症。肾癌切除后肝功能恢复正常者是预后较好的表现,肝功能异常并非是肾癌根治术的手术禁忌。

10%~40%的患者出现副瘤综合征,表现为高血压、贫血、体重减轻、恶病质、发热、红细胞增多症、肝功能异常、高钙血症、高血糖、红细胞沉降率增快、神经肌肉病变、淀粉样变性、溢乳症、凝血机制异常等改变。30%为转移性肾癌,可由于肿瘤转移所致的骨痛、骨折、咳嗽、咯血等症状就诊。

(六)诊断

1.肾癌的发现

许多肾癌患者的早期临床表现并不典型,需要我们提高警惕,予以鉴别。首先,对于间歇性、无痛性血尿患者,应予以重视,即使是镜下血尿,亦应予以检查。同样,对于持续性腰部隐痛患者,及具有贫血、红细胞沉降率快和其他肾外表现的患者,也应谨慎对待,寻找上述表现的原因。体检时应注意有无腰、腹部包块和锁骨上淋巴结病变。精索静脉曲张平卧不消失提示有肾肿瘤伴静脉瘤栓可能。推荐的实验室检查项目包括尿素氮、肌酐、肝功能、全血细胞计数、血红蛋白、血钙、血糖、红细胞沉降率、碱性磷酸酶和乳酸脱氢酶。

2.肾癌的确诊

实验室检查可作为对患者术前一般状况、肝肾功能及预后判定的评价指标,肾癌的临床诊断主要依靠影像学检查。影像学技术不仅提供最直接的诊断依据,同时,还能够做出准确的肿瘤分期,从而在手术以前明确病变的性质和病变的发展侵犯情况。

(1)B超检查:是肾癌诊断最常用且无创、经济的检查方法。超声检查可以发现肾内1 cm以上的占位病变。尤其可以很容易地将肾囊肿、肾积水等疾病与肾癌鉴别开来。肾癌在超声检查时典型征象表现为肾实质内的圆形或椭圆形、边界较清楚的团块状回声。低回声占位居多,因肾癌常有出血、坏死、实性变,回声不均匀。肾囊肿亦可表现为肾内占位病变,但其境界清晰、内部无回声。如果囊肿内出血、感染、钙化亦可出现异常回声。近年注意肾内实性囊肿,其内容可能为黏稠血性液体,其回声可以与肾癌相似,其特点为边缘光滑,因内部无血管,CT表现为肿物无增强,可以区别。肾血管平滑肌脂肪瘤为实性肿物,女性较多,可能双侧发病,超声表现为强回声,可以和肾癌鉴别。B超还可以提供肾门、腹膜后淋巴结情况和肝、肾上腺有无转移。彩色多普勒超声可了解肾静脉和下腔静脉内有无癌栓,对癌栓诊断的准确率为93%。

(2)CT检查:可以发现肾内0.5 cm以上的病变,能显示肿瘤的范围及邻近器官有无受累,准确性较高,是目前最可靠的诊断肾癌的影像学方法。

典型的肾癌在CT上呈圆形、椭圆形或不规则形占位,平扫时,肾癌的密度略低于肾实质,增强扫描后,肾癌病灶的密度轻度增强,而正常肾实质的密度呈明显增强,两者形成明显对比,使肿瘤的边界更明显。由于肾癌病灶中多有程度不等的坏死、出血、囊性变甚至钙化灶,因此在CT

图像上表现为密度不均。部分肾癌有钙化灶,在肿瘤内呈不规则分布。

肾癌侵入肾静脉或下腔静脉后,CT平扫可发现静脉内低密度区肿块影,增强扫描可见肿块增强不明显,形成管腔内的低密度充盈缺损区。

CT可确定肿瘤淋巴结转移情况。肾门周围直径大于2 cm淋巴结多为肿瘤转移所致。肾门区淋巴结直径小于2 cm则为可疑淋巴结转移。

(3)MRI检查:对肾癌诊断的敏感度及准确性与CT相仿,肾癌在T_1加权像上呈低信号,在T_2加权像上呈高信号,肿瘤内组织信号不均匀,为椭圆形或不规则形肿块,可见肾外形改变,边缘能见到假包膜形成的环状低信号区。

MRI在显示周围器官受侵犯、肿瘤与周围脏器关系上明显优于CT,可以确定肾蒂淋巴结转移情况。由于MRI有冠状面、额状面和矢状面多种层面的影像,可以轻易地界定肿瘤与肾、肾上腺及下腔静脉的关系,确定肿瘤的来源,使肾上极肿瘤与肝和肾上腺肿瘤得以鉴别。MRI还可以清晰地显示肾静脉与下腔静脉内的瘤栓,尤其是MRI的额状面图像,可以清晰地显示瘤栓的范围。

(4)X线检查:对于肾癌诊断价值不大,较大的肿瘤可遮盖腰大肌阴影,肿瘤内有时可见到钙化,局限或弥漫絮状影。

(5)排泄性尿路造影检查:通过了解肾肿瘤对肾盂、肾盏的压迫情况来明确诊断。当肿瘤体积较小、仅限于肾实质内时,集合系统可无异常改变,容易导致漏诊。排泄性尿路造影的主要表现:①肾盂肾盏变形、拉长、扭曲;②当肿瘤刚刚开始侵入集合系统后,可使肾盂、肾盏的轮廓不规则、毛糙或出现充盈缺损;③可引起患肾的功能丧失,造影时不显影。排泄性尿路造影也可以了解双肾功能尤其是健侧肾功能情况,但不能鉴别囊肿、肾血管平滑肌脂肪瘤和肾癌,必须配合超声、CT或MRI检查。

(6)逆行上尿路造影检查:该项检查对肾癌的诊断帮助不大,但对于排泄性尿路造影不显影的肾脏,可以用来与其他上尿路病变进行鉴别。

(7)肾动脉造影检查:随着造影技术的发展,血管造影多采用选择性数字减影的方法来清楚地显示病变。肾癌动脉造影的主要征象有肿瘤区出现多数迂曲、不规则、粗细不均、分布紊乱的小血管,肿瘤周围的血管呈包绕状;由于肿瘤内存在动-静脉瘘,在动脉期即可见肾静脉显影;向肾动脉内注射肾上腺素时,正常肾血管和良性肿瘤内的血管将发生收缩,但肾癌组织内的肿瘤血管却不会收缩。

肾动脉造影目前常用于较大的或手术困难的肾癌,术前进行造影和动脉栓塞可以减少手术出血量;晚期肾癌,动脉栓塞加入化疗药物可以作为姑息疗法;对需保留肾单位手术前需了解肾血管分布及肿瘤血管情况者可选择肾血管造影检查。肾动脉造影是有创的、昂贵的检查方法,也可能出现出血、假性动脉瘤、动脉栓塞等并发症。

(8)PET-CT:检查费用昂贵,主要用于发现远处转移病灶及对化疗或放疗的疗效评定。

(9)穿刺活检:不推荐对能够进行手术治疗的肾肿瘤患者行术前穿刺检查;对影像学诊断有困难的小肿瘤患者,可以选择定期(1~3个月)随诊检查或行保留肾单位手术。对不能手术治疗的晚期肾肿瘤需化疗或其他治疗的患者,治疗前为明确诊断,可选择肾穿刺活检获取病理诊断。

(10)除外转移灶:肾癌患者就诊时有20%~25%已发生转移,因此在进行根治性肾切除术前,建议行胸部CT、肝脏B超检查,除外肺部和肝转移的存在。如有骨转移和脑转移的可能,亦应行全身核素骨扫描和脑部CT。

(七)治疗

综合影像学检查结果评价 cTNM 分期,根据 cTNM 分期初步制订治疗原则。依据术后组织学确定的侵袭范围进行病理分期(pathological stage grouping,pTNM)评价,如 pTNM 与 cT-NM 分期有偏差,按 pTNM 分期结果修订术后治疗方案(参考案例见表 5-9)。

表 5-9 案例:肾细胞癌

项目	内容
病历摘要	患者老年男性,3月前无明显诱因及原因出现肉眼血尿,为全程肉眼血尿,无血块,无排尿困难,无尿频尿急尿痛,行泌尿系彩超检查未见明显异常。仔细询问既往史,患者 1 年前胃部分切除,自诉病理为良性;该次手术出院后 9 d 中风,康复治疗 3 月后下肢活动受限,长期口服阿司匹林抗血小板治疗。9 年前行切口疝修补术,25 年前因腹部外伤后行小肠部分切除。
	考虑患者长期服用阿司匹林导致血尿,给予停药后患者肉眼血尿消失,3月来患者间断性出现无痛肉眼血尿 3 次,每次停服阿司匹林后血尿即消失。5 d 前患者再次出现肉眼血尿伴血凝块,再次行泌尿系彩超提示左肾低回声占位;CT 显示左肾占位病变并左肾门、腹膜后淋巴结肿大。
	患者完善相关检查,明确左肾肿瘤并不除外骨转移后,先行抗感染对症治疗等术前准备,择期行腹腔镜下左肾癌根治术,术后继续给予抗感染补液支持对症治疗。术后病理示(左肾)分化较差的癌,结合免疫组化符合浸润性高级别尿路上皮癌伴有肉瘤样分化,癌组织侵达被膜但未侵透,输尿管残端、肾动静脉断端均未查见癌累及,脉管内查见癌栓,累及神经,检出肾门淋巴结 4 枚,癌转移(4/4)。
学者点评	肾细胞癌可引起肾静脉血栓形成,后者偶可延伸至腔静脉。肿瘤侵袭静脉壁不常见,常转移至淋巴结、肺、肾上腺、肝、脑和骨。通常直到疾病晚期,当肿瘤巨大或转移时才出现症状。肉眼或镜下血尿是最常见的表现,其次是腰痛、可扪及的肿块和不明原因的发热。其他非特异性症状可能包括疲劳、体重减轻和早饱。高血压可因节段性缺血或肾蒂压迫而发生。副瘤综合征发生于 20% 的患者。有时因促红细胞生成素活性增高而出现红细胞增多症。有时也可发生贫血、高钙血症常见,且常需要治疗。还可见血小板增多、恶病质、继发性淀粉样变。
	该患者进展较快,在 3 个月内从无影像学证据发展到可见原发肿瘤和区域淋巴结肿大及可疑的肾门癌栓(通常是远处转移的前奏)。手术也证实了这一点,癌组织浸达被膜,脉管内查见癌栓,累及神经,肾门淋巴结(4/4);病理示分化较差,为浸润性高级别尿路上皮癌且含有呈肉瘤样分化的肿瘤区域,WHO/ISUP 分级 4 级,提示预后较差。和体检意外发现的肾癌(此类占比超过 50%)不同,该患者因长期服用抗血小板药物,导致血尿症状提前出现而进行了主动监测,最终在 Ⅲ 期($pT_3N_1M_0$)成功手术。

1.局限性肾癌的治疗

外科手术是唯一可能治愈局限性肾癌的首选治疗方法。行根治性肾切除术时,不推荐加区域或扩大淋巴结清扫术。

(1)根治性肾切除手术:是目前得到公认可能治愈肾癌的方法之一。经典的根治性肾切除范围包括肾周筋膜、肾周脂肪、患肾、同侧肾上腺、区域淋巴结(上起肠系膜上动脉起源处,下至肠系膜下动脉起源以上、下腔静脉及主动脉旁淋巴结)及髂血管分叉以上输尿管。根治性肾切除术应先结扎肾动、静脉。手术关键是必须从肾周筋膜外开始。根治性肾切除术患者不常规行同侧肾上腺切除术;但如果术前CT检查发现肾上腺异常或术中发现同侧肾上腺异常考虑肾上腺转移或受侵,推荐同时行同侧肾上腺切除术。根治性肾切除术可经开放性手术或腹腔镜手术进行。开放性手术可选择经腹或经腰部入路,对于肿瘤体积较小的Ⅰ期肾癌可采用腰部第11肋间切口;而对于肿瘤较大的Ⅱ、Ⅲ期肿瘤则应采用腹部切口;如肿瘤巨大并偏向肾脏上极,则可采用胸腹联合切口。根治性肾切除术的死亡率约为2%,局部复发率1%~2%。

(2)保留肾单位手术(nephron sparing surgery,NSS):推荐按各种适应证选择实施NSS,疗效同根治性肾切除术。

NSS适应证包括肾癌发生于解剖性或功能性的孤立肾患者,根治性肾切除术将会导致肾功能不全或尿毒症的患者,如先天性孤立肾、对侧肾功能不全或无功能者及双侧肾癌等。NSS相对适应证包括肾癌对侧肾存在某些良性疾病,如肾结石、慢性肾盂肾炎或其他可能导致肾功能恶化的疾病(如高血压、糖尿病、肾动脉狭窄等)患者。NSS适应证和相对适应证对肿瘤大小没有具体限定。NSS可选择适应证包括临床分期T_{1a}期(肿瘤≤4 cm),肿瘤位于肾脏周边,单发的无症状肾癌,对侧肾功能正常者可选择实施NSS。

NSS只要能完整切除肿瘤,边缘厚度不影响肿瘤复发率。不推荐选择肿瘤剜除术治疗散发性肾癌。对肉眼观察切缘有完整正常肾组织包绕的病例,术中不必常规进行切缘组织冷冻病理检查。NSS可经开放性手术、腹腔镜手术或者机器人辅助腹腔镜手术进行,开放性NSS仍是目前NSS的金标准。保留肾单位手术后局部复发率0~10%,而肿瘤≤4 cm手术后局部复发率0~3%。需向患者说明术后潜在复发的危险。NSS的死亡率为1%~2%。

(3)微创治疗:射频消融、高强度聚焦超声、冷冻消融适用于不适合手术的小肾癌患者,应严格按适应证慎重选择,不推荐作为外科手术治疗的首选治疗方案。如进行此类治疗需向患者说明。

微创治疗不适于开放性外科手术者、需尽可能保留肾单位功能者、有全身麻醉禁忌者、肾功能不全者、有低侵袭治疗要求者。多数研究认为适于<4 cm位于肾周边的肾癌。

(4)肾动脉栓塞:对于不能耐受手术治疗的患者可作为缓解症状的一种姑息性治疗方法。术前肾动脉栓塞可能对减少术中出血、增加根治性手术机会有益,但尚无循证医学Ⅰ~Ⅲ级证据水平证明。肾动脉栓塞术可引起穿刺点血肿、栓塞后梗死综合征、急性肺梗死等并发症。不推荐术前常规应用。

(5)术后辅助治疗:局限性肾癌手术后尚无标准辅助治疗方案。pT_{1a}肾癌手术治疗5年生存率高达90%以上,不推荐术后选用辅助治疗。pT_{1b}~pT_2期肾癌手术后1~2年内20%~30%的患者发生转移。手术后的放、化疗不能降低转移率,不推荐术后常规应用辅助性放、化疗。

2.局部进展性肾癌的治疗

局部进展性肾癌首选治疗方法为根治性肾切除术,而对转移的淋巴结或血管瘤栓需根据病变程度选择是否切除。术后尚无标准治疗方案。

(1)区域或扩大淋巴结清扫术:早期的研究主张行区域或扩大淋巴结清扫术,而最近的研究结果认为,区域或扩大淋巴结清扫术在术后淋巴结阴性患者中只对判定肿瘤分期有实际意义;而在淋巴结阳性患者中只有少部分患者有益,由于多伴有远处转移,手术后需联合免疫治疗或化疗。

(2)下腔静脉瘤栓的外科治疗:肾静脉、下腔静脉发生癌栓提示肾癌预后不佳。静脉瘤栓尚无统一的分类方法。推荐采用美国妙佑医学中心的五级分类法。0级,瘤栓局限在肾静脉内;

Ⅰ级,瘤栓侵入下腔静脉内,瘤栓顶端距肾静脉开口处≤2 cm;Ⅱ级,瘤栓侵入肝静脉水平以下的下腔静脉内,瘤栓顶端距肾静脉开口处＞2 cm;Ⅲ级,瘤栓生长达肝内下腔静脉水平,膈肌以下;Ⅳ级,瘤栓侵入膈肌以上下腔静脉内。

经验表明肾静脉、下腔静脉癌栓如果没有发现局部或远处扩散,肾癌根治性切除术可同时取出癌栓,预后良好。多数学者认为 TNM 分期、瘤栓长度、瘤栓是否浸润腔静脉壁与预后有直接关系。建议对临床分期为 $T_{3b}N_0M_0$ 的患者行下腔静脉瘤栓取出术。不推荐对 CT 或 MRI 扫描检查提示有下腔静脉壁受侵或伴淋巴结转移或远处转移的患者行此手术。腔静脉瘤栓取出术死亡率约为 9%。

(3)术后辅助治疗:局部进展性肾癌根治性肾切除术后尚无标准辅助治疗方案。2004 年德国的一项随机对照研究表明,术后辅助性应用自体肿瘤疫苗可提高 T_3 期肾癌患者的 5 年生存率,但需多中心性研究进一步证实。肾癌属于对放射线不敏感的肿瘤,单纯放疗不能取得较好效果。术前放疗一般较少采用,对未能彻底切除干净的Ⅲ期肾癌可选择术中或术后放疗。

3.转移性肾癌(临床分期Ⅳ期)的治疗

转移性肾癌尚无统一的标准治疗方案,应采用以内科为主的综合治疗。外科手术主要为转移性肾癌辅助性治疗手段,极少数患者可通过外科手术而获得长期生存。近年来,靶向药物的使用使转移性肾癌患者可以获得更长的生存时间。

(1)手术治疗:切除肾原发灶可提高干扰素-α(interferon-α,IFN-α)和(或)白介素-2(inter-leukin,IL-2)治疗转移性肾癌的疗效。对根治性肾切除术后出现的孤立性转移瘤及肾癌伴发孤立性转移、行为状态良好、低危险因素的患者可选择外科手术治疗。对伴发转移的患者,可视患者的身体状况与肾手术同时进行或分期进行。对肾肿瘤引起严重血尿、疼痛等症状的患者可选择姑息性肾切除术、肾动脉栓塞以缓解症状,提高生存质量。转移性肾癌手术死亡率为 2%～11%。

(2)免疫治疗:随机对照研究结果不能证明淋巴因子激活的杀伤细胞(lymphokine-activated killer cell,LAK)、肿瘤浸润淋巴细胞(tumor infiltrating lymphocyte,TIL)、IFN-γ 治疗转移性肾癌有效。目前将 IFN-α 和(或)IL-2 作为转移性肾癌免疫治疗方案,有效率约为 15%;5 年生存率仅 6%。

结合我国具体情况,认为对于不能接受靶向药物治疗的转移性肾透明细胞癌患者,可以推荐细胞因子治疗作为替代治疗,其中大剂量白介素-2 可以用于一般情况较好,心肺功能正常的转移性肾透明细胞癌患者治疗,用法为 $18×10^6$ IU/d 皮下注射、每周 5 d,用药 1 周,第 1～2 天 $9×10^6$ IU 每 12 h 1 次,第 3～5 天 $9×10^6$ IU 每天 1 次,用药 3 周,休 1 周后重复。但高剂量白介素-2 治疗,严重不良反应发生率高,需严密监测。IFN-α 的用法为每次 $9×10^6$ IU,皮下注射,3 次/周,共 12 周。

(3)靶向药物治疗:几个随机对照的临床研究结果显示针对血管内皮生长因子(vascular en-dothelial growth factor,VEGF)及受体的多靶点激酶抑制剂治疗转移性肾癌有效率在 10%～40%,治疗组中约 80% 的患者病灶稳定,可以延长患者无疾病进展时间,延长患者总生存时间,但是需长期维持给药,患者一般对此类药物具有较好的耐受性,但治疗费用昂贵。抗 VEGF 的多靶点激酶抑制剂可以作为转移性肾癌治疗的一线用药或 IFN-α 和(或)IL-2 治疗失败后的二线用药。

哺乳动物雷帕霉素靶蛋白(mammalian target of rapamycin,mTOR)抑制剂是针对雷帕霉素靶蛋白的抑制剂。一项针对 VEGF 抑制剂治疗失败的转移性肾癌患者改用 mTOR 抑制剂的对照研究证实,相对于对照组(安慰剂)延长疾病无进展生存期 1.87 个月,mTOR 抑制剂可以延长无进展生存期 4.9 个月。推荐采用新的实体瘤疗效评定标准评价肾癌免疫治疗或化疗的疗效。

(4)放疗:对局部瘤床复发、区域或远处淋巴结转移、骨骼或肺转移患者,姑息放疗可达到缓解疼痛、改善生存质量的目的。近些年开展的立体定向放疗、三维适形放疗和调强适形放疗对复发或转移病灶能起到较好的控制作用。

(八)手术并发症

无论是开放性手术或腹腔镜手术治疗肾癌均有可能发生出血、感染、肾周脏器损伤(肝、脾、胰腺、胃肠道)、胸膜损伤、肺栓塞、肾衰竭、肝衰竭、尿漏等并发症,应注意预防和适当处理。严重者可因手术导致患者死亡,术前应向患者及家属告知手术风险及可能发生的并发症。

(九)预后影响因素

影响肾癌预后的最主要因素是病理分期,其次为组织学类型。乳头状肾细胞癌和嫌色细胞癌的预后好于透明细胞癌;乳头状肾细胞癌Ⅰ型的预后好于Ⅱ型;集合管癌预后较透明细胞癌差。此外,肾癌预后与组织学分级、患者的行为状态评分、症状、肿瘤中是否有组织坏死等因素有关。

(十)随诊

随诊的主要目的是检查是否有复发、转移和新生肿瘤。尚不能确定经济、合理的随诊内容和随诊时限,主管医师可结合当地医疗条件、患者病情等参考以下内容进行。

第一次随诊可在术后 4～6 周进行,主要评估肾功能、失血后的恢复状况及有无手术并发症。对行 NSS 的患者术后 4～6 周行肾 CT 扫描,了解肾脏形态变化,为今后的复查做对比之用。

1.常规随诊

(1)病史询问和体格检查。

(2)血常规和血生化检查:肝、肾功能及术前检查异常的血生化指标,如术前血碱性磷酸酶异常,通常需要进一步复查,因为复发或持续的碱性磷酸酶异常通常提示有远处转移或有肿瘤残留。如果有碱性磷酸酶异常升高和(或)有骨转移症状如骨痛,需要进行骨扫描检查。碱性磷酸酶升高也可能是肝转移或副瘤综合征的表现。

(3)胸部 X 线检查:需包括正、侧位。胸部 X 线检查发现异常的患者,建议行胸部 CT 扫描检查。

(4)腹部超声检查:腹部超声检查发现异常的患者、NSS 及 T_3～T_4 期肾癌手术后患者需行腹部 CT 扫描检查,可每 6 个月 1 次,连续 2 年,以后视具体情况而定。

2.各期肾癌随访时限

(1)T_1～T_2:每 3～6 个月随访一次连续 3 年,以后每年随访一次。

(2)T_3～T_4:每 3 个月随访一次连续 2 年,第 3 年每 6 个月随访一次,以后每年随访一次。

(3)希佩尔-林道病治疗后:应每 6 个月进行腹部和头部 CT 扫描 1 次。每年进行一次中枢神经系统的 MRI 检查,尿儿茶酚胺测定,眼科和听力检查。

二、肾母细胞瘤

肾母细胞瘤是小儿泌尿系统中最常见的恶性肿瘤,约占小儿恶性实体肿瘤的 8%。大多发生于 10 岁以下,最多见于 3 岁以下的儿童,3 岁以后发病率显著降低,5 岁以后少见,成人中罕见,约有 3%发生在成人,被称为成人肾母细胞瘤。肾母细胞瘤的发病原因尚不明了,有一定的家族性发生倾向,发生率为 1%～2%。也有人认为有遗传性,一家几个孩子可先后生长本瘤。男女发病率大致相同。双侧患者占 3%～10%。罕见肾外肾母细胞瘤,可在后腹膜或腹股沟区发现,其他部位还包括后纵隔、盆腔后部及骶尾部。

(一)病理

肿瘤起源于未分化后肾胚基,肾母细胞瘤可发生于肾实质的任何部位,与正常组织边界清晰,有纤维性假包膜。肿瘤剖面呈鱼肉样膨出,灰白色,常有出血及梗死,偶形成巨大囊性肿瘤,囊壁不规则。肿瘤破坏并压迫正常组织,使肾盂、肾盏变形,少见的情况是肿瘤侵入肾盂,并向输尿管发展,可引起血尿及梗阻。肿瘤钙化呈蛋壳样位于肿瘤边缘,与神经母细胞瘤的分散钙化点不同。肿瘤突破肾被膜后,可广泛地浸润周围器官及组织。

显微镜下可见肿瘤由胚基、间质及上皮三种成分构成。胚基成分为排列紧密的较小的幼稚细胞,其核呈卵圆形、核仁不明显,胞质中等量,核分裂象常见,对周围组织有侵袭性。上皮成分形成发育不全的肾小球、肾小管、乳头等肾上皮组织。间质成分多为幼稚间叶组织,包括原始细胞及不同量的横纹肌、平滑肌、成熟结缔组织、黏液组织、脂肪及软骨等成分。肿瘤经淋巴转移至肾蒂及主动脉旁淋巴结,亦可沿肾静脉伸入下腔静脉,甚至右心房。血行转移可播散至全身各部位,而以肺转移最常见,其次为肝,也可转移至脑。

(二)组织学分型

肾母细胞瘤的组织成分与肿瘤的预后关系密切。根据病理组织分型与预后的关系,将肾母细胞瘤分为两大类。

1.不良组织类型

包括间变型、肾透明细胞肉瘤和肾恶性横纹肌样瘤。此类型虽然只占肾母细胞瘤的 1%,却占肾母细胞瘤死亡病例的 10%。近年多数学者认为肾透明细胞肉瘤与肾恶性横纹肌样瘤不是来自后肾胚基,不属于肾母细胞瘤范畴。间变的标准是间变细胞核的直径至少大于非间变同类瘤细胞核的三倍以上,细胞核染色质明显增多;或有核多极分裂象,每个分裂极染色体长度都长于正常有丝分裂中期的长度。间变按其范围分为局灶性间变和弥漫性间变。

2.良性组织类型

任何婴儿期肾肿瘤,具有高级分化,均可归类于良好组织类型,本类型预后较好。主要包括上皮型、胚基型和混合型及囊性部分分化性肾母细胞瘤和胎儿横纹肌型肾母细胞瘤。肿瘤组织中上皮、间质或胚基组织成分占组织成分 65%以上,即分别定为上皮型、间叶型和胚基型;如果三种成分均未达到 65%,则为混合型。

(三)肿瘤分期

临床病理分期与掌握病情、制订治疗方案及估计预后均有密切关系,至为重要。下面是肾母细胞瘤的分期标准。

Ⅰ期:完整切除的肾内肿瘤,肾被膜未受侵。术前或术中无瘤组织外溢,切除边缘无肿瘤残存。

Ⅱ期:肿瘤已扩散到肾周组织,但能完整切除;肾外血管内有瘤栓或被肿瘤浸润;曾行活体组织检查;或有局部肿瘤溢出,但限于腰部。

Ⅲ期:腹部有非血源性肿瘤残存;肾门或主动脉旁淋巴结受侵;腹腔内有广泛肿瘤污染;腹膜有肿瘤种植;肉眼或镜下切除边缘有肿瘤残存或肿瘤未能完全切除。

Ⅳ期:血源性转移至肺、肝、骨、脑等脏器。

Ⅴ期:双侧肾母细胞瘤。

(四)临床表现

1.上腹部肿物

肾母细胞瘤其他临床症状均较少见,90%的患者以上腹部肿物为首次就诊原因。腹部肿物多在家长给患儿更衣或洗澡时被发现。肿物一般位于上腹季肋部,表面光滑、实质性、中等硬度、无压痛,较固定;肿瘤巨大者可超越中线,并引起一系列肿瘤压迫症状。

2.血尿

10%～15%的患者可见肉眼血尿,血尿出现的原因目前认为是由于肿瘤侵及肾盂、肾盏所致。

3.发热

肾母细胞瘤患者有时可有发热,多为低热,认为是肿瘤释放致热原所致的肿瘤热。

4.高血压

30%～60%的患者有高血压表现,这是由于肿瘤压迫造成患肾的正常肾组织缺血后,肾素分泌增加或者是因为肿瘤本身产生某种升压物质所致。

5.贫血或红细胞增多症

贫血多由于肿瘤内出血、肿瘤消耗所致,红细胞增多症则往往是肿瘤自身可分泌促红细胞生成素所致。

6.其他表现

患者可有腹痛,偶有以肿瘤破溃表现为急腹症就诊者。罕见有因肿瘤压迫引起左精索静脉曲张者,也不常见以转移瘤就诊者。肾母细胞瘤患者约有15%的病例可能合并其他先天畸形,如无肛症、马蹄肾等。

(五)影像学检查

1.B超检查

超声可检出肿物是否来自肾,了解肿物的部位、性质、大小及相关脏器的关系。彩色多普勒超声还可检出肾静脉和下腔静脉有无癌栓。另外,肾母细胞瘤内常有出血、坏死,肿块常不均质、囊壁比较厚,此时超声可以轻易地将其与肾囊肿鉴别开来。

2.泌尿系统X线和静脉尿路造影检查

泌尿系统X线片可以见到患侧肾肿瘤的软组织影,偶可发现肿物边缘部分散在或线状钙化。静脉肾盂造影可见肾影增大,肾盂、肾盏受压而变形、伸长、移位。部分病例患侧肾完全不显影。静脉尿路造影同时还可了解对侧肾情况。

3.计算机体层成像检查

计算机体层成像检查可以明确肿瘤的大小、性质及与周围脏器的相邻关系。CT同时对下腔静脉有无瘤栓也能明确。

4.逆行肾盂造影检查

仅在诊断不明,而静脉尿路造影患肾不明显时采用。

5.磁共振成像检查

磁共振成像检查在对肾母细胞瘤的诊断上优于CT,因为MRI除了像CT一样可明确诊断肿瘤大小、性质及与周围脏器的相邻关系外,由于MRI有冠状面、额状面和矢状面多种层面的影像,可以轻易地界定肿瘤与肾、肾上腺及下腔静脉的关系,容易确定肿瘤的来源,使肾母细胞瘤与肾上腺部位的神经母细胞瘤得以鉴别。MRI还可以清晰地显示下腔静脉内的瘤栓,尤其是 MRI的额状面图像,可以清晰地显示瘤栓的范围。

6.骨扫描

该检查多在怀疑肿瘤骨转移时进行,可确定全身骨骼转移灶的位置,以便与神经母细胞瘤鉴别。

(六)治疗

肾母细胞瘤是小儿恶性实体瘤中应用综合治疗(包括手术、化疗及必要时加放射治疗)最早和效果最好的。化疗对提高肾母细胞瘤的存活率发挥了巨大作用。

1.手术治疗

手术仍是肾母细胞瘤最主要的治疗方法,手术能否完全切除肿瘤,对术后患者的化疗效果和预后,有着重要的影响。

手术时宜采用上腹部横切口,自患侧第12肋尖部切至对侧腹直肌边缘,此种切口暴露基本足够,目前已很少有肿瘤需行胸腹联合切口,以求得足够的暴露。手术中首先应进行腹腔探查,先应探查肝有无转移,然后是查看主动脉和肾门周围有无肿大的淋巴结。如发现可疑肿瘤转移,则可切取淋巴结活检。

触诊探查对侧肾,尽管各种影像学检查可以基本除外双侧肿瘤的可能性,术中仍需仔细探查,可疑有肿瘤病变时应取活检。然后再探查患侧肿瘤大小、侵犯范围、肿瘤活动度和与周围脏器的关系。

依据肿瘤手术的基本原则,首先处理肾蒂的肾动脉和肾静脉,以防止手术过程中血缘性肿瘤转移的可能性。但在实际手术操作过程中,因肿瘤多比较巨大,仍存在一定的困难。此时可先切开后腹膜、游离患肾,然后再暴露肾门,处理肾蒂,注意避免首先结扎肾静脉,导致血液回流受阻,肿瘤胀大,容易发生肿瘤破裂。如肾静脉内有瘤栓,需取出瘤栓,再结扎肾蒂,然后完整切除瘤肾。操作应轻柔以免肿瘤破溃,如破溃,局部复发机会将增加一倍。目前认为淋巴结清扫并不能改善预后,只应切取淋巴结活检以确定肿瘤分期。如肿瘤向周围浸润固定,已无法完全切除,则应在肿瘤残余组织附近留置银夹,作为放疗的标记。待3~6个月后再次行手术探查予以切除。

2.术前综合治疗

近年来治疗上的重要进展是联合化疗,显著提高了肾母细胞瘤患者的存活率。必要的术前化疗是很重要的治疗手段。肿瘤过大、估计不易切除时,应用化疗和放疗,待肿瘤缩小、包膜增厚后,再行手术,可以减少手术中肿瘤破溃扩散的危险,提高完整切除率。

(1)术前化疗:肿瘤较大,估计手术切除有一定难度的患者,可给予长春新碱联合放线菌素 D化疗 6~12 周,长春新碱剂量为 1~2 mg/m^2 体表面积,每周一次,不宜超过 10 周。放线菌素 D进行 1~2 个疗程,中间间隔 6 周,每个疗程每天 15 μg/kg,连续用 5 d。每天的剂量不得超过 400 μg。

(2)术前放疗:术前放疗主要用于化疗效果不明显的病例,可在 6~8 d 内给予 800~1 200 Gy的照射,并在照射后 2 周内行肿瘤切除术。亦有人认为术前化疗不宜进行,一是诊断尚未明确,容易造成错误治疗;另一方面,术前放疗可能影响活检病理组织类型分析,造成组织中间变型检出率降低,掩盖正确的组织分型,影响术后化疗方案的确定。

3.术后综合治疗

(1)术后化疗:术后化疗是近年来肾母细胞瘤患者存活率提高的主要原因。小于 2 岁的 Ⅰ 期肿瘤患儿术后可不需要任何化疗,而对预后较差的组织类型患者提出强化治疗的方案。

(2)术后放疗:良性组织类型 Ⅰ、Ⅱ 期和间变型 Ⅰ 期术后放疗对预后无明显影响,不需要进行。放疗目前主要用于良性组织类型 Ⅲ、Ⅳ 期及间变型 Ⅱ~Ⅳ 期。术后 48 h 与术后 10 d 开始放疗,疗效相同,但若晚于 10 d,局部肿瘤复发机会明显增多。早期放疗并不影响伤口的愈合。术后放疗的剂量为手术野照射 2 000 Gy,有全腹播散的病例可行全腹照射。如局部有肿瘤残留,可以追加照射 500~1 000 Gy。1 岁以内的患儿可仅照射 1 000 Gy,以避免影响发育。

(七)双侧肾母细胞瘤

双侧肾母细胞瘤占肾母细胞瘤病例的 4.4%~9%,以往的治疗方法是双侧单纯肿瘤切除或切除一侧大的瘤肾,对侧行活体检查或肿瘤切除。目前,随着化疗的进步,手术治疗应以保留肾组织为原则。手术首先进行双侧探查,并行肿瘤活检。仅在可以保留肾组织超过 2/3 时,才行肿瘤切除活检术。根据肿瘤活检结果,以分期最高的肿瘤组织类型确定化疗方案。经过 6 周到 6 个月的化疗,然后进行第二次手术探查,术中如部分肾切除即能去除肿瘤,则行肾部分切除术;否则,便再次关腹,术后继续化疗和放疗。6 个月之内,行第三次手术探查,本次在保留肾组织的同时,应尽可能进行彻底的切除。

双侧肾母细胞瘤对化疗的敏感性与单侧肾母细胞瘤相同,因此,化疗是双侧肾母细胞瘤的重要治疗手段。而对化疗不敏感的病例,放疗的效果也很差。对于双侧肾母细胞瘤,影响预后的主要因素仍是肿瘤分期和组织类型。由于多数双侧肾母细胞瘤为良好组织类型和 Ⅰ 期肿瘤,双侧病变经治疗后 3 年存活率可达 76%。

(八)预后

随着综合治疗的发展,尤其是配合手术的术前化疗和术后化疗、放疗的应用,肾母细胞瘤患者的预后有了极大的改善。目前,肾母细胞瘤患者的 4 年无瘤生存率为 75%~85%。肾母细胞瘤预后的主要因素包括肿瘤组织类型和分期。

1.肿瘤组织类型

肿瘤存在间变,明显影响肿瘤的预后。肾母细胞瘤患者中存在未分化型肿瘤组织的占 5%,而这 5% 的肿瘤复发率为无间变型肾母细胞瘤的 4 倍,死亡率为无间变型肾母细胞瘤的 9 倍。组织结构良好型肿瘤患者 5 年生存率为 83%~97%,而组织结构不良型为 55%~68%。随着化疗的发展,肾透明细胞瘤的预后明显改善,5 年生存率为 75%,而横纹肌肉瘤预后仍很差,5 年生存率为 26%。

2.肿瘤分期

肿瘤浸润程度和淋巴结的转移,都对肿瘤患者的预后有着明显的影响。

(1)血行转移:不管是肺部转移,还是肝、骨骼、脑部转移的存在,都将影响患者的预后。术后化疗可以明显改善存在血行转移的患者预后。

(2)淋巴结转移:淋巴结转移也是影响预后的重要因素,因为肿瘤淋巴结转移是分期中的重要因素。淋巴结无转移的患者的 4 年生存率为 82%,而淋巴结转移的患者的 4 年生存率仅为 54%。

(3)肿瘤局部浸润程度:有无假性包膜的存在,及肾内静脉的浸润,都将明显影响预后。

三、肾脏良性肿瘤

(一)肾血管平滑肌脂肪瘤

肾血管平滑肌脂肪瘤又被称为错构瘤,肿瘤组织由血管、平滑肌和脂肪组织组成,占肾肿瘤的 $2\%\sim3\%$。本病多见于成人,40 岁以后占多数,女性常见。国外报道有 $40\%\sim50\%$ 的病例伴有结节性硬化症,但国内统计绝大多数并不伴有结节性硬化症。肿瘤血管成分丰富,管壁没有弹性组织,因此易发生肿瘤内出血或肿瘤破裂出血,而出现腹痛、腰腹部肿块等表现。若肿瘤破溃后进入腹腔,可有急腹症的表现,甚至出现休克。

1.诊断依据

(1)临床表现:多出现在肿瘤内出血或肿瘤破裂出血时,突然出现腹痛,查体腰腹部有增大的肿块,有时伴有肉眼血尿。无明确外伤病史,应考虑错构瘤出血的可能。

(2)B超:可见肾内占位性病灶,内部有脂肪和血管的高回声及肌肉和出血的低回声。肿瘤组织内有脂肪组织,超声表现为强回声,这是 B 超检查错构瘤特有的表现。

(3)CT:可见肾内密度不均的肿块,其中有 CT 值$-90\sim-40$ Hu 的脂肪成分,可与其他肾肿瘤鉴别。

2.治疗

错构瘤是良性肿瘤。一般认为,肿瘤直径在 3 cm 以下,诊断明确,无症状者,可定期随访;若肿瘤直径在 5 cm 以上,或增长较快,伴有疼痛时,可行手术治疗,行肿瘤剜除术。不能除外肾癌者应行手术探查,术中首先行肿瘤切除,并送冷冻病理,如为恶性肿瘤,则应行根治性肾切除术。双侧肾错构瘤或结节性硬化症者,随访观察,对症处理。

(二)肾球旁细胞瘤

肾球旁细胞瘤又称肾素分泌瘤、肾素分泌球旁细胞瘤等,是分泌肾素的良性肿瘤。多见于青少年和中青年,尤好发于女性。肿瘤来源于肾小球旁细胞,多为单侧,直径一般在 3 cm 以下。病理特征为纺锤形细胞,胞质内有大量嗜酸颗粒体,自主分泌肾素,致肾素-血管紧张素-醛固酮系统活性增强,水电解质紊乱。临床少见。

主要表现为高血压和高肾素血症。偶伴低钾血症和高醛固酮血症,可有多尿、夜尿,神经肌肉功能障碍等表现。实验室检查有低钾血症、高肾素、高醛固酮血症。诊断明确后行肾部分切除术,与肾癌难以鉴别时行根治性肾切除术。

(三)肾嗜酸细胞瘤

肾嗜酸细胞瘤占肾肿瘤的 $3\%\sim5\%$,中老年发病。多为单发的实性、界限清楚的肿瘤。肿瘤细胞内有大的嗜酸性颗粒,核分裂象少见。但对于肾嗜酸细胞瘤的恶性倾向,仍有争议。有报道显示,肿瘤达到一定体积后,可侵犯肾周脂肪或出现淋巴、血管浸润。

临床多无明显症状,少数患者有血尿、腰痛、肿块等类似肾癌的表现。由于临床少见,对该病的认识尚不完善。肿瘤体积小时,影像学上与肾癌鉴别诊断。所以不能除外肾癌的患者,应尽早行根治性肾切除术。

(高国君)

第五节 膀 胱 肿 瘤

膀胱肿瘤是人类泌尿系统中最常见的肿瘤之一,组成膀胱的各种组织都可以发生肿瘤。膀胱肿瘤可分为上皮来源和非上皮来源两大类肿瘤,两者中又有良恶性之分。膀胱上皮来源的尿路上皮癌、鳞状细胞癌、腺癌,占全部肿瘤的95%以上。膀胱非上皮来源的纤维瘤、平滑肌瘤、血管瘤、嗜铬细胞瘤等及膀胱以外异位组织发生的横纹肌肉瘤、软骨瘤、皮样囊肿等均极少见。膀胱肿瘤中最常见且最容易危及患者生命的是膀胱癌。

一、膀胱尿路上皮癌

(一)流行病学

世界范围内,膀胱癌位列男性最常见实体瘤的第四位,在女性位列第七位,每年新诊断的膀胱癌患者超过35万例。在我国,膀胱癌发病率远低于西方国家,但仍是最常见的泌尿系统恶性肿瘤,男性发病率为女性的3~4倍。膀胱癌好发年龄51~70岁,发病高峰为65岁,罕见于30岁以前,发病率随年龄增长而增加。

膀胱尿路上皮癌约占膀胱癌的90%以上,临床上可分为两大类肿瘤,一类是非肌层浸润性的肿瘤,恶性程度低,占70%~80%,预后佳,转移概率很小,但复发率可达50%~70%,并且10%~30%的患者日后会发展成浸润性癌。另一类是肌层浸润性的肿瘤,恶性程度高,占20%~30%,较容易出现转移,五年生存率仅为50%左右。认识这两类生物学行为截然不同的肿瘤对于膀胱癌的诊断,治疗选择,预后评估,监测随访均具有重要意义。

(二)病因学

膀胱癌的发病是一个多因素混合、多基因参与、多步骤形成的过程,异常基因型的积累加上外在环境的作用最终导致恶性表型的出现。目前比较公认的观点是病毒或某些化学致癌物作用于人体,使原癌基因激活成癌基因,抑癌基因失活而致癌。80%以上的膀胱癌发病与致癌的危险因素相关。

吸烟和长期职业接触芳香胺是目前明确的膀胱癌两大危险因素。吸烟者患膀胱癌的危险性是不吸烟者的2~4倍,发病危险与吸烟数量、持续时间和吸入程度有关。欧美国家约一半的膀胱癌患者发病与吸烟有关。吸烟的可能致癌机制为:烟雾中亚硝胺、2-萘胺和对氨基联苯使得尿液中的色氨酸代谢产物升高,尿液中的这些致癌成分长期刺激并诱导膀胱上皮细胞发生癌变。长期职业接触芳香胺是另一重要的膀胱癌致病危险因素,高危人群包括从事纺织、染料制造、橡胶化学、药物制剂和杀虫剂生产、油漆、皮革及铝、铁和钢等生产的从业人员,此外,经常使用有毒染料染发者也有可能增加膀胱癌患病的危险性。动物实验和流行病学研究确认,2-萘胺和联苯胺等芳香胺物质是主要的膀胱致癌物质。接触这些物质后发生膀胱癌的潜伏期为3~30年,平均为20年左右。这些致癌物质通过皮肤、呼吸道或消化道进入人体,在尿中以邻羟氨基酚类物质排出而使尿路上皮细胞发生癌变。

其他可能的致病因素还包括慢性感染(细菌、血吸虫及人乳头状瘤病毒感染等)、应用化疗药物环磷酰胺、滥用含有非那西汀类止痛药、盆腔放疗、长期饮用氯消毒水、咖啡、人造甜味剂及染发剂等。

膀胱癌还可能与遗传有关,有家族史者发生膀胱癌的危险性明显增加。目前大多数膀胱癌病因学研究集中在基因改变。与膀胱癌相关的癌基因包括 *ERBB2*、*HRAS*、*BCL2*、*FGFR3*、*MYCBP*、*MDM2*、*PIGU* 等。膀胱癌发生的另一个重要分子机制是编码调节细胞生长、DNA 修复或凋亡的蛋白抑癌基因失活,使 DNA 受损的细胞不发生凋亡,导致细胞生长失控。研究发现,含有 *TP53*、*RB1*、*P21* 等抑癌基因的 17、13、9 号染色体的缺失或杂合性丢失与膀胱癌的发生发展密切相关,而且 *TP53*、*RB1* 的突变或失活也与膀胱癌侵袭力及预后密切相关。此外,膀胱癌的发生还包括编码生长因子或其受体的正常基因的扩增或过表达,如 EGFR 过表达可增加膀胱癌的侵袭力及转移。

(三)病理学

膀胱癌可分为非肌层浸润性膀胱癌(non-muscle-invasive bladder cancer,NMIBC)和肌层浸润性膀胱癌(muscle-invasive bladder cancer,MIBC)。局限于黏膜和黏膜固有层的 NMIBC(以往称为表浅性膀胱癌)占 70%～80%,MIBC 占 20%～30%。此外,20%～30% 的膀胱尿路上皮癌有区域性鳞状化生、腺样化生及微乳头样变异,是预后不良的指标。膀胱癌按照肿瘤生长方式分三类。

1.乳头状癌

乳头状癌最多见。分为绒毛乳头状和乳头状尿路上皮癌两种。病理特点是各乳头粗短融合,瘤蒂粗短或无蒂而基底宽,瘤表面有坏死或钙盐沉着。肿瘤可向下侵犯基底膜及肌层。镜下见乳头的尿路上皮层次增多(大于 7 层),癌细胞排列紊乱,细胞形态明显差异,纤维血管轴心不像乳头状瘤那么明显,可见核分裂象及有巨核细胞,细胞核质比例增大,染色质浓染,肿瘤不同程度地保持尿路上皮的特性。

2.非乳头状癌

此型恶性程度高。肿瘤为白色,扁平或呈结节性团块,无明显的乳头形成。肿瘤常侵犯膀胱全层,表面不平,有溃疡形成,或有坏死及钙盐沉着,肿瘤的边缘可高起呈结节状。早期向深层浸润,80%～90% 的肿瘤在确诊时已有肌层浸润,发生转移早。肿瘤起自尿路上皮,瘤细胞大小不等,形成条索状或巢状,有大的异形细胞核,常见异常核分裂象,偶见高度恶性小细胞,类似肺燕麦细胞。肿瘤局部可有鳞状化生和假腺腔结构。在肿瘤周围和膀胱其他部位常见明显的上皮异常或原位癌。非典型增生和原位癌是该肿瘤的常见起源。

3.原位癌

原位癌是一种特殊的尿路上皮性肿瘤,恶性程度高。癌细胞是巨大的未分化细胞,细胞核不成比例地增大,染色深,染色体粗糙,核仁突出,分裂象增多,胞质少,细胞层次增加,排列紊乱。原位癌分为两类,一类为孤立性原位癌,另一类为原位癌伴有其他类型癌。表现为扁平斑片,边缘不清或呈颗粒状隆起,黏膜充血。开始时局限于尿路上皮内,形成稍突起的苔藓状红色片块,不向基底膜侵犯,但细胞分化不良,细胞间黏附性丧失,细胞容易脱落而易从尿中检出。常与恶性度高的、分化不良或浸润深的膀胱癌同时存在。在局限性膀胱癌行多处膀胱活检时原位癌的发生率为 3.2%,对膀胱全切标本行系列切片时原位癌发生率可达 90%。原位癌的分布有时比较散在,远离原来的肿瘤,提示行膀胱活检时要从多处获取组织。当在膀胱肿瘤周围上皮有原位癌时,5 年内多复发为浸润性癌。从原位癌发展为浸润性癌一般需 1～1.5 年,有长达 20 年者,而有些却长期静止。原位癌虽然也属于 NMIBC,但一般分化差,属于高度恶性的肿瘤,向肌层浸润生长的概率要高得多。

膀胱癌侵犯膀胱壁以三种方式进行：肿瘤浸润呈一致密团块的包裹性浸润，占70%；孤立的凸出式浸润，占27%；沿肌肉内平行或垂直于黏膜表面的淋巴管浸润扩散，占3%。由于肿瘤实际侵犯膀胱壁的范围远比临床所见广泛，故肿瘤不能被充分切除而易复发，这是临床上膀胱肿瘤易复发的重要原因之一。膀胱肿瘤可发生在膀胱的任何部位，但以三角区和输尿管口附近最多，约占一半以上，其次为膀胱侧壁、后壁、顶部、前壁。

膀胱癌的转移途径包括血道、淋巴道、直接扩散、种植转移等。淋巴道转移发生最早，是最常见的转移途径，最多转移至闭孔淋巴结，其次为髂外淋巴结，骶前、髂内、髂总和膀胱周围淋巴结。晚期患者常发生血行转移，常见转移脏器为肺、肝、骨、肾上腺等处。膀胱癌可侵出膀胱壁直接侵及前列腺、尿道、子宫、阴道等处，甚至直接侵及盆壁和腹壁。种植转移常发生在术中，是术后发生切口和尿道残端复发的原因之一。

膀胱癌的组织学分级是指肿瘤的恶性程度，与膀胱癌的复发和侵袭行为密切相关。目前，膀胱癌的分级较多采用WHO国际肿瘤组织学分类，即WHO 2004分级标准（表5-10），既往的WHO 1973年分级标准目前逐步较少采用。2016年版的膀胱癌病理诊断标准仍推荐采用2004版分级方法。

表5-10　膀胱尿路上皮肿瘤分级系统（WHO 2004）

扁平病变	乳头状病变
增生（非不典型或乳头状扁平病变）	乳头状瘤
反应性不典型增生（不典型扁平病变）	低度恶性潜能的乳头状尿路上皮肿瘤
意义不明的不典型增生	乳头状尿路上皮癌，低级别
尿路上皮异形增生	乳头状尿路上皮癌，高级别
尿路上皮原位癌	

膀胱癌的临床和病理分期按照膀胱肿瘤的浸润深度和转移程度，是评估膀胱癌预后最重要的指标。目前采用AJCC（美国癌症联合会）2017年第8版TNM分期方法（表5-11、5-12、5-13、5-14）。

表5-11　膀胱癌原发肿瘤分期 T

分期	证据
T_x	不能评估原发肿瘤
T_0	无原发肿瘤证据
T_a	非浸润性乳头状癌
T_{is}	原位癌（"扁平肿瘤"）
T_1	肿瘤侵及上皮下结缔组织
T_2	肿瘤侵犯肌层
T_{2a}	肿瘤侵及浅肌层（内侧1/2）
T_{2b}	肿瘤侵及深肌层（外侧1/2）
T_3	肿瘤侵及膀胱周围组织
T_{3a}	显微镜下可见肿瘤侵及膀胱周围组织

分期	证据
T_{3b}	肉眼可见肿瘤侵及膀胱周围组织（膀胱外肿块）
T_4	肿瘤侵及以下任何一器官或组织：前列腺、精囊、子宫、阴道、盆壁、腹壁
T_{4a}	肿瘤侵及前列腺、精囊、子宫或阴道，肿瘤侵犯盆壁或腹壁
T_{4b}	显微镜下可见肿瘤侵及膀胱周围组织

表 5-12　膀胱癌区域淋巴结分期 N

分期	证据
N_x	区域性淋巴结无法评估
N_0	无区域淋巴结转移
N_1	真骨盆腔单个淋巴结转移（闭孔、髂内、髂外及骶前淋巴结）
N_2	真骨盆腔多个淋巴结转移（闭孔、髂内、髂外及骶骨前淋巴结）
N_3	髂总淋巴结转移

表 5-13　膀胱癌远处转移分期 M

分期	证据
M_X	无法评估远处转移
M_0	无远处转移
M_1	有远处转移
M_{1a}	非区域淋巴结
M_{1b}	其他部位远处转移

表 5-14　膀胱癌分期组合

分期	T	N	M
0_a	T_a	N_0	M_0
0_{is} 期	T_{is}	N_0	M_0
Ⅰ 期	T_1	N_0	M_0
Ⅱ 期	T_{2a}	N_0	M_0
	T_{2b}	N_0	M_0
Ⅲ 期 A	T_{3a}	N_0	M_0
	T_{3b}	N_0	M_0
	T_{4a}	N_0	M_0
	$T_1 \sim T_{4a}$	N_1	M_0
Ⅲ 期 B	$T_1 \sim T_{4a}$	$N_2 \sim _3$	M_0
Ⅳ 期 A	T_{4b}	任何 N	M_0
	任何 T	任何 N	M_{1a}
Ⅳ 期 B	任何 T	任何 N	M_{1b}

(四)临床表现

1.血尿

无痛性肉眼血尿是最常见的症状,80％以上的患者可以出现,其中17％患者血尿严重,但也有15％患者可能开始仅有镜下血尿。血尿多为全程,间歇性发作,也可表现为初始血尿或终末血尿,部分患者可排出血块或腐肉样组织。血尿持续的时间、出血量与肿瘤恶性程度、分期、大小、数目、范围、形态有一定关系,但不一定成正比。当血尿自行停止时可造成疾病已愈的错觉,以致延误患者就诊。

2.膀胱刺激征

特征是尿频、尿急、尿痛,约占10％,与广泛分布的原位癌和浸润性膀胱癌有关,尤其病变位于膀胱三角区时。故长期不能痊愈的"膀胱炎"应警惕膀胱癌可能,尤其是原位癌。

3.尿流梗阻症状

肿瘤较大、膀胱颈部位的肿瘤及血块堵塞均可引起排尿不畅甚至尿潴留。肿瘤浸润输尿管口可引起上尿路梗阻,出现腰痛、肾积水和肾功能损害。

4.晚期肿瘤表现

晚期肿瘤侵犯膀胱周围组织、器官或有盆腔淋巴结转移时导致膀胱区疼痛、尿道阴道瘘、下肢水肿等相应症状,远处转移时也可出现转移器官功能受损、体重减轻、骨痛及恶病质等表现。

(五)诊断

凡有原因不明的血尿或膀胱刺激征的患者,特别是年龄40岁以上者,都应考虑到膀胱癌的可能,必须进一步做详细检查。膀胱癌的诊断应明确肿瘤的部位、范围、大小、数目、恶性程度、浸润深度及有无转移,作为治疗的依据。

1.体格检查

膀胱癌患者触及盆腔包块多是局部进展性肿瘤的证据。体检还包括经直肠、经阴道指诊和麻醉下腹部双合诊等。NMIBC患者通常没有特别的阳性体征。

2.实验室检查

(1)尿液常规检查:是一种简单易行的实验室检查,尤其某些膀胱肿瘤在发病开始肉眼血尿不严重,仅为镜下血尿且间歇出现时。如果离心后的尿沉渣中每高倍镜视野下红细胞数目超过5个,应引起重视。

(2)尿脱落细胞学检查:方法简便、无创、特异性高,患者易于接受,是膀胱癌诊断和术后随访的主要方法。凡疑有尿路上皮肿瘤但尚未得到确诊的患者均应进行尿脱落细胞检查。尿的收集很重要,标本的采集一般通过自然排尿,也可以通过膀胱冲洗,容器必须清洁,以新鲜尿为好,搁置长久的尿细胞容易破坏,难以诊断。第一次晨尿往往夜间在膀胱内停留时间较长,影响诊断,因此建议送第二次或新鲜尿液检查,连续送检3 d。尿脱落细胞检查可以作为职业性膀胱癌患者的筛查方法,是接触化学致癌物人群普查的首选。

尿液脱落细胞诊断的敏感性与肿瘤的分级有较密切的关系。对于分级低的膀胱癌敏感性较低,阳性率仅有3％。一方面由于肿瘤细胞分化较好,其特征与正常细胞相似,不易鉴别,另一方面由于肿瘤细胞之间粘连紧密,脱落到尿中的细胞少,影响了诊断。相反,对于分级高的膀胱癌,特别是原位癌,敏感性和特异性均较高。有报道称对原位癌的诊断敏感性可接近100％。此外,炎症、结石、异物、放疗、化疗、导尿和膀胱内器械操作等可引起尿路上皮细胞脱落和影响细胞形态而造成一定假阳性率(5％～10％)。

(3)尿液肿瘤标志物检查:近年来对于膀胱肿瘤标志物的研究发展迅速,该方法是以自然排出的尿液为标本的无创性分子生物学诊断技术,对于膀胱癌的早期诊断和监测随访具有重要意义。理想的肿瘤分子标志物检测应该是敏感性高、特异性高、快速简便且费用低廉。

膀胱肿瘤抗原(bladder tumor antigen,BTA)是膀胱肿瘤在生长过程中释放的蛋白水解酶降解基底膜的各种成分形成的胶原片段、糖蛋白和蛋白多糖等释放进入膀胱腔内形成的复合物。BTA检测有BTA stat和BTA TRAK两种方法,前者是快速定性试验,后者是酶联免疫定量试验。BTA stat与BTA TRAK的敏感性分别为70%和66%,特异性为75%和65%。BTA检测的敏感性随着肿瘤分级和分期的上升而提高;泌尿系统感染、结石、血尿等可以导致假阳性结果而使特异性降低。

核基质蛋白22(nuclear matrix protein 22,NMP22)是核基质蛋白的一种,当细胞恶变时,NMP22合成激增并通过凋亡细胞核的溶解释放入尿中。NMP22检测可指导泌尿外科医师决定患者是否需要做膀胱镜检查,但不能代替膀胱镜检查,其敏感性为48%～81%,特异性为60%～86%,远高于尿细胞学检查30%～40%的敏感性。NMP22在低分级和低分期膀胱癌中仍能保持较高的敏感性,目前国内已经有NMP22检测试剂盒,临床操作迅速方便,是一种很有价值的膀胱癌早期诊断标志物。

荧光原位杂交(fluorescence in situ hybridization,FISH)是采用荧光标记的核酸探针检测3、7、17、9p21号染色体上的着丝点,以确定染色体有无与膀胱癌相关的非整倍体,检测膀胱癌的敏感性和特异性分别为64%～100%和89%～96%,与BTA、NMP22相比,特异性较高,FISH比膀胱镜能更早地发现膀胱癌复发,美国FDA批准其用于膀胱癌的诊断和术后监测,目前在国内也已经有同类商品化的检测试剂盒。近年,有研究发现FISH检测对评估膀胱癌卡介苗灌注后的疗效具有较大价值。

其他分子标志物还有透明质酸,透明质酸酶,端粒酶,存活素,黏液素-7、微卫星序列分析和单核苷酸多态性分析等。以上所涉及的几种膀胱肿瘤标志物在诊断的敏感性、特异性,检测方法的便捷性等方面均不令人十分满意。此外,缺乏标准化和可重复性差也妨碍了上述大部分肿瘤标志物的临床应用。尽管与尿脱落细胞学相比有较高的敏感性,特别对于低级别肿瘤,但特异性仍不超过尿脱落细胞学检查,故目前尚不能取代膀胱镜检查和尿脱落细胞学,但其临床应用可减少膀胱癌高危人群监测随访中的膀胱镜使用频率。

3.影像学检查

(1)B超检查:作为一种无损伤性的检查,临床上广泛用于膀胱癌的诊断和血尿患者的筛查。超声检查可通过经腹、经直肠和经尿道三种途径进行,可同时检查肾、输尿管、前列腺和其他脏器(如肝等),以了解上尿路是否有肿瘤、积水,及其他器官是否有转移。B超不易发现直径小于0.5 cm且位于膀胱前壁的肿瘤,而83%直径大于1 cm的肿瘤和95%直径大于2 cm的肿瘤可以通过B超发现。此外,采用经尿道和经直肠的超声检查,图像更清楚,对分期可能也有帮助,但因为是创伤性检查,患者不易接受,临床应用不多。

(2)泌尿系统X线片和静脉尿路造影检查:过去一直被视为膀胱癌患者的常规检查,以期发现并存的上尿路肿瘤,但初步诊断时此项检查的必要性受到质疑,理由是其获得的重要信息量较少,在浸润性膀胱肿瘤或膀胱肿瘤并发肾盂、输尿管肿瘤及有肾积水征象时该检查仍有其应用价值。目前临床上泌尿系统X线片和静脉尿路造影可以由尿路CT成像(CTU)来代替。

(3)CT检查:传统CT(平扫＋增强扫描)对诊断膀胱肿瘤有一定价值,可发现>1 cm的肿瘤,还可与膀胱内血块鉴别。螺旋 CT 使分辨率大大提高,可以发现 1 cm 以下的肿瘤,但是对 <0.5 cm 的肿瘤和原位癌诊断率仍不高。CT 还可以发现区域肿大淋巴结,但是不能区分其是转移性还是炎症性。CT 检查的一个缺点是对膀胱癌分期的准确性不高,特别是 T_a-T_{3a} 期的肿瘤,但对肿瘤侵犯到膀胱外或邻近器官有一定诊断价值,准确性在 55%~92%。

CTU 是一种无创伤性检查,操作简便,图像分辨率高,具有多种成像方式、多方位观察病变、无需肠道准备和腹部加压等优点,可根据需要显示泌尿系统全程或者重建所需要的图像,并在一定程度上反映了肾脏分泌、排泄功能,对病变的显示更清晰直观,集合了传统 CT、IVU 及 B 超的优点,较其他泌尿系统检查方法更容易做出定性诊断。

(4)MRI 检查:MRI 可三维成像,对软组织显示优于 CT,能够更准确地判断膀胱肿瘤的大小和浸润深度,分期作用优于 CT 和 B 超,准确性可达 85%。当肾功能不全导致静脉肾盂造影肾脏不显影时,还可采用 MRI 水成像使无功能肾的集合系统清晰显像,有助于发现上尿路肿瘤。近来 MRI 仿真膀胱镜技术被用于诊断膀胱癌,据报道对直径<1 cm 的肿瘤检出率达 70%以上。弥散加权成像较传统 MRI 的 T_1 和 T_2 加权像能更好地评价膀胱癌新辅助化疗后的疗效。在检测有无骨转移时 MRI 敏感性和特异性均高于核素骨扫描。

(5)核素骨扫描检查:一般不推荐常规检查,只在浸润性或转移性膀胱癌患者出现骨痛等特异症状,怀疑骨转移时才行骨扫描协助诊断。

(6)PET-CT 检查:一般不用于常规检查。因示踪剂[18]F-氟代脱氧葡萄糖经肾排入膀胱会影响对较小肿瘤的诊断,而且检查费用高,限制了其临床应用。PET-CT 对膀胱癌的淋巴结及远处转移有一定诊断价值,但目前研究仍较少,例数不多,有待进一步研究结果。

(7)胸部检查:膀胱癌诊断明确的患者应常规拍胸部 X 线片,了解有无肺部转移。对肺部转移最敏感的检查方法是胸部 CT。

4.膀胱镜检查和活检

目前膀胱镜检查仍然是诊断膀胱癌最可靠的方法。通过膀胱镜检查可以发现膀胱内是否有肿瘤,明确肿瘤的数目、大小、形态和部位,并且可以对肿瘤和可疑病变部位进行活检以明确病理诊断。

膀胱镜检查可以初步鉴别肿瘤的良恶性,直接看到膀胱肿瘤的形态是乳头状还是实性或团块状,有细蒂、宽蒂还是无蒂,根据形态可以初步估计肿瘤的分期。良性乳头状瘤的蒂很细,乳头分支细长、透明,随着膀胱冲洗液漂动,有时还可见到上面的毛细血管,肿瘤附近的膀胱黏膜正常。原位癌可以类似炎症、发育不良等病变,表现为浅红色天鹅绒样黏膜改变,也可以表现为正常,膀胱镜检查时出现膀胱激惹或疼挛提示可能有广泛的原位癌,应该行随机多处活检证实。乳头状癌多数为表浅的 T_a、T_1 期肿瘤,单发或多发,肿瘤局限在黏膜或黏膜固有层,蒂细长,蒂上长出绒毛状分支,在膀胱内注水时,肿瘤乳头在水中飘荡,犹如水草;结节、团块乳头状癌常为 T_2、T_3 期肿瘤,乳头状癌的蒂较粗,乳头分支短而粗,有时像杨梅,往膀胱注水时肿瘤活动较少,附近黏膜增厚、水肿。浸润性癌常为 T_3、T_4 期,肿瘤无蒂,境界不清,局部隆起,表面褐色或灰白色,肿瘤坏死处形成扁平的溃疡,溃疡出血或有灰白色脓苔或磷酸盐类沉淀,边缘隆起并向外翻,肿瘤附近黏膜不光洁、增厚、水肿、充血。大多数膀胱尿路上皮肿瘤位于膀胱底部,包括三角区及其附近的膀胱侧壁及输尿管口周围。有些肿瘤位于膀胱顶部或前壁,一般膀胱镜不易发现,如有条件,建议使用软性膀胱镜检查。与硬性膀胱镜相比,软性膀胱镜检查具有损伤小、疼痛轻、视野无盲区、检查体位舒适等优点。

膀胱镜活检时需要注意尽可能在肿瘤深部进行,对判断肿瘤分期和制定治疗计划有指导意义。当尿脱落细胞学检查阳性或膀胱黏膜表现异常时,建议行选择性活检,以明确诊断和了解肿瘤范围。当尿脱落细胞学检查阳性但膀胱黏膜无明显异常时,建议在膀胱左右侧壁、顶部、前壁、后壁及三角区进行随机活检。肿瘤位于膀胱三角区或颈部、尿脱落细胞学阳性,或怀疑有原位癌时,应该行前列腺部位尿道活检。对于单一的乳头状肿瘤,如果其他部位的膀胱黏膜表现正常并且尿脱落细胞学检查阴性,不主张常规行随机活检。

膀胱癌的光动力学诊断,即荧光膀胱镜检查,是向膀胱内灌注六氨基乙酰丙酸盐,5-氨基酮戊酸等光敏剂,这些光敏物质可在一定波长的光源激发下产生特异性红色荧光并积聚于肿瘤细胞中,与正常膀胱黏膜的蓝色荧光形成鲜明对比,能够发现普通膀胱镜难以发现的小肿瘤、不典型增生或原位癌,从而提高膀胱癌的检出率,减少术后病灶的残余和复发,有助于在随访中早期发现肉眼无法可见的病灶。

窄谱成像膀胱镜,是一种利用窄谱光的成像技术,窄谱光穿透黏膜表层后即能被黏膜内的血红蛋白大量吸收,从而能够细微地反映毛细血管和黏膜表面变化,改善图像的对比性和可视性,能较普通白光膀胱镜提高膀胱肿瘤诊断的敏感性和准确性,而且与荧光膀胱镜光动力学诊断方法相比,窄谱成像不需使用光敏剂,避免了光敏剂灌注的不良反应,也不受光漂白对诊断时间的限制,具有一定优势。

(六)治疗

膀胱癌的生物学异质性很大,治疗方法也有很多,但基本的治疗方法仍为手术治疗,放疗、化疗和免疫治疗作为辅助。应根据患者的肿瘤分期,分级,大小,数目,复发性,既往治疗情况和全身状况等选择合适的治疗方案(参考案例表 5-15)。

表 5-15　案例:膀胱癌

项目	内容
病历摘要	患者 3 h 前无明显原因及诱因全程肉眼血尿,无排尿困难及尿痛,无血凝块排出,无腰背部疼痛不适,无发热。2 d 前行泌尿系统彩超检查提示,膀胱右后下壁输尿管开口右侧不均质回声。入院后完善检查,明确诊断后行经尿道膀胱肿瘤电切术＋右侧输尿管镜下留置双 J 管术,术后给予抗炎、补液、膀胱灌注治疗。拔除尿管前再次给予吉西他滨 30 mg 膀胱灌注一次,患者无明显膀胱刺激症状,排尿通畅,无肉眼血尿。嘱患者出院后 1 周再次行膀胱灌注治疗,体内留置双 J 管一根,建议术后 2 月再次入院行膀胱镜检查并拔管,必要时行二次电切。
学者点评	膀胱癌通常为移行细胞(尿路上皮)癌。患者通常出现血尿或刺激性排尿症状,如尿频和(或)尿急;随后出现尿路梗阻可引起疼痛。根据膀胱镜和活检可诊断。治疗包括电灼、经尿道电切、膀胱内灌注、根治性手术、化疗、外照射或联合疗法。非肌肉浸润性膀胱癌应通过经尿道电切或电灼完全切除。术后立即滴注化疗药物(丝裂霉素 C 和吉西他滨)可减少复发,反复门诊膀胱灌注也可以减少复发。非肌肉浸润性膀胱癌局部复发率很高,一部分患者更是可能进展为晚期癌症。因此该患者的预后需要进一步的门诊随访。

1.非肌层浸润性膀胱癌的治疗

NMIBC 占全部膀胱癌的 70%～80%。T_a 和 T_1 期膀胱癌虽然都属于 NMIBC,但两者的生物学特性有一定不同,黏膜固有层内血管和淋巴管丰富,因此 T_1 期肿瘤较容易发生肿瘤播散。原位癌虽然也属于 NMIBC,但一般分化差,属于高度恶性的肿瘤,向肌层浸润性进展的概率要高得多。根据复发风险及预后的不同,NMIBC 可分为以下三组。

低危:单发、T_a 期、低级别尿路上皮癌、直径<3 cm,同时需满足以上所有条件。

高危:T_1 期,高级别尿路上皮癌,原位癌,多发复发且直径>3 cm 的 T_a 期非高级别肿瘤,满足以上任一条件即符合。

中危:除外低危和高危两类的其他情况。

近期在高危 NMIBC 中又分出另一类极高危 NMIBC,满足以下任一条件即符合:T_1 期高级别且合并原位癌,多发或复发或直径>3 cm 的 T_1 期高级别肿瘤,病理伴有淋巴血管浸润或微乳头样改变。

(1)手术治疗包括经尿道膀胱肿瘤切除术、根治性膀胱切除术、经尿道激光手术和光动力学治疗。

经尿道膀胱肿瘤切除术(transurethral resection of bladder tumor,TUR-BT):既是膀胱癌的重要诊断方法,同时也是 NMIBC 主要的治疗手段。TUR-BT 的目的,一是切除肉眼可见的全部肿瘤,即治疗,二是对肿瘤标本进行组织学检查以明确病理诊断、肿瘤分级和分期,为进一步治疗及判断预后提供依据。

具体操作步骤:患者截石位,术者先向尿道内注入润滑剂,有尿道狭窄者先以金属探子探查扩张尿道,将膀胱镜插入膀胱,先从各个角度仔细全面地检查膀胱内情况,注意肿瘤的大小、范围、部位、数目、形态,与膀胱颈和输尿管口的关系。非常小的肿瘤应先抓取活检而不直接电灼。表浅有蒂的乳头状肿瘤应直接从基底切除,若肿瘤较大,难以看清时争取先电凝肿瘤蒂部而凝固蒂内血管,然后再逐步切除其余部分,以减少出血,也可以先从肿瘤顶部一侧开始切除,逐渐接近蒂和基底部而切除之。切除范围应以肿瘤为中心达周边 0.5 cm 正常黏膜,深度应达膀胱逼尿肌纤维出现。切除全部肿瘤后在基底部抓取活检以评价浸润深度和切除是否彻底,这点十分重要。

一次 TUR-BT 有时并非想象那么彻底,而且分期也不准确,手术后仍有较高的肿瘤阳性率,有报道 T_1 期膀胱癌可达 33%～53%,4%～25%的患者分期升高至 T_2 期。因此,近年来二次电切的价值越来越受到重视,并在国内外膀胱癌诊疗指南中获得一致推荐,已成为目前标准的治疗方法。二次电切适用于以下患者:T_1 期;高级别膀胱癌;初次电切标本中未见肌层;肿瘤直径大于 3 cm 或肿瘤多发初次电切不彻底。二次电切一般安排在初次电切手术后的 2～6 周进行,特别强调,手术需要切除初次电切时的肿瘤创面。

通常,TUR-BT 后进行持续膀胱冲洗,冲洗液一般用蒸馏水,以使手术创面止血和漂浮残留的肿瘤细胞坏死。术后留置导尿管 2～3 d,如创面较大较深,导尿管应适当延长至 1 周左右。电切术后并发症少,如止血不满意引起血块积存,可经膀胱镜冲洗净后电凝止血处理。偶有手术者未察觉的膀胱穿孔,可导致尿外渗。患者可有腹痛、发热,一般只需留置导尿管 7～10 d,尿外渗严重或并发感染者,可穿刺或手术引流。发生 TUR 综合征即低钠血症时应严密观察病情变化,酌情应用呋塞米、高渗盐水对症处理。

近年出现的经尿道双极等离子电切较传统的单极电切手术能减少闭孔神经反射,冲洗液使用生理盐水也不会引起 TUR 综合征,此外切除的肿瘤标本电灼损伤较小,有利于病理科医师做出正确的诊断。

根治性膀胱切除术并不是 NMIBC 的首选治疗方式,但近年研究表明在一些高危的 NMIBC 选择性进行根治性膀胱切除术较保留膀胱可以获得更佳的疾病控制和生存时间。国外学者报道,T_a 和 T_1 期的膀胱癌在行根治性膀胱切除术后,生存率接近正常人的自然死亡率。另有学者等报道,对分级高且传统方法难治的膀胱癌患者行根治性膀胱切除术,5 年生存率约为 80%,死亡的大多是那些在手术时已有肌层浸润的膀胱癌患者。对膀胱灌注治疗无效的高危 NMIBC(如肿瘤进展、肿瘤多次复发、原位癌和 T_1 高级别尿路上皮癌肿瘤经 TUR-BT 及膀胱灌注治疗无效等),二次电切仍发现高级别浸润性肿瘤,或极高危的 NMIBC 患者可考虑行根治性膀胱切除术。

激光由于其特殊的物理特性,可以对组织产生凝固及汽化的作用,从而对肿瘤起到治疗效果。经尿道激光手术术中膀胱穿孔发生率低且没有闭孔神经反射,疗效及复发率与 TUR-BT 相近,但术前需进行肿瘤活检以便进行病理诊断,目前适用于乳头状低级别尿路上皮癌的治疗。

光动力学治疗是通过静脉注入光敏物质,选择性地到达并滞留于肿瘤处,通过膀胱镜导入光纤,以特殊波长的光照射膀胱黏膜,对肿瘤产生直接破坏作用,同时破坏血管和产生免疫作用,膀胱原位癌、控制膀胱肿瘤出血、肿瘤多次复发、不能耐受手术治疗等情况可以选择此疗法。治疗的不良反应主要是全身皮肤过敏,因此需要患者在治疗后避光 6～8 周。约有 20% 的患者出现膀胱痉挛,表现为强烈的膀胱刺激征,可持续 10～12 周,减少光暴露可以减少或消除膀胱痉挛的表现。

(2)术后辅助治疗:TUR-BT 术后有 50%～70% 的患者复发,其中 10%～30% 的患者肿瘤会向肌层进展,可能与新发肿瘤、肿瘤细胞种植或原发肿瘤切除不彻底有关。NMIBC 经 TUR-BT 术后复发有两个高峰期,分别为术后的半年和术后的 2 年。术后复发的第一个高峰期同术中肿瘤细胞播散有关,而术后膀胱灌注治疗可以大幅降低由于肿瘤细胞播散而引起的复发。尽管在理论上 TUR-BT 术可以完全切除非肌层浸润的膀胱癌,但在临床治疗中仍有很高的复发概率,而且有些病例会发展为 MIBC。单纯 TUR-BT 不能解决术后高复发和进展问题,因此建议所有的 NMIBC 患者术后均进行辅助性膀胱灌注治疗。

膀胱灌注化疗主要用于减少膀胱肿瘤的复发,没有证据显示其能预防肿瘤进展。灌注化疗常用药物包括塞替派、丝裂霉素、多柔比星(阿霉素)、表柔比星(表阿霉素)、吡柔比星(吡喃阿霉素)、羟喜树碱等。目前并没有证据表明各组药物的疗效有显著差异。尿液的 pH、化疗药的浓度与膀胱灌注化疗效果有关,并且药物浓度比药物剂量更重要。化疗药物应通过导尿管灌入膀胱,并保留 0.5～2 h,灌药前应避免大量饮水,以免尿液造成药物稀释。

荟萃分析表明 TUR-BT 术后 24 h 内进行膀胱灌注化疗可以使肿瘤复发率降低 11.7%,因此推荐所有的 NMIBC 患者 TUR-BT 术后 24 h 内均进行膀胱灌注化疗,有条件的可以在手术后即刻或 6 h 内进行灌注,但术中有膀胱穿孔时不宜采用。即刻膀胱灌注化疗对单发、小体积的膀胱癌更有效。低危 NMIBC 术后即刻灌注后,肿瘤复发的概率很低,因此可以不再进行后续的膀胱灌注治疗。

对于中危和高危的非肌层浸润性膀胱癌,术后 24 h 内即刻膀胱灌注治疗后,建议继续膀胱灌注化疗,每周 1 次,共 8 周,随后进行膀胱维持灌注化疗,每月 1 次,一共 1～2 年。

膀胱灌注化疗的主要不良反应是化学性膀胱炎,程度与灌注剂量和频率相关。灌注期间出现严重的膀胱刺激征时,应延迟或停止灌注治疗,以免继发膀胱挛缩。多数不良反应在停止灌注后可以自行改善。

理想的膀胱灌注化疗应是药物能迅速在膀胱上皮内达到有效药物浓度,而全身吸收量少,毒副作用小。常见的膀胱灌注化疗药物介绍如下。

塞替派于 1960 年开始用于膀胱内化疗。是一种烷化剂,阻止核酸合成蛋白质。常用剂量为

60mg 塞替派溶于 60 mL 生理盐水(浓度 1 mg/mL),通过导尿管注入膀胱,保持 2 h。一般的治疗方案是每周 1 次,共 6～8 周,然后每月 1 次共 1 年。有研究对膀胱癌患者术后随访 2 年,塞替派膀胱灌注可使肿瘤的复发率从 73% 下降到 47%,其中对分级低的肿瘤治疗效果最好,另有 16% 的塞替派治疗患者有肿瘤进一步浸润和转移。塞替派对原位癌的治疗效果不佳。塞替派分子量小(198 Da),故容易通过尿路上皮吸收,有 15%～20% 的患者发生骨髓抑制,故每次塞替派治疗前应先检查血白细胞和血小板计数。

1956 年,日本协和发酵工业株式会社若木博士等人从头状链霉菌培养液中分离出丝裂霉素 C(Mitomycin C,MMC)。MMC 具有烷化作用,能与肿瘤细胞 DNA 双链交叉连接或使 DNA 降解,抑制其复制,发挥抗肿瘤作用。丝裂霉素是一种抗生素化疗药物,分子量为 334 Da,比塞替派高,因此很少被尿路上皮吸收。MMC 的治疗剂量一般为 20～60 mg 溶于生理盐水(浓度 1 mg/mL),每周 1 次膀胱灌注,共 8 次,以后每月 1 次,共 1 年。由于尿液的 pH 和药物浓度与膀胱灌注化疗效果密切相关,因此有研究提出了 MMC 优化疗法,即碱化尿液和减少灌注期间尿量,与常规疗法相比,可显著延长复发时间和降低复发率。MMC 治疗的不良反应包括化学性膀胱炎、膀胱壁钙化及生殖器皮疹等。

多柔比星是一种抗生素化疗药物,为广谱抗肿瘤药,对机体可产生广泛的生物化学效应,具有强烈的细胞毒性作用。其作用机制主要是嵌入细胞 DNA 而抑制核酸合成,从而起到抗肿瘤作用。它的分子量为 580 Da,故极少被尿路上皮吸收。治疗表浅性膀胱癌的剂量并不统一,但一般不少于 50 mg/次,治疗方案各家报道从每周 3 次到每月 1 次不等。在分级不同的膀胱癌患者中,治疗效果无明显的差别。在用于膀胱肿瘤复发的预防中,多柔比星的常用剂量为 60～90 mg(1 mg/mL)。多柔比星的不良反应主要是化学性膀胱炎,在许多患者中膀胱刺激征非常严重,一小部分患者甚至可发展为永久性的膀胱挛缩。故目前临床上已较少应用。

表柔比星是意大利学者于 1975 年通过半合成途径合成的一种蒽环类抗肿瘤抗生素,与多柔比星的区别只是在氨基糖部分 4'位的羟基由顺式变成反式,但这种立体结构的细微变化可使心脏、骨髓毒性明显降低。表柔比星主要作用是直接嵌入 DNA 碱基对之间,干扰转录过程,阻止 mRNA 的形成。它能抑制 DNA 和 RNA 的合成,故对细胞周期各阶段均有作用,为细胞周期非特异性药物。表柔比星与多柔比星相比,抗肿瘤活性相等或较高,但毒副作用低。膀胱灌注常用剂量为 50～80 mg,可用生理盐水或 5% 葡萄糖溶液稀释成 1 mg/mL 浓度的溶液,灌注频率与 MMC 相同。表柔比星治疗的不良反应主要是化学性膀胱炎,少见过敏反应。

吡柔比星(pirarubicin,THP)是多柔比星的衍生物,具有很强的抗肿瘤活性和广泛的抗癌谱,研究结果表明,其对耐多柔比星的肿瘤亦有杀灭作用。THP 能迅速进入癌细胞,通过直接抑制核酸合成,在细胞分裂的 G2 期阻断细胞周期,从而杀灭癌细胞。常用膀胱灌注剂量为 40 mg,由于药物难溶于生理盐水,故应以 5% 葡萄糖溶液作为溶剂,稀释成 0.5～1 mg/mL 浓度溶液,灌注频率与 MMC 相同。THP 治疗不良反应主要为化学性膀胱炎。

羟喜树碱是植物类化疗药,是从喜树中提取的一种生物碱,为喜树碱的羟基衍生物,与喜树碱相同,主要对增殖细胞敏感,为细胞周期特异性药物。作用于 S 期,并对 G2/M 边界有延缓作用,还有一定免疫抑制作用,较喜树碱剂量小、毒性轻、抗瘤谱也广。常用膀胱灌注剂量为 10～20 mg,药物浓度为 0.5～1 mg/mL,灌注频率可参照 MMC。主要不良反应也是化学性膀胱炎。

术后膀胱灌注免疫治疗除可以减少肿瘤复发外,还可以降低膀胱肿瘤的进展。最常用的药物是卡介苗,其他如干扰素、肿瘤坏死因子和白介素-2 等也可用于膀胱灌注治疗。

目前为止卡介苗的确切作用机制尚不清楚,多数研究认为其对膀胱癌的治疗作用是通过免疫反应介导的。

卡介苗适合于高危 NMIBC 的治疗,可以降低膀胱癌的复发率,并能减缓其进展。卡介苗不能改变低危 NMIBC 的病程,而且由于卡介苗灌注的不良反应发生率较高,对于低危患者不建议行卡介苗灌注治疗。对于中危 NMIBC 而言,其术后肿瘤复发概率为 45%,而进展概率为 1.8%,因此,中危 NMIBC 膀胱灌注一般建议采用膀胱灌注化疗,某些情况也可以采用卡介苗灌注治疗。

卡介苗治疗一般采用 6 周灌注诱导免疫应答,再加 3 周的灌注强化以维持良好的免疫反应。卡介苗灌注用于治疗高危 NMIBC 时,一般采用常规剂量(120～150 mg);卡介苗用于预防 NMIBC 复发时,一般采用低剂量(60～75 mg)。研究发现采用 1/4 剂量(30～40 mg)卡介苗灌注治疗中危 NMIBC 时,其疗效与全剂量疗效相同,不良反应却明显降低。不同卡介苗菌株之间的疗效没有差别。卡介苗维持灌注可以使膀胱肿瘤进展概率降低 37%。需维持卡介苗灌注 1～3 年(至少维持灌注 1 年),因此建议在 3、6、12、18、24、36 个月时重复卡介苗灌注,以保持和强化疗效。

膀胱肿瘤复发后,一般建议再次 TUR-BT 治疗。依照 TUR-BT 术后分级及分期,重新进行膀胱灌注治疗。对频繁复发和多发者,建议行卡介苗灌注治疗或根治性膀胱切除术。

膀胱原位癌的治疗方案是行彻底的 TUR-BT 术,术后行卡介苗膀胱灌注治疗。卡介苗灌注每周 1 次,每 6 周为 1 个周期,1 个周期后有 70% 完全缓解。休息 6 周后,进行膀胱镜检和尿脱落细胞学检查,结果阳性者再进行 1 个周期,共 6 周的灌注治疗。另有 15% 的病例获得缓解。休息 6 周后,重复膀胱镜检和尿脱落细胞学检查,若结果仍为阳性,建议行根治性膀胱切除术。对于缓解的病例,应在第 3、6、12、18、24、30、36 个月时进行 1 个周期的卡介苗灌注防止复发。通过此方案,约 70% 的病例可以避免行全膀胱切除。

卡介苗灌注一般在 TUR-BT 术后 2 周开始,灌注前需要做结核菌素试验,除外活动性结核患者。卡介苗膀胱灌注的主要不良反应为膀胱刺激征和全身流感样症状,少见的不良反应包括结核败血症、前列腺炎、附睾炎、肝炎等。因此,TUR-BT 术后膀胱有开放创面或有肉眼血尿等情况,不能进行卡介苗膀胱灌注。此外,尿路感染,排尿刺激症状严重及正在使用抗菌药物的患者也不宜灌注。患者如果在卡介苗治疗后出现连续超过 48 h 的发热,且用退热药后无效,可用异烟肼 300 mg/d 及维生素 B_6 50 mg/d 口服。如果患者症状严重,时间长,则加用利福平 600 mg/d。如果患者全身情况差,则需加用乙胺丁醇 1 200 mg/d 和环丝氨酸 250～500 mg/d 治疗。一般认为,疗程为 6 周,但也有学者建议治疗周期应为 6 个月。

2.肌层浸润性膀胱癌的治疗

MIBC 的治疗仍是以手术为主,手术方式首选根治性膀胱切除术,术前需根据膀胱癌的分期、分级、肿瘤发生部位并结合患者全身情况进行选择,术后根据情况辅以化疗或放疗。化疗联合放疗的综合治疗可作为根治性手术的替代方式,有强烈保留膀胱意愿或不适合行根治手术患者可考虑此法,但疗效尚未证明能超过根治性手术。

(1)手术治疗

根治性膀胱切除术的基本手术指征为 T_2～T_{4a},N_{0-x},M_0 浸润性膀胱癌,其他指征还包括高危 NMIBC 如 T_1 高级别尿路上皮癌,卡介苗治疗无效的膀胱原位癌,反复复发的 NMIBC,及保留膀胱治疗无效和膀胱非尿路上皮癌等。以上手术指征可独立选用,亦可综合应用。但应除外有严重并发症(心、肺、肝、脑、肾等疾病)不能耐受手术的患者。

根治性膀胱切除术的手术范围包括膀胱及周围脂肪组织、输尿管远端,并行盆腔淋巴结清扫术;男性应包括前列腺、精囊,女性应包括子宫、附件和阴道前壁。如果肿瘤累及男性前列腺部尿道或女性膀胱颈部,则需考虑施行全尿道切除。

根治性膀胱切除术同时行盆腔淋巴结清扫术,是 MIBC 的标准治疗,也是提高浸润性膀胱癌患者生存率、避免局部复发和远处转移的有效治疗方法。文献报道浸润性膀胱癌患者盆腔淋巴结转移的可能性为 30%～40%,淋巴结清扫范围应根据肿瘤范围、病理类型、浸润深度和患者情况决定。淋巴结清扫不仅是一种治疗手段,而且为预后判断提供重要的信息。根据清扫范围可分为局部淋巴结清扫(闭孔区域),常规淋巴结清扫(髂内、髂外、骶前和闭孔区域),扩大淋巴结清扫(常规区域和主动脉分叉区域)及超扩大淋巴结清扫(清扫上界提高到肠系膜下动脉水平)四种手术方式。目前淋巴结清扫建议至少需要清扫到常规区域,清扫出的淋巴结数目需要 10 枚以上。

根治性膀胱切除术后必须行尿流改道或膀胱重建术。目前有多种方法可选,包括不可控尿流改道、可控尿流改道和膀胱重建(原位新膀胱)等。手术方式的选择需要根据患者的具体情况,如预期寿命、年龄、伴发疾病、肿瘤分期、尿道和肠道解剖情况及盆腔手术及放疗史等,并结合患者的要求,依从性及术者经验综合考虑后选择。手术总的原则应该是确保不影响肿瘤治疗效果的基础上,尽可能保护患者肾功能,提高患者生活质量。

不可控尿流改道术式有回肠膀胱术、乙状结肠膀胱术、横结肠膀胱术和输尿管皮肤造口术等。回肠膀胱术是一种简单、安全、有效的术式,应用较为广泛。主要缺点是需要腹壁造口、患者终身佩戴集尿袋,生活质量有所降低。输尿管皮肤造口术操作简便,但需佩戴集尿袋,有时需终身留置输尿管支架管,适用于预期寿命短、有远处转移、姑息性膀胱全切、膀胱旷置、肠道疾病无法利用肠管进行尿流改道或全身状态不能耐受其他手术者。

可控尿流改道术式有可控贮尿囊(如回结肠贮尿囊,使用原位阑尾作输出道的回结肠贮尿囊及去带盲升结肠贮尿囊等)和利用肛门括约肌控制尿液(如输尿管乙状结肠吻合术、输尿管结肠-结肠直肠吻合术、直肠膀胱术及直肠膀胱-结肠腹壁造口术等)。可控贮尿囊患者术后不需要佩戴尿袋,生活质量明显提升。适用于预期寿命较长、能耐受复杂手术;双侧肾脏功能良好可保证电解质平衡及废物排泄;无上尿路感染;肠道未发现病变;能自行导尿者。膀胱重建术是最理想的接近生理排尿功能的术式,患者不需要腹壁造口,可以通过腹压排空尿液。由于患者术后生活质量高,已逐渐成为尿流改道的首选术式,主要包括回肠原位新膀胱术、回结肠原位新膀胱术及去带回盲升结肠原位新膀胱术等。

目前根治性膀胱切除术的方式可以分为开放手术,腹腔镜手术及机器人辅助三种。与开放手术相比,腹腔镜及机器人辅助手术具有术中出血量少、术后疼痛轻、进食早、恢复快,住院时间短的特点,但手术时间一般要多于开放性手术,而且腹腔镜及机器人手术对术者的操作技巧要求较高,相对开放性手术而言其学习曲线明显延长。腹腔镜及机器人辅助手术也已应用于多种尿流改道术。现多采用在腹腔镜或机器人手术下行根治性膀胱切除术后通过小切口在体外进行尿流改道术。完全腹腔镜或机器人辅助下完成全膀胱切除及尿流改道手术目前虽然可行,但仍存在一定争议,只在少数具有一定经验的中心开展。

根治性膀胱切除术联合尿流改道或重建是一项复杂艰巨的手术,虽然手术方式成熟,但是并发症仍较常见,约 1/3 的患者会出现至少一个早期并发症(术后 30 d 内),常见的有肠梗阻,出血,盆腔感染,伤口感染,肾盂肾炎,尿路梗阻,急性肾衰竭,输尿管吻合口或新膀胱瘘,淋巴瘘等。此外,围术期的死亡率为 1.8%～2.5%,主要死亡原因有心血管并发症、败血症、肺栓塞、肝衰竭和大出血。

保留膀胱的手术:对于身体条件不能耐受根治性膀胱切除术,或不愿接受根治性膀胱切除术的 MIBC 患者,可以考虑行保留膀胱的手术。施行保留膀胱手术的患者需经过细致选择,对肿瘤性质、浸润深度进行评估,正确选择保留膀胱的手术方式,并辅以术后放疗和化疗,且术后需进行密切随访。

MIBC 保留膀胱的手术方式包括 TUR-BT 和膀胱部分切除术。对于多数保留膀胱的浸润性膀胱癌患者,可通过经尿道途径切除肿瘤。但对于肿瘤位于膀胱憩室内、输尿管开口周围、经尿道手术操作盲区或有严重尿道狭窄和无法承受截石位的患者应考虑行膀胱部分切除术。

(2)化疗:MIBC 行根治性膀胱切除术后,高达 50% 的患者会出现转移。术前或术后联合化疗不仅能控制局部病变,还可以消除淋巴结或远处微转移灶。膀胱癌对含顺铂的化疗方案比较敏感,总有效率可达 40%～75%,其中 12%～20% 的患者局部病灶获得完全缓解,10%～20% 的患者可获得长期生存。

对于可手术的 T_2～T_{4a} 期患者,术前可行新辅助化疗。新辅助化疗的主要目的是控制局部病变,使肿瘤降期,降低手术难度和消除微转移灶,提高术后远期生存率。新辅助化疗后,5 年生存率可提高 5%～7%,死亡风险降低 14%。对于 T_3～T_{4a} 期或淋巴结转移患者,其生存率提高可能更明显。目前对于新辅助化疗的方案、剂量和疗程尚无统一的意见,也不应作为所有 MIBC 患者的标准治疗,一般是在根治性手术前使用基于顺铂的联合方案化疗 2 个疗程,如无效则及时终止而进行手术或其他治疗,如有效可再用 1～2 个疗程后进行后续治疗。

对于临床 T_2 或 T_3 期患者,根治性膀胱切除术后病理若显示淋巴结阳性或为 T_3 期及以上,术前未行新辅助化疗者术后可采用辅助化疗。膀胱部分切除患者术后病理若显示淋巴结阳性或切缘阳性或为 T_3 期,术后亦可采用辅助化疗。辅助化疗能够杀灭术后微转移灶,预防和降低远处转移率,推迟肿瘤复发。但由于缺乏大样本长期随访资料,根治术后辅助化疗的应用及临床效果仍存在一定争议,辅助化疗能提高患者的无瘤生存率,但尚未发现其对总生存率的益处。

转移性膀胱癌患者、身体状况不适宜或不愿意接受根治性膀胱切除术者应常规行全身系统化疗,这是唯一能延长患者生存时间并改善生活质量的治疗方法,可使多数患者的预计生存时间由 3～6 个月延长至 1 年,少数患者可获得长期生存。

动脉导管化疗,是通过对双侧髂内动脉灌注化疗药物来达到对局部肿瘤病灶的治疗作用的。其对局部肿瘤效果较全身化疗好。动脉导管化疗常用于新辅助化疗,作为术后辅助化疗则效果不佳。

膀胱常用化疗药物包括顺铂、甲氨蝶呤、长春碱等。顺铂为铂的金属络合物,是重金属抗癌药,作用似烷化剂。主要作用靶点为 DNA,作用于 DNA 链间及链内交链,形成复合物,干扰 DNA 复制,或与核蛋白及胞质蛋白结合,产生细胞毒作用。无周期特异性。其主要不良反应为肾毒性和恶心、呕吐,用药同时需水化,给予利尿剂,并同时应用强效止吐药物。其他还可有神经毒性、骨髓抑制及过敏反应等。

甲氨蝶呤为抗代谢类抗肿瘤药。对二氢叶酸还原酶有高度亲和力,以竞争方式与其结合,使叶酸不能转变为四氢叶酸,从而使脱氧尿苷酸不能转变为脱氧嘧啶核苷酸,阻止 DNA 合成,亦干扰 RNA、蛋白质合成。属细胞周期特异性药,主要作用于 G1 及 G1/S 转换期细胞。口服亦可迅速吸收,使用时应碱化尿液。其毒性反应主要为胃肠道反应、肝功能损害、高尿酸血症肾病及骨髓抑制等。

长春碱为夹竹桃科植物长春花中提取的一种有抗癌活性的生物碱。主要抑制微管蛋白的聚合,而妨碍纺锤体微管的形成,使有丝分裂停止于中期。也可作用于细胞膜,干扰细胞膜对氨基酸的转运,使蛋白质合成受抑制,亦可抑制 RNA 合成。主要毒性作用为骨髓抑制、消化道反应、周围神经毒性及血栓性静脉炎等。

吉西他滨是细胞周期特异性抗代谢类药物,主要作用于 DNA 合成期的肿瘤细胞,即 S 期细胞,在一定条件下,可以阻止 G1 期向 S 期的进展。吉西他滨是一种前体药,在细胞内是脱氧胸苷激酶磷酸化的良好底物,在酶的作用下转化成多种活性代谢物而发挥细胞毒作用。主要毒副作用为骨髓抑制、肝肾功能损害及过敏反应等。

紫杉醇是新型抗微管药物,通过促进微管蛋白聚合抑制解聚,保持微管蛋白稳定,抑制细胞有丝分裂。体外实验证明紫杉醇具有显著的放射增敏作用,可能是使细胞终止于对放疗敏感的 G2 和 M 期。紫杉醇过敏反应常见,发生率为 39%,其中严重过敏反应发生率为 2%,多数为 Ⅰ 型变态反应,表现为支气管痉挛性呼吸困难、荨麻疹和低血压,故治疗前需应用地塞米松、苯海拉明和 H_2 受体拮抗剂进行预处理。其他毒副作用主要为骨髓抑制、周围神经病变、肌肉关节疼痛、胃肠道反应及脱发等。

膀胱癌常用化疗方案包括很多种,常用方案如下。

GC 方案(吉西他滨、顺铂)被认为是目前标准一线治疗方案。吉西他滨 800～1 000 mg/m² 第 1、8、15 天静脉滴注,顺铂 70 mg/m² 第 2 天静脉滴注,每 3～4 周重复,共 2～6 个周期。临床上为减少顺铂肾毒性等不良反应,也可以将顺铂分为 3 d 注射,25 mg/m² 第 1～3 天静脉滴注。研究显示 GC 方案的完全缓解率为 15%,部分缓解率为 33%,中位疾病进展时间为 23 周,总生存时间为 54 周,较 MVAC 方案耐受性好。

MVAC 方案(甲氨蝶呤、长春碱、多柔比星、顺铂)是传统上膀胱尿路上皮癌标准一线治疗方案。甲氨蝶呤 30 mg/m² 第 1、15、22 天静脉滴注,长春碱 3 mg/m² 第 2、15、22 天静脉滴注,多柔比星 30 mg/m² 第 2 天静脉滴注,顺铂 70 mg/m² 第 2 天静脉滴注,每 4 周重复,共 2～6 个周期。两项随机前瞻性研究已经证实 MVAC 方案效果明显好于单种药物化疗效果。多项研究显示此方案的完全缓解率为 15%～25%,有效率为 50%～70%,中位生存时间为 12～13 个月。但其毒性反应较大,主要表现为骨髓抑制、黏膜炎、恶心、呕吐、脱发及肾功能损害等,超过一半的患者因此而需要减量。

其他化疗方案包括 TC 方案(紫杉醇、顺铂),TCa 方案(紫杉醇、卡铂),DC 3 周方案(多西他赛、顺铂),GT 方案(吉西他滨、紫杉醇),及 CMV 方案(甲氨蝶呤、长春碱、顺铂)和 CAP 方案(环磷酰胺、多柔比星、顺铂)等。

(3)放疗:MIBC 患者的放射治疗分为根治性治疗和辅助性/姑息性放射治疗两部分。前者指 T₂ 期以内的患者,或 T₃ 期及以上,患者不愿或医疗原因无法行手术切除的部分患者,亦可选择以放射治疗作为根治性手段,但在此种情况下往往需要联合化学治疗。后者指膀胱癌手术后复发或残留,或有淋巴结转移,或因远处转移需行放疗者。对于没有转移的 MIBC 者,单纯放疗患者的总生存期短于根治性膀胱切除术。

放疗最常用的是膀胱外照射方法,包括常规外照射、三维适形放疗及调强适形放疗。单纯放射治疗靶区剂量通常为 60～66 Gy,每天剂量通常为 1.8～2.0 Gy,整个疗程不超过 6～7 周。放疗的局部控制率约为 $30\%\sim50\%$，MIBC 患者 5 年总的生存率为 $40\%\sim60\%$。根治性膀胱切除术前放疗与单纯手术或单纯放疗相比，并无明显优越性。

欧洲文献报道，T_1、T_2 期小肿瘤患者可通过膀胱切开显露肿瘤后置入放射性碘、铱、钽或铯行组织内近距离照射，再联合外照射和保留膀胱的手术，从而达到治疗目的。根据肿瘤分期不同，5 年生存率可达 $60\%\sim80\%$。

膀胱全切或膀胱部分切除手术未切净的残存肿瘤或术后病理切缘阳性者，可行术后辅助放疗。

对于晚期膀胱癌，无法行手术治疗时，通过姑息性短程放疗，如 7 Gy×3 d，(3.0～3.5)Gy×10 d，可减轻因膀胱肿瘤造成的血尿、尿急、疼痛等症状。但这种治疗可能会增加急性肠道并发症的危险，包括腹泻和腹部痉挛疼痛。姑息性放疗剂量不宜过大，以免引起放射性膀胱炎。

（4）其他治疗：晚期膀胱癌，由于患者全身情况差，无法耐受常规手术、化疗或放疗，因此对其治疗的主要目的是缓解肿瘤转移导致的疼痛、控制肿瘤引起的出血从而提高患者生活质量。

对有转移的膀胱肿瘤患者行 30～35 Gy 的体外放疗，能暂时缓解骨痛。建议对包括承重骨骼在内的有症状的骨转移病灶进行放疗，比如脊柱和股骨颈等。

放射性膀胱炎引起的血尿可行 1％的明矾溶液膀胱灌注。在行膀胱持续灌注时一般不需要麻醉，如有膀胱痉挛时可以间断滴注明矾溶液。该方法可能导致肾功能损害。

1％～10％的甲醛溶液膀胱灌注，也曾用于控制晚期膀胱肿瘤或放射性膀胱炎引起的出血。由于会引起严重的膀胱痉挛，灌注时需要对患者进行麻醉；灌注后会引起输尿管开口的纤维化和梗阻，故在临床上近年未见应用。

晚期膀胱癌如果引起威胁生命的大出血，其他方法止血无效时，可选择双侧股动脉插管行双侧髂内动脉栓塞，或手术双侧髂内动脉结扎同时行双侧输尿管皮肤造口膀胱旷置，如有条件还可以行姑息性膀胱切除。

（七）预后及随访

膀胱癌的预后与肿瘤分级、分期、肿瘤大小、肿瘤复发时间和频率、肿瘤数目及是否存在原位癌等因素密切相关，其中肿瘤的病理分级和分期是影响预后的最重要因素。分级和分期越高，远期生存率越低。

近年来随着对肿瘤分子机制认识的加深，许多肿瘤标志物相继被发现可用于膀胱癌的预后判断。研究发现，核基质蛋白 22、端粒酶、血管内皮生长因子、透明质酸酶、增殖相关核抗原 $MKI67$ 及 $TP53$ 基因等均对膀胱癌的预后判断有一定价值。例如，由抑癌基因 $TP53$ 编码的蛋白，控制细胞周期从 G1 期到 S 期的转变，通过调节转录，影响和引导 DNA 受损的细胞凋亡。在大多数情况下，$TP53$ 蛋白的变异体在细胞核中稳定存在，可用免疫组织化学的方法测出。一些研究表明，在膀胱癌细胞核中如果有 $TP53$ 基因积聚，则提示治疗的效果和预后较差。但必须指出的是，目前膀胱癌肿瘤标志物的研究尚处于实验室阶段，临床上尚没有一种标志物能准确估计膀胱癌的预后。

膀胱癌患者治疗后随访的目的是尽早发现局部复发和远处转移，从而指导进行合适的补救治疗。

在 NMIBC 患者的随访中，膀胱镜检查目前仍然是"金标准"，一旦发现异常则应该行病理活检，对于中高危如高级别癌或原位癌患者，尿液脱落细胞学检查也是必要的。所有的 NMIBC 患者都必须在术后 3 个月接受第一次检查，但是如果手术切除不完整、创伤部位有种植或者肿瘤发展迅速则需要适当提前检查的时间。以后的随访应根据肿瘤的复发与进展的危险程度决定：低危肿瘤患者如果第一次检查阴性，则 9 个月后进行第二次随访，此后改为每年一次直至 5 年；高危肿瘤患者前 2 年中每 3 个月随访一次，第三年开始每 6 个月随访一次，第五年开始每年随访一次直至终身；中危肿瘤患者的随访方案介于两者之间，由个体的预后因素决定。一旦患者出现复发，则治疗后的随访方案须重新开始。

根治性膀胱切除术和尿流改道术患者应该进行终身随访，随访重点包括肿瘤复发、转移和与尿流改道相关的并发症。推荐的随访间隔为 pT_1 期每年一次，pT_2 期每 6 个月一次，pT_3 期每 3 个月一次。随访内容应包括体格检查、血液生化检查、胸部 X 线检查和 B 超检查（包括肝、肾、腹膜后等）。对于 pT_3 期肿瘤患者可选择每半年进行一次盆腔 CT 检查。可选择上尿路影像学检查以排除输尿管狭窄和上尿路肿瘤的存在。尿流改道术后患者的随访主要围绕手术相关并发症、代谢并发症、泌尿道感染及继发性肿瘤等几方面进行。

二、膀胱非尿路上皮癌

膀胱非尿路上皮癌包括鳞状细胞癌、腺癌、小细胞癌、癌肉瘤及少见的转移性癌等。膀胱鳞癌占膀胱癌的 3%～7%，膀胱腺癌占膀胱癌的比例＜2%。

（一）鳞状细胞癌

膀胱鳞状细胞癌可分为非血吸虫病性膀胱鳞癌和血吸虫病性膀胱鳞癌两种。诊断主要靠膀胱镜活检。虽然尿路上皮癌常伴有鳞状分化，但鳞癌的病理诊断必须完全是鳞癌，没有任何尿路上皮癌成分。如果肿瘤没有扩散，膀胱鳞癌首选根治性膀胱切除术。但患者总体预后较差，多半患者就诊时肿瘤已经为局部晚期，术后盆腔局部复发为治疗失败的主要原因。术前放疗有助于降低肿瘤分期，减少术后盆腔复发率。膀胱鳞癌对化疗不敏感，可以参考头颈部鳞癌的化疗方案，如 PCG 方案（紫杉醇，吉西他滨，顺铂）和 TPF 方案（多西他赛，氟尿嘧啶，顺铂）。

非血吸虫病性膀胱鳞癌的诱发因素可能为细菌感染、异物、慢性下尿路梗阻或膀胱结石等引起的慢性炎症，及膀胱黏膜白斑、长期留置导尿管等。肿瘤好发于膀胱三角区和侧壁，大多呈浸润性生长，主要表现为溃疡，可伴有膀胱憩室或膀胱结石。血尿是其主要的临床表现，大多数患者伴有泌尿系统感染。

血吸虫病性膀胱鳞癌的发生可能与血吸虫存在导致的细菌和病毒感染有关，而非寄生虫本身。在血吸虫流行地区，膀胱鳞癌可占所有恶性肿瘤的 30%，也是女性第二大常见的恶性肿瘤。维生素 A 缺乏也可能是膀胱上皮鳞状化生及肿瘤发生的重要原因之一。血吸虫病性膀胱鳞癌的平均发病年龄比非血吸虫病性膀胱鳞癌低 10～20 岁。主要症状是尿频、尿痛和血尿。肿瘤多发于膀胱后壁的上半部分或顶部，很少发生于三角区。

（二）腺癌

根据组织来源膀胱腺癌可分为三种类型：原发性非脐尿管腺癌、脐尿管腺癌和转移性腺癌。诊断主要依靠膀胱镜活检。B 超、CT 及 MRI 等检查可显示肿瘤大小及侵犯范围，以帮助临床分期。

原发性非脐尿管腺癌可能起源于腺性膀胱炎，或尿路上皮腺性化生。长期的慢性刺激、梗阻及膀胱外翻则是引起化生的常见原因。血吸虫感染也是腺癌发生原因之一，在血吸虫流行地区膀胱腺癌约占膀胱癌的 10%。其主要症状有血尿、膀胱刺激征及黏液尿等。原发性膀胱腺癌大多发生于膀胱三角区及膀胱侧壁，病变进展较快，多为肌层浸润性膀胱癌，临床就诊时大多数已属局部晚期,5 年生存率仅 30%～60%。治疗推荐根治性膀胱切除术。TUR-BT 或膀胱部分切除术的疗效差。放疗效果不佳。对于进展期和已有转移的腺癌可以考虑化疗,一般采用以氟尿嘧啶为基础的联合化疗方案。

脐尿管腺癌可能与脐尿管上皮增生及其内覆尿路上皮腺性化生有关,约占膀胱腺癌的 1/3。只发生在膀胱顶部前壁,膀胱黏膜无腺性膀胱炎和囊性膀胱炎及肠上皮化生的表现。肿瘤集中于膀胱壁,而非黏膜层,可向膀胱壁深层、脐、膀胱前间隙及前腹壁浸润。临床表现为脐部血性或黏液性分泌物或黏液囊肿,肿瘤侵入膀胱后,尿中可见黏液。手术为主要治疗方式,包括扩大性膀胱部分切除术和根治性膀胱切除术。术后使用氟尿嘧啶联合顺铂的辅助化疗可能降低复发率和转移率。脐尿管腺癌常见的转移部位是骨、肺、肝和盆腔淋巴结,5 年生存率为 40%～50%。

转移性腺癌是最常见的膀胱腺癌。常见的原发病灶为直肠、胃、子宫内膜、乳腺、前列腺和卵巢。治疗上采用以处理原发病为主的综合治疗。

(三)小细胞癌

小细胞癌被认为来自神经内分泌干细胞或正常尿路上皮中的树突状细胞,有神经内分泌的特殊染色。它可能与尿路上皮在同一个肿瘤中出现。膀胱小细胞癌的细胞病理学特征为零散的、相互孤立、圆形、大小均匀的小细胞,其最重要的特征是相邻的肿瘤细胞间缺乏巢状或腺状结构。膀胱小细胞癌在组织学上类似肺小细胞癌。肿瘤好发于膀胱两侧壁和膀胱底部,瘤体直径往往较大,平均约 5 cm。有早期转移和深层浸润倾向。诊断与膀胱尿路上皮癌相似,但应同时检查有无原发的肺及前列腺的小细胞癌病灶。治疗考虑采用小细胞肺癌的化疗方案行辅助化疗或者新辅助化疗,并联合手术或局部放疗。手术方式应选择根治性膀胱切除术。化疗常用药物为顺铂和依托泊苷。

(四)其他膀胱非尿路上皮癌

癌肉瘤是指同时含有恶性的上皮和间质成分的肿瘤。恶性上皮成分通常为尿路上皮癌,也可以是鳞癌或腺癌;恶性间质成分则常为软骨肉瘤或骨肉瘤。肿瘤恶性程度高,临床上较为罕见,多见于中年男性。常见的症状为无痛性肉眼血尿。手术、放疗及化疗效果均不佳。预后差,5 年生存率约为 20%。

混合细胞癌是指原发于膀胱的两种不同类型恶性肿瘤同时出现或并存。通常以鳞癌、腺癌或小细胞癌与尿路上皮细胞癌共生。病程进展快,恶性程度高,预后极差,治疗上建议行根治性膀胱切除术。如果含有小细胞癌的成分,根治性膀胱切除术后可以根据分期选择小细胞癌的辅助化疗方案。

三、膀胱上皮来源良性肿瘤

膀胱上皮来源良性肿瘤临床上少见,包括乳头状瘤、内翻性乳头状瘤、息肉、腺瘤及肉芽肿等。

乳头状瘤主要发生年龄在 60～69 岁,男性多于女性。可发生在膀胱任何部位,侧壁最常见,其次为三角区和输尿管开口部。肿瘤可单发或多发,乳头状瘤遍及膀胱各部时称为膀胱乳头状瘤病。瘤细胞呈栅栏状排列,上皮有轻度和不规则增厚,但细胞分化良好,核分裂象不明显。乳头由 5～7 层形如正常的移行细胞覆盖,有清楚的纤维组织及血管中心束。从组织学上看,乳头状瘤起源于正常膀胱黏膜,像水草样突入膀胱腔,有柔软细长的蒂,瘤体直径很少超过 2 cm,肿瘤上皮之基底层分界清楚,无浸润征象,细胞层次虽有增多,但无异型性,应属良性病变。但从肿瘤的生物学行为看,乳头状瘤有复发的倾向,5年内复发率为60%,而且其中一部分肿瘤复发很快甚至进展为肌层浸润性肿瘤。因此有人认为乳头状瘤应属交界性肿瘤,需严格掌握诊断标准。手术为主要治疗手段,包括TUR-BT和膀胱部分切除术。术后应定期随访膀胱镜,以发现复发病例。

内翻性乳头状瘤不属于肿瘤性改变,为膀胱慢性炎症或膀胱出口梗阻所致的一种良性增殖性损害。病理表现为膀胱黏膜下肿块,移行上皮向黏膜下生长,形成乳头状结构。

四、膀胱非上皮来源肿瘤

膀胱非上皮来源肿瘤占膀胱肿瘤的1%～5%,按组织来源可以分为三种:原始的结缔组织来源肿瘤,包括平滑肌肉瘤、横纹肌肉瘤、软骨肉瘤、骨肉瘤、脂肪肉瘤等;非结缔组织来源肿瘤,包括血管瘤、血管肉瘤、神经肉瘤、神经纤维瘤、嗜铬细胞瘤、黑色素瘤等;继发性的非上皮肿瘤,包括转移性淋巴瘤、白血病、浆细胞瘤、骨髓瘤等。

膀胱神经纤维瘤是良性肿瘤。由神经鞘的施万细胞过度生长而形成,常由膀胱壁的神经节发生,表现为实体或丛状的病灶。大多在儿童时发生症状,表现为尿路梗阻、尿失禁、膀胱激惹、血尿或盆腔肿块。多采用保守治疗,除非有严重的尿路梗阻或症状严重不能忍受时才考虑手术治疗。极少数病例会演变为神经纤维肉瘤。

膀胱嗜铬细胞瘤约占膀胱肿瘤的1%,同时其在全身嗜铬细胞瘤中的比例也为1%左右。肿瘤多见于膀胱三角区,从膀胱壁的神经节旁细胞发生。好发年龄为10～30岁,无性别差异。约10%的嗜铬细胞瘤为恶性,可发生转移。一般多从临床表现而非组织学检查来判定其良恶性。大多数的膀胱嗜铬细胞瘤有内分泌功能,约2/3的患者在排尿或尿充盈时出现阵发性高血压,有时可发生晕厥。约1/2的患者可以出现血尿。膀胱镜检查,肿瘤表现为黏膜下结节,膀胱黏膜完整。组织学表现,肿瘤由一簇多面体的细胞组成,胞质为嗜酸性。治疗采用膀胱部分切除术完全切除肿瘤。禁用TUR-BT术,因其可能刺激肿瘤,引起患者血压急剧升高。术前应行CT检查,了解有无盆腔淋巴结肿大,如果怀疑有淋巴结转移,应行盆腔淋巴结活检,若证实存在转移,应行盆腔淋巴结清扫。与其他部位有分泌功能的嗜铬细胞瘤一样,术前合理应用α-受体阻滞剂可以减少术中血压、心率的波动。在切除肿瘤后需进行终身随访,内分泌症状的再次出现通常提示肿瘤复发。

膀胱原发淋巴瘤是较常见的膀胱非上皮来源肿瘤。肿瘤发生于黏膜下的淋巴滤泡。好发年龄为40～60岁,女性多见。放疗是治疗局部原发淋巴瘤的最好方法,5年生存率约为50%,放、化疗联合可使生存率提高到65%。

膀胱平滑肌肉瘤好发于男性,是成人恶性间质肿瘤中最常见的类型之一。膀胱镜检可见黏膜下结节或溃疡样肿块。治疗首选根治性膀胱切除术。局部晚期患者,在手术前可考虑新辅助化疗,如异环磷酰胺和多柔比星,5年肿瘤特异性生存率可提高至60%。

膀胱横纹肌肉瘤好发于青少年,10岁以下最常见,罕见于成人。儿童的胚胎性横纹肌肉瘤可出现膀胱底部的多发性病灶,被称为儿童膀胱葡萄状肉瘤。膀胱横纹肌肉瘤分为三种细胞型:纺锤细胞、泡状细胞和巨细胞。青少年患者治疗上建议新辅助化疗联合全膀胱切除或膀胱部分切除术。

其他如脂肪肉瘤、软骨肉瘤、骨肉瘤等均极少见,可与恶性上皮成分一起形成癌肉瘤。治疗方法为根治性膀胱切除术,但预后很差。

（高国君）

第六节　良性前列腺增生

良性前列腺增生(benign prostatic hyperplasia,BPH)是泌尿科的常见病,也是中老年男性最常见的疾病之一,是引起中老年男性排尿障碍中最为常见的原因。据统计,50岁后的男性中50％以上都有不同程度的前列腺增生,且随年龄的增加有进行性发展的趋势,部分人群出现排尿刺激症状及排尿梗阻症状,需要药物治疗。药效不理想,或疾病发展较快,对日常生活、身体状况产生较大影响,则需要外科手术等治疗。

最新研究表明,前列腺增生症可能是一种缓慢进展的良性前列腺疾病,随着患者年龄的增加逐渐出现不同症状并可进行性加重,也可出现相应的并发症。35岁以后从组织学上可观察到前列腺体积的增大,可见到前列腺间质和腺体成分的增生,在解剖学上表现为前列腺增大(benign prostatic enlargement,BPE)。50岁后可观察到前列腺体积明显增大、腺体增生,部分患者可出现伴随症状,临床上表现为以下尿路症状(lower urinary tract symptoms,LUTS)为主的症状,在尿动力学上出现膀胱出口梗阻(bladder outlet obstruction,BOO)。

一、解剖和生理基础

前列腺是男性泌尿生殖系统中重要的器官,外形似栗子,位于耻骨后、小骨盆内。前列腺尖端抵近盆底肌,其环绕尿道的部分即为尿道外括约肌;后方与膀胱颈部相连,并可凸向膀胱内;腹侧附着于耻骨后,间隙内有阴茎背深静脉等血管穿行;背侧与直肠以狄氏间隙相隔,两侧有包含阴茎勃起神经的血管神经束通过,正中线有一条浅沟,称为前列腺中央沟。

前列腺包膜为致密的环状纤维组织,增生的组织和腺体向外压迫,使外周少部分前列腺组织萎缩形成前列腺"外科包膜",是外科手术时切除增生的前列腺的标志。两层包膜间有时有清晰的间隙,有时又密不可分。受此约束,增生的前列腺组织即向内压迫尿道、膀胱颈,出现排尿梗阻症状。

临床上有将前列腺分为五叶,即左、右、前、中、后叶,在实际工作中有一定实用性,但目前已经较少采用。根据形态、功能和病理特点,前列腺可分为四区,即外周带、中央带、移行带和尿道周围腺体区。前列腺增生症和前列腺癌各有不同的好发区域。

前列腺增生症多发生在移行带和尿道周围腺体区,可表现为腺体的增生或间质组织的增多,也可两者兼而有之,多见的是混合型。间质组织中含有平滑肌细胞,这些平滑肌细胞、前列腺包膜及尿道周围组织均含有神经递质的受体,受肾上腺素能神经、胆碱能神经或其他酶类递质神经支配,其中以肾上腺素能神经起主要作用。而前列腺和膀胱颈部含有丰富的α受体,尤其是α_1受体,激活这些受体可以明显提高前列腺尿道阻力,反之则能缓解尿道梗阻。

二、病理生理

前列腺增生症引起的系列病理生理变化主要是增生的腺体压迫膀胱颈和后尿道所致。增生的腺体压迫膀胱颈,直接刺激膀胱颈部的感受器,引起膀胱刺激征;压迫导致静脉回流障碍,膀胱颈部充血水肿,感受器阈值降低易受刺激;增生腺体向内压迫后尿道,导致尿道受压变形、狭窄、延长,尿道阻力增加,引起膀胱内压增高,并出现相关排尿梗阻症状。

在早期,膀胱内压的增加促使膀胱逼尿肌出现代偿性肥厚,以克服增加的尿道阻力,以致形成膀胱小梁,小梁和小梁之间形成小室或假性膀胱憩室。如梗阻长期存在而未得到有效改善、排尿梗阻进一步加剧时,即使逼尿肌代偿性肥厚仍不足以克服尿道阻力,则逼尿肌失去代偿能力,残余尿增多,膀胱内压持续增高,肾分泌降低,或输尿管反流,继而出现肾积水、肾功能损害等上尿路改变。

梗阻加剧过程中,残余尿过多及肾积水,可加重尿路感染的发生和延长缓解时间,并可继发泌尿系统结石。结石、感染、梗阻,三者互为因果,形成恶性循环,加快病情的进展,出现严重的症状。部分尿潴留患者,因膀胱内压力超过尿道阻力,可出现充溢性尿失禁;极少患者因增生的前列腺腺体直接影响了尿道括约肌而导致真性尿失禁。

三、发病机制

关于前列腺增生症的发病机制,曾有"肿瘤学说""动脉硬化学说""内分泌学说""受体学说"等假设,但迄今仍尚未完全清楚,公认的重要因素包括年龄和有功能的睾丸。从青春期结束至40岁这一阶段,前列腺体积几乎无变化,此后因人而异,前列腺体积开始逐渐增加。针对青年时期已去除睾丸的人群(太监)的调查发现,这部分人群身上无一发生前列腺增生症,绝大多数人的前列腺已经明显萎缩或完全不能触及。因此,雄激素在前列腺增生症的发病机制中发挥着重要作用。

前列腺的发育和正常生理功能,需要足够的雄激素来维持。在雄激素的长期作用下,前列腺体积逐渐增大。前列腺组织中的 5α-还原酶能使血清中的睾酮转化为双氢睾酮,后者特异性地与前列腺细胞上的雄激素受体结合,刺激细胞增大、增多,从而形成前列腺增生症。虽然年龄的增加使雄激素整体水平下降,但老年人前列腺局部摄取睾酮、转化为双氢睾酮的能力增强,因此前列腺体积逐渐增大、影响加重,前列腺增生的发展呈现出时间相关的进展性。打破这一机制,就有可能逆转疾病的进展。双氢睾酮与前列腺细胞上的雄激素受体结合后,还促使诱导分泌碱性成纤维细胞生长因子、表皮生长因子等生物因子,动物实验证明,这些生长因子的失衡,可对基质细胞产生刺激,导致纤维结节形成,促使腺性细胞增生等。最近的研究表明,激素、生长因子等因素,还干扰了前列腺组织内细胞的凋亡,同样导致前列腺体积增大、出现前列腺增生症的相关症状。

因此,在前列腺增生症发病的具体机制中,可能是多种因素、多种机制的相互作用共同形成的,其中雄激素、生长因子、上皮和间质细胞的增殖及细胞凋亡的平衡性失调等起了重要作用,其他相关因素有雄激素及其与雌激素的相互作用、前列腺间质-腺上皮细胞的相互作用、炎症细胞、神经递质及遗传因素等。

四、临床表现

前列腺增生症的症状主要是由于增生的腺体压迫膀胱颈部和后尿道而逐步产生的。临床上的表现主要有膀胱刺激征、梗阻症状及相关并发症,各种症状可先后出现或同时出现,也可在整个病程中进行性发展。

(一)尿频、尿急

是前列腺增生症的早期症状。表现为排尿频率增加,而每次尿量减少,夜尿增多尤有意义。如无特殊原因,夜尿超过 1 次即为异常,严重者可出现 10 次以上的夜尿,常常严重影响患者睡眠和生活质量。尿频产生的原因,主要是增生的腺体压迫膀胱颈部,直接刺激了膀胱颈感受器,同时颈部受压充血水肿,梗阻加重,排尿不畅,膀胱有效容量减小。若伴有继发性膀胱炎或膀胱结石,症状更为明显。

(二)排尿困难

是前列腺增生症的重要症状。可出现排尿无力、射程短、尿线变细、排尿等待、尿后滴沥不尽、排尿中断、排尿时间延长等,部分患者可进展为尿潴留。排尿困难产生的原因,主要是增生腺体向内压迫后尿道,导致尿道受压变形、狭窄、延长,同时刺激膀胱颈部感受器,导致肌群紧张,这些均使尿道阻力增加,严重时患者需要增加腹压才能克服阻力。部分患者出现残余尿增多。

(三)尿潴留

是前列腺增生症的失代偿期表现。表现为无法排尿,需要导尿以引流尿液。急性尿潴留常在排尿困难的基础上,由于气候变化、劳累、饮酒、憋尿、使用解痉药等诱因,前列腺和膀胱颈部局部充血水肿,引起急性的完全性排尿梗阻。慢性尿潴留的发生,因残余尿缓慢增多,患者不易警觉,常表现为充溢性尿失禁,体检可发现下腹正中隆起,叩诊浊音。

(四)尿失禁

通常是前列腺增生症的后期表现。可能是前列腺受压后充血,刺激感受器而导致的急迫性尿失禁;也可能是残余尿缓慢增多,慢性尿潴留,膀胱内压超过尿道阻力而导致的充溢性尿失禁;极少可能是病变波及尿道括约肌,引起真性尿失禁。鉴别诊断主要依靠询问病史、检查残余尿量等检查。

(五)血尿

是前列腺增生症的少见症状。由于前列腺增生,表面血管怒张,在用力排尿等诱因的作用下血管破裂而致,通常出血量少,偶尔可致出血性休克。

(六)后期并发症

梗阻后期,膀胱内压增高,输尿管反流,导致肾分泌功能降低、肾脏积水,可出现氮质血症甚至尿毒症,可表现为恶心、呕吐、乏力、食欲缺乏、少尿、水肿、贫血、心悸等。部分患者出现神经肌源性膀胱功能障碍。

(七)并发症

为克服尿道阻力,通过增加腹压以协助排尿,可引起或加重痔疮、脱肛、疝、血压升高等病症,出现或加重这些疾病的相关症状。

五、诊断

50 岁以上男性,出现尿频,特别是夜尿频,及各种排尿困难的表现,都应考虑前列腺增生症的可能,需要做一系列检查,以明确诊断、评估程度。诊断主要依据症状、体格检查尤其是直肠指诊、影像学检查、尿动力学检查及内镜检查等综合判断。

(一)病史询问

需要详细了解发病情况、持续时间、诊治过程等,注意询问有无诱因、并发疾病等,特别是手术史、外伤史、既往史,了解患者目前或近期是否服用了影响膀胱收缩功能的药物,帮助判断是前列腺增生症或其他可引起排尿困难的疾病,如糖尿病、尿道狭窄、神经源性膀胱功能障碍等。

(二)国际前列腺症状评分

国际前列腺症状评分(international prostate symptom score,I-PSS)是美国泌尿学会制订的关于前列腺增生症所导致的症状的评估系统,共分七个问题,每个问题从无到严重程度的不同分别取分 0～5 分,总分为 0～35 分。这一评估系统,较全面地反映了前列腺增生症症状的影响程度,已被世界上大多数国家和地区的专业人员所采用,是前列腺增生症患者下尿路症状严重程度的主观反映。可将患者分为以下三组:0～7 分,为轻度症状;8～19 分,为中度症状;20～35 分,为重度症状。作为国际前列腺症状评分的补充,为了解患者生活质量及忍受程度,还有生活质量评分(quality of life,QOL),QOL 评分为 0～6 分。

(三)体格检查

体检中最重要的是直肠指诊(digital rectal examination,DRE),宜在膀胱排空后进行,可取侧卧位、站立弯腰位、胸膝位或截石位。直肠指诊可以了解前列腺凸向直肠部分的大小、质地、有无结节等,还可了解前列腺周围的直肠情况、肛门括约肌张力等。这可以帮助我们间接了解前列腺体积的大小、盆底肌神经状况,同时鉴别、排除前列腺癌。前列腺增生症时,直肠指诊可摸到增大的前列腺组织,两侧增大,中央沟浅、平或隆起,表面光滑,向直肠内突起明显,质地中等,韧而有弹性感。

对疑有神经肌源性膀胱功能障碍的患者,必须进行相关的神经系统检查(包括运动和感觉)。

(四)实验室检查

常用的实验室检查有尿常规、血清前列腺特异性抗原(prostate specific antigen,PSA)、肾功能检查等。

尿常规可以了解患者是否有血尿、蛋白尿、脓尿及尿糖等,可以判断有无继发感染、结石及糖尿病的鉴别诊断。

PSA 是良好的前列腺肿瘤标志物,在前列腺增生症、前列腺癌、前列腺炎患者中都能升高,但表现和变化不同。在前列腺增生症患者中,PSA 升高的比例低、数值小,其游离 PSA 占比例高,升高往往与前列腺体积呈正相关。在前列腺炎患者中,PSA 升高数值可能较高,但变化较快,与前列腺炎疾病的变化密切相关。而在前列腺癌患者中,随着疾病的进展,PSA 直线上升,伴随治疗开始及疗效的显现,PSA 出现相关联的下降。PSA 是了解前列腺增生体积、预测临床进展的指标之一,更是鉴别前列腺癌、随访治疗效果的重要指标。此外,泌尿系统感染、经前列腺的检查、急性尿潴留、导尿、直肠指诊及前列腺按摩等也可以影响血清 PSA 值,还与年龄和种族有密切关系。

对有肾积水、输尿管扩张及其他怀疑有肾功能不全的患者,需做肾功能指标检查。

(五)影像学检查

影像学检查包括超声、X 线、计算机体层扫描(computed tomography,CT)和磁共振成像(magnetic resonance imaging,MRI)等,各有其适应证。

超声方便、灵活,可在任何地点开展,可以了解前列腺形态、大小、有无异常回声、突入膀胱的程度及残余尿量,还可以精确测定前列腺体积(计算公式:0.52×前后径×左右径×上下径)。前列腺的超声检查有两个途径,经腹壁,最常用,可同时了解泌尿系统其他部位(肾、输尿管)有无积水、扩张,结石或占位性病变;经直肠超声检查(transrectal ultrasonography,TRUS),更直接探测前列腺的形态等,更清楚地了解前列腺结节的情况。超声是前列腺增生症的重要检查,对判断前列腺增生症的程度、影响程度、有无并发结石和肾积水等均有较大价值。

X线检查是经典的影像学检查,其中尿路X线片主要用于检查尿路结石,在前列腺增生症患者中用于了解继发的膀胱结石等。对伴发反复泌尿系统感染、血尿、肾积水或者怀疑有输尿管扩张反流、泌尿系统结石等情况时,应行静脉肾盂造影检查(intravenous urography,IVU)。疑有尿道狭窄时可行尿道造影。前列腺增生症时X线的表现有膀胱底部抬高;下部可有充盈缺损;膀胱内小梁、小室或憩室。

CT、MRI,由于检查费用高,一般情况下不需要使用,如疑有肿瘤等其他疾病时,可考虑采用。放射性核素检查仅用于了解肾功能和有无肿瘤骨转移。

(六)尿流率检查和尿动力学检查

尿流率检查主要用于了解下尿路有无梗阻,各项参数包括最大尿流率、平均尿流率、2 s尿流率,最大尿流率时间,排尿时间和排尿总量等,应在尿量为 150～200 mL 时进行检查较为准确,其中最大尿流率、平均尿流率较为重要,但不能区分梗阻和逼尿肌收缩力减低,必要时行尿动力学检查。尿动力学检查较为复杂,但更为准确,结合其他检查,可以鉴别神经肌源性膀胱功能障碍。

(七)尿道膀胱镜检查

对前列腺增生症并发血尿、疑有膀胱内占位或继发膀胱结石等的患者,应行尿道膀胱镜检查,可了解前列腺体积增大所导致的尿道或膀胱颈梗阻,观察到膀胱颈部倒 V 形改变,后尿道延长,膀胱颈后唇抬高,膀胱小梁、小室及憩室,还可观察有无膀胱结石或膀胱肿瘤、尿道有无狭窄等。必须注意,增生的前列腺对尿道膀胱镜检查可能造成困难,粗暴检查可能引起前列腺、尿道和膀胱的损伤。

(八)残余尿量的测定

残余尿量的多少,反映梗阻的程度,在前列腺增生症患者的检查中占有一席之地。但测定时容易出现误差,且不能区分膀胱颈梗阻和膀胱逼尿肌收缩无力,多次检测有助于避免误差产生。残余尿量的测定可选以下三种方法。

(1)超声波检测法:嘱患者排尿后测定膀胱内残留尿液的体积,该方法简便易行,无痛苦,结果有时不够准确,但有参考价值。

(2)导尿法:嘱患者排尿后立刻在消毒条件下导尿,放出的尿液即为残余尿量,该方法结果最准确,但有继发感染、出血的可能,应谨慎采用。

(3)分泌排泄法:在X线造影时,待膀胱显影后摄片,嘱患者排尿后立刻再次摄片,比较膀胱内残留造影剂即可估算出残余尿量,该方法在行X线造影时刻顺带进行,但估算有一定误差。

以往曾以残余尿量超过 50 mL 为前列腺增生症的手术指征,而今良好的药物疗效,使手术指征更为严格,通常认为,经过正规的药物治疗、排除神经肌源性膀胱功能障碍,多次测定残余尿量超过 80 mL,应进行外科手术。

六、鉴别诊断

任何能引起排尿困难的疾病,出现在 50 岁以上男性,都应与前列腺增生症鉴别,常见的有以下几种疾病。

(一)膀胱颈挛缩

又称膀胱颈部纤维化,40～50 岁出现症状,临床表现与前列腺增生症极其相似,询问病史可有慢性炎症,直肠指诊前列腺体积增大不明显,质地较硬。

(二)前列腺癌

通常早期无症状,常伴随前列腺增生,也可引起排尿梗阻,但进展较快。血清前列腺特异性抗原异常,通常 PSA＞4 ng/mL。直肠指诊前列腺质硬,有结节,需要行穿刺活组织检查以鉴别。

(三)尿道狭窄

可发生于任何年龄,症状为排尿困难,尿流变细,询问病史可有尿道的外伤史或感染史,尿道探杆检查及尿道造影可以明确狭窄的部位及程度。

(四)神经肌源性膀胱功能障碍

有排尿困难甚至出现尿潴留,询问病史有明显的神经系统损害史,体检有相应的体征,尿流动力学检查结合其他神经系统相关检查可明确鉴别。

(五)膀胱癌

特殊部位如膀胱颈附近的膀胱癌,其临床症状也可能表现为膀胱出口梗阻,常有血尿,超声检查、尿道膀胱镜检查等可较容易鉴别。

(六)膀胱结石

疼痛伴尿流中断是其典型表现,改变体位后又可继续排尿,可有血尿,超声检查、尿道膀胱镜检查等可较容易鉴别。

七、治疗

前列腺增生症是常见病,个体差异极大,临床症状有轻有重,患者对疾病症状的耐受程度也不尽相同。因此在决定前列腺增生症患者是否需要治疗时,应该了解疾病导致的下尿路梗阻症状及生活质量的下降程度,了解患者的治疗意愿,病情是否允许可以不进行治疗。还应向患者介绍各种治疗方法的疗效、可能的不良反应等。治疗计划包括观察等待、药物治疗、手术治疗、物理治疗等(案例参考表 5-16)。

表 5-16　案例:前列腺增生症

项目	内容
病历摘要	患者男,69 岁,7 年前无明显原因及诱因逐渐出现尿频、排尿困难,夜尿 4～5 次,伴排尿迟缓、断续、尿液滴沥,无发热,无恶心、呕吐,无腰痛不适。患者服用药物,效果一般,近 3 月病情加重。查体:腰腹部无隆起,未触及包块;双肾区无叩击痛,输尿管行径无压痛,耻骨上膀胱区无压痛,叩诊浊音;肛诊示前列腺增大,质韧,无结节感,中央沟变浅。直肠黏膜光滑,肛门括约肌张力正常,鞍区浅感觉正常,提肛反射存在。 患者入院后完善相关辅助检查,择期行经尿道前列腺激光剜除术,术后导尿、膀胱冲洗,给予抗生素、解痉止疼等药物对症治疗。术后病理示(前列腺组织)增生症伴慢性炎症。术后恢复良好,拔出导尿管后排尿通畅。
学者点评	良性前列腺增生是尿道周围前列腺的良性腺瘤样增生。导致不同程度的膀胱流出道梗阻症状:尿频、尿急、夜尿、排尿踌躇、出现排空不完全的感觉、尿末淋沥、充溢性尿失禁或完全尿潴留。通过直肠指检和症状、膀胱镜检查、经直肠超声或静脉尿路造影进行诊断。有时也需其他影像学检查。对于轻度至中度梗阻症状的患者,α-肾上腺素能阻滞剂可减少排尿问题。5α-还原酶抑制剂数月内可减少前列腺肥大,缓解排尿问题。两种药物联合应用效果优于单药使用。若患者对药物治疗无效,或出现并发症如尿路感染、尿路结石、严重膀胱功能障碍或上尿路扩张等时,可考虑行手术治疗。经尿道前列腺电切是标准的手术方法,而大的前列腺传统上需要通过耻骨上或耻骨后入路进行开放手术(大多数外科医师更喜欢腹腔镜或机器人腹腔镜辅助进行开放手术),但钬激光前列腺剜除术可以通过尿道进行。激光手术与前两者相比,其优势包括更低的出血风险、更短的住院时间(可行日间手术)、更短的恢复时间、更短的导尿管依赖时间。

(一)观察等待

前列腺增生症是一种良性增生过程,发展缓慢,多数患者症状长期无变化,自然过程较难预测。基于此,前列腺增生症患者症状轻微,或虽有症状但不影响生活质量,不需要治疗,可以采用等待观察。观察等待不使用任何药物、手术或其他物理治疗措施,但需要制订治疗随访的计划,包括对患者进行教育、给予生活方式的指导、安排随访观察等。

对接受观察等待的患者,应该介绍前列腺增生症的相关知识,简单的病理生理、发病机制、可能的自然进展,可能出现的临床表现包括下尿路症状,观察等待可能的结局和处理,在观察等待计划中注意要点等,同时还应该提供前列腺癌的相关知识。嘱咐患者适当饮水,每天水的摄入不少于 1 500 mL,睡前限制饮水可以缓解夜尿频多症状。节制含乙醇饮料和刺激性食品,如茶、咖啡等,这些食物可能刺激或加重排尿刺激症状,引起尿频、尿量增多等。对于全身其他疾病治疗用药如 M 受体阻滞剂等,应该了解、评估这些药物对前列腺的潜在影响,并告知患者,对可能的影响做好预处理的指导,必要时嘱其到其他专科医师门诊,帮助调整以减少合并用药对排尿的干扰。

初诊患者,不管症状轻重,均须进行全面检查,包括直肠指诊、尿常规、血清 PSA、超声检查等。如接受观察等待,应嘱咐、安排进行定期复查,开始后 6 个月进行随访,病情稳定以后可每年进行一次复查。随访的目的主要是了解患者的病情状况,是否出现临床进展及前列腺增生症相关并发症,是否需要改为药物治疗或手术治疗,并可根据患者的愿望转为药物治疗或外科治疗。

(二)药物治疗

随着年龄增长,前列腺体积的增大,部分患者出现排尿刺激症状和(或)排尿梗阻症状,症状明显并影响生活质量,需要治疗,首选的是药物治疗。药物治疗的短期目标是缓解下尿路症状,长期目标是延缓疾病的临床进展、预防并发症的发生,在尽可能降低药物治疗不良反应的同时保持较高的生活质量是前列腺增生症药物治疗的总体目标。针对不同的发病机制,药物治疗原理不同,主要有以下几类。

1.抗雄激素治疗

抗雄激素治疗较早运用于前列腺增生症的治疗,最早采用的是雌激素,如己烯雌酚,初期治疗效果显著,可较快速地消退前列腺组织的水肿,解除尿道阻力,恢复排尿通畅。但有较明显的不良反应,主要有男性乳房发育、性功能障碍、血脂异常等,长期服用后冠心病的发病率增加,因此仅可短期应用。也曾采用过孕激素等制剂,如醋酸环丙孕酮、甲羟孕酮等,治疗后不但梗阻症状好转,前列腺体积也有缩小。

新型雄激素拮抗剂,如氟他胺等药物,抗雄激素作用更强,服用 3 个月以上,能明显缩小前列腺体积。而促黄体素释放激素(luteinizing hormone releasing hormone,LHRH)类似物,如醋酸戈舍瑞林等通过耗竭雄激素的释放,也能很好地缩小前列腺体积。但这些药物价格昂贵,有消化道反应及肝功能损害等不良反应,不宜广泛使用。抗雄激素治疗干扰了血清总睾酮的作用,全身反应明显。

2.5α-还原酶抑制剂

前列腺增生症患者的前列腺组织中富含 5α-还原酶,它将睾酮转化为作用更强的双氢睾酮,后者特异性地与前列腺细胞上的雄激素受体结合,从而激发前列腺的增生。5α-还原酶抑制剂通过抑制前列腺组织内睾酮向双氢睾酮的转变,进而降低前列腺内双氢睾酮的含量,逐渐达到缩小前列腺体积、改善排尿困难的治疗目的。目前国内应用的主要为非那雄胺和依立雄胺。

已有多项大规模随机临床试验的结果证实,长期服用非那雄胺,能缩小前列腺体积、改善患者的症状评分、提高尿流率,并使前列腺增生症患者发生急性尿潴留和手术干预的风险降低50%。非那雄胺的长期疗效已得到证实,随机对照试验的结果显示使用非那雄胺6个月后获得最大疗效,连续药物治疗6年疗效持续稳定。研究还显示非那雄胺能减少前列腺增生症患者血尿的发生率,资料显示术前应用非那雄胺(5 mg/d,4周以上),能减少经尿道前列腺电切时前列腺体积较大的患者在手术中的出血量。

非那雄胺最常见的不良反应包括勃起功能障碍、射精异常、性欲低下及其他表现,如男性乳房女性化、乳腺痛等。非那雄胺能降低血清 PSA 的水平,长期服用非那雄胺每天5mg可使 PSA 水平减低50%。在观测、随访前列腺癌时,对于长期应用非那雄胺的患者,应将其血清 PSA 水平加倍后才体现其真实的 PSA 水平。

依立雄胺是一种非竞争性5α-还原酶抑制剂,临床试验显示,依立雄胺能降低 I-PSS 评分、增加尿流率、缩小前列腺体积和减少残余尿量。

3.α-受体阻滞剂

α-受体阻滞剂通过阻滞分布在前列腺和膀胱颈部平滑肌表面的肾上腺素能受体,松弛平滑肌,降低尿道阻力,达到缓解排尿梗阻的作用。常用的 α-受体阻滞剂有以下三类。

(1)非选择性 α-受体阻滞剂:如酚苄明,具有阻滞 α_1 和 α_2 受体的双重作用,效果明显,但头晕、鼻塞、直立性低血压、逆行射精等不良反应强烈,目前临床上已逐渐被选择性 α-受体阻滞剂取代。

(2)选择性 α_1-受体阻滞剂:如多沙唑嗪、阿夫唑、特拉唑嗪等,这类药物相对于非选择性 α-受体阻滞剂,不良反应明显减少,而效果更好,临床上已广泛应用。

(3)高选择性 α_1-受体阻滞剂:如坦洛新、萘哌地尔,这类药物起效更明显,不良反应更小,临床应用前景更广泛。

α-受体阻滞剂治疗后48 h 即可出现症状改善,分析结果显示,与安慰剂相比,各种 α_1-受体阻滞剂均能显著改善患者的症状,使症状评分平均改善30%~40%、最大尿流率提高16%~25%,但采用 I-PSS 评估症状改善应在用药4~6周后进行。研究证实单独使用 α-受体阻滞剂有长期疗效。临床研究的结果显示前列腺增生症急性尿潴留患者接受 α-受体阻滞剂治疗后成功拔除尿管的机会明显高于安慰剂治疗。连续使用 α-受体阻滞剂1个月无明显症状改善则不应继续使用。

4.抑制胆固醇类药

在增生的前列腺组织中,胆固醇明显增高,可能与雄激素的代谢有关。美帕曲星具有抑制胆固醇从肠道中吸收的作用,减少前列腺内胆固醇的含量,能改善排尿症状,减少残余尿。

5.中药和植物制剂

许多植物制剂含有植物固醇和多种氨基酸,能干扰前列腺素的合成,产生抗炎作用;也能降低激素的结合;还可能降低5α-还原酶的活性,减少双氢睾酮的生成。棕榈科中一些植物的提取物,如锯叶棕(*Serenoa repens*)提取物等能降低5α-还原酶 I 和 II 型的活性,减少双氢睾酮的生成。

中医药对我国医药卫生事业的发展及中华民族的健康具有不可磨灭的贡献,目前应用于前列腺增生症临床治疗的中药种类很多,在缓解前列腺增生症相关下尿路症状方面获得了一定的临床疗效,在国内外取得了较广泛的临床应用。中药和植物制剂的成分复杂,具体生物学作用机制尚未阐明。积极开展对包括中药在内的各种药物的基础研究有利于进一步巩固中药与植物制剂的国际地位。同时,以循证医学原理为基础的大规模随机对照的临床研究对进一步推动中药和植物制剂在前列腺增生症治疗中的临床应用有着积极的意义。

对单一药物治疗效果不满意的患者,可采用药物的联合治疗。联合治疗通常是指联合应用 α-受体阻滞剂和 5α-还原酶抑制剂治疗,适用于前列腺体积增大、有下尿路症状的前列腺增生症患者。临床进展危险较大的患者更适合联合治疗。也可以其他不同类型的药物进行联合治疗。治疗前应充分考虑患者前列腺增生临床进展的危险性、患者的意愿、经济状况、联合治疗带来的费用增长等。目前的研究结果证实联合治疗的疗效是长期有效的。

(三)手术治疗

前列腺增生症是进展性疾病,下尿路症状加重可导致患者生活质量下降、最大尿流率进行性下降、急性尿潴留、反复血尿、复发性尿路感染及肾功能损害等,患者最终可能需要接受手术治疗,来解除下尿路症状及其对生活质量所致的影响和并发症。

当患者出现以下状况时,建议采用手术治疗:反复尿潴留(至少在一次拔管后不能排尿或两次尿潴留);反复血尿,5α-还原酶抑制剂治疗无效;反复发作的继发性泌尿系统感染;继发膀胱结石;继发性上尿路积水(伴或不伴肾功能损害);合并膀胱大憩室,腹股沟疝,严重的痔疮或脱肛,临床判断不解除下尿路梗阻难以达到治疗效果者;残余尿量明显增多,经正规药物治疗无效、排除神经肌源性膀胱功能障碍或神经肌源性膀胱功能障碍因素不明显的,有充溢性尿失禁的患者应当考虑外科治疗。手术治疗方式分为开放性手术、经尿道手术、激光治疗。

1.开放性手术

开放性手术主要适用于前列腺体积大于 80 mL 的患者,特别是合并膀胱结石,或合并膀胱憩室需一并手术者。共有三种路径。

(1)耻骨上经膀胱前列腺摘除术:最多采用,能同时处理膀胱内病变。

(2)耻骨后前列腺摘除术:能行改良的保留尿道的术式,减少术后尿道狭窄的发生率。

(3)经会阴前列腺摘除术:创伤较小,手术显露差,难度大,较少采用。

开放性前列腺摘除术需要输血的概率高于经尿道前列腺切除术。逆行射精的发生率约为 80%,术后尿失禁、膀胱颈挛缩和尿道狭窄的发生率分别约为 1%、1.8% 和 2.6%。可能产生勃起功能障碍,但这可能与手术无关。近年来,随着前列腺剜除技术的成熟,即使大体积前列腺,也较少采用开放手术。

2.经尿道手术

经典的手术方法有经尿道前列腺切除术(transurethral resection of the prostate,TURP)、经尿道前列腺切开术(transurethral incision of the prostate,TUIP)等。目前 TURP 仍是前列腺增生症治疗的"金标准"。各种外科手术方法的治疗效果与 TURP 接近或相似,但适用范围和并发症有所差别。作为 TURP 或 TUIP 的替代治疗手段,经尿道前列腺汽化术(transurethral vaporization of the prostate,TUVP)、经尿道前列腺等离子体双极电切术(transurethral bipolar plasma kinetic prostatectomy,TUPKP)目前也广泛应用于外科治疗。所有上述各种治疗手段均能够改善前列腺增生症患者 70% 以上的下尿路症状。

(1)经尿道前列腺切除术:主要适用于治疗前列腺体积在 80 cm³ 以下的前列腺增生症患者,技术熟练的术者可适当放宽对前列腺体积的限制。

手术时,患者采用硬膜外麻醉或腰麻,取截石位,使用 5% 葡萄糖液或 10% 甘露醇液及甘氨酸液作冲洗液,可选用 24 Fr 或 26 Fr 电切镜进行手术。为降低膀胱内压力,可选用低压连续冲洗式电切镜,或先行膀胱穿刺造瘘。

手术中,先于截石位 5 点或 7 点处开始切除组织,深达包膜,前抵精阜,可将前列腺分块切除,如中叶、右侧叶、左侧叶等循序切除;如果前列腺体积较大、长径较长,可将前列腺分段切除。

应注意观察双侧输尿管口位置,避免损伤。术中要意识到闭孔神经反射的可能性,往往在颈部两侧手术时较易发生,一旦发生及时停止脚踏,可采用闭孔神经阻滞或反复电灼刺激麻痹后再继续手术。术中仔细辨别前列腺包膜,如不慎穿孔,宜尽快结束手术,同时应用利尿药和糖皮质激素,以免水吸收致"水中毒"的发生。手术至前列腺尖端时,不宜超越精阜平面,尽力避免尿失禁的发生。

因冲洗液吸收过多导致的血容量扩张及稀释性低钠血症(经尿道电切综合征,TUR syndrome,TURS)发生率约 2%,危险因素有术中出血多、手术时间长和前列腺体积大等。TURP 手术时间延长,经尿道电切综合征的发生风险明显增加。出现 TURS,需应用利尿剂并补钠以避免出现脑水肿危及生命。需要输血的概率为 2%~5%。术后尿失禁的发生率为 1%~2.2%,逆行射精的发生率为 65%~70%,膀胱颈挛缩及尿道狭窄的发生率分别约为 4% 和 3.8%。

(2)经尿道前列腺切开术:适用于前列腺体积小于 30 cm³,且无中叶增生的患者。手术步骤、方式与 TURP 相似,治疗后患者下尿路症状的改善程度也与 TURP 相似。因手术时间相对短,与 TURP 相比,并发症更少,出血及输血危险性降低,逆行射精发生率低、住院时间缩短。但远期复发率较 TURP 高。

(3)经尿道前列腺汽化术:适用于凝血功能较差的和前列腺体积较小的前列腺增生症患者,是 TUIP 或 TURP 的另外一种选择。由于采用了电汽化止血技术,与 TURP 比较止血效果更好,远期疗效及并发症与 TURP 相似。

(4)经尿道前列腺等离子体双极电切术:是使用双极电切系统,并以与单极的 TURP 相似的方式进行经尿道前列腺切除手术,采用生理盐水为术中冲洗液。术中出血及 TURS 发生减少。因为良好的止血效果和极少的 TURS 发生率,目前有越来越多的泌尿外科医师采用这一系统,已逐渐取代传统的 TURP。

3.激光手术

前列腺激光治疗是通过组织汽化或组织的凝固性坏死后的迟发性组织脱落达到解除梗阻的目的。疗效肯定的方式有经尿道钬激光前列腺剜除术、经尿道前列腺激光汽化术、经尿道前列腺激光凝固术等。

(1)经尿道钬激光前列腺剜除术:激光所产生的峰值能量可导致组织的汽化和前列腺组织的精确和有效的切除,术后留置导尿时间短。术后排尿困难是最常见的并发症,发生率约为 10%。75%~80% 的患者出现逆行射精,没有术后勃起功能障碍的报道。

(2)经尿道激光汽化术:与前列腺电汽化术相似,用激光能量汽化前列腺组织,以达到外科治疗的目的。短期国际前列腺症状评分、尿流率、生命质量指数的改善与 TURP 相当。术后尿潴留而需要导尿的发生率高于 TURP。术后无病理组织,疑有前列腺癌的病例应慎用。长期疗效尚待进一步研究。

(3)经尿道激光凝固术:是治疗前列腺增生症的有效手术方法。光纤尖端与前列腺组织之间保持约 2 mm 的距离,能量密度足够凝固组织,但不会汽化组织。被凝固的组织最终会坏死、脱落,从而减轻梗阻。优点在于其操作简单,出血风险及水吸收率低。采用荟萃分析发现经尿道前列腺激光凝固术后需要导尿的尿潴留发生率和尿路刺激征发生率分别为 21% 和 66%,明显高于

TURP 的 5% 和 15%。

上述三类手术方式均有肯定的疗效,治疗效果主要反映在患者主观症状(如 I-PSS 评分)和客观指标(如最大尿流率)的改变。治疗方法的评价则应考虑治疗效果,并发症及社会经济条件等综合因素。外科治疗方式的选择应当综合考虑医师个人经验、患者的意愿、前列腺的大小及患者的伴发疾病和全身状况。

(四)物理治疗

对前列腺增生症患者,药物治疗的疗效不满意,而又不能或不愿采用手术治疗,可选用物理治疗。常用而有确切疗效的方法有以下几种。

1.经尿道微波治疗

经尿道微波治疗(transurethral microwave therapy,TUMT)可部分改善前列腺增生症患者的尿流率和 LUTS 症状。适用于药物治疗无效(或不愿意长期服药)而又不愿意接受手术的患者,及伴反复尿潴留而又不能接受外科手术的高危患者。各种微波治疗仪的原理相似。超过 45 ℃为高温疗法,而低于 45 ℃治疗效果差,不推荐使用。其 5 年的再治疗率高达 84.4%,其中药物和手术再治疗率分别为 46.7% 和 37.7%。

2.高强度聚焦超声

高强度聚焦超声(hight intensive focus ultrasound,HIFU)可部分改善前列腺增生症患者的尿流率和 LUTS 症状。适用于药物治疗无效(或不愿意长期服药)而又不愿意接受手术的患者,及伴反复尿潴留而又不能接受外科手术的高危患者。HIFU 超过 60 ℃为热疗,治疗效果佳。

3.经尿道针刺消融术

经尿道针刺消融术(transurethral needle ablation,TUNA)是一种简单安全的治疗方法。适用于不能接受外科手术的高危患者,对一般患者不推荐作为一线治疗方法。术后下尿路症状改善率为 50%~60%,最大尿流率一般增加 40%~70%,3 年需要接受 TURP 约为 20%。远期疗效有待进一步观察。

4.前列腺支架

前列腺支架是通过尿道膀胱镜放置在前列腺部尿道的金属(或多异氰酸酯)装置。可以缓解前列腺增生症所致下尿路症状。仅适用于伴反复尿潴留又不能接受外科手术的高危患者,作为导尿的一种替代治疗方法。常见并发症有支架移位、钙化,支架闭塞、感染、慢性疼痛等。

八、随访

针对前列腺增生症的各种治疗计划都应该包含随访,目的是评估疗效、尽早发现与治疗相关的不良反应或并发症并提出解决方案。根据计划的不同,随访内容也不同。

观察等待不是被动的单纯等待,应该告知患者需要定期的随访,在症状没有加剧、没有发展到需要外科手术时,可在 6 个月时开始第一次随访,之后每年一次。如果发生症状加重或出现手术指征时,就需及时改变治疗方案,进行药物治疗或采取手术治疗等。随访内容包括国际前列腺症状评分、尿流率检查和残余尿测定、直肠指诊、血清 PSA 测定等。

在药物治疗的患者中,在症状没有加剧、没有进展到需要外科手术时,可在服药后 6 个月时进行第一次随访,之后每年一次。随访内容包括国际前列腺症状评分、尿流率检查和残余尿测定、直肠指诊、血清 PSA 测定等。对服用 α-受体阻滞剂的患者,开始服药后 1 个月内应该关注药物不良反应。如果患者有症状改善同时能够耐受药物不良反应,就可以继续该药物治疗。对服用 5α-还原酶抑制剂的患者,应该特别关注血清 PSA 的变化并了解药物对性功能的影响。

在接受各类手术治疗后,应该嘱咐患者在术后 1 个月时进行第一次随访,主要是了解患者术后恢复状况、术后早期可能出现的相关症状并告知患者病理检查结果。术后 3 个月基本可以评价治疗效果。随访内容包括国际前列腺症状评分、尿流率检查和残余尿测定、尿液细菌培养等。必要时重复上述检查。

对接受微创治疗的患者,由于治疗方式的不同,其疗效和并发症可能不同,建议较长时间随访,可选择接受治疗后第 6 周和第 3 个月,以后每 6 个月一次。随访内容包括国际前列腺症状评分、尿流率检查和残余尿测定、尿液细菌培养等。

(高国君)

第七节　前　列　腺　癌

前列腺癌是世界上最常见的男性恶性肿瘤之一。美国的前列腺癌发病率占男性恶性肿瘤首位。发达国家发病率高于发展中国家,我国前列腺癌发病率近年呈显著增长趋势,2009 年发病率达到 9.92/10 万,2010 年已位居男性恶性肿瘤的第 7 位。

一、流行病学

前列腺癌的发病率有明显的地理和种族差异,加勒比海及斯堪的纳维亚地区最高,中国、日本及独联体国家最低;美国黑人前列腺癌发病率为全世界最高。前列腺癌中位年龄为 72 岁,高峰年龄为 75～79 岁。美国 70% 以上的前列腺癌患者年龄都超过 65 岁,50 岁以下男性很罕见,但是大于 50 岁,发病率和死亡率就会呈指数级增长。39 岁以下的男性,患前列腺癌的可能性为 0.005%,40～59 岁年龄段增至 2.2%(1/45),60～79 岁年龄段增至 13.7%(1/7)。国内前列腺癌的发病率显著上升,但存在城乡地区差异,大城市发病率已逐步接近发达国家水平。

临床无症状而于尸检或其他原因检查前列腺时发现的为潜伏癌,即组织学证实为前列腺癌,但不发展成为临床癌。前列腺潜伏癌的发病率在 25%～40%。对前列腺增生症手术标本进行病理检查,发现有癌病灶者称为偶发癌,占前列腺增生症手术的 8%～22%,我国统计为 4.9%。

前列腺癌的危险因素尚不清楚。遗传是重要的因素,有前列腺癌家族史的患者比无家族史患者的发病年龄大约早 6～7 年。"遗传性前列腺癌"指家族中有 3 个或以上亲属患前列腺癌或 2 个或以上亲属前列腺癌发病在 55 岁以前,比例大约为 9%。

遗传性前列腺癌:前列腺癌有一定的家族遗传倾向,一级亲属中有 2～3 人患前列腺癌的男性发生前列腺癌的概率高出对照组 5～11 倍。发病年龄小于 55 岁的前列腺癌患者约 43% 有遗传倾向。在所有前列腺癌患者中仅约 9% 有家族遗传倾向。

影响前列腺癌从潜伏发展到临床型进程的因素有很多,如饮食,富含动物脂肪饮食是重要的危险因素,其他危险因素包括维生素 E、硒、木脂素类、异黄酮的低摄入。绿茶、绿色蔬菜中高水平的维生素和雌激素样物质可能是前列腺癌的预防因子。

二、病理

前列腺癌最常见的病理类型是腺癌,占 64.8%～98%。腺癌的特征是前列腺管腔衬以微腺泡增生样结构,没有基底细胞,其中一部分细胞以核变大为主。前列腺上皮内瘤(prostate intraepithelial neoplasia,PIN)细胞学上达到恶性标准,但结构上未达到,PIN 有低级别和高级别两种,高级别 PIN 属于癌前病变。

免疫组织化学技术的应用对前列腺癌的病理诊断有辅助价值,其中以 PSA 和基底细胞特异性角蛋白最有意义。PSA 染色可以区别前列腺原发腺癌和转移腺癌,或移行细胞癌侵及前列腺导管。基底细胞特异性角蛋白可以鉴别非典型增生、高级别 PIN 与腺癌。

前列腺癌格利森评分系统应用最为广泛,其主要依据低至中倍镜下的腺体结构变化,而与高倍镜下癌细胞学特征关系不大。该评分系统把前列腺癌组织分为主要分级区和次要分级区,每区按 5 级评分,主要分级区和次要分级区的格利森分级值相加得到总评分即为其分化程度。

1 级:结节界限清楚,由一致的单个、分开、排列紧密的腺体组成。

2 级:肿瘤界限清楚,癌组织在边缘扩展至周围前列腺。腺体单个、分开,排列疏松,不如 1 级时一致。

3 级:癌组织侵入前列腺,腺体大小和外形显著不同,许多腺体较 1、2 级小。分界清楚的筛状结构也分在 3 级。

4 级:腺体主要由融合的腺体组成参差不齐的浸润边缘。

5 级:无腺体分化,或伴有实心细胞巢、单个浸润细胞、癌巢或伴中心坏死。

主要分级加上次要分级就是格利森评分。若只有一种分级存在,该分级×2 即为格利森评分,这种情况在活检标本中很常见。格利森评分有 5 级(1 代表分化最好,5 代表分化最差),总分从 2(1+1)分到 10(5+5)分。

WHO 根据腺管分化进行分级:高分化癌由单纯的腺体形成,腺体可大可小,亦可伴有乳头状结构;中分化癌呈筛状结构或互相融合的腺体;低分化癌仅有极少量腺管或发育不良的腺管;未分化癌无腺管成分可见。低分化癌与未分化癌较难区别而合并在一起。

三、临床表现、诊断和分期

(一)临床表现

前列腺癌无特异的临床表现,症状可归纳为膀胱出口梗阻症状、局部浸润症状和转移症状。早期前列腺癌常无梗阻症状,只有当肿瘤体积大至压迫尿道时,才可出现,与前列腺增生症(BPH)所引起的膀胱出口梗阻症状不易区别。

前列腺癌向尿道浸润可引起血尿,不具特异性。尿道外括约肌受肿瘤侵犯时,可出现尿失禁。精囊受侵犯时可出现血精,但少见,老年男性出现血精应怀疑前列腺癌可能。肿瘤向后侵犯直肠可引起排便异常。

骨骼的局部疼痛是最常见的癌转移性症状,其中以骨盆和腰椎最常见,可引起病理性骨折。前列腺癌致淋巴结转移发生率很高,但常难以发现。当转移淋巴结增大压迫相应器官或引起淋巴回流障碍时才表现出相应的症状。其他器官和组织的发生率很低,如肝、肺等。

(二)直肠指诊

直肠指诊对前列腺癌的诊断和临床分期具有重要意义。检查时要注意前列腺大小、外形、有无不规则结节、中央沟情况;肿块大小、活动度、硬度及精囊情况。前列腺增大、表面平滑、中等硬度者多为增生,触到硬结者应疑为癌。50岁以上男性每年至少做一次直肠指诊筛选前列腺癌。

早期前列腺癌(T_{2a}期)直肠指诊时仅能触及结节而表面尚光滑(肿瘤未侵及包膜)。T_{2b}期前列腺癌直肠指诊在触及结节同时可触及病变一侧前列腺增大。T_3期前列腺癌直肠指诊不仅可触及坚硬的结节,而且常因包膜受累而结节表面粗糙,致前列腺外形不正常,同时可触及异常的精囊,但前列腺活动尚正常。T_4期前列腺癌直肠指诊前列腺不但体积增大、变硬、表面粗糙、精囊异常,并且前列腺固定且边界不清。

直肠指诊触及的前列腺硬结应与肉芽肿性前列腺炎、前列腺结石、前列腺结核、非特异性前列腺炎和结节性BPH相鉴别。此外,射精管病变、精囊病变、直肠壁静脉石、直肠壁息肉或肿瘤也可在直肠指诊时误诊为前列腺肿瘤。

(三)前列腺特异性抗原

PSA是由237个氨基酸组成的单链糖蛋白,分子量约为34 kDa,由前列腺上皮细胞分泌产生,功能上属于类激肽释放酶的一种丝氨酸蛋白酶。目前比较一致的观点是血清PSA水平0～4.0 ng/mL为正常值范围。连续2次以上血清PSA>4.0 ng/mL定为异常。PSA>10.0 ng/mL发生前列腺癌的可能性大于50%,PSA在4～10 ng/mL时,发生前列腺癌的可能性约25%。一般认为PSA>4.0 ng/mL有活检指征,也有将标准降到2.5 ng/mL,有报道PSA<0.5 ng/mL的人群中前列腺癌的检出率为6.6%,而且其中包括有低分化肿瘤。PSA对前列腺癌早期诊断、分期预后、评价疗效、随访观察的临床意义重大,但目前欧美地区的专家对PSA筛查带来的过度诊断与治疗存在争论。

PSA检测应在前列腺按摩后1周,直肠指诊、膀胱镜检查、导尿等操作48 h后,射精24 h后,前列腺穿刺一个月后进行。急性前列腺炎、尿潴留等会影响PSA的结果。

对50岁以上男性进行常规PSA筛查,75岁以上的男性可不作为常规筛查。如有直肠指诊异常,或出现临床转移征象(如骨痛、骨折、影像学异常等)应进行PSA检查。有前列腺癌家族史的男性应从45岁开始筛查。

1.游离PSA

当血清PSA介于4～10 ng/mL时,游离PSA(free PSA,fPSA)水平与前列腺癌的发生率可能呈负相关。PSA 4～10 ng/mL,fPSA/tPSA在0～10%之间,前列腺癌的发生率达56%;fPSA/tPSA>25%,前列腺癌的发生率为8%。对PSA 4～10ng/mL的患者,推荐fPSA/tPSA<25%为前列腺穿刺活检的依据。

2.PSA密度

PSA密度(PSA density,PSAD)即血清PSA浓度与超声检查测定的前列腺体积的比值(PSA单位为ng/mL,前列腺体积单位为cm^3),正常PSAD<0.15 ng/(mL·cm^3),PSAD可辅助鉴别前列腺增生症和前列腺癌。但前列腺体积的计算或测量存在差异,因此PSAD仅作临床参考。

2.PSA速率

PSA速率(PSA velocity,PSAV)即连续观察血清PSA浓度的变化。前列腺癌的PSAV显著高于前列腺增生症和正常组。其正常值为PSAV<0.75 ng/(mL·y)。因此PSAV可区分早期前列腺癌和前列腺增生症。在两年内至少检测三次PSA,PSAV=[(PSA2-PSA1)+(PSA3-PSA2)]/2。PSAV>0.75 ng/(mL·y),怀疑前列腺癌可能。PSAV比较适用于PSA值较低的年轻患者。

不同年龄组的男性 PSA 值不同,前列腺癌的检测应选用年龄特异 PSA 参考值,对提高早期诊断率亦有重要意义。

(四)影像学检查

经直肠超声检查是前列腺癌影像学检查的重要方法之一,但超声检查对前列腺癌诊断的特异性较低。超声检查中前列腺癌多表现为前列腺外周带的低回声改变,外形不对称、回声不均匀、中央区和外周区界限不清和包膜不完整。精囊受侵犯也可在超声检查中发现。低回声病灶要与良性前列腺增生结节、急性或慢性前列腺炎、前列腺梗死和前列腺萎缩等鉴别。部分前列腺癌表现为等回声,在超声上不能发现。

静脉尿路造影对诊断前列腺癌本身并无特殊意义,早期前列腺癌除非有血尿症状,一般不需要行 IVU 检查。前列腺癌骨转移者可以在 X 线片中发现。

前列腺癌的 CT 主要表现为增强扫描时癌灶呈现增强不明显的低密度区,被膜显示不规则。CT 对于早期前列腺癌的诊断敏感性明显低于 MRI,不用于前列腺癌的普查,但可以显示前列腺周围组织和盆腔淋巴结,协助临床分期的判断。

MRI 对前列腺的检查优于其他影像学方法。前列腺癌 MRI 的典型表现是在 T_2 加权像上高信号的前列腺外周带内出现低信号的缺损区。T_1 加权像上肿瘤信号均匀,与正常前列腺难以区别。MRI 可显示前列腺包膜和周围组织、盆腔淋巴结及骨转移的病灶,对临床分期的判断很有帮助。MRI 弥散成像技术可根据水分子在前列腺癌组织和前列腺增生及正常组织中弥散差异来发现前列腺癌,对早期诊断前列腺癌有一定价值。一项研究显示磁共振弥散成像技术诊断早期前列腺癌的敏感性为 71.9%,优于经直肠超声的 22.8%。

放射性核素骨扫描诊断前列腺癌骨转移敏感性较 X 线检查高,能比 X 线早 3~6 个月发现转移灶,但也有假阳性结果,如关节炎、陈旧性骨折、骨髓炎、骨手术后等。X 线检查可以帮助鉴别。血 PSA 可帮助诊断骨转移,敏感性较高。PSA<20 ng/mL 者,骨扫描少有异常发现。

(五)腹腔镜盆腔淋巴结活检术

腹腔镜下盆腔淋巴结切除术可以准确判断淋巴结转移情况,适合于格利森评分>6 或 PSA>20 ng/mL,但尚无转移证据的患者。

(六)穿刺活检

病理检查是诊断前列腺癌的"金标准"。前列腺穿刺路径主要有经会阴和经直肠两种,前列腺穿刺活检可在直肠指诊引导和(或)各种影像学检查引导下进行,推荐经直肠超声引导下的前列腺系统穿刺。

(1)系统穿刺:是将前列腺人为分割为若干区域,并对每个区域进行穿刺活检,并保证每针间距尽可能相当;此外,还可以采用体外定位模板配合进行穿刺,目的是抵消操作时在每针间距控制上可能存在的人为误差。传统的系统穿刺活检为六针穿刺法,即左右叶各三针。目前多推荐在前列腺穿刺活检前先做前列腺 MRI,常规穿刺 10 针及以上,活检范围包括前列腺移行区、外周带中线、外周带尖部及两个后外侧叶。

(2)靶向穿刺:是利用包括超声或磁共振等影像学技术进行引导,针对影像学异常区域进行有目的的穿刺;提高穿刺准确性,减少不必要的穿刺针数,从而降低穿刺并发症的发生。时下主要使用的图像引导方式包括超声弹性实时成像、磁共振-超声图像融合技术等。后者主要步骤包括在穿刺前对患者进行前列腺 MR 扫描,将所获得图像导入到具备图像融合功能的新一代超声仪中;穿刺中 B 超探头引导时,利用体外磁感定位仪将磁共振图像与超声图像进行定标、匹配;

最后,当超声显示前列腺时即可在屏幕上实时获取所对应层面的 MR 图像而方便识别病灶,针对 MR 所示病灶位置进行有目的的穿刺活检。

前列腺穿刺活检前患者停止使用抗凝剂 5~7 d,经直肠途径的检查前 2~4 h 清洁肠道,适当应用抗生素。

(3)前列腺穿刺活检的适应证:①直肠指诊异常,任何 PSA 值;②PSA>10 ng/mL,任何 fPSA/tPSA 和 PSAD 值;③PSA 4~10 ng/mL,fPSA/tPSA 异常或 PSAD 值异常;④PSA 4~10ng/mL,fPSA/tPSA 和 PSAD 值正常,B 超发现前列腺低回声结节和(或)MRI 发现异常信号;⑤PSA 4~10 ng/mL,fPSA/tPSA 和 PSAD 值正常,穿刺或严密随访。

(4)重复穿刺适应证:当第一次穿刺结果为阴性,若出现下列情况需重复穿刺。①PSA>10 ng/mL,任何 fPSA/tPSA 和 PSA 密度值;②PSA 4~10 ng/mL,fPSA/tPSA 或 PSA 密度值异常,或直肠指诊和 B 超异常;③PSA 4~10 ng/mL,fPSA/tPSA、PSA 密度、直肠指诊、B 超均正常,则每月复查 PSA,如 PSA 连续 2 次>10 ng/mL,应再穿刺;④非典型性增生或高级别前列腺上皮内瘤。

重复穿刺间隔时间尚有争议,目前多为 1~3 个月。

(七)前列腺癌分期和危险因素

前列腺癌分期最广泛采用的是美国癌症联合委员会制订的 TNM 分期系统,2018 年开始采用第 8 版(表 5-17、5-18、5-19)。前列腺癌分期的目的是指导选择治疗方法和评价预后。主要通过 DRE、PSA、穿刺活检阳性针数和部位、核素全身骨显像、前列腺 MRI 或前列腺 CT 及淋巴结清扫来明确临床和病理分期。

1.T 分期:表示原发肿瘤的局部情况,主要通过直肠指检(DRE)、前列腺 MRI、前列腺穿刺阳性活检数目和部位确定。

2.N 分期:表示区域淋巴结情况,CT、MRI 及超声检查可明确,临床分期低于 T_2、PSA<20 ng/mL 和格利森评分<6 的患者淋巴结转移的概率小于 10%。通过开放途径或腹腔镜进行盆腔淋巴结清扫能从病理上准确了解淋巴结转移情况。

3.M 分期:主要表示有无远处转移。包括盆腔以外的淋巴结转移,骨转移或者其他器官转移。核素全身骨显像是诊断骨转移的主要检查方法。患者前列腺癌确诊后,尤其对格利森评分>7 或 PSA>20 ng/mL 的患者,应行骨显像检查,骨显像发现骨可疑病灶时可选择 X 线检查、MRI 或/和 CT 等检查明确诊断。

表 5-17　前列腺癌原发肿瘤临床分期(cT)

分期	证据
T_X	原发肿瘤无法评估
T_0	没有原发肿瘤证据
T_1	不能被扪及和影像无法发现的临床隐匿性肿瘤
T_{1a}	在 5% 或更少的切除组织中偶然的肿瘤病理发现
T_{1b}	在 5% 以上的切除组织中偶然的肿瘤病理发现
T_{1c}	穿刺活检证实的肿瘤(如由于 PSA 升高),累及单侧或者双侧叶,但不可扪及
T_2	肿瘤可扪及,局限于前列腺之内
T_{2a}	肿瘤限于单侧叶的二分之一或更少

续表

分期	证据
T_{2b}	肿瘤侵犯超过单侧叶的二分之一,但仅限于一叶
T_{2c}	肿瘤侵犯两叶
T_3	肿瘤侵犯包膜外,但未固定也未侵犯邻近结构
T_{3a}	包膜外侵犯(单侧或双侧)
T_{3b}	肿瘤侵犯精囊(单侧或双侧)
T_4	肿瘤固定或侵犯除精囊外的其他邻近组织结构,如外括约肌、直肠、膀胱、肛提肌和(或)盆壁。

表 5-18　前列腺癌原发肿瘤病理分期(pT)

分期	证据
pT_2	局限于器官内
pT_3	前列腺包膜外受侵
pT_{3a}	前列腺包膜外受侵(单侧或者双侧),或显微镜下可见侵及膀胱颈
pT_{3b}	侵犯精囊
pT_4	肿瘤固定或侵犯除精囊外的其他邻近组织结构:括约肌、直肠、膀胱、肛提肌和(或)盆壁。

注:没有病理学 T_1 分类

表 5-19　前列腺癌区域淋巴结分期 N

分期	证据
N_X	区域淋巴结无法评估
N_0	无区域淋巴结转移
N_1	区域淋巴结转移

表 5-20　前列腺癌远处转移分期 M

分期	证据
M_0	无远处转移
M_1	远处转移
M_{1a}	非区域淋巴结的转移
M_{1b}	骨转移
M_{1c}	其他部位转移,有或无骨转移

注:如果存在 1 处以上的转移,则按最晚期分类 M_{1c} 为最晚期

(八)局部或局部晚期前列腺癌患者风险分组

1.欧洲标准

欧洲泌尿外科学会的局部或局部晚期前列腺癌风险分级系统在国际上应用得比较广泛,该系统主要基于 D'Amico 分类系统。这类风险分级,主要是基于接受了根治性前列腺切除或者外放疗治疗后的患者出现生化复发的危险度。

(1)低危组:PSA<10 ng/mL,并且格利森评分<7(ISUP 1级),并且临床分期cT_1～T_{2a}。

(2)中危组:PSA 10～20ng/mL,或者格利森评分7分(ISUP 2/3级),或者cT_{2b}。

(3)高危组:PSA>20 ng/mL,或者格利森评分>7分(ISUP 4/5级),或者cT_{2c}。

(4)高危局部晚期:任何PSA,任何格利森评分,cT_3～T_4,或临床诊断淋巴结转移。

2.美国标准

美国国家综合癌症网络前列腺癌指南中也有类似的危险度分级标准,制定得更加细致、分级更多,目的也是通过更加细致的患者分层,进行不同的治疗方案选择。

(1)极低危:T_{1c},格利森评分≤6/格利森1级,PSA<10 ng/mL,前列腺活检阳性针数少于3个,每针癌灶≤50%,PSA密度<0.15ng/(mL·cm^3)。

(2)低危:T_1～T_{2a},格利森评分≤6/格利森1级,PSA<10 ng/mL。

(3)中度偏好:T_{2b}～T_{2c},或格利森评分3+4=7/格利森2级,或PSA 10～20 ng/mL但是前列腺活检阳性针数少于50%。

(4)中度偏差:T_{2b}～T_{2c},或格利森评分3+4=7/格利森2级,或格利森评分4+3=7/格利森3级,或PSA 10～20ng/mL。

(5)高危:T_{3a},或格利森评分8/格利森4级,或格利森评分9～10/格利森5级,或PSA>20 ng/mL。

(6)极高危:T_{3b}～T_4,或主要分级区格利森5级,或穿刺活检有4针以上阳性、格利森评分8～10/格利森4或5级。

四、治疗

(一)等待观察

等待观察指主动监测前列腺癌的进程,在出现疾病进展或临床症状明显时给予其他治疗。可等待观察的人选包括低危前列腺癌和预期寿命短的患者;晚期前列腺癌患者(仅限于治疗伴随的危险和并发症大于延长生命和改善生活质量的情况)。该方法不适用于预期寿命较长的高危肿瘤患者;在等待观察时有进展或转移的证据的患者。选择等待观察的患者必须了解并接受局部进展和转移的危险。

对临床局灶性前列腺癌($T_{1～3}$,N_x或N_0,M_x或M_0)适合根治性治疗的患者但选择等待观察的需要规律的随访:每6个月DRE和PSA检查;如果首次活检<10点或检查不一致(如在活检阳性处的对侧触及肿瘤),需要在明确诊断的6个月内重复前列腺穿刺活检;如果初始活检>10点,在18个月内重做前列腺穿刺活检,并循环;临床检查和肿瘤标志物提示任何疾病进展的证据需要重新活检。

等待观察的有利之处:避免根治性疗法的不良反应;保持生活质量/正常活动;减少对小的静止肿瘤的不必要治疗和减少初始的医疗费用。

等待观察的不足之处:进展和(或)转移的危险;后续治疗可能更强烈、不良反应增多;焦虑增加;要求定期的检查和周期性活检;前列腺癌长期自然病史的不确定;对周期性影像学检查的时机和价值目前尚不明确。

(二)前列腺根治性切除术

前列腺根治性切除术是治疗局限性前列腺癌最有效的方法,适合于可能治愈的局限于前列腺的肿瘤,即临床T_1和T_2期肿瘤(案例参考表5-21)。近年来越来越多的证据显示,前列腺癌根治术对于有局部晚期和盆腔淋巴结转移的前列腺癌仍然具有重要治疗价值,可以提高这类患者的生存率。对有骨寡转移(<5)病灶的患者,少数机构在评价根治切除的疗效。前列腺癌根治术的适应证较过去有所拓展。目前认为同时满足以下 3 条的患者适合行前列腺癌根治术:$T_{1\sim2}$,根治术的最佳适应证,$T_{3\sim4}$ 或 N_1,单纯根治术难以达到根治目的,根治术可作为多学科综合治疗的一部分;预期寿命超过 10 年;身体状况良好,没有严重的心肺疾病,能耐受根治术。

表 5-21 案例:前列腺癌

项目	内容
病历摘要	患者男性,71 岁,半年前无明显原因及诱因逐渐出现尿频,伴排尿困难,夜尿增多至 3～4 次,伴排尿迟缓、断续、尿后滴沥,症状进行性加重,尿线变细,排尿时间延长,伴尿不尽感。MRI 提示前列腺左后方周围带,背景抑制弥散加权成像信号增浓,盆腔内及双侧腹股沟散在淋巴结显示。前列腺穿刺活检术病理提示前列腺癌,并侵及左侧精囊腺;前列腺 2,4,5,10,11,12,13,14,15,16 点为腺癌,格利森分级 $5+4=9$(5 级);6,8,9 点为腺癌,格利森分级 $5+3=8$(4 级);7 点为腺癌,格利森分级 $3+5=8$(4 级);1,3 点为增生症;免疫组化:PSA($-$),P504S($+$),34BE12($-$),P63($-$),AR($3+$),Ki-67(约 30%)。 综合影像学和穿刺活检,考虑"前列腺癌待排",给予口服药物治疗,效果欠佳。给予抗炎抗感染、肠道准备治疗,在全麻下行腹腔镜下前列腺癌根治术,术后病理诊断:(前列腺组织 1)腺癌,格利森分级:$5+4=9$ 分,癌组织侵及神经,下尿道及边切缘查见癌组织,上尿道未查见癌组织,送检(前列腺组织 2)查见癌组织;送检(左、右盆腔)淋巴结均为 12 枚,均未查见癌转移(0/12、0/12)。肿瘤病理分期:$pT_{3b}N_0M_x$,术后给予抗肿瘤内分泌治疗,恢复好。
学者点评	前列腺癌为腺癌,通常不存在症状,直至肿瘤的生长导致血尿和(或)阻塞引起的痛苦。诊断建议通过直肠指检或前列腺特异性抗原测量,并经直肠超声引导活检证实。大多数前列腺癌患者,尤其是病灶局限及局部的(一般在症状出现前),预后良好。治疗为前列腺切除术、放疗、姑息措施(如激素治疗、放化疗),对某些老年或高度选择的年轻患者可密切随访。该患者进行半年药物治疗后不满意,选择了局部手术治疗。前列腺切除术(切除前列腺、精囊和区域淋巴结)最适合<75 岁,预期寿命>(10～15)年,肿瘤局限于前列腺的患者。对于一些老年者,是否行前列腺切除取决于预期寿命、合并疾病、对手术和麻醉的耐受。以前前列腺切除术是通过下腹部的切口进行的,现在大多数前列腺切除术都是通过机器人辅助腹腔镜方法完成的。该方法可以最大限度地减少失血和住院时间,但尚未证明可以改变发病率或死亡率。

手术禁忌证包括患有显著增加手术危险疾病,如严重的心血管和呼吸系统疾病,严重出血倾向或血液凝固性疾病,已有淋巴结转移或骨转移,预期寿命不足 10 年。

手术有三种主要术式,传统的经会阴和经耻骨后(逆行切除和顺行切除)开放手术、腹腔镜手术及机器人辅助前列腺癌根治术。开放手术推荐经耻骨后前列腺根治性切除。手术包括盆腔淋巴结切除、根治性前列腺切除和尿道重建。淋巴结切除范围为髂动脉和静脉周围的纤维脂肪组织,下至腹股沟管,后至闭孔神经后方。根治性前列腺切除范围包括完整的前列腺、双侧精囊、双侧输精管壶腹段和膀胱颈部。尽量保留神经血管束。如果发现肿瘤侵犯神经血管束,则不予保留。最后完成膀胱和尿道的吻合。

腹腔镜手术有经腹腔途径和经腹膜外途径,手术的要求与开放手术一致,疗效与开放手术类似,优点是损伤小、解剖结构清晰,但是技术比较复杂。机器人辅助系统(达·芬奇系统)简化了腹腔镜技术。

经会阴穿刺活检者可等待 4～6 周,经直肠穿刺活检者应等待 6～8 周,经尿道前列腺切除术者等待 12 周,再行手术,可能降低手术难度和减少并发症。

围术期死亡率为 0～2.1%。主要并发症有术中严重出血、术后阴茎勃起功能障碍、尿失禁、膀胱尿道吻合口狭窄、直肠损伤、尿道狭窄、深静脉血栓、淋巴囊肿、尿瘘和肺栓塞。腹腔镜手术还可能发生穿刺口种植转移、中转开放手术、空气栓塞、高碳酸血症和穿刺口切口疝等。

(三)放射治疗

放射治疗通过放射线的直接效应或间接通过产生自由基来破坏 DNA 双链。当肿瘤细胞分裂时,由于其 DNA 的完整性受损,无法进行细胞分裂而死亡;而不分裂的肿瘤细胞则可以存活较长时间。一般细胞在 M 期和 G2 期对放射线较敏感,而 S 期的细胞则较不敏感。前列腺癌的放射治疗有外放射和近距离放疗。

1.外放射治疗

外放射治疗对早期前列腺癌放射治疗可达到治愈的目的,肿瘤局部控制率和 10 年无病生存率与前列腺根治性切除术相似。放疗的并发症较少、生存质量较高。对局部晚期前列腺癌可采用放射治疗结合内分泌治疗。三维适形放疗和调强放疗等逐渐成为前列腺癌放疗的主流技术,能提高疗效、明显降低不良反应。

外放射治疗适用于 T_{1a}～T_4 期的前列腺癌患者。治愈性放疗针对 $T_{1～2}N_0M_0$ 期前列腺癌。对 T_3 和 T_4 期前列腺癌及根治术后切缘阳性或 PSA 复发的患者可采用辅助放疗。对前列腺癌有淋巴结转移或骨转移的患者采用姑息性放疗,缓解症状。

外照射采用 ^{60}Co 或高能 X 线,先通过 MRI 或 CT 来确定前列腺和周边正常组织范围,然后采用计算机辅助治疗计划系统设计出计划目标区域,计算中央面肿瘤及周边正常组织的剂量分布,利用计算机断层资料并参考患者解剖标志,将放疗区域划入定位片上。对前列腺采用前、后及两侧野的四野照射技术,根据临床分期和病理分级决定是否包括精囊及周边组织、是否进行全骨盆放疗。

三维适形放疗通过计算机治疗计划系统使放射线高剂量区在体内分布到三维图像上并与被照射靶区形态一致。适形放疗可以提高肿瘤局部的照射剂量及靶区的照射总量,最大限度地减少照射正常组织,提高局部控制率并降低并发症。

调强放疗通过在直线加速器上安装多叶光板及专用软件,经计算机精确计算,给予目标区域内肿瘤及邻近正常组织不同的放射剂量,减少对直肠和膀胱的不良反应。

T_{1a} 期肿瘤,只需照射前列腺。T_{1b}～T_3 期肿瘤的计划靶体积应包括前列腺、精囊及周围 0.5～0.7 cm 范围内的组织,同时应考虑周围器官移动和位置变化。出现淋巴结转移时建议行盆腔淋巴结照射。

不同分期患者所需的最小照射剂量:T_{1a} 期,64～66 Gy;T_{1b}～T_2 期,66～70 Gy;T3 期,70～72 Gy;T_1～T_3 期根治术切缘阳性,66～70 Gy;根治术后复发,70～72 Gy;T_4 期的姑息性放疗,50～65 Gy。随着照射剂量的递增,局部控制率升高,但是临床上一般不应用大剂量照射,避免明显的不良反应。常规放疗是每周照射 5 次,每天照射剂量为 1.8～2 Gy,至累积量达到目标剂量。

外放射对局限性前列腺癌($T_{1～2c}N_0M_0$)的疗效较好。对低危组($T_{1a～2a}N_0M_0$、格利森评分≤6 和 PSA<10 ng/mL),治愈性放疗的推荐剂量为 70～72 Gy,疗效与根治性前列腺切除术相似。中危组($T_{2b}N_0M_0$ 或格利森评分 6～7 分或 PSA 10～20 ng/mL)的照射剂量在 76～81 Gy 之间,可提高 T_{1c}～T_3 期患者的 5 年无生化复发率。最佳照射剂量目前尚未定论,78 Gy 可能比

较合适。高危组($T_{2c}N_0M_0$或格利森评分>7分或$PSA>20\ ng/mL$)患者提高照射剂量的同时应用辅助性内分泌治疗可以提高肿瘤特异生存。

对局部晚期前列腺癌($T_{3\sim4}N_0M_0$,$T_{1\sim4}N_1M_0$,病理分期为$pT_3N_0M_0$)可采用放疗加内分泌治疗方法,放疗前先采用内分泌治疗的新辅助方式,目的使肿瘤体积明显缩小。新辅助内分泌治疗的疗程多长目前没有定论。放疗期间或放疗后加内分泌治疗的辅助方式,辅助内分泌治疗提高局部控制率、无肿瘤生存和总生存率。$T_{2c\sim3}N_{0\sim x}$且格利森$2\sim6$分患者,在放疗前和放疗期间短时间应用内分泌治疗能提高总生存率。

前列腺根治性切除术后切缘阳性或PSA复发时,可采用辅助放疗,对pT_3N_0期的患者根治性切除后即刻放疗能提高5年生存率。

对前列腺癌盆腔扩散、淋巴结转移和骨转移的晚期患者,在内分泌治疗的同时可考虑采用姑息性放疗,缓解症状。

外放射治疗常见的不良反应有下尿路刺激征、尿道狭窄、出血性膀胱炎、膀胱瘘、血尿、尿失禁、放射性直肠炎等。急性放疗不良反应多发生在放疗第三周,并在治疗结束约数天后消失。慢性不良反应在放射治疗后三个月发生,多因放射治疗对血管及结缔组织损伤引起,放射治疗剂量愈高会增加慢性不良反应概率。

2.近距离放疗

近距离放疗通过三维治疗计划系统的准确定位,将放射性粒子植入到前列腺内,提高前列腺局部的放射剂量,而减少对直肠和膀胱的放射损伤。目前国内使用碘-125(^{125}I)和钯-103(^{103}Pd)做永久性粒子植入,两者的半衰期分别为60 d和17 d,粒子能量低,穿透距离短,不需要特殊防护。

近距离治疗的适应证包括临床分期为$T_1\sim T_{2a}$;格利森评分$2\sim6$分;$PSA<10\ ng/mL$。

近距离治疗联合外放疗的适应证包括临床分期为T_{2b}和T_{2c};格利森评分$8\sim10$;$PSA>20\ ng/mL$;周围神经侵犯;多点活检的病理为阳性;MRI证实前列腺包膜外侵犯。

对于格利森评分为7分,或$PSA\ 10\sim20\ ng/mL$的患者根据近距离放疗的结果决定是否联合外放疗。对治疗前前列腺体积$>60\ mL$的患者,先使用雄激素阻断,使前列腺缩小,然后开始近距离治疗。

近距离放疗的禁忌证包括预期生存小于5年;TURP后前列腺缺损较大;全身情况差;有远处转移。既往有TURP史、前列腺中叶突出、严重糖尿病和多次盆腔放疗及手术史是相对禁忌症。

单一近距离治疗的患者,^{125}I的处方剂量为144 Gy,^{103}Pd为$115\sim120$ Gy;联合外放疗者,外放疗的剂量为$40\sim50$ Gy,^{125}I和^{103}Pd的照射剂量分别调整为$100\sim110$ Gy和$80\sim90$ Gy。外放疗和近距离治疗的次序对疗效无影响。

近距离放疗常见的并发症有尿路刺激征,如尿频、尿急和尿痛,尿潴留,尿失禁,尿道狭窄,直肠刺激症状,直肠炎,严重时会发生直肠溃疡甚至于前列腺直肠瘘。

(四)内分泌治疗

手术去势和雌激素可延缓转移性前列腺癌的进展,证实了前列腺癌对雄激素有依赖性。前列腺细胞在无雄激素刺激的情况下会发生凋亡。人体90%以上的雄激素来源于睾丸,5%～10%由肾上腺产生。下丘脑-垂体-性腺轴调控雄激素的产生。下丘脑分泌的黄体生成素释放激素(luteinizing hormone releasing hormone,LHRH)刺激垂体分泌黄体生成素(luteinizing hormone,LH)和尿促卵泡激素(follicle stimulating hormone,FSH),刺激睾丸的间质细胞分泌睾酮。

内分泌治疗的目的在于降低体内雄激素水平、抑制肾上腺来源的雄激素合成、抑制睾酮转化为双氢睾酮及阻断雄激素与受体的结合，促使前列腺癌细胞凋亡或抑制生长。目前主要通过下列两种途径达到雄激素阻断的目的：抑制或去除睾酮产生，阻断雄激素与受体结合。其他次要的方法有抑制肾上腺来源的雄激素（酮康唑等）及抑制睾酮转化为双氢睾酮（5-α 还原酶抑制剂）。内分泌治疗是局部晚期前列腺癌和转移性前列腺癌的主要治疗方法，可作为根治性手术或放疗前使用的新辅助治疗，根治性手术或放疗后的辅助治疗，及在治愈性治疗后局部复发或进展后的治疗。

1.去势治疗

手术去势为双侧睾丸切除或包膜下睾丸切除，去势后血睾酮水平迅速下降至术前水平的 5%～10%，PSA 亦迅速下降。手术可在局麻下完成，并发症少。主要的不良反应是对患者的心理影响。

药物去势指采用人工合成的 LHRH 类似物。LHRH 类似物与垂体的 LHRH 受体有高度的亲和力，作用能力比 LHRH 更强和更长。给药初期可刺激垂体产生 LH 和 FSH，使睾酮水平上升，在 1 周时达到最高点。随后垂体的 LHRH 受体逐步丧失敏感性，LH 和 FSH 分泌停止，睾酮的水平逐渐下降，至 3～4 周时可达到去势水平。但有 10% 的患者睾酮不能达到去势水平。在用药初期由于睾酮水平的一过性升高，可使转移性症状如骨痛或排尿困难等加重，称为 LHRH 类似物治疗的"闪烁现象"，应在注射开始前两周先给予抗雄激素药物。对于已有骨转移引起脊髓压迫的患者，慎用 LHRH 类似物，可选择迅速降低睾酮水平的手术去势。LHRH 类似物的疗效与手术去势相当。主要不良反应是勃起功能障碍和性欲丧失。目前国内主要应用的有戈舍瑞林，每 28 d 在皮下注射 3.6 mg，3 个月的长效剂型为 10.8 mg；亮丙瑞林，每 28 d 在皮下注射 3.75 mg，3 个月的长效剂型为 11.25 mg；曲普瑞林，每 28 d 在皮下注射 3.75 mg，3 个月的长效剂型为 15 mg。

雌激素的作用有减少 LHRH 的分泌，直接抑制睾丸间质细胞功能，减少雄激素产生，同时抑制雄激素活性，对前列腺细胞有直接毒性。己烯雌酚常用剂量 1～3 mg/d，可以达到与去势相同的效果，但心血管方面的不良反应明显增加。由于不良反应更小的 LHRH 类似物出现，雌激素已不再作为一线治疗药物用于前列腺癌的内分泌治疗。但是，雌激素在前列腺癌的二线内分泌治疗中仍然起着重要作用，为减少心血管方面的不良反应，需同时应用低剂量华法林（1 mg/d）或阿司匹林（75～100 mg/d）预防。

2.抗雄激素药物

抗雄激素药物有类固醇类和非类固醇类两大类。类固醇类抗药物主要是孕激素类药物，机制为阻断前列腺的雄激素受体同时抑制垂体释放 LH，减少睾酮分泌达到去势水平。长期单药使用，睾丸会逃逸垂体的控制作用而使睾酮水平逐渐回升，长期疗效不如去势治疗稳定。代表药物有醋酸环丙孕酮，100 mg 口服，每天 2 次。不良反应有胃肠道症状及男性乳房发育。国内已上市的非类固醇类抗雄激素药物有 2 种。

（1）氟他胺：250 mg 口服，每天 3 次。常见不良反应为腹泻，可出现乳房女性化。单独使用疗效不如与 LHRH 类似物或手术去势联合应用好。

（2）比卡鲁胺：50 mg 口服，每天 1 次，与 LHRH 类似物联合使用；也有 150 mg 每天针对局部晚期的前列腺癌。

3.最大限度雄激素阻断

最大限度雄激素阻断(maximum androgen blockade,MAB)指手术或药物去势联合抗雄激素药物,最大限度地阻断睾丸和肾上腺来源的雄激素。根据文献报道的27项临床试验结果的荟萃分析认为手术或药物去势联合非类固醇类抗雄激素药物的方法相比单一去势治疗,PSA复发率低,总生存期延长3～6个月。采用比卡鲁胺的全雄激素阻断可使死亡风险降低20%,同时相应延长无进展生存期。但是不良反应和治疗费用要高于单一去势治疗。

全雄激素阻断的患者出现进展时,停用氟他胺或比卡鲁胺4～6周后,约1/3的患者出现临床症状的好转和PSA下降,可持续4月至1年,这一现象称为“抗雄激素撤除综合征”。

4.间歇内分泌治疗

指内分泌治疗一段时间,患者临床症状和PSA稳定后,暂停治疗,当PSA再次升高后,予以新一轮内分泌治疗。间歇治疗的目的在于提高患者的生活质量,降低治疗费用,有可能延长雄激素依赖的时间。间歇内分泌治疗的适应证与持续内分泌治疗的基本相同,可能更适合局限性前列腺癌或经治愈性治疗后局部复发的病例,最佳的适应证目前还没有确定。间歇治疗在治疗期仍推荐全雄激素阻断的方法,当PSA≤0.2 ng/mL后,维持治疗3～6个月,可以考虑停药。重启治疗的标准没有定论,文献报道的有PSA>10 ng/mL,PSA>20 ng/mL,国内推荐PSA>4 ng/mL为治疗开始。

5.新辅助内分泌治疗

指在根治性手术或放疗前给予一段时间的内分泌治疗,目的在于缩小前列腺体积、降低临床分期,降低手术的切缘阳性率。新辅助治疗针对T_2和T_{3a}期的肿瘤,目前多推荐采用全雄激素阻断3～9个月。文献对根治手术的新辅助治疗存在争论,能否改善总体生存期还未有定论。

6.辅助内分泌治疗

指在根治性手术或治愈性放疗后给予内分泌治疗,目的在于治疗前列腺切缘的残留病灶、淋巴结转移及微小转移病灶。辅助治疗针对根治性手术后切缘阳性、淋巴结阳性、病理分期为T_3,局限性前列腺癌(T_2期)伴高危因素的患者行根治性手术或治愈性放疗后,局部晚期前列腺癌放疗后。辅助内分泌治疗应在手术或放疗后即刻开始,单用去势或抗雄激素药物或全雄激素阻断均可。采用间歇还是持续治疗没有定论。

(五)试验性局部治疗

前列腺癌的试验性局部治疗包括冷冻治疗、高强度聚焦超声和组织内肿瘤射频消融,这些方法对临床局限性前列腺癌的疗效还需要更多长期的多中心临床研究资料来评价。

1.冷冻治疗

冷冻治疗是利用低温技术使局部组织迅速降到-160 ℃～-190 ℃,导致细胞蛋白变性、脱水;细胞内外的冰晶形成均可直接导致细胞膜破裂;小血管痉挛、血流淤滞,导致血栓形成和微循环障碍;最终造成组织缺血、坏死而脱落。现代的冷冻治疗在经直肠超声引导下,将12～15根17 G的冷冻探针插入前列腺,准确地冷冻并破坏前列腺及其癌组织,减少损伤周围组织,同时在尿道外括约肌和膀胱颈等部位放置温敏计进行温度监测,并用细导管将温热的液体导入尿道,防止低温损伤。目前氩氦联合应用代替传统的液氮。一次冷冻治疗需要完成2个冷冻-复温周期,使腺体和血管神经束部位的温度都能降到-40 ℃,以保证治疗效果。

冷冻治疗最适合低危前列腺癌(PSA<10 ng/mL,格利森评分≤6,分期≤T_{2a});中危前列腺癌(PSA 10～20 ng/mL或格利森评分7或分期T_{2b})患者也可以选择。前列腺≤40 mL(cm³),如前列腺>40 mL(cm³),可先行新辅助内分泌治疗使腺体缩小。对于有勃起功能并希望保留的患者,应谨慎选择。冷冻治疗尝试性用于转移性前列腺癌和激素非依赖性前列腺癌的局部姑息治疗，放疗后的补救性治疗。

冷冻治疗对临床局限性前列腺癌的疗效与放疗的相似，但生存率还达不到根治性手术的结果。美国泌尿外科协会已将冷冻疗法列入临床局限性前列腺癌的治疗选择。目前缺乏足够的长期随访资料。并发症主要是勃起功能障碍，其他有组织腐坏、尿失禁和尿潴留等，直肠瘘少见。

2.高强度聚焦超声

高强度聚焦超声是将体外发射的高强度超声波在体内聚焦在前列腺区，通过气腔空化效应破坏细胞膜，同时又转化为热能，在组织局部产生 65 ℃～100 ℃ 的瞬时高温，使组织发生凝固性坏死、吸收或分解脱落。治疗需要在计算机控制下依次逐点烧灼，烧灼 10 g 前列腺组织大约要 1 h。该方法治疗的病例数较少，随访时间短，目前难以对此疗法作出科学的评价。并发症常见的是尿潴留、勃起功能障碍和尿失禁。

3.组织内肿瘤射频消融

组织内肿瘤射频消融是将大功率射频能量通过直接刺入肿瘤部位的消融电极传送到肿瘤组织内，利用导电离子和极化分子按射频交变电流的方向做快速变化，使组织本身产生摩擦热。温度达到 60 ℃ 以上时，肿瘤组织产生不可逆的凝固性坏死，以达到治疗目的。目前只有 3 个小样本的 I／II 期临床试验观察了该方法的疗效和安全性，难以做出科学评价。

五、随访

前列腺癌治疗后的随访是完整治疗的重要部分。

（一）PSA

是判断疾病进展的重要指标，PSA 复发比影像学证实的局部复发和远处转移早数年。在根治性手术和放射治疗之前、同时和之后进行内分泌治疗影响 PSA 预后评价的作用，因此需要根据治疗方法的决定生化复发标准，同时结合影像学的证据。

前列腺根治性切除术后 3 周应测不到 PSA。PSA 水平的持续升高说明有残留的前列腺癌病灶。根治手术后，连续两次血清 PSA>0.2 ng/mL 提示前列腺癌生化复发。生化复发不等同于临床复发和疾病进展。

放疗后前列腺仍然存在 PSA 缓慢下降。PSA 最低值是生化治愈的标志，也是重要的预后判断因子。一般认为在 3～5 年内 PSA≤0.5 ng/mL 的预后较好。放疗后 PSA 水平超过最低值 2 ng/mL 或以上时被认为有生化复发。

近距离照射的 PSA 最低值目前仍未确定，有 0.1 ng/mL、0.2 ng/mL 和 1.0 ng/mL 多个标准在比较中。

PSA 动力学可能是临床复发和肿瘤特异生存的最重要的预后因素。前列腺根治性切除术或放疗后 PSA 倍增时间（PSA doubling time，PSADT）短于 3 个月与前列腺癌特异性死亡率关系密切，对于这样的患者可以考虑进行辅助内分泌治疗。

内分泌治疗以 PSA<0.2 ng/mL 为 PSA 最低值，也有以 PSA<0.5 ng/mL 为最低值。治疗后 3 个月和 6 个月的 PSA 水平与预后关系密切，此时 PSA 降到最低值以下，治疗有效反应的持续时间更长。

（二）直肠指诊

是前列腺根治性切除术和放疗后随访的一线检查方法，可判断前列腺癌的局部复发。在前列腺区发现新结节应考虑局部复发。

（三）经直肠超声和活检

经直肠超声与前列腺活检结合确诊局部复发。前列腺活检不作为常规的随访手段,仅对放疗复发,考虑进行补救性前列腺切除术和其他治疗的患者行活检。

（四）骨扫描与 CT/MRI

骨扫描与 CT/MRI 检查的目的是发现转移病灶。对无临床症状、无生化复发或生化复发早期的患者骨扫描与 CT/MRI 的临床意义有限,不作为常规的随访手段。PSA>10 ng/mL 者及 PSADT<6 个月或 PSAV>0.5 ng/mL 者应做骨扫描与 CT/MRI。

（五）血清学检查

肝功能、肾功能和血红蛋白可了解患者的总体情况及药物的毒性。血清碱性磷酸酶对内分泌治疗的随访有一定价值。

（六）随访的时间

治愈性治疗后每 3 个月随访一次,2 年后每 6 个月一次,5 年后每年一次。常规内容包括临床症状、PSA 和直肠指诊等。如果直肠指诊阳性、PSA 持续升高,行骨盆 CT/MRI 和骨扫描;存在骨痛,不论 PSA 水平,行骨扫描;放疗后拟行补救性前列腺切除术,应经直肠超声与前列腺活检。

内分泌治疗后每 3 个月查 PSA,采用抗雄激素药物的监测肝功能,以后 3～6 个月检查一次。病情稳定期不推荐常规影像学检查。PSA 持续升高或发生骨痛,行骨扫描。疾病进展时缩短随访间期。

（高国君）

第八节 阴囊及其内容物疾病

一、鞘膜积液

在胚胎早期,睾丸位于腹膜后 L2～L3 旁,以后逐渐下降,到胎儿出生前后睾丸经腹股沟下降到阴囊内。睾丸从腹膜后下降时,由两层腹膜构成盲袋,即鞘膜囊鞘状突与睾丸伴行进入阴囊,鞘状突在腹股沟内环至阴囊上方是封闭的,正常时睾丸鞘膜囊内含少量浆液。如因某些疾病致睾丸鞘膜囊的液体量增加,或应该闭合的鞘状突出现积液,则称为鞘膜积液。

（一）病因

按病程的进展可以分为急性和慢性两类。急性鞘膜积液多继发于急性睾丸炎、附睾炎、精索炎、腮腺炎、精索静脉手术、腹股沟疝修补术、阴囊手术及局部创伤等。慢性鞘膜积液以原发性最为多见,其原因不明。病程发展很缓慢,可能与创伤和慢性炎症有关。慢性鞘膜积液也可继发于慢性睾丸、附睾炎,精索炎,血吸虫病、血丝虫病,结核病、梅毒、肿瘤等。

（二）病理

正常时鞘状突在睾丸、附睾处形成鞘膜囊,内有少量浆液,其余部分鞘状突均闭合成纤维条索。如固有鞘膜分泌过多或吸收减少,可造成睾丸鞘膜积液;如应该闭合的鞘状突未闭合或部分闭合,则形成不同类型的鞘膜积液。慢性鞘膜积液如张力大会影响睾丸血运和温度,可引起睾丸萎缩。积液成分依急、慢性积液而不同。原发性鞘膜积液为淡黄色清亮液体，内含蛋白质、电解质、胆固醇、纤维蛋白、上皮及淋巴细胞。继发性鞘膜积液可见浑浊、血性或铁锈色液体。

(三)分类及临床表现

因鞘状突闭合的形式不一，及鞘膜积液的部位和程度不一，临床表现有所差异，临床可分为五种类型。

1.睾丸鞘膜积液

睾丸鞘膜积液是鞘膜积液最常见的一种类型。鞘状突正常闭合，因固有鞘膜液体分泌过多或吸收减少，致使鞘膜腔内积液增多，不断增加，患侧阴囊呈球形、椭圆形或梨形，大者可如篮球。

临床上原发性慢性睾丸鞘膜积液可无明显症状，患侧阴囊缓慢增大，到一定大小时阴囊下坠发胀不适，进而引起行动不便，影响性生活及排尿。继发性睾丸鞘膜积液依不同病因表现原发病症状，一般起病较急，鞘膜积液较少，如继发于睾丸、附睾炎，局部可有胀痛，可能伴有发热等。

体检可见患侧阴囊肿大，触诊肿大阴囊呈弹性囊状感，表面光滑。因鞘膜积液包裹睾丸和附睾，且积液张力较高，睾丸和附睾不能触及，其表现不同于腹股沟疝。继发性者积液一般量较少，如睾丸炎急性期触诊有疼痛等。

2.精索鞘膜积液

从腹股沟内环至紧邻睾丸的上方应该闭合的鞘状突的两端闭合，但其之间的某处鞘状突未闭，在阴囊上方和(或)腹股沟内形成囊性积液，积液不与腹腔或睾丸鞘膜腔相通，呈卵圆形。这种类型被称为精索鞘膜积液(也称精索囊肿)

临床上患者一般无不适，多为原发性，无意中发现腹股沟处或睾丸上方肿块。体检肿块表面光滑，呈椭球形、囊性感、边界清、可为多囊性，牵拉同侧精索，肿块随之移动。

3.混合型鞘膜积液

该类型多见于原发性、睾丸鞘膜积液与精索鞘膜积液同时存在，两者互不相通。临床上，多为偶然发现阴囊及沿精索走行的肿块，缓慢进展增大，表现特点与睾丸鞘膜积液和精索囊肿相同。

4.交通性鞘膜积液

交通性鞘膜积液为先天性鞘状突未闭合，致腹腔与睾丸鞘膜腔相通，腹腔液体与睾丸鞘膜腔液体可通过未闭的鞘状突通道流动。此鞘状突通道可细如 0 号线，也可以大到腹腔内容物如肠管、大网膜等进入而形成腹股沟斜疝。

临床上患者主诉患侧阴囊有时增大，有时变小。体检时让患者立位，睾丸鞘膜积液增多，平卧挤压阴囊积液减少或消失。如通道大，已形成斜疝，则检查为斜疝表现。

5.婴儿型鞘膜积液

鞘状突仅在内环处闭合，而精索其他处未闭锁并与睾丸鞘膜腔相通，形成睾丸精索鞘膜积液。约 25％患儿为双侧性。

临床上发现患儿一侧或双侧阴囊增大，呈梨形，阴囊加压积液未减少。多数患儿随发育生长，一年内积液逐渐消退自愈。

(四)诊断

1.病史

有阴囊内或腹股沟区的肿块，且呈慢性进行性增大，伴有或无局部发胀或下坠感，肿块很大时影响活动、排尿及性生活。交通性鞘膜积液主诉为肿物大小随体位改变有变化。继发性鞘膜积液患者可有急慢性睾丸、附睾炎、精索炎、血吸虫病、血丝虫病、结核、梅毒、肿瘤等病史。

2.体检

睾丸鞘膜积液患者的阴囊内扪及大小不等的肿物，呈椭球形或梨形，表面光滑，囊性感，无压痛。因鞘膜腔内张力高，摸不清患侧的睾丸和附睾。精索鞘膜积液肿块位于睾丸上方的阴囊或腹股沟部，为边界清、表面光滑的囊性肿块，因位于精索内，及牵拉精索肿块随之移动，肿块下方可扪及睾丸和附睾。对可疑交通性鞘膜积液者，应行立、卧位检查，如立位肿物增大，卧位肿物变小或消失可诊断。

3.辅助检查

(1)透光试验：在暗室内用光源贴着肿物的一侧照射，从对侧观察肿物，如肿物内是清亮液体，可看到肿物的透亮表现，为透光试验阳性；如肿物内是实性、肠管、大网膜或血性、乳糜液体，则看不到亮光，为透光试验阴性。

(2)B超：鞘膜积液表现为无回声的液性肿块，可除外鞘膜积液内另有肿瘤存在，也可除外肿块为腹股沟疝的内容物表现。

(3)CT或MRI：对于少数可疑肿瘤继发的鞘膜积液患者，可用CT或MRI检查，以确定或排除肿瘤。

(五)鉴别诊断

1.腹股沟疝

睾丸鞘膜积液摸不到患侧睾丸和附睾，积液上方可摸到正常精索及腹股沟管外环，透光试验阳性，B超检查肿块为液性。而腹股沟疝的阴囊肿物在平卧时有可能回纳，皮下环处摸不到正常精索，皮下环增大，可扪及肿块旁或下方的睾丸和附睾，肿块处听诊可能闻及肠鸣音，透光试验阴性，B超检查肿块内有实性内容物。

2.睾丸肿瘤

阴囊内肿块呈实性，质地硬，有沉重感，透光试验阴性，彩超检查肿块为实性，血供丰富，易鉴别。但要警惕睾丸肿瘤继发鞘膜积液的病例，此类患者鞘膜积液为血性，故透光试验阴性，彩超仍见有睾丸实质肿块。

(六)治疗

1.非手术治疗

(1)适用于病程缓慢，积液少，张力小而长期不增长，且无明显症状者。此外，2岁以内患儿的鞘膜积液往往能自行吸收，不需手术。

(2)对因急性睾丸、附睾炎或外伤等引起的反应性鞘膜积液主要是治疗原发疾病，同时可抬高阴囊减轻疼痛。如阴囊胀痛剧烈，也可行阴囊穿刺抽液减压。

(3)部分婴幼儿因睾丸鞘膜积液明显，张力大，自行吸收缓慢，有可能因张力大影响睾丸发育，可考虑穿刺抽液治疗。

2.手术治疗

2岁以下婴儿的鞘膜积液，伴有先天性腹股沟疝或者考虑睾丸有病变的可能，早期手术是必要的。2岁以上的患者有交通性鞘膜积液或较大的睾丸鞘膜积液有临床症状影响生活质量者应予手术治疗。但应排除附睾炎及睾丸扭转等引起的鞘膜积液。手术方法简单，效果肯定，治愈率达99%以上。

(1)睾丸鞘膜翻转术：是临床上最常采用的手术方法，即切除大部的鞘膜，仅留少部分足够翻转后，再缝合在一起。效果很好，并发症少。

（2）鞘膜切除术：适用于鞘膜明显增厚的病例，将全部壁层鞘膜切除，不必再翻转，但需注意鞘膜切除须彻底缝扎止血，保证不会出现术后出血并发症。

（3）鞘膜开窗术：手术方法更简单，但易复发。

（4）精索鞘膜积液与局部的囊肿类似，可以将整个积液的鞘膜壁完整切除，操作简单，效果好。

（5）交通性鞘膜积液的处理：应在腹股沟做切口，解剖出精索，在精索内侧找到鞘状突并横断，高位结扎、缝扎、远端的鞘膜与睾丸一并拉出，将鞘膜翻转后与睾丸一起放回原处。近年来，随着腹腔镜技术越来越成熟。由于腹腔镜的局部放大作用，能清晰辨认内环口血管，缝合时可避免损伤精索血管及输精管；术后并发症少，疼痛轻，住院时间短，无明显瘢痕。但其费用较高，复发率未能明显降低，因此临床上还需根据具体情况选择最佳方案。

二、精索静脉曲张

由精索内静脉血液逆流致精索的蔓状静脉丛扩张、伸长、迂曲称为精索静脉曲张。发病多见于青壮年，约有15％的男性发生明显的蔓状静脉曲张。绝大多数发生于左侧，约占90％，其余病例为双侧病变。此病可影响精子发生和精液质量，是男性不育的重要原因。

(一)病因

精索静脉曲张有先天性解剖因素引起的原发性精索静脉曲张和后天性因素引起的继发性精索静脉曲张两类。

精索静脉由精索内、精索外静脉和输精管静脉组成，三组静脉在阴囊部相互交通，形成蔓状静脉丛，向上回流经三条路径：于腹股沟管内汇成精索内静脉，经腹膜后向上，左侧直接呈直角汇入左肾静脉，右侧在肾静脉水平以下进入下腔静脉；回流至睾提肌静脉，经腹壁下静脉、阴部浅静脉、深静脉回流至髂外静脉；经输精管静脉随输精管进入盆腔回流至髂内静脉。

原发性精索静脉曲张的主要原因为精索静脉瓣膜发育不良、无瓣膜及静脉壁的平滑肌或弹力纤维薄弱引起静脉血逆流引起。而精索静脉曲张主要发生在左侧有其明显的解剖原因：左侧精索静脉瓣膜缺失高达40％，右侧仅为3％；左精索静脉呈直角汇流至左肾静脉，回流阻力加大，易逆流；左精索静脉回流路径较右侧长8～10 cm，静脉压力较大；左肾静脉位于肠系膜动脉和腹主动脉之间，形成"胡桃夹"现象，致左精索静脉内压增高；左精索静脉在腹膜后受乙状结肠压迫；左髂总静脉从右髂总静脉后面汇入下腔静脉，受其压迫左精索静脉部分回流受阻。

继发性精索静脉曲张主要为肾区大恶性肿瘤或其他腹腔、腹膜后肿瘤、肾积水、异位血管压迫精索静脉，回流受阻，尤其是右肾静脉、下腔静脉癌栓者导致单侧或双侧精索静脉曲张。

(二)病理生理

精索静脉曲张的主要后果是睾丸静脉血回流不畅、滞留，甚至肾的静脉逆流，因此：患侧睾丸局部温度升高0.6 ℃～0.8 ℃；血液滞留，睾丸必要的营养和供氧减少，CO_2蓄积；肾静脉血中的肾和肾上腺代谢产物如类固醇、儿茶酚胺、5-羟色胺随逆流血进到睾丸；通过双侧睾丸静脉的交通血管网影响健侧的睾丸。上述多种因素影响精子的发生，睾丸慢性中毒，睾丸血管收缩，精子过早脱落，影响睾丸间质的内分泌功能，进而使精子数量减少，形态异常，活力低下，最终可能导致不育。

(三)临床表现

1.症状

(1)阴囊坠胀、隐痛:患侧阴囊有下坠发胀不适,部分患者胀痛,可向下腹部、腹股沟或腰部放射。症状多在运动、站立过久或劳累后加重,平卧或休息后减轻或消失。有些患者合并神经衰弱和性功能减退症状。

(2)偶发发现:有相当多的病例并无不适症状,也未影响发育,在体检时被发现。

(3)不育:部分患者以不育就诊,在检查中发现精索静脉曲张。

2.体征

(1)原发性精索静脉曲张:病例于立位时可见患侧阴囊胀大,严重的可直接见到曲张的静脉,睾丸下垂,触诊时可扪及蚯蚓状曲张的静脉团,放在手掌上似"一包虫"的感觉,有时可扪及睾丸较对侧偏小。患者卧位时,曲张的静脉缩小,再次立位可再度曲张。

(2)继发性精索静脉曲张:同样在立位时可见或触及曲张的静脉,但在卧位时并不缩小,检查腹部可能扪及压迫的肿块。

(四)诊断

对可疑精索静脉曲张的患者应行立、卧位阴囊部的视诊和触诊。根据病史及体检容易对精索静脉曲张做出诊断。临床上按静脉曲张的程度分为三级。

(1)轻度:立位时触不到曲张静脉,在令患者吸气后屏气,并增加腹压后,可在阴囊部触到曲张静脉(瓦尔萨尔瓦动作)。

(2)中度:立位时可触到曲张的静脉,但视诊阴囊外观正常。

(3)重度:立位时视诊就能见到阴囊表面曲张的静脉,触诊时更为明显。用多普勒超声及放射性核素^{99m}Tc阴囊血池扫描等检查可以帮助进一步明确诊断。

对于精索静脉曲张且不育患者,应行精液分析检查。原发性精索静脉曲张患者平卧后曲张的静脉应缩小或消失,否则应怀疑为继发性精索静脉曲张,进一步行腹盆部 B 超、CT 或 MRI 检查,排除肿瘤压迫引起。

(五)治疗

1.观察随访

观察随访适用于轻、中度精索静脉曲张,无临床症状,且已婚生育者。多数原发性精索静脉曲张患者不需要处理。

2.非手术治疗

非手术治疗适用于有轻微症状的患者,用阴囊托带或紧身内裤,可促进血液回流,减轻临床症状。

3.手术治疗

手术适应证:局部症状较重,影响正常的工作、学习和生活者;精索静脉曲张不育患者,精液分析显示精子数目减少,活力减低和形态异常;精索静脉曲张严重,年龄轻,为防止睾丸萎缩,生精障碍导致不育者。

(1)显微外科精索静脉曲张切除术:能有效保护睾丸动脉及淋巴管,辨别细小静脉防止漏扎,从而减少术后复发,且该方法创伤小、并发症少,已经成为治疗精索静脉曲张的"金标准"。

(2)腹腔镜精索静脉高位结扎术:在开展腹腔镜的医院已是一种很成熟的手术,具有手术创伤小,疗效好,恢复快的优点,且可同时处理双侧曲张的静脉,缺点是费用高。

(3)开放手术:对基层医院,缺少腹腔镜设备及要求节省费用的地区开放手术仍是主要的选择。主要方法是在腹膜后或腹股沟内环水平上高位结扎和切断精索内静脉。

(4)其他手术:精索静脉栓塞术,因要求特殊设备和技术,未能广泛开展。精索静脉转流术也因效果不理想未被广泛接受。

精索静脉曲张手术治疗,解除阴囊部症状效果较好,对改善精液质量则与术前静脉曲张的程度和曲张的时间有关。术前静脉曲张越重,时间越长,睾丸功能受损害越严重,术后恢复生育可能性越小(参考案例表 5-22)。

表 5-22　案例:精索静脉曲张

项目	内容
病历摘要	患者青年男性,2月前无明显原因及诱因出现左侧睾丸坠胀不适,长时间站立时明显,伴阴囊隐痛、潮湿、瘙痒,无尿频尿急尿痛。无排尿不畅,无肉眼血尿、脓尿、乳糜尿。查体双肾区外形不饱满,肋下未触及,双肾区无叩痛,肋脊点无压痛,双输尿管移行区无压痛,耻骨上区无叩痛,叩诊鼓音。阴茎发育无畸形,包皮长,能上翻,左侧阴囊低于右侧,左侧可扪及迂曲扩张静脉,平卧位后曲张状态明显减轻,睾丸大小正常。B超示"左侧精索静脉曲张"。排除禁忌后行显微镜下左侧精索静脉结扎术,术后恢复
学者点评	精索静脉曲张通常出现在青春期,并会进一步加重。精索静脉曲张可引起不适或疼痛,虽然通常不会出现相关症状或并发症,但可能导致睾丸发育不良、精子产量降低或其他可能导致不孕不育症的问题。通常建议手术治疗精索静脉曲张,以便预防睾丸健康状况差、不孕不育症。

三、睾丸扭转

鞘膜精索、睾丸解剖发育不良及提睾肌剧烈收缩引起精索扭转,睾丸随精索一起扭转致精索内供应睾丸的血液循环发生障碍,睾丸急性缺血,甚至坏死,称睾丸扭转,又叫精索扭转。隐睾本身就有解剖发育异常,也可发生扭转。此病从新生儿到老年人均有报道,但主要发生于青少年。在青少年中,本病并不少见,加上一旦睾丸扭转,可在数小时内造成睾丸不可逆的坏死,因此要引起首诊医师的高度重视,避免误诊或漏诊,及时正确诊断,及早予以处理(案例参考表 4-2)。

表 4-2　案例:睾丸扭转

项目	内容
病历摘要	患儿男,14 岁,8 h 前无明显原因及诱因出现左阴囊肿痛不适,心率 104 次/分钟,血压 18.5/10.7 kPa(139/80 mmHg)。短暂剧烈疼痛后好转,可耐受,无恶心、呕吐,无尿频、尿急、尿痛,无寒战高热,小便通畅。查体:左阴囊较右侧稍增大,张力大,睾丸质地偏硬,有触痛,精索张力高,无硬结。右侧睾丸及附睾未见明显异常。行阴囊彩超检查提示"左睾丸扭转可能"。入院后完善检查急诊行睾丸扭转复位+双侧睾丸固定术术后给予抗炎消肿药物对症治疗,术后恢复良好。

项目	内容
学者点评	睾丸鞘膜和精索的发育异常可导致睾丸与睾丸鞘膜的不完全固定。这种异常使睾丸易于自发或在创伤后发生旋转,出现于约12%的男性。扭转最常发生于12～18岁,左侧睾丸发生扭转较多。症状包括迅速发生的局部疼痛,然后是阴囊水肿和硬结。可出现发热和尿频。睾丸有触痛,可提升并呈横位。对侧睾丸也可呈横位,因为解剖异常通常是双侧。患侧通常提睾反射消失。有时睾丸扭转可自行缓解,之后的复发表现为一种轻度的急性症状。通常情况下,每次发作疼痛的出现与消失都非常迅速。必须马上识别扭转。 附睾炎也可出现相似的症状。附睾炎疼痛和肿胀不如睾丸扭转急剧,开始位于附睾。但是,两种疾病都会出现肿胀与压痛,使得睾丸扭转与附睾炎难以鉴别。诊断不明的话可立即行阴囊彩色多普勒超声检查。 当最初的检查高度怀疑睾丸扭转时,应该迅速手法扭转矫正,若扭转矫正失败,应迅速进行手术,因为只有在几个小时内进行探查才能挽救睾丸。睾丸的存活率在6～8 h可为80%～100%,而在12 h则迅速降至0。术中对侧睾丸也固定是为了防止再次发生扭转。当手动复位成功后,应择期行双侧睾丸固定术。

(一)病因

正常情况下,鞘膜在睾丸、附睾附着阴囊内膜处返折,在该处的睾丸和附睾无鞘膜覆盖,直接附着于阴囊壁的内膜上,仅有一定的活动度。睾丸扭转发生的原因和机制尚未完全清楚,下列情况与睾丸扭转发生有关。

(1)由于发育异常,睾丸、附睾和远段精索完全被脏层鞘膜所包绕,睾丸、附睾悬挂在精索上,在壁层鞘膜囊内可自由活动及旋转。这种发育异常多为双侧性的。

(2)睾丸下降不全致睾丸、附睾呈水平位,或睾丸系膜过长,睾丸与阴囊附着处发育不全也是睾丸扭转的解剖基础。

(3)提睾肌呈螺旋形包绕于精索上,在剧烈收缩时可以发生扭转。

(4)外伤、异常活动或阴囊内容物手术时不慎而扭转,较少见。

(5)睡眠时迷走神经兴奋,提睾肌随阴茎勃起收缩加剧,可致睾丸扭转,故在睡眠中常可发生睾丸扭转。

(二)病理

睾丸扭转会引起睾丸的静脉回流和动脉供血障碍,使睾丸、附睾缺血,细胞变性直至坏死,同时鞘膜壁层、阴囊内膜及皮肤出现淤血水肿。

由于提睾肌肌纤维的特定排列方向,使得双侧扭转均是外侧向前、内侧向后方向转动,即右侧呈顺时针方向,左侧呈逆时针方向扭转。这一点可提供手法复位的操作方法。

睾丸失功率与扭转的程度和缺血的时间成正比。有研究报道,即使完全缺血2 h再复位,睾丸仍可完全恢复生精和内分泌功能;如扭转6 h内复位,大多数(约90%)睾丸可存活;如在扭转10 h后再复位,80%的睾丸已坏死失功,提示睾丸扭转及时诊断和处理的重要性。

(三)分型

根据扭转的部位,睾丸扭转可分为两种类型。

(1)鞘膜内型:多见,好发于青少年。其发病基础是脏层鞘膜完全包绕睾丸、附睾和远端精索,在壁层鞘膜囊内睾丸、附睾悬挂于精索上,活动度大,从而发生扭转。

(2)鞘膜外型:少见,主要发生于新生儿和1岁以内的婴儿。其因睾丸和附睾与阴囊附着部位发育不全所致。

(四)临床表现

睾丸扭转主要发生于青春期,12～18 岁约占 65％。

(1)阴囊剧痛:突发的一侧阴囊剧烈持续性疼痛,常发生于夜间睡眠之中,疼痛可向腹股沟及下腹部放射,伴有恶心、呕吐,开始不伴发热。

(2)阴囊红肿、触痛:扭转早期阴囊皮肤可无红肿,发生时间较长者,整个阴囊红肿,触痛明显。

(3)精索缩短、睾丸上移:由于提睾肌收缩精索扭转,使得阴囊部精索缩短,精索粗厚,睾丸上移到阴囊上部,甚至移到腹股沟外环口。

(4)洛希征阳性:因扭转后静脉回流受阻,睾丸、附睾肿大,阴囊肿胀严重,触诊不能区分阴囊内结构。

(5)阴囊抬高试验:由于精索已呈麻绳样扭转,抬高阴囊,使扭转加重,睾丸疼痛加剧。

(五)诊断

对于青少年突发阴囊剧痛,尤其是在睡眠中痛醒,体格检查发现阴囊肿胀、触痛,精索缩短、粗厚,睾丸上移,洛希征和阴囊抬高试验阳性,诊断不困难。值得一提的是,任何一个以阴囊疼痛就诊的患者,均要疑有睾丸扭转的可能,这样才不至于漏诊和误诊,不会错失治疗的时机。对于诊断有困难的病例,可借助多普勒超声和放射性核素^{99m}Tc 阴囊睾丸扫描检查。

多普勒超声检查:可检测睾丸和精索的血流量。扭转的睾丸血流量明显减少或消失。该检查对睾丸扭转的诊断正确率达 80％左右。

放射性核素^{99m}Tc 睾丸扫描:测定睾丸的血流量,显示扭转侧血流灌注减少,呈放射性冷区,与健侧比较,其血流差异显著,诊断率达 90％以上。

(六)鉴别诊断

主要鉴别诊断是急性附睾炎。急性附睾炎也表现为阴囊疼痛,但多见于成年人,发病较缓慢,疼痛较轻,伴发热和血白细胞增加。体检见阴囊皮肤肿胀不明显,触诊发现附睾肿大,与睾丸的界限清楚,且睾丸和附睾往往呈下垂状,托高阴囊时,睾丸疼痛减轻。彩色多普勒超声和放射性核素^{99m}Tc 扫描均显示睾丸血流灌注增加。

(七)治疗

睾丸扭转是最重要的外科急症之一,应及时诊断处理。治疗目的是挽救睾丸功能,因为睾丸长时间缺血将导致不可逆的功能损害,故首诊医师对突发睾丸疼痛的患者一定要想到睾丸扭转的可能性,迅速做出诊断,不应做过多而费时的辅助检查,尽快行手术探查。

1.手术治疗

(1)手术指征:已诊断睾丸扭转,应手术复位;阴囊疼痛,不能明确诊断,不能排除睾丸扭转,应行手术探查。

(2)手术方法:当有手术指征时应急症手术复位,特别是应在发病后 6 h 内完成手术。术中明确睾丸扭转,即在直视下睾丸复位,如睾丸色泽由紫蓝色变为粉红色,表明睾丸仍有功能,应予保留。如对睾丸活力有怀疑时,可在白膜上做小切口观察睾丸出血情况,也可用温湿纱布包绕睾丸,观察 15 min。如见睾丸仍有新鲜出血或色泽变为红润,也应保留,并将睾丸与壁层鞘膜缝合固定,防止将来再次扭转。否则应将患睾切除。睾丸扭转多有基础的解剖发育不良的缺陷存在,且这种缺陷常为双侧同时存在,故术中应同时行对侧睾丸固定术。不过,术前应让患者或家属知情并同意。

2.手法复位

部分病例在手术探查之前,尤其是在发病后 2 h 之内,可试行手法复位。方法:在精索内阻滞麻醉下,如为左睾丸扭转先以顺时针方向试复位,右睾丸扭转先以逆时针方向试复位,若疼痛立即缓解或不加重,即可慢慢转动睾丸 360°,睾丸位置下移并可直腰行走,继续观察,若睾丸肿胀较前缩小,无触痛,手法复位成功。但即使复位成功,也应尽早行睾丸探查固定,防止再次扭转。

(八)睾丸附件扭转

正常男性 90% 有睾丸附件,33% 有附睾附件。睾丸附件是米勒管(副中肾管)上端退化的残留物,一般为直径 0.1~1.0 cm 有蒂的卵圆形小件,附着于睾丸或附睾表面。附件扭转也常发生于青少年,突然发生睾丸疼痛,睾丸本身无变化,如未发生阴囊水肿,可触摸到扭转附件的痛性结节。透光试验呈暗蓝色或黑色小体时为附件梗死表现。如明确为附件扭转,保守治疗 10 d 左右疼痛缓解,无后遗症。如可疑睾丸扭转,应行手术探查切除扭转附件,不必行对侧睾丸探查。

(高国君)

第九节　肾　积　水

泌尿系统的梗阻使尿液从肾盂排出受阻,引起肾盂与肾盏扩张,称为肾积水。因为肾内尿液积聚,压力升高,久而久之使肾盂与肾盏扩大,最后导致肾实质的萎缩。一旦潴留在肾盂肾盏内的尿液发生感染,则称为感染性肾积水;当肾组织因感染而坏死失去功能,肾盂充满脓液,称为肾积脓。造成肾积水的最主要的病因是先天性的肾盂输尿管交界处梗阻。

一、病因

肾积水的原因有先天性病变、肾盂输尿管后天性疾病、下尿路疾病和泌尿系统外病因四类病因。

(一)先天性病因

(1)肾盂输尿管连接部狭窄:狭窄段通常为 1~2 mm,也可长达 1~3 cm,产生不完全的梗阻和继发性扭曲。在电子显微镜下可见在梗阻段的肌细胞周围及细胞中间有过渡的胶原纤维,最终导致肌肉细胞被损害,形成以胶原纤维为主的无弹性的狭窄段阻碍了尿液的传送而形成肾积水。

(2)肾下极异位血管或纤维束压迫输尿管:大多为异位的肾门血管或腔静脉后输尿管,位于肾门和输尿管交界的前方。

(3)输尿管节段性无功能:由于肾盂输尿管交界处或上段输尿管有节段性的肌肉缺如、发育不全或解剖结构紊乱,影响了此段输尿管的正常蠕动,造成动力性的梗阻。此种病变如发生在输尿管膀胱入口处,则形成先天性巨输尿管,导致肾、输尿管扩张与积水。

(4)内在性输尿管狭窄:大多发生在肾盂输尿管交界处。

(5)先天性输尿管扭曲、粘连或瓣膜样结构:常发生在肾盂输尿管交界处、输尿管腰段,儿童与婴儿几乎占 2/3。

(6)马蹄肾：马蹄肾与胚胎发育时肾脏旋转受阻相关,影响肾盂内尿液的引流。

(7)先天性输尿管异位、囊肿、重复输尿管等,造成膀胱输尿管反流,引起肾盂扩张。

(二)肾、输尿管后天性病变

后天性病变包括肾盂与输尿管的肿瘤、息肉等新生物,引起继发性肾积水;输尿管炎症或结核后或缺血性瘢痕导致局部狭窄;尿路结石和外伤及外伤后的瘢痕狭窄。

(三)下尿路疾病造成的梗阻

下尿路疾病如前列腺增生、膀胱颈部挛缩、神经源性膀胱、尿道狭窄、肿瘤、结石甚至包茎等,也都会造成上尿路排空困难而形成肾积水。

(四)泌尿系统外的病因

泌尿系统外的病变造成的梗阻包括动脉、静脉的疾病,女性生殖系统病变(子宫内膜异位症等),盆腔肿瘤(包括子宫颈癌)、炎症,胃肠道病变,腹膜后病变(包括腹膜后纤维化、脓肿、出血、肿瘤等)。

二、病理

泌尿系统梗阻造成的基本病理改变是由于梗阻妨碍了正常的尿流,使梗阻以上的尿路扩张。初期管壁肌肉增厚,收缩力增强,以帮助克服梗阻部位的阻力;后期失去代偿能力,管壁变薄,肌肉萎缩,收缩能力减弱,肾盂膨胀成囊状,并逐渐扩大,肾实质也逐步伸长变薄,并有充血,肾盏随着肾盂与肾实质的膨胀而逐渐扩大,肾锥体与肾柱受压变薄最后几乎消失,最后肾盏融合,盏间仅存菲薄的"隔"。肾小球仍能维持排尿功能,但因肾小管坏死、失去浓缩功能,造成尿液稀释。在其发病过程中可造成各种病理变化。

(一)肾盂尿的反流

在尿路梗阻的过程中,肾积水逐渐形成,一部分尿液继续从输尿管排出,另一部分将通过肾周围间隙、肾盂周围的静脉和肾盂周围的淋巴管三个途径反流。在正常情况下,肾的淋巴容量随尿流增加而增加,如出现于渗透性利尿时或输尿管梗阻时。肾淋巴管的急性梗阻,可发生利钠与利尿作用,对肾功能不会引起多大变化,但当双侧肾淋巴管被结扎加上输尿管梗阻,则在几天内就可引起肾的坏死性改变。在输尿管梗阻开始时仅有肾小管与肾窦的反流,当压力继续增高则有一部分尿液在相当于肾盂出口部位进入淋巴与静脉系统并开始外渗,慢性肾积水时则尿液大多进入到肾静脉系统,这就加重了肾负担。

尿液反流后将产生三方面的改变:肾盂内压提高加速了尿液的反流;反流反过来可减低肾盂内压,而使肾能继续分泌尿液;通过反流,代谢的产物能由此回流到循环系统,再由正常的肾排泄出来;由此途径感染也能进入到肾实质内,引起炎症,或进入循环而产生菌血症。

(二)肾的平衡与代偿

肾积水发生后,正如由其他原因所导致的肾组织丧失功能后一样,余下的组织能产生肥大改变且代偿部分功能,但此种作用随着年龄的增加而减弱,一般在 35 岁后此代偿功能便几乎丧失。

肾平衡是指当肾由于外伤或病变导致部分或一个肾丧失,切除该肾后,对侧肾可调整总肾功能。在肾积水后,由于尿路近端的压力升高而引起肾组织损害,此时就产生一个明显提高的修复能力。若并发感染或梗阻不能完全解除,就会影响到修复与增生代偿能力,最后因积水对肾实质的损害由退化性改变进一步发展成萎缩。但由于对侧肾自身具有调节平衡能力,故总肾功能仍将表现为正常水平,直到最后两侧发生不可逆改变,才会出现总肾功能的损害。如果梗阻解除,积水消退,按失用性萎缩的原理,原来肥厚代偿的肾组织或另外移植上去的肾将会萎缩。现已证明,在动物的生长发育过程中,肾的生长是在生长激素刺激下完成的,而代偿性生长则是在一个未明确的体液刺激因子激发下发生的。假如一个不成熟的肾移植到正常的动物身上,这个不成熟的肾能继续发育;而如果移植一个已经有代偿性增生的肾到一个仅有单个增生代偿肾的动物身上,那么这两个由于代偿而增生的肾均会发生萎缩,直至恢复到正常大小。在肾积水的实验动物与患者中,如梗阻解除,尽管对侧已有一个代偿性增生肥厚的肾,积水的肾仍能恢复其功能。

(三)梗阻对肾功能的影响

梗阻对肾功能的影响与梗阻的程度及单侧还是双侧、梗阻时间的长短、有无合并感染等因素有关。

(1)急性完全梗阻后最开始 90 min 肾血流增高:主要是因为肾小球前动脉的血管扩张,而 90 min 至 5 h 则肾小球前血管收缩,引起肾血流减少。如果梗阻持续存在,输尿管内压力升高,到 5 h 后肾小球前血管的收缩可引起双侧肾血流减少和输尿管压力降低。这些梗阻后的肾血流改变机制被认为是由对血管有效应的前列腺素引起,它可导致持续的血管收缩。在急性完全性输尿管梗阻时,肾小球的滤过率减少,肾小管的功能受到损害。而部分梗阻时,开始几个小时肾小管通过的时间减少,但仍有较好的重吸收,尿液容易减少,渗透压增加,尿钠浓度降低。

(2)慢性完全性单侧梗阻:其对肾功能的损害在开始第 2 周,肾血管收缩、肾小管萎缩,到第 6 周输尿管的压力逐渐减少到 2.0 kPa(15 mmHg),肾血流量减少到对侧肾的 20%。

(3)慢性部分梗阻:对肾功能的损害类型类似于完全梗阻,肾功能损害较轻且出现缓慢。

(4)单侧与双侧梗阻的不同生理改变:在实验动物中两者的差异 24 h 即能观察到,单侧梗阻的肾有较多的肾单位未被灌注与充盈,而双侧梗阻时大多数肾单位仍被灌注,总的肾血流和肾小球灌注有类似的减少。单侧与双侧梗阻对肾功能的影响机制不同。单侧梗阻入球动脉的血管收缩,从而减少了血流与肾小球灌注;双侧梗阻时,近曲小管的压力和出球动脉的阻力增加,一旦梗阻缓解,排钠与利尿立即发生,但单侧梗阻则不发生类似改变。

(5)对肾代谢的改变:主要表现在对氧的利用减少和二氧化碳的产生增加,逐步形成一个在低氧环境下的代谢,对脂肪酸、α-酮戊二酸的利用和肾中糖的产生均丧失,在代谢过程中乳酸盐到焦葡萄糖酸盐的比率增加,这被指出是在肾积水后肾内转向厌氧的代谢。当成为持续性梗阻时,肾的代谢功能进行性丧失,到 6 周后即表现为明显的不能逆转的改变。

(四)肾积水梗阻解除后的功能恢复

人类的肾如果输尿管完全梗阻一段时期后得以解除,其功能恢复比实验动物中观察到的时间要长。在双侧慢性梗阻的肾积水患者中尿液酸化过程,包括氨排出、酸度滴定和碳酸氢钠的吸收均呈现异常。在人类的研究中,尿路部分梗阻后,所有肾功能的测定除非尿液被稀释,均表现有损害,在梗阻解除后则可证明某些功能可得以恢复。

在双侧输尿管梗阻或孤立肾梗阻解除后发生的利尿过程,是由于潴留的液体和电解质造成较高的渗透负压和高的肾小球滤过率。利尿后必须增加和延长水与电解质的替代疗法,以预防由于利尿造成的水、电解质负平衡而延缓了正常水、电解质平衡的恢复。在梗阻解除后,肾功能即开始恢复,其恢复的快慢取决于肾损伤的严重程度和是否存在感染,另一点是与对侧肾功能的损害程度有关。

(五)肾积水引起的其他改变

急性单侧输尿管梗阻时能引起高血压,主要因为肾素分泌增加,而慢性单侧肾积水则很少发生因肾素分泌增多引起的高血压,但可诱发促红细胞生成素增加,可出现红细胞增多。当单侧肾积水不伴有肾动脉梗阻引起肾素分泌增加的前提下,手术修复后可以使高血压完全缓解恢复正常。而双侧肾积水很少伴有因肾素分泌增加所引起的高血压。在高血压与慢性肾积水之间的关系主要是由于水钠潴留、血容量扩张而引起。

在上尿路梗阻后可出现腹水,而自发性腹腔内尿液渗漏是很少见的。在鼠的实验性双侧输尿管结扎后可产生尿性腹水。在急性输尿管梗阻后,肾穹隆部发生尿液渗漏,甚至在由后尿道瓣膜造成梗阻的婴儿中也可发生这种类型的渗漏。

在实验性尿性腹水中,应测定腹水中尿素与肌酐的比例。正常人尿液与血浆中肌酐之比为(30:1)~(100:1)。当尿液透过腹膜形成尿性腹水时,其与血浆的肌酐之比可低至2:1,而非尿性腹水中肌酐之比是1:1。

肾积水患者常发生继发性红细胞增多症。在原发性红细胞增多症患者同时伴有巨脾、白细胞增多和血小板增多症;而各种肾脏疾病常会引起红细胞增多症,它是单纯的红细胞增多,动脉血氧饱和度正常。在积水的肾脏切除后,红细胞数量减少。在引起积水的梗阻解除后,促红细胞生成素在血内仍处于高水平,其机制尚不清楚。

三、临床表现

(一)无症状性肾积水

是指处于静止状态的肾积水,可多年无症状,直至发生继发感染及造成邻近器官的压迫症状才去诊治。也有在体检B超检查时偶然发现者。

(二)有症状的肾积水

(1)疼痛:腰部疼痛是主要症状。在慢性梗阻时往往症状不明显,仅表现为腰部钝痛。大多数急性梗阻可出现较明显的腰痛或典型的肾绞痛。有个别患者虽发生急性双侧性梗阻或完全梗阻,但并不感到疼痛。迪特尔危象,指在肾盂输尿管连接部梗阻造成间歇性肾积水,少尿与多尿呈交替出现,当大量饮水后出现肾绞痛、恶心、呕吐。在儿童,肾积水常表现腹部肿块,上腹部突发剧烈疼痛或绞痛,继之有多量小便,当疼痛缓解则肿块缩小甚至消失。

(2)肾肿大与腹块:慢性梗阻可造成肾肿大或腹块,但并不一定有其他症状,长期梗阻者在腹部可扪及囊性肿块。

(3)多尿和无尿:慢性梗阻导致的肾功能损害可表现为多尿,而双侧完全性梗阻、孤立肾或仅一个肾有功能者完全梗阻可发生无尿。部分梗阻时尿量可大于正常,表现为明显的多尿,而肾结石如间歇性阻塞肾盂时,可出现间歇性多尿。在多尿时,伴有腹块消失或腹胀痛缓解。

(4)血尿:上尿路梗阻很少引起血尿,但如梗阻原因为结石、肿瘤则在肾绞痛的同时出现血尿。在部分梗阻的病例,表现为间歇性梗阻,当绞痛出现后则尿量增多,并可产生血尿。在有继发感染时也可伴有血尿或脓尿。

(5)胃肠道症状:如恶心、呕吐、胃纳减退等,出现于两种情况:一种是急性上尿路梗阻时反射性的胃肠道症状;另一种为慢性梗阻的后期肾功能减退造成尿毒症引起的胃肠道症状。

(6)继发性顽固性尿路感染:梗阻的尿路一旦继发感染,常很难治愈,易复发,发作时常有畏寒、发热、腰痛,并会延伸至下尿路形成膀胱刺激征。

（三）体征

最主要的是上尿路梗阻形成肾积水后发生肾区饱满叩痛,甚至扪及肿块。如为不完全梗阻造成的间歇性梗阻,则可造成间歇性扪及的肿块。一般的肾积水肿块,质不坚,无触痛,表面光滑无结节,并发感染时则出现疼痛、触痛及全身性感染症状与体征。

四、诊断

（一）病史

其临床表现与梗阻部位、时间、发生快慢、有无继发感染及原发病变的性质有关,为此在诊断时应注意:在早期或隐性或慢性的梗阻可能无症状;患者的敏感程度与其症状的发现有密切关系。对于腹块、慢性腰背酸胀、顽固性的尿路感染、不明原因的低热等患者均应考虑有上尿路梗阻存在的可能,应进一步检查。对于儿童间歇性腹块与多尿者更应重视。

（二）体征

可从肾区叩痛、肿块、腹块等体征中进一步检查确定是否有上尿路梗阻存在。

（三）实验室检查

(1)尿液常规检查:早期轻度的肾积水患者尿常规可正常,当发展到肾盏扩大时可出现血尿与蛋白尿,合并感染时亦可出现菌尿。大量的蛋白尿与管型在上尿路梗阻性疾病不常见。

(2)肾功能测定:单侧上尿路梗阻肾积水患者肾功能检查一般由于对侧的代偿而不出现异常,酚磺酞试验与靛胭脂排泄性测定如表明有损害则说明双侧肾脏损害。当严重的双侧肾积水时,尿流经过肾小管缓慢,就有大量的尿素被再吸收,但是肌酐一般不吸收,这就导致尿素与肌酐之比超过正常的 10∶1。当肾脏实质破坏严重影响肾功能时,血肌酐与内生肌酐清除率均将上升。

(3)血常规检查:贫血在双肾积水肾功能减退时出现。

（四）X 线检查

(1)尿路 X 线检查:显示增大的肾影,如尿路出现钙化影提示肾输尿管有结石造成梗阻。

(2)静脉尿路造影检查:了解梗阻的部位及原因;肾盂、肾盏与输尿管扩张的程度;从肾皮质的厚度与其显影的密度大致可估计肾功能。大剂量静脉尿路造影结合电视录像可动态观察肾、输尿管的蠕动功能,以分辨其为机械性还是动力性梗阻,并可对两侧的蠕动功能加以比较。肾功能明显损害为禁忌证。

(3)逆行肾盂造影检查:对肾功能不佳,静脉尿路造影显示不佳者可作逆行造影,了解梗阻部位、病因及梗阻程度,但必须警惕逆行插管造影时将细菌带入积水的肾脏引起肾积脓,或是由于插管及造影剂的刺激使梗阻部位的黏膜水肿,加重了梗阻的程度,从不完全变成完全梗阻。故应严格掌握适应证及无菌技术。

(4)经皮穿刺肾盂输尿管造影检查:对于静脉尿路造影不理想,逆行造影失败或不宜行逆行造影者,可在 B 超引导下经皮穿刺积水的肾行顺行造影,以了解梗阻部位与程度及梗阻近端输尿管与肾盂的情况,同时对采集的尿液行细胞学检查及培养,并可留置导管行尿液引流。

(5)血管造影检查:凡怀疑梗阻与血管畸形病变有关的患者,按需要可行肾动脉、腹主动脉、下腔静脉或肾静脉造影,以了解梗阻原因与血管的关系。从血管造影中还可了解肾的血供、肾皮质的厚度等。

(6)膀胱尿道造影检查:双侧肾盂输尿管积水患者行此造影可了解是否有膀胱输尿管反流及

神经源性膀胱等病变。

(五)超声检查

是一种简便无创伤的检查。可了解肾、输尿管积水的程度,肾实质萎缩程度,也可初步探测梗阻的部位与原因,并可引导穿刺造影。彩色多普勒 B 超显像,除上述诊断价值以外,对肾供血、肾实质的血流及剩余肾功能的评估也有意义。

(六)放射性核素检查

(1)放射性核素肾图:在梗阻性肾图,其血管相与分泌相有一定程度压抑,这与梗阻的严重程度及梗阻时间有关,主要表现为排泄相下降迟缓。肾图有助于估计双肾功能及梗阻程度的差别,但不能做定量分析。

(2)放射性核素肾动态显像:揭示核素摄入差,放射性核素经过肾皮质的缓慢传送在肾盂中有显像剂积聚。

(七)CT

可了解梗阻的部位,有助于对梗阻病因的探测,能清晰显示肾、输尿管的扩张程度及肾皮质的厚度,并可同时做两侧的结构与功能的比较。螺旋 CT 可快速确诊上尿路结石及 KUB 阴性的结石。

(八)经皮肾镜与输尿管镜检查

直接观察梗阻部位,可同时完成活检、扩张、内切开、碎石、插管或肾造瘘等治疗。

(九)膀胱镜检查

可直接观察双侧输尿管开口及插管收集分侧尿液进行肾功能化验、尿素的定量分析、酚磺酞或靛胭脂的比色试验,并可从尿量推测肾盂容量,还可经插管行逆行造影。

(十)肾盂内压测量

经皮肾穿刺插管(>18 Fr),同时自尿道内插入 12～14 Fr 导尿管留置于膀胱,保持开放以引流膀胱内液体,用生理盐水或造影剂以 10 mL/min 的流速注入肾盂,直到液体充满上尿路和注入肾盂及膀胱流出的速度(均为 10 mL/min)相等时,经肾盂的 Y 形接管连续测压管记录肾盂内压(肾盂绝对压力)。同时由导尿管测出膀胱压力,将肾盂绝对压力扣除腹腔压力(膀胱压力)即为相对压力,正常为 1.18～1.47 kPa(12～15 cmH$_2$O)。大于 1.47 kPa(15 cmH$_2$O)提示有轻度梗阻,大于 2.16 kPa(22 cmH$_2$O)提示有中度梗阻,大于 3.9 kPa(40 cmH$_2$O)为严重梗阻。

如在测压同时注入造影剂,还可同时拍片或录像以了解梗阻部位与原因。

(十一)磁共振尿路成像

磁共振尿路成像(magnetic resonance urography,MRU)能清晰地显示肾盂和输尿管的结构、梗阻的部位和上尿路积水扩张的程度,梗阻积水越重,图像越清晰。MRU 对梗阻的定位诊断有极大的帮助,该检查为非侵袭性,不需要注射造影剂,对肾功能严重受损的患者亦可采用。

五、治疗

(一)治疗目标

在针对消除病因的基础上解除梗阻,改善肾功能,缓解症状,控制感染,尽可能修复其正常的解剖结构。

(二)治疗的评估

1.年龄

婴幼儿应尽早处理,青壮年可适当观察,如有进展应及时手术,50～60岁或更年长者,宜早期考虑手术治疗以保留健全的肾功能。

2.对肾功能与梗阻的估计

(1)至少保留1/4的正常肾组织才能维持生命的最低限度功能,如非必要,尽量不做肾引流,以防感染的发生。

(2)对于无症状、无感染的肾积水患者,可每6～12个月用B超、CT及静脉尿路造影复查观察,如无进展可暂不手术。

(3)肾盂输尿管交界处梗阻可能由结石造成,因此在取出结石的同时,必须探查是否存在形成结石的病因。如有狭窄,应同时纠正。

3.双侧肾积水的手术时机

在双侧肾盂积水无感染时,可先处理功能差的一侧,使对侧持续处于功能负荷的代偿肥大。手术侧肾在一定的刺激下可恢复较好。对于伴有感染者,则宜选择严重一侧先行手术,并应尽快处理对侧。如果仅为功能较好的一侧感染,则应优先考虑手术,以最大限度保留肾功能,控制感染,另一侧在稳定病情后再考虑手术。在一侧功能较好的肾有肾盂积水,但可以通过手术力争挽回肾功能,应首先考虑手术。若对侧肾已无功能,则必须待手术侧的肾功能恢复,病情稳定后方可决定是否即行切除。

(三)治疗的方式

(1)局部处理:适于梗阻部位的病变可用局部处理解决者,如粘连分离、纤维索带切断、血管移位再吻合、结石摘除等。对于局部压迫过长已造成输尿管严重受损时,应将此段输尿管切除再吻合。

(2)对于梗阻已造成肾严重积水时,需先行造瘘引流。

(3)整形手术必须掌握的要点:①使肾盂输尿管吻合处在肾盂的最低点;②肾盂输尿管吻合口应构成漏斗状;③修复时应切除周围纤维、粘连、瘢痕组织,但勿损伤血供;④切除多余的肾盂壁,保持一定的肾盂张力,如肾积水过大,则可将较薄的肾皮质处内翻折叠后固定,以缩小肾内容积;⑤为减少吻合口漏尿,可置双猪尾巴导管,为避免由于漏尿及溶血淤结而形成吻合口周围瘢痕纤维化,可在吻合口外放置负压吸引管充分引流。整形手术方式很多,但目前从病因病理学角度出发认为以将病变段输尿管切除再吻合为佳。

(杨 瑜)

第十节 膀胱输尿管反流

一、输尿管膀胱连接处的解剖

正常人尿液可通过输尿管膀胱连接处从输尿管进入膀胱,不能自膀胱反流到输尿管,特别是当排尿期膀胱内压升高的情况下。这种抗反流作用是一种十分重要的正常生理功能,一则可保护肾不会经常受到尿液反流的冲击,另外,当膀胱尿液感染时也不会因反流而扩散到肾。

由于输尿管膀胱连接处的解剖生理特点使其具有抗反流的功能。输尿管膀胱连接处有由中胚层发育来的输尿管、三角区的浅肌层、输尿管鞘(瓦尔代尔鞘)和三角区深肌层(图 5-1),还有从内胚层衍化而来并且由膀胱逼尿肌肌束构成的三层输尿管壁间段的通道。

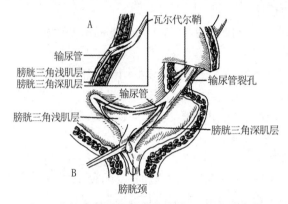

图 5-1　正常的输尿管膀胱连接处,瓦尔代尔鞘

A.输尿管膀胱连接处的侧面图,瓦尔代尔鞘包裹着近膀胱段输尿管,并向下延续成为膀胱三角区深肌层,最后终止于膀胱颈部。输尿管肌层向下延续成膀胱三角区浅肌层,最后在男性终止于精阜,在女性终止于尿道外口

B.瓦尔代尔鞘在输尿管裂孔处被少许逼尿肌纤维所连接。在输尿管口以下这层肌肉鞘变成膀胱三角区深肌层。输尿管肌层向下成为膀胱三角区浅肌层

(一)输尿管与三角区的浅肌层

尿液从肾盏经肾盂流入输尿管,主要依靠这些结构中的平滑肌和输尿管中的螺旋形肌纤维所产生的蠕动,使尿液得以向下传递。螺旋形的纤维到达膀胱壁水平处就变为纵行方向。此段斜行通过膀胱壁的输尿管称之为输尿管的壁间段(长约 1.3cm)。输尿管壁间段由纵行肌纤维构成,没有蠕动。接近管口的输尿管平滑肌纤维的顶部纤维向背侧转移,与膀胱底部纤维合并后向下展开与来自对侧输尿管的纤维相汇合,再向下延续形成膀胱三角浅肌层。此层肌肉经过膀胱颈部最后终止于男性的精阜或女性的尿道外口。所以在输尿管开口上方是一个管状结构而下方成为平面结构。

(二)输尿管鞘和三角区深肌层

在膀胱之上 2~3 cm 处开始有一层纵行的平滑肌纤维包围着输尿管,并通过膀胱壁与少许逼尿肌纤维相连接,此即瓦尔代尔(Waldeyer)鞘。该鞘进入膀胱腔后其顶部纤维向下转移到底部,再与对侧鞘的纤维相汇合,并展开形成三角区深肌层,最后终止于膀胱颈部。

以上两层来自中胚层的平滑肌,均受交感神经支配。

(三)膀胱底部的逼尿肌

膀胱底部逼尿肌来自内胚层。膀胱逼尿肌肌束交织成网状,向膀胱颈部汇集并逐渐分成三层。

(1)内层纵肌:在黏膜下向下延续到女性尿道外口,男性前列腺部、尿道终末部。

(2)中层环肌:此层在前面最薄,终止于膀胱颈部。

(3)外层纵肌:这些肌纤维呈螺旋环形,在女性向下包围尿道,在男性与前列腺周围组织合并。

这三层肌肉交织形成尿道内括约肌。膀胱逼尿肌受副交感神经支配。

二、输尿管膀胱连接处的生理

正常膀胱为什么在排尿时不会发生输尿管反流,长期以来有各种不同的学说。有学者早在1812年就提出,排尿时,由于三角区的收缩,对输尿管形成一个有力的牵引,使之防止尿液反流。更有学者认为三角区的收缩既拉紧了膀胱壁间段输尿管使之闭锁,又协助张开了膀胱颈部使尿液顺利地从尿道排出。这个解释过去虽然有不少学者表示怀疑,但被1965年的一系列动物实验所证实。在无反流的狗的实验中证实了下列几点。

切断三角区可引起反流,在输尿管开口下方3 mm处切断三角区的肌纤维,可使该侧输尿管向上和向外侧移位,造成膀胱内输尿管缩短,就可证实发生反流。而当这个切口愈合之后反流即消失。

单侧腰交感神经切断后,同侧膀胱三角区发生麻痹,张力消失造成该侧输尿管开口向外侧上方移位,随即产生反流。

电刺激三角区时,输尿管开口随着三角区肌纤维的收缩而向下移动,这样膀胱内输尿管被拉长。这种刺激引起尿流在输尿管膀胱连接处的阻力明显增加,尿液停止自输尿管口流出。静脉注射肾上腺素也可引起上述类似的反应,但当三角区被切开后再在三角区做电刺激或用肾上腺素则不能增加输尿管的闭锁能力。

在缓慢充盈膀胱的过程中,膀胱内压升高不多,但膀胱壁间段输尿管内压却不断上升,且在膀胱内压当排尿时直线上升之前上升更加快速,并在逼尿肌停止收缩之后再持续20 s。这说明输尿管膀胱连接处的生理功能不取决于逼尿肌的活动,而主要由三角区的张力所控制。所以在排尿前的即刻,三角区的强烈收缩使膀胱颈部呈漏斗状张开,同时紧紧地牵拉壁间段输尿管使之关闭,因此在排尿期输尿管内尿液就停止流出。

从以上实验可得出如下结论,即正常的膀胱三角区的张力是防止膀胱输尿管反流的主要因素。应用电流或药物刺激排尿都能引起壁间段输尿管闭锁和压力增加,从而提高尿液从输尿管流入膀胱的阻力。相反,切开或麻痹膀胱三角会引起反流。对原发性反流患者行三角区活检,显示其平滑肌组织在发育上有明显缺陷。用电流刺激其三角区仅能引起三角区的微弱收缩。因此可见反流的常见原因,特别在儿童,是膀胱三角区肌肉的先天性薄弱。

三、膀胱输尿管反流的原因

引起膀胱输尿管反流的原因极多,有先天性的,也有后天获得的,都与膀胱输尿管连接处的解剖生理异常有关。

(一)先天性的原因

1.三角区薄弱(原发性反流)

这是最常见的反流原因,多见于幼女,男孩偶见。成人中多见于妇女,可能也与先天性缺陷有关。如三角区的一侧薄弱则仅该侧壁间段输尿管闭合压力有减弱,而广泛的三角区薄弱则引起双侧反流。

膀胱三角区薄弱被认为与来自中肾管的输尿管芽的发育有关。输尿管肌层的发育开始于头部,再逐渐推向尾部。因此如有一段缺乏肌肉,常发生在尾部的最低处。此外,如来自中肾管的输尿管太接近尿生殖窦,则在胚胎发育的较早时期,在尚未获取足够的间叶组织之前即与尿生殖窦连接,这些间叶组织后来演变成为三角区及输尿管下段的肌肉。这种胚胎学上的假设可以说明有反流的输尿管的各种表现,如肌肉的薄弱处于膀胱底部较外侧的部位,输尿管的黏膜下节段很短,输尿管口外形如裂隙状(严重者呈高尔夫球穴状)。也可说明为何在双侧输尿管畸形中如只有一根输尿管有反流,常发生在上边的一根(因上边一根较接近尿生殖窦)。这种反流及其引起的尿路感染在 10 岁以后常有所减少,这是由于在青春期这些结构可以发生改变,反流的程度减轻,尿路感染比较容易被控制。

2.输尿管异常

(1)完全的重复输尿管:在重复输尿管畸形中两根输尿管经过一个共同的鞘通过膀胱壁,肾上极的输尿管常开口在膀胱底部的下方,而下极的开口则在其上。引流肾上极的输尿管壁间段长度正常,而引流肾下极的输尿管壁间段较正常为短,因此这根输尿管常发生反流。随着病情的进展,输尿管的壁间段逐渐扩张,导致输尿管的通道扩大,其后壁的逼尿肌承担的压力也因扩张而被减弱,引起另一根输尿管的反流。在双输尿管中表现有反流的一根输尿管在解剖上常呈现节段性的平滑肌缺陷,说明这根输尿管的反流与平滑肌的薄弱有关。

(2)异位的输尿管口:当输尿管开口于三角区下部的膀胱颈或后尿道时,常发生反流。这种反流不仅是由于输尿管壁间段的长度不足,还有壁间段输尿管缺乏平滑肌的因素。

(3)输尿管囊肿:引起的反流有两种情况,其一是单根输尿管囊肿,很少发生反流而表现为上尿路梗阻。随着囊肿的增大,导致输尿管在膀胱壁的通道扩大,使输尿管壁间段在膀胱内的长度缩短。因此,在囊肿切除后,由于输尿管开口闭合力差,即可导致反流。第二种情况是发生在双输尿管的患者,其中一根输尿管有囊肿,且通常发生在引流肾上极开口于膀胱低位的那根输尿管。一方面由于引流肾下极开口于膀胱高位的输尿管壁间段较短,加上囊肿近端的输尿管积水引起通道的扩大,就进一步缩短了它的壁间段长度,有利于反流的发生。当囊肿切除后,甚至可使两根输尿管都发生反流。

(二)膀胱小梁增加

严重的膀胱小梁增加偶可伴反流,病因包括痉挛性神经源性膀胱和严重的膀胱出口处梗阻。膀胱出口的梗阻可为前列腺肥大、尿道狭窄、后尿道瓣膜等。这些梗阻性病变常伴有三角区肌肉的肥厚,从而增强了三角区肌肉对输尿管的牵拉力量,因此防止了连接处闭锁不全的发生。但在少数病例,这两种病因所造成的长期梗阻使三角区肌肉薄弱,憩室的形成与小梁的增生而纤维化以致丧失了弹性,降低了对输尿管壁间段的支撑力并缩短了输尿管通道,因此反流就容易发生。另外,膀胱黏膜可以在输尿管上方从其通道内向膀胱外突出形成憩室,这样使通道扩大,并缩短了输尿管的壁间段,因而诱发了反流。

(三)膀胱炎症

输尿管膀胱连接处的闭锁不全可有不同的程度。程度很轻者当尿液无菌时不发生反流,但在膀胱有炎症时闭锁功能可受到损害,并因排尿压力的增高而导致反流及继发性肾盂肾炎。在尿路感染控制之后,膀胱造影则显示无反流。一般认为完全正常的连接处即使在膀胱发生炎症时也不会引起闭锁不全。妊娠期肾盂肾炎常伴有膀胱输尿管反流。这些妇女中很多在儿童时期有尿路感染病史,提示连接处的功能先天性闭锁不全,但程度较轻。经过青春期的发育,功能已能代偿,但在妊娠期可能由于内分泌的作用促使三角区更加松弛,因而再次出现反流。一般在分娩后,反流即告消失。

(四)医源性原因

某些手术能造成暂时性或永久性输尿管反流。

1.前列腺摘除术

前列腺摘除术不论采用何种方法,均将三角区的浅肌层切断,致输尿管口向上收缩,使壁间段输尿管松弛,发生暂时性的反流。一般在2～3周后三角区重新被固定,反流随之消失。在前列腺肥大、长期梗阻的患者,由于三角区已呈肥厚,术后可代偿三角区浅肌层切断的后果而不发生反流。

2.膀胱颈部后唇的楔形切除术

由于在膀胱颈部的三角区肌肉被切断诱发反流,如在经耻骨上或耻骨后前列腺摘除中,同时行膀胱颈部后唇的楔形切除,当因梗阻造成的三角区肥厚尚不足以代偿三角区浅肌层被切断时随后会发生反流,有时可在拔除导尿管后发生急性肾盂肾炎。

3.输尿管口切开术

如果在膀胱内输尿管的顶部行顺纵轴方向的切开则不一定产生反流,因为三角区肌肉并未被切断。但如在膀胱肿瘤手术时输尿管口被广泛切开,则常会引起反流。

4.输尿管囊肿的切除

一般仅在输尿管囊肿较大,压迫输尿管壁间段的通道时才发生反流。

(五)膀胱挛缩

结核性膀胱炎、放射性膀胱炎、间质性膀胱炎等均可使膀胱挛缩,这些容量极度缩小的膀胱均能引起输尿管反流。

四、反流的发病率

输尿管膀胱连接处的闭锁不全是一种反常的情况。反流有时在常规的膀胱尿道造影中被遗漏,往往在一种检查中未显示而在另一种检查中却表现出来。膀胱输尿管反流的发病率在有尿路感染的儿童中占50％,但在有菌尿症的成人中仅占8％。反流在有尿路感染的儿童中的发病率随着年龄的增长而逐步降低,在12岁以下的患者中占50％,12～20岁占20％,20岁以上仅占8％。在女孩以肾盂肾炎为多见,而在成年女性常仅表现为膀胱炎。

连接处闭锁不全的程度较轻者仅在膀胱炎急性发作时出现反流。膀胱造影都在感染控制后进行,因此这类患者的反流发病率就显得极低。在静脉尿路造影中有明显的慢性肾盂肾炎的典型表现者则有85％患者被证实有反流。在完全的双输尿管患者中,56％显示有反流。

五、反流的临床表现

膀胱输尿管反流的较常见临床表现是反复发作的急性肾盂肾炎,大多见于女性,特别是幼年女孩。

(一)与反流有关的症状

(1)肾盂肾炎:在成人常表现为寒战、高热、肾区疼痛、恶心和呕吐,有时伴有膀胱炎的症状。在儿童可仅有发热、腹部隐痛,有时有腹泻等不典型的症状。这些症状常反复发作,不易彻底控制。有些患者虽有肾盂肾炎,但没有明显症状。尿液检查发现脓细胞增多,尿培养有细菌生长。

(2)膀胱炎:有些患者主要表现为反复发作膀胱炎症状,这些患者一般都有慢性肾盂肾炎,尿中细菌对抗菌药大多耐药。

（3）排尿时肾区胀痛：少数有反流患者可有此症状。

（4）高血压：由反流引起的萎缩性肾盂肾炎患者中，有较高的高血压发病率。

（5）尿毒症：双侧反流因可造成肾盂积水或肾盂肾炎或两者兼有常使肾实质损害，逐渐加重，在终末期时出现尿毒症表现。如能在较早时期（儿童时期）做出诊断并及时处理常能防止肾盂肾炎的继续发展。

（二）与原发疾病有关的症状

（1）尿路梗阻：在幼女中多继发于尿道周围横纹肌的痉挛，常表现为排尿起始时踌躇及尿流缓慢或分次间断排尿。在男性婴幼儿的下尿路梗阻多为后尿道瓣膜，而在 50 岁以上的老年人多为前列腺肥大所引起。

（2）脊髓病变：神经源性膀胱患者常有截瘫、四肢麻痹、多发性硬化症和脊膜膨出症等严重神经病变。排尿症状可有尿频、尿急、排尿困难、尿潴留和尿失禁等。

六、反流的诊断

膀胱输尿管反流的诊断与鉴别诊断，除病史和体检外，尚需行一系列检查。

（一）病史

（1）女性特别是幼儿，有反复尿路感染病史者。

（2）有排尿困难、尿流缓慢等下尿路梗阻症状伴有肾盂肾炎病史者。

（3）慢性肾衰竭及肾性高血压的患者，特别是有慢性尿路感染史者。

（二）体格检查

（1）肾区压痛：常在急性肾盂肾炎发作时出现，但没有这种体征也不能除外慢性肾感染。

（2）膀胱膨胀：下尿路梗阻患者通过耻骨上区叩诊有时可发现膨胀的膀胱。

（3）神经系列检查：常可发现有阳性神经系体征。

（三）实验室检查

（1）尿液检查：女性大多有细菌尿与脓尿，男性尿液检查正常者稍多见。

（2）肾功能试验：酚磺酞试验结果较为灵敏，即使肾功能在正常范围，其分泌曲线亦较平坦，缺乏高峰，因开始半小时分泌的酚磺酞一部分可反流入肾盂。有严重双侧反流者总的酚磺酞分泌可显著下降。在有显著反流及肾盂积水的患者血清肌酐仍可保持正常，只有当肾功能有较严重损害时才升高。因此在反流患者酚磺酞试验是一种较好的筛选试验。

（四）残余尿测定

如排尿后立即插导尿管发现仍有尿液，则可能不是残余尿而是反流的尿液重新回入膀胱。因此必须进一步检查，明确病情。

（五）X 线检查

（1）尿路 X 线检查：如显示脊椎裂、脊膜膨出或骶骨不发育，提示有神经源性膀胱并发反流的可能。

（2）静脉尿路造影检查：即使有反流存在，静脉尿路造影仍可显示正常；但如出现下列一些线索，需进一步追查反流是否存在。①输尿管下段持续呈扩张状态；②输尿管的全长被显示；③输尿管出现节段性扩张；④肾盂输尿管积水伴输尿管下端狭窄；⑤显示已痊愈的肾盂肾炎的改变，如肾盏杵状膨大、漏斗部狭窄或皮质变薄。在双输尿管畸形病例中，当肾下极或上极显示肾盂积水或肾盂肾炎引起的瘢痕时，提示引流该极的输尿管有反流的可能。

(3)膀胱造影检查:包括单纯性或延迟性膀胱造影,排尿期膀胱尿道造影或电视录像等。排尿期录像还可显示有无膀胱颈部梗阻或后尿道瓣膜等病变。

(六)放射性核素检查

检查用^{99m}Tc加入无菌盐水后注入膀胱,用γ相机摄影可显示有无反流。

(七)膀胱镜检查

用每100 mL内含5 mL靛胭脂的无菌水充盈膀胱(一般200~300 mL)。令患者自行排尿。插入膀胱镜,用无菌水充分灌洗膀胱后,观察输尿管口有无蓝色液体流出。如反流只在排尿时发生,则其闭锁不全的程度比反流发生于较低的膀胱内压者为轻。输尿管口如呈马蹄形或高尔夫球穴形,一般表示其功能有闭锁不全。闭锁不全的程度愈重则管口向上向外侧移位越显著。

(八)尿道口径测定

在有下尿路梗阻的女性患者应用尿道探子探查有无狭窄。在幼女远端尿道狭窄是引起尿路感染及反流的常见病因。将尿道的环状狭窄消除后可降低排尿期膀胱内压而使反流缓解。在成年女性这种情况较少见。

(九)输尿管反流的分级

Ⅰ级:尿液反流入无扩张的输尿管。

Ⅱ级:尿液反流入肾盂和肾盏,但无扩张。

Ⅲ级:输尿管、肾盂和肾盏轻、中度扩张,穿隆部稍变钝。

Ⅳ级:中度输尿管扭曲伴肾盂、肾盏明显扩张。

Ⅴ级:输尿管、肾盂、肾盏的巨大扩张,肾乳头消失,输尿管迂曲。

七、膀胱输尿管反流的治疗

对膀胱输尿管反流的治疗目前还没有统一的方案。依据一般的经验,在患原发性反流的儿童有一半以上可用非手术治疗得以控制。而成人中的反流却多数需行膀胱输尿管成形术。治疗的目的是保持尿液无菌,解除或防止肾盂输尿管积水及肾功能减退等并发症的继续发展。

(一)保守治疗

1.指征

(1)患原发性反流的儿童(膀胱三角肌肉薄弱)静脉尿路造影检查显示上尿路正常。

(2)膀胱镜检查输尿管形态正常。

(3)膀胱造影显示仅有短暂的或"高压性反流"。

(4)成年女性偶尔在性交后发生急性肾盂肾炎,抗生素治疗后很快被控制,当尿液转为无菌后膀胱造影未见明显的反流。这类患者只要采取措施保持膀胱无感染即可。

2.方法

(1)扩张或切开女孩中远端尿道狭窄环,在儿童可扩张至30~34 Fr,在成年女性可扩张到40~50 Fr。在男孩切除后尿道瓣膜就可降低膀胱内压力,消除膀胱残余尿后,反流大多随之消失。

(2)三次排尿法:由于反流的存在,膀胱不能1次排空,在排尿时有部分尿液反流到上尿路后又流入膀胱。因此嘱患者每隔2~3 min排尿1次连续3次,常可将膀胱尿液完全排空。膀胱的防御能力也得以保持,这种3次排尿法每天应进行1次。

(3)按时排尿法:有反流的儿童的膀胱壁常很薄且当膀胱充盈时缺乏尿意。这样可引起膀胱过度膨胀使逼尿肌逐渐丧失张力,残余尿逐渐增多。对这些儿童应嘱他们按时排尿,不论有无尿意,每 3～4 h 一次。

(4)间歇性自行导尿(非无菌性):用于上尿路严重积水的患者。可先长期(几个月以上)保留导尿,待肾积水减轻和肾功能改善后,再采用间歇性自行导尿术。多数患者可避免尿流改道的手术。方法是用 14 Fr 的导尿管,在膀胱较充盈时进行自行导尿,导毕可用自来水清洗后放入清洁塑料袋以备下次再用。

(5)抗菌药物的应用:有尿路感染的患者在下尿路梗阻已被解除后,应继续使用较长时间的抗菌药物。按尿培养与药物敏感试验选用抗菌药物,最好选 2～3 种药物联合应用以减少耐药性。用药剂量必须充足。开始用药 2 周后再减至 1/4～1/2 的剂量,维持 1～3 个月。

3.保守治疗效果的观察

(1)在 1 年内至少每月做 1 次尿液常规检查与细菌培养。能持续保持无菌者的疗效满意。

(2)保守治疗后 6 个月、1 年及 2 年分别行膀胱尿道造影和静脉尿路造影,观察有无反流、肾功能及上尿路积水情况。在儿童中大约一半患者应用保守疗法可获得满意结果。

(二)外科治疗

对膀胱输尿管反流患者,做出手术决定前必须考虑一些特别因素。年幼儿童三角区发育不全所引起的反流,有些会随着年龄的增长逐渐消失,因此对这些患者如反流程度不重,倾向于采取保守治疗;反流的程度,输尿管和肾扩张积水的程度,肾功能损害的程度是否严重;保守治疗的效果是否满意,患者的情况是否允许进行较长期的随访。

1.外科手术指征

(1)不能自行消失的先天性异常:①异位输尿管;②重复输尿管;③输尿管囊肿切除后的严重反流;④高尔夫球穴状的输尿管口。

(2)尿路感染应用保守治疗效果不佳。

(3)定期静脉尿路造影显示肾脏损害有所增加。

(4)在较低的膀胱内压下产生的严重反流。

(5)保守治疗 1 年仍然有明显的反流存在。

2.尿流改道术

(1)指征:①在肾功能有显著损害和输尿管有严重扩张的病例,需先行尿流改道以改善肾功能和恢复输尿管张力,以后再行进一步的手术治疗;②对肾功能严重受损及输尿管极度扩张的病例需行永久性尿流改道。

(2)方法:①暂时性的尿流改道术,如输尿管至膀胱的通道无器质性梗阻则行膀胱造瘘,女性可保留导尿管引流,如输尿管有扭曲等梗阻则行肾造瘘或肾盂造瘘术;②永久性的尿流改道术,对肾功能已严重受损及已失去张力的极度扩张输尿管则可行输尿管回肠皮肤造瘘术或输尿管皮肤造瘘术。

3.输尿管膀胱成形术

基本方法包括切除输尿管末端上 2～3 cm,因这一段的肌肉大多发育不全;游离足够长度的输尿管以便将其下端 2.5 cm 长的一段构成膀胱内输尿管;将膀胱内输尿管置于黏膜下;缝合输尿管下端(新的输尿管开口)于三角区肌肉的切缘。

输尿管膀胱成形术的方法种类很多,但可归纳为两大类:一类是保留原有的输尿管通道,另一类则不保留。现将几种较常用的手术方法的指征、操作方法与优缺点做一概要介绍。

（1）保留原输尿管通道的成形手术：做这类手术的前提是必须有一个正常的输尿管通道。

格雷戈伊（Gregoir）手术的原理为将输尿管终末段在"膀胱外包埋"，重建输尿管膀胱壁间段的后壁，加强对输尿管的支持。方法为经腹膜外游离膀胱后外侧，暴露输尿管进膀胱入口处，在其连接处上方纵行切开全层肌肉而仍保持黏膜完整，输尿管被"包埋"于黏膜下，在其上将肌肉缝合。这种手术的优点为不切开膀胱，不干扰原来的膀胱输尿管连接处，方法简便易行。

黏膜成形术延长黏膜下输尿管长度，以加强其抗反流功能。方法为切开膀胱，自输尿管口插入输尿管导管，在输尿管周围做黏膜切口，然后将两侧黏膜缝合以延长黏膜下输尿管长度，2～3 d后去除输尿管导管。缝合方式可选择膀胱黏膜外切口（后壁）；输尿管终末段的游离与膀胱黏膜的分离；膀胱肌肉在输尿管后的缝合。

此法的优点为可在双侧反流病例一期完成手术，并可同时进行解除膀胱颈部梗阻的手术，如Y-V成形术或膀胱颈部后唇切除；也可应用于输尿管成形术后继发性反流。其缺点为膀胱黏膜必须正常，两侧黏膜瓣缝合时必须无张力，否则易裂开；双侧手术时在输尿管开口之间必须有一定距离，这种手术不适于婴儿。

（2）不保留原来输尿管通道的成形手术：一种是将输尿管连同它在壁间段的通道一并向下移动，延长其壁间段的长度；另一种是切除输尿管末端并再植到膀胱的另一部位。

哈奇（Hutch）Ⅱ式手术通过切开膀胱，在输尿管口周围作一黏膜切口，经此切口游离壁间段输尿管。将输尿管口以下之黏膜切除，然后将输尿管向下拉至中线处，输尿管口与切口下端缝合。这种手术对于小儿较困难，因为三角区本身较薄弱，且两侧输尿管之间较近，不宜行双侧手术。

改良气膀胱腹腔镜经膀胱原来的壁间段输尿管及输尿管下段切除壁间段输尿管。在原输尿管口上方约2.5 cm处切开膀胱壁引入输尿管。在引入处与原输尿管口之间作一黏膜下隧道，在黏膜下将输尿管引入至原来开口处，并缝合固定于膀胱黏膜上，缝合原来膀胱壁上输尿管通道的肌层，最后缝合上方输尿管引入处切开之黏膜。这是一个较常用的输尿管再植方法，除被用于抗反流外，尚可在输尿管下端狭窄或其他病变需切除输尿管末端时应用。此法可使新的壁间段输尿管得到坚实的逼尿肌的衬托。在输尿管经过膀胱壁的途径中不做任何缝合，所以也不会影响输尿管的蠕动。双侧输尿管能同期作再植。

帕屈安（Paquin）手术与上法类似，但并不将壁间段输尿管切除，只在其上方另作一黏膜下隧道将输尿管再植。输尿管下端与膀胱黏膜不做直接吻合，将输尿管末端翻卷成乳头状植于膀胱黏膜上。

马蒂森（Mathisen）手术在输尿管进入膀胱后壁处切断并游离一定长度，在膀胱后壁斜行切开一肌肉瓣，其基底位于后上方。反卷缝合肌肉瓣时将输尿管置于其中，并将输尿管开口与肌肉瓣构成之管道末端吻合。最后缝合膀胱切口。

（3）其他手术：在重复输尿管畸形，如肾的一极因反流使其功能接近完全丧失，可将此极连同其输尿管一并切除。如整个肾都已受到严重损害，功能极差，而对侧肾正常者，应行全肾及其输尿管切除。

输尿管膀胱成形术的近期并发症包括在术后1周内由于吻合口的暂时性梗阻（如水肿）或是由于支架管而导致急性肾盂肾炎。加强抗菌药物的应用大多可使感染获得控制。此外，在对扩张的输尿管进行广泛的修整手术时，有时可因末端输尿管血供的损害而导致其坏死脱落。

输尿管膀胱成形术的后期并发症：反流可仍存在或由"低压"反流变为"高压"反流。在这种情况下,再次手术的指征与第一次手术相同。少数病例可发生吻合口梗阻,必要时需做修整,严重者应先行肾造瘘术。

输尿管膀胱成形术大多效果良好,手术后反流消失,尿路感染被控制,反流消失者约占90%,发生输尿管膀胱处狭窄者占3%左右。大多数患者术前的上尿路扩张在术后可逐渐有所减轻。在术后停止抗生素后,约有75%的病例在3～6个月尿液保持无菌。在输尿管有严重扩张病例,手术效果较差。

尽管存在多种手术方式,目前对于输尿管反流是否真正需要手术治疗仍存在争议。虽然手术可以从解剖学上更正反流的病因,但目前尚无循证医学证据支持手术或预防性抗生素相较单独观察病情可降低患者远期尿路感染或肾损害的概率。如何选择性地推荐高危反流患者适当的治疗方法是一个亟待解决的问题。从经验角度,高级别反流(Ⅲ～Ⅴ级)的患者如果存在抗生素治疗无效、无法持续接受抗生素治疗或出现进行性肾脏瘢痕化的情况,则考虑手术干预。同时,女性患者若临近青春期而反流症状无改善的亦可考虑手术治疗。开放输尿管再植手术总体上成功率达到98%,因此目前是治疗输尿管反流的标准术式。

4.内镜手术

最近出现的内镜手术虽然成功率稍低(70%～80%),却因创伤及并发症较少,在选择性的患者中取得了良好的效果,其基本原理是向输尿管黏膜下注射药物造成输尿管口物理性梗阻。内镜治疗的常见禁忌证是重度反流(Ⅳ～Ⅴ级)及膀胱输尿管连接处解剖变异,其他禁忌证包括反流造成无功能肾;输尿管开口旁膀胱憩室;重复输尿管;排尿功能障碍;尚未控制的尿路感染。目前常见的内镜手术包括三种。

(1)STING手术:全称subureteral Teflon injection,最早是膀胱镜下直接向反流输尿管开口黏膜下注射特氟龙,后因特氟龙安全性原因目前已改用葡聚糖透明质酸共聚物(dextranomer hyaluronic acid copolymer),但为方便仍沿用该名称。葡聚糖透明质酸共聚物是目前美国FDA唯一批准用于治疗Ⅱ～Ⅳ级输尿管反流的注射类药物,而FDA尚未批准其用于Ⅴ级反流。该手术操作较简单,直视下在输尿管6点方向将葡聚糖透明质酸共聚物注射至黏膜下层形成一黏膜丘即可。

(2)HIT手术:全称hydrodistention implantation technique,即水扩张下注射治疗,其与STING术不同的是,需膀胱镜对准输尿管口持续冲水使其打开,注射针进入管腔并将葡聚糖透明质酸共聚物注射于壁间段输尿管黏膜下层

(3)Double-HIT手术:与HIT术类似,采用距离输尿管口一近一远二点注射。输尿管反流的内镜治疗均需全身麻醉,术后辅以预防性抗生素,每3个月复查一次直至反流消失。若首次治疗失败,亦可行二次注射,然其成功率下降至50%～69%。目前尚无对内镜治疗长期随访的结果,但总体上认为Double-HIT术式的效果较好,维持时间更长。

(杨　瑜)

第十一节　皮质醇增多症

皮质醇增多症是指由于血液循环中皮质醇过多而产生的临床综合征。因美国神经外科医师

哈维·库欣(Harvey Cushing)于1912年首先描述而得名库欣综合征(Cushing syndrome)。病因包括肾上腺皮质自主分泌皮质醇的肿瘤、垂体或其他脏器分泌过量促肾上腺皮质激素(adrenocorticotropic hormone,ACTH)引起的双侧肾上腺皮质增生等。其中由于垂体疾病分泌过量促肾上腺皮质激素(ACTH)引起的皮质醇增多症又称为库欣病(Cushing disease),占皮质醇增多症病例的75%~85%。长期大量使用糖皮质激素治疗者也可出现皮质醇增多症的临床表现,不属于本节描述范围。

一、病因

皮质醇增多症按其病因和垂体、肾上腺的病理改变不同可分为ACTH依赖性库欣综合征和ACTH非依赖性库欣综合征,前者包括库欣病、异位ACTH综合征,后者包括肾上腺皮质腺瘤或腺癌、肾上腺皮质大结节样增生等。

(一)库欣病

1.垂体ACTH腺瘤

68%~80%的库欣病患者垂体存在分泌ACTH的腺瘤。与其他的垂体瘤不同,80%以上ACTH腺瘤为微腺瘤,直径>10mm者很少见。很少患者因X线检查表现为蝶鞍扩大而诊断垂体瘤,即使是CT扫描,临床上能查到垂体肿瘤者仅占10%。垂体ACTH瘤的绝大多数为良性腺瘤,但比较大的肿瘤体具有向周围浸润的倾向。

2.垂体ACTH细胞增生

少数库欣病由垂体ACTH细胞增生引起,占20%以下。表现为垂体ACTH细胞呈弥漫性、簇状或结节状增生,后者与微腺瘤很难区分。ACTH细胞增生的原因尚不清楚,可能与下丘脑分泌过多促肾上腺皮质激素释放激素(corticotropin releasing hormone,CRH)等有关。

(二)异位ACTH综合征

即垂体以外的肿瘤组织分泌大量ACTH导致的双侧肾上腺皮质增生和皮质醇分泌过量。最常见的是小细胞性肺癌、胸腺癌、甲状腺髓样癌、支气管类癌、鼻咽癌,也可见于起源于神经嵴的嗜铬细胞瘤、神经节瘤、神经节旁瘤、神经母细胞瘤等,又称异源性ACTH综合征。异位ACTH的分泌一般是自主性的,既不受CRH兴奋,口服大剂量地塞米松也不能抑制。

(三)肾上腺皮质肿瘤

分泌皮质醇的肾上腺肿瘤大多数为良性的腺瘤,少数为皮质腺癌。肿瘤的皮质醇分泌是自主性的,不受ACTH控制。由于肿瘤分泌了大量的皮质激素,下丘脑CRH及腺垂体ACTH分泌均处于抑制状态,肿瘤以外的同侧和对侧肾上腺组织均呈萎缩状态。

肾上腺皮质腺瘤一般只分泌皮质醇,皮质腺癌不仅分泌大量皮质醇,还分泌大量的雄性激素,甚至醛固酮、雌二醇的分泌也可高于正常。肾上腺皮质腺癌根据肿瘤的内分泌表现分为功能性和非功能性两种,其中功能性肿瘤占26%~75%,外科或癌症机构报道非功能性肿瘤发病率高,而内分泌科报道功能性肿瘤多见。功能性肾上腺皮质癌占40.6%,其中92.3%表现为皮质醇增多症。

(四)肾上腺皮质大结节样增生

又称腺瘤样增生。一般认为是肾上腺皮质在增生的基础上形成的、具有高度自主分泌功能的结节,当结节>4mm时即属此类。临床上并不罕见,部分肾上腺腺瘤患者术后病理标本中合并肾上腺组织腺瘤样增生。

二、病理

(一)库欣病

大部分患者表现为双侧肾上腺皮质弥漫性增生,其重量一般为 5~12 g,比正常肾上腺稍有增大。20%~40%的患者表现为双侧肾上腺皮质结节样增生,结节呈单个或多个,从显微镜下可见到直径 2~3 cm 不等。这些结节主要由巢状或索状分布的透明细胞组成,细胞肥大、核多形性。结节周围的肾上腺皮质呈增生状态,是与腺瘤的主要区别。少数患者的肾上腺呈单侧较大的结节,或多个腺瘤样生长,其分泌功能呈自主性,表现为血 ACTH 低水平、大剂量地塞米松不能抑制。

(二)异位 ACTH 综合征

肾上腺皮质的病理改变与库欣病相似,表现为双侧肾上腺皮质弥漫性或结节样增生,增生程度往往比库欣病更明显。

(三)肾上腺皮质肿瘤

肾上腺皮质腺瘤一般为单发、比较小,大多数直径 2~4 cm,呈圆形或椭圆形,有完整包膜。两侧的发生概率大致相等。切面为黄色稍暗红,质地较均一。显微镜下,腺瘤细胞呈索状或巢状排列,细胞多形性不多见。与库欣病肾上腺结节性增生及无功能的肾上腺肿瘤不同,肿瘤周围的腺体呈萎缩状态。

肾上腺皮质腺癌就诊时一般比较大,重量一般都超过 100 g。复旦大学附属中山医院泌尿外科曾报道一组肾上腺皮质腺癌,肿瘤平均直径 9.3 cm,其中 87.5%>6 cm。腺癌的形状常常不规则,呈分叶状。没有完整的包膜。切面呈灰红色,可伴有散在钙化点、出血、坏死和囊性变。腺癌细胞排列成较大的巢状、片状,胞质呈嗜伊红染色,细胞及胞核的大小常不一致,多形性很明显,常有 1 个或多个核仁,有时可见核分裂象。血管中或血栓中含有瘤细胞是肿瘤为恶性的有价值的指标。肿瘤周围及对侧肾上腺都处于萎缩状态。肿瘤在较早时期就可向周围淋巴结、纵隔淋巴结、骨、肺及肝等脏器转移。

三、临床表现

皮质醇增多症可以发生于任何年龄,但以 15~40 岁的青壮年最为多见。库欣病女性明显多于男性,男女之比为 1:(3~8);肾上腺腺瘤和腺癌患者也以女性占多数,男女之比为 1:4 左右。肾上腺皮质腺癌好发于<10 岁和 40~50 岁两个年龄段。异位 ACTH 综合征则男性略多于女性。儿童患者多为癌肿。另外,女性患者男性化、男性患者女性化均提示癌肿可能。

皮质醇增多症临床表现为糖、蛋白质、脂肪、电解质代谢紊乱和多脏器功能障碍。这些主要由长期皮质醇增多症所致。

(一)向心性肥胖

多数为轻至中度肥胖,很少有重度肥胖。主要为头面部和躯干部肥胖。典型的表现是满月脸、水牛背、悬垂腹、颈部短粗和锁骨上窝脂肪垫,而四肢正常或偏瘦,称为向心性肥胖。主要与皮质醇过量引起的脂肪代谢异常和脂肪异常分布有关。血皮质醇水平增高促使糖异生加强,刺激胰岛素的分泌,进而可增加脂肪的生成。皮质醇同时又可加强肾上腺素对脂肪的动员,加之四肢肌肉萎缩,加重了脂肪异常分布的体型特征。

（二）蛋白质代谢异常

皮质醇增多症患者蛋白质合成下降，分解加速，机体长期处于负氮平衡。表现为皮肤菲薄、皮下毛细血管壁薄颜面发红，呈多血质；毛细血管脆性增加，轻微损伤易有瘀斑；约 3/4 患者在腰、腹、股、腋窝等处有宽大紫纹，而单纯性肥胖患者的紫纹一般比较细小。负氮平衡导致伤口不易愈合；肌肉萎缩无力，严重骨质疏松，甚至病理性骨折。骨质脱钙可能会增加尿路结石的机会，发生率约 15%。肌肉萎缩和骨质疏松均会导致患者的极度疲倦、衰弱感。

（三）糖尿病

高水平皮质醇在加速糖异生作用的同时，使脂肪细胞和肌肉细胞对胰岛素的敏感性下降，60%～90%的皮质醇增多症患者有空腹血糖升高或糖耐量异常，约 20%出现临床糖尿病症状和尿糖。患者对胰岛素治疗效果不佳，处理原发疾病后大部分患者糖代谢异常明显改善甚至治愈。

（四）高血压和电解质紊乱

皮质醇具有明显的潴钠排钾作用，皮质醇增多症有时合并去氧皮质酮、皮质酮等弱盐皮质激素或醛固酮的分泌增加。因此，会导致水钠潴留、血容量扩大和高血压。尿钾排出量增加，将导致低钾血症和碱中毒。但皮质醇增多症的高血压、低钾血症一般为轻至中度，收缩压很少超过 26.7 kPa(200 mmHg)，舒张压很少超过 15.0 kPa(120 mmHg)。血钾也很少低于 3.0 mmol/L。

（五）性功能障碍

皮质醇增多症可直接影响性腺的功能，还可抑制下丘脑促性腺激素释放激素的分泌；肾上腺皮质癌尚有分泌弱雄激素的功能。因此，皮质醇增多症患者普遍有性腺功能紊乱的问题。男性表现为性欲减退、勃起功能障碍、早泄、不育；女性则表现为继发闭经、月经紊乱或减少、多毛甚至男性化表现。

（六）精神症状

部分患者有不同程度的精神异常，如失眠、记忆力减退、注意力不能集中等。中度的有欣快、忧郁或躁狂，严重者表现为抑郁症或精神分裂症。

（七）多毛、脱发、痤疮

男女均常伴有多毛，面部、胸部、臀部和背部痤疮。主要发生在库欣病、异位 ACTH 综合征、肾上腺皮质腺癌，与肾上腺雄性激素分泌增加有关，严重者表现为女性男性化。

（八）其他表现

患者机体抗感染力下降，易罹患各种化脓性细菌、真菌、病毒感染，感染不易局限，易发展为败血症或毒血症。过量皮质醇会抑制生长激素的分泌，对性腺也有抑制作用。儿童期患者会表现为生长停滞、青春期延迟。皮质醇增多还会引起消化道溃疡加重或出血。

四、实验室检查

（一）血尿皮质醇的测定

1.血浆皮质醇

皮质醇的分泌有明显的昼夜变化，清晨达到高峰，之后逐渐下降，晚上入睡前至最低水平。因此每 4 h 测定 1 次血皮质醇浓度连成曲线呈 V 形。皮质醇增多症患者血浆皮质醇基础水平升高和（或）分泌节律紊乱，单次测定不足以发现问题，一般需要取 8、16、24 点钟的血样进行测定，特别是肾上腺腺瘤引起的亚临床库欣综合征患者，可仅表现为皮质醇昼夜节律消失。

2.二十四小时尿游离皮质醇

约 1% 的皮质醇以游离的、未经代谢的形式从尿中排泄。尿游离皮质醇（urinary free cortisol,UFC）不受皮质类固醇结合球蛋白（corticosteroid-binding globulin,CBG）浓度的影响，也不受血浆皮质醇波动的影响，能客观地反映皮质醇的分泌量。约 98.2% 的皮质醇增多症患者UFC 高于正常。

（二）皮质醇代谢产物的测定

包括 24 小时尿 17-羟皮质类固醇（17-hydroxy-cortico-steroid,17-OHCS）、24 小时尿 17-酮类固醇（17-ketosteroid,17-KS）等。17-OHCS 代表皮质醇的大部分代谢产物，包括皮质醇、肾上腺皮质激素及去氧皮质醇；17-KS 化合物主要包括脱氢表雄酮、原胆烷醇酮、雄酮及雄烯二酮。库欣病患者 17-KS 可正常或稍高于正常，肾上腺腺瘤可正常或低于正常；而肾上腺腺癌则可大大高于正常。正常值因不同实验室而异。

五、诊断

皮质醇增多症的诊断包括定性诊断、病因诊断和定位诊断。

（一）定性诊断

1.临床症状

典型的临床表现如向心性肥胖、多血质。宽大紫纹、多毛、肌肉萎缩、疲乏等是诊断皮质醇增多症的重要依据，但并非所有病例均有典型表现，特别是早期轻度患者，应与单纯性肥胖和非肾上腺源性库欣综合征鉴别。近年来发现，5%～20% 的肾上腺偶发瘤可以引起皮质醇节律的紊乱，或轻度 ACTH 非依赖的皮质醇增多症。这种皮质醇的异常分泌尚不足以引起典型的库欣综合征，但与高血压、高血脂、糖尿病等代谢综合征和心血管疾病危险因素密切相关，临床称之为亚临床库欣综合征，术后"三高"症状不同程度缓解。

2.血尿皮质醇及其代谢产物测定

血浆皮质醇高于正常水平并失去昼夜节律性可作为诊断依据，但应反复测定。24 小时尿游离皮质醇含量是血液循环中皮质醇分泌过多的最直接和最可靠的标志。

3.小剂量地塞米松抑制试验

地塞米松是高效的糖皮质激素，服用后可以抑制下丘脑-垂体-肾上腺轴的功能，使正常人皮质醇分泌下降，小剂量时不影响皮质醇增多症患者的分泌水平。方法是连续两天内每 6 h 服用地塞米松 0.5 mg，测定用药前一天及用药第二天的 24 小时尿 UFC 或 17-OHCS 水平。临床常用的是过夜简化法，即晚 11 点至 0 点间服用地塞米松 1 mg，次日晨 8 点测定血浆皮质醇水平。正常人表现为 24 小时尿 UFC 降低至 27 nmol/L（10 μg/dL）以下，或血皮质醇＜50 nmol/L（1.8 μg/dL），如无明显降低则为皮质醇增多症，符合率 90% 以上。小剂量地塞米松抑制试验是皮质醇增多症最有价值的诊断指标，但不能用于病因诊断。

（二）病因诊断

1.血浆 ACTH 测定

血浆 ACTH 测定对于皮质醇增多症的病因鉴别诊断具有重要价值。肾上腺皮质腺瘤或腺癌患者由于分泌过量的皮质醇，通过负反馈机制血 ACTH 均被抑制到正常值以下。而库欣病和异位 ACTH 综合征患者 ACTH 均高于正常或在正常范围之内。约 50% 的库欣病患者 ACTH 在正常高限，其余 50% 稍高于正常；异位 ACTH 综合征患者 ACTH 均高于 100 pg/mL，约

60%患者超过 300 pg/mL。

2.大剂量地塞米松抑制试验

大剂量地塞米松抑制试验方法同小剂量地塞米松试验,只是剂量从每次 0.5 mg 增至 2 mg;过夜简化法将剂量增至 8 mg。以服药第二天 UFC 或 17-OHCS 或血皮质醇水平下降到用药前的 50%以下为阳性。该法用于皮质醇增多症的病因鉴别,80%~90%垂体性的皮质醇增多症患者可以被抑制;而肾上腺皮质肿瘤、异位 ACTH 综合征均有自主分泌功能,基本不被抑制。

3.ACTH 兴奋试验

ACTH 兴奋试验用于鉴别肾上腺皮质增生和腺瘤。将 ACTH 20 U 加入 5%葡萄糖 500~1 000 mL 中静脉滴注。肾上腺皮质增生者注射后第二天 24 小时尿 17-OHCS 排出量比注射前增加 50%以上;肾上腺腺瘤因皮质处于萎缩状态,对此无反应或反应微弱。

4.甲吡酮试验

甲吡酮通过抑制 11β-羟化酶使 11-脱氧皮质醇转换为皮质醇的生物合成受阻,从而降低血皮质醇。口服甲吡酮 750 mg,每 4 h 测定 1 次,共 6 次,测定服药前 1 d、服药当日及服药次日 24 小时尿 17-OHCS、血 ACTH、皮质醇及 11-脱氧皮质醇水平。正常人应用此药后,皮质醇生成减少、ACTH 分泌增加、11-脱氧皮质醇增加;库欣病患者对甲吡酮的反应与正常人相似,且反应更大。肾上腺肿瘤及异位 ACTH 综合征患者皮质醇的生成被甲吡酮抑制,但血 ACTH 水平不上升,血 11-脱氧皮质醇水平的上升也不如库欣病明显。

5.CRH 兴奋试验

静脉注射 CRH 100 μg 或 1 μg/kg,测定注射前后血 ACTH 及皮质醇水平。注射后 ACTH 峰值比基础值增 50%以上,血皮质醇峰值比基础值增 25%以上为阳性。86%的库欣病呈阳性反应,90%的异位 ACTH 综合征及 100%的肾上腺肿瘤无反应。该试验对鉴别 ACTH 依赖性皮质醇增多症有重要价值,和大剂量地塞米松抑制试验一起应用,可提高鉴别诊断能力。

6.静脉插管分段取血测定 ACTH

静脉插管分段取血测定 ACTH 主要用于异位 ACTH 分泌瘤的定位。也有双侧颞骨岩下静脉插管采血的方法,以明确垂体 ACTH 微腺瘤的部位。这一有创性操作临床几乎不用,仅适用于科研。

(三)影像学定位诊断

1.肾上腺病变

CT 是肾上腺病变最主要的、首选的检查方法。MRI 与 CT 相比没有优势,特别是对肾上腺增生或小结节性病变,不能获得更多诊断信息,因此,MRI 不作为肾上腺检查的常规方法。

(1)肾上腺增生:库欣病及异位 ACTH 综合征均可引起双侧肾上腺增生,CT 常表现为肾上腺弥漫性增生和结节样增生。前者多见,约占 85%,显示双肾上腺弥漫性增大,单侧肢厚度>10 mm,但腺体边缘光滑且形态正常;结节样增生占 12%~15%,CT 表现为在双侧肾上腺弥漫性增厚的基础上,一侧或双侧腺体边缘多发的小结节,致使腺体凹凸不平。须注意的是,CT 无法区分库欣病及异位 ACTH 综合征引起的肾上腺增生。经病理证实为肾上腺增生的患者中,约 50%CT 表现正常,因此 CT 无异常不能排除肾上腺增生。而某些甲亢、糖尿病、恶性肿瘤患者或处于应激状态时,双侧肾上腺也可增大,应予鉴别。

(2)肾上腺腺瘤:多为单发性,位于一侧肢或两侧肢之间,类圆形,多为直径 2~3 cm,因肿瘤细胞内富含脂质,故呈低密度均质肿块,可轻度强化。肿瘤旁腺体及对侧肾上腺萎缩、变小、侧肢纤细。MRI检查T_1加权信号强度类似肝,T_2加权类似于肝或略高于肝是其特征。

(3)肾上腺皮质癌:就诊时多数直径＞6 cm,几乎没有＜3.5 cm者。肿瘤呈类圆形、分叶状或不规则形,CT扫描呈不均匀中低密度,因内有坏死或陈旧性出血可出现不规则低密度区,增强扫描可见不规则强化,有时周边强化明显形成薄的强化环。20％～40％的肿瘤可有点状或结节状钙化。下腔静脉癌栓在CT增强扫描时表现为低密度充盈缺损。MRI检查T_1加权呈等、低信号,T_2加权均为高信号,下腔静脉癌栓T_2加权呈高信号。肾上腺转移性肿瘤和嗜铬细胞瘤的MRI图像与皮质腺癌相似,应根据临床表现及实验室检查鉴别。

(二)垂体病变

约80％以上库欣病的垂体ACTH瘤为微腺瘤,X线蝶鞍摄片很少有异常发现;大的腺瘤可表现为蝶鞍体积增大、鞍底双边及鞍背直立等。蝶鞍部冠状位薄层CT增强扫描加矢状面重建时,微腺瘤的发现率可达为50％,MRI对垂体微腺瘤的诊断优于CT,发现率可达90％以上。

冠状位CT显示肿瘤直径＞6 cm,呈卵圆形,不均匀中低密度,瘤内伴有不规则坏死低密度区,增强后不规则强化,以周边明显

(三)异位ACTH分泌瘤

位于胸腔的比例很高,也可见于甲状腺和起源于神经嵴的后腹膜肿瘤。对可疑异位ACTH综合征的患者,胸、腹部CT检查应列为常规。

(四)诊断要点

临床表现是诊断皮质醇增多症的重要依据,但是约20％的病例没有典型临床表现。同时应排除长期大剂量使用糖皮质激素引起的医源性皮质醇增多症,及长期饮用酒精饮料引起的类似皮质醇增多症的表现等。

小剂量地塞米松抑制试验是确诊皮质醇增多症的可靠方法;大剂量地塞米松抑制试验仍然是病因诊断的最主要手段,库欣病患者呈阳性反应,而肾上腺皮质肿瘤、异位ACTH综合征对大剂量地塞米松无反应;肾上腺CT扫描对于确定肾上腺肿瘤或ACTH依赖型皮质醇增多症有重要意义,后者表现为双侧肾上腺增生。

六、治疗

皮质醇增多症的治疗目标包括恢复血皮质醇的正常浓度;切除潜在的致命性肿瘤;避免任何永久性的内分泌异常;避免永久性的激素依赖。根据皮质醇增多症的病因不同,治疗如下。

(一)垂体肿瘤

经鼻、经蝶窦显微手术摘除垂体肿瘤是最有效的疗法,在发达国家已成为垂体性皮质醇增多症治疗的首选,特别适用于伴有视神经压迫症状的病例。治愈率达80％以上,复发率低于10％。下丘脑依赖性的垂体微腺瘤术后容易复发。手术切除不彻底或不能切除者,可选择垂体放疗,照射剂量一般为每疗程45～50 Gy(4 500～5 000 rad),放疗疗效出现较慢,至少需半年时间。对垂体手术失败的患者,特别是肾上腺呈结节样或腺瘤样增生(大结节样增生)的患者,其增生病灶具有一定的功能自主性,分泌皮质醇不依赖于ACTH,可做一侧肾上腺全切、另一侧次全切除术,再加垂体放射治疗。

双侧肾上腺切除曾经是治疗垂体性皮质醇增多症的经典方法,术后症状可迅速缓解,且避免复发。但术后需终身补充糖皮质激素,停药或应激情况下皮质激素需要量增加时可能出现肾上腺危象,危及患者生命。另外,双侧肾上腺切除后,血皮质醇水平过低,垂体失去负反馈抑制机

制,可使垂体 ACTH 瘤加快发展,出现纳尔逊综合征(Nelson syndrome),表现为肿瘤压迫视神经引起视力障碍;垂体分泌大量 ACTH 和促黑色素激素引起全身皮肤黏膜色素沉着,甚至呈古铜色等。因此,垂体性皮质醇增多症以一侧肾上腺全切,另一侧次全切除为宜,大多数患者病情可获得缓解,由于右侧肾上腺紧靠下腔静脉,如残留腺体增生复发,再次手术将十分困难。因此,一般作右肾上腺全切除,左侧次全切除。但因个体差异很大,切除多少尚难以界定。

(二)肾上腺肿瘤

手术是最有效的治疗方法。对于单侧腺瘤或大结节样增生患者,首选腹腔镜肿瘤切除或患侧肾上腺全切术。以复旦大学附属中山医院的经验,部分患者腺瘤旁组织同时存在微结节或大结节样增生,这些病灶常规的影像学检查较难发现,需行薄层扫描仔细鉴别。这些患者如仅行肿瘤摘除无法达到预期效果,应行患侧肾上腺全切除。

因皮质醇增多症对下丘脑和垂体的抑制作用,腺瘤以外的双侧肾上腺组织呈萎缩状态,术后会有一段时期肾上腺皮质功能不足,如不及时纠正,将出现休克、心率快、呼吸急促、发绀、恶心呕吐、腹痛、腹泻、高热、昏迷甚至死亡等肾上腺危象,大多发生在手术后 48 h 之内。因此,术中开始应静脉滴注氢化可的松 200～300 mg,术后 48 h 内应给氢化可的松 100～200 mg,第 3 天起可予醋酸可的松 50 mg 肌内注射,每 8 h 一次,共 5 d,之后可予强的松 30 mg 每天一次口服。以后每周减少 5 mg/d,3～4 周左右减至每天 10～15 mg 维持剂量。腺瘤术后一般需小剂量维持 3～6 个月,也有建议用药 6～12 个月。病情稳定后,测定血皮质醇水平或 24 小时尿 17-OHCS、17-KS接近正常,则可逐步减量停药。必须注意,约 50％由肾上腺偶发瘤引起的亚临床库欣综合征患者术后将会发生肾上腺皮质功能不足的表现,同样需要激素替代治疗。

肾上腺皮质癌对化疗、放疗不敏感,手术是最有效的治疗手段。对于无远处转移者,肿瘤切除是唯一的治愈机会。肾上腺皮质癌就诊时多为 Ⅲ 期以上,目前多主张附近转移的淋巴结也应一并切除。即使已有远处转移,原发肿瘤和孤立的转移灶仍应尽量切除,可能有益于提高药物治疗或放疗的效果。

(三)异位 ACTH 综合征

手术切除原发肿瘤是首选治疗。有淋巴结转移者,将淋巴结一并切除,再加局部放疗,以获得良好的效果。对于不能彻底切除的巨大肿瘤,也应尽量行减瘤手术,术后辅以放疗,可使病情得以缓解。小细胞肺癌是异位 ACTH 综合征最常见的病因,除了手术外,对化疗或放疗也较敏感。皮质醇增多症将引起的严重代谢和电解质紊乱,直接威胁患者生存和生活质量。对于未能找到原发肿瘤,或异位 ACTH 分泌瘤无法切除者,可行肾上腺一侧全切、一侧大部切除,以缓解皮质醇增多症。

(四)药物治疗

目前常用的药物不良反应大,停药后仍可复发,疗效不肯定,主要用于术前准备及手术无法切除的肾上腺皮质癌。

1.米托坦

米托坦除了抑制皮质醇合成的作用外,还可直接作用于肾上腺皮质的正常或肿瘤细胞,使束状带和网状带细胞坏死。常用剂量 4～12 g/d,分 3 次口服。从小剂量开始逐渐增加到维持剂量,根据患者耐受力和皮质功能情况调节。用药数日后起效。该药对肿瘤组织有一定的破坏作用,主要适合于不能手术切除的肾上腺皮质癌。该药胃肠道和神经系统不良反应常见,并可导致急性肾上腺功能不足。

2.甲吡酮

如前文所述,该药为 11β-羟化酶抑制剂,可抑制皮质醇的生物合成。常用剂量 1.0 g/d,该药不良反应较小,作用短暂,仅能暂时缓解症状。一旦皮质醇分泌减少刺激 ACTH 的分泌,可抵消甲吡酮的阻断作用。

3.氨鲁米特

可通过抑制胆固醇向孕烯醇酮的转变,减少皮质醇合成;对 21-羟化酶及 11-羟化酶也有抑制作用。常用剂量为 0.75~2.0 g/d,分 3~4 次口服。1~2 周后皮质醇增多症的临床表现不同程度缓解。部分患者会出现肾上腺皮质功能低下的表现,用药期间应密切随访皮质激素水平,必要时应减少用量,同时加用小量地塞米松和盐皮质激素。主要不良反应有头痛、头晕、嗜睡、皮疹及胃不适等。

4.赛庚啶

赛庚啶是 5-羟色胺的拮抗剂,5-羟色胺可兴奋下丘脑-垂体轴释放 ACTH,故赛庚啶主要用于双侧肾上腺增生,能抑制垂体分泌 ACTH。有效剂量为 8~24 mg/d。双侧肾上腺全切除或次全切除后皮质功能低下的患者,在补充激素的同时,口服赛庚啶可减少纳尔逊综合征的发生。

5.酮康唑

酮康唑主要用于抗真菌治疗。对碳链酶及 17-羟化酶均有抑制作用,可用于皮质醇增多症的治疗。有效剂量 0.8~1.2 g/d,见效后适当减量。主要不良反应为肝功能异常。

七、预后和术后管理

皮质醇增多症很少自愈,不予治疗者一般病程不超过 5 年,主要死因有感染、心血管疾病、尿毒症、消化道出血、糖尿病昏迷等。肾上腺腺瘤手术疗效较好;垂体瘤摘除或双侧肾上腺手术后5 年生存率可达 85%~95%;肾上腺皮质癌预后最差,广泛手术后 5 年生存率仅 10%。若随访期间出现肺转移者预后不良,从发现肺转移到死亡平均仅 4 个月。

术后管理的重点是糖皮质激素替代治疗,预防急、慢性肾上腺功能不全的发生。在此期间,如遇到应激因素或出现肾上腺功能不全表现应及时增加剂量 0.5~1 倍。如患者出现精神不振、疲乏嗜睡、肌肉僵痛、腹胀、恶心、呕吐、血压下降、体温上升等症状,提示肾上腺危象。立即在1~2 h 内迅速滴注氢化可的松 100~200 mg,5~6 h 内达 500~600 mg,第 2~3 天 300 mg,以后逐日减少 100 mg。低血压者应予以补液和纠正电解质紊乱,并适当使用血管活性药物。

(任之尚)

第十二节　原发性醛固酮增多症

原发性醛固酮增多症(primary aldosteronism,PA,简称原醛),是由肾上腺皮质肿瘤分泌过多醛固酮而引起的高血压、低钾血症为特点的临床综合征,又称康恩综合征。目前,原醛是指由于肾上腺皮质肿瘤或增生导致醛固酮分泌增多,引起水钠潴留、尿钾排出增多、肾素-血管紧张素系统抑制,以血醛固酮水平增高、血肾素水平降低、高血压、低钾血症为主要表现的一类疾病。以往认为原醛发病率较低,在高血压人群中发病率仅为 0.5%~2%,近年来随着认识的提高及诊断技术的进步,其发病率明显提高。近年研究数据表明约占高血压患者的10%,在继发性高血压中占到17%~23%。除了引起高血压、低钾血症,高醛固酮血症对心、肾等靶器官的损害更为严重,早期诊断早期治疗直接影响原醛的远期预后。随着影像学和外科微创技术的发展,越来越多的早期原醛病例被发现,并通过腹腔镜手术获得了良好的疗效。

一、病因和病理

(一)醛固酮瘤

醛固酮瘤(aldosterone-producing adenoma,APA)是发生于肾上腺皮质球状带的良性腺瘤,占外科治疗的原醛病例的60%~80%,近年来随着内分泌诊疗水平的提高,及内、外科、影像等多学科协作的发展,肾上腺增生引起的原醛增多,APA比例降至30%~40%。APA多数为单侧单发,左侧略多于右侧。腺瘤体积较小,呈圆形或卵圆形,直径多不超过3 cm。醛固酮瘤切面呈金黄色,由大量分泌醛固酮的富脂亮细胞和嗜酸性暗细胞组成,这些细胞呈索状或巢状分布,伴有丰富的血管或窦状结构,可有完整包膜,但根据有无包膜来鉴别腺瘤或结节样增生是不可靠的。

(二)醛固酮癌

醛固酮癌(aldosterone-producing adrenocortical carcinoma,APC)即分泌醛固酮的肾上腺皮质癌,较少见,约占原醛症的1%。肿瘤体积多>3 cm,确诊时多为Ⅲ期以上,即侵犯周围脏器、后腹膜淋巴结转移或有远处血行转移。癌细胞除分泌大量醛固酮外,常同时分泌糖皮质激素和性激素,引起相应的临床症状。

(三)单侧肾上腺增生

单侧肾上腺增生(unilateral nodular adrenal hyperplasia,UAH)以往认为较罕见,随着影像学的进展,其在原醛中所占比例迅速提高,仅次于APA。病理表现为单侧肾上腺皮质弥漫性结节样增生,内分泌和生化测定结果与醛固酮瘤相似:肾上腺静脉取血(adrenal vein sampling,AVS)显示患侧醛固酮优势分泌;对肾素-血管紧张素系统兴奋试验(如体位试验)及抑制性试验(如钠负荷试验)均无反应。患侧肾上腺切除术疗效亦与醛固酮瘤相似。此型可能为腺瘤的早期阶段,但确切病因仍不清楚。

(四)特发性醛固酮增多症

特发性醛固酮增多症(idiopathic hyperaldosteronism,IHA)病理为双侧肾上腺皮质球状带增生,表现为腺体增大、重量增加、皮质变厚。病变可为微结节增生,腺体表面呈高低不平或颗粒状金黄色隆起;也可表现为大结节样增生(或称为腺瘤样增生)。其病因不明,生化异常较醛固酮瘤更常见,但低钾血症发生率低。手术效果差,以药物治疗为主。

(五)家族性醛固酮增多症

家族性醛固酮增多症(familial hyperaldosteronism,FH)较罕见,为常染色体显性遗传性疾病,多见于青少年,分为FHⅠ型和FHⅡ型。FHⅠ型即糖皮质激素治疗敏感性醛固酮增多症(glucocorticoid-remediable aldosteronism,GRA),病理表现为肾上腺大小不等的结节性增生。研究表明,该病的发生机制是同源染色体间遗传物质发生不等交换,产生一种11β-羟化酶-醛固酮合成酶嵌合体(CYP11B1∶∶CYP11B2),正常情况下醛固酮合成酶在肾上腺球状带表达,11β-羟化酶在束状带表达,后者受ACTH兴奋性调控。上述嵌合基因的形成导致醛固酮合成酶在束状带异位表达,并受ACTH的调控。临床表现为血浆醛固酮浓度与ACTH的昼夜节律平行,用生理替代性的糖皮质激素数周后可使醛固酮分泌量、血压、血钾恢复正常,故此得名。临床上除表现为原醛症外,严重者还合并性腺功能低下,男孩外生殖器发育不良或假两性畸形,女性表现为原发性闭经和缺乏副性征等。FHⅡ型较Ⅰ型多见,但不受糖皮质激素抑制。

(六)肾上腺外分泌醛固酮的肿瘤

此型极为罕见,仅见于卵巢癌和肾癌,残留在这些器官中的肾上腺皮质组织恶变而成醛固酮肿瘤。对 ACTH 和血管紧张素Ⅱ均不起反应,是完全自主性分泌醛固酮的病变。

二、临床表现

原醛症可发生在任何年龄段,以 30～50 岁多见,女性略多于男性。原醛症的早期症状不典型,仅有高血压,大多数患者血钾正常。但由于醛固酮分泌增多,肾素系统受抑制,血浆醛固酮与血浆肾素活性比值(ARR)上升。随着病情发展,逐渐出现血钾轻度下降或呈间歇性低钾血症,或表现为在某些诱因下(如用利尿剂时)出现低钾血症,疾病晚期出现严重的低钾血症。有研究认为原醛出现低钾血症的病程为 5～7 年。以往在泌尿外科接受手术治疗患者多为原醛症的晚期,按照症状发生的频率依次如下:高血压 93.7%,低钾血症 89.7%,肢端麻木、肌无力、弛缓性瘫痪 79.5%,夜尿增多 21.7%;心电图异常 28.9%。

(一)高血压

与醛固酮分泌过多引起水钠潴留及血管壁对去甲肾上腺素敏感性增高有关。是最常见、最早出现的症状,常比低钾血症引起的症状早出现 4 年左右。一般不呈恶性演进,随着疾病的发展,血压渐高,以舒张压升高较明显。可伴有头痛、乏力、视物模糊等症状,患者对一般抗高血压药物的反应较差。晚期肾血管硬化,致使肿瘤切除后血压仍不易恢复正常。

(二)神经肌肉功能障碍

与低钾血症的程度和病程有关。早期可能仅表现为感觉异常、麻木、隐痛,当病程发展到一定时期,则有典型的阵发性肌肉软弱及麻痹。出现全身无力、肌肉酸痛、下肢麻痹等症状,重者可波及上肢,甚至累及呼吸肌,但很少影响脑神经支配的肌肉。肌无力发作时呈双侧对称性、弛缓性瘫痪。持续时间数小时至数日。约 1/3 患者表现为手足搐搦、肌肉痉挛,可持续数日至数周,可与阵发性麻痹交替出现。低钾血症、低氯血症引起的碱中毒、血钙降低亦与之有关。

(三)肾脏表现

长期慢性失钾致肾小管上皮细胞呈空泡变性,尿浓缩功能减退,出现低比重尿,伴多尿,尤其夜尿多,可达白天的两倍。钠潴留刺激下视丘司渴中枢,引起继发烦渴、多饮。

(四)心脏表现

28.9% 的原醛症患者出现低钾血症的心电图表现,如 QT 间期延长,T 波增宽、降低或倒置、U 波明显等。部分患者出现阵发性室上性心动过速、室性期前收缩等心律失常,严重时可发生心室颤动。长期的高血压可导致心脏扩大甚至心功能衰竭。

近十余年来的研究发现,醛固酮可能在心脏胶原网络代谢调控中起重要作用,介导心肌和血管壁重塑,导致外周血管和冠状动脉外膜、间质纤维化,直接参与心、肾等器官组织的损伤。因此原醛症的心脑血管并发症及蛋白尿的发生率比原发性高血压更常见。

三、实验室检查

(一)血生化检查

早期原醛症血钾可以在正常范围,低钾血症是原醛的晚期表现。低钾血症为间歇性,或呈持续性低钾间歇性加重,因此需连续多次测定才更可靠。血钾一般为 $2\sim3$ mmol/L,严重者更低。笔者医院泌尿外科总结的病例中,血钾最低值为 1.5 mmol/L,平均 (2.47 ± 0.51) mmol/L。二氧化碳结合率上升,提示代谢性碱中毒。随着筛查方法的改进,目前仅 $1/3\sim2/3$ 的患者有低钾血症,事实上约 20% 的患者血钾始终正常。因此,低钾血症不能作为原醛的诊断标准。

(二)尿液检查

尿 pH 为中性或偏碱性,可见持续性或间歇性少量蛋白尿,尿比重偏低且较为固定,常在 $1.010\sim1.020$ 之间。尿钾升高,24 小时尿排钾 25 mmol 以上。

(三)醛固酮测定

原醛患者血浆醛固酮浓度和尿醛固酮排出量均高于正常。我院泌尿外科收住的病例中,85.5% 血浆醛固酮高于正常。

(四)肾素、血管紧张素Ⅱ测定

某些肾脏疾病和肾素分泌性肿瘤也会引起继发性醛固酮增多,但其肾素水平明显升高。原醛患者血浆肾素、血管紧张素Ⅱ基础值降低。低钠饮食、呋塞米激发并在直立位 2 h 后,继发性醛固酮增多症血肾素、血管紧张素较基础值增加数倍,而原醛患者增加轻微或无反应。

四、诊断

鉴于原发性醛固酮增多症是继发性高血压最常见的原因,及其早期症状的隐匿性,有必要对广泛的高血压人群进行筛查。

有以下情况者应考虑到原醛症:①高血压伴自发性低钾血症或容易促发低钾血症;②顽固性高血压、用一般降压药疗效不显著;③儿童、青少年患有高血压;④高血压患者伴肾上腺偶发瘤,左心室肥大的高血压患者。也有人认为低钾麻痹等症状是原醛症的晚期表现,应该对更广泛的高血压人群进行筛选。

(一)筛查对象

(1)血压水平 2 级、3 级的高血压患者。

(2)难治性高血压,包括使用 3 种以上降压药物血压未能控制在 18.7/12.0 kPa(140/90 mmHg)以下,或需 4 种及以上降压药物血压控制在正常范围的高血压患者。

(3)高血压伴有持续性或利尿剂促发的低钾血症。

(4)高血压伴肾上腺偶发瘤。

(5)有早发性高血压或 40 岁之前发生脑血管以外家族史的高血压患者。

(6)一级亲属中有原发性醛固酮增多症患者的高血压患者。

(二)筛查指标

1981 年有学者首次采用血浆醛固酮/肾素浓度比值(aldosterone to renin ratio,ARR)作为原醛症筛查指标,成功地从 348 例高血压患者中筛查出 9 例醛固酮瘤患者。随后,有研究利用 ARR 对包括血钾水平正常者在内的高血压人群进行筛查,结果发现该病的检出率增加了 10 倍,而且这一方法可以在血醛固酮水平处于正常范围时对原醛症作出早期诊断。该试验受 β 受体阻滞剂、利尿剂、钙通道阻滞剂、血管紧张素转化酶抑制剂(angiotensin converting enzyme inhibitor,ACEI)、血管紧张素Ⅱ受体阻滞剂(angiotensinⅡ receptor blocker,ARB)、患者体位、盐摄入量等多种因素影响,结果不够稳定,必要时测定前应停药或换药 2 周以上,并建议多次检测。应注意,$30\%\sim50\%$ 的高 ARR 患者醛固酮能被钠负荷试验抑制,因此 ARR 增高不是原醛的确诊试验。

(三)定性诊断

高血压患者如同时伴有低钾血症、血/尿醛固酮高、血浆肾素活性降低及肾上腺病变,则原发性醛固酮增多症诊断可基本成立。

1.口服钠负荷试验

适用于病情轻、低钾血症不明显的疑似原醛症患者。连续 3 d 每天摄入钠 200 mmol,从第 3 天早晨开始留取 24 小时尿液检测醛固酮、尿钠、尿肌酐。如尿醛固酮＞12 $\mu g/24$ h(妙佑)或 $14\mu g/24$ h(克利夫兰),则可确诊为原醛。由于大量钠在远曲小管吸收,通过离子交换使尿钾排出增加,低钾血症变得更明显。因此对于严重低钾的典型病例,该试验将加重病情。

2.静脉盐水负荷试验

从早晨 8 时开始,以 500 mL/h 速度静脉滴注生理盐水 2 000 mL,滴注前后测定血浆醛固酮、肾素活性及血钾、血皮质醇浓度。如滴注后皮质醇浓度低于滴注前,且血浆醛固酮＞10 ng/dL,则可确诊;如＜5 ng/dL 可基本排除。该试验准确性和敏感性可达 90%,特异性 84%。

3.氟氢可的松抑制试验

口服氟氢可的松 0.1 mg 每 6 h 一次,连续 4 d。因低钾低钠影响醛固酮分泌,需同时口服足量缓释氯化钾和高钠饮食,保证血钾＞4.0 mmol/L,尿钠 3 mmol/kg。第 4 天上午 10:00 测定血醛固酮、肾素活性和皮质醇水平。结果判定:上午 10 点皮质醇水平低于上午 7 点,且醛固酮＞6 ng/dL,肾素活性＜1 ng/(mL·h),则确诊试验阳性。该试验被认为是最符合生理表现、最准确的方法,但国内尚无氟氢可的松供应,无法开展。

4.卡托普利试验

患者保持坐位或立位 1 h 后,口服卡托普利 25～50 mg,服用前即刻和服用后 1、2 h 测定血浆醛固酮、肾素活性和皮质醇水平。服药后醛固酮抑制程度≤30% 为阳性。

以上 4 种确诊试验均为内分泌学会指南所推荐,但第 4 种准确率仅 50%,前 3 种方法均需高钠负荷,对于未经控制的严重高血压、心肾功能不全、严重低钾和心律失常的患者应慎重使用。

5.螺内酯试验

治疗原醛引起的高血压应用一般降压药效果不明显,螺内酯是其特效药物,可拮抗醛固酮在肾小管中保钠排钾的作用。每天 320～400 mg,分 3～4 次口服,用药 1～2 周,可使患者的电解质紊乱得到纠正,血压有不同程度下降。是该症重要的诊断性治疗试验。

(四)病因诊断

醛固酮瘤、单侧肾上腺增生、特发性醛固酮增生症是原发性醛固酮增多症的常见病因,后者与前两者治疗方法不同,故在确诊原醛后,必须作病因诊断。重点鉴别 APA 和 IHA,也应考虑其他少见的病因。

1.一般病情

一般认为,APA 的临床表现比 IHA 重。低钾血症更为明显,约 28% 的 APA 患者血钾≤2 mmol/L,而 IHA 血钾≤2 mmol/L 者约为 13%。但也有学者指出后者激素及生化异常更常见。

2.体位试验

体位试验是鉴别 APA 和 IHA 的重要方法。患者清晨 7 时留置静脉导管,8 时抽血测定血浆醛固酮、肾素活性。然后站立 4 h,再抽血测定上述项目。结果判定:正常人及非原醛高血压患者站立 4 h 后,肾素活性轻微增加,醛固酮增加 2~4 倍;IHA 患者血浆醛固酮比站立前增加 33% 以上,而 APA 患者则表现为降低或无明显变化。该试验临床符合率为 74%。

3.赛庚啶试验

5-羟色胺具有刺激醛固酮分泌的作用,赛庚啶是 5-羟色胺的拮抗剂,口服赛庚啶 8 mg 前、后每半小时测定血醛固酮浓度,共 2 h。大多数 IHA 患者醛固酮下降 110 pmol/L 以上,或较基线值下降 30%;而 APA 患者无明显改变。

4.地塞米松抑制试验

地塞米松抑制试验主要用于诊断糖皮质激素可抑制的醛固酮增多症(FH I 型,GRA),特别是生化检测提示醛固酮瘤,而影像学检查又像特发性醛固酮增生症,并有家族史者。口服地塞米松 2mg/d,3 周后患者血钾、血/尿醛固酮、血压皆恢复正常,则可明确诊断。

(五)影像学检查和定位诊断

对已确诊的原醛患者应进行定位诊断,以判定是单侧抑或双侧肾上腺过度分泌醛固酮,是手术治疗的前提。

1.B 超检查

醛固酮瘤或醛固酮癌可显示一侧肿瘤,大于 3 cm 者应考虑醛固酮癌。但对于小于 1 cm 的肿瘤较难发现,无法鉴别增生或小的腺瘤。

2.磁共振成像检查

磁共振成像检查空间分辨率低于计算机体层扫描,可能出现运动伪像,一般不作为常规。

3.计算机体层扫描检查

计算机体层扫描检查是原醛定位诊断的首选方法。薄层扫描(2~3 mm)可检出<5 mm 的肾上腺肿块。APA 肿瘤直径多<2 cm,很少超过 3.5 cm。APA 在 CT 上表现为均质低密度圆形或卵圆形肿块,增强扫描不强化或轻度强化,CT 值低于分泌皮质醇的腺瘤和嗜铬细胞瘤。IHA 表现多样,可表现为双侧肾上腺增厚或结节、一侧结节对侧增厚、单侧弥漫性增厚、单侧结节状增生,约 10% 的 IHA 双侧肾上腺无异常表现。测量肾上腺各肢的厚度可鉴别 APA 和增生,APA 患者各肢厚度不超过 5 mm。CT 不能区分结节样增生的 IHA,小的 APA 也可能漏诊。总的来说,CT 诊断单侧醛固酮增多症的敏感性为 78%,特异性 75%。

4.肾上腺静脉取血

APA、UAH、与 IHA,FH I 型治疗不同,因此功能分侧定位非常重要。肾上腺静脉取血(AVS)即选择性双侧肾上腺静脉插管取血测定醛固酮和皮质醇浓度,是功能分侧定位诊断的金标准,敏感性和特异性分别为 95% 和 100%。AVS 为有创检查,费用较高,有一定并发症率(<2.5%),适用于临床确诊原发症,拟行手术治疗,但 CT 显示正常肾上腺、单侧肢体增厚、单侧小腺瘤<1 cm、双侧腺瘤或结节者。对于<40 岁,CT 为明显的单侧孤立性腺瘤者,可直接手术,不必行 AVS。结果判定:皮质醇校正的醛固酮比值高低两侧之比>4,确定为单侧优势分泌,手术效果良好。AVS 有一定技术难度,成功率为 74%~90%,目前国内开展的单位不多,尚需进一步积累经验。AVS 失败的单侧病变,体位试验是有效补充。

单独以 CT 为依据被不恰当排除手术或手术的发生率分别为 22% 和 25%。CT 肾上腺患侧与 AVS 优势侧符合率仅 54%。在目前尚无更佳的无创检测手段的情况下,开展 AVS 是有必要的。简言之,对生化检测确诊的原醛患者,除非单侧肾上腺肿块>1 cm,CT 为其他表现者均应行 AVS 检测,以明确病变与原醛的关系、评估手术的必要性。

(六)家族性原发性醛固酮增多症的诊断

FHⅠ型(GRA)发病早、脑血管意外发生率高、病死率高。对于确诊原醛时年龄<20岁、有家族史、<40岁发生脑血管意外者,应做FH相应的基因嵌合体CYP11B1::CYP11B2检测。

五、治疗

(一)手术治疗

1.手术适应证

手术治疗适用于醛固酮瘤、单侧肾上腺增生、分泌醛固酮的肾上腺皮质癌或异位肿瘤。单发的APA可施行腺瘤切除术,尽量保留肾上腺组织;多发性腺瘤或腺瘤伴结节样增生者,宜行患侧肾上腺切除;醛固酮癌及异位产生醛固酮的肿瘤作肿瘤根治性切除术;UAH作优势侧肾上腺全切除术。单侧结节样增生与醛固酮瘤很难区分,随着临床上对原发性醛固酮增多症筛查的重视,肾上腺增生和单侧多发腺瘤所占的比例越来越高,保留肾上腺组织的手术应慎重,病灶残留是手术治疗失败或复发的重要原因。

IHA和GRA以药物治疗为主,即使肾上腺次全切除仍难以控制高血压和低钾血症。只有当患者因药物不良反应无法坚持长期内科治疗时可考虑手术,切除醛固酮分泌较多或体积较大的一侧肾上腺。

2.术式选择

可采用开放手术或腹腔镜手术,后者具有创伤小、术后疼痛轻、生理干扰小、康复快等优点,近年来已成为肾上腺手术的金标准。但也应重视严格掌握手术指征,避免随意扩大手术适应证的不良趋势。腹腔镜手术路径分为经腹腔和经腹膜后两种,前者操作空间大,视野和解剖标志清晰,易于处理肾上腺中央静脉和与之相关联的脏器和血管,特别适用于较大的、与周围组织脏器粘连的良恶性肿瘤。缺点是对腹腔脏器有干扰,增加术后肠粘连的机会;后者避免了腹腔脏器的干扰,但手术空间有限、缺少明显的解剖标志。大量研究表明两种路径在手术时间、出血量、并发症、术后恢复时间、疗效预后等方面并无明显差异。术式的选择取决于术者的习惯,应注意,对分泌醛固酮的肾上腺皮质癌的腹腔镜手术尚有争议,可能会增加种植转移和出血的机会。如影像学检查提示肿瘤已严重侵犯周围组织者,应以开放手术为佳;如术中分离困难或出血严重者,及时转为开放手术是明智之举。

3.术前准备

术前准备主要目的是纠正电解质紊乱、恢复血钾正常。主要措施包括低钠饮食和口服补钾。一般每天补钾3～6 g分次口服,至少1周以上。推荐同时口服螺内酯100～400 mg/d,分2～4次服用,通过竞争拮抗醛固酮来促进肾小管排钠、排水和保钾作用,同时降低血压。如血压控制不满意,可联合应用ACEI、钙通道阻滞剂等。

4.术后处理和随访

术后血/尿醛固酮迅速下降至正常范围,96%的患者一般在1～7 d间血钾恢复正常。术后第1天起即可停止补钾和螺内酯。术后禁食期间可适当补充钠、钾,或根据电解质监测结果补充。除醛固酮癌外,原醛患者很少发生对侧肾上腺萎缩或功能抑制,术后一般不需要激素替代治疗。高血压一般仍持续数月,血压恢复与否、恢复的速度取决于高血压病程和原醛的病因。长期的高血压和高醛固酮血症将导致肾小球或小动脉硬化,影响血压恢复。对于保留肾上腺组织手术的患者,如术后复发高血压、低钾血症,或血压下降之后再次升高,应重新评估是否原醛复发。

(二)药物治疗

适用于 IHA、FHⅡ、不能根治切除的醛固酮癌，及原醛的术前准备。螺内酯是醛固酮受体拮抗剂，是内科治疗最主要的药物。初始剂量 20～40 mg/d，逐渐递增，最大剂量<400 mg/d，每天 2～4 次，降压的同时恢复血钾，以维持血钾在正常值上限为度。降压效果欠佳时联用其他降压药物。肾功能不全的患者剂量酌减，以免高钾血症。该药对醛固酮受体的作用为非选择性，对雌、孕激素受体也有拮抗作用，长期服用可引起月经紊乱、乳房触痛、男性乳房女性化、性功能障碍等不良反应。依普利酮是一种新的选择性的醛固酮受体竞争拮抗剂，与雌、孕激素受体结合力低，不良反应轻，有较好的应用前景，初始剂量 25 mg/d，递增至 50～200 mg/d，每天 2 次。醛固酮的合成需要钙的参与，因此，钙通道阻滞剂在降低血压的同时，可使部分患者的醛固酮产生量减少，血钾恢复正常。糖皮质激素治疗适用于 GRA 患者，初始剂量地塞米松 0.125～0.250 mg/d，或强的松 2.5～5.0 mg/d 睡前服用，以维持正常血压、血钾、ACTH 水平为度。对于失去手术机会的醛固酮癌，米托坦、甲吡酮、酮康唑等可暂时减轻醛固酮分泌过多所致的临床症状，但对预后无明显改善。

（任之尚）

第十三节　嗜铬细胞瘤

嗜铬细胞瘤来源于外胚层神经嵴的交感神经元细胞，属 APUD 系统（amine precursor uptake and decarboxylation system）肿瘤。交感神经元细胞是交感神经母细胞和嗜铬母细胞的共同前体，在胚胎早期，多数嗜铬母细胞移行至肾上腺，形成胚胎肾上腺髓质，另一部分嗜铬母细胞随交感神经母细胞移行至椎旁或主动脉前交感神经节，形成肾上腺外嗜铬细胞。因此，嗜铬细胞瘤除发生在肾上腺内，还见于神经节丰富的其他部位，如肾周围、腹主动脉旁、输尿管末端的膀胱壁、纵隔等处，肾上腺外的嗜铬细胞瘤统称为副神经节瘤或异位嗜铬细胞瘤，本文重点介绍肾上腺嗜铬细胞瘤。除分泌肾上腺素及去甲肾上腺素等儿茶酚胺类物质外，嗜铬细胞瘤尚可合成其他激素，或合并其他内分泌系统肿瘤，引起多种内分泌功能失调。

嗜铬细胞瘤在高血压患者中的发病率为 0.1%～0.6%，每百万人口每年为 0.4～9.5 例 [(0.4～9.5)/10^6]，尸检发现率为(0.94～2.5)‰。该病发病率随年龄增长而增高。随着对本病的诊治水平的提高，近年来国内报道的嗜铬细胞瘤病例数急剧增加。据统计，嗜铬细胞瘤中肾上腺偶发瘤占 1.5%～18%，10%的良性散发性肾上腺嗜铬细胞瘤患者是因偶发肾上腺肿瘤而就诊的。嗜铬细胞瘤引起的高血压是可治愈的，该病的检出可以逆转其潜在的致命后果。

一、病因与病理

嗜铬细胞瘤一般呈圆形或椭圆形，有完整包膜，供应血管丰富而怒张。肿瘤体积较大，直径一般在 3～5 cm，也可大于 10 cm，重量从小于 5 g 至超过 3 500 g，伴高血压的患者肿瘤平均约100g。除了发生在肾上腺髓质，腹膜后腹主动脉旁交感神经节丰富的部位也会发生，甚至见于肾、肝门、胰头、髂血管、膀胱区，及后纵隔脊柱旁、颈部、颅内等腹腔以外部位。嗜铬细胞瘤多数为良性、单个发病，双侧或多发占少数。以往认为嗜铬细胞瘤中双侧及多发肿瘤占 10%，肾上腺外肿瘤占 10%，恶性肿瘤占 10%。目前由于认识和诊断技术的进步，家族性嗜铬细胞瘤、多发性内分泌肿瘤相继被发现。近年统计资料表明，肾上腺内单发性嗜铬细胞瘤仅占 60%～80%，双侧多发性瘤占 39%～50%。

肾上腺嗜铬细胞瘤切面呈灰白或棕色，可见灶性出血、中央变性、囊性变，可伴钙化，血管丰富，间质很少，肿瘤周围有时可见正常腺体。显微镜下细胞排列呈巢状或梁状，与正常嗜铬细胞相比，肿瘤细胞较大，呈不规则多角形，细胞核多形性明显，胞质颗粒状、嗜碱性至双嗜性，因其在铬盐中颗粒着色，故此得名。嗜铬细胞瘤呈嗜铬粒蛋白 A 免疫阳性，是与肾上腺皮质肿瘤和转移性非神经内分泌肿瘤鉴别的最可靠标志物。肿瘤大于 6 cm 应高度怀疑恶性嗜铬细胞瘤，另外，肿瘤呈结节状、分叶状，切面多彩状，伴坏死、出血的斑状区域，均提示恶性可能。

已经确定的恶性嗜铬细胞瘤组织学标准包括包膜侵犯；侵犯血管；扩散到肾上腺周围脂肪结缔组织；膨胀的、大的、融合性细胞巢；弥漫性生长、坏死；细胞成分增加；肿瘤细胞呈梭形；细胞核重度多形性，瘤细胞单一性（小细胞、核/质比率高）；核深染、大核仁，核分裂增多；任何非典型核分裂象。没有一个组织学特征能独立确定嗜铬细胞瘤的恶性倾向。实际上，最严格的恶性定义是转移必须出现在原来没有嗜铬组织的部位。

下面介绍几种特殊类型的嗜铬细胞瘤。

(一)多发性内分泌瘤

多发性内分泌瘤（multiple endocrine neoplasia，MEN）是一种常染色体显性遗传病。临床表现为多种内分泌病症的组合，即多发性内分泌腺瘤综合征。广泛存在于内分泌腺体及其他组织中能产生内分泌多肽物质的细胞统称为胺前体摄取及脱羧细胞（amine precursor uptake and decarboxylation cell，APUD cell），简称 APUD 细胞。这些细胞来源于神经嵴，分布于垂体、甲状腺、甲状旁腺、胰腺、肾上腺髓质。当神经嵴细胞发育异常时，就会发生 MEN，有的学者将这种肿瘤统称为 APUD 瘤。根据各种内分泌腺瘤发病的不同，MEN 分为 3 型。

(1)MEN-1 型：包括垂体、甲状旁腺和胰腺的肿瘤。

(2)MEN-2 型：与 *RET* 密码子 634 突变相关。MEN-2a 型又称西普勒综合征，包括嗜铬细胞瘤或肾上腺髓质增生并甲状腺髓样癌、甲状旁腺肿瘤；MEN-2b 型除 MEN-2a 型肿瘤外，还可发生多发性皮肤或黏膜神经瘤、马方样体型等。

(3)MEN-3 型：甲状旁腺瘤和乳头状甲状腺癌。也有人把 MEN-2b 型与 MEN-3 型合在一起。

(二)希佩尔-林道病

希佩尔-林道（von Hippel-Lindau，VHL）病是由 VHL 肿瘤抑制基因种系突变引起的显性遗传性家族性癌综合征，又称 VHL 综合征。该病有明显的表型变异性和与年龄相关的外显率，常见的肿瘤包括视网膜和中枢神经系统血管网状细胞瘤、肾细胞癌、嗜铬细胞瘤和胰腺内分泌肿瘤，其中嗜铬细胞瘤的总发病率为 10%～30%。

(三)神经纤维瘤病Ⅰ型

神经纤维瘤病Ⅰ型（neurofibromatosis typeⅠ，NFI）是常染色体显性遗传性疾病，以皮肤神经纤维瘤、皮肤色素沉着（牛奶咖啡斑）和骨发育不良为特征。约 1% 的患者可发生嗜铬细胞瘤，好发于 40～50 岁年龄段。值得注意的是，约 5% 的嗜铬细胞瘤患者合并有 NF1，这类患者的遗传学类型更常伴有 MEN-2 或 VHL 病。

以上 3 种疾病均称为家族性嗜铬细胞瘤，与呼吸链复合体Ⅱ基因 *SDHD*、*SDHB*、*SDHC*

突变有关,占嗜铬细胞瘤的6%～10%。家族性嗜铬细胞瘤具有以下特点:是常染色体显性遗传疾病,有高度外显率;发病年龄较早,可见于儿童;47%多为双侧发病,多为两个以上的内分泌腺体受累。双侧性嗜铬细胞瘤中约50%为家族性;同一家族中的发病的患者,其发病年龄和肿瘤部位往往相同;常与MEN-2型或神经外胚层发育异常,如神经纤维瘤病、视网膜血管瘤、脑脊髓血管网状细胞瘤等相伴发;有较高的复发率。

(四)多种内分泌功能性嗜铬细胞瘤

即嗜铬细胞瘤具有分泌两种以上的内分泌激素的功能。嗜铬细胞可自主性分泌异位性甲状旁腺素,并发高钙血症。嗜铬细胞瘤异位分泌促皮质激素(ACTH),与肺癌及其他肿瘤所分泌的大形ACTH不同,70%为小形ACTH,是人类标准的ACTH,可引起典型的库欣综合征,如术前未能确诊,术后未加重视,手术死亡率达50%以上。嗜铬细胞瘤还可分泌促黑素细胞激素、血管活性肠肽、前列腺素及神经系统所具有的P物质、神经肽γ、生长抑素等物质,其临床意义有待进一步确定。

(五)特殊部位的嗜铬细胞瘤

1.肾门部的嗜铬细胞瘤

肾门部的嗜铬细胞瘤多见于左侧。肿瘤直接浸润压迫可引起肾动脉狭窄;高儿茶酚胺血症直接引起肾动脉痉挛性收缩,随着病程延长,动脉壁发生纤维性变及增生,从而发生肾动脉解剖性狭窄。因此,这类病例的肾素系统也呈活跃状态。在高儿茶酚胺和高肾素的双重作用下,恶性高血压的进展非常迅猛。

2.胰腺后方的嗜铬细胞瘤

胰腺后方的嗜铬细胞瘤常位于腹主动脉及下腔静脉之间,易向血管内浸润,界限不清,处理极为困难。

3.膀胱嗜铬细胞瘤

膀胱嗜铬细胞瘤是副神经节瘤的一种。症状常常在排尿时发作是其重要特点。肿瘤位于膀胱肌壁间,多不侵犯黏膜。

二、临床表现

嗜铬细胞瘤可见于各年龄段,大多发生于成人,以20～49岁最多见。男女发病率大致相等。儿童病例约占1/5,男性略多。家族性发病者多见,占6%～10%,双侧发生率为20%或更高。嗜铬细胞瘤临床症状复杂多变,易被误认为是其他疾病的表现。究其根本,这些症状均由肿瘤生长及包括儿茶酚胺在内的各种激素的合成、储存、释放所引起。最典型的症状是高血压、头痛、心悸、出汗、面色苍白,具备上述症状者,诊断嗜铬细胞瘤的特异性可达90%以上,但具备上述典型表现者并不常见,仅占50%～60%。

(一)高血压

50%以上成人嗜铬细胞瘤表现为持续性高血压。阵发性高血压或持续性高血压阵发性加剧是嗜铬细胞瘤的典型症状,但只占患者的25%～50%,故不能将阵发性高血压作为诊断嗜铬细胞瘤的唯一依据。高血压发作时伴有突发的头痛、心悸、大汗、头晕、气促,头痛常从额部和枕部开始,可伴有恶心、呕吐、颈部疼痛、视力模糊。严重患者精神紧张、焦虑、濒死的恐惧感、面色苍白,血压骤升至26.7 kPa(200 mmHg)以上,可出现高血压危象,诱发脑出血、高血压脑病、昏迷、抽搐。恶性高血压加上大量儿茶酚胺释放引起的心动过速和心律失常,均可能导致左心衰竭和肺水肿。多数发作持续数十分钟,也有长达数小时者。症状缓解后患者极度疲劳虚弱,皮肤潮红,全身出汗、流涎、尿量增多。

高血压发作可由某些因素诱发,如精神应激、手术、外伤、麻醉、腹部受压迫等,甚至体育锻炼、过饮过食等刺激。某些药物也会诱发发作,如组胺、尼古丁、β受体阻滞剂、肾上腺素、去甲肾上腺素、甲氧氯普胺、纳洛酮、静脉造影剂等。临床上使用β受体阻滞剂时血压增高,应注意评估有无嗜铬细胞瘤,特别是 NFI 患者。

高血压的程度与嗜铬细胞瘤所分泌的儿茶酚胺的组成、肿瘤的大小有关。肾上腺内的肿瘤主要分泌肾上腺素(epinephrine,E),肾上腺外嗜铬细胞瘤以分泌去甲肾上腺素(norepinephrine,NE)为主,两者都可以使血压增高,但其作用机制不同,NE 使周围血管阻力增高,心率反射性减慢,心排出量降低;E 兴奋心肌,故心率、心排出量、脉率和左室射血分数均增加。NE/E 比值低的患者高血压程度可能低于比值高者。小的肿瘤分泌的儿茶酚胺直接入血,反而可能造成严重的高血压。大的肿瘤分泌的儿茶酚胺在瘤体内代谢成其他物质,血管活性成分反而较少,同时大的肿瘤常因坏死、囊性变等原因,功能活性并不高,不一定产生严重的症状。另外,老年患者血管壁对儿茶酚胺的敏感性降低,也会造成症状的不典型。应该注意,并非所有的嗜铬细胞瘤患者均表现为高血压,大约 10% 的患者血压正常。

(二)直立性低血压

可能是低血容量的表现,常合并快速型心律失常,因此也有认为与 E 分泌过多有关。

(三)消化系统症状

高血压发作时可伴有恶心、呕吐、腹痛,有时出现便秘及肠梗阻症状,也可因肠缺血或发生坏死表现为急腹症症状。肿瘤分泌血管活性肠肽及生长抑素可引起腹泻及低钾血症。

(四)其他内分泌异常

肿瘤分泌 ACTH 可产生库欣综合征;分泌生长激素可引起肢端肥大症;分泌促红细胞生成素可引起红细胞增多症;分泌降钙素可引起低钙血症;MEN 患者尚可同时患甲状旁腺功能亢进,引起高钙血症。

(五)代谢异常

表现为基础代谢增高和糖耐量降低。患者出现发热、消瘦、类似甲状腺功能亢进的征象。儿茶酚胺作用于肝细胞 α 受体、β 受体和肌肉 β 受体,使糖异生及糖原分解增加,同时通过刺激胰岛 α 受体抑制胰岛素分泌,引起空腹血糖升高、糖耐量降低。同样,糖原分解造成丙酮酸增多,在血管收缩缺氧情况下,可使高乳酸血症。

(六)儿茶酚胺性心肌病

可能与儿茶酚胺直接作用于心肌或心肌血管,造成缺血再灌注损伤有关,这种心脏并发症是嗜铬细胞瘤最严重的并发症,约占死亡病例的 58%。最常见的病理变化为局灶性心肌炎,心肌收缩带坏死,部分患者也可以表现为扩张型心肌病。临床表现类似心肌梗死,可伴有严重心律失常或心力衰竭。病变与过多的 Ca^{2+} 进入细胞内有关,故不宜使用强心苷治疗。过多的 Ca^{2+} 进入心肌可诱发心室颤动,导致突然死亡;β 受体阻滞剂可使 α 肾上腺能失去 β 受体的对抗,诱发或加重心肌损害,故此也不宜使用。

(七)其他症状

儿茶酚胺可直接作用于肺部血管,使肺静脉收缩,毛细血管压增高,血管壁的渗透压增强而导致肺水肿。除恐惧、极度焦虑等精神症状外,少数患者出现智力减退、痴呆。膀胱嗜铬细胞瘤可能有排尿时头晕、高血压发作。

总之,嗜铬细胞瘤临床表现千变万化,有的教科书称之为"戏剧性的症状",特别是原来"静止"的肿瘤,在各种刺激因素下突然分泌大量儿茶酚胺,引发高血压危象或低血压休克,甚至死亡,应予以足够的重视。术前未明确诊断、未做好充分准备就行手术治疗,是嗜铬细胞瘤患者术中死亡的一个重要原因。

三、诊断

(一)临床表现

嗜铬细胞瘤的诊断以临床症状为基础,但近 1/2 的患者并无典型的阵发性高血压及其相应的表现,部分患者甚至毫无症状,仅因其他原因做 B 超或 CT 检查时偶然发现。临床收治的肾上腺肿瘤中 20％为 CT 偶然发现,其中约 1/3 为嗜铬细胞瘤,因此,对肾上腺偶发瘤做有关嗜铬细胞瘤的检测是有必要的。另外,对于青壮年高血压患者亦应进行该病的筛选。

(二)生化诊断

测定尿儿茶酚胺(catecholamine,CA)及其代谢产物甲氧基肾上腺素(metanephrine,MN)、间甲去甲肾上腺素(normetanephrine,NMN)和香草基扁桃酸(vanillylmandelic acid,VMA)是常用的定性方法。以 24 小时尿 VMA＞9 mg 作为诊断嗜铬细胞瘤标准,特异性达 90％以上,但其敏感性差,假阴性率高达 56％。95％的嗜铬细胞瘤患者尿游离 CA＞100 μg/24 h,但容易受多种饮食、药物的影响,特异性较低,与 VMA 相比并无优势。尿 CA 和 VMA 在症状不发作的间歇期可正常,故应反复多次测定,并做发作前后对比。尿 MN 化学稳定性好,很少受心理应激影响,除氯丙嗪外受其他药物影响小,许多学者以此作为诊断嗜铬细胞瘤的首选指标。约 98％患者尿 MN＞1.3 mg/24 h,假阴性率仅 10％。

血浆中的 CA 不稳定,NE 在血液中的半衰期仅 2 min,而且与尿 CA 相比,更容易受应激、劳累、咖啡、香蕉、茶碱等因素影响,易产生假阳性,所以检测结果并不比尿 CA 可靠。3,4-二羟基苯基二醇(3,4-dihydroxyphenyl glycol,DHPG)是 NE 的脱氨基代谢产物,曾有报道测定 DHPG 与 NE 的比值,可用于鉴别嗜铬细胞瘤与原发性高血压,前者 DHPG/NE＜0.5,后者则＞2.0。目前公认的最佳实验室诊断方法是测定血浆游离 MN 和 NMN,可以识别血压正常或无典型症状的嗜铬细胞瘤,敏感性 97％～99％,特异性 82％～96％,阴性者几乎能有效排出嗜铬细胞瘤。目前尚未在国内各大医疗单位广泛开展。复旦大学附属中山医院采用 MN 正常值＜96.6 pg/mL,NMN 正常值＜163 pg/mL。

联合检测可提高诊断准确率。血浆游离 MNs(MN＋NMN)和 24 h 尿 MNs 升高≥正常值上限 4 倍以上时,诊断嗜铬细胞瘤的可能性近 100％。

(三)药物实验

1.激发试验

激发试验适用于尿和血中 CA 及其代谢产物不高,血压正常,而临床上怀疑为嗜铬细胞瘤者。组胺、酪氨酸试验易引起高血压危象,现已基本放弃。胰高血糖素激发的危险性较小,可谨慎地应用。阿片肽可以在嗜铬细胞瘤中合成,对 CA 的释放有调节作用,静脉注射其拮抗剂纳洛酮 10 mg,可轻度升高嗜铬细胞瘤患者的血压及血浆 NE 水平。静脉注射甲氧氯普胺 5 mg,也有同样作用。后两种激发试验都很安全,但其假阴性率达 71.4%。

2.抑制试验

抑制试验适用于持续性高血压诊断有疑问者。可乐定是一种中枢抗高血压药,能抑制交感神经末梢释放 CA,但不能抑制嗜铬细胞瘤释放 CA。口服 0.3 mg 可乐定 2～3 h 后,原发性高血压血浆 CA 下降至 500 pg/mL 以下,而嗜铬细胞瘤仍＞500 pg/mL。对常规降压药物效果不明显者,口服 α 受体阻滞剂盐酸酚苄明 10～20 mg,每天 3 次,共 2 周,血压下降、发作减少、症状明显好转者为阳性。这两种检测方法都很安全,可推广应用。后者同时可作为术前准备的方法。

(四)定位诊断

超声检查具有多平面、多角度进行检查的优势,可作为初步筛查手段,直径超过 1 cm 的肿瘤检出率接近 100%,但对小于 1 cm 或肾上腺外肿瘤诊断困难。CT 和 MRI 是定位诊断的主要手段,两者的敏感性和特异性相似,分别为 90%～100%、67%～80%。肿瘤在 CT 的图像呈软组织密度影,有不同程度的强化,有时伴出血、坏死及液化区,很少有钙化。CT 三维重建可显示肿瘤的形态、结构特征、范围及其与周围脏器的毗邻关系,是手术治疗的重要参考。应注意 CT 增强扫描时注射对比剂诱发高血压危象的可能。MRI 冠状面和矢状面图像除了有利于定位及明确肿瘤与周围组织脏器的关系,在明确肿瘤与周围血管系统及引流静脉的关系方面有很大优势。T_1 加权为等低信号,T_2 加权高信号、反相序列信号无衰减是嗜铬细胞瘤的特点,但并无特异性,肾上腺皮质癌和转移性肿瘤也可有类似的表现。有人认为 T_2 加权上呈明亮的"灯泡征"是嗜铬细胞瘤的特异表现,但并非常见。MRI 诊断嗜铬细胞瘤的敏感性可达 100%,特异性为 67%。

碘-131-间位碘代苄胍(131I-metaio-dobenzylguanidine,131I-MIBG)结构与 NE 相似,能被肾上腺髓质或嗜铬细胞瘤细胞摄取,131I 标记的 MIBG 闪烁照相安全、灵敏、特异性强、分辨率高,是近年诊治嗜铬细胞瘤的重要进展,可以特异性诊断体内任何部位的嗜铬细胞瘤。因为131I-MIBG 显像反映的是嗜铬细胞数量的多少,并不受肿瘤有无内分泌功能限制,同时具有定性和定位的价值,对家族性、肾上腺外、复发或转移性肿瘤尤为适用,检出率几近 100%。显像可见肾上腺嗜铬细胞瘤的肾上腺浓集度大于肝浓集度;异位嗜铬细胞瘤在肾上腺以外出现异常浓集灶。肾上腺髓质和交感神经节以外的高浓度聚集是恶性嗜铬细胞瘤的特征。另外,大剂量131I-MIBG 对恶性嗜铬细胞瘤有治疗作用。

(五)遗传易感性诊断

MEN-2 型、VHL 病、NFI 等遗传综合征患者发生嗜铬细胞瘤的风险性高,特殊的体征增加了鉴别散发性和家族性嗜铬细胞瘤的可能性。如合并马方样体型和肠、舌黏膜神经瘤应高度怀疑 MEN-2b;发现多发性皮肤牛奶咖啡斑和(或)皮下神经纤维瘤应考虑 NFI 的可能性。值得重视的是,嗜铬细胞瘤是多种家族性肿瘤综合征的最初表现,也可以是 VHL2C 型的唯一表现。对于有嗜铬细胞瘤家族史、双侧肾上腺嗜铬细胞瘤、<20 岁、患者或家属有脑、眼底、甲状腺、甲状旁腺、肾、胰腺、皮肤黏膜等系统病变等可疑家族性嗜铬细胞瘤的患者和家族进行基因筛查是必要的。

四、治疗

手术切除肿瘤是唯一有效的治疗方法,否则患者将死于本病。只有对有严重并发症不能耐受手术或恶性肿瘤已经转移者,才考虑药物治疗。90％的嗜铬细胞瘤是良性肿瘤,手术效果好,但风险很大。妥善的围术期处理是降低手术风险的关键。近年来,随着外科和麻醉技术的不断进步,手术死亡率已降至1％～5％。

（一）术前准备

术前充分的药物准备是嗜铬细胞瘤手术成功的关键。其目的是阻断过量儿茶酚胺的作用,控制高血压,维持正常的心率和心律,纠正因长期过量肾上腺素、去甲肾上腺素作用引起的外周血管收缩及血容量不足、改善心脏功能,预防麻醉和手术诱发的血压剧烈波动、心脑血管意外、急性心肺功能衰竭等严重并发症的发生(参考案例表 5-23)。

1.控制血压

肾上腺素能受体阻滞剂可使血压缓慢下降,血管床扩张,血容量逐渐增加。常用药物为长效 α-受体阻滞剂酚苄明,口服剂量从 5～10 mg 每天 2 次开始,根据血压调整剂量,可达 20 mg 每天 3～4 次,少数患者需用到 240 mg/d。疗程至少 2 周,发作频繁者需 4～6 周或更久,直至血压恢复或接近正常,心悸、多汗、肢端苍白发凉等症状消失。酚苄明是非选择性 α 受体阻滞剂,可使 β 受体失去拮抗,从而诱发心动过速或室上性心律失常,必要时可口服 β 受体阻滞剂如阿替洛尔、美托洛尔、普萘洛尔等将心率控制在 90 次/分钟以下。酚苄明用药时间过长可能会增加肿瘤切除后血管床扩张、长时间低血压的危险。近年来较多选用选择性 α_1 受体阻滞剂如多沙唑嗪(4～16 mg/d)、哌唑嗪(2～5 mg,2～3 次/天)、特拉唑嗪(2～5 mg/d)。对于 α 受体阻滞剂效果不理想的患者,可以联合应用钙通道阻滞剂;不能耐受 α 受体阻滞剂严重不良反应、术前血压正常或间歇性升高者,可用钙通道阻滞剂代替。儿茶酚胺引起的肾血管收缩和低血容量均可激活肾素-血管紧张素Ⅱ系统,导致血管紧张素Ⅱ活性升高,因此血管紧张素转换酶抑制剂亦有利于控制血压。应注意 β 受体阻滞剂不应常规或单独用于嗜铬细胞瘤术前准备,因其可阻断 β_2 受体增加周围血管阻力,诱发高血压危象,导致急性心力衰竭、肺水肿、心肌梗死等致命并发症。

表 5-23　案例:嗜铬细胞瘤

项目	内容
病历摘要	患者女,56 岁,于半年前无明显诱因出现头晕,呈阵发性发作,有时发作时伴心慌,无胸闷、胸痛,无头痛,无抽搐,无视物模糊,无耳鸣、耳聋。平日无明显乏力,无血尿、黑便,无恶心、呕吐,无腹泻、腹胀。高血压 6 年,收缩压最高达 28.0 kPa(210 mmHg),规律口服缬沙坦氢氯地平片治疗,控制一般。因再次发作入院,门诊查体后行 B 超检查见左肾上腺区占位,大小为 6.5 cm×6.1 cm;CT 示左肾上腺区占位,大小约 5.4 cm×5.7 cm。 入院后完善相关检查,排除禁忌后行后腹腔镜肾上腺病损切除术。建气入腹后,探查腹腔,游离腹膜外脂肪,沿腰肌前间隙及腹膜肾周筋膜间隙到达肾上级,于肾上级切开肾周脂肪囊,于肾脏内上方找到肾上腺,见肿瘤位于肾上腺上方,大小约 6 cm×5 cm,充分钝性+锐性游离肿瘤与上极粘连,游离并结扎夹结扎中心静脉,将肾上腺及肿瘤一并完整切除。术后恢复可,未诉不适。

项目	内容
学者点评	该患者有与嗜铬细胞瘤相关的症状发作,如头晕、心慌,控制的高血压,且血压反复大幅升高;CT 和 B 超都明确了肾上腺占位,直径超过 4 cm。该患者无手足抽搐,无感觉异常,无泌尿系统症状如多尿多饮,无电解质紊乱可暂时排除原发性醛固酮增多症;该患者无库欣症临床表现,暂不考虑皮质醇增多症,需查皮质醇节律排除;该患者较符合嗜铬细胞瘤症状,嗜铬细胞瘤是由肾上腺髓质或交感神经节的嗜铬细胞分泌儿茶酚胺,引起高血压及代谢紊乱症状。临床表现为阵发性高血压或持续性高血压阵发性加重,血压增高时伴有面色苍白、四肢厥冷、多汗、心悸、恶心、呕吐等交感神经兴奋的临床表现。同时还可伴有糖耐量减低,基础代谢率增高,形体消瘦等。该患者血压增高、多汗等儿茶酚胺大量分泌的表现,B 超示右侧肾上腺肿瘤。应检查血及尿 VMA,进一步明确。术前应严格按嗜铬细胞瘤准备,充分应用 α 受体阻滞剂、积极扩容;术中、术后若出现对侧肾上腺功能代偿不全,需长期补充激素,临床症状及内分泌系统紊乱表现不缓解等。

2.扩容

嗜铬细胞瘤分泌过量儿茶酚胺使机体外周小血管紧张性增高,血管床容积减少,血容量绝对不足。肿瘤切除后,儿茶酚胺骤减,血管床开放,血容量不足可导致术中休克。因此术前在控制血压的同时,应适当补充血容量,以减少术中血压波动,避免术中大量、快速扩容导致的心力衰竭、肺水肿等风险。术前应充分备血,可在麻醉开始前根据需要予以输血和补充晶体溶液。在气管插管和术中触动肿瘤血压骤升时,可立即静脉输注硝普钠、酚妥拉明防止发生高血压危象;肿瘤切除后发生严重低血压时,可使用去甲肾上腺素提高血压,同时迅速补充晶体和胶体溶液,直至血容量恢复,血液循环稳定后逐渐停药。

3.儿茶酚胺心肌病的处理

对于术中出现的任何严重的心律失常、心力衰竭、心肌损害表现,均应视作儿茶酚胺心肌病,立即停止手术操作并积极救治。这类病例死亡率极高,术前至少应准备半年,等待心肌损害恢复至较好状态后再次接受手术治疗。

4.麻醉准备

嗜铬细胞瘤术前不宜应用阿托品,以免引起心动过速。可换用东莨菪碱 0.3 mg 肌注。麻醉以采用全麻或全麻加硬膜外麻醉为宜,麻醉前除了留置中心静脉导管和桡动脉导管,用以监测中心静脉压和动脉压外,至少开通两条输液通道,一路用来静脉输血、补液,以便及时补充血容量;另一路用来滴入调节血压和纠正心律失常的药物。

(二)术式与切口的选择

目前腹腔镜手术已成为肾上腺良性肿瘤的常用术式,同样适用于嗜铬细胞瘤。以往认为≥6 cm 的嗜铬细胞瘤腹腔镜手术困难,出血量多,且气腹的压力可能会导致 CA 大量释放。随着腹腔镜外科技术的进步,近年来发现切除≥6 cm 或<6 cm 嗜铬细胞瘤的失血量、并发症率没有差别,腹腔镜下操作精细、对肿瘤直接挤压少,引起 CA 释放和血流动力学改变的程度甚至低于开放手术。但对于瘤体巨大或不能排除恶性、术前影像学检查提示有周围组织脏器侵犯者,仍以开放性手术为首选。对于术前定位明确的单侧肾上腺肿瘤采用 11 肋间切口;术前定位不明确或双侧肾上腺肿瘤、多发性肿瘤或肾上腺外肿瘤,则采用经腹部切口探查。对肿瘤巨大压迫或累及下腔静脉、膈肌者,可选用胸腹联合切口。

(三)手术过程

分离解剖时应轻柔,避免挤压肿瘤,以免 CA 骤然分泌,导致血压剧烈波动。与大血管粘连紧密的嗜铬细胞瘤,包膜外剥离有困难时,可采用包膜下切除,尽量避免大血管损伤引起的大出血。一般认为先结扎中央静脉有利于减少 CA 大量释放入血。但如操作过程中患者血压、心率和心律尚平稳,可先控制动脉,延迟静脉结扎,以避免静脉充血。嗜铬细胞瘤血管丰富,过早结扎中央静脉可能会增加渗血量,影响视野。结扎肿瘤供应血管和摘除肿瘤时,应及时通知麻醉医师和手术辅助人员,以备随时抢救可能发生血压骤降和心律失常。

(四)术后处理

术后的监护不容忽视,特别是术后 72 h 内,应密切观察血压、心电图、中心静脉压、尿量的变化。术中血压、心律和心率剧烈波动,术前有心脑血管疾病、儿茶酚胺性心肌病等情况的患者应送入 ICU 监护。部分患者因肿瘤摘除后儿茶酚胺撤退、血管床大量开放,存在低血容量休克或血管张力不足,在补足血容量的同时,可根据中心静脉压的情况适当使用血管活性药物。要注意区分心源性的低血压,儿茶酚胺性心肌病、严重的心律失常、心肌梗死均可导致急性心力衰竭,应予以相应的救治。对于双侧肾上腺肿瘤手术、异位分泌促皮质激素 ACTH 的患者,术后低血压或血压不稳定应考虑肾上腺功能不全的可能,并适当补充糖皮质激素。术后低血糖较为常见,应与低血压休克的临床表现鉴别,并及时予以纠正。

(任之尚)

第六章　神经外科

第一节　原发性脑损伤

原发性脑损伤是指脑组织在外界暴力直接作用下引起的一系列病理生理变化,造成的损伤。原发性脑损伤包括局限性脑损伤和弥漫性脑损伤。局限性脑损伤主要指脑挫裂伤和脑干损伤。弥漫性脑损伤指脑震荡和弥漫性轴突伤。又可按受伤后脑组织与外界的关系分为闭合性脑损伤和开放性脑损伤。

一、闭合性脑损伤

(一)脑震荡

脑震荡通常定义为"中枢神经系统的暂时性功能障碍",一般是在头部受到轻度暴力的打击后,产生的短暂意识丧失,随即清醒,可有近事遗忘,神经系统病理解剖无明显变化,无器质性损害,它所表现出的一过性神经功能改变,可能与脑组织受暴力打击后引起的病理生理变化有关。表现为遭受暴力部位的神经元线粒体的肿胀、神经轴突的损伤。尤其是有反复、长期脑震荡的病例,其脑组织的轴突变性和代谢紊乱尤为显著,可引起严重的后遗症。国外最新的描述强调脑震荡是外伤引起的精神状态的改变,它可以包括或不包括意识丧失。

1.症状与体征

(1)意识障碍:受伤后即刻发生,时间短暂,一般不超过 30 min。神志转清后患者可有头痛、头晕、恶心、呕吐和乏力等症状。

(2)近事遗忘:清醒后不能叙述受伤经过,有明显的近事遗忘,但往事仍能回忆。

(3)脑震荡后遗症:恢复期患者常有头晕、头痛、耳鸣、失眠等症状,一般在受伤后数周或数月逐渐消失。但有一些患者长期存在上述症状,有的还有记忆力下降和注意力不集中,若逾时 3～6 个月不愈,除考虑有精神因素外,还应做进一步检查以排除其他继发性损伤的可能。

2.诊断和鉴别诊断

脑震荡的诊断主要以头部损伤后有短暂的意识丧失和近事遗忘,神经系统体检和脑脊液检查正常作为依据。临床上与轻度脑挫伤很难鉴别,可依靠头颅 CT 或脑电图检查来鉴别,但由于两者的治疗原则基本一致,亦无严格区分的必要。

3.治疗

脑震荡一般不需要特殊治疗。适当卧床休息,给予一定的精神安慰及对症治疗。头痛者,可予罗通定、布洛芬等镇痛类药物,应避免使用有中枢抑制作用的吗啡类药物。恶心、呕吐者给予镇吐药;焦虑失眠者可给予镇静药。所有患者均应常规留院观察2~3 d,以排除颅内其他病变的可能。

(二)脑挫裂伤

脑挫裂伤是指暴力作用于头部,造成脑组织的器质性损伤(案例参考表6-1)。包括挫伤和裂伤两种病理类型。它是最常见的一种损伤,通常为多发并伴有其他类型的颅脑损伤。脑挫裂伤可发生于受暴力直接作用的相应部位或附近,产生冲击伤;但是通常发生严重和常见的是脑挫裂伤出现在远离打击点的部位,在暴力作用点的对应点,产生严重的对冲伤。

表 6-1 案例:脑挫裂伤

项目	内容
病历摘要	患者昨日夜间摔倒,伤及头部,未就医。今日出现左侧肢体活动不灵,伴语言不利,无肢体抽搐,无胸闷、憋喘,无恶心、呕吐,口鼻及外耳未见血性液流出。查体:血压 20.8/13.3 kPa (156/100 mmHg),神志清楚,语言清晰,正常面容,平车推入病房,自主体位,查体合作。双侧瞳孔基本等大等圆,对光反射灵敏。左侧鼻唇沟变浅,伸舌左偏。头部对称,软,无抵抗感,气管居中。脊柱生理弯曲正常,无畸形、压痛、叩击痛。左上肢肌力约 3 级,远端肌力差,左手握持约 2 级,背伸困难;左下肢肌力约 4 级,肌张力稍高;右侧肢体肌力基本正常,肌肉无萎缩。关节活动可。腹壁反射正常。脑膜刺激征阴性,左侧巴宾斯基征阳性,右侧阴性。颅脑 CT 示左顶叶脑挫裂伤,蛛网膜下腔出血;右侧颞枕顶、左侧顶部硬膜外血肿;左顶骨、右额骨、双侧颞骨骨折。急诊于全麻下行"右侧颅内血肿清除术+骨瓣复位术""颅内压感受器置入术"。患者出院时无明显头痛头晕症状,四肢活动正常,左侧鼻唇沟略浅。
手术记录	取右额颞顶枕马蹄形切口,分层切开头皮、筋膜、颞肌至颅骨,剥离皮肌瓣翻向头部,显露颅骨。可见颅骨骨折并向上延伸,骨折线渗血,动力系统钻孔 4 个,铣刀铣开颅骨,取下骨瓣,可见硬膜外血肿总量约 80 mL,清除后发现骨折损伤脑膜动脉出血,电凝止血。骨蜡封闭骨窗,骨折线处用一个连接片固定,细磨钻骨窗周围打孔并悬吊硬膜,骨窗下分块填塞人工硬膜,T 形剪开硬膜,可见右侧颞叶局部脑挫裂伤及蛛网膜下腔出血,电凝止血,将失活的脑挫伤组织局部清除,冲洗见无明显活动性出血,脑创面贴覆止血纱布,缝合硬膜外,缝合不严处使用纤维蛋白粘合剂贴覆人工硬膜,防止脑脊液漏。充分止血后,硬膜外放置乳胶引流管 1 根,骨瓣复位,用 2 个颅骨锁及 4 个连接片固定,分层缝合颞肌、筋膜及头皮各层。

对冲性脑挫裂伤的发生部位,与外力的作用点、作用方向和颅内的解剖特点密切相关。以枕顶部受力时,产生对侧额极、额底和颞极的广泛性损伤最为常见。而枕叶的对冲性损伤却很少有。这是由于前颅底和蝶骨嵴表面粗糙不平,外力作用使对侧额极和颞极撞击其上,产生相对摩擦而造成损伤。而当额部遭受打击后,脑组织向后移动由于枕叶撞击于光滑、平坦的小脑幕及枕骨内面上,外力得以缓冲,很少造成损伤。脑实质内的挫裂伤,则因为脑组织的变形和剪切力所造成,见于脑白质和灰质之间,以挫伤和点状出血为主。

脑挫裂伤的病理改变,轻者可见脑表面淤血、水肿,有片状出血灶,脑脊液血性;重者脑实质挫碎、破裂,局部出血,甚至形成血肿。受损组织缺血坏死。显微镜下可见神经元胞质空泡形成,尼氏体消失,胞核碎裂、溶解,神经轴突肿胀。

1.临床表现

脑挫裂伤的临床表现因受伤部位的范围和性质,及合并损伤不同而存在很大的差异。轻者无原发性意识障碍,有时很难与脑震荡区别;重者可致原发昏迷,神经功能严重损害,直至死亡。意识障碍的程度是衡量脑挫裂伤轻重的客观指标。严重脑挫裂伤的患者伤后多立即昏迷,昏迷时间可由半小时至数天,甚至数月,最严重者持续昏迷直至死亡。

(1)局灶性症状:根据损伤部位和程度的不同而有不同表现。损伤发生于皮质或皮质下功能区,则可出现偏瘫、失语、感觉障碍或癫痫发作。临床体检可有病理反射等阳性体征。损伤发生于非重要功能区时,则无明显神经系统阳性表现。若在观察过程中有新的神经系统体征时,应及时进行检查,以排除有新的损伤出现。清醒后常有剧烈头痛,呕吐频繁,常持续较长时间。脑挫裂伤的患者多有蛛网膜下腔出血,脑脊液血性,并出现脑膜刺激征。

(2)生命体征的改变:损伤当时,可有脉搏细速、血压下降和呼吸缓慢的表现,多数迅速恢复,如血压持续降低,则提示脑干损伤严重或有其他合并损伤。当血压、心率恢复正常后,患者出现血压升高,脉搏慢而有力,呼吸深而缓慢,则表示颅内压力增高,脑缺氧引起的代偿性反应。如脑损害严重,颅内压持续增高,最终导致中枢衰竭。

2.诊断和鉴别诊断

根据外伤史,伤后有较长时间的昏迷,存在神经系统阳性体征和脑脊液血性,诊断基本成立。但对于一些受伤程度轻或受伤很重、持续昏迷的患者,神经系统的阳性体征很难被确定,故仍需依靠 CT、MRI 等辅助诊断手段与脑震荡或颅内血肿鉴别。

(1)与脑震荡的鉴别:脑挫裂伤的昏迷时间较长,神经系统具有阳性体征,脑脊液呈血性;而脑震荡昏迷时间短,无神经系统阳性发现。急诊 CT 扫描可以明确。

(2)与颅内血肿的鉴别:脑挫裂伤在发生后即刻昏迷,如不伴有其他损伤,症状和体征在伤后可逐渐好转,趋于稳定;而颅内血肿发生后患者症状体征可再度加重,甚至昏迷。两次昏迷之间的清醒期称为"中间清醒期",症状体征进行性恶化。CT 或 MRI 可对两者作出明确的判断。但颅内血肿往往在严重脑挫裂伤的基础上出现,症状体征互相重叠,临床鉴别较为困难。

3.治疗原则

脑挫裂伤的治疗以非手术治疗为主,目标为减少脑损伤后的病理生理改变,维持机体的生理平衡,防止颅内血肿及各种并发症的发生。具体措施如下。

(1)卧床休息,所有患者均应留院观察,以防发生继发性颅内血肿及其他并发症。

注意生命征的改变:血压下降者及时抗休克治疗,排除有无其他部位的合并损伤;昏迷者维持呼吸道的通畅,给氧充足,必要时可予气管插管辅助通气。

(2)发热患者应用物理降温,以保护脑组织。重症患者可采取冰帽等降温措施。维持水、电解质及血糖的平衡。有凝血功能不全者应适当应用止血药物防止继发性颅内血肿的发生。

(3)对有发生颅内压增高风险者,可给予颅内压监测,如出现颅内压增高>2.7 kPa(20 mmHg),尽早应用高渗治疗,以控制脑水肿的进一步发展,亦可进行脑室外引流控制颅内高压,如 CT 扫描示有占位效应,非手术治疗效果欠佳或颅内压持续高于 3.33 kPa,应及时实施开颅脑挫裂伤清除术和(或)去骨瓣减压术,亦有主张用亚低温治疗者。

(三)脑干损伤

脑干损伤是指中脑、脑桥和延髓的损伤,是一种严重的颅脑损伤,常分为两种。原发性脑干损伤,外界暴力直接作用下造成的脑干损伤;继发性脑干损伤,继发于颅内压增高,脑缺血缺氧及因脑疝或脑水肿引起的脑干损伤。

1.受伤机制

外力作用于头部时,脑干除了可直接撞击于坚硬的斜坡骨质外,还可受到大脑和小脑的牵拉、扭转、挤压等致伤,其中以鞭索样、扭转样和枕后暴力对脑干的损伤最大。脑干损伤的病理改变通常为挫伤、局部出血、水肿。也有因剪应力而造成神经轴索损伤,是弥漫性轴突伤的一部分。

2.临床表现

脑干不仅含有大部分的脑神经核(除了嗅神经和视神经),全身感觉、运动传导束皆通过脑干;呼吸循环中枢亦位于此,而脑干网状结构则是维持意识清醒的重要结构。所以脑干损伤后,除了有局部脑神经受损的表现外,意识障碍、运动感觉障碍的表现往往较重;而且还可有呼吸循环功能的衰竭,危及生命。

(1)意识障碍:伤后即刻出现严重意识障碍。昏迷持续时间长,恢复慢,甚至持续昏迷不醒。

(2)呼吸循环功能紊乱:严重原发性脑干伤,可产生急性呼吸功能衰竭,伤后自主呼吸立即停止,或呼吸先深而快,后渐减慢,且不规则,直至完全停止,同时,循环功能亦出现衰竭表现,但比呼吸衰竭程度轻。继发性脑干损伤的患者,多有一逐渐演变的过程,早期可有中枢代偿,表现为血压升高、脉搏缓而有力、呼吸深快;随着损害进一步加重,表现为血压下降、脉搏细速、呼吸慢而不规则的失代偿表现,直至呼吸心跳停止。

(3)去大脑强直:是中脑损伤的重要表现之一。因为中脑水平以下的前庭核存在促进伸肌收缩的中枢,而中脑红核及其周围网状结构是抑制伸肌收缩的中枢所在。两者之间切断时,便出现去大脑强直。表现为伸肌张力增高,两上肢过伸并内旋,下肢亦过度伸直,头部后仰呈角弓反张状。损伤较轻者可为阵发性,重者则持续发作。

(4)眼球活动和瞳孔变化:脑干损伤时可有相应变化,临床上有定位意义。脑干损伤严重者,眼球固定,双侧瞳孔散大,光反射消失。中脑损伤时,可出现两侧瞳孔大小不等、大小变化不定。脑桥损伤时,瞳孔极度缩小,光反射消失。

(5)锥体束征:包括肢体瘫痪、肌张力增高,腱反射亢进及病理反射阳性。脑干损伤后多立即出现双侧病理反射。但严重损伤处于急性休克期时,全部反射可消失。

3.诊断

原发性脑干损伤与其他的颅脑损伤往往同时存在,临床症状重叠,鉴别诊断较为困难。对于伤后立即昏迷并进行性加重,瞳孔大小多变,早期发生呼吸循环功能衰竭,出现去大脑强直及双侧病理征阳性的患者,原发性脑干损伤的诊断基本成立。

原发性脑干损伤与继发性脑干损伤的区别在于症状体征出现的早晚。继发性脑干损伤的症状体征皆在伤后逐渐产生,颅内压持续监护亦可鉴别:原发性颅内压不高,而继发性则明显升高。

4.治疗

脑干损伤的病情重,目前的治疗效果尚不满意。对于轻度脑干损伤的患者,可按脑挫裂伤治疗,可使部分患者获得良好疗效。而对于重者,其死亡率很高。所以救治工作应仔细认真,有长期的打算,护理工作显得尤为重要。

(1)维持适当的脑灌注压及脑血流,有颅内高压者积极控制颅内压。适当镇静,避免高热以降低脑代谢。

(2)昏迷患者维持气道通畅,充分氧合,全身支持疗法,维持营养,预防和纠正水、电解质紊乱。

（3）积极预防和处理并发症，最常见的是肺部感染、尿路感染和压疮。加强护理，严密观察，早期发现，及时治疗。对于意识障碍严重、呼吸功能紊乱的患者，早期实施气管切开尤为必要。但气管切开后应加强护理，减少感染机会。

（4）对于继发性脑干损伤应尽早明确诊断，及时去除病因。若拖延过久，则疗效不佳。

（四）弥漫性轴突损伤

颅脑外伤后脑组织的病理改变除了脑挫裂伤和脑内血肿外，脑白质的病理改变已被人们所重视。大脑白质弥漫性变性是在伤后数小时或数日内出现轴突肿胀断裂，在显微镜下可见轴突回缩球形成。以后的研究发现大脑白质的变性与病情有关。20 世纪 80 年代国际上公认并命名为弥漫性轴突伤（diffuse axonal injury，DAI）。

1.病因

以前认为，引起 DAI 的原因是头部旋转性外力所产生的脑部剪应力和牵张力撕裂神经元轴突，使形成退缩球。最近有人发现，直线加速损伤亦能造成 DAI。有不少学者认为轴突退缩球并非是外力直接作用所致，而是轴突变性所形成。当脑外伤时，轴突发生肿胀、变性，远端轴突与神经元有逐步分离过程，神经元细胞质部分流到轴突受损外，并反流加剧轴突肿胀形成退缩球。

2.病理改变

弥漫性轴突伤的主要部位在脑的中央，如大脑半球的白质、胼胝体、脑干和小脑上下脚等处，出现多发性损伤、出血和肿胀。镜下检查，可在伤后 24 h（最早 6 h）后出现轴突肿胀和轴突退缩球。在外伤后 3 d，轴突退缩球更多且典型，轴突周围水肿加重。伤后数周或数月，轴突出现变性，脑白质萎缩，脑室扩大积水。

DAI 的病理分级如下：第一级为大脑半球、胼胝体、脑干和小脑的弥漫性轴突伤；第二级除第一级病理改变外还有胼胝体的局灶性出血和坏死；第三级为上述病理改变以外加有脑干出血坏死。

3.临床表现

（1）有明确的外力作用，可以是旋转力、直线加速力等。

（2）伤后立即昏迷，无中间清醒期，昏迷程度按格拉斯哥昏迷评分（Glasgow coma score，GCS）为 4～10 分，昏迷时间长。伴有脑血肿者，及时血肿清除后，意识也不易恢复。

（3）神经系统检查无明确的定位体征。

（4）头颅 CT 显示大脑半球实质内、胼胝体、脑干及小脑等处有多发性小出血灶或伴有脑组织弥漫性肿胀、脑室缩小、环池消失，但中线无明显移位。

（5）治疗效果较差，部分患者出现严重的神经功能障碍和长期植物状态。

4.治疗

（1）保持呼吸道通畅和充分给氧，必要时做气管切开，有呼吸功能衰竭者使用呼吸机。氧饱和度维持在 100% 左右，有肺部感染者应积极应用合适抗生素。

（2）监测和控制颅内压：对于 CT 提示有脑肿胀或颅内高压征象，或是深昏迷者（GCS 3～8 分）可给予颅内压监测，维持适当的脑灌注压。如颅内压高于 2.7 kPa（20 mmHg），应立即给予抬高头位、镇静、高渗治疗、脑室外引流等控制颅内压的方法，以减少伤后的继发性损害。目前的多中心 RCT 研究结果已不建议大剂量激素治疗。

（3）头部降温：发热患者应用物理降温，以保护脑组织。重症患者可采取冰帽或冰毯等降温措施，对于有顽固性颅内高压者亦有主张用亚低温治疗者。

（4）维持水、电解质平衡及血糖正常。

（5）手术治疗：主要是解决颅内压顽固性增高,可行去骨瓣减压术,脑脊液外引流术等。

（6）神经功能保护剂：需要大样本研究进一步验证其有效性。

（7）并发症的防治：积极防治肺部、尿路、颅内及全身感染的发生,及全身其他脏器功能不全及深静脉血栓的发生。

二、开放性颅脑损伤

开放性颅脑损伤是指由锐器或严重钝器打击或由火器穿透造成头皮、颅骨、硬脑膜和脑组织直接或间接与外界相通的创伤,并使颅腔与外界直接沟通。

它的主要特点为创口或伤道内有脑组织碎块或脑脊液流出;颅内有异物留存,包括帽片、头发、皮肤、颅骨碎片、枪弹或弹片,其他致伤凶器等。按致伤物的不同分为非火器伤与火器伤。两者均易造成颅内感染和出血、急性脑水肿、颅内压增高及癫痫等。虽然它们的损伤机制、病理改变均有不同,但治疗原则都为尽早做清创手术,关闭颅腔,变开放伤为闭合伤。

（一）非火器性颅脑开放伤

非火器性颅脑开放伤是指由锐器或钝器严重打击造成的开放性颅脑损伤。常见的锐器为刀、斧、锥、剪、钉或匕首。锐器造成的损伤往往与致伤物与颅脑的接触面有关,具有阔刃的利器造成头皮裂伤,创缘整齐,颅骨骨折多在受力处形成槽状,伴有相应部位的颅内血肿。有尖端的锐器常引起穿刺伤,伤口形态与致伤物的横截面相似。与火器伤不同的是它没有因能量的发散而造成的中心凝固性坏死区域。它也不会产生受力部位的对冲伤,颅脑损伤往往局限于受力点附近。颅脑损伤的严重程度取决于受伤部位和深度。一般来说,额部的损伤可引起个性的改变,但预后较好。颞部的损伤由于颞部与脑干和主要血管比较接近,可致海绵窦、3～6对脑神经或颈内动脉的损伤(前部)及基底动脉或脑干的损伤(后部),故损害较大。颅后窝的损伤则会致命。

1.诊断

非火器开放伤的诊断比较容易,根据受伤情况,体检可作出判断。但对于颅骨骨折、脑组织损伤、颅内异物的诊断还需依靠 X 线和 CT 检查。CTA 或是 DSA 检查可以明确开放伤导致颅内血管损伤的情况,或是异物与血管的位置关系。

2.治疗原则

基本原则为尽早、彻底清创,切除糜烂、坏死的脑组织,清除颅内异物或血肿,修复缺损硬膜和头皮创口,变开放性损伤为闭合性。清创应争取在48～72 h内进行,如患者有休克,则先纠正休克。手术前后应用大量抗生素以预防和控制感染。伤后3～6 d者,伤口只做部分缝合或完全开放。伤后7 d以上或创口已严重感染者,不宜行清创缝合手术,应使创面引流通畅,待感染控制后再做进一步缝合处理。开放伤者癫痫发生率较高,应伤后早期(7 d内)给予预防性抗癫痫治疗。

（二）火器性颅脑开放伤

火器造成的颅脑损伤在战时多见,和平时期较少。它造成的颅脑损伤较重,死亡率高。损伤后的脑组织功能障碍,颅内血肿,合并伤及继发的颅内感染是死亡的主要原因。

1.损伤机制

研究火器伤的损伤机制对诊断及治疗很有帮助,进入脑组织的能量多少决定了损伤的类型。根据物理学的基本原理:物体的动能是速度的平方。所以,火器伤的速度是主要的决定因素。除了速度之外,致伤物的体积、直径、致伤时角度、运动类型及颅内组织的结构都能影响火器伤的范围和程度。由于火器高速度地通过脑组织,造成在弹道周围的脑组织被破坏,破损的脑组织或被排除在弹道的出入口之外或被挤压形成弹道壁。这就形成了一个持久的、直径是火器的 3~4 倍的损伤通道。同时颅内可形成"暂时性空腔",产生超压现象,冲击波向四周脑组织传递,使脑组织顿时承受高压和相继的负压作用而引起脑挫裂伤。"暂时性空腔"的范围可以达到火器直径的30 倍以上,它引起的损伤范围远远大于肉眼所见的弹道范围。

切线伤则是高速(>330 m/s)的火器以切线方向冲击头部,但是并不进入颅内而造成的脑损伤。它除了造成接触点的头皮挫裂伤之外,还可使颅骨骨折、脑挫裂伤甚至更远部位的损伤。这是由于接触部位瞬时的压迫和减压形成的"震波"所致。波速为 15~20 m/s,波幅在 70~80 kg/cm² 时的"震波"在颅内可产生巨大的压力变化,引起损伤。所以,火器伤的致伤机制主要:①挤压和撕裂;②空腔形成;③震波效应。低速度的损伤机制为直接的挤压和撕裂;而高速的损伤机制主要是空腔形成和震波效应。动物实验发现火器伤后还可造成系统血压的升高和心排出量的减少;继发形成颅内压升高,脑灌注压的下降;另外,血液凝固系统的改变对伤后脑组织水肿和出血也有一定作用。

2.分类

按损伤情况的不同,可分为三类。

(1)穿透伤:投射物贯穿颅腔,有入口也有出口,出口一般较入口宽大。入口及出口附近均有头皮损伤,颅骨骨折及脑组织挫裂伤。颅脑损伤广泛,出口较入口更为严重。

(2)非贯通伤:投射物穿入颅内,停留在非贯通伤道的远端,仅有入口而无出口。伤道内有异物和碎骨片存在。

(3)切线伤:投射物以切线方向冲击头部,造成头皮、颅骨和脑组织沟槽状损伤,脑组织中可有碎骨片存留。此外,可以根据损伤部位分为额部伤、顶部伤、面部伤、枕部伤、颅后窝伤。按投射物速度分为高速伤和低速伤等。

3.临床诊断及治疗

火器性颅脑开放伤的症状体征与损伤发生的部位、大小、类型有关,与闭合性颅脑损伤相似,但具有以下特点。

(1)火器性颅脑开放伤由于同外界相通,颅内又有异物留存,易致颅内感染,不仅发生在伤后早期,晚期也易发生脑脓肿,产生严重后果。所以伤后及时、彻底的清创、大量抗生素的应用是减少感染的关键。

(2)此类损伤者创口及弹道出血较多,而且往往合并有其他部位的复合伤,易引起出血性休克。颅内血肿及脑挫裂伤较严重。故早期有休克者先纠正休克,稳定生命体征,及早行 CT 检查,明确颅内病变,以做相应处理。怀疑有颅内大血管损伤者可行 CTA 或是 DSA 检查以明确开放伤导致颅内血管损伤的情况或是异物与血管的位置关系。

火器性颅脑开放伤的患者在晚期易形成脑膜-脑瘢痕,癫痫发生率较高。故损伤后的癫痫预防给药是必需的。

(王顺利)

第二节 颅内血肿

颅内血肿是颅脑创伤最常见的一种继发性病变,它是指当脑损伤后颅内出血在颅腔的某部位聚集,达到一定体积时形成局部占位效应,造成颅内压增高,脑组织受压而引起相应的临床症状。创伤性颅内血肿在闭合性颅脑创伤中约占10%,在重型颅脑创伤中占40%~50%,颅内血肿是重型颅脑创伤的主要死因之一。病程往往进行性发展,若不及时处理,可引起脑移位、脑水肿、脑缺血、持续的颅内压增高和脑疝,而致严重后果。

按血肿症状出现的时间分为3型:72 h以内者为急性血肿,3 d以后到3周以内为亚急性血肿,超过3周为慢性血肿。颅内血肿按来源和部位可分为硬脑膜外血肿,血肿位于颅骨内板与硬脑膜之间;硬脑膜下血肿,血肿于硬脑膜与蛛网膜之间的硬脑膜下腔内;脑内血肿,血肿位于脑实质内。此外,还有些特殊类型的血肿,形成两个以不同部位或同一部位不同类型的血肿,称为多发性血肿;创伤后首次头颅CT扫描未发现血肿,当病情变化时再次CT检查发现血肿,称为迟发性颅内血肿;如果在CT扫描中发现原有的血肿扩大,为进展性颅内血肿。

一、硬脑膜下血肿

(一)急性硬脑膜下血肿

急性硬脑膜下血肿是指创伤24~72 h内血液积聚在大脑硬脑膜下形成的血肿。是颅脑创伤常见的继发性损害,发生率约为11%,占颅内血肿的50%~60%。平均年龄为31~47岁,大部分为男性患者。急性硬脑膜下血肿致伤机制在年龄组别上有差异。大多数的硬脑膜下血肿由机动车事故、跌落和袭击引起。在一项研究中,年轻组(18~40岁)急性硬脑膜下血肿患者有56%由机动车事故引起,只有12%由跌落引起。而老年组(>65岁)硬膜下血肿,这两种致伤机制分别为22%和56%。在两组针对年龄大于75岁和80岁患者的研究中,跌落已经被确定为外伤性硬膜下血肿的主要原因(案例参考表6-2)。

表6-2 急性硬膜下血肿

项目	内容
病历摘要	患者男,30岁,9点左右于高处坠落,右枕部及背部着地,伤后昏迷,伴有口鼻、右外耳道流血,量较多,不凝,右侧肢体活动不灵,无呼吸困难,无肢体抽搐。查体:昏迷状态,躁动明显。无睁眼,只能发音,刺痛下左侧上肢屈曲。右侧枕部及左顶部肿胀,局部擦伤,全身多处皮肤擦伤。双侧瞳孔基本等大等圆,直径约3mm,右侧瞳孔向左侧凝视,对光反射迟钝。颈抵抗。背部及胸部可触及皮下气肿。右侧肢体偏瘫,刺痛下右上肢有肌肉收缩。双侧巴宾斯基征阴性。CT示蛛网膜下腔出血;左额颞部硬膜下血肿并脑疝;蝶骨骨折、右颞枕缝缝宽;右枕部皮下血肿、积气;颈部皮下积气;双肺挫伤;右侧液气胸;右侧多发肋骨骨折;胸骨双重影,骨折不除外;胸1~6水平管内积气;胸7椎体骨折;腹部平扫未见明显异常;骶骨右翼、右耻骨上下支、右耻骨联合多发骨折。急诊行"左侧硬膜下血肿清除+去骨瓣减压"手术。 患者术后神志基本清楚,偶有躁动,记忆力混乱;头部切口已拆线,愈合情况良好,头部减压窗张力不高;双肺呼吸音粗,未闻及明显干湿性啰音;腹部膨隆,右上腹部压痛;四肢自主活动,双侧巴宾斯基征阴性

项目	内容
手术记录	取平卧位,头部右偏45度。自左耳前颧弓处向后上方弧形跨过顶结节转向,止于前发际处,分层切开头皮、筋膜、颞肌至颅骨,剥离皮肌瓣翻向前下方,显露颅骨。动力系统钻孔4个,铣刀铣开颅骨及近中颅底部分颅骨咬除取下骨瓣,硬膜张力较高,电凝脑中动脉。骨蜡封闭骨窗,细磨钻骨窗周围打孔并悬吊硬膜,弧形+放射状剪开硬膜,硬膜下血肿喷出,额叶、颞叶及侧裂周围严重脑挫裂伤及蛛网膜下腔出血,同时伴有脑血管损伤,出血不止,电凝出血血管,将失活的脑挫伤组织清除,冲洗见无明显活动性出血,脑创面贴覆止血纱布,颞部硬膜返折固定于颞肌,用一片9 cm×9 cm外科生物补片与硬膜减张缝合。
学者点评	该患者为高处坠落伤,年纪较轻,多发外伤,入院后即有昏迷症状,CT检查见中线移位明显,虽未出现瞳孔变化,但符合手术指征,告知家属后行手术治疗。术后一般情况可,但躁动明显,初期予以镇静药物治疗,但仍有躁动,镇静药使用量大,为控制精神症状,48 h内即给予"奥氮平"治疗,初始负荷剂量,联合"丙戊酸钠"治疗,效果可。

1.病理生理机制

外伤性急性硬膜下血肿有两个主要原因。

(1)出血在脑实质裂伤周围聚集,为脑挫裂伤所致的皮质动脉或静脉破裂,也可由脑内血肿穿破皮质流到硬脑膜下腔。此类血肿大多由对冲性脑挫裂伤所致,好发于额极、颞极及其底面。血肿下通常有严重的原发性脑损伤。患者一般无中间清醒期,局灶体征常出现较晚,不及硬膜外血肿明显。

(2)大脑加速-减速暴力运动时脑表面血管或桥静脉撕裂,如大脑上静脉注入上矢状窦血管,大脑中静脉和额极静脉注入蝶顶窦血管,颞叶后部的下吻合静脉注入横窦的血管损伤等。这一类型原发性脑损伤可能比较轻,有时出现中间清醒期,然后病情恶化。此类血肿可不伴有脑挫裂伤,血肿较广泛地覆盖于大脑半球表面。

血肿的发生部位与头部着力点和着力方式密切相关,头部侧方受击的加速伤,硬膜下血肿多见于同侧;头部侧方触撞物体的减速伤,同侧多为复合性硬膜下血肿,而对侧多为单纯性硬膜下血肿,有时在着力侧也产生硬膜外血肿或脑内血肿。一侧枕部着力的减速伤,硬膜下血肿多发于对侧额底、额极、颞底和颞极部位。一侧前额部着力的减速伤,硬膜下血肿多发生于同侧额底、额极、颞底和颞极等部位,但对冲的枕极和颅后窝则几乎不发生血肿。

急性硬膜下血肿也可见于应用抗凝治疗的患者,一般有外伤史(比较轻微)。接受抗凝治疗使男性急性硬膜下血肿的风险增高7倍,女性增高26倍。

2.临床表现

(1)意识障碍变化特点为有中间清醒或好转期者少见,多为原发性昏迷和继发性昏迷相重叠,或昏迷程度逐渐加深。37%～80%的急性硬脑膜下血肿患者GCS初始评分为8分或低于8分。

(2)颅内高压症状中,以呕吐和躁动多见,生命体征变化明显。

(3)脑疝症状出现快,住院时或手术前观察到有30%～50%的患者瞳孔异常。

(4)桥静脉出血引起的单纯性硬膜下血肿患者,由于原发性脑挫裂伤较轻,出血速度稍缓且多为静脉性出血,故伤后能较快从昏迷中清醒,主诉头痛并出现恶心、呕吐症状。临床症状逐渐加重,可出现躁动、偏瘫、失语等表现。

(5)接受手术的硬脑膜下血肿中只有30%～40%损伤是单一的。在大部分病例中,硬脑膜下血肿并发颅内或颅外其他创伤。脑挫裂伤和脑内血肿是最常见的颅内并发损伤。有 $18\%\sim$ 51% 的患者存在明显的颅外创伤，其中大多数病例包括面骨骨折、四肢骨折、胸部及腹部创伤。

颅后窝急性硬膜下血肿比较少见，发生率为 $2.3\%\sim3.0\%$。桥静脉撕裂、小脑幕撕裂、小脑挫裂伤或静脉窦损伤可导致颅后窝急性硬膜下血肿。这类患者可能会出现小脑体征、颈项强直、疼痛感或颅内高压症状。

3.影像学表现

CT 扫描发现，急性硬膜下血肿在脑表面与硬脑膜内层间形成新月形高密度影，在大脑表面形成占位效应。该新月形高密度影跨越骨缝线，但不跨越大脑镰或小脑幕。与此相比，硬膜外血肿呈双凸面，很少跨越骨缝线，但有可能跨越大脑镰或小脑幕。脑组织与硬脑膜粘连或血肿增厚有时会导致急性硬膜下血肿呈双凸面。新月形硬膜下血肿的准确厚度应通过 CT 采用宽窗位将高密度的血块和颅骨区分。

磁共振扫描是诊断急性硬膜下血肿的敏感检测方法，小面积急性硬膜下血肿也可以在 MR 上被识别。但磁共振扫描成像时间较 CT 扫描要长，头部受伤的烦躁不安患者可能会导致一些伪影出现。因此，与 CT 扫描相比磁共振不是头部受伤患者临床检查的最佳选择。在超急性期（小于 12 h），由于血红蛋白的结合，血肿在 T_1 加权成像上呈低信号，在 T_2 加权成像上呈高信号。在急性期（1h 至 2 d），由于脱氧血红蛋白的出现，导致血肿在 T_1 加权成像中呈等信号、在 T_2 加权成像上呈低信号。亚急性期，可再被分为早期和晚期，在亚急性早期（2 至 7 d），高铁血红蛋白在 T_1 加权成像上呈高信号，在 T_2 加权成像上呈低信号。在亚急性晚期（8 d 至 1 个月），高铁血红蛋白在 T_1 和 T_2 加权成像上均呈高信号。随着硬膜下血肿进入慢性期，这些信号在 T_1 和 T_2 加权成像上均呈低信号。急性硬膜下血肿将引起中线偏移，出血量较大时可导致前角消失、脑沟和脑回模糊及第三脑室受压。MR 在发现与急性硬膜下血肿相关的小挫伤、对侧损伤或脑干损伤上较 CT 扫描更敏感。

4.治疗

急性硬脑膜下血肿病情发展快，伤情重，一经诊断，应刻不容缓，争分夺秒地尽早手术治疗，以便迅速缓解颅内高压，减轻脑缺氧，解除脑干受压，提高手术治愈率和患者生存质量。手术目的是为了清除血肿及任何潜在的相关损伤、减轻占位效应、改善神经功能缺损。

（1）手术治疗指征：①不管急性硬脑膜下血肿患者的 GCS 评分多少，只要 CT 扫描显示血肿厚度超过 10 mm 或中线移位超过 5 mm，应该手术清除血肿；②对于具有颅内压（intracranial pressure，ICP）监测技术的医院，所有处于昏迷状态（GCS 评分＜9 分）的急性硬脑膜下血肿患者，应该进行颅内压监测；③昏迷的（GCS 评分＜9 分）、血肿厚度小于 10 mm 的或中线移位小于 5 mm 的急性硬脑膜下血肿患者，如果入院时比受伤时的 GCS 评分下降 2 分或更低，和（或）瞳孔不对称或固定散大和（或）ICP 超过 2.7 kPa（20 mmHg），应该手术清除血肿。

（2）手术治疗方式：①骨瓣开颅血肿清除术，适用于血肿定位明确，可经钻孔抽吸后的危重症患者，或钻孔探查血肿呈凝块状难以冲洗抽出血肿者；手术中清除血肿，妥善止血，清除挫碎及糜烂的脑组织，并探查排除和（或）清除脑内血肿，必要时行脑室外引流术；如果骨瓣开颅血肿清除术后，发现脑肿胀，颅内压增高，可能存在多发性血肿，或原有的小血肿扩大，应进一步探查，必要时再行头颅 CT 检查，以免遗漏血肿。②去骨瓣减压术及内减压术，去骨瓣减压骨窗的大小和部位应达到减压的要求，去骨瓣减压术应减张缝合硬脑膜。

对于临床最常见的额颞顶急性硬膜下血肿，特别是合并脑挫裂伤颅内高压的患者，提倡采用标准外伤大骨瓣开颅术（10～12）cm×（12～15）cm，进行血肿清除，根据术中颅内压情况决定保留或去骨瓣减压,硬膜减张缝合。标准外伤大骨瓣开颅术需要达到下列手术要求。①清除额颞顶硬脑膜外、硬脑膜下及脑内血肿;②清除额叶、颞前及眶回等挫裂伤区坏死脑组织;③控制矢状窦桥静脉、横窦及岩窦撕裂出血;④控制颅前窝、颅中窝颅底出血;⑤修补撕裂硬脑膜,防止脑脊液漏等。标准外伤大骨瓣开颅术能清除约95%单侧幕上颅内血肿,另外5%幕上顶后叶、枕叶和颅后窝血肿则需行其他相应部位骨瓣开颅术。例如,顶后和枕部颅内血肿应该采用顶枕瓣,颅后窝血肿则需要行颅后窝直切口或倒钩切口,双额部颅内血肿应该采用冠状切口等。

对于伴有严重脑挫裂伤和(或)脑水肿,在清除血肿后颅内压降幅不满意者;开颅清除血肿后颅内压高,脑肿胀明显;术前患者已存在瞳孔散大,并有脑疝形成、去脑强直,应行骨瓣减压术。但应严格掌握去骨瓣减压术的适应证,不可随意弃去骨瓣,因为大骨瓣减压术后,由于脑膨出而造成脑移位、变形及脑实质水分大幅流向紊乱等不良后果,早期可引起颅内迟发性血肿及局部水肿加重、脑结构变形、扭曲,增加神经功能缺损;后期尚可导致脑软化、脑萎缩、皮瓣下积液、脑穿通畸形、脑积水和癫痫等并发症。去骨瓣减压术可使部分危急患者度过术后脑肿胀、高颅内压危险期,从而挽救生命。内减压术适用于经血肿清除及去骨瓣减压术后仍不能有效缓解脑肿胀及颅内压增高,或术中因脑肿胀严重,缝合头皮有困难,而又无其他残留血肿的患者。内减压术是将额极和(或)颞极切除,以减少颅腔内容而降低颅内压。

非手术治疗虽有个别急性硬脑膜下血肿可以自动消散,但为数甚少,不可存侥幸心理,事实上仅有少数亚急性硬脑膜下血肿患者,如果原发脑损伤较轻,病情发展迟缓,始可采用非手术治疗。有学者提出硬膜下血肿患者进行保守治疗的适应证:GCS 评分≥13 的损伤;CT 扫描显示无其他的颅内血肿或水肿;中线偏移小于 10 mm;未出现基底池消失。

5.预后

急性硬膜下血肿患者的死亡率差异很大(42%~90%),影响预后的因素包括以下几点。

(1)GCS 评分:是决定预后的最重要因素。GCS 3~5 的患者死亡率为 76%,14%预后良好;GCS 6~8 的患者死亡率为 36%,40%预后良好。

(2)瞳孔:瞳孔不对称与预后较差有关。双侧瞳孔异常的患者,死亡率超过 80%;单侧瞳孔扩大但有反应的患者,死亡率约为 50%;单侧瞳孔扩大且没有反应的患者,死亡率约为 58%。

(3)神经体征:去大脑强直、肌张力低患者(死亡率为 77%~95%)比轻偏瘫和偏瘫患者(死亡率为 35%~48%)的预后更差。

(4)年龄:由于年轻患者系统疾病较少,其预后较老年患者要好。

(5)CT 表现:CT 表现如凝血块厚度、体积、中线偏移和基底池受压与预后相关,但特定阈值还有待确定。

(6)手术时机:损伤 4 h 后接受手术治疗的昏迷患者死亡率显著高于 4 h 内采取手术治疗的患者。

(7)颅内压:术后颅内压持续升高[>2.7 kPa(20 mmHg)]与预后较差有关。

(8)相关损伤:根据患者的相关损伤将急性硬膜下血肿分为无脑损伤的单纯性急性硬膜下血肿(死亡率为 22%);伴有脑挫伤的急性硬膜下血肿(死亡率为 30%)及复杂的急性硬膜下血肿(伴有颅内血肿,死亡率为 53%)。

(9)系统疾病:肺部感染、败血症、脑膜炎、休克、心律失常、上消化道出血都有可能影响预后。

(二)慢性硬膜下血肿

慢性硬膜下血肿为创伤后 3 周以后出现的症状,血肿位于硬膜与蛛网膜之间,是具有包膜的血肿。慢性硬膜下血肿临床并不少见,好发于中老年人,平均年龄约 63 岁。在硬膜下血肿中约占 25%,占颅内血肿的 10%。其中双侧血肿发生率高达 14.8%。本病可因轻微颅脑创伤引起,甚至不能记忆有创伤史,起病隐匿,临床表现无明显特征,容易误诊。从受伤到发病时间,一般为 1~3 个月。

1.病理生理机制

能够询问出头部外伤史者不足 50%,有时外伤非常轻微。其他危险因素:酗酒、癫痫、脑脊液分流、凝血功能障碍(包括抗凝药物治疗)及患者易于跌倒(如既往脑血管病)。老年患者由于脑组织体积减小,硬膜下间隙增大,因此血肿厚度常更大。典型的慢性硬膜下血肿为"酱油色"陈旧不凝血。关于出血原因,可能与老年性脑萎缩的颅内空间相对增大有关,遇到轻微惯性力作用时,脑与颅骨产生相对运动,使进入上矢状窦的桥静脉撕裂出血。血液积聚于硬脑膜下腔,引起硬脑膜内层炎性反应形成包膜,新生包膜产生组织活化剂进入血肿腔,使局部纤维蛋白溶解过多,纤维蛋白降解产物升高,后者的抗血凝作用,使血肿腔内失去凝血功能,导致包膜新生的毛细血管不断出血及血浆渗出,从而使血肿再扩大。慢性压迫使脑供血不全和脑萎缩更加显著,造成此类患者的颅内压增高程度与血肿大小不成比例;早期包膜较薄,如及时做血肿引流,受压脑叶易于复位而痊愈;久后包膜可增厚、钙化或骨化。

2.临床表现

有轻微颅脑创伤史或创伤史已不能记忆。伤后长时间内无症状,或仅有头痛、头昏等症状。常于伤后 2~3 个月逐渐出现恶心、呕吐、复视、视物模糊、一侧肢体无力、精神失常等临床症状及体征。临床表现可归纳为以下几种类型。

(1)慢性颅内压增高症状:如头痛、恶心、呕吐和视神经乳头水肿等。

(2)血肿压迫所致的局灶症状和体征:如轻偏瘫、失语和局限性癫痫等。

(3)脑萎缩、脑供血不全症状:如智力障碍、精神失常和记忆力减退等。

慢性硬膜下血肿头部损伤往往较轻,不引起重视,伤后长时间无症状,特别是老年人颅腔容积代偿间隙较大,当血肿增大引起脑受压症状及颅内压升高症状时,患者早已忘记创伤病史,因此容易误诊。

3.影像学表现

近年来头颅 CT 扫描及 MRI 检查的广泛应用,提高了慢性硬膜下血肿的早期诊断水平,不仅能从血肿形态上估计其形成时间,而且可从密度上推测血肿的期龄。一般从新月形血肿演变为双凸形血肿需 3~8 周,头颅 CT 显示高密度血肿的期龄平均为 3.7 周,低密度血肿平均为 6.3 周,等密度平均为 8.2 周。MRI 检查对头颅 CT 扫描呈等密度时的血肿或积液,图像显示良好,可资鉴别。

4.诊断及鉴别诊断

慢性硬膜下血肿需与以下几种疾病相鉴别。

(1)创伤性硬膜下积液:亦可称创伤性硬膜下水瘤。为创伤造成的蛛网膜撕裂,脑脊液经蛛网膜瓣状裂口进入硬膜下腔而不能反流,以致形成张力性水囊肿。临床表现与硬膜下血肿相似,慢性积液多为无色透明的液体,蛋白质含量稍高于正常脑脊液,但低于慢性硬膜下血肿。头颅 CT 扫描与慢性硬膜下血肿亦很难鉴别。MRI 检查对于颅内血肿很敏感,具有较好的鉴别价值。

(2)脑蛛网膜囊肿:致病原因不明,可能为先天性脑叶发育不全,病变多位于颅中窝和外侧裂表面,临床表现与慢性硬膜下血肿相似,常被误诊。CT 扫描为低密度,且形状呈方形或不规则,这与慢性血肿呈规则的新月形不同。

（3）颅内肿瘤：脑脓肿及肉芽肿等占位病变易与慢性硬膜下血肿混淆,区别是无头部创伤史,借助头颅 CT 扫描及 MRI 检查可以明确诊断。

（4）正常颅内压脑积水、脑萎缩、神经症等：可表现为记忆力减退、理解差、智力下降、精神障碍等,易误诊。区别是无颅内压增高症状,影像学检查可确诊。

5.治疗

（1）手术指征：①临床出现颅内高压症状和体征,伴有或不伴有意识改变和大脑半球受压体征；②CT 或 MR 扫描显示单侧或双侧硬膜下血肿厚度＞10 mm、单侧血肿导致中线移位＞10 mm；③无临床症状和体征、CT 或 MR 扫描显示单侧或双侧硬膜下血肿厚度＜10 mm、中线移位＜10 mm 的患者可采取动态临床观察。

（2）手术方案：①钻 1 个或 2 个骨孔,用温生理盐水持续灌洗直至流出的灌洗液清亮。然后,留置引流管引流 24～48 h。②开颅硬膜下包膜切除术适合上述方法处理后反复复发的病例。可能是由于从包膜渗出导致复发,这时开颅手术不失为一安全有效的手段。不要试图切除深部粘连于脑组织表面的脏层包膜。

（3）术后治疗：清除血肿后,患者保持平卧或头低脚高位,术后轻度增高水负荷,24～48 h 拔除引流管,有助于使脑组织膨胀,排出残存的硬膜下液体,减少液体的存留和防止血肿复发。

（4）并发症：①癫痫,包括难以控制的癫痫持续状态,60％的 75 岁以上患者脑组织迅速减压后立即出现血肿下脑皮质充血,可能是与脑内出血和癫痫并发症有关,75 岁以下患者无这一现象发生；②脑内出血发生率为 0.7％～5.0％,严重影响预后,1/3 患者死亡,另外 1/3 重残；③脑组织膨胀不良和（或）硬膜下积血/积液复发；④张力性气颅；⑤硬膜下积脓,也可见于未手术治疗的硬膜下积液/血肿。所有并发症更容易发生于老龄和体弱患者。

6.预后

积液/血肿液排出约 20％以后,硬膜下的压力降低接近 0,这时临床症状将出现好转。硬膜下压力高的患者比压力低者脑组织膨胀和临床症状的缓解更快。治疗后 CT 检查常见有硬膜下液体残留,但临床症状的好转并不一定有 CT 上积液的完全消失。术后第 10 天 CT 可见液体残留者占 78％,40 d 以后占 15％,完全吸收有可能需要长达 6 个月。建议不要处理术后的积液残留,尤其是在 20 d 以内,除非 CT 所见病变扩大和患者症状不恢复或恶化。

二、硬膜外血肿

硬膜外血肿是指外伤后出血积聚于颅骨内板和硬脑膜间的潜在空间。由于硬脑膜的骨膜层和颅骨膜在骨缝线处的连接组织非常紧密,因此血肿通常被骨缝线所限制。硬膜外血肿发生率在闭合性颅脑创伤中占 2％～3％；颅内血肿中占 25％～30％,仅次于硬膜下血肿。通常发生于青壮年,平均年龄在 20～30 岁,很少出现在 2 岁以下的儿童（由于不成熟颅骨的可塑性）或大于 60 岁的老年人（因为硬脑膜已经和颅骨内板粘连）。

（一）病理生理机制

交通事故、跌落和袭击分别占到硬膜外血肿总数的 53％、30％和 8％。多因头部受过外力直接打击,着力点处的颅骨变形或骨折,伤及血管所致,血肿一般发生在受力点及其附近,出血积聚于硬膜与颅骨内板之间,并随着血肿的增大而使硬膜进一步分离,因此可根据骨折线通过脑膜血管和静脉窦的位置来判断血肿部位。由于骨折损伤脑膜中动脉导致硬膜外血肿占 3/4,其次是损伤脑膜中静脉、板障静脉或静脉窦而导致血肿。

硬膜外血肿以颞部和顶颞部最多,这与颞部含有脑膜中动脉和静脉,易为骨折所撕破有关。急性硬脑膜外血肿在枕部较少,因该处硬膜与枕骨贴附较紧,且常属静脉性出血。但有时由于骨折线穿越上矢状窦或横窦,亦可引起骑跨于窦上的巨大硬膜外血肿,这类血肿的不断扩张,多为硬脑膜与骨内板剥离后,因新的再出血所致,而非仅由静脉压造成继续出血。

血肿的大小与病情的轻重关系密切,愈大愈重。出血速度与临床表现也有紧密关系。发展急速的硬脑膜外血肿,其出血多来源于动脉损伤,血肿迅速增大,可在数小时内引起脑疝,威胁患者生命。若出血源于静脉,如硬脑膜静脉、板障静脉或静脉窦,则病情发展稍缓。为时较久的硬膜外血肿,一般6~9 d即有机化现象,从硬膜长入纤维细胞并有薄层肉芽包裹且与硬膜及颅骨粘连。小血肿可以完全机化,大血肿则囊性变内贮褐色血性液体。

(二)临床表现

1.外伤史

颅盖部特别是颞部的直接暴力伤,局部有伤痕或头皮血肿,颅骨X线片发现骨折线跨过脑膜中动脉沟;或后枕部受伤,有软组织肿胀、皮下淤血,颅骨X线片发现骨折线跨过横窦;皆应高度重视有硬脑膜外血肿可能。

2.意识障碍

由于原发性脑损伤程度不一,这类患者的意识变化,有三种不同情况。

(1)原发性脑损伤较轻,有12%~42%的患者在伤后到手术期间均保持清醒。

(2)原发性脑损伤较重,伤后昏迷,随后即完全清醒或有意识好转,但不久又再次陷入昏迷状态,这类患者即具有"中间清醒期"的典型病例,容易诊断,这类患者约占47%。因此,中间清醒期不是硬膜外血肿的诊断性特征,其他创伤后损伤也可以出现类似的临床表现。

(3)原发性脑损伤严重,伤后持续昏迷,且有进行性加深表现,颅内血肿的征象常被原发性脑挫裂伤或脑干损伤所掩盖,较易误诊。

3.颅内压增高

随着颅内压增高,患者常有头疼、呕吐加剧、躁动不安的典型变化,伴有血压升高、脉压增大、体温上升、心率及呼吸缓慢等代偿性反应,即库欣反应,等到衰竭时,则血压下降、脉搏细弱及呼吸抑制。

4.神经系统体征

单纯的硬膜外血肿,早期较少出现神经受损体征,仅在血肿压迫脑功能区时,才有相应的阳性体征。当血肿不断增大引起颞叶钩回疝时,患者则不仅有意识障碍加深,生命体征紊乱,同时将出现患侧瞳孔散大,对侧肢体偏瘫等典型征象。

(三)影像学表现

硬脑膜外血肿绝大多数(85%)都有典型的CT特点:在颅骨内板下方有双凸形或梭形、边缘清楚的高密度影,CT值40~100 Hu。有的血肿内可见小的圆形或不规则形的低密度区,认为是外伤时间短仍有新鲜出血(较凝血块的密度低),并与血块退缩时溢出的血清混合所致。少数血肿可呈半月形或新月形;个别血肿可通过分离的骨折缝隙渗到颅外软组织下。骨窗位常可显示骨折。此外,血肿可见占位效应,中线结构移位,病变侧脑室受压、变形和移位(图6-1)。

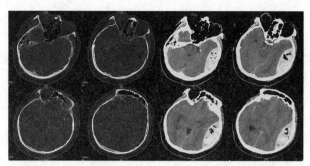

图 6-1　CT 显示急性硬膜外血肿，骨窗位可见骨折线

硬膜外血肿的形态在 MRI 上和 CT 相似。血肿呈双凸形或梭形，边界锐利，位于颅骨内板和脑表面之间。血肿的信号强度改变与血肿的期龄有关。急性期，在 T_1 加权像，血肿信号与脑实质相仿。在 T_2 加权像血肿呈现为低信号。在亚急性和慢性期，在 T_1 和 T_2 加权像均呈高信号。此外，由于血肿占位效应，患侧脑皮质受压扭曲，即脑回移位征。尽管 MRI 能清楚地显示外伤性血肿的存在，但是由于急性出血时 MRI 不如 CT 清楚，及操作时间较 CT 长，利用 MRI 对严重颅脑损伤的最初评价是不实用的。

（四）诊断及鉴别诊断

幕上急性硬膜外血肿的早期诊断，应判定在颞叶钩回疝征象之前，而不是昏迷加深、瞳孔散大之后，故临床观察非常重要。着力部位除头皮挫伤外，常见头皮局部肿胀，出血经骨折线到骨膜下，或经破裂的骨膜至帽状筋膜下形成帽状筋膜下血肿时，应考虑到颅内血肿的存在。当患者头痛呕吐加剧、躁动不安、血压升高、脉压加大和（或）出现新的体征时，即应高度怀疑颅内血肿，及时给予必要的影像学检查，包括 X 线颅骨平片和 CT 扫描等。需要和以下疾病鉴别。

1.硬膜下血肿

硬膜下血肿与硬膜外血肿的病因类似，但多是桥静脉或者脑皮层血管破裂引起，部位则位于脑表面与硬脑膜之间的间隙，CT 表现为范围较宽的新月形高密度影，可以跨颅缝。

2.大脑半球占位病变

如脑内血肿、脑肿瘤、脑脓肿及肉芽肿等占位病变，均易与慢性硬膜外血肿发生混淆。区别主要在于无头部外伤史及较为明显的局限性神经功能缺损体征，确诊亦需借助于 CT 和 MRI。

（五）治疗

急性硬膜外血肿，原则上一经诊断即应施行手术，清除血肿以缓解颅内高压，术后根据病情给予适当的非手术治疗。骨瓣开颅血肿清除术临床应用广泛。其优点是便于彻底清除血肿、立即止血和便于硬膜下探查。

1.手术适应证

（1）不管患者的 GCS 评分多少，只要急性硬膜外血肿体积幕上超过 30 mL，幕下超过 10 mL，应该行血肿清除术。

（2）血肿厚度＞15 mm，中线移位＞5 mm 的急性硬膜外血肿，应行血肿清除术。

（3）儿童硬膜外血肿幕上＞20 mL，幕下＞10 mL 可考虑手术。

2.操作方法

（1）依据血肿部位、大小设计好皮瓣，常规开颅，骨瓣大小以能暴露血肿范围为宜。

（2）翻开骨瓣后可见血肿，多为暗红色凝血块，附着在硬膜上，此时用剥离子或脑压板由血肿周边向中心轻轻剥离,也可吸引器吸除。血肿清除后,如遇到活动性出血,应仔细寻找出血来源,其出血点可用电凝或丝线结扎止血。若为骨管段内的脑膜中动脉出血,可用骨蜡止血;若为静脉窦或蛛网膜颗粒的出血则用吸收性明胶海绵压迫止血;若为硬膜表面的小血管出血,应电凝止血。

(3)悬吊硬脑膜于骨瓣边缘,如仍有渗血,应在硬膜与颅骨之间置入吸收性明胶海绵再悬吊,确认无出血后放回骨瓣,逐层缝合头颅。

3.术中注意事项

(1)清除血肿后硬膜张力仍高,硬膜下方发蓝,应切开硬膜探查。如有血肿应予以清除;如未见硬膜下血肿,则提示骨瓣邻近或远隔部位血肿,应予复查 CT 或钻孔探查,以免遗漏血肿。

(2)在清除血肿过程中,与硬膜粘连紧密的皮层凝血块不要勉强剥离,以免诱发新的出血。

(3)对手术前已发生脑疝的患者,主张血肿清除后去除骨瓣,以免术后发生脑梗死、水肿,再次发生脑疝。

4.手术禁忌证

除手术常规禁忌外,濒死和 GCS 为 3 分的极度虚弱的、无反应的、瞳孔已散大的、没有自主呼吸或血压不升的患者;国外有学者认为大于 75 岁的 GCS 5 分或以下的患者,也应该非手术治疗,因为无论是否手术,预后都很差。

5.保守治疗适应证

大脑凸面血肿量<30 mL,颅后窝血肿<10 mL,无明显占位效应(中线结构移位<5 mm,血肿厚度<15 mm),同时 GCS 高于 8 分,没有局灶性功能缺失,可在 CT 系列扫描和神经外科中心严密观察下,接受非手术治疗。

(六)预后

年龄、瞳孔异常、并发的颅内损伤、伤后手术时间,及颅内压已被确定为决定硬脑膜外血肿疗效的重要因素。

1.年龄和 GCS

年龄对疗效的影响在硬脑膜外血肿患者中并不像在整个颅脑创伤患者中那样明显。多因素回归分析发现在接受血肿清除术治疗的硬脑膜外血肿患者中,入院时 GCS 评分或术前 GCS 评分是最重要的单一疗效预测因素。GCS 3～5 分的硬脑膜外血肿患者死亡率为 36%,而 GCS 6～8 分的硬脑膜外血肿患者死亡率仅为 9%。

2.瞳孔

20%～30%接受手术的硬脑膜外血肿患者出现瞳孔异常,如瞳孔不等大或散大固定,62%的患者在入院时出现昏迷。一项研究表明同侧瞳孔散大与疗效差无关并且在瞳孔散大 70 min 内手术可以回缩。然而,双侧瞳孔散大与死亡率增高有关。有学者在多因素分析相关预后因素模式中,发现在所有年龄段和 GCS 评分患者中,瞳孔异常与疗效差有显著相关性。30%的瞳孔反射正常患者,35%的单侧瞳孔固定患者,50%的双侧瞳孔固定的患者疗效差。

3.并发损伤

成年接受清除术的硬脑膜外血肿患者有 30%～50%并发颅内损伤。大多数的脑挫裂伤和脑内血肿并发硬脑膜下血肿及弥漫性脑肿胀。硬脑膜下血肿和(或)脑实质内损伤并发硬脑膜外血肿疗效良好的机会少。在 315 例患者接受硬脑膜外血肿清除术的两组研究中,并发颅内损伤的发生率为 33%,硬脑膜外血肿并发其他损伤与疗效差之间显著性相关。没有资料表明急性硬脑膜外血肿患者的疗效与并发的低血压有关。

4.颅内压

有学者监测了 64 例硬脑膜外血肿清除术后昏迷患者中的 54 例 ICP,有 67% 的病例出现 ICP 增高,ICP 大于 4.7 kPa(35 mmHg)的病例与死亡率增高有明显的相关性。

三、外伤性脑内血肿

脑内血肿是指脑实质内的出血,以直径在 3.0 cm 以上,血肿量不少于 20 mL 为标准。在颅脑损伤中占 8.2%,在重型颅脑创伤中达 13%~35%。可发生在脑组织的任何部位,好发于额叶及颞叶前端,占总数的 80%,其次是顶叶和枕叶约占 10%,其余则分别位于脑深部、脑基底核、脑干及小脑内等处。位于额、颞前部和底部的浅层脑内血肿,往往与脑挫裂伤及硬脑膜下血肿相伴发,临床表现急促。深部血肿,多于脑白质内,系因脑受力变形或剪力作用致使深部血管撕裂出血而致,出血较少、血肿较小时,临床表现亦较缓。血肿较大时,位于脑基底核、丘脑或脑室壁附近的血肿,可向脑室溃破造成脑室内出血,病情往往重笃,预后不良。

(一)病理生理

脑内血肿多发生于脑挫裂伤较严重的部位,为脑深部小血管损伤破裂出血,形成血肿。常见引起脑内血肿的创伤如下:颅骨凹陷骨折,骨折挫伤或骨折片刺伤脑组织,损伤脑组织内血管,因此凹陷骨折处的脑内血肿较多见,血肿部位就在凹陷骨折处;颅脑创伤,脑移动与眶顶骨嵴或蝶骨嵴摩擦和冲撞,造成额叶底部和颞极部脑挫裂,损伤局部血管出血形成血肿,血肿部位多发生于额叶底部和颞极。

脑内血肿与着力部位的关系包括头部侧方着力,着力同侧的脑内血肿较对冲部位多见;枕部着力脑内血肿多见于对冲部位,额叶底面或颞叶前面,或在着力点部位;额前部着力伤,脑内血肿多见于着力点部位,而小脑和枕叶少见。

脑内血肿多与硬膜下血肿伴发,有时也与硬膜外血肿伴发,脑内血肿约有 10% 可破入脑室。外伤性脑内血肿好发于额叶及颞叶,约占全数的 80%,常为对冲性脑挫裂伤所致,其次是顶叶及枕叶,约占 10%,系因直接打击的冲击伤或凹陷性骨折所引起,其余则为脑深部、脑干及小脑等处的脑内血肿,为数较少。血肿形成的初期仅为一凝血块,浅部者四周常与挫碎的脑组织相混杂,深部者四周亦有受压坏死、水肿的组织环绕。4~5 d 之后血肿开始液化,变为棕褐色陈旧血液,四周有胶质细胞增生,此时,手术切除血肿可见周界清楚,几不出血,较为轻易。至 2~3 周时,血肿表面有包膜形成,内贮黄色液体,并逐渐成为囊性病变,相邻脑组织可见含铁血黄素沉着,局部脑回变平、加宽、变软,有波动感,但临床上已无颅内压增高表现。脑实质深部血肿约 2 个月可完全吸收。

(二)临床表现

急性外伤性脑内血肿的临床表现,与血肿的部位及合并损伤的程度相关。额叶、颞叶血肿多因合并严重脑挫伤或硬膜下血肿,多表现颅内压增高症状及意识障碍,而缺少定位症状与体征。脑叶血肿及挫伤累及主要功能区或基底核区血肿可表现偏瘫、偏身感觉障碍、失语等,小脑血肿表现同侧肢体共济及平衡功能障碍,脑干血肿表现严重意识障碍及中枢性瘫痪。顶枕及颞后着力的对冲性颅脑损伤所致脑内血肿患者,伤后意识障碍较重且进行性加重,部分有中间意识好转期或清醒期,病情恶化迅速,易形成小脑幕切迹疝。颅骨凹陷骨折及冲击伤所致脑内血肿,脑挫伤相对局限,意识障碍少见且多较轻,除表现局部脑功能损害症状外,常有头疼、呕吐、眼底水肿等颅内压增高的征象,尤其是老年患者因血管脆性增加,较易发生脑内血肿。

急性脑内血肿与脑挫裂伤硬脑膜下血肿相似,患者于颅脑损伤后,随即出现进行性颅内压增高及脑受压征象时,即应进行 CT 扫描,以明确诊断。由于这类血肿多属复合性血肿,且常为多发性,故而根据受伤机制分析判断血肿的部位及影像学的检查,十分重要,否则,于术中容易遗漏血肿,应予注意。急性期 90% 以上的脑内血肿均可在 CT 平扫上显示高密度团块,周围有低密度水肿带,但 2~4 周时血肿变为等密度,易于漏诊,至 4 周以上时则呈低密度,又复可见。此外,迟发性脑内血肿是迟发性血肿较多见者,应提高警惕,必要时应做 CT 复查。

(三)诊断与鉴别诊断

脑内血肿与脑挫裂伤、硬膜下血肿相似,患者伤后出现进行性颅内压增高及脑受压症状,头颅 CT 扫描及 MRI 检查可明确诊断。急性期的头颅 CT 扫描显示高密度团块,周围有低密度水肿带,2~3 周血肿呈等密度,4 周以上可显示低密度影。脑内血肿常为复合性血肿,且有多发性血肿,而迟发性脑内血肿是迟发性血肿中较多见的类型,为避免遗漏血肿,观察病情变化,随时或定期复查头颅 CT 是必要的。

(四)颅内血肿大小的测量

有学者基于测量椭圆体体积的概念,提出的 ABC 法测量脑内血肿的大小。圆体的体积公式:$V = 4/3\pi(A/2)(B/2)(C/2)$,此处的 A、B、和 C 是 3 个直径。因为 $\pi \approx 3$,所以公式可变为:$V = ABC/2$。按下列步骤可以近似计算脑出血的体积。

(1)确定出血区域最大的 CT 层面(层面 1)。

(2)测量层面 1 最大直径为 A;测量垂直于 A 的最大直径为 B。

(3)计数厚度为 10 mm 的层面数,将每一个层面与层面 1 进行比较。若层面的出血量超过层面 1 的 75%,则将此层面记数 1。若层面的出血量在层面 1 的 25%~75%,则将此层面记数 0.5。若层面的出血量小于层面 1 的 25%,则不计算此层面。将所有层面累加起来为 C。

(五)治疗

急性脑内血肿的治疗与急性硬脑膜下血肿相同,两者还时常相伴发。

1.手术指征

(1)对于急性脑实质损伤(脑内血肿、脑挫裂伤)的患者,如果出现进行性意识障碍和神经功能损害,药物无法控制高颅内压,CT 出现明显占位效应,应该立刻行外科手术治疗。

(2)GCS 评分在 6~8 分及额叶、颞叶挫裂伤体积>20 mL 且中线移位>5 cm 和(或)CT 扫描上有脑池受压表现的患者,应该立刻行外科手术治疗。

(3)任何损伤体积>50 mL 的患者均应该接受手术治疗。

(4)急性脑实质损伤(脑内血肿、脑挫裂伤)患者无意识改变和神经损害表现,药物能有效控制高颅内压,CT 未显示明显占位,可在严密观察意识和瞳孔等病情变化下,继续药物保守治疗。

2.手术方法

(1)对于额颞顶广泛脑挫裂伤合并脑内血肿、CT 出现明显占位效应的患者,应该提倡采用标准外伤大骨瓣开颅清除脑内血肿和失活脑挫裂伤组织、彻底止血,常规行去骨瓣减压,硬膜减张缝合技术。

(2)对于无脑内血肿、额颞顶广泛脑挫裂伤脑肿胀合并难以控制高颅内压、出现小脑幕切迹疝征象的患者,应常规行标准外伤大骨瓣开颅,硬膜减张缝合技术,去骨瓣减压。

(3)对于单纯脑内血肿、无明显脑挫裂伤、CT 出现明显占位效应的患者,按照血肿部位,采用相应部位较大骨瓣开颅清除血肿、彻底止血,根据术中颅内压情况决定保留或去骨瓣减压,硬膜原位缝合或减张缝合。

(4)对于后枕部着地减速性损伤、对冲伤导致的双侧大脑半球脑实质损伤(脑内血肿、脑挫裂伤)引起的脑内多发血肿,应该首先对损伤严重侧病灶进行开颅手术,必要时行双侧开颅大骨瓣减压手术。

(六)预后

脑内血肿的疗效与已知的"颅脑创伤"预后变量相关。这些因素包括年龄、入院时或复苏后的 GCS、颅骨骨折的出现、瞳孔反射脑干反射的存在、呼吸功能不全、ICP 及在 CT 扫描上基底池或第三脑室的形态。而且,还有其他变量与疗效明显相关联。这些(变量)包括损伤部位、脑内血肿的血肿量、随访 CT 时 GCS、最低的 GCS 计分、周围水肿的严重程度、手术时机、术前神经功能恶化、急性半球脑肿胀或伴发的硬脑膜下血肿。尽管这些研究包括非外伤性损伤,但患者颞部或颞顶部 30 mL 或更大的脑内血肿,极有可能发展成脑干受压或小脑幕切迹疝,提示这些患者应该早期接受清除术以清除即将惹祸的占位损伤。然而,这些预后变量不能单独用来确定何种患者需要接受手术治疗。

(王顺利)

第三节 脑动脉瘤

脑内动脉瘤是由于脑内动脉管腔的局限性异常扩张所致动脉壁的一肿瘤状突起,为临床常见血管性疾病,是自发性蛛网膜下腔出血(subarachnoid hemorrhage,SAH)最常见的原因。脑动脉瘤破裂引起蛛网膜下腔出血的年发生率为(6～35.6)/10 万人,其中芬兰和日本发病率较高,而在非洲、印度、中东和中国等发病率较低。在脑血管意外中,仅次于脑栓塞和高血压脑出血,位居第三。引起地区发生率差异的原因不清楚,可能与环境、饮食、种族(遗传)或医疗卫生条件等有关。大组尸体解剖发现,成人中未破裂脑动脉瘤发现率为 1%～6%,其中大多数为小于 4 mm 的动脉瘤。成人脑血管造影中脑动脉瘤(无症状)发现率为 0.5%～1%。脑动脉瘤可见于任何年龄,但以 50～69 岁年龄组好发,约占总发生率的 2/3。女性较男性稍多发,前者约占 56%。但是在 50 岁以前,男性多见女性,50 岁以后则女性多见。在出血的患者中,约 1/3 在就诊前死亡,另 1/3 死在医院,仅 1/3 经治疗得以存活。可见脑动脉瘤仍是当今人类致死致残常见的脑血管病。

一、脑动脉瘤的分类和病因

脑动脉瘤可按动脉瘤的大小、部位、病因和病理等进行分类。一般认为直径＜7 mm 的动脉瘤不易出血。过去认为巨大型动脉瘤很少破裂出血,现在发现约 1/3 巨大型动脉瘤以出血为首发症状,同时容易伴发神经功能障碍。

(一)脑动脉瘤的分类

1.大小

(1)小型≤1.5 cm。

（2）中型介于 0.5～1.5 cm 之间。

（3）大型介于 1.5～2.5 cm。

（4）巨型≥2.5 cm。

2、部位

（1）颈动脉系统：①颈内动脉，岩骨段、海绵窦段、床突段、眼动脉段、后交通、脉络膜前、颈内动脉分叉；②大脑前动脉，A1、前交通动脉、A2～3、胼周、胼缘；③大脑中动脉，M1，M2～3，M3～4

（2）椎-基底动脉系统：①椎动脉；②小脑后下动脉（中央型、周边型）；③基底动脉干④小脑前下动脉（中央型、周边型）；⑤小脑上动脉（中央型、周边型）；⑥基底动脉分叉；⑦大脑后动脉（中央型、周边型）。

3.病理

（1）囊状动脉瘤

（2）层间（夹层）动脉瘤

（3）梭状动脉瘤

（二）脑动脉瘤的发病因素

1.囊状动脉瘤

（1）血流动力学：①血流量增加，如动静脉畸形、对侧动脉阻塞、发育不良、颈动脉与基底动脉存在交通支；②血压增加，如主动脉狭窄、多囊肾、肾动脉纤维肌肉发育不良。

（2）血管壁结构：①后天性，如内弹力层变性、镰状细胞贫血、炎症、外伤、肿瘤；②先天性，如家族性、遗传性、I型胶原缺失等。

（3）其他：①烟雾病；②巨细胞动脉炎。

2.梭形动脉瘤

（1）动脉硬化。

（2）遗传性。

（3）血管结构性。

（4）感染性。

（5）放射性。

（6）其他：主动脉弓狭窄、巨细胞动脉炎。

3.层间动脉瘤

（1）外伤。

（2）动脉硬化。

囊状动脉瘤在脑动脉瘤中最常见，它具有以下特点而异于其他类型动脉瘤：起源于动脉分叉处，通常位于某一分支（如后交通动脉）的起始端；瘤体的方向与载瘤动脉的血流方向一致；位于载瘤动脉弯曲的外侧缘；瘤体附近常伴有穿通小动脉；有瘤颈，常可用特制的夹夹闭。

由于颅内脑动脉的管壁的中层发育不良，缺少外弹力层，因此颅内脑动脉较颅外动脉易发生动脉瘤。显微镜检可见囊状动脉瘤的瘤壁中层很薄或缺如，内弹力层缺少或仅残存碎片，瘤壁仅由内层和外膜组成，其间有数量不等的纤维变或玻璃样变性组织。大体检查动脉瘤，特别是破裂者呈不规则状，壁厚薄不一，可有一或多个子瘤。破裂点常在瘤顶部。

夹层动脉瘤和梭形动脉瘤在过去认为较少见于颅内，近来由于神经影像学的发展，其检出率逐渐增多。如在椎动脉瘤中，囊状动脉瘤占 50%～60%，夹层动脉瘤占 20%～28%，梭形动脉瘤占10%～26%。颈和椎-基底动脉系统均可发生夹层动脉瘤和梭形动脉瘤,但以椎-基底动脉好发。夹层动脉瘤和梭形动脉瘤大多沿血管长轴异常扩大,少数在CT和MRI上可呈椭圆或近圆形,但血管造影上可显示异常扩张和弯曲的管腔,易与囊状动脉瘤鉴别。夹层动脉瘤可位于内膜与肌层或肌层与外膜之间,由于动脉壁剥离,引起实际管腔狭窄,血管造影出现"线征"。如动脉瘤真腔、假腔均畅通,造影剂在其内滞留。有时难以从血管造影区分夹层和梭形动脉瘤,需借助MRI。夹层动脉瘤有下列MRI特点:血管腔内有内膜瓣;瘤内有双腔;假腔内有亚急性血栓。

二、动脉瘤的发病机制

近年来,逐渐有学者认为动脉瘤是一种炎症相关疾病,巨噬细胞浸润及平滑肌细胞(smooth muscle cell,SMCs)迁徙、凋亡普遍存在于动脉瘤壁组织中。多个研究表明动脉瘤壁组织内有不同程度的巨噬细胞浸润,其不仅释放促炎因子,而且分泌基质金属蛋白酶家族(matrix metallo-proteinase,MMPs),破坏血管壁细胞外基质、加剧炎症反应。平滑肌细胞在动脉瘤发生学中亦起重要的作用,早期动脉瘤壁的标本即可发现SMCs向内膜移位增殖,这是内皮层受损的一种代偿机制。MMPs是动脉瘤致病过程中一种重要的介质,其可以导致平滑肌细胞的凋亡,影响血管壁的正常结构。另外,血管壁压力、血流速度、壁面切应力、壁面切应力梯度、切应力振荡指数、血流冲击力等各种血流动力学因素,在颅内动脉瘤的形成、生长和破裂过程中起着重要的作用。

三、自然史

了解和正确掌握一个疾病的自然病程是很重要的,它不仅是评价和衡量各种治疗方法的疗效和优劣,而且是阐明各种疗法、预后的重要指标。特别是随着神经影像学技术的发展,无症状或仅有轻微症状的动脉瘤发现增多,对这些患者应该怎样处理才是正确?另外研究发现许多因素可以影响脑动脉瘤的自然病程,如遗传性、全身情况、伴随各系统病变、动脉瘤的解剖部位及与其有关的病理生理异常等。因此,通过对这些因素的研究和正确处理,也关系到疗效的提高。

对于脑动脉瘤,任何一种治疗的预后是否比其自然病程为好,是评价该治疗的重要指标。由于动脉瘤破裂与否,其自然病程截然不同,因此下面分别讨论之。

(一)未破裂脑动脉瘤

未破裂脑动脉瘤有引起症状和无症状之分。大组尸检和血管造影研究发现无症状脑动脉瘤在成人发生率为2%。对无症状未破裂脑动脉瘤自然病程的了解主要来自对多发性脑动脉瘤患者的研究,其中破裂动脉瘤已被处理,未破裂者经临床和影像学检查随访,发现经血管造影证实无症状脑动脉瘤的年破裂出血率为1%～2%,它们在破裂前可出现症状,从出现症状到出血的间隔时间从数日至10年以上,破裂出血可发生在任何时间。有症状的未破裂脑动脉瘤的年破裂出血率为6%。一般未破裂脑动脉瘤中有症状者预后差,因为其症状常来自动脉瘤对神经血管的压迫、瘤内血栓脱落造成脑栓塞和少量蛛网膜下腔出血等。巨型脑动脉瘤采取保守治疗者,数年内的病残率和病死率为80%。

目前具有共识的脑动脉瘤破裂因素包括大小(>7 mm);形态不规则;多发动脉瘤且其他动脉瘤破裂史;吸烟史;动脉瘤性SAH家族史等。很多项临床研究试图用简单的指标预测动脉瘤破裂风险,比如动脉瘤高宽比>1.6,破裂风险较大,但迄今为止,仍缺乏公认的预测动脉瘤破裂的良好指标。

(二)破裂脑动脉瘤

破裂脑动脉瘤的自然病程明显差于未破裂者。综合文献大组病例报道,首次破裂脑动脉瘤患者的病死率,在入院前为15%～30%,入院第1天为32%,第1周为41%,第1个月为56%,第6个月为60%。再出血率,48 h内为高峰,约为6%,继以每天递增1.5%,2周累计为21%。以后出血率趋于下降,年出血率为3.5%。再出血的病死率明显增高,第2次出血和第3次出血的病死率分别为65%和85%。

(三)影响自然病程的因素

1.动脉瘤的级别

动脉瘤级别越高,病死率和病残率越高。这是因为高级别者(如Ⅲ级、Ⅳ级和Ⅴ级)再出血率、脑血管痉挛发生率均较高(患者分级详见后述)。

2.脑血管痉挛

脑血管痉挛直接影响患者的病残率和病死率。有症状的脑血管痉挛的发生率为30%,其中1/3患者经治疗可康复,1/3患者病残,1/3患者死亡。

3.动脉瘤破裂的诱发因素

举重物、情绪激动、咳嗽、屏气、用力大小便、房事等是常见的诱发因素,他们通过对血压、血流动力学和颅内压的影响而促发动脉瘤破裂出血。

4.动脉瘤破裂的前驱症状和体征

在患有脑动脉瘤的患者中,一些症状、体征可以认为是"警告体征",半数患者大出血发生于前驱症状发生1周内,90%大出血在出现前驱症状后6周内发生。这些前驱症状、体征包括头痛、眩晕、感觉或运动障碍等。前驱症状发生与动脉瘤扩大、少量出血等有关,经2～3周后常发生大出血。有前驱症状未及时诊治者预后较无前驱症状者差,相反如及时诊治,预后大可改观。

5.蛛网膜下腔出血分级

费希尔Ⅲ级者易发生脑血管痉挛,预后显然较其他级别差。

6.动脉瘤大小

脑动脉瘤要多大才破裂出血,各家文献的报道不一,有直径4 mm、7 mm、7.5 mm、≤10 mm等。动脉瘤并不像肿瘤以线性方式生长。反而,它们可能是爆发式生长,绝大多数动脉瘤表现为突然生长,然后又静止不变,因此动脉瘤很难通过定期随访评估瘤体大小来预测破裂风险。体积越大的动脉瘤和体积增大的动脉瘤较易破裂。有报道在1 500名的研究人群中,<7 mm的动脉瘤无一例破裂。因此现在推荐对于>7 mm的动脉瘤进行密切随访并考虑进行治疗。

7.年龄

一般认为50岁以后的患者预后较年轻者差,可能与年老患者常合并系统性疾病有关。

8.性别

女性较男性好发脑动脉瘤,特别在50岁以后,可能部分与女性寿命较男性长有关。有学者在214例破裂脑动脉瘤中发现女性有较高的脑血管痉挛发生率,预后也较差。同时女性患者患有颈动脉纤维肌肉发育不良的比例较高,达23%。

9.多发性脑动脉瘤

大组临床病例和尸检发现,多发性脑动脉瘤的发生率分别为14.1%(7.7%～29.8%)和23.5%(18.9%～50%),以2～3个动脉瘤多见。文献报道最多动脉瘤在一个患者为13个。有学者在随访116例多发性脑动脉瘤患者,发现再出血率较只有单发脑动脉瘤的患者高,为31%,预后显然也差。另有学者分析 419 例脑动脉瘤患者,127(30%)例有多发脑动脉瘤。在单因素分析中,女性、吸烟好发多发性动脉瘤;在多因素分析中,前述两因素仍与好发多发性动脉瘤有关。

10.高血压

有高血压的脑动脉瘤患者预后较血压正常者差。

11.眼底出血

包括视网膜出血、玻璃体膜下出血或玻璃体内出血,后两者又称特尔松综合征。在动脉瘤出血引起蛛网膜下腔出血中,特尔松综合征发生率为 16.7%～27.2%,患者的病死率为 50%～90%,远高于无此征者。

12.遗传因素

7%～20% 脑动脉瘤者有家族史,他们患病的年龄常较轻,好发多发性和对称性(或称镜照性)动脉瘤,预后较无家族史者差。其他遗传性结缔组织病也常合并脑动脉瘤,系统性疾病如纤维肌肉发育不良、主动脉弓狭窄、多囊肾、马方综合征、神经纤维瘤病 I 型、埃勒斯-当洛综合征(Ehlers-Danlos syndrome)等。患纤维肌肉发育不良症者脑动脉瘤发生率高达 20%～40%,而且易发生严重脑血管痉挛。

13.系统和环境因素

妊娠、生产前后均易并发脑动脉瘤破裂出血,除与颅内压变化有关外,激素也起一定作用。研究发现停经前女性脑动脉瘤蛛网膜下腔出血发生率较低,停经后则明显增高,如补充雌激素可使发生率降低。吸烟、嗜酒和滥用可卡因者的脑动脉瘤破裂出血为正常人的 3～10 倍。吸烟诱发 α-抗胰蛋白酶的蛋氨酸活化部氧化,使其数量减少,弹性硬蛋白酶却明显增高。血清中蛋白酶与抗蛋白酶失衡可使各种结缔组织包括动脉壁降解,促使脑动脉瘤形成。另外,吸烟可加重出血后脑血管痉挛。

14.脑血管发育异常和血流动力学异常

颈动脉-基底动脉吻合支持续存在者易发生脑动脉瘤,如在 232 例有三叉动脉残留者 14% 发生脑动脉瘤,而且大多数动脉瘤位于三叉动脉及其附近。脑底动脉环先天(如一侧颈动脉或大脑前动脉)或后天(如结扎一侧颈动脉)异常者,其健侧动脉易发生动脉瘤。另外,供血丰富的动静脉畸形(arterial venous malformation,AVM)常合并动脉瘤,其中 59% 动脉瘤位于 AVM 主要供血动脉上,不治者病死率高达 60%。相反,如切除 AVM,有时动脉瘤可自行消失。

15.免疫因素

有学者在 18 例破裂脑动脉瘤患者血中,发现 13 例有较高的环状免疫复合物,21 例对照组中仅见 3 例。而且发现这些复合物与脑血管痉挛关系密切。另有学者发现简单的免疫试验可预测脑动脉瘤患者的预后,即术前抗体滴定度高者,术后易发生严重神经并发症。由于这方面的研究例数较少,免疫因素对脑动脉瘤自然病程的作用还有待深入研究。

四、脑动脉瘤的分布

90% 以上脑动脉瘤分布在脑底动脉环附近,其中大多数位于颈动脉系统。

五、脑动脉瘤的诊断

(一)临床表现

1.前驱症状和体征

发生率为 15%～60%,包括头痛、单侧眼眶或球后痛伴动眼神经麻痹、恶心呕吐、头晕等。

按病理生理可分为三类:微量出血或渗漏;动脉瘤扩大;脑缺血。半数前驱症状和体征在大出血发生1周内发生,90%在6周内发生。有回顾性分析研究422例破裂脑动脉瘤患者,以具有下列特征性头痛为前驱症状:头痛发生在大出血前,并缓解;突发、剧烈、前所未有的头痛。发现84例患者(19.9%)有此头痛,其中34例(40.5%)被医师忽略。75%患者发生在大出血前2周内。经外科治疗预后良好者,有前驱头痛组为53.6%,无前驱头痛组为63.3%。如前驱头痛发生在大出血前3d内,预后良好率仅为36.4%。因此,如能正确发现前驱症状和体征,及时诊治,可获得较好疗效和较好的预后。

2.典型表现

临床症状包括剧烈头痛,恶心呕吐、面色苍白、出冷汗,意识障碍,精神症状,癫痫。典型体征包括脑膜刺激征,锥体束征,眼底出血,局灶体征。

3.非典型表现

(1)老年患者、儿童和少数成人无头痛,仅表现全身不适或疼痛、发热或胸背痛、腿痛、视力和听力突然丧失等。意识障碍在老年人多见且重。

(2)部分未破裂动脉瘤(包括巨大型动脉瘤)引起颅内占位病变表现。

(二)破裂动脉瘤患者的临床分级

在入院时对患者的神经系统状况进行评估,并在此后进行定期观察对指导自发性SAH的治疗及预后分析是非常重要的。最近发布的SAH指南着重强调了这一点:应用简单有效的量表快速确定SAH患者的基线临床严重程度是预测其转归最为有效的因素。

目前临床应用广泛的是亨特-赫斯(Hunt-Hess)分级,对SAH患者的预后判断较为准确。一般亨特-赫斯分级Ⅰ~Ⅱ级SAH患者预后较好,而Ⅳ~Ⅴ级患者预后不佳。以哥拉斯格昏迷评分(Glasgow Coma Score,GCS)为基础的世界神经外科联盟分级也越来越受到人们重视,有利于各地区资料相互比较。

(三)辅助诊断

1.计算机体层成像

头颅CT平扫是目前诊断SAH的首选方法,在出血48h内敏感度高达95%。表现为脑室及脑池内的高密度灶。CT平扫具有以下作用。

(1)明确有否SAH及严重程度:SAH的部位及严重程度是预测脑血管痉挛重要因素之一。

(2)判断脑室大小:动脉瘤破裂后约21%的患者出现急性脑积水。

(3)观察是否存在血肿:大量颅内血肿或硬膜下血肿引起的占位效应需要立即手术清除。

(4)观察是否存在脑梗:但发病后24h内不敏感。

(5)预测动脉瘤部位:78%的大脑中动脉或前交通动脉瘤可通过CT推测。例如前纵裂出血或直回血肿提示前交通动脉瘤;侧裂出血提示大脑中动脉瘤或后交通动脉瘤;脚间池或脑桥前方出血提示基底动脉顶端或小脑上动脉瘤;第四脑室出血提示颅后窝来源的小脑后下动脉瘤或椎动脉夹层动脉瘤;第三脑室出血提示基底动脉顶端动脉瘤。

CT片上SAH的量和部位与血管痉挛的发生有很好相关性。临床分级越差,CT上出血程度越严重,预后越差。表6-3为根据CT上积血程度的SAH费希尔分级表。值得注意的是CT发现与SAH的关系也受时间的影响。如果在发病后≥4d做CT,CT所见与所发生的SAH并无关系,也即CT无评估SAH的价值。因此,SAH后应尽早做CT。为了更准确识别和分类SAH后脑血管痉挛,有学者提出改良费希尔分级(表6-4),经临床验证更为准确、可靠。

表 6-3　SAH 费希尔分级表

级别	CT 表现	血管痉挛危险性
1	CT 上未见出血	低
2	CT 上发现弥散出血,尚未形成血块	低
3	较厚积血,垂直面上厚度>1 mm(大脑纵裂、岛池、环池)或者水平面上(侧裂池,脚间池)长×宽>5 mm×3 mm	高
4	脑内血肿或脑室内积血,但基底池内无或少量弥散出血	低

表 6-4　改良费希尔分级表

费希尔分级	CT 表现	发生血管痉挛可能性
0	未见出血或仅脑室内出血或脑实质内出血	3%
1	仅基底池出血	14%
2	仅周边脑池或侧裂池出血	38%
3	广泛蛛网膜下腔出血伴脑实质内血肿	57%
4	基底池和周边脑池、侧裂池较厚积血	57%

2.脑脊液检查

脑脊液检查是诊断本病最敏感的方法,特别是头颅 CT 检查阴性者。但应掌握腰穿时机。SAH 后数小时腰穿所得脑脊液仍可能清亮,所以应在 SAH 后大于 2 h 行腰穿检查。操作损伤与 SAH 有明显区别。

(1)连续放液,各试管内红细胞计数逐渐减少。

(2)如红细胞>250 000/mL,将出现凝血。

(3)无脑脊液黄变。

(4)红细胞/白细胞正常,并且符合每增加 1 000 个红细胞,蛋白含量增加 1.5 mg/100 mL。

(5)不出现吞噬红细胞或含铁血黄素的巨噬细胞。脑脊液黄变是 CSF 中蛋白含量高或含有红细胞降解产物,通常在 SAH 后 12 h 阳性率高达 100%,出血 3 周后阳性率仍可达 70%,1 个月后达 40%。这一指标使用分光光度计检测较肉眼更为敏感,但特异度不高。黄疸或脑脊液高蛋白均可造成假阳性。

特别需要强调的是,SAH 造成的高颅内压是防止动脉瘤再破裂的保护机制,腰穿引起的颅内压波动可能诱发动脉瘤再出血。

3.头颅磁共振平扫

头颅磁共振平扫在出血后 48 h 内的急性期并不敏感,尤其出血量较少时由于含铁血黄素含量较少,MRI 无法准确检测。但在出血 4～7 d 后,其敏感性显著上升,10～20 d 则变得非常敏感。这与出血后红细胞逐渐裂解,血红蛋白降解并释放铁的过程有关。FLAIR 像对检测蛛网膜下腔内积血非常敏感。同时体积较大的动脉瘤也可直接从 MRI 上获得相关诊断信息。

4.灌注 CT

灌注 CT(perfusion CT,pCT)是反映脑组织缺血最直接、最敏感的方法。国外文献认为脑血流量(cerebral blood flow,CBF)和平均通过时间(mean transit time,MTT)能够反映 SAH 后的脑血管痉挛(CVS)严重程度和脑组织灌注异常。因此,通过 pCT 对 SAH 后的脑组织血流变化进行评估,对制订治疗方案及判断预后具有重要意义。由于SAH是全脑性病变,尽管出血源可能位于某个脑池或脑裂,但出血往往遍及全脑蛛网膜下腔。因此任何部位都存在发生CVS的风险。如今高排全脑pCT已逐渐普及。较之以往的常规pCT覆盖范围更广,有助于提高对SAH患者继发脑梗死的预测能力,对改善预后有重要意义。

5.头颅磁共振血管成像

头颅磁共振血管成像(magnetic resonance angiography,MRA)对脑动脉瘤的检出率可达到87%,特异度达92%。这一数据接近于DSA。但对于3mm以下的微小动脉瘤,其特异度及敏感度均不尽如人意。目前它只作为脑血管造影前一种无创性预检方法,作为社区调查或高危患者筛查的主要手段。

6.CT血管造影

近几年,国内外大量研究报道了高排数CTA诊断颅内动脉瘤的优势与缺点。总体而言,其敏感度及特异度均已达到比较理想的程度。尤其是256排以上CTA的应用更使得这一无创检查设备的准确度可媲美DSA。但一些研究也认为,针对<3mm的微小动脉瘤,CTA的准确率仍然显著低于DSA。CTA具有其本身的优势,可通过三维图像重建清晰地分辨动脉瘤与载瘤血管、穿支血管及颅底结构的关系,对指导开颅手术具有重要意义。一项研究指出,如果部分地区不具备DSA条件,CTA可作为独立的诊断方法并对进一步治疗提供指导。这也从另一方面肯定了CTA技术在脑动脉瘤疾病中的发展前景。目前针对CTA应用价值的研究还在不断深入,国外学者已提出CTA在诊断SAH后的血管痉挛方面有着广泛的前景,但其诊断效率还有待进一步研究。

7.脑血管造影

脑血管造影仍是诊断本病的金标准。血管数字减影技术(DSA)目前是最常用的技术,已能查出大多数出血原因。目前该技术能够在80%～85%的SAH患者中检出各种出血原因,同时还可显示是否存在脑血管痉挛。一旦复杂动脉瘤治疗需牺牲载瘤血管,则还可通过DSA判断侧支循环是否充分。但血管造影需要遵循几个重要原则。

(1)首先选取高度怀疑存在病变的血管进行造影。

(2)坚持至少四血管造影以排除可能存在的多发动脉瘤可能,同时全面评估侧支循环。

(3)一旦发现病变则需在多个工作角度进行造影或三维旋转以求多角度了解病变起源并评估瘤颈。

(4)如果未发现动脉瘤,切不可武断地给予造影阴性的诊断,必须反复评估以下部位。①双侧小脑下后动脉(posterior inferior cerebellar artery,PICA)起始部,1%～2%的动脉瘤起源于PICA起始部。由于单侧椎动脉造影大多可通过椎基底交界处反流使对侧椎动脉及PICA显影,因此造成部分临床医师简化了造影流程,仅行单侧椎动脉造影,造成漏诊。②前交通动脉,如果双侧大脑前动脉A1段均较为发达,此时前交通动脉可因双侧血流压力差小造成造影剂充盈不佳,进而导致漏诊。因此必要时行诊断性对侧压颈试验或者增加高压注射器的注射速度。③当SAH患者行DSA后仅发现动脉圆锥样改变,则建议行开颅探查。④首次DSA阴性者,应在2周(血管痉挛消退后)或6～8周(血栓吸收后)复查DSA。

8.经颅多普勒超声

经颅多普勒超声(transcranial Doppler,TCD)作为一种无创的、床旁的、可直接反映血管管腔内血流变化状况的检查手段,具有简便易行、可重复性强、费用适中、无创伤性等特点。由于血流速度与血管腔横切面积成反比,即与血管腔半径平方成反比,采用 TCD 可以无创测得脑底大血管血流速度。测定大脑中动脉近端的流速,对临床诊断 SAH 后血管痉挛有重大价值。有学者认为,对 SAH 患者使用 TCD 通过颞窗测量大脑中动脉血流流速,以 120 cm/s 作为血管痉挛的分界值,在有临床症状的血管痉挛患者中其检出率为 81.1%,而在血管造影证实的血管痉挛患者中其检出率也达到 77.2%,TCD 可在临床症状出现前对脑血管痉挛作出诊断,并对早期临床干预作出指导。但同时有文献认为,TCD 如果作为预测血管痉挛的指标,其阳性预测值仍然偏低。

9.认知功能量表

近年来,神经心理学在脑血管方面的应用成为新的热点,这体现了"生物-心理-社会"医学模式在现代医学中所扮演的重要角色。研究证明,20% 的 SAH 患者出现认知损害、行为改变、社会再适应能力减退并对远期生活质量产生影响。由此可见,认知功能障碍已成为影响 SAH 患者预后的重要组成部分。认知损害和功能减退常合并情感障碍(焦虑、抑郁)、疲劳和睡眠障碍。因此,建议使用成套认知功能量表将特别有助于 SAH 患者进行整体评估。

六、未破裂脑动脉瘤的药物治疗

由于动脉瘤的进展与炎症反应密切相关,逐渐有学者进行了药物抗炎治疗动脉瘤的治疗策略。从目前已发表的结果来看,阿司匹林及他汀类药物对稳定动脉瘤壁,抑制炎症反应,降低动脉瘤破裂风险具有一定的作用,但距离真正应用仍有大量的临床试验需要进行。

七、动脉瘤的治疗现状

随着高分辨率 DSA、各种栓塞材料的进步和血管导流装置的出现,血管内治疗因其创伤小、术后恢复快等优点,其治疗比例已从 2000 年的 20% 增长到接近 65%,逐渐成为颅内动脉瘤的主要治疗方法。一项涉及 2 143 个颅内动脉瘤患者的欧洲多中心随机对照研究表明,在术后的 7 年随访中,动脉瘤血管内组的并发症率和死亡率均低于开颅夹闭组,但再出血率和复发率要高于开颅夹闭组。虽然此项研究存在不少争议,血管内治疗在动脉瘤治疗中逐渐扮演更加重要的作用。而在另一项临床大型研究中,术后 3 年两个治疗组预后不良比例没有显著性差异,动脉瘤的治愈率仍是手术夹闭组更高。在中动脉动脉瘤、宽颈动脉瘤、血泡样动脉瘤、复发动脉瘤的治疗中,显微手术仍是不可或缺的治疗手段之一。在实际工作中,需要两者互相补充,为患者提供个体化精确治疗。

八、介入治疗

随着更高分辨率的三维重建 DSA 的出现和修饰弹簧圈、辅助球囊、颅内动脉瘤治疗专用支架及血流导向装置等新材料和技术的不断涌现,血管内治疗已成为颅内动脉瘤的首选治疗方法。对于高龄或者高级别破裂动脉瘤(Ⅳ~Ⅴ)而言,介入栓塞更是首选治疗。

重建性治疗技术主要包括单纯弹簧圈栓塞、球囊辅助栓塞、支架辅助栓塞和血流导向装置等方法,其中单纯弹簧圈栓塞是颅内窄颈动脉瘤的首选治疗方法。颅内宽颈动脉瘤早期被认为不适于采用介入治疗,多采用开颅夹闭治疗。但随着神经介入医师经验的积累及新型介入材料的出现,颅内宽颈动脉瘤的介入治疗可以通过采用微导管(丝)辅助技术、多微导管技术、球囊辅助技术和支架辅助技术等实现。对于颅内破裂动脉瘤,虽然应用支架辅助栓塞可以改善影像学结果,但由于涉及急性期抗凝、抗血小板等问题,其使用受到一定限制。但对于那些无法牺牲载瘤动脉的破裂动脉瘤,应用支架可能会带来更多的益处。最新出现的血流导向装置为复杂动脉瘤的治疗带来福音。不仅并发症发生率较低,且可达到满意的栓塞效果,明显改善患者预后,因此血流导向装置对有望成为亨特-赫斯分级较好、传统方法难以治愈动脉瘤患者安全而有效的选择。

九、手术治疗

近年来,开颅手术主要着眼于微创手术,处理复杂动脉瘤及介入后复发动脉瘤。通过入路改良,目前前循环动脉瘤主要使用迷你翼点、外侧眶上、眶翼点等入路,部分神经外科中心已经开始使用经鼻蝶内镜作为动脉瘤夹闭的入路。常规囊性动脉瘤采用开颅瘤颈夹闭。对于宽颈动脉瘤或者复杂动脉瘤,可使用串联、重叠、开窗等夹闭技术进行瘤颈重塑夹闭。良好的暴露、合适的动脉瘤夹、巧妙的夹闭设计和准确的夹闭角度是处理复杂动脉瘤的关键。

另外,虽然介入治疗短期的风险较低,但同样存在复发率较高的问题。如何治疗介入后复发动脉瘤可能是神经外科医师即将面对的主要问题。栓塞后的动脉瘤内存在血栓和栓塞材料,情况更加复杂,往往需要使用双重夹闭技术或者切开动脉瘤取栓后才能完成夹闭,部分支架植入患者则需要血管阻断＋颅内外血管吻合治疗。

十、不同部位动脉瘤的手术策略

(一)大脑前动脉及前交通动脉瘤

前交通动脉瘤术前 DSA 需明确双侧大脑前动脉发育情况,少数患者仅有一侧前动脉发育,前交通动脉瘤的指向在较大程度上影响手术入路和瘤夹的选择,翼点入路为最常使用入路,可以有效地暴露前交通动脉复合体、双侧大脑前动脉 A1、A2 等结构,如瘤体指向前或前下,动脉瘤体一般与额底无明显粘连,但与视神经、视交叉及视束关系密切,可选择直夹从前方夹闭,当动脉瘤指向上方(位于纵裂内,两侧大脑前动脉 A2 段之间)或后方(指向大脑脚间窝),此时动脉瘤体与额底粘连甚至埋藏于额叶直回或纵裂内,侧方视野中动脉瘤被同侧 A1 阻挡,这种情况下也有学者采用经纵裂入路手术,其优点在于避免过度牵拉额叶造成术中动脉瘤破裂,同时前交通动脉、两侧 A1、A2 段均可同时满意显露;某些瘤颈位于前交通动脉后方,则可能需要选择窗式瘤夹跨越一侧大脑前动脉夹闭。某些极端的情况下,对侧 A2 直接从动脉瘤发出,塑形夹闭后应使用多普勒超声或荧光造影等方法验证前交通、对侧 A2 血流情况。

(二)中动脉动脉瘤

大脑中动脉为终末血管,有重要的穿支如豆纹动脉,根据动脉瘤的位置可分为 M1 及 M1-M2 分叉处、M2 及 M2-M3 分叉处、M3 三个亚型,其中 M1-M2 分叉处动脉瘤最为常见,根据动脉瘤的位置及术者的习惯,分离侧裂的方向不尽相同,应当优先暴露载瘤动脉及控制近端血流,再处理瘤颈。夹闭时需仔细分辨瘤颈与深穿支的关系,避开重要穿支,术中电生理监测特别是磁刺激运动诱发电位敏感性较高,可指导术者调整瘤夹避免术后梗死。

(三)后交通动脉瘤

后交通动脉瘤分为颈内动脉型、分叉型、后交通动脉型 3 种类型,翼点入路经外侧裂暴露动脉瘤是后交通动脉瘤夹闭手术的经典方式,开放颈内动脉池,释放脑脊液有利于动脉瘤的暴露,在第二和第三间隙仔细探查动脉瘤颈,当动脉瘤指向内下方时,瘤体被颈内动脉阻挡,无法充分暴露瘤颈,这种情况下,需要充分游离牵拉颈内动脉,通过旋转颈内动脉分辨两侧的瘤颈和脉络膜前动脉,避免夹闭不全或误夹其他分支。术中荧光造影对辨认分支可能有帮助。

(四)后循环动脉瘤

后循环动脉瘤占颅内动脉瘤的 5%～15%,后循环动脉瘤的症状略有不同,椎动脉/小脑下后动脉动脉瘤破裂产生的血肿常破入第四脑室,小脑下前动脉/小脑下后动脉远端动脉瘤破裂血肿可破入第三脑室(较少见),动脉瘤体可引起脑干压迫症状。

目前来说后循环动脉瘤首选介入栓塞治疗。当患者存在动脉瘤伴发 AVM,存在脑干、脑神经压迫症状或不适合介入治疗才考虑手术治疗。

对于无法夹闭/栓塞的特殊动脉瘤(梭形、巨大、夹层动脉瘤)可以选择椎动脉结扎/球囊栓塞(PICA 起始部远端)或者基底动脉栓塞＋旁路等手术方式。

(五)颈内动脉眼段动脉瘤

颅外颈动脉(internal carotid artery,ICA)瘤常见于眼动脉段及床突上段,一般选择改良翼点入路。为充分暴露动脉瘤颈,经常需要磨除部分前床突。术者应保持磨钻稳定性,或选择振动较小的超声骨刀避免误伤动脉瘤体,有时还需要松解颈内动脉上环。如动脉瘤体积较大,可通过颈内动脉逆向抽吸和快速心室起搏(rapid ventricular pacing,RVP)等技术降低动脉瘤张力帮助塑形夹闭,夹闭时应避免误夹后交通、脉络膜前动脉。部分海绵窦段动脉瘤可通过剥离海绵窦外侧壁暴露,但术中出血可能较多,易损伤海绵窦内神经,造成永久性眼球活动障碍,故目前已很少采用。

十一、手术时机

脑动脉瘤的最佳手术时机一直是神经外科争论的问题。为了防止再出血,神经外科医师曾尝试早期手术,可是由于出血早期脑肿胀和神经功能不稳定常增加手术的困难,围术期的病死率和病残率较高。相反,手术延期在出血 1 周后进行,上述困难少,疗效也较好。因此,在 20 世纪50、60 年代多主张出血 2～3 周后手术。

晚期手术虽取得很好的手术效果,但由于手术延期,相当部分患者因再出血和脑血管痉挛而死亡或病残。因此,70 年代末期以日本为首的一些神经外科医师重新提出早期手术的必要性,并开展临床研究,取得较满意的结果,如术后良好率早期手术组为 75%,晚期手术组为 45%。但是由于过去的研究报道或多或少有下列缺陷,影响结论的科学性:多为回顾性分析,缺少前瞻性、随机对照研究;大多研究资料来自外科手术患者,未包括因病情恶化而未手术患者,易产生研究样本的选择偏差;大多研究未考虑从出血到住院手术的时间。在此时间内,相当部分患者因原发出血、再出血和脑血管痉挛而死亡或严重病残,得以存活和入选晚期手术者的情况多较好,手术疗效当然也较好。

为了探讨脑动脉瘤理想的手术时间,1980 年 12 月以美国为首的世界 14 个国家 68 个神经外科中心开展为期 2～5 年合作研究,采用前瞻性、对照临床研究方法。从 5 358 例患者中挑选符合研究条件的患者 3 521 例,分成非手术组、于出血 3 d 内、4～6 d、7～10 d、11～14 d 和 15～32 d 手术组。结果显示,如果不考虑患者术前神经功能状况,在≤10 d 手术者,其疗效明显差于>10 d 手术者,即病死率高($P<0.001$),病残率也高($P=0.001\ 3$)。在出血 3 d 内、4～6 d、7～10 d 的 3 组患者之间没有差别。如术前患者清醒,3 d 内或 10 d 后手术预后最好,但病死率低仅见于 10 d 后手术组。如术前患者嗜睡,10 d 后手术组疗效最好。由于昏迷的患者数量不够,不能做统计学比较。

随着介入和显微手术技术的不断发展及对于脑血管痉挛的进一步认识及其防治水平的提高,近年来对于破裂动脉瘤提倡早期治疗的共识基本已经形成,即使是出血后 3~10 d 的患者,除非具有严重的脑血管痉挛和其他手术禁忌证,一般都主张尽早治疗,其目的是最大限度地解除再出血的危险,降低死亡率。

十二、术中血管阻断技术

(一)暂时脑动脉阻断

1.暂时脑动脉阻断与全身降压

脑动脉瘤破裂出血可发生在任何时期,发生在麻醉时,常是灾难性,紧急开颅手术常难挽救患者生命。术时动脉瘤破裂发生率为 15%~53%,由此引起的病残率为 22%,病死率为 16%~70%,为未破裂者的 3 倍以上。因此防止动脉瘤过早破裂是提高动脉瘤手术疗效、减少病残率和病死率的重要因素。直接压迫出血点、吸引器持续吸引、颈部压迫颈动脉等控制出血,不仅不可靠,而且因操作匆忙,易误伤重要结构,现已少单独应用。全身降压虽能减少动脉瘤破裂,但是全身血压降低,不仅影响全脑血供,加重因蛛网膜下腔出血已致的脑自动调节障碍,而且因减少其他重要脏器供血,给原有器质性病变者带来危害。另外,一旦需要暂时阻断动脉,全身降压将加重脑缺血。相反,常压下暂时阻断脑动脉,仅降低局部脑动脉压,比全身降压更有效地减少动脉瘤壁的张力和破裂,更有利于动脉瘤的游离和夹闭。由于脑其他部位和全身血压不受影响,不仅保证它们的供血,而且通过侧支循环使手术部位的脑血液循环在某种程度下得到维持,从而提高脑对缺血的耐受力。分离动脉瘤颈时可以使用钙通道阻滞剂、呋塞米、甘露醇等保持手术野清晰,控制性降压和过度通气应特别小心,血压不宜过低。临时阻断后应立即控制性升压至 20.0/13.0 kPa(150/95 mmHg)以上,以开放侧支循环增加夹闭区的供血,有条件的医院可以使用亚低温技术延长临时阻断时间,保护脑组织。因此,随着显微外科技术的普及、各种术时脑血流监测方法的应用,暂时脑动脉阻断在脑动脉瘤手术中的作用越来越得到重视,应用日趋广泛。

2.暂时脑动脉阻断的指征

(1)防止游离动脉瘤时引起动脉瘤破裂。

(2)由于动脉瘤体积较大,瘤内压力高,以缩小瘤体积和降低瘤张力,利于安放动脉夹。

(3)需切开动脉瘤取其内血栓机化物或近瘤颈的钙化斑者。

(4)广基瘤需重建载瘤动脉。

(5)术时动脉瘤破裂。

(6)采用"达拉斯"法(逆行抽血减压)时。

3.腺苷静脉快速推注

基于体质量剂量为 0.4 mg/kg 的腺苷用 10 mL 生理盐水快速注射可以诱发大约 10 s 的心脏停搏,一般 1 min 后腺苷对心血管的影响会消失。腺苷主要的缺点是用药后患者反应不一,因此可控性较差。使用腺苷之前应预备心脏除颤和临时起搏设备以防严重的心脏停搏和心律失常。

4.快速心室起搏

术前由麻醉师放置右心漂浮导管,既往常用于心脏外科瓣膜置换术中,主要应用于减低动脉瘤的张力或者动脉瘤术中破裂的紧急处理,其优点是良好的可控性,一般术中可以进行 2~3 次 40 s 左右的 RVP,术后患者心肌酶谱可能会有轻度的增高,但绝大多数会在 5~7 d 恢复。

5.脑保护方法

(1)增加残余 CBF:正常情况下,当用药物改变血压时,脑自动调节功能可限制 CBF 变化,即维持较恒定的 CBF。但是,暂时阻断脑动脉时,阻断远端的穿通血管处于极度扩张状态,它们可被动地随全身血压改变而变化。因此,轻度升高平均动脉压(较术前提高 10%～30%),通过侧支循环可安全地增加阻断血管区域的 CBF。

虽然在正常情况下,血黏度变化对脑灌注几乎无影响,但是在缺血时轻微血黏度降低即可显著地改善脑血供。当血细胞比容减低达 30%～32%,虽然红细胞携带氧减少,但由于 CBF 增加,对氧输送的能力反而增加,但血细胞比容过低,红细胞携氧能力降低带来的不利将超过血黏度降低而增加 CBF 所带来的好处。在应用本法时应避免脱水剂。

(2)增加缺血耐受性:通过生理或药物方法以降低脑代谢、预防自由基等损伤,从而达到增加神经组织对缺血的耐受能力。

高温可增加缺血神经细胞损伤,降温则有保护作用。降温的脑保护机制:降低脑代谢率、减少神经介质的释放、减少钙离子异常内流、减少白三烯的产生等。在脑血流恢复早期,降温还可以减轻再灌流损伤。由于深低温和超深低温并发症多,现已少用,目前多用亚低温(32 ℃～34 ℃),在麻醉后降温,脑血流恢复 1 h 后逐渐复温。

甘露醇除了能减轻脑水肿,还有降低血黏度、增加血容量、改善局灶脑血供和清除自由基作用。铃木(1984)首先应用"仙台鸡尾酒"(20%甘露醇 500 mL＋地塞米松 50 mg＋维生素 E 300 mg)于暂时脑动脉阻断时静脉滴注。近来发现亚低温＋升血压＋甘露醇的联合应用的作用较各单独应用的作用强。一般在阻断动脉前 1 h 静脉滴注甘露醇(2 g/kg)。

巴比妥类和依托咪酯:巴比妥类可引起可逆性、与剂量有关的抑制脑代谢率和 CBF 作用。当它引起脑电图(electroencephalogram,EEG)显示等电位时,提示达到巴比妥类药物最大作用浓度,在此时脑氧代谢率和脑血流量大约减低 50%。此外,巴比妥类还有清除自由基、减少游离脂肪酸形成和改善局灶脑血供、减轻脑水肿的作用。后两种作用在于巴比妥类可引起正常脑血管收缩,由于缺血区脑血管麻痹,血流多流向缺血区(所谓"反盗血")。由于全脑 CBF 降低 CBV 也降低,引起颅内压降低,从而更改善脑血供和缓解脑水肿。依托咪酯是一种短效麻醉药,其作用似巴比妥类,但无巴比妥类对心血管抑制的不良反应。上述两药物应在脑动脉阻断前使用,最迟不能晚于阻断后 30 min。因为缺血发生后 4 h 用药反加重病情。使用时应注意 EEG 和心血管、肺功能等监测。

苯妥英钠能增加糖原贮存、减少 ATP 消耗和减少缺血对神经元损伤。可与"仙台鸡尾酒"联合应用。剂量 6～8 mg/kg。

6.注意事项

(1)暂时阻断夹:暂时阻断脑动脉对血管并非无损伤,如使用不当可造成血管内膜损伤,引起血栓形成、管腔狭窄和堵塞。研究证明,动脉壁的损伤与所用的夹力和接触面积、被阻断血管口径、弹性、血压和阻断时间等有关。小于 80 g 夹力的动脉夹,在一定时间内几乎不引起血管壁组织学变化。

(2)脑动脉阻断的时限:虽然报道可安全地阻断颈内动脉 3～30 min(平均 14 min),大脑中动脉近端 11～45 min(平均 21 min),双侧大脑前动脉近端或主侧大脑前动脉近端 7～50 min(平均 20 min)。但经验告诉我们,脑动脉阻断时限与个体侧支循环、脑深部的穿通血管的功能有关。因此应根据患者年龄、临床分级、侧支循环功能、动脉瘤部位、阻断动脉的部位等决定阻断时限。大多数建议尽可能阻断不要超过 15 min。如果穿通支(如 Heubner 动脉、豆纹动脉)和大脑后动脉第一段被阻断,不应超过 5 min。

(3)术前脑侧支功能的检查:包括脑血管造影压颈试验(了解前交通动脉和后交通动脉的功能)、颈动脉球囊闭塞试验(balloon occlusion test,BOT)+单光子发射计算机断层成像、TCD 和 TCD 阻断试验等。这些方法有预测侧支功能作用,但是仍有不准确情况发生。

(4)术时监测:有 EEG、诱发电位、脑皮质血流图、术中荧光造影、激光多普勒血流仪(Laser Doppler Flowmetry,LDF)等监测,可作为暂时阻断动脉的客观指标。可是这些方法都有其局限性,如 EEG 易受电凝器和苯巴比妥药物干扰,诱发电位正常工作依赖特定的感觉通路的健全,不能监测其他感觉区和运动区。皮质血流只反映大脑中动脉浅表血流,不反映深部脑血流。LDF 只能测相对血流及其变化。我们在临床中发现,阻断后 30 min 以上的磁刺激运动诱发电位和脊髓体感诱发电位能较好地反映阻断后的缺血情况。因此,临床应用时还应全面考虑,正确分析和评价。

(二)脑血管重建

近来由于显微神经外科技术的普及,脑动脉瘤直接手术的数量在增加。但是由于对一些不能夹闭的动脉瘤、海绵窦内巨大动脉瘤、巨型或梭形动脉瘤,载瘤动脉阻断为更合适。因为该方法简便有效,使动脉瘤内血流和压力减低,减少其破裂的机会,可致使瘤内血栓形成。根据动脉瘤的位置可选择中流量(颞浅动脉-大脑中动脉)和高流量(颅外-颅内)搭桥。载瘤动脉结扎的主要并发症是脑缺血和脑梗死,可发生在术后近期,术后数月甚至数年,最长有术后 13 年的报道。目前临床所用的各种预测脑缺血的方法,虽然有一定的敏感性和准确性,但是没有一种方法绝对可靠。所以,颈动脉结扎的缺血并发症,早期为 19%～32%,后期为 5%～10%。脑动脉结扎者其后脑卒中发生率为常人的 25 倍。因此当计划牺牲一重要脑动脉时,应建立有效的侧支循环。

虽然颅外-颅内动脉(extracranial-intracranial,EC-IC)吻合术治疗脑卒中有争论,可是在恢复或增加脑血流上,EC-IC 吻合术与脑动脉重建术仍起重要作用,仍为常见而有效的外科手术。由于它们的配合,外科医师对动脉瘤的治疗更有回旋余地。

十三、复杂动脉瘤的治疗

对于巨大型动脉瘤、宽瘤颈动脉瘤,单独采用外科手术或血管内介入都难以成功,两者联合起来,可提高治疗成功率。外科治疗失败的脑动脉瘤可用血管内介入来弥补,反之亦然。外科手术前先选择插管血管造影,弥补常规 DSA 造影有时看不清复杂脑动脉瘤的颈部、穿通动脉等缺点。出血急性期部分堵塞复杂性脑动脉瘤或容易再出血的脑动脉瘤,既可防止再出血,又可等待患者全身情况改善后再开颅手术。此法适用于年老患者;严重出血者;症状性脑血管痉挛;脑室内出血;合并系统疾病。

外科手术中用球囊暂时阻断载瘤动脉,协助夹闭动脉瘤。此法适用于巨大型颈眼动脉瘤、巨型大脑脑动脉瘤、椎-基底动脉瘤等。载瘤动脉近端球囊堵塞,协助动脉瘤切开减压术,可避免外科手术方法中远离瘤颈阻断的缺点,更有效、安全,发生残端栓子脱落等并发症较少。适用于不能外科手术夹闭动脉瘤。

载瘤动脉球囊阻断联合颅内外动脉吻合术阻断载瘤动脉近端虽有效,但残端载瘤动脉易发生血栓形成,后者栓子脱落可引起脑栓塞并发症,也可因对侧供血使治疗失败。椎-基底动脉瘤则需开颅手术,且因缺乏术前了解侧支血供功能的方法,易发生脑栓塞或治疗失败。球囊阻断载瘤动脉不需开颅,可更准确进行术前、术中侧支功能监测,阻断部位靠近动脉瘤颈处,疗效好、并发症少。对侧支循环功能良好者,可直接阻断载瘤动脉;否则应辅以颅内外动脉吻合术。

开颅术也有利于介入治疗。由于 DSA 不能提供外科医师需要了解的信息如穿通动脉、钙化斑、瘤壁菲薄处等,相反,手术探查发现不能夹闭的动脉瘤,并用特制平纹纱布包囊动脉瘤易破溃处,利于术后介入治疗;部分夹闭瘤颈,把宽颈变为窄颈,利于术后介入治疗。

随着近年来复合手术室及其技术的逐渐普及,针对复杂动脉瘤的治疗水平得到显著提升,同时手术和介入技术越来越成为紧密互补的治疗手段。

十四、术后随访

动脉瘤介入治疗后的随访应遵循规范化和个体化,推荐在治疗后 6~12 个月行 DSA 影像学随访,并建议患者长期随访。对比增强磁共振血管成像(contrast enhanced magnetic resonance angiography,CE-MRA)或高场强(≥3.0 T)的时间飞跃法磁共振血管成像(time of flight MRA,TOF-MRA)可以取得与 DSA 类似的影像学结果,建议作为动脉瘤介入治疗后的无创随访手段。

总之,显微外科治疗和血管内介入治疗这两种方法不是谁替代谁,而是相辅相成。相信经过临床工作者不懈的努力,最终将找到它们在治疗脑动脉瘤中的最佳地位、最佳结合点,使脑动脉瘤的治疗水平提高到更高的水平,造福于患者。

(王顺利)

第四节 脑动静脉畸形

脑动静脉畸形(arteriovenous malformation,AVM)通常认为是一种胚胎第 4~8 周局部脑内血管异常分化所致的先天性脑血管性疾病。在病变部位,脑动脉和静脉之间缺乏毛细血管,致使动脉与静脉直接相通,形成动静脉之间的短路(瘘),从而导致一系列脑血流动力学改变并产生一系列临床症状。

大宗尸检报道 AVM 的发生率为 1.4%~4.3%,但发病率可能不到其中 1/10。男性略多于女性,青壮年发病居多,常见于 20~40 岁。90% 以上位于幕上,多数位于顶叶、额叶、颞叶、枕叶,少数位于内囊丘脑区、胼胝体、侧脑室旁等深部区域。10% 以下位于幕下,分布在小脑半球、小脑蚓部、小脑脑桥角和脑干等部位。

一、病理

AVM 由供血动脉、畸形血管团和引流静脉三部分组成。血管团的大小不等。体积微小者在 DSA 中不一定显影,但病理学上如同典型的 AVM;而体积巨大者可涉及整个大脑半球。血管团常呈锥体形,基底部位于皮质,尖端深入白质(常达脑室壁)。

供血动脉数目不一,管径明显粗于该区域的正常动脉。畸形团内的血管壁厚薄不匀,弹力纤维、平滑肌均较正常血管减少或缺损,管壁可呈玻璃样变、粥样硬化或钙化,局部管腔内还可有血栓形成。引流静脉亦数目不一,呈扩张、扭曲走行,常在汇入静脉窦前呈瘤状膨大,静脉内流动的是鲜红的动脉血,可有涡流。畸形团内及其周缘常有变性的神经组织。

随着患者年龄增长,AVM 有增生扩大的趋势,常见原因有不正常的畸形血管,长期在高流量的血液冲击下,管壁损伤、管腔扩大,AVM 体积随之增大;局部血栓形成,导致周围血管的血管腔扩大以承受高速度的血流;盗血致使周围脑血管长期扩张;畸形团附近脑组织释放血管内皮生长因子等。上述因素均可促成血管增生而加入畸形血管团。

二、发病机制

由于 AVM 的动静脉相通,动脉血直接经过瘘道直入静脉,导致局部动脉压降低,静脉压增高,而造成血流动力学的紊乱,及血管壁结构的损伤,进而产生一系列病理生理过程和临床表现。

(一)颅内出血

AVM 出血率为每年 2%～4%。最近一项关于未破裂出血的 AVM 多中心随机对照研究提示 AVM 的出血率为每年 2.2%。出血患者的死亡率为 10%～30%。出血原因如下。

(1)伴发的动脉瘤破裂出血:2.7%～22.7%的 AVM 同时伴有颅内动脉瘤,多数是与 AVM 有关的血流动力相关性动脉瘤。在出血的 AVM,常可发现瘤样扩张的畸形血管。上述是 AVM 主要的出血因素。

(2)结构异常的动脉或静脉管壁在长期大流量的血液冲击下进一步损伤,一旦不能承受血流压力时局部破裂出血。单一的引流静脉(超负荷)更易引起破裂出血,引流静脉的狭窄或扭曲也增加了出血的风险。

(3)AVM 周围区域长期处于缺血状态,使周围小动脉处于扩张状态,管壁结构随之发生改变,当脑灌注压骤然升高时,扩张血管破裂出血。

研究表明小型 AVM 的供血动脉压力比大型的压力更高,据此认为小型 AVM 的出血率反而比大型更高,深部病灶的出血倾向更大。

(二)脑盗血

大量动脉血液通过瘘道快速流入静脉,局部脑动脉压降低,致使病灶周围的脑组织得不到应有的血液灌注,即"脑盗血"现象。其盗血的范围比畸形血管团大,由此产生较广泛的症状和体征,如癫痫、短暂性脑缺血发作(transient ischemic attack,TIA)或进行性神经功能缺失等。

盗血的程度与 AVM 大小有关:血管团越大,盗血量越多,脑缺血越重,症状亦越明显。小型 AVM 盗血量小,脑缺血较轻,甚至不引起缺血症状。

(三)脑过度灌注

通常在中大型,尤其是巨大型 AVM(直径＞6 cm)切除术中或术后,表现为急速发生脑肿胀、脑水肿和手术创面弥漫性小血管破裂出血。此现象称为"正常灌注压突破(Normal Perfusion Pressure Breakthrough,NPPB)"。文献报道,中大型 AVM 的 NPPB 发生率为 1%～3%,巨大型的 NPPB 发生率为 12%～21%,其致残率和死亡率高达 54%;NPPB 在介入治疗中亦可发生。

大量的脑盗血使邻近的血管扩张,以获取较多的血流供应,动脉壁长期扩张而变薄,血管自动调节功能下降,阈值上限降低,甚至处于瘫痪状态。一旦脑灌注压升高,超过脑血管自动调节功能阈值的上限时,动脉不仅不收缩反而急性扩张,脑血流量随灌注压呈线性递增,即产生 NPPB。

(四)颅内压增高

多数 AVM 本身没有占位效应,但如果伴有高流量的动静脉瘘(arteriovenous fistula,AVF)

或引流静脉呈瘤状扩张及出血等,均可造成占位效应。此外,以下因素可引起颅内压增高:局部静脉压增高造成静脉回流障碍,导致脑水肿;静脉高压又可影响脑脊液的分泌和吸收,深部引流静脉的球状扩大引起阻塞性脑积水;血肿和其周围脑水肿,及出血导致蛛网膜下腔闭塞和蛛网膜颗粒堵塞,堵塞脑脊液循环通路引起脑积水。

三、临床分类和分级

(一)分类

目前没有统一的分类标准,有根据大小和DSA形态分类的,1982年华山医院的史玉泉教授根据AVM的立体形态将其分为四型。

(1)曲张型:增粗和扩张的动脉和静脉绕成一团,如一团杂乱的绒线球,占65%。

(2)帚型:动脉如树枝状,其分支直接与静脉吻合,呈松散结合,占10%左右。

(3)动静脉瘤型:动静脉扩张呈球囊状,整团畸形如生姜块茎,占10%左右。

(4)混合型:上述三种类型的混合者,占10%左右。

(二)分级

临床分级对于制定治疗对象、方法的选择及疗效和风险的评估具有重要的意义。目前常用史玉泉的4级分级法(简称史氏分级法)和斯佩茨莱尔-马丁(Spetzler-Martin)的5级分级法(简称S-M分级)。

1.史氏分级

史氏分级法是根据脑血管造影所示,将AVM的大小、部位、供血动脉和引流静脉4项要素各分为4个等级,给予评分。史氏分级法简便、实用,对治疗有指导意义。Ⅰ、Ⅱ级患者术后无死亡率,较少有轻残;Ⅱ级半以上,手术切除难度增加,有病残率;Ⅲ、Ⅳ级出现死亡率。Ⅳ级者全切除可能性很小,风险极大。

2.S-M分级

S-M分级将AVM的最大径、部位和引流静脉等作为主要因素,分别评为0~3分,再综合分为5个等级。其中,功能区是指感觉或运动皮质、语言中枢、视觉中枢、丘脑、内囊、小脑脚、小脑深部等及上述部位邻近区域;如涉及脑干和下丘脑者归入第Ⅵ级。Ⅰ、Ⅱ级的切除难度较小,致残率和死亡率较低。随着级别越高,致残率和死亡率也越高。

S-M分级与史氏分级法异曲同工,可相互对应:S-M分级Ⅰ级和史氏分级的Ⅰ级半相当,Ⅱ级与后者的Ⅱ级,Ⅲ级与后者的Ⅱ级半,Ⅳ、Ⅴ级与后者的Ⅲ级、Ⅲ级半、Ⅳ级相当。

四、临床表现

(一)出血

多见于儿童和青年人。30%~50%AVM的最初表现为颅内出血。常在体力活动或情绪激动时发病,头痛剧烈,常伴恶心呕吐,可有不同程度的意识障碍,甚至昏迷;有脑膜刺激征、颅内压增高征或神经功能损害表现。多数表现为局部的血肿,如果是表浅血管的少量出血,可表现为SAH;邻近脑室的AVM破裂,常表现为脑室出血。

出血后1年之内的再出血率为6%~8%。如果1年之内未再出血,之后的年出血率降至2%~4%。妊娠并不增加AVM的出血风险,但如有出血史,再出血率则高达26%。高龄是出血的独立危险因素，＞60 岁老年人 9 年累计出血风险超过 90％。

（二）癫痫

18％～40％AVM 以癫痫为首发症状，以额叶、顶叶、颞叶部位 AVM 常见。最新文献认为癫痫与 AVM 大小无关。

（三）头痛

半数以上患者有长期头痛史，类似偏头痛，可局限于一侧和自行缓解。在大型和颅底区域的 AVM 常见。

（四）进行性神经功能障碍

常发生于较大的 AVM，多为脑盗血之故，如 TIA 发作，随病程发展而出现轻偏瘫或偏身感觉障碍并进行性加重，还可导致周围脑组织萎缩。

（五）其他

认知功能障碍，可由长期脑缺血和癫痫造成。涉及颅外或硬脑膜时，患者自觉有颅内杂音。海绵窦区的 AVM 有可能引起患侧突眼。幕下的 AVM，除非出血，较少有其他症状，不易发现。

五、辅助检查

（一）CT

平扫时表现为边界不规则的低、等或高密度混杂团块状病灶，一般无明显周围脑水肿。增强可见不均匀强化。

（二）MRI

由"流空"血管团组成的病灶是其特征性表现。T_1 和 T_2 加权像上均呈低信号或无信号的圆点和条管状血管组成的团块形病灶，其边界不规则；增强后可见强化的血管影。MRI 可显示 AVM 与周围脑重要结构的毗邻关系，以弥补脑血管造影的不足，为设计手术入路和评估预后提供依据，因此，MRI 是 AVM 诊治过程中非常重要的检查手段。

（三）3D-CTA 和 MRA

三维 CT 扫描血管造影（3D-CTA）和磁共振血管成像技术（MRA）均为无创伤性简便检查，可用于 AVM 筛查，特别适用于出血急性期不能耐受或来不及行 DSA 检查的患者。

（四）全脑 DSA

是诊断的最可靠、最重要的手段。可见异常增粗的供血动脉、畸形血管团和早显的引流静脉。DSA 可反映畸形血管团的部位、大小、供血动脉的来源、走向和数目，引流静脉的数目、分布、扩张程度及汇入方向，及血流动力学的状况。幕上、幕下的病灶都可接受颅内、外动脉系统的分支供血，因此，需要做全脑"六血管"造影（双侧颈内动脉、颈外动脉和椎动脉）。在出血急性期，受脑内血肿和水肿影响，较小的 AVM 在 DSA 上可以不显影，因此需待血肿清除或吸收后再做 DSA 予以明确。

六、诊断和鉴别诊断

通过流行病学、相对典型的症状、体征，再结合 CT、MR 和 DSA，诊断不难。需与其他颅血管病鉴别。

动脉瘤多发生于中老年人，出血以 SAH 为主，病情重，意识障碍较深，运动感觉障碍少见，癫痫起病更少见；DSA 可确诊。

高血压脑出血发生于 50 岁以上的有高血压病史患者，出血多在基底核区域，常出现"三瘫"症状（偏瘫、偏身感觉障碍和同向偏盲）；可 CTA 和 MRA 筛查，DSA 确诊。

海绵状血管瘤常为年轻人，多为体检发现或以癫痫和少量出血起病；MRI 有特征性表现，DSA 常为阴性。

烟雾病多以缺血为首发症状，可 CTA 和 MRA 筛查，DSA 确诊。

值得注意的是，上述脑血管疾病可同时伴有 AVM，DSA 可确诊。此外，还需与出血的脑肿瘤鉴别，如恶性胶质瘤、实体型血管网状细胞瘤、血管内皮瘤和脑转移瘤等。一般来说，脑肿瘤有相对应病程、症状和体征，再结合 CT 与 MRI 肿瘤表现加以鉴别。

七、治疗

破裂出血的脑 AVM 需要积极治疗防止再次出血。但由于脑 AVM 的自然史仍不清楚，因此是否应对未破裂 AVM 进行积极干预治疗的证据并不充分。最近的研究显示对于未破裂的 AVM，在防止发生脑卒中或死亡方面，单纯的保守观察或仅药物对症治疗，可能要优于外科侵入性治疗（包括手术切除、介入栓塞、放疗或联合治疗）。但由于该研究样本选择性的问题，结论仍存在不小的争议。

治疗除了考虑 AVM 本身因素外，还应充分考虑患者的因素，如年龄、健康状况、职业、生活方式和临床症状等。对于未出血的 AVM，需要权衡患者的平均寿命与剩余生存时间内可能破裂出血的累积风险。如未成年、年轻患者预期生存时间长，累积出血的风险高，对治疗造成的神经功能缺损耐受性更强，所以干预治疗可能更加有益。

对于 AVM 治疗方法的选择，之前没有统一的指南和临床路径。为此在 S-M 分级基础上提出了新的分类：把Ⅰ、Ⅱ级的 AVM 归为 A 类，Ⅳ、Ⅴ级归为 C 类，而Ⅲ级的 AVM 定为 B 类。此分类的好处就是简化了原有的分级，但对各级的 AVM 治疗模式没有影响。提出：A 类应积极行外科手术，B 类应该采取个体化治疗，而 C 类采取保守观察为主。

治疗以杜绝病灶出血，减少癫痫发作，纠正盗血，缓解神经功能障碍，提高生活质量等为目的。

目前治疗 AVM 的主要方法包括病灶切除术、血管内介入栓塞、立体定向放射外科治疗。后两种方法在近 20 年中迅速发展，由于创伤小和相对安全，常为患者所选，但远期效果仍需进一步随访验证。

（一）手术切除术

通常手术切除可获满意的疗效，但是选择其适应证甚为重要：有出血史，史氏分级Ⅰ～Ⅲ级半的 AVM，除涉及下丘脑及其附近、小脑脚、脑干和小脑脑桥角等区域的病灶以外，均可考虑手术切除；无出血史，病灶位于表浅的非功能区，直径在 5 cm 以下的 AVM；无出血史，但有药物无法控制的顽固性癫痫或严重的进行性神经功能缺损等，切除病灶可能有助于症状改善者；巨大型、高流量的 AVM，经过介入栓塞了大部分病灶后，1～2 周可行手术切除（案例参考表 6-5）。

表 6-5 脑动静脉畸形

项目	内容
病历摘要	患者老年男性,2 h前被家属发现卧于家中,意识不清,言语不能,伴有右侧肢体活动障碍,无恶心呕吐,无呼吸困难,无口吐白沫、肢体抽搐等并发症状。既往"高血压"病史10余年,长期口服降压药(具体药物不详)、"阿司匹林"治疗,近期血压控制不佳。"糖尿病"6年余,口服药物(具体药物不详),血糖控制情况不详。查体:体温 36.2 ℃,脉搏107次/分钟,呼吸17次/分钟,血压 35.1~18.4 kPa(263/138 mmHg),深昏迷,鼾式呼吸,平车推入病房,查体不能合作。全身皮肤黏膜无黄染及出血点。双侧瞳孔不等大,左侧 5 mm,右侧 2.5 mm,对光反射消失。颈部对称,软,无抵抗感,气管居中。肌力无法检查,脑膜刺激征阴性,双侧巴宾斯基征阳性。头颅CT示左基底节-丘脑-外囊区脑出血并破入脑室、脑疝。急诊行"脑血管畸形切除术+颅内血肿清除术+去骨瓣减压术+双侧脑室外引流"。
手术记录	头架固定,头部右偏,左左下垫高。标记引流部位:两侧眉弓连线中点向上 8 cm,双侧旁开各 2 cm处。自左耳前颞弓处向后上方弧形转向前止于额部中线发际处,分层切开头皮、筋膜、颞肌至颅骨,逐层止血,保护面神经额支,将皮瓣、肌瓣翻向前下方,显露颅骨。肌肉电凝止血。在左侧脑室外引流标记处电钻打孔,脑室引流管平行矢状面向双侧外耳道连线方向穿刺 6 cm有暗红色血性脑脊液流出,拔出暗芯,压力较高,引流管内有黑色血凝块,引流管皮下潜行引出皮肤并缝合固定。电钻钻孔 5 个,铣刀取下骨瓣,脑膜张力较高,骨蜡封堵骨缘。电凝出血的脑膜中动脉,并用喷涂猪源纤维蛋白粘合剂的肌肉封堵蝶骨嵴出血处并悬吊硬膜压迫止血。显微镜下打开左侧侧裂至岛叶,电凝脑组织造瘘清除黑色血凝块约 70 mL,可见畸形血管团,用动脉瘤夹夹闭供血动脉,切除畸形血管团,冲洗血肿腔无活动性出血,止血纱布覆盖创面,冲洗无活动性出血,硬脑膜下放置脑室引流管一根,9 cm×9 cm外科生物补片减张缝合硬膜,薄弱处用 9 cm×9 cm生物膜贴覆。缝合肌肉,皮下放置硅胶引流管 1 根。逐层缝合皮下及皮肤。固定硬膜下及皮下引流管。

术前需有完整影像资料(必须有 DSA 和 MRI),术者对病灶应有立体的图像感。切除时首先要识别和寻找主要供血动脉,在其进入畸形血管团附近阻断或切断;然后靠血管团边缘分离畸形血管团,但又要避免进入血管团而出血不止;最后结扎和切断主要引流静脉,将 AVM 完整切除。如过早地堵截血液回路,会导致 AVM 急性充血膨胀和多处破裂出血,造成难以收拾的局面。

NPPB 现象可发生在大或巨大型、高流量 AVM 切除术的最后阶段或术后1~2 d,表现为手术残腔壁渗血或出血,脑组织逐渐膨出,脑创面广泛、多发出血或渗血。为防止此现象发生,术中应采用降压措施,将平均动脉压降到 9.3~10.7 kPa(70~80 mmHg),并进行间歇性过度换气;采用双极电凝烧灼止血为主,结合吸收性明胶海绵等材料直至彻底止血。术后麻醉应平稳过渡到清醒,同时控制收缩压不超过 12.0 kPa(90 mmHg),维持 48 h。如术后出现意识状况恶化或神经功能损伤加重,应即行 CT 检查,如发现手术残腔内渗血伴严重脑水肿,或仅有严重脑水肿,但占位效应明显,应取弃骨瓣减压术及加强脱水;渗血量较大时要清除血肿。脱水剂应用2周后再逐渐减量到停用。经过上述处理,多数可度过危险期。

良好的麻醉配合,术中影像技术(功能 MRI、B 超)和监护,熟练的显微神经外科操作技巧,良好的实时应变能力,及围术期的管理等,是手术成功的基础。

在 AVM 出血急性期,术前不应强求做 DSA 检查,可行 CTA 或 MRA 快速检查。幕上出血量大于 30 mL、幕下大于 15 mL,脑室、脑池明显受压,意识障碍进行性加深者应急诊手术。以清除血肿、减低颅内压和挽救生命为主要目的,畸形血管团做二期处理为妥。在已有 DSA 等影像学资料的前提下,可酌情处理畸形血管团。

大多数出血的 AVM,其出血量不大,经过正确的保守治疗多数可以度过急性期(近期再出血的发生率较低)。待出血后 2～3 个月,神经功能稳定,血肿及周围脑水肿消退后,再行 DSA 检查和处理。

脑室积血者多为脑室旁 AVM 破裂出血所致,脑室外引流对于此类患者仍然是减低颅内压的急救措施。必须提醒的是不宜向脑室内注入纤溶药物及相关药物,待病情平稳后尽早行 DSA 检查和处理 AVM。

(二)血管内介入栓塞术

1960 年首次报道了用硅胶栓塞 AVM,至 80 年代,使用的栓塞剂均是固体材料,疗效不佳。至 90 年代,液体胶恩布酯的使用提高了其疗效,2000 年,一种新型非黏附性液体栓塞剂乙烯乙烯醇的使用(2004 年进入中国使用)极大提高了安全性和栓塞率,使介入栓塞逐渐转变为 AVM 治疗的主要方式。

一般来讲,有合适栓塞的血管构筑的 AVM 均是栓塞治疗的适应证,尤其是对于脑深部、重要功能区、高血流量或大型 AVM,栓塞术是首先考虑的治疗方法。其优点:部分 AVM 能通过栓塞而达到治愈,避免了手术风险;即使不能完全栓塞,由于闭塞了畸形血管团和主要供血动脉,使 AVM 范围缩小、血流减少、缓慢、盗血现象减轻,有利于手术切除或放射治疗,使一部分传统认为不能治疗的病例变为能够治疗;不受部位限制,可同时栓塞不同区域的 AVM;并发症和危险性较手术小。

10％～15％的 AVM 能栓塞治愈,主要是有 1～2 支供血动脉的小、中型 AVM。一般认为畸形团完全消失或缩小 95％以上,就可能治愈;栓塞范围在 50％～70％可防止出血;栓塞范围大于 70％的 AVM 有逐渐闭合的趋势;小于 70％者,残存的畸形血管团随时间延长几无继续缩小的趋势,甚至扩大。扩大的原因包括大的供血动脉栓塞后,小的、潜在的血管扩张形成新的供血动脉和畸形血管团,故应在病灶缩小,血流减少后及时行手术或放射治疗。

近年,随着栓塞技术(压力锅 PCT 技术、双导管、动静脉联合入路、分次栓塞等)和材料(漂浮微导管和导丝、球囊导管等)的进步和发展,其安全性和治愈率已均明显提高。

目前常用的栓塞材料有乙烯乙烯醇和恩布酯液体胶、弹簧圈、球囊等。

(三)立体定向放射外科治疗

20 世纪 70 年代初已开始应用于 AVM 的治疗。近十年,随着设备和放射技术的发展,其安全性和治愈率均逐步提高,已是 AVM 治疗的重要组成部分。目前常用的立体定向放射外科(stereotactic radio surgery,SRS)方法有 γ 刀和射波刀。有无创伤、相对安全、住院时间短等优点,特别适用于低流量、直径小于 3 cm、位于重要功能区或脑深部的病灶,全身状况不能耐受开颅手术者、手术切除或血管内介入栓塞后的残留病灶也是此治疗的适应证。上述适应证患者,SRS 治疗后的闭塞率 6 个月为 30％,1 年为 60％,第 2 年可达 70％～90％。一般情况下,SRS 治疗后畸形血管团闭塞的整个过程需 6 个月～3 年,平均 2 年。而对于大型 AVM(S-M Ⅳ 级或 Ⅴ 级),多采用分阶段 SRS,治疗后 3、4、5 和 10 年的闭塞率分别为 7％、20％、28％和 36％。需要注意的是,未完全闭塞的 AVM 仍有出血的可能,出血率每年在 4％左右,故需要定期复查。

SRS 并发症主要是放射性脑损伤。早期反应有恶心呕吐、癫痫发作等,对症治疗可以控制。晚期有脑白质的放射性水肿、放射性坏死及正常脑血管闭塞。

(四)综合治疗

手术切除、介入栓塞、SRS治疗均有各自的适应证和优缺点,相互之间难以取代。二者或三者的联合使用,可以扬长避短,对复杂AVM的处理更应如此。近年来,杂交手术(又称"复合手术")就是其中的代表,它是将DSA系统直接安装在手术室中,除可常规手术,还能够直接进行血管造影和介入治疗,极大地提高了治疗的安全性和治愈率,目前已应用于脑脊髓血管疾病的外科治疗。所以,综合或联合治疗已是AVM治疗的趋势,从而不断提高脑AVM的疗效,减少并发症。

脑AVM的治疗仍然存在许多挑战,例如其自然史不明确、如何正确、规范化地选择治疗方案等。但随着影像技术(导航、fMRI、影像融合技术、术中超声和荧光素血管造影术)、术中电生理监测和上述三种治疗技术的发展,及对自然史、循证医学、多中心、多学科的深入研究,相信一定可以实现对脑AVM的精准治疗。

(王顺利)

第五节　脑血管狭窄闭塞性疾病

脑血管狭窄闭塞性疾病,是由脑血管狭窄或闭塞所引起脑血供不足,使相应的脑组织轻则缺血,重则梗死而导致神经系统症状的一组疾病,包括短暂性脑缺血发作(transient ischemic attacks,TIA)、脑动脉血栓形成和脑栓塞。脑血管狭窄闭塞性疾病占脑卒中的75%～85%。脑梗死30 d病死率为15%～33%,生存者有程度不同病残。虽然在许多国家大力开展对脑血管危险因素的防治,曾一度使脑血管病的发生率和死亡率在20世纪70年代有所降低,但在20世纪80年代初它们又有所回升,因此脑血管病的治疗仍是我们面临的重大挑战。

一、病因

在各种可引起脑血管狭窄或闭塞的疾病中,以动脉粥样硬化最多见。在常见病因的基础上,一些情况将引起脑血流量骤然下降,导致脑缺血发作。这些情况包括主动脉-脑动脉粥样硬化斑块脱落,导致反复出现的微栓塞;广泛性脑动脉痉挛;心脏功能障碍或其他原因导致的严重低血压和周围循环衰竭;脑侧支循环受阻或闭塞;各种原因引起的血液成分改变;头部血流的改变或盗血现象。

脑动脉的狭窄或闭塞可以发生于颅外的头臂动脉起始部、颈总动脉的起始部、椎动脉起始部、颈总动脉的分叉处、颈内动脉的起始部,甚至整个颈总动脉、椎动脉和颈内动脉全长;也可发生于颅内颈内动脉虹吸部、大脑中动脉或大脑前动脉起始部及颅内外动脉同时受累等。脑动脉狭窄或闭塞可限于一侧,也可双侧,可只发生于颈内动脉系统或椎动脉系统,也可两系统都有不同程度的病变。在欧美,好发颅外血管病变,在亚洲则好发颅内颈动脉系统病变。

二、发病机制

人脑是一个高耗氧性器官,而本身缺乏能量储备,因此对缺血缺氧十分敏感。一般身材青年正常脑血流量为50～55 mL/(100 g·min),若脑局部血流量骤然下降,而侧支循环未能及时有效地进行代偿,则必然发生不同程度的缺血性脑损害。在清醒猴脑卒中研究模型中,可见下列 3 种脑缺血阈值。

脑血流量(CBF)由正常的 $55\sim56$ mL/(100 g·min),降到 23 mL/(100 g·min)以下时出现肢体偏瘫,称为神经功能缺血阈值

CBF<20 mL/(100 g·min),脑电活动减弱;CBF 至 $10\sim15$ mL/(100 g·min),脑电活动处于静息状态,称为神经元电活动缺血阈值。

CBF≤10 mL/(100 g·min)时,ATP 耗尽的神经元释放 K^+ 浓度升高,并伴有神经元内钙超载和胶质细胞内 Na^+、Cl^- 和水的异常增加,称为膜泵功能缺血阈值

局灶性脑缺血中央区(又称暗带)的神经元多处于膜泵功能衰竭,即使在短时间内恢复脑血流,仍不能存活。但是缺血的周边区(半暗带)的神经元处于电活动或功能缺血阈之间,尚能耐受较长时间缺血而不发生死亡。

近来研究发现,在暗带和半暗带之间存在细胞凋亡现象。现代外科治疗脑缺血就是利用半暗带神经元耐受缺血的时间(治疗窗),采用各种方法恢复脑血流,挽救濒死的神经细胞,防止细胞凋亡的发生和发展。治疗窗的长短取决于缺血时间和有效侧支循环的建立,一般认为人类的脑缺血治疗窗为缺血发生后 $3\sim6$ h,如侧支循环好,大脑中动脉阻断 8 h 恢复血流,预后仍好。

临床观察和病理检查发现缺血性脑卒中病例的症状和脑梗死范围并不与脑动脉狭窄或闭塞的程度成正比,这是因为颅内存在自发的侧支循环代偿。若侧支循环代偿良好,即使脑动脉狭窄严重甚至闭塞,也可以没有脑梗死,反之亦然。这解释了部分烟雾病及无脉病患者虽然有严重的脑动脉狭窄或闭塞,但在相当长的时间内没有脑缺血症状发生。另一种情况是锁骨下动脉盗血综合征,由于该动脉的起始部狭窄,患侧上肢的血供有赖于椎动脉血的倒流。当该侧上肢活动增加,需要更多的血液来维持,即可导致整个椎动脉系统供血不足而诱发脑缺血。类似的情况见于其他有明显脑盗血的疾病如颈动脉海绵窦瘘、颅内较大的 AVM 等。

三、临床表现

临床常见的脑缺血发作有短暂性脑缺血发作(TIA)和脑梗死(cerebral infarction,CI)。

(一)短暂性脑缺血发作

本病好发于中老年人群,特点为起病突然,历时短暂,反复发作,多在 60 min 内恢复而无神经系统阳性体征残留,无急性脑梗死证据。大多数患者无意识障碍,常表现为局灶性神经功能症状,且症状常按一定的血管支配区而反复刻板出现,如颈动脉系统 TIA 可表现发作性轻瘫、偏身感觉障碍、短暂性黑蒙和失语等;椎动脉系统 TIA 表现为眩晕、复视、共济失调、构音障碍、吞咽困难、交叉性瘫痪和感觉异常等。发作次数多则一日多次,少则数周或数月一次。

(二)脑梗死

亦好发于中老年人群,症状虽与 TIA 基本相同,但持续存在或不断加重,且有与其相符合的特征性影像学异常。患者常表现为意识障碍,和(或)伴有失语、偏瘫、偏盲或感觉障碍等,多有 TIA 作为前驱症状。

四、诊断

中年以上有高血压、动脉粥样硬化等血管危险因素的患者,若出现上述 TIA 或 CI 等表现,应考虑为脑缺血性卒中。为了更深入了解病情、明确诊断和决定治疗策略,应进行下列诊断步骤。

（一）病史和体格检查

详尽病史采集和神经系统及全身体格检查着重于发病情况、病程经过、是否有吸烟、糖尿病、高血压及高脂血症等病史。

（二）B 超和多普勒超声检查

两者结合应用可提高准确性和敏感性，可了解颈动脉壁厚度、硬化斑的范围和形态、管腔狭窄程度等。可作为脑血管造影前的筛选检查。

（三）经颅多普勒超声检查

了解颅内主要血管的流速、管腔狭窄与否、侧支循环功能和脑自动调节功能等。还可监测术时大脑中动脉流速和术后 CBF 动力学改变。

（四）脑血流检查

（1）正电子发射断层扫描（PET）检查：可动态定量测定脑血流和脑代谢。但价格昂贵，需用放射性核素，临床应用受限。

（2）氙 CT 检查：能在发病数分钟内显示脑血流的变化，定量测定脑血流，对预后判断有意义。但氙气有镇静作用，对已有定向障碍的患者，可能引起检查时不合作，导致活动伪迹，影响检查质量。

（3）单光子发射计算机断层成像检查：本法应用方便，可显示大的梗死灶，但难以发现小、深部的缺血灶，且测量方法主要为半定量。

（4）CT 灌注成像检查：可评价脑血容积、血液通过时间和脑血流量，对 6 h 内急性缺血性脑卒中患者，其诊断敏感性和特异性分别达 90% 和 100%。因该检查成像时间短、影响因素少、脑血流测量不需要图像融合技术、重复性佳、检查费用低等优点，可对患者脑血流进行动态评估。

（五）头颅 CT 和常规 MRI

CT 和常规 MRI（T_1 和 T_2 加权成像）是目前诊断缺血性脑卒中常用的方法，同时也作为诊断和鉴别诊断脑水肿、出血性梗死和脑瘤等主要手段。但一般 CT 只能显示缺血后 24 h 脑实质的变化。增强 CT 也不能早期诊断脑缺血。脑梗死周边增强多出现在发病后 36～48 h，5～10 d 最明显，6 周后消失。常规 MRI 诊断脑缺血较 CT 敏感，但是仍难以早期（5～6 h）显示缺血，通常需 18～24 h 才能发现异常。

（六）MRI 新技术

能在发病后短时间内发现和对缺血性脑卒中进行评估。

（1）弥散加权成像（diffusion weighted imaging，DWI）：可在缺血后 2 h 发现直径 4mm 的病灶，并能了解缺血进展时向哪些血管分支的部位扩展，区分新旧脑卒中灶。

（2）灌注成像（perfusion weighted imaging，PWI）：可评价脑血容积、血液通过时间和脑血流量。

（3）平面回波成像（echo planar imaging，EPI）和动态对比剂增强 T_2 加权成像可发现发病2 h 内的灌注缺损灶和 CBF 降低程度。

（4）多模式 MRI 成像：可用于确定脑组织可逆及不可逆损害区，评估缺血半暗带存在范围和持续时间，为超急性期溶栓提供证据。如通过 PWI/DWI 不匹配来确定缺血半暗带，或用液体抑制反转恢复序列（FLAIR）/DWI 不匹配来判断是否在溶栓"时间窗"内，以筛选适合溶栓对象。

（七）脑血管造影

（1）磁共振血管成像：为非损伤性检查，仅在常规 MR 检查上增加 10～15 min 就可完成本检查,显示血管壁的轮廓。敏感性 90%。但它不能显示动脉管腔狭窄的程度,而且严重管腔狭窄时常显示为闭塞。

(2)CT 血管造影:随着计算机断层技术越来越完善,CTA 对脑血管病的检出率越来越接近 DSA,且能很清晰地显示病灶与毗邻结构的解剖关系,因其操作的非侵袭性,应用价值日趋受到重视。不足之处是不能进行治疗性操作,也不能动态显示动脉充盈情况。

(3)数字减影血管造影(DSA):脑血管病诊断的金标准,可动态显示颅内外血管狭窄、阻塞、颅内侧支循环的改变等。但本法有创伤性,有 1% 病残率。

五、治疗

脑梗死一旦发生,目前内外科治疗多不能逆转病情,仅能缓解病情进一步恶化。因此,本病的处理应当防重于治,晚治不如早治。积极开展脑卒中流行病学研究和危险因素干预,普及脑卒中卫生知识,建立脑卒中防治网和急救绿色通道,已在一些国家和地区显示出其重要性和优越性。下面介绍闭塞性脑血管病常用的手术方法。

(一)颈动脉内膜剥脱术

颈动脉内膜剥脱术(carotid endarterectomy,CEA)的适应证包括近期发生 TIA 或 6 个月内发生缺血性卒中,颈动脉狭窄≥50%,预计围术期并发症率和死亡率风险<6%;如双侧动脉均有狭窄,狭窄重侧优先;如双侧狭窄相似,前交通充盈侧优先;如颈动脉近端、远端均有病灶,近端优先;近期发生 TIA,虽颈动脉狭窄<50%,但有溃疡斑块者;无症状颈动脉狭窄者应根据狭窄程度、侧支循环、溃疡斑部位、CT 或 MRI 脑梗死灶等决定手术与否,但狭窄<50%不推荐;综合考虑年龄、性别和并存疾病。如无早期再通禁忌证,建议在 2 周内进行手术。对急性颈动脉阻塞,如血管造影显示侧支循环血流可到达岩骨段 ICA 者,应急诊手术。手术目的在于清除动脉管腔内的凝血块,剥除管壁上的粥样硬化斑,使狭窄的管腔扩大,术中根据需要可行管壁扩大缝合(用人造血管片或自体静脉片)。

(二)颅内外血管重建手术

颅内外血管重建手术(extracranial-intracranial arterial bypass,EIAB)指用外科手术方法建立脑的侧支循环通路。20 世纪 60 年代起,该术式的发明及临床应用曾在世界范围内掀起过颅内外血管重建手术治疗缺血性脑血管病的高潮。但 1985 年一项前瞻性多中心随机对照研究却发现,EIAB 没有减少脑卒中的发生,这对 EIAB 的热潮起到了极大的降温作用。此后很多学者提出,对闭塞性脑血管患者中血流动力学损害的亚群行 EIAB 后,能够逆转"贫乏灌注",提高相对 CBF,改善脑代谢,这使得 EIAB 在 20 世纪 90 年代中期有所回暖。但 2011 年 JAMA 杂志发表的北美颈动脉闭塞外科研究(Carotid Occlusion Surgery Study,COSS)对 EIAB 疗效提出异议,该研究将脑血流动力学受损的患者作为纳入标准,用来比较单纯药物治疗组与药物治疗加 EIAB 两者的疗效,结果认为 EIAB 不能减少颈内动脉闭塞的脑低灌注患者再发生脑卒中风险。COSS 研究也引起广泛争议,如入选标准、手术者水平等。目前,尽管围绕这方面的临床应用仍然存在广泛争议,但颅内血管重建的应用在近年来又有增加趋势。

颅内外血管重建术式层出不穷,归结较常用的手术方法如下:颅内外血管直接吻合术,如颞浅动脉-大脑中动脉吻合术、枕动脉-小脑后下动脉吻合术等;颅外-颅内自体血管移植搭桥术,用以搭桥的血管多为静脉,有时也用人造血管或动脉;大网膜颅内移植术,常分为带蒂和带血管两种;其他,如头皮-硬脑膜动脉-颞肌-脑皮质粘连术,常用于治疗烟雾病。

手术适应证包括 TIA 或脑梗死患者经规则药物治疗半年后疗效不佳者(有再发作);颅内血管重度狭窄或闭塞伴侧支循环代偿不充分、颈内动脉重度狭窄或闭塞不适合 CEA;一侧颈内动脉狭窄,对侧颈内动脉闭塞,欲做狭窄侧 CEA 者,应先作闭塞侧血流重建;区域性脑血流测定有局部或偏侧脑低灌注;颅内动脉瘤(特别是巨大型动脉瘤)及颅底肿瘤手术时,常需阻断脑底大动脉,为防止脑缺血,常需做血流重建术。手术禁忌证包括有严重全身性疾病如肺、心、肝、肾及严重糖尿病者;脑卒中急性期;PET 提示相关缺血区域脑细胞代谢缺损;梗死面积大,已有严重的神经功能后遗症。

(三)血管扩张成形术

血管扩张成形术(percutaneous transluminal angioplasty,PTA)是指经皮肤穿刺动脉,送入特制的球囊导管,扩张狭窄的动脉,以恢复或改善动脉供血。一般认为 PTA 可以挤压动脉内血栓或软的硬化斑,犹如把雪踩实,扩大血管腔;压榨坚实的硬化斑,使硬化斑中间造成裂隙通道;扩大通道,改善脑血供,减少脑梗死发生。

适应证包括经内科治疗无效的有症状的颅内动脉狭窄,狭窄≥70%;造成动脉狭窄的病变应是血栓形成、粥样硬化斑、纤维肌肉营养不良、血管炎、血管内膜剥脱,钙化的粥样硬化斑引起者不宜用 PTA;蛛网膜下腔出血引起的脑血管痉挛;急性脑栓塞时配合溶栓治疗;患者不适合外科手术。血管扩张成形和支架植入往往配合使用。

(四)血管内支架成形术

即血管内置入特制支架以保持管腔通畅的一种治疗方法。

1.颈动脉颅外段狭窄支架成形术

颈动脉支架成形术(carotid artery stenting,CAS)具有相对于 CEA 微创、便捷及较少局部损伤等优势,是 CEA 的有效替代方案,尤其适用于高位颈动脉狭窄、外伤性或医源性颈动脉狭窄伴有颈动脉夹层动脉瘤、颈动脉内膜纤维组织形成不良、肿瘤压迫性颈动脉狭窄、一般情况差不能耐受手术及 CEA 后再狭窄者。

2.颅内血管内支架成形术

近年来随着对脑血管病研究的深入、血管内介入治疗技术的成熟和完善及高性能支架的问世,颅内血管内支架成形术逐渐投入使用,并取得了一定疗效。目前支架主要分为球囊扩张支架、药物洗脱支架及自膨式支架。目前对于颅内支架成形术持保留态度,仅建议对于内科治疗无效且脑血流动力学障碍的颅内动脉狭窄患者选择支架成形术,并建议对此做进一步研究。

(五)急性闭塞性脑血管病溶栓疗法

为采用溶栓剂溶解血栓,使血管再通,从而达到恢复脑血流的一种治疗手段,常用溶栓剂有尿激酶(urokinase,UK)、重组组织纤溶酶原激活剂(recombinant tissue plasminogen activator,rt-PA)及一些新型药物。适应证包括年龄 18~80 岁;发病 4.5 h 以内(rt-PA)或 6 h 内(UK);脑功能损害的体征持续存在超过 1 h,且比较严重;CT 已排除颅内出血,且无早期大面积脑梗死影像学改变;患者或家属签署知情同意书。

溶栓途径分为经静脉内和经动脉内。静脉内溶栓操作简便、省时,但受药物剂量的限制和药物浓度被动稀释的影响,以至于难以在血栓部位形成有效的药物浓度,从而影响治疗效果。动脉溶栓可将纤溶药直接注入血栓内部,因此所需剂量较小,理论上可降低脑和全身出血并发症发生风险,但操作复杂且费时。单纯静脉溶栓治疗很少能够实现闭塞的大血管再通,而动静脉联合溶栓的安全性和血管再通率虽均优于单纯静脉溶栓,但并未带来相应的临床转归改善。另外,在发病 6 h 内行动脉溶栓的疗效也不确切,未得到指南推荐。

自 2014 年底起,以荷兰多中心临床试验为代表的四项研究陆续发表,一致认为对于前循环有大血管闭塞的急性缺血性卒中,血管内介入治疗特别是机械取栓,相对于内科治疗,能够显著提高血管再通率及临床疗效。而 2015 年发表于美国医学会杂志的一篇荟萃分析也认同上述观点,但也指出两者在症状性颅内出血及 90 d 内所有死亡率方面未见显著性差异。

结合 2015 版美国急性缺血性卒中早期管理指南及欧洲多学会联合声明,目前认为应重视影像学检测,筛查大血管闭塞;重视半暗带的评估,避免无效甚至有害的开通。满足下列条件应予以机械取栓:发病前改良兰金评分为 0~1 分;发病 4.5 h 内接受了 rt-PA 溶栓;梗死由颈内动脉或大脑中动脉 M1 段闭塞所致;年龄≥18 岁,美国国立卫生研究院卒中量表(NIHSS)≥6 分,卒中项目早期 CT 评分(ASPECTS)≥6 分;可在 6 h 内穿刺。应尽量缩短发病到治疗的时间,再灌注时间每延误 30 min,获得良好预后(改良兰金评分 0~2)的概率就降低 10%,建议影像学检查在入院 45 min 内完成,入院 60 min 内药物溶栓,发病 6 h 内穿刺,尽早达到再灌注 TICI 2b/3 级。其他建议包括新一代取栓装置(支架取栓装置)更为安全有效;使用评分量表而非观察患者临床反应以判断预后;围术期规范管理及抗凝、抗血小板药物应合理应用。

(六)大面积脑梗死去骨瓣减压术

对大脑或小脑大面积脑梗死的患者,经积极内科治疗后,病情仍进行性加重,在符合下列适应证时可采用去骨瓣减压术:患者经积极内科治疗无效处于脑疝早期或前期;CT 见大面积脑梗死和水肿,中线结构侧移≥5 mm,基底池受压;颅内压≥4 kPa(30 mmHg);年龄≤70 岁;排除严重的系统疾病。对病变在幕上者可行额颞顶部去骨瓣减压术,要求骨瓣范围要大,骨窗下缘平中颅底。病变在小脑者可行枕下减压术和(或)脑室外引流术。目前,许多临床资料显示在符合手术适应证的条件下,及时行去骨瓣减压术不仅可挽救部分患者的生命,而且可减少脑梗死面积,改善神经功能,其中小脑梗死者效果更好。

(张秀勇)

第六节　三叉神经痛与舌咽神经痛

三叉神经痛是指三叉神经分布区的发作性剧烈疼痛,是一种临床常见的脑神经疾病。其人群患病率为 182/10 万,年发病率为(3~5 人)/10 万,多发生于成年及老年人,70%~80%病例发生于 40 岁以上,高峰年龄在 48~59 岁。女性略多于男性。三叉神经痛可分为原发性和继发性两种。继发性三叉神经痛指有明确病因(如肿瘤、血管病变、多发性硬化或颅底畸形等)压迫或刺激三叉神经而引起面痛。舌咽神经痛是指局限于舌咽神经或者迷走神经的耳咽支分布区的发作性剧烈疼痛。舌咽神经痛少见,与三叉神经痛之比为 1:100。

一、病因

原发性三叉神经痛和舌咽神经痛的病因和发病机制至今尚不明确,可能有下列两种机制。

(一)压迫学说

该学说认为大多数三叉神经痛是由于微血管压迫三叉神经感觉神经根入脑干区域(root of

entrance zone,REZ)段造成的三叉神经根进入脑干区域的中枢与周围鞘膜间存在 $5\sim10$ mm 长的移行带,由于鞘膜形成常不完整,造成对机械性刺激的敏感性增加,并认为所谓原发性三叉神经痛大多是由于血管压迫三叉神经入脑干段所致。老年人因脑动脉粥样硬化,使血管变长或扭曲,容易引发三叉神经痛。小脑上动脉是最主要的压迫因素,在青少年患者,则以静脉或静脉与动脉联合压迫为主。

但是,为什么无三叉神经痛的个体中也可发现三叉神经根入脑干段有血管压迫现象?真正原因不清楚。显微解剖研究发现三叉神经根的鞘膜可局灶增生或呈脱髓鞘变,后者可造成轴突间出现短路,在神经纤维间形成"假性突触"。一些相邻的上行或下行非痛性刺激通过"假性突触"传递形成疼痛感觉。舌咽神经痛的病因尚不完全明确,微血管压迫舌咽神经可能是主要原因,以小脑后下动脉等小血管压迫最为常见。

(二)其他病因

有学者提出三叉神经根可能受到压迫等刺激,会造成节段性兴奋性增高,导致三叉神经中枢核团的过度兴奋,出现三叉神经痛。临床应用卡马西平或苯妥英钠等药物,可增加节段性抑制,提高痛阈,缓解三叉神经痛的现象支持该学说。

另外,有研究表明多发性硬化可能是引起三叉神经痛的原因之一。多发性硬化的脱髓鞘斑块,可以包绕三叉神经的 REZ 段造成三叉神经痛,但是研究发现,只有 $1.7\%\sim15\%$ 的三叉神经痛患者合并多发性硬化。此外,还有学者发现糖尿病患者三叉神经痛的发病率较高,也可能是导致三叉神经痛的发病因素之一。舌咽神经痛与多发性硬化无明确关系。

二、临床表现

三叉神经痛和舌咽神经痛有较为典型的临床表现,根据其疼痛的特点及伴随症状罗列如下。

(一)典型三叉神经痛的临床表现

(1)三叉神经分布区域内的反复发作的短暂性剧烈疼痛,呈电击样、刀割样和撕裂样剧痛,突发突止。发作严重时可伴有同侧面肌抽搐、面部潮红、流泪和流涎,又称痛性抽搐。

(2)每次疼痛持续数秒至数十秒,间歇期完全正常。睡眠时发作较少,但严重者可通宵发作,不能入眠或痛醒。可周期性发作,每次发作期可持续数周至数月,缓解期可由数天至数年不定。

(3)疼痛多为单侧性,疼痛剧烈时可向颞部放射,但绝不扩散过中线。双侧疼痛仅为 5%,多为单侧起病,另一侧起病较晚,一般为两侧各自发作。双侧发作往往合并多发性硬化。疼痛最常见于下颌支和上颌支。

(4)患侧三叉神经分布区常有触发点,这些敏感区(如上、下唇、鼻翼、口角、门齿、齿根、舌等)称为"扳机点",稍加触动即可引起疼痛发作,饮水、刷牙、洗脸和剃须等也可诱发,严重者影响正常生活,患者常不敢进食、大声说话甚至洗脸。

(5)患者因不敢洗脸、剃须、刷牙、进食,面部和口腔卫生常很差,营养不良,精神抑郁,情绪低落。

(6)神经系统检查正常,因局部皮肤粗糙,面部触痛觉可轻度减退。

(二)舌咽神经痛的临床表现

(1)男性较女性多见,起病年龄多在 35 岁以后。

(2)疼痛局限于舌咽神经及迷走神经耳支、咽支支配区,即咽后壁、扁桃体窝、舌根和外耳道深部等。

（3）一般为单侧性，双侧仅占 2%。疼痛如刀割、针刺、触电样、骤发，程度剧烈，历时数秒至 1 min 不等，每天发作从几次至几十次。在大多数病例有明显的发作期和静止期，有时静止期长达 1 年以上。但不会自愈。

（4）通常由吞咽诱发，其他诱因有咳嗽、咀嚼、喷嚏等。

（5）约 10% 的病例可发展为迷走舌咽性晕厥，即发作时出现心动过缓、心律失常、低血压、晕厥、抽搐甚至心脏停搏。

（6）约 10% 的舌咽神经痛合并三叉神经痛。

三、诊断

典型的病史和症状是诊断三叉神经痛和舌咽神经痛的主要依据。医师要耐心、详细地询问病史，可请患者用手指点出疼痛发生的部位，扩散范围，描述疼痛的性质，持续时间，疼痛的诱发原因、触发点、缓解过程及相关症状等。由于单纯依靠临床表现难以区分原发性与继发性的疼痛，为排除后者常需做 MRI 和 CT 检查。3D-TOF-MRA（MRTA）可以显示三叉神经根周围的血管及其与三叉神经后根之间的解剖关系，有助于术前计划，但并不能确定是否是责任血管。

用 10% 丁卡因溶液喷涂咽部疼痛触发区可缓解疼痛，是舌咽神经痛的诊断性检查。

四、鉴别诊断

由于引起颜面部疼痛的疾病很多，因此在诊治时，应注意与下列主要疾病鉴别。

（一）颅外疾病

1.牙痛

多为炎症所致，如急性牙髓炎、牙周炎、龋齿等。主要表现为牙龈及颜面部持续性胀痛、隐痛，检查可发现牙龈肿胀、局部叩痛、张口受限，明确诊断经治疗后疼痛消失。

2.颞下颌关节痛

多因颞下颌关节功能紊乱、颞下颌关节炎等所致。疼痛多限于颞下颌关节区域，一般为自发性、持续性，与下颌骨运动有关。颞下颌关节部位可肿胀，左右不对称，有压痛，下颌运动受限，张口有弹响。X 线检查可见颞下颌关节间隙模糊、狭窄及骨质疏松等。

3.偏头痛

为血管舒缩失衡所造成的单侧头痛。多见于青中年女性，常有头痛史或明确家族史。发作前多有视觉先兆，如视物模糊，眼前出现黑点等。疼痛位置深在，范围可越出三叉神经分布区域。多为搏动性跳痛或钝痛。持续时间长，一般持续数小时，有的长达 1 d 才能缓解，发作时往往伴有恶心、呕吐及颜面部运动紊乱等。服用麦角胺类药物可预防疼痛发作。某些剧烈疼痛在眼部及颞部，常夜间痛醒，伴患侧流泪，结膜充血，瞳孔缩小及鼻塞等，呈系列或丛集发生，称之为丛集性头痛。某些偏头痛发作后，可出现同侧眼肌麻痹，称之为眼肌麻痹性偏头痛。

（二）脑神经痛

1.蝶腭神经节痛

病因不详，可能与鼻窦感染有关。疼痛位于颜面深部，可由牙部发出，放射至鼻根、颧、上颌、眼眶、乳突、耳、枕、肩及手部等处，眼眶可有压痛。疼痛呈烧灼样，阵发性或持续性，无一定规律。发作时患侧鼻黏膜充血、阻塞，流泪等。行蝶腭神经节封闭可减轻疼痛。

2.不典型面部神经痛

可能与血管运动障碍有关,也可能与交感神经系统障碍有关。多见于青壮年,疼痛不沿神经分布,往往超出三叉神经的分布范围。疼痛多由颜面开始,向额、顶、枕部甚至颈肩部放射。较弥散、深在,不易定位,无"扳机点",持续时间较长。发作时常有同侧的自主神经系统症状如流泪、潮红、鼻黏膜充血。用普鲁卡因阻断神经传导不能抑制疼痛发作。而用血管收缩药或镇痛药常有效,组胺脱敏疗法也有一定疗效。

3.膝状神经节痛

病因不清楚,可能与病毒感染有关。为发作性耳部疼痛,咀嚼、讲话和吞咽时不疼痛,但叩击面神经可诱发疼痛。

4.三叉神经炎

可由流感、上颌窦炎、额窦炎、下颌骨骨髓炎、伤寒、疟疾、糖尿病、痛风、酒精中毒、铅中毒、食物中毒等引起。疼痛呈持续性,压迫神经分支疼痛加剧。三叉神经区感觉减退或过敏,可伴有运动支功能障碍。

(三)颅内及鼻咽部肿瘤所致的颜面部疼痛

1.脑桥小脑角肿瘤

以胆脂瘤最多见,其他有听神经瘤、脑膜瘤、血管瘤等。发病年龄较轻,持续时间较长。有面部痛觉减退或其他脑神经受累症状,如耳鸣、眩晕、听力降低、面瘫,当肿瘤刺激或浸润迷走或舌咽神经时伴有后组脑神经损害的体征。头颅 CT 和 MRI 检查是诊断的重要依据。

2.颅底恶性肿瘤(如鼻咽癌,其他转移癌等)

因肿瘤侵犯颅底,骨质破坏或肿瘤浸润引起。多为持续性剧痛,可伴有颈部淋巴结肿大。若癌肿经破裂孔向颅内蔓延,可侵犯多组脑神经,除颜面部疼痛外,还可出现面部麻木、复视、视物模糊、面瘫、眼肌麻痹,甚至眼球固定或失明等。颅底摄片或 CT 检查有骨质破坏,鼻咽部检查可发现原发性癌肿。

3.三叉神经半月节或神经根部肿瘤

常为发作性剧痛。颅底摄片或 CT 骨窗位可见岩尖部骨质吸收或破坏、圆孔和卵圆孔扩大等。CT 和 MRI 检查有助诊断。

(四)其他

需鉴别的疾病有蛛网膜炎、茎突过长、茎突韧带钙化、椎动脉粥样硬化等。

五、治疗

原发性三叉神经痛和舌咽神经痛的治疗原则:明确诊断后,首选药物治疗,药物治疗无效方选用非药物治疗。继发性三叉神经痛药物治疗疗效不确切,主要是根治病因。

(一)药物治疗

三叉神经痛和舌咽神经痛的药物治疗相同。药物治疗无效或仅部分有效时,必须考虑诊断是否正确。

(1)卡马西平:治疗三叉神经痛的疗效确切,目前仍是首选药物。其机制是降低神经元对刺激的反应。初服 100 毫克/次,1~3 次/天,症状不能控制,每天增加 100 mg,直至疼痛缓解或出现不良反应。最大剂量为 800~1 200 mg/d。不良反应约见于 30% 的病例,其中剂量依赖性的有头晕、嗜睡、眼球震颤等。非剂量依赖性的有药物性肝炎、骨髓抑制、低钠血症、充血性心力衰竭、皮疹等。妊娠妇女忌用。周期性监测血象非常必要。血药浓度测定没有帮助。

（2）奥卡西平：奥卡西平是卡马西平的衍化物，此药能够迅速分解为一种有药理活性的、半衰期为 14～26 h 的成分。奥卡西平的使用剂量类似于卡马西平，但是因为其不良反应有所减轻，通常较大剂量的奥卡西平也可以耐受，起始剂量每次 150 mg，2 次/天，最大剂量为 1 800 mg/d。

（3）巴氯芬：作为卡马西平过敏患者的替代药物。为 γ-氨基丁酸的衍生物，作用机制可能是在 γ-氨基丁酸受体突触前与之结合，抑制兴奋性氨基酸的释放及单突触反射和多突触反射，缓解痉挛状态。一次 5 mg，每天 3 次，逐渐增加剂量。常见的不良反应有恶心、皮疹、头昏、嗜睡、肝功能影响、诱发癫痫等。

（4）苯妥英钠：其机制也可能是降低神经元对刺激的反应。目前仅用于复发或不能耐受卡马西平的病例。每天 200～500 mg。与抗癫痫治疗不同，血药浓度与疼痛控制的效果不相关。不良反应有皮疹，肝脏损害，骨髓抑制等。

（5）七叶莲：为木通科野木瓜属又名假荔枝的一种草药。镇痛疗效达 60% 左右。口服每次 0.4 g，每天 4 次。无严重不良反应，少数可有口干、中上腹不适，食欲减退、轻微头昏等，停药后可恢复。与苯妥英钠、卡马西平合用可提高疗效。

（6）加巴喷丁、拉莫三嗪、普瑞巴林可以考虑用于辅助治疗原发性三叉神经痛和舌咽神经痛。

（二）外科治疗

当药物治疗的疗效减退或者出现患者无法耐受的药物不良反应而导致药物治疗失败时，可以尽早考虑外科手术治疗。三叉神经痛的外科手术方式有多种，包括经皮三叉神经半月神经节射频毁损术、梅克尔囊球囊压迫术、梅克尔囊甘油注射、γ 刀治疗及微血管减压手术（microvascular decompression，MVD）。

1.三叉神经痛的经皮穿刺射频毁损术

与传导触觉的 Aα 和 Aδ 类纤维不同，传导痛觉的 Aδ 和 C 类纤维的动作电位可被较低的温度所阻断。这是治疗的主要根据。射频治疗应用合适的温度，选择性地毁损三叉神经 Aδ 和 C 类纤维，达到治疗疼痛并保存面部触觉的目的。

（1）适应证：①药物治疗无效或不能耐受药物不良反应者；②高龄或一般情况差，不能耐受开颅手术者；③合并多发性硬化者。

（2）术前准备：患者可门诊手术或短期住院治疗。如术前患者全身情况较差，应先纠正。抗凝治疗者应暂停用抗凝剂。术前 6 h 禁食，常规术前用药。

（3）体位和穿刺部位标记：仰卧位。疼痛不论是左侧，还是右侧，右利手的手术者总站在患者的右侧。在患者面部标记 3 个解剖标志点，外耳道前 3 cm，瞳孔内侧下方，口角外侧 2.5 cm。前两点是卵圆孔的位置，第三点是针穿刺下颌皮肤的位置。

（4）进针方法：消毒后，局麻下，口角外 2.5 cm 处进针（21 号腰穿针），手术者的示指放在翼突外侧的下方，防止刺破口腔黏膜，并将针导入卵圆孔的中部。在患者口内放置通气道，防止咬伤。在左右方向上，对准同侧瞳孔的内侧；在前后方向上，对准外耳道前 3 cm。在侧位 X 线透视下，在鞍底下方 5～10 mm，对准岩骨和斜坡的交角。进入卵圆孔时，患者突然感到疼痛，咬肌收缩。针芯拔除后三叉神经池的脑脊液会流出。进针必须在侧位 X 线透视监测下。避免进入其他骨孔，如眶上裂、颈静脉孔、颈内动脉管等。穿刺深度不得超过斜坡边缘后方 8 mm，否则可能损伤 Dorello 管内的展神经或刺入颞叶。若针尖偏向前靠近海绵窦，可能损伤滑车神经和动眼神经。避免损伤颈内动脉，穿到动脉时，针管会有搏动或发现监测节律性温度变化。

(5)易损伤动脉:①破裂孔处,穿刺针偏内后方,会刺破动脉表面的软骨,刺到动脉;②下颌支腹侧的梅克尔囊处,此处动脉无骨质保护,穿刺时偏后外方,并进入岩骨易入此处;③海绵窦处,穿刺偏前内侧,会损伤动脉。一旦穿到动脉,必须立即拔出针,用手压迫颈部颈内动脉片刻。观察1～2 d。

(6)射频治疗:电极直径 1 mm,表面绝缘,尖端裸露。在透视下,电极经导管放入,头端外露5 mm。电极尖的位置再用电刺激进一步确定。刺激参数通常设置为方波、50 Hz、0.2～0.3 V、间隔 1 ms。刺激引起疼痛或感觉异常,表示电极位置正确。射频毁损初始温度(60 ℃～70 ℃)/60 s。患者面部出现与毁损神经分布一致区域的泛红,提示定位准确。重复检查患者面部感觉,当疼痛消失,触觉开始减退时,应停止治疗。如效果不明显时,温度可增加 5 ℃,增加 20～30 s,增加毁损点。当获得预期治疗效果后,暂停毁损,15 min 后,检查毁损灶是否固定不变。治疗结束后应观察患者 4 h。术后注意保护角膜,经常用眼药水,注意口腔卫生。术后 1 周软食,避免咬硬物,逐渐活动锻炼下颌。

(3)疗效和并发症:总结文献大组病例共 6 205 例,平均随访 6 年(2 个月至 33 年),疼痛缓解率为98%(术后即刻),复发率为 23%,并发症发生率 0.2%,主要为面部麻木、角膜溃疡和咀嚼困难等。其他少见的并发症为颅内出血、脑梗死、脑膜炎、复视、颈内动脉海绵窦瘘、颞叶脓肿、癫痫。死亡率为 0.03%。

2.舌咽神经痛的经皮穿刺射频毁损术

(1)适应证:年龄较大不适宜开颅手术的患者。

(2)解剖基础:颈静脉孔在颅底形成直角三角形,顶点指向前内侧。自底面观察颅底发现颈静脉孔位于卵圆孔的正后方,其前外侧壁是颞骨,后内侧壁是枕骨。一条纤维或骨性带将颈静脉孔分成两部分。前内侧部较小,是神经部位,含舌咽神经,后外侧部较大,是静脉部位,含颈静脉球、迷走、副神经,偶有脑膜后动脉。这两部分通常是完全分开的。尸体解剖发现 6%的舌咽神经行于骨管中,在 2/3 病例中位于颈静脉孔或颅外,在 1/3 病例中位于颅内。

(3)手术方法:手术准备同三叉神经痛的经皮穿刺射频治疗。徒手穿刺针方向与穿刺卵圆孔的方向位于同一水平位,但向后夹角为 14°。在透视下颈静脉孔位于颞下颌关节后方,枕骨髁前方,距离鞍底 27～33 mm。先选用 1 ms、10～75 Hz、100～300 mV 的电流或者 40 ℃温度刺激,会引起患者耳和喉部疼痛,说明电极位置正确。应用 60 ℃射频毁损 90 s,以后增加 5 ℃重复毁损,直到咽部疼痛消失。术中必须密切监护,如果刺激或损伤迷走神经,会发生严重的并发症,如高血压、低血压、心动过缓、晕厥甚至心脏停搏。

(4)疗效和并发症:90%以上病例疼痛缓解。常见的并发症有声音嘶哑、一侧声带麻痹和言语困难等。精确的定位、毁损时严密的观察和检查、选用较小的毁损电极可减少并发症,近来已经有报道应用立体定向方法,定位精确,以提高疗效,减少并发症。

3.γ刀治疗

(1)适应证:①药物治疗无效或不能耐受药物不良反应者;②其他治疗无效或复发者;③合并多发性硬化者;④身体情况差或年迈不能耐受手术或不能因手术而停用某些药物(如抗凝剂)治疗者。

(2)定位和靶点:CT 不能显示病灶,必须选用 MRI 定位。采用水平位和冠状位的增强的 T_1 加权,层厚 1 mm 扫描,一般在脑桥中段的 3～6 张图像上,可以显示从脑桥至梅克尔囊的三叉神经根。靶点是三叉神经的中点,一般在神经与脑干交点前方 2～4 mm。

(3)剂量:用 4 mm 的准直器,50%的等剂量线覆盖约 4 mm 的三叉神经。最大剂量为 70～

80 Gy，剂量率要高。

（4）疗效和并发症：治疗后可当天出院，一般在 1～2 个月内 80％～90％的病例疼痛缓解，其中 70％的病例疼痛消失，其余明显缓解。治疗无效约 10％。并发症发生率小于 6％，主要为面部麻木。无死亡病例，无脑干和血管受损表现。

4.三叉神经痛的微血管减压手术

（1）适应证：①药物治疗效果不满意或患者不能耐受药物不良反应的原发性三叉神经痛；②射频热凝、球囊压迫、γ 刀治疗无效的原发性三叉神经痛；③微血管减压术后复发的典型原发性三叉神经痛；④患者一般状况较好，无严重器质性病变，能耐受手术，排除了多发性硬化或桥小脑角肿瘤等病变。

（2）患者体位：全身麻醉，侧卧位或 3/4 侧俯卧位，患侧朝上，后背尽量靠近手术床边缘，头略下垂前屈，下颌离胸骨 2 横指，患侧肩用布带向下牵拉，使颈肩夹角大于 100°。

（3）切口：二腹肌沟延长线与枕外隆凸至外耳道连线的交点为横窦与乙状窦的交角。取耳后紧贴发际内缘长 5～7 cm 皮肤直切口。切口在交角上 1/3，交角下 2/3。

（4）骨窗形成和硬膜切开：分层切开皮肤、肌层，暴露枕骨鳞部外侧部和乳突后部。形成骨窗约 2 cm×2.5 cm，外上缘必须暴露横窦和乙状窦夹角，这是获得良好暴露三叉神经根的重要标志。可"V"或 T 形剪开硬脑膜，以乙状窦后缘为底边，上端起自横窦乙状窦夹角，充分暴露横窦乙状窦夹角与面听神经主干之间的区域。

（5）暴露三叉神经和微血管减压：采用经小脑裂入路。自小脑背外侧向腹内侧解剖。切开硬脑膜后，充分剪开蛛网膜和缓慢释放脑脊液、打开小脑裂、自外向内解剖，可直达三叉神经 REZ 区。通常不需要使用甘露醇或行腰穿释放脑脊液，也无须使用脑压板牵拉、避免持续压迫对脑组织带来的损害。过度牵拉还可能将岩静脉从其进入岩上窦处撕裂，这会引起灾难性后果。岩静脉可能会不同程度影响暴露，但应尽量设法保留。有时蛛网膜增厚，需打开蛛网膜才能看清楚三叉神经的全长与周围结构的关系。

锐性剪开三叉神经表面的蛛网膜，通常可发现邻近脑桥 1 cm 以内的三叉神经根受血管压迫，神经上常可见压痕，并被推移或扭曲。最常见的是小脑上动脉。由于侧卧位可引起小脑诸动脉移位，因此凡距三叉神经根 1～2 mm 内的血管可视为与神经有接触。

需要注意的是除了三叉神经 REZ 段，由于三叉神经颅内段的无髓鞘部分较长，其抵御周围血管压迫能力差，其神经根的任何部位都有可能发生神经血管压迫，因此，行三叉神经根减压术时要暴露探查该神经根的颅内段全长。任何与三叉神经后根存在解剖接触的血管都可能是责任血管。要注意发现多发血管的压迫，特别是位于三叉神经根前部和远端的血管易被忽略。根据血管与神经的关系，可以采用特氟龙棉固定、悬吊、胶水黏附等方法移位责任血管，确保血管不再压迫和接触三叉神经根。特氟龙棉的作用仅是为了防止血管弹回造成对神经再次压迫，因此，垫片的位置和数量应该适当，尽可能避开神经受压迫的部位。

如果静脉压迫分离困难，也可用双极电凝器凝固后切断。当未找到肯定的压迫病因时，可以考虑做选择性三叉神经感觉根切断术：用 45°微神经钩或剪，从下后侧开始割断脑桥旁三叉神经感觉根。如为第 3 支痛，割断感觉根 50％；第 2～3 支痛，割断 80％，三支全痛，割断全部感觉根。

（6）关颅和术后处理：仔细止血后，严密缝合硬脑膜，分层缝合肌层、皮下组织和皮肤。术予以常规补液，床头抬高 30°卧床，2～3 d 后可活动。围术期预防性使用抗生素。

（7）疗效和并发症：1 204 例三叉神经痛微血管减压术后，5 年随访率 91％，10 年随访率 87％。术后 1 周，疼痛完全缓解 82％，部分缓解 16％，2％没有效果。术后 1 年，疼痛完全缓解

75％,部分缓解 9％。10 年后,疼痛完全缓解 64％,部分缓解 4％。术后 5 年内疼痛的复发率为2％,10 年内为 1％。常见的并发症有脑脊液漏、听力障碍、面部麻木和脑膜刺激征等。死亡2 例,分别死于小脑梗死和脑干梗死,术中脑干诱发电位监测有助于发现该并发症。

5.舌咽神经痛的微血管减压术

(1)适应证:药物治疗无效的病例;排除继发于肿瘤的舌咽神经痛者;症状严重,影响患者日常生活;患者及家属有强烈手术意愿。

(2)麻醉和体位:同三叉神经痛微血管减压术。切口和骨窗同面肌痉挛微血管减压术,但皮肤切口和骨窗均偏下,接近颅后窝底。

(3)舌咽神经的暴露:剪开硬脑膜后,用脑压板抬起小脑外下部,打开小脑延髓池侧角,从下向上依次辨认副神经、迷走神经和舌咽神经。颈静脉孔处舌咽神经位最上面(近内耳孔),其外形较细,为 2 条或几条小的神经纤维组成,其下为迷走神经,两者间有一狭窄的间隙或硬脑膜间隔。迷走神经比舌咽神经更细小,由多支纤维组成。再下方为副神经。在延髓下端,面神经根下方,橄榄核背侧 2～4 mm 处,舌咽神经进入脑干。舌咽神经的感觉根较粗大,位于运动根的背侧。

(4)舌咽神经减压:压迫神经的血管多为小脑后下动脉及其分支、椎动脉等。可用特氟龙棉将舌咽神经入脑干段与周围血管隔离。舌咽神经和迷走神经第一支切断:用于找不到压迫血管或微血管减压无效者。用剥离子把颈静脉孔处的舌咽和迷走神经头端 1～2 根分支分别挑起,微剪切断。单纯切断舌咽神经镇痛效果不佳。切断舌咽神经时少数患者可有血压增高,切断迷走神经分支可引起心脏期外收缩和血压下降。

(5)关颅和术后处理:同三叉神经微血管减压。

(6)疗效和并发症:手术后早期疗效,79％病例疼痛完全消失,10％部分消失,10％无效。经6～170 个月随访,76％的病例疼痛完全消失,15％部分有效,8％疼痛仍然存在。绝大多数患者术后疼痛立即消失。少数有复发。术后常见的并发症主要是舌咽神经和迷走神经受损,约 20％出现吞咽困难和呛咳,其中大部分为暂时性的,少数有永久的声嘶或饮水呛咳等,其他并发症如伤口感染、脑脊液漏等少见。死亡率低。

6.其他手术

三叉神经痛的手术治疗方法除上述外,还有一些经皮穿刺的方法,如经皮穿刺三叉神经球囊压迫治疗(近期疼痛缓解率 93％,复发率 21％,并发症 1.7％)、经皮穿刺神经节甘油注射治疗(近期疼痛缓解率 91％,复发率 54％,并发症 1％)等。而以往一些破坏性手术,如神经节减压手术、部分神经切断术和神经节切除术等,由于疗效差、复发率高、损伤大,现已较少采用。

(三)复发三叉神经痛的处理

虽然微血管减压可使 95％～98％的三叉神经痛得到缓解,但是仍有一些患者术后无效或复发,经再次手术探查,常可见下列原因:微血管减压不完全;衬垫物移位;衬垫物压迫或形成瘢痕压迫;新的血管压迫,如动脉(特别是粥样硬化者)或静脉再通或侧支形成;无明确原因。一般讲,术后早期复发或新开展这项手术缺乏经验者,以第一种原因多见。如在术后 1 年以上复发,则其他几种原因均有可能。

对复发三叉神经痛的处理,有积极主张再手术探查,有主张改用药物、伽马刀或射频毁损治疗等不同意见,我们认为应根据不同原因、复发发生的时间、患者的年龄和全身状态等综合考虑。下列情况,应再次手术探查:术后近期内(3 个月)发生;不能排除手术技术因素;患者全身情况良好,能耐受手术。再次手术探查时,除根据不同原因给予相应处理外,对无明确原因者,可做选择性三叉神经感觉根切断术。

(张秀勇)

第七章　　　脊柱外科

第一节　脊柱骨折

一、上颈椎损伤

(一)概述

上颈椎包括寰椎和枢椎,并涉及寰枕和寰枢关节。上颈椎损伤后不但会造成寰枢椎脱位,同时也可能伴有脊椎其他部位的骨折。诊断时要注意有无合并头面部的外伤。另外,在诊断时还要与齿突发育不全,先天性寰枢椎半脱位相鉴别。

(二)病因病理

大约80%的上颈椎损伤都是由于头部和身体加速撞击到某个静止的物体上造成的,因此头面部的挫伤、裂伤或骨折,都应联想到上颈椎损伤的可能。屈曲暴力常作用在寰枢关节,造成齿状突的骨折,严重时还会造成横韧带的断裂,引起寰枢关节脱位。过伸的暴力不常见,但也会使齿状突发生骨折,并向后移位。垂直作用力由颅骨传导至寰椎,可以造成其侧块的骨折,若开口位寰椎左右侧块移位之和超过7 mm,则提示存在横韧带的撕裂。

1.寰枕脱位

下腭部受到过伸、牵引等复合作用力,会使关节周围的软组织断裂(包括翼状韧带、盖膜等)。这类的骨折多见于高能量的车祸伤或全身多发创伤。受伤机制被认为是由于寰枕关节受到了过伸、牵张和旋转的组合暴力所致。

2.寰椎骨折

(1)寰椎粉碎骨折:头部受到轴向的压缩力而造成损伤,按照作用力是否对称地通过双侧枕骨髁到达寰椎,可以将骨折分成不同的类型,包括前弓、后弓及侧块的骨折。如果同时伴有过伸的暴力,也会改变受伤的机制。

(2)后弓骨折:过伸压缩力造成后弓骨折。

(3)外侧块骨折:侧屈压缩力会造成外侧块骨折。

3.枢椎骨折

(1)齿突骨折。按骨折部位分型:Ⅰ型(齿突上部骨折);Ⅱ型(齿突基底部骨折);Ⅲ型(枢椎体上部骨折)。Ⅰ型较少见,Ⅱ型最多见,生物力学实验证实此类骨折的发生主要是由于齿突受到了侧方或斜向的暴力所致。

(2)枢椎峡部骨折:过伸和屈曲的作用力会造成枢椎双侧椎弓根的骨折,外伤性的枢椎峡部骨折以前常见于绞刑。按照莱文分型,Ⅰ型骨折是指骨折端无成角,并且移位不超过 3 mm;Ⅱ型是指骨折移位超过 3 mm;ⅡA 型是指骨折不但发生了移位,而且 C2/3 间盘损伤严重,发生了明显的成角畸形,仅有前纵韧带保持完整;Ⅲ型是指峡部发生了骨折脱位,出现 C2/3 小关节的交锁,莱文认为它属于一种原发性的屈曲-压缩性损伤。

(3)枢椎椎体骨折:多为轴向压缩力所致,椎体的斜型骨折和泪滴骨折较常见,而横形骨折少见。

4.寰枢椎脱位

(1)前脱位:最多见。寰椎横韧带断裂及齿突骨折会造成寰枢椎的脱位。寰椎齿突间距离(atlas-dens interval,ADI)超过 3 mm 时,就应怀疑有脱位的存在。

(2)后脱位:牵张过伸型作用力会造成后脱位。

(3)寰枢椎旋转固定:好发于 10 岁以下小儿。外伤及炎症是主要的病因。急性或亚急性的炎症后,会出现斜颈和颈椎的侧屈。

(三)临床表现

严重上颈椎损伤的患者可以出现昏迷、意识障碍、四肢瘫痪及神经源性休克。触诊可以发现患者枕后部有明显压痛,局部肿胀一般不明显。如果为完全性的脊髓损伤,则胸式和腹式呼吸均消失,患者会出现明显的发绀,并感觉呼吸困难;而如果为不完全性损伤,膈神经支配的膈肌还会进行腹式呼吸,患者就不会出现严重的缺氧。

寰椎骨折经常与颈椎的其他骨折合并出现,它本身很少造成神经损伤,患者常出现上颈部的疼痛,并有"不稳定"感。寰椎横韧带的完整性是决定上述骨折稳定性的重要依据。一共有 4 种方法可以用来评估横韧带的损伤与否。

(1)最简单的方法是做寰椎的 CT 平扫,如果发现横韧带附着点的骨块发生了骨折移位,则可证明横韧带已失去了功能。

(2)可以拍颈椎的开口位片,如果 C1 的侧块相对于 C2 发生了移位,并且两侧加起来超过 6.9 mm,即提示横韧带已断裂。

(3)在颈椎侧位片上,观察 C1 前弓的后缘与 C2 齿突前缘的距离(ADI),如果在成年人超过 3 mm 或儿童超过 4 mm,则提示横韧带已断裂。

(4)如果上述 3 种方法都无法明确,可以做 MRI 来直接评估韧带的完整性。

(四)治疗方法

(1)寰枕脱位:一般保守治疗无效,通常需行后路切开寰枕融合内固定术。

(2)寰椎骨折:如果侧块移位<7 mm,则横韧带完整,属于稳定性骨折,保守治疗如佩戴硬支具或头环背心(halo fixator)即可,而如移位超过 7 mm,横韧带已断裂,则为不稳定骨折,需要后路融合内固定治疗。

(3)枢椎骨折:通常行后路 C2～3 椎体融合内固定术。

(4)齿突骨折后会造成寰椎向后脱位,进而压迫脊髓,从而需要手术治疗。新鲜的Ⅱ型齿突骨折可采用前路,打入 1 枚或 2 枚空心螺钉来固定。而陈旧的齿突骨折,如果能复位,可以行后路 Magerl＋Brooks 手术;如果已无法复位,也可以行寰椎后弓切除,单独 Magerl 螺钉固定。Ⅲ型骨折的骨折线主要经过松质骨,故一般均会自行愈合。

(5)寰枢椎脱位:以前脱位最常见。一旦诊断成立,均需行后路融合内固定术。

(五)预后与康复

上颈椎损伤的预后直接与脊髓损伤的严重程度有关。如果脊髓损伤为完全性,特别是胸式及腹式呼吸完全丧失的患者,尽管可以采用呼吸机辅助持续通气,但患者的死亡率很高。如果脊髓损伤为不完全性,膈肌还有功能,则患者术后仍有可能依靠自主呼吸生活,同时进行肢体和二便功能的康复锻炼。而如果患者没有出现脊髓损伤,如一些齿突骨折,则患者在术后佩戴3个月左右的颈托后,即可适应一般的日常生活。

二、下颈椎损伤(C3~C7)

(一)概述

C3 椎体以下各个椎体的解剖形态大同小异,它们通过自身的关节相互连接,限制颈椎的过度屈、伸及旋转。在 1984 年有学者提出了胸腰段骨折的三柱理论后,后人也把它应用到颈椎骨折上:前柱主要包括前纵韧带、间盘及椎体的前 1/2;中柱包括后纵韧带、间盘及椎体的后 1/2;后柱则包括椎弓根、小关节、椎板和棘上、棘间韧带等结构。前、中柱中主要抵抗压缩负荷的是椎体和间盘,而抵抗牵张的主要是前、后纵韧带和位于前、后侧的纤维环。而在后柱中,侧块和小关节抵抗压缩负荷,关节囊和后方的韧带抵抗牵张。骨折类型主要为压缩骨折、泪滴骨折、骨折脱位、独立的棘突骨折等。同时也要注意是否存在椎板和后方韧带复合物等的损伤。

(二)病因和病理

下颈椎的骨或韧带结构由于受到超过生理载荷的应力而发生骨折或脱位,从而造成不稳定。有学者通过力学试验将这种不稳定定义为相邻的椎体间移位超过 3.5 mm,或成角超过 11°。骨折造成的急性不稳定来自两方面:前方椎体的严重压缩或者后方小关节的损伤,这些都会造成颈椎发生脱位及异常的成角。下颈椎的损伤多继发于以下的作用力,如屈曲、过伸、侧旋、轴向负荷等,它们一般多单独致伤,有时也会组合在一起。

(三)临床表现

多数下颈椎损伤的患者都会出现明显的颈部疼痛,持续不缓解,并自觉颈部出现"不稳定感",颈部后方的压痛。神经系统的查体结果与脊髓损伤的程度相关,可以包括正常(压缩骨折)、不全瘫和严重的四肢瘫等。

1.压缩骨折

屈曲压缩作用力会使椎体发生楔形变,以前柱高度丢失为主,椎体后柱保持完整,CT 显示无椎管内占位,而椎体后方的椎间关节、椎弓和棘突、后方韧带复合物未受损伤。

2.泪滴骨折

颈椎在屈曲位时受到压缩力而造成泪滴骨折,会产生椎体前下方的三角形骨片。X 线可以显示椎体发生了楔形变,前柱高度丢失,并且下方出现三角形骨折块。此骨折单独发生也会造成严重的脊髓损伤。

3.爆裂骨折

已发生泪滴骨折的椎体在冠状面发生垂直压缩骨折,即产生了爆裂骨折,它累及了椎体的前柱和中柱,有时还会损伤后柱,如发生椎弓根的骨折等。爆裂骨折主要表现以脊髓前索的症状为主,表现为受伤平面以下肢体浅感觉、运动和二便功能的障碍,而脊髓后索保持完整,患者会保留一定的深感觉(如位置觉)。X 线可以显示椎体发生了楔形变,后凸畸形,CT 显示会有碎骨折块突入椎管内,造成严重的脊髓损伤。

4.骨折脱位

此类患者多表现为完全性的脊髓损伤,表现为损伤平面以下的感觉、运动及大、小便功能完全丧失,胸式呼吸消失,仅存腹式呼吸,并由于交感神经张力下降,迷走神经兴奋性相对增高而出现神经源性休克,表现为血压下降的同时,心率也随之减慢。而若发生颈椎较高节段的脱位,膈肌的功能也会丧失,患者会出现严重的呼吸障碍,如抢救不及时会迅速死亡。

(1)屈曲脱位:此类脱位的作用机制主要是屈曲的作用力使得椎体的下关节突越过下位椎体的上关节突,进而固定在脱位的位置上,这种脱位会造成上位椎体相对于下位椎体明显向前方移位,CT平扫会显示脱位的下位椎体上关节突裸露地朝向背侧,形成"裸关节征",这种脱位会造成严重的脊髓损伤。

(2)过伸压缩性损伤:旋转过伸型的作用力会造成下关节突基底或椎弓根的骨折,从而造成椎体向前脱位。

5.棘突骨折

屈曲作用力会造成单独棘突的骨折,也可以认为是肌肉附着点处的棘突发生了撕脱骨折。这种损伤很少会累及神经组织,通常保守治疗即可。

6.挥鞭伤

车祸的追尾事故会造成脊柱的过伸,进而在反作用力的作用下发生屈曲,同时会造成颈部软组织的损伤。受伤后常会出现颈部疼痛,头痛及恶心、呕吐,同时也会出现脊髓损伤的症状。这类患者在伤前通常会有一些颈椎增生退变的临床表现,如颈部的不适、手指感觉麻木等。挥鞭伤又称为无影像学异常的脊髓损伤,临床表现主要以中央脊髓损伤的症状为主,根据颈髓灰质内皮质脊髓束的分布,患者的上肢肌力障碍多明显重于下肢,尤以手内在肌的小肌肉为主,它们有些会在受伤以后很快出现萎缩,造成永久的功能障碍。

(四)治疗方法

下颈椎骨折由于多会造成脊髓的损伤,故一般均需手术治疗。大剂量激素冲击治疗对于脊髓损伤患者的作用已得到了公认。通常建议在术后8 h内就应用,具体方法如下:甲泼尼龙以30 mg/kg的剂量首先在15 min迅速静脉滴注,然后暂停45 min。如果患者在伤后3 h接受治疗,按照剂量5.4 mg/(kg·h)连续静脉用药23 h;而如果患者在伤后3~8 h才接受治疗,则建议静脉用药持续至47 h,即再延长一天。通常单独椎体的骨折,多采用前路切开复位,将骨折的椎体次全切除,去除脊髓前方的压迫,取自体髂骨或网片支撑前方,再用钛钢板内固定。而对于骨折脱位的病例,最好术前进行颅骨牵引复位,位置满意后再行手术治疗。如果小关节的交锁经闭合方法无法纠正,则需后路切开,用磨钻去除部分下位椎体的上关节突,再将脱位复位,然后可以一并行相邻椎体的椎弓根或侧块固定,因为后路固定的生物力学强度优于前路,尤其是椎弓根螺钉固定。而如果术者对后路固定不熟悉,也可以采用后前路联合的入路,即再采用前路进行植骨内固定术。

(五)预后与康复

下颈椎损伤的预后直接与脊髓损伤的严重程度有关。患者的膈神经一般很少累及,故膈肌还有功能,所以患者术后仍有可能依靠自主呼吸生活,同时进行肢体和大、小便功能的康复锻炼。脊髓为不完全损伤的患者,术后可能会有一定程度的功能恢复,特别是术前损伤越轻的患者,术后恢复的可能性越大,预后越佳。术后康复的功能锻炼也很重要,它可以帮助患者借助剩余的神经功能去完成和适应日常的生活。

三、上胸椎骨折(T1～T10)

(一)概述

上胸椎(T1～T10)由于受到胸廓的限制,相对坚固,不易发生骨折,一旦外界暴力足够大而产生骨折,并由于胸椎管的面积小,通常都会造成严重的脊髓损伤。并且也会合并有胸部的损伤,如单发或多发的肋骨骨折、气胸、血胸或血气胸。

(二)病因病理

胸椎的关节突位于冠状位,呈叠瓦状排列。致伤的暴力通常为屈曲、轴向负荷、旋转、过伸等等,或为组合的暴力。最常见的损伤方式为首先出现小关节的骨折,严重时可发生交锁造成椎体的脱位,同时也会伴有相应椎体的压缩或爆裂骨折。

(三)临床表现

患者通常会有患处明显的疼痛,可触及局部的肿胀和畸形。一般脊髓损伤均为完全性,表现为双下肢的截瘫和二便功能障碍。同时还要注意有无胸部损伤的表现,查体并拍片除外肋骨骨折、气胸、血胸或血气胸。X线可以发现胸椎的骨折或骨折脱位,而如果损伤发生在T5/6以上,肩胛骨的阻挡会影响对病变的观察,故需作CT或CT重建来明确骨折的部位,MRI可以了解脊髓损伤的程度。

(四)治疗方法

首先可以采用大剂量激素冲击治疗来努力促进受伤脊髓功能的恢复。接着,待患者一般情况稳定后,即应早期行骨折的复位内固定术。由于患者通常存在小关节的损伤或交锁,故一般都采用后路手术。而如果前方椎体骨折严重,失去了承重能力,则可考虑二期行前路重建内固定手术。

(五)预后与康复

上胸椎损伤的预后直接与脊髓损伤的严重程度有关。患者一般都会有部分的胸式呼吸,而且其膈肌还有功能,所以患者术后仍可依靠自主呼吸生活,同时进行肢体和大、小便功能的康复锻炼。脊髓为不完全损伤的患者,术后可能会有一定程度的功能恢复,特别是术前损伤越轻的患者,术后恢复的可能性越大,预后越佳。术后康复的功能锻炼也很重要,它可以帮助患者借助剩余的神经功能去完成和适应日常的生活。并且胸椎损伤的患者其上肢功能都保持完好,相对于颈椎损伤的患者,可以借助于上肢的力量更有利地进行康复,并且可以自行运转轮椅生活。

四、下胸椎及腰椎的损伤(T11～L5)

(一)概述

上胸椎由于受到胸廓的限制,而腰骶部(L4～S)由于受到腰骶韧带的保护,使得二者的活动度显著受限。而胸腰椎的移行部(T11～L2)活动度大,第11、12肋骨的保护薄弱,从而造成了该部位更易受伤。同时损伤又按三柱理论分型,分别为支撑椎体的前柱和中柱,及后方的后柱。继而又将骨折分为以下4型:压缩骨折、屈曲-牵张型损伤、爆裂骨折、骨折脱位。

(二)病因病理

下胸椎及腰椎的损伤,致伤的暴力通常为屈曲、轴向负荷、旋转、过伸等或为组合的暴力。

(三)临床表现

患者通常会有患处明显的疼痛,可触及局部的肿胀和畸形。一般脊髓或马尾神经损伤可为完全性也可为不完全性,或者也可以无神经损伤的表现。X线可以发现相应节段的骨折或骨折脱位,需作 CT 或 CT 重建来明确骨折的椎体后壁是否完整及有无椎管内的占位骨块,MRI 可以了解脊髓或马尾神经损伤的程度。查体时可以利用关键肌肉或皮肤区域与神经根支配的对应关系来判断神经损伤的平面及程度(表 7-1)。

表 7-1　关键肌肉和皮肤区域与神经根支配的对应关系

神经根	肌肉	皮节
L2	髂腰肌	大腿前方
L3	股四头肌	膝关节内侧
L4	胫前肌	内踝附近
L5	伸踇长肌	足背,第 1、2 趾间
S1	屈踇长肌	外踝附近

1.压缩骨折

这种损伤最常见,椎体受到屈曲的外力作用,使得前柱损伤,前高丢失,而椎体的后壁和后柱完整,CT 平扫显示椎管内没有骨折块占位,故患者通常没有神经损伤的表现,这种骨折常见于高处坠落伤,故有可能伴有跟骨的骨折。而另一方面,随着人口的老龄化,老年人的骨质疏松性椎体压缩型骨折也日益增多,这些患者通常无或只有轻微的外伤史,即出现腰背部的持续疼痛。X线通常显示椎体普遍的骨质疏松,病椎常会被均匀地压缩。

2.屈曲-牵张型损伤

屈曲-牵张型损伤,常见于机动车事故中,两点固定的安全带损伤。椎体受到牵张作用力的瞬时,旋转中心位于椎体的前方,使得后柱、中柱和前柱依次发生水平方向上的断裂,断裂可以主要发生在骨质上,也可发生在韧带上,或者两者均有。正位片上可以发现棘突间距增宽,侧位片上可以发现椎体的后方高度增加。通常不造成神经损伤,除非存在明显的骨折移位,而在这种情况下,该损伤应归为不稳定的骨折脱位。

3.爆裂骨折

椎体的前方和后方都受到轴向作用力,而造成前、中柱的损伤。而轴向的负荷又会造成椎间盘内的髓核压力增高,引起纤维环的应力增加,从而使得纤维环附着的椎体终板及其附近的骨质在巨大剪式应力的作用下发生骨折,并向椎管内移位。高处坠落并以足跟着地是典型的受伤机制。在侧位片上,可以显示出椎体高度的丢失。在正位片上,可以观察到椎弓根或棘突间距增宽。有些爆裂骨折还会伴有成角和旋转的畸形。典型的爆裂骨折其后柱是完整的,然而在屈曲作用力下,随着后凸畸形的加大,椎体的后方韧带复合物也会发生断裂,形成不稳定的爆裂型骨折。爆裂型骨折分为 5 型:A 型上下终板均发生了骨折;B 型仅上终板发生了骨折;C 型仅下终板骨折;D 型骨折伴有旋转;E 型伤椎合并冠状位的楔形变。椎体后壁粉碎的骨折块会向椎管内移位,造成脊髓或马尾的压迫,从而造成神经功能的损害。

4.骨折脱位

椎体的骨折脱位常是多个方向的作用力组合作用的结果,如屈曲、伸展、旋转和剪切等,它们会造成椎体所有三柱的损伤。骨与韧带结构通常都会发生断裂。骨折脱位分成以下几型。

(1)屈曲旋转型:椎体的前柱受到屈曲和旋转的作用力,而中柱和后柱主要受到来自沿 Y 轴旋转的暴力而发生骨折,骨折线通常经过椎间盘或椎体。

(2)剪切型:剪切暴力也可以造成椎体所有三柱的损伤,它又分为两型:分别为后前剪切型和前后剪切型。在前者,暴力直接作用于后背,使上位椎体发生明显的向前移位,而椎体本身通常是完整的。由于下位椎体小关节的朝向会限制骨折椎后弓的向前移位,从而造成后弓的多发骨折。最终椎板会与向前脱位的椎体分离,形成漂浮游离的椎板。硬脊膜撕裂也时常发生。而当剪切力是由前向后时,骨折椎后弓由于不受下位椎体小关节的朝向限制,会明显向后侧移位,造成神经损伤。

(3)屈曲-牵张型骨折脱位:它与屈曲-牵张型骨折的主要区别在于它会发生明显的移位。这是一种非常不稳定的骨折,通常伴有严重的神经损伤、硬脊膜撕裂和腹内脏器的损伤。

(四)治疗方法

首先可以采用大剂量激素冲击治疗来努力促进受伤脊髓功能恢复。接着,待患者一般情况稳定后,即应早期行骨折的复位内固定术(案例参考表 7-2)。如果患者骨折椎体碎裂不重或存在小关节的损伤或交锁,一般都采用后路手术进行撑开复位内固定术;而如果前方椎体骨折严重,失去了承重能力,则可考虑一期或二期行前路重建内固定手术。如果患者仅为前、中柱的损伤,后柱完整,则可行一期前路减压内固定术。而如果骨折已为陈旧性,则应行后路的截骨矫形术。

表 7-2　案例:胸椎骨折

项目	内容
病历摘要	患者女,78 岁,1 d 前在家摔伤致腰痛,活动受限。查体:胸 12 水平压痛,叩击痛,无放射痛,双下肢感觉、肌力正常。X 线检查示胸 12 椎体压缩骨折,腰 4 滑脱。明确诊断后排除禁忌,行胸 12 骨折椎体成形术。
手术记录	术中 C 臂透视定位胸 12 椎体,胸 12 棘突右侧 3 cm 局部麻醉,沿椎弓根穿刺,透视侧位穿刺针尖位于椎体后 1/3,拔出针芯,插入可弯曲骨水泥输送器,打入骨水泥约 4.5 mL,透视正侧位骨水泥弥散良好。拔出穿刺针,加压包扎。

(五)预后与康复

下胸椎和腰椎损伤的预后直接与脊髓或马尾神经损伤的严重程度有关。患者可以在术后早期进行肢体和二便功能的康复锻炼。神经不完全损伤的患者,术后可能会有一定程度的功能恢复,特别是术前损伤越轻的患者,术后恢复的可能性越大,愈后越佳。术后康复的功能锻炼也很重要,它可以帮助患者借助剩余的神经功能去完成和适应日常的生活。并且这类损伤的患者其上肢功能都保持完好,可以借助于上肢的力量相比颈椎损伤的患者更有利地进行康复,并且可以自行运转轮椅生活。

(郭海涛)

第二节 脊 髓 损 伤

一、概述

外伤性脊髓损伤的年发生率,美国报道为 40/100 万人,我国上海市 1991 年统计的脊髓损伤发生率为 34.3/100 万人,北京市 2002 年统计的脊髓损伤发病率为 60/100 万人。据估计,我国现有脊髓损伤患者超过 200 万人,并且以惊人的速度在增长,受伤者以中青年损伤为最多。其中交通事故发生率最高,其次为高处坠落伤,两者约占所有损伤的 3/4。高龄患者即便发生像摔倒这样的轻微外伤也可能发生脊髓损伤。

二、病因病理

(一)原因

脊椎损伤中脊髓损伤发生率很高(占全部脊椎损伤的 40%～60%)。有一种发生于颈椎部位的脊椎损伤,X 线上无骨折脱位而患者表现为完全性瘫痪,称为无骨折脱位性脊髓损伤。高龄患者原来伴有后方骨质韧带增生造成脊髓压迫,常发生过伸展损伤。小儿脊髓损伤约占 30%。小儿脊柱活动性大,过度屈曲或过度伸展会发生脊髓的牵拉损伤。另外,枪伤、切割或刺伤会造成开放性脊髓损伤。

(二)好发部位

脊椎损伤好发部位为中下颈椎和胸腰交界部。颈椎与胸椎以下损伤比率为 3:1。受伤原因中,颈椎损伤多为交通事故、高处坠落伤、摔倒或外伤,胸椎以下损伤多发于坠落伤。

(三)分类

脊髓损伤是对脊髓实质的机械性破坏,包括脊髓内出血、脊髓实质的循环障碍、代谢障碍、生化学障碍。脊髓休克出现于重度脊髓损伤之后。损伤脊髓水平以下运动、感觉功能和脊髓反射消失,自主神经功能停止。下位脊髓功能一般 24 h 之内恢复。

(1)从临床的角度,根据患者瘫痪的程度可分为完全瘫痪和不全瘫痪:①脊髓损伤后感觉、运动功能、深部反射完全持续消失称为完全瘫痪;②脊髓损伤髓节以下髓节支配区域感觉、运动和深部反射功能部分丧失,为不全瘫痪,如果四肢瘫痪,而骶髓支配区域的会阴部感觉或肛门括约肌随意收缩功能尚存也为不全瘫痪,称为骶髓回避,瘫痪改善的可能性较大。

(2)根据损伤部位可分为四肢瘫痪和截瘫(表 7-3)。

表 7-3 脊髓损伤后功能丧失分类

损伤部位	运动、感觉丧失	分类
脑干～C1	颈,上肢,下肢,横膈膜	颈髓麻痹
C2～C3	上肢,下肢,横膈膜呼吸麻痹	四肢瘫
C4～C8	上肢,下肢	四肢瘫
T1～S1	下肢	截瘫
S2～S3	直肠、膀胱、会阴麻痹	截瘫

(3)由于脊髓横断面上损伤部位不同,致灰白质的部分损伤,致使残存功能不同。主要存在如下类型(图7-1):①中心性脊髓损伤,脊髓灰白质内侧部分受损伤,伤后四肢瘫痪,但上肢重于下肢,伴有分离性感觉障碍;②脊髓半侧损伤,脊髓损伤后,一侧上下肢运动、深部感觉障碍,而对侧浅感觉障碍;③前部脊髓损伤,脊髓灰白质前侧部损伤,脊髓损伤后,四肢运动、浅感觉障碍,而深感觉残存。

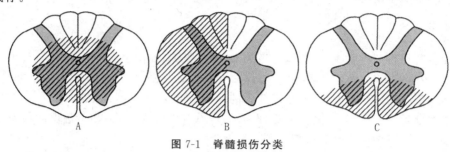

图7-1 脊髓损伤分类

图中斜线部分为损伤区域

(4)根据损伤部位可以将脊髓损伤可分为:①四肢瘫痪,脊髓损伤后四肢感觉、运动功能消失;②截瘫,胸髓、腰髓和骶髓损伤后,双下肢感觉、运动功能障碍。

(四)并发症

脊髓损伤后感觉、运动和反射障碍,自主神经障碍导致脏器组织并发症的发生。骶髓损伤主要导致排尿障碍、排便障碍,中位胸髓、腰髓损伤导致消化器官、泌尿器官障碍,上位胸髓、颈髓损伤导致呼吸障碍和循环障碍。

(1)循环器官障碍:交感神经受阻断,相对的迷走神经占优势,血管运动神经受阻断,使血管扩张,血管通透性增加,脉搏降低,血压低下,循环血液量减少,静脉回流障碍,全身水肿,肺水肿。

(2)消化器官障碍:交感神经阻断,迷走神经功能不全,致消化器官运动分泌功能障碍,主要是麻痹性,形成急性胃扩张、消化性溃疡、宿便。肛门括约肌麻痹,排便障碍。

(3)呼吸障碍:C4以上部位的完全性脊髓损伤,膈神经支配的呼吸功能丧失,只能靠人工呼吸器来维持生命。而C4以下部位脊髓损伤,肋间神经支配的呼吸功能丧失。这时气道分泌物增加、痰液潴留,换气不全致呼吸障碍,胸廓反常运动、膈肌疲劳致呼吸不全,肺不张,合并重度肺炎。

(4)排尿障碍:脊髓损伤后,骶髓、盆自主神经、阴部神经组成的排尿反射通路受阻断,膀胱弛缓性麻痹,尿闭(急性期)。尿闭时需要导尿,以避免尿路感染症,注意尿道憩室、尿路结石等合并症。

(5)压疮:骶骨、大转子、跟骨、坐骨结节部等骨隆起部位好发。通过定时变换体位来预防。

(6)其他特有的并发症:过高热,低体温,异位性骨化,迟发性脊柱变形,外伤性脊髓空洞症。

三、临床表现

(一)颈髓损伤

(1)上位颈椎部(枕部～C2椎体,C1～C3髓节):完全瘫痪病例伴有膈肌的麻痹,可能致命,不全瘫痪患者可能生存。对于怀疑上位颈椎损伤的病例,对瘫痪程度详细评价后,优先上呼吸机。神经学主要表现为四肢瘫痪,少见情况下表现为交叉瘫痪和洋葱皮样综合征。

(2)中下位颈椎部(C2/3椎间～C7/T1椎间,C4～T2髓节):横断性损伤表现为完全性四肢瘫痪和胸廓运动障碍,如伴上位损伤则存在呼吸障碍。椎间盘部位损伤髓节,导致水肿和血肿,表现与颈椎病相似。如C5/6椎间盘损伤则一般损伤C7髓节,颈椎损伤部位不同,损伤的相应的髓节不同,残存的上肢功能也不同(表7-4)。

中下位颈椎损伤多为不全瘫痪。据统计约占80%。不全瘫痪主要有如下表现,布朗-塞卡综合征(Brown-Sequard syndrome,即脊髓半侧瘫痪),中心性颈髓损伤,前部颈髓损伤。中心性脊髓损伤常见于高龄患者不慎摔倒,前额部着地,致颈椎过伸损伤。脊髓灰白质中心性损伤,下肢功能影响小,可能自主排尿,而上肢功能影响较大,可能残留手指运动功能障碍。

表 7-4 颈髓损伤后残存肌肉和残存运动功能

损伤水平	主要残存肌肉	残存运动功能
C4	横膈肌	腹式呼吸
C5	三角肌、肱二头肌	肌肩外展,肘屈曲
C6	桡侧腕长、腕短伸肌	伸腕
C7	肱三头肌	伸肘
C8	指深屈肌、指浅屈肌	屈指
T1	手内在肌	小指外展

(二)胸髓以下损伤

(1)上中胸椎部(T1椎体~T10/11椎间,T3~L2髓节):由于胸廓的强力支撑作用,这个部位的脊椎损伤频率较低,脊髓损伤的发生率低。一旦损伤多为完全性瘫痪。上位胸髓损伤会造成肋间肌麻痹,引起呼吸障碍。

(2)胸腰移行部(T11~L2椎体,L3~S5髓节):此部位为脊髓损伤的好发部位。完全瘫痪的发生率为70%~80%。损伤的部位主要为脊髓圆锥上部,也可能损伤到马尾,表现为腰髓神经根和骶髓神经根损伤症状。脊神经、神经根完全损伤表现为双下肢完全瘫痪,脊髓完全损伤;而脊神经穿行成马尾大部分免除损伤,双下肢感觉、运动功能保存。脊髓圆锥损伤可造成膀胱直肠功能障碍,伴会阴区感觉障碍。

(3)腰椎部(L2/3椎间~骶椎,马尾):马尾损伤的发生率较低。多表现为双下肢不全瘫痪,特别是下肢髋关节外展肌运动障碍。

四、诊断标准

诊断应以救命处置为优先,保证脊髓损伤患者的生命体征平稳,在全身管理过程中确保损伤脊椎固定。

(一)神经学诊断

1.脊髓损伤的判定

完全瘫痪和不全瘫痪的诊断首先应确认不存在脊髓休克。如球海绵体反射(bulbocavemosus reflex,BCR)和肛门反射阳性则可判断不存在休克。前者用手握龟头,留置尿管的用手牵拉尿管,后者用针轻刺肛门周围皮肤,引起肛门括约肌收缩。一般受伤后24 h内脊髓休克恢复。

2.脊髓损伤的部位诊断

正常感觉、运动功能所对应的最下位髓节为脊髓损伤水平面。脊髓内部水肿、血肿形成会造成麻痹区向头侧上升,因此必须随时观察。可在患者皮肤上直接描记出感觉障碍的上限,以供日常观察对比,感觉障碍的平面双侧可不同,左右应分别标记。

3.横断位诊断

感觉障碍的对称性和非对称性,运动障碍的对称性和非对称性,上下肢损伤程度的差异,完全性和部分性反射障碍,推测横断位主要损伤部位(中心性,前部,后部,半侧损伤)。

4.程度的评价

完全瘫痪和不全瘫痪的区别,瘫痪程度可用弗兰克尔评分法。弗兰克尔评分法分为A～E 5个阶段:A 阶段感觉、运动完全消失;B 阶段运动完全消失,感觉部分存在;C 阶段有部分运动功能,但不能抵抗地心引力;D 阶段存在运动功能,能步行,但较正常差;E 阶段感觉运动功能正常,反射可能异常。

(二)脊椎损伤部位诊断

采用单纯 X 线像、体层 X 线像和 CT 来评价骨折脱位的平面。一般的移位最大或椎管最狭小的部位为脊髓损伤部位。

(三)MRI 诊断

通过 T_1 和 T_2 加权像上脊髓形态和髓内信号变化和范围,推断脊髓状态,同时推定预后。脊髓形态的变化包括肿胀、压迫和断裂。髓内信号变化,急性期时 T_2 加权像低信号(出血),慢性期 T_1 加权像为低信号,T_2 加权像为高信号(脊髓软化,囊肿改变)为高度损伤的典型所见。

(四)其他诊断方法

造影 X 线诊断,包括脊髓造影和 CTM。电生理学的诊断,包括脊髓诱发电位、体感诱发电位(somatosensory evoked potential,SEP)和运动诱发电位(motor evoked potential,MEP)。

五、治疗方法

可分为治疗初期(受伤 1 个月以内)和慢性期(受伤 1 个月以上),受伤初期的治疗决定损伤者的预后。

初期治疗的主要目标是全身管理,保持生命体征平稳,脊椎复位固定,脊髓减压保护脊髓,预防早期并发症。慢性期治疗包括治疗迟发性脊柱变形、迟发性脊髓损害,慢性期合并症、并发症的处置,早日下床,回归社会。

(一)初期治疗

1.全身护理以保证生命

(1)呼吸管理:颈髓损伤,对于呼吸障碍者,应采用呼吸机辅助呼吸确保通气。所采用的呼吸机辅助呼吸不适合用经口气管插管,原则上采用气管切开术。定期吸引排痰,预防肺炎、肺不张。

(2)循环管理:进行起立训练,避免体位变换引起直立性低血压。预防血栓性静脉炎和深部静脉血栓症。

(3)消化器官管理:预防胃十二指肠溃疡。有必要行经鼻的胃管持续吸引,以预防麻痹性急性胃扩张。

(4)尿路管理:受伤后出现尿闭,应该导尿,采用间歇导尿法或持续导尿法。间歇导尿法应注意预防感染,保持膀胱容量 300～400 mL。持续导尿法长期留置尿管,膀胱容易失去伸展性,导致容量变小,应尽早拔除。对于核上型膀胱,利用注水法确认排尿肌反射恢复,开始利用刺激法进行排尿训练。实际可通过叩击下腹部或摩擦会阴部和肛门周围皮肤进行。骶髓马尾损伤所致的核下型膀胱,可采用手压腹部(挤压法)进行排尿训练。患者自己应学会自行导尿。

2.脊髓损伤药物疗法

对于脊髓损伤的继发损伤的治疗,实验室证实有多种药物有效。

(1)激素治疗:临床上主要是甲泼尼龙的大剂量应用。肾上腺皮质激素作为细胞膜稳定剂能保持神经细胞膜的通透性及血管的完整性,减少细胞内钾的丢失,抑制儿茶酚胺的代谢与积聚,预防及减轻脊髓水肿。建议在脊髓损伤后 8 h 内,经静脉初次给予 30 mg/kg,此后给予 5.4 mg/(kg·h)持续 24 h。

(2)脱水治疗:应用静脉点滴甘露醇、甘油、尿素、β-七叶皂苷钠及低分子葡萄糖酐等脱水剂以预防及治疗脊髓水肿,可减轻脊髓损伤所造成的继发性脊髓损害。

(3)鸦片类拮抗剂:在中枢神经损伤时,有大量的内源性类鸦片及其片段的释放,使脊髓血流自身调节能力丧失,而导致动脉压下降,血流减少,使用鸦片拮抗剂可以阻止这种病理生理作用,从而提高中心动脉压,增加脊髓血流量,改善神经功能恢复。这类药物常用的如纳洛酮。

(4)抗儿茶酚胺类药物(如利血平等):脊髓损伤组织中去甲肾上腺素(NE)的集聚是使脊髓出血坏死的重要因素,抗儿茶酚胺类药物能减少去甲肾上腺素的合成,从而减轻脊髓出血坏死。

(5)钙通道阻滞剂:能有效地阻止 Ca^{2+} 涌入细胞内,可以阻断蛋白酶、脂酶的激活、ATP 产生机制的破坏、兴奋性氨基酸的释放。临床常用的如尼莫地平。

(6)神经营养药:甲钴胺是一种内源性的辅酶 B_{12},参与一碳单位循环,在由同型半胱氨酸合成蛋氨酸的转甲基反应过程中起重要作用。通过对甲基转换反应,促进核酸、蛋白、脂质代谢,增加 DNA、RNA 和髓鞘脂质卵磷脂的合成,有利于损伤神经组织的修复;改善神经组织的代谢,促进轴索及其蛋白质的合成,保持轴索的功能;抑制神经组织异常兴奋性的传导。

神经节苷脂能促进神经细胞的生成,轴突生长和突触生成;对损伤后的继发神经退化有保护作用——降低糖耗率;改善细胞膜酶的活性,减轻神经细胞水肿;选择性地对抗兴奋性氨基酸的活性;促进各种原因所致的中枢神经系统损伤的功能恢复。

其他促神经生长药物有转化生长因子-β、神经生长因子、脑源性神经生长因子、神经营养因子-3 和胶质源性神经生长因子等。

(7)自由基清除剂:如超氧化物歧化酶和维生素 E 等。脊髓损伤后髓过氧化物酶反应的最终产物丙二醛和游离脂肪酸释放显著升高,而超氧化歧化酶活性显著降低。超氧化歧化酶是超氧自由基的特异性清除酶,能明显减少自由基介导的脂质过氧化损伤,稳定溶酶体膜,从而对神经细胞起保护作用。

(8)酶类药物:如蛋白溶解性酶、透明质酸酶、胰蛋白酶和弹性硬蛋白酶等。减轻脊髓损伤后的炎性和神经胶质反应,减少胶质瘢痕形成,为轴突再生创造条件,并使血管易长入损伤部。

(9)改善微循环药物:可改善损伤组织的微循环,减少缺血坏死,保存脊髓白质及部分灰质,促进神经功能恢复。如东莨菪碱、丹参注射液和红花注射液等。

(10)兴奋性氨基酸受体阻滞剂:兴奋性氨基酸受体的过度兴奋可引起大量 Ca^{2+} 内流,导致迟发性神经细胞损害和最终死亡。天门冬氨酸和谷氨酸可与这些受体结合,阻断兴奋性氨基酸的作用。非竞争性选择性 N-甲基-D-天冬氨酸(N-methyl-D-aspartate,NMDA)受体拮抗剂可使神经的死亡率从 74% 降到 10%。更新型的 NMDA 受体拮抗剂——广谱兴奋性氨基酸拮抗剂——犬尿氨酸盐动物实验有效。有学者利用分子生物学技术制造抗过敏性寡脱氧核苷酸类,直接抑制 NMDA 受体的蛋白质成分,使脑梗死的体积减少。

3.高压氧治疗

脊髓损伤最重要的发病机制是微血管阻塞缺血或出血造成脊髓缺氧或水肿,甚至引起脊髓轴索断裂、分层和广泛的溃散。高压氧可提高脊髓的血氧含量和血氧分压,0.1 mol/L 等效压强空气下脊髓氧分压为 1.95~3.90 kPa(15~30 mmHg);在 0.3 mol/L 等效压强氧气下,脊髓氧分压提高到 58.5~72.8 kPa(450~560 mmHg),是常压下的 3~4 倍,同时氧在组织中的弥散半径也从常压下的 30 μm 增加到 100 μm,从而给脊髓组织提供了充足的氧气,增加了脊神经有氧代谢,使受损脊髓细胞的功能得以恢复。高压氧还可使血管收缩,减轻脊髓水肿,保护可逆性损伤的神经组织,有助于神经功能的恢复。

4.脊椎减压固定和脊髓保护

(1)保守疗法:对于完全瘫痪而脊椎不稳定性较小的,如果全身条件不允许手术治疗,可采用头颅牵引、反张位复位法复位,整复脱位后,使用支具固定到骨愈合为止。

(2)手术疗法:脊髓损伤后手术目的,第一位的就是脊髓减压,主要有如下方面:①损伤的脊椎复位,复位脱位的脊椎;②从前方或后方去除椎管内骨片、椎间盘组织和血肿;③减压后,行脊椎重建固定术。

手术通常在受伤后 24 h 以上进行。对不全瘫痪病例,其骨折和脊髓损伤适合手术治疗。而对完全瘫痪病例,术后瘫痪改善程度较小,手术的目的主要是改善脊椎的不稳定性,复位后固定。少数情况下,瘫痪水平迅速上升,短期内造成脊髓损害障碍扩大,应急诊行椎板切开脊髓减压术,并同时应用固定。

5.并发症的预防和早期康复

(1)压疮:预防办法是定时体位变换,每天 1 次以上的皮肤擦拭,保持干燥,改善低蛋白血症。

对于压疮的治疗可用理疗法(空气浴、日光浴),防止感染加剧。对于大而深的压疮采用手术疗法(在骨隆起部位切除压疮部软组织,可用皮瓣或肌皮瓣覆盖关闭切口)。

(2)感染:预防呼吸道感染,首先是加强体位引流,严格按照呼吸道管理方案对患者进行呼吸道管理;第二是呼吸训练,帮助并指导患者进行膈肌训练及呼吸肌训练,维持胸廓的活动度;第三是早期手术,早期抬高床头,早期下床(轮椅活动),同时进行呼吸训练,这些都是降低呼吸道感染,从而降低患者死亡率的重要因素。

预防尿路感染,脊髓损伤后发生尿闭应该导尿,间歇导尿可明显降低脊髓损伤患者的泌尿系感染率已经成为国际上的共识,采用方法包括无菌间歇导尿、清洁间歇导尿、定期更换尿管、耻骨上膀胱造瘘、反射排尿、压腹排尿、骶髓电刺激、人工括约肌、膀胱再造、肉毒素注射等。采用何种方式取决于病情、患者意愿、生活环境、经济情况。

一旦发生尿路或呼吸道感染,应及时采用敏感抗生素控制感染。

(3)关节挛缩:好发部位有肩关节(内收内旋位挛缩)、股关节、足关节(尖足变形)、手指(拇指内收屈曲挛缩,鹫手变形)、足趾(屈曲位挛缩)。预防上,各个关节在活动范围内每天被动活动,安静状况下保持中立位。重度挛缩开始可用关节活动度训练,理疗,康复锻炼(被动活动、主动辅助活动、徒手矫正、伸张运动)。

(4)深静脉血栓(deep vein thrombosis,DVT)合并肺栓塞:DVT 的发生高峰为伤后 30 d 左右,多数作者认为未使用低分子肝素前的发生率在 20%~30% 之间。较年老的女性、四肢麻痹的男性、肥胖、癌症的患者 DVT 的发生率较高。早期使用低分子肝素、下肢气压助动泵可有效减少 DVT 的发生,且两种方法疗效相当。

(5)低钠血症:脊柱脊髓损伤患者低钠血症的发生率与患者脊髓损伤平面和程度有相关性。其原因与过量水负荷、脊髓损伤后肾脏排水保钠能力下降等因素有关。

治疗原则以积极预防为主,一旦发生低钠血症,应予补充钠盐并适度限水。必须注意急性重度低钠血症致脑水肿的可能。一旦出现神经精神症状,要尽快静点高渗盐水及脱水和严格限水治疗。

脊柱脊髓损伤患者低钠血症的一般预后良好,但如果忽视急性重度低钠血症致脑水肿的可能,治疗不及时可导致患者呼吸衰竭、昏迷甚至死亡。

(6)早期康复:主要目标是预防并发症,维持强化残存肌力。徒手肌力2级及以下的可通过辅助自主活动,3级以上的开始自主活动,以后可行对抗运动。

(二)慢性期治疗

1.麻痹性脊柱侧凸

小儿期发生的脊髓损伤,成年以后会发生进行性的脊柱侧凸。需要支撑才能步行或坐位,骨盆高度倾斜,侧弯凸侧坐骨部压疮形成。轻度非进行性的麻痹性脊柱侧凸,不需要积极治疗,应长期随诊观察;如侧凸曲度超过20°(柯布法),并有加重趋势,则应予以脊柱矫形支具治疗;如果脊柱侧凸曲度过大,并有进行性加重趋势,则应考虑手术治疗。支具和手术的目的是矫正脊柱畸形,控制畸形发展,从而使患者不用双上肢支撑就能保持躯干直立,躯干活动不感到疲劳。治疗应有明确目的,即能解决什么问题,能达到什么功能恢复,如术后患者恢复坐、站、扶拐行走、坐轮椅活动等。切忌脱离患者的具体情况进行无用的过分治疗或治疗不足。

2.迟发性脊髓障碍

造成该症状的主要原因是迟发性脊柱变形、外伤性脊髓空洞。迟发性脊柱变形采用脊髓减压、脊柱变形矫正术,外伤性脊髓空洞症行空洞硬膜下腔交通术,空洞腹腔交通术,脊髓大网膜移植术。

3.慢性期并发症的处置、管理

(1)尿路管理:核上型、核下型膀胱都要行排尿训练。除了排尿训练之外,可选择辅助排尿,药物疗法,经尿道括约肌切除术。尿路并发症中的问题,细菌感染采用高压排尿法。

(2)异位骨化:好发于麻痹区域关节周边(膝、股、肘)。受伤3个月前后局部肿胀、发红伴活动受限,多是发生了异位骨化。发生病理不明,挛缩的关节外伤、过度活动度的获得性训练为诱因。骨化初期应中止关节活动度训练,并结合药物疗法;增大停止后的骨化块可行切除术。

(3)痉挛:高位脊髓损伤,下位脊髓前角细胞活动亢进,是导致关节挛缩、压疮、尿路结石、便秘等并发症的诱发因素。预防和治疗方法有去除诱因、药物疗法、伸张运动、电刺激、手术疗法(肌腱切断术、肌腱延长术、神经根切断术等)。

(4)其他:感觉缺失性疼痛(幻肢痛样),自主神经过紧张反射,体温调节障碍等。

4.慢性期康复

通过训练使全身状态改善,损伤脊椎稳定性增强。主要目标是保持坐位和立位,移动动作,步行动作。实际进行时采用推起训练、起立训练、翻身训练、移动训练等基本的训练方法来强化训练躯体和四肢。

(1)体位及其体位变换:维持功能位。在康复护理中,身体的正确姿势是极其重要的,正确的体位可防止或对抗痉挛姿势的出现,也叫功能位。体位的变换有助于预防或减轻痉挛的出现或加重。可预防肌肉-骨骼的畸形。定时体位变换有助于并发症的预防,特别是压疮及循环问题的出现。

当病情允许时应鼓励患者尽早坐起，或进入轮椅之前进行抬高床头训练，这样可预防多种并发症，尤其是直立性低血压。卧位至坐位的步骤可分为抬高床头→半坐位→坐位→轮椅训练，抬高床头30°，耐受1.5 h后可逐步抬高床头，每天抬高5°逐步过渡到坐位，也可进行站床训练，能防止直立性低血压。

对颈椎损伤患者可采取腰围、腹带，下肢用弹力绷带或长筒压力袜，以预防直立性低血压，患者如出现不适可迅速降低床头，如患者坐在轮椅上，要立即将轮椅向后倾斜，待患者呼吸症状缓解后，缓慢地将轮椅恢复原位。患者进行体位变换后密切观察有无低血压症状，如头晕、面色苍白、虚弱、视物模糊等。

（2）被动运动：麻痹肢体的被动运动，可以促进血液循环，保持关节和软组织的最大范围。在患者受伤入院的第一天就要开始进行这种训练。要每天进行两次被动运动，一直持续到患者能够进行主动运动，并且能够靠自己的力量保证充分的关节活动范围为止。进行被动运动，患者每个肢体每次大约活动5 min，被动运动的大部分时间用于肢体缓慢的整体活动，以促进血液循环。

另外，每个始于近端而在远端负重的关节，包括掌、跖的关节，都要进行数次全范围的活动，并要以适当的活动形式防止出现肌肉短缩。关节被动运动操作要缓慢、轻柔，并有节奏地进行，以避免损伤既无感觉又未受保护的关节和其他麻痹的组织结构。被动运动时，还一定要考虑到患者的既往病史和年龄因素的限制。

（3）除了这些基本动作以外，还有车椅子训练、步行训练、日常生活活动训练（吃饭、洗脸、更衣、入浴）。

六、预防与康复

脊髓损伤的预防胜于治疗。包括预防脊髓损伤的发生、预防脊髓损伤的加重及预防脊髓损伤并发症的发生。

伤前预防脊髓损伤的发生，把握发生时机，开发改良防备工具，整治竞技场和练习场，检查练习法和练习时间（回避疲劳时段），训练肌力、持久力、机敏性，增强运动能力。

伤后预防脊髓损伤的加重，外伤后脊髓损伤程度加重的原因，多数是由于不恰当的初期搬动和运送所致，脊椎损伤合并脊髓损伤者，大多数脊柱稳定性受到破坏，如果现场急救搬运或运送不当，影响到脊柱的稳定性，则有可能加重脊髓损伤程度，使不完全性脊髓损伤加重甚至成为完全性脊髓损伤。伤后预防的主要措施包括脊柱脊髓损伤患者能及时得到急救组织的救助；组织受过急救训练的人员进行急救，正确进行脊柱脊髓损伤患者的搬运或运送；及时送达具有脊柱脊髓损伤治疗经验的医院进行及时的治疗。

预防脊髓损伤的并发症，脊髓损伤的并发症是其死亡的主要原因，常见并发症包括呼吸道感染、肺栓塞、压疮及感染、低钠血症、直立性低血压、窦性心动过缓、自主神经过反射、泌尿系统感染、膀胱结石、肾积水、肾衰竭、瘫肢痉挛、截瘫神经痛、异位骨化、抑郁症等。清楚地认识这些问题，及时有效采取相应的预防措施，能预防或减少这些并发症出现的概率和严重性，从而降低脊髓损伤患者的死亡率。

（张秀勇）

第三节　脊柱侧凸症

脊柱在冠状面上向侧方弯曲称为脊柱侧凸。脊柱侧凸分为功能性脊柱侧凸和结构性脊柱侧凸(狭义的脊柱侧凸症)。

一、功能性脊柱侧凸(症)

不伴有脊柱旋转及椎体楔形变等椎体自身形状改变,单纯的脊柱侧方弯曲统称为功能性脊柱侧凸(症)。这类脊柱侧凸如果解除其原因,侧凸可以消失或缩小。卧位时由于消除了重力作用,身体向脊柱的凸侧弯曲时,侧凸可以被矫正。功能性脊柱侧凸主要分为两种,疼痛性侧凸和代偿性侧凸。

(一)疼痛性侧凸

由于腰椎间盘突出症引发疼痛,导致反射性及保护性肌痉挛而发生的侧凸,主要发生在腰椎。

(二)代偿性侧凸

由于下肢不等长或下肢关节的畸形挛缩导致的骨盆向侧方倾斜,而出现的腰椎代偿性侧凸。双下肢长度补正后,侧凸可以矫正。

二、结构性脊柱侧凸(症)

X线特征主要通过单纯的X线前后位像观察:存在不能完全自身矫正的侧方弯曲;椎体楔形变;椎体向凸侧旋转。这是结构性脊柱侧凸的3个必要条件。

站立位观察背部,可以发现:侧凸凸侧背部的隆起(胸椎侧凸为肋骨隆起,腰椎侧凸为腰椎隆起);凸侧肩胛骨突起(特别是上胸椎侧凸的更明显);腰线不对称(腰椎侧凸可见)。其中前两条在几乎所有的胸椎侧凸都可以发现,是由于椎体旋转导致的胸廓变形产生的。

结构性脊柱侧凸多发现于生长期,生长期进展的可能性较大,因此,对于学龄期学校体检发现脊柱侧凸的病例,由专业医师检查及在成长期间定期评价有无侧凸的进展是很有必要的。结构性脊柱侧凸有各种各样的产生原因,大多数为原因不明的特发性脊柱侧凸。

(一)病因与分类

1.特发性脊柱侧凸症

特发性脊柱侧凸症占全部脊柱侧凸病例的70%～80%,是临床中最常见的结构性脊柱侧凸。按照发病年龄分为婴幼儿脊柱侧凸症、儿童期脊柱侧凸症和青春期脊柱侧凸症3型。

(1)婴幼儿脊柱侧凸症:3岁以内婴幼儿期发病,男性多见,性别比是1:(1～2),通常可能并发其他畸形,如斜头畸形、蝙蝠耳畸形、先天性肌性斜颈及髋关节发育不良,这类畸形被认为是与子宫内压迫有关的病理性表现,因此推测宫内压迫塑形过程是畸形产生的一种原因。脊柱侧凸多为左侧胸椎侧凸。存在自然缓解的情况,也有急速进展的病例。

(2)儿童期脊柱侧凸症:3～10岁期间发病的,性别无差异,左侧胸椎侧凸多见。一般多为急速进展的病例,因此需要注意。

（3）青春期脊柱侧凸症：11岁以上的青春期发病的脊柱侧凸症，是最为常见的。右侧胸椎侧凸发生频度高，85％为女性。进展的情况各种各样，发现年龄低的病例容易进展。多数病例生长结束后，进展停止。X线上，髂嵴骨骺愈合后，侧凸进展也都停止了。但是，也有成人期后进展的，特别是由于妊娠而再度进展的病例。

2.症状性脊柱侧凸症

（1）神经肌肉性侧凸症：伴随神经或肌肉疾病出现的脊柱侧凸。本病的特征是，侧凸的进展一般比较早，生长结束后还会进一步加重。代表性的原发疾病有大脑性瘫痪、脊髓前角灰质炎（麻痹性侧凸）、脊髓空洞症、脊髓性肌萎缩症。

（2）先天性脊柱侧凸症：合并先天性脊柱畸形或肋骨畸形等的脊柱侧凸症。先天性脊柱畸形主要形成不良，分节不全和混合型，后者有形成不良和分节不全并肋骨畸形，形成不良即分节完全的、单椎弓根的、楔形半椎体畸形，分节不全即两个椎体越过相邻的椎间盘连接在一起。侧凸进展的情况较多。特别是半椎合并对侧融合椎的病例预后不良。

（3）神经纤维瘤病性脊柱侧凸症：伴随皮肤上多发的牛奶咖啡斑，神经纤维瘤属于遗传性疾病。10％～30％的患者伴发脊柱侧凸。脊柱侧凸可分为两种类型，发育不良型和非发育不良型。发育不良型的出现椎体凹陷、楔形和成角，肋骨和横突变尖呈铅笔样改变，椎弓根变长、变薄，椎间孔变大等病变。非发育不良型的没有这些病变，与特发型脊柱侧凸症非常相似，较为普遍的是一些病例早期表现像特发性脊柱侧凸症，晚期出现发育不良型的表现。常发生在胸段。发育不良型的可能快速进展为重度侧凸，治疗困难，预后也不好。

3.间叶性脊柱侧凸

马方综合征是常染色体显性遗传病，伴随弹性纤维及胶原纤维松弛，身高大，蜘蛛指，脊柱侧凸，晶状体脱位，夹层动脉瘤等特征。侧凸的发病率为30％～70％。发生的脊柱侧凸比特发性脊柱侧凸症的年龄小，常在婴儿期和儿童期就开始出现，侧凸比较僵硬，弯曲的类型与特发性脊柱侧凸相似，但双主弯和左凸的发病率较高。马方综合征侧凸患者出现腰痛的比特发性脊柱侧凸症的多。埃勒斯-当洛综合征也有合并脊柱侧凸症的病例。

4.退行性脊柱侧凸

退行性脊柱侧凸发生在腰椎的，随年龄增加的，在椎间盘退变基础上出现的10°以上的侧凸称为退行性脊柱侧凸，有时很难与特发性脊柱侧凸的残留畸形及代偿性腰椎畸形鉴别。这类侧凸的特征：中老年女性多见；椎间盘变窄及椎间小关节变形严重，可以出现椎体旋转、椎体侧方滑移及椎间盘楔形变；伴随畸形的加重常常出现腰椎管狭窄；侧凸畸形的程度比较轻；侧凸的范围比较短；畸形随年龄增加进展，有时会出现稳定的倾向等。

（二）特发性脊柱侧凸症的临床表现

1.体检

（1）站立位从背后观察：①存在两肩高度不等；②脊柱凸侧肩胛骨突出，左右高度不等；③两侧腰线不对称；④可见肋骨或背部隆起。特别是对于④来说，患者站立位向正前方屈曲脊柱时，从背后观察，脊柱凸侧的背部肋骨隆起更加显著。这时背部隆起的高度差＞1.5 cm可以明确地提示脊柱侧凸（图7-2）。同时，还应让患者做左右侧屈活动，观察脊柱的活动度。从第7颈椎棘突放置铅垂线，测量其与骶骨中线的距离，以确定是否存在脊柱的倾斜和失代偿。观察双肩是否水平，如患者右侧弯一般右肩会高于左肩，若左肩高于右肩或双肩水平，则提示主弯之上存在上胸弯。

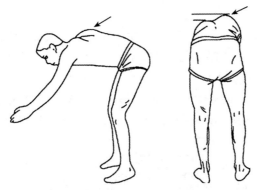

图 7-2　屈曲时可见背部肋骨隆起,左右高度差>1 cm

(2)全身其他部位检查:观察是否存在下肢不等长及骨盆倾斜,检查腰椎的屈伸活动情况及做直腿抬高试验以除外腰椎间盘突出症,检查背部和到臀部的皮肤是否有包块、凹陷和毛发斑,这可能是椎管内异常的特征。如果是女孩应询问是否已初潮,初潮后侧凸的进展会变缓慢。

2.X 线检查

对于生长期女性,采用站立位,将拍摄脊柱全长专用的长胶片放在胸侧,X 线管球放在背侧进行摄影。这样的目的是可以尽量地减少乳腺和性腺的曝光量。在这种立位 X 线上,分别在弯曲的上端选取倾斜最大的椎体(上位端椎)的上边及主弯下方同样位置的椎体(下位端椎)的下边画线,两条线的夹角就是侧凸的角度。这种测量方法称为柯布法(图 7-3)。同时,还应该拍摄全脊柱的左右侧屈位 X 线,在侧屈位 X 线上采取上述柯布法测量侧凸角度的变化,观察主弯的矫正情况,可以预测手术矫正的效果,同时观察代偿弯是否被完全矫正。

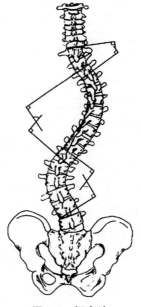

图 7-3　柯布法

分别在弯曲的上端选取倾斜最大的椎体(上位端椎)
的上边及主弯下方同样位置的椎体(下位端椎)的下
边画线,两条线的夹角就是侧凸的角度

3.骨龄的判断方法

特发型脊柱侧凸症侧凸的进展一般发生在生长期,因此,骨龄的判断,对于侧凸的进展的预测和治疗是很重要的。在X线上椎体的二次骨化中心环状骨骺与椎体完全愈合,意味着椎体生长完毕。但是在X线上判断比较困难,通常使用在脊柱全长正位片上髂骨嵴骨骺的影像来判断。髂骨嵴骨骺从外侧向内侧延伸生长,它的成熟度分为5个阶段(图7-4)。骨骺最终与髂骨嵴完全愈合,这个时间与椎体成熟几乎一致,经验上来说判断侧凸进展停止或者缓慢了。

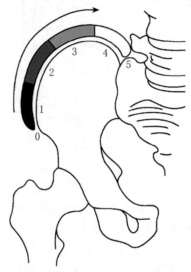

图 7-4　骨龄成熟度 5 个阶段

正位X线上将髂骨嵴 4 等分,髂骨嵴骨骺 10～12 岁
从 1 区出现,15～16 岁到达 4 区,17～19 岁闭合为第
5 阶段

4.椎体的旋转

站立位X线正位片上,通过观察椎体影像和椎弓根影像的相对位置关系,及双侧椎弓根影像的对称关系,将椎体旋转分为 0°～4° 5 个阶段来评价(图7-5)。

(三)特发性脊柱侧凸症的治疗方法

除了重度的侧凸症以外,脊柱侧凸症一般对生命预后没有影响。但是,特发性脊柱侧凸症多发于处于情感丰富的成长期的少女,心理的影响是不可忽视的。轻中度的侧凸在穿着衣服时外观上不明显的情况是不少见的,但是重度的或进行性加重的应给予治疗。

不论原因如何,结构性侧凸症达到完全矫正是困难的。侧凸的治疗目的是尽可能地保持矫正,同时防止侧凸的进展。因此,侧凸的进展是否被抑制住了,及侧凸的进展程度需要定期地评价是非常重要的。一般来说,侧凸角采用柯布法测量在 20°～50° 的病例采取保守治疗的方法,50° 以上的病例考虑手术治疗。

1.保守治疗

支具治疗已证明是防止侧凸进展的唯一有效的方法。支具选择的方法:对于脊柱侧凸的顶点在 T7 以上的患者,建议选择包含从骨盆到枕颌部的较长的密尔沃基支具;对于脊柱侧凸顶点位于 T7 及以下的患者,多使用以波士顿支具为代表的上臂下支具。建议患者每天佩戴支具16～23 h,一直到骨生长结束。支具治疗成功的目标是到骨骼生长结束,脊柱侧弯的进展＜5°。

在此期间,为了增强躯干肌的力量,建议患者多作游泳等运动。这类支具疗法,需要本人和家属的充分理解和自觉的协助。

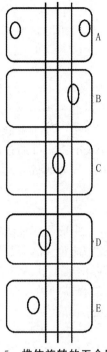

图 7-5　椎体旋转的五个阶段

正位 X 线上脊柱椎体旋转程度的判定

2.手术治疗

侧凸角度较大的,对于外观和心理,及对心肺功能的影响较大的重度侧凸症应行手术治疗。手术的主要目的是矫正脊柱的弯曲,并防止侧凸的进展。手术方法有前入路和后入路,但一般都需要采用脊柱内固定。早期采用哈氏棒、卢克棒内固定,现在使用第三代脊柱内固定系统及由此衍生而来的很多新式的可以多椎固定的节段性固定的器械来矫正畸形并融合脊柱。由此可以获得良好的矫正率和坚强的固定性,允许患者早期下床行走和出院。胸腰段或腰椎的比较短的侧凸是前入路的适应证。非常僵硬的重度的侧凸可以先从前入路行脊柱松解,再从后方行内固定矫正融合。近年来由于脊柱截骨技术的进步,多数手术可以一次性后入路完成。柯布角>100°重度侧凸病例,可以先行头盆环牵引或头环轮椅牵引矫正后行脊柱内固定手术。

(郭海涛)

第四节　颈椎间盘突出症

一、定义

颈椎间盘突出症指下位颈椎间盘髓核突破纤维环甚至后纵韧带,向后方压迫脊髓或向后外侧压迫颈神经根,最终产生相应的局部症状及神经症状。此病好发于 30～50 岁,男性略多于女性,好发节段发生率由高到低依次为 C5/6、C6/7、C4/5。

二、病因

颈椎间盘突出症的致病原因较多,主要与椎间盘退变、慢性劳损和外伤等因素有关。

三、病理

颈椎间盘突出症的主要病理改变是髓核与纤维环的变性改变。髓核水分逐渐减少,并被纤维组织代替,其弹性降低、体积皱缩、纤维环血管增生并出现玻璃样变,使其胶原纤维变性、韧性降低,造成整个椎间盘高度降低。纤维环弥漫向周围膨隆,形成椎间盘膨出。当其受到外伤和慢性劳损时,变性纤维环局部可形成裂口,部分髓核可通过纤维环缺损处突出,形成椎间盘突出。突出的髓核可穿破后纵韧带,进入椎管内形成游离碎片,并可在椎管内上下移行。

四、临床表现

本病多见于青壮年,男性略多于女性。主要临床症状取决于所压迫的组织及压迫程度。间盘向后方突出可压迫脊髓(图 7-6),引起脊髓功能障碍;向后侧方突出可压迫相应神经根(图 7-7),产生神经根刺激病症,甚至功能障碍,患者可出现上肢放射性神经疼痛,或感觉运动障碍。如椎间盘突出位于脊髓腹侧和脊神经根之间压迫脊髓和神经根,两者受累的症状和体征同时出现,但有时可因剧烈的根性疼痛而掩盖脊髓压迫症。

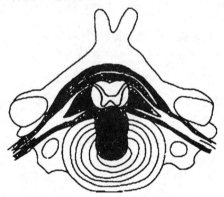

图 7-6　突出间盘向后方压迫脊髓

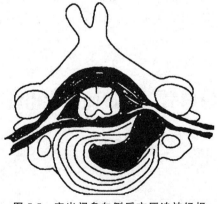

图 7-7　突出间盘向侧后方压迫神经根

（一）症状

（1）颈部症状：可伴有枕部、背部、肩部、肩胛间区的疼痛不适感。疼痛可引起颈椎活动度受限，以后伸时更为明显。

（2）神经根症状：患者可有一侧（少数双侧）上肢的放射性疼痛，严重者前臂及手部感觉麻木减退，上肢、手部肌肉无力甚至萎缩。

（3）脊髓症状：患者多诉手、臂甚至躯干及下肢麻木感，手部精细动作不能，步态不稳，"踩棉花感"，重者可出现大小便障碍。

（二）查体

（1）局部表现：颈椎正常活动度为屈曲 60°，伸展 50°，左右旋转 60°，左右侧屈 50°。在急性期颈椎各向运动受限，屈伸可有向肩背部或上肢的放射性疼痛。

（2）神经学检查：当神经根受刺激时，可出现椎间孔挤压试验阳性（图 7-8）。相应神经根支配的部位感觉下降，肌肉无力，腱反射低下（表 7-5）。当脊髓灰质受压时，可出现相应髓节运动感觉障碍，因此上肢肌力、感觉、反射查体结果对于神经定位极有价值。当脊髓传导束受侵，患者可出现步态异常，压迫节段以下肌张力增高，腱反射亢进，霍夫曼征阳性，瓦滕贝格征阳性，巴宾斯基征阳性，手部精细动作不能，甚至大小便障碍等。

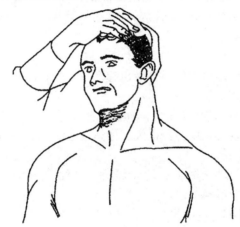

图 7-8 椎间孔挤压试验

头部向患侧倾斜，施加压力后，患者出现向同侧上肢放射性疼痛，此
检查可使椎间孔变窄，使突出的间盘压迫神经根，产生放射性疼痛

表 7-5 受累神经根相应的临床表现

间盘节段	受累神经根	反射低下或消失	主要受累肌肉	感觉障碍区
C4/5	C5	肱二头肌反射	三角肌、肱二头肌	上臂外侧
C5/6	C6	桡骨膜反射、肱二头肌反射	伸腕肌、肱二头肌	前臂桡侧及拇指、示指
C6/7	C7	肱三头肌反射	屈腕肌、伸指肌、肱三头肌	中指
C7/T1	C8		屈指肌、手内在肌	前臂尺侧及环、小指
T1/2	T1		手内在肌	上臂内侧

五、影像学表现

(一)X 线

一般要拍标准的 7 张片子,包括正侧位、双斜位、过屈过伸侧位、开口位。观察骨质情况,有无增生和畸形、陈旧骨折、骨破坏、骨新生灶、序列是否正常、颈椎椎管是否狭窄、神经根管是否狭窄、有无颈椎不稳定、半脱位等。颈椎退变不严重,可有颈前屈消失或出现后凸,相应节段间盘高度可能下降。

(二)MRI

一般应有 T_1、T_2 的矢状位和横断位的 4 张片子,必要时加做 T_1 像的钆-二乙烯三胺五乙酸(Gd-DTPA)增强。T1 加权像观察形态,T2 加权像判断变性质。Gd-DTPA 增强显示炎症、肿瘤等为高信号表现。突出的髓核呈蘑菇状、半球形、腊肠形,或者梭形。根据其与后纵韧带的关系,分为后纵韧带下型、后纵韧带间型及硬膜外型。脊髓受压变形,严重者可见髓内异常信号,提示脊髓水肿或变性。

(三)脊髓造影及 CT 脊髓造影

脊髓造影可以动态观察脊髓受压情况,CT 脊髓造影(CT myelography,CTM)可以在横断面观察脊髓受压情况,并测量扁平率。扁平率<0.45 容易出现脊髓受压的临床症状,<0.30 预后则不乐观。脊髓前后径在 5 mm 以上,脊髓横断面积在 50 mm² 以上,术后效果良好。CTM 可更好地显示脊髓形态及骨性结构,利于与骨赘、后纵韧带骨化灶造成的压迫进行鉴别。

六、鉴别诊断

根据临床表现及影像学辅助检查较容易做出诊断,但要证实神经学检查与影像学表现的节段一致性。需要与以下疾病相鉴别。

(1)颈肋:特有的 X 线表现,前臂及手尺侧疼痛及运动障碍。

(2)腕管综合征:主要表现为正中神经支配区的运动感觉障碍,有夜间痛,腕部正中神经处神经干叩击试验阳性。

(3)尺神经炎:尺神经支配区功能障碍,小鱼际及骨间肌萎缩,肘部尺神经沟神经干叩击试验阳性。

(4)冻结肩:肩关节主被动运动受限,伴有疼痛。

(5)脊髓肿瘤:利用 MRI、CT 等影像学检查可行鉴别。

七、治疗

保守治疗,适于无明显神经功能障碍:休息;制动;牵引;药物治疗;功能练习。对于有痉挛步态、手部精细动作不能、排尿障碍等脊髓功能障碍者及有神经根症状而系统保守治疗无效的患者要进行手术治疗。

(郭海涛)

第五节　胸椎间盘突出症

一、概述

胸椎间盘突出在 40 岁左右的成人中很常见,好发部位在下段胸椎,75% 发生在 T8 以下,T4

水平以上的胸椎间盘突出少有报道。但症状性胸椎间盘突出（即胸椎间盘突出症）不多见，据报道其发生率为每年 1/1 000 000（1/100 万），或占所有胸椎间盘突出的 0.25%～0.75%。

二、病因病理

胸椎独特的解剖特点和其承受上方体重的特殊性，决定了胸椎椎间的活动性同颈椎和腰椎节段有所不同。胸椎节段运动的稳定性依靠胸廓的夹板样效应。胸椎的主要运动是扭转，纤维环急性损伤时的屈曲和扭转负荷的结合力可致中央的髓核突出。另外，胸椎间盘高度较腰椎间盘低，这些因素可以解释为什么胸椎间盘突出的发生率比腰椎间盘突出低。

胸椎间盘突出症是由退行性变和创伤所致，其中胸椎退行性改变占大多数，老年人多见，突出间盘以硬性间盘为主，包括间盘钙化和骨赘形成；外伤性多见于年轻人，突出以软性间盘为主，包括后纵韧带、纤维环及髓核等。

根据椎间盘突出突向椎管的位置和方向可分为中央型、旁中央型和外侧型 3 种类型，其中以中央型和旁中央型最多见，约占 70%～90%。

三、临床表现

由于退行性疾病的自然过程，胸椎间盘病变可合并腰和胸部关节炎的症状，其症状可分成 4 类。

(一)机械力学性

轴性疼痛可源于椎间盘突出合并椎间关节紊乱，造成具有典型力学特点的局限性背部疼痛，例如卧床休息疼痛可减轻，活动后症状加重。急性胸椎间盘突出可产生有类似胸膜炎症状特点的疼痛。

(二)神经根性

椎间盘突出可挤压神经出口神经根，出现肋间、肩胛带疼痛，胸背部束带感等。高位胸椎间盘突出可引起霍纳综合征。

(三)脊髓病性

胸椎间盘突出造成脊髓被压迫，出现胸部脊髓症的症状表现：脊髓圆锥功能障碍表现为下肢的痉挛性麻痹（可以是急进性发病或弛缓性发病）和下半身的感觉障碍。病情加重可出现排尿障碍。

(四)内脏性

胸椎间盘突出症可有多种多样的表现，易与心脏、肺或腹部疾病相混淆，有时可被误诊为神经官能症或癔症。

胸椎间盘突出症的体征存在很大差异。对躯体进行仔细的浅感觉检查，可发现与受压节段一致的明显感觉障碍平面。肌无力通常呈双侧性，可存在肛门括约肌张力降低，出现脊髓白质障碍如阵挛或巴宾斯基征等病理征阳性。病程时间越短，上述体征越常见。胸椎间盘突入硬膜内罕有发生，一旦发生通常出现严重的神经症状，包括截瘫。脊髓后束的功能（位置觉和振动觉）通常能保留，这是因为脊髓被挤压部位在脊髓前部。

四、诊断标准

胸椎常规的正侧位 X 线上，胸椎间盘突出可表现为椎间隙变窄和椎间盘钙化（50%以上的胸椎间盘突出症在椎管内有钙化的椎间盘），关节突肥大，椎体骨赘形成等。进行椎管造影并在适当的节段行 CT 扫描是一种更为准确的诊断方法。影像学诊断以 MRI 较有效，突出或脱出的间盘造成的脊髓压迫和肿瘤可混淆，为了鉴别诊断有时可行椎间盘造影术。

五、治疗方法

（一）保守治疗

对轻微症状与 MRI 显示相符的患者可用保守治疗，如非甾体类抗炎药物治疗、低氧耗量锻炼、经皮神经电刺激等，也可试用其他物理治疗，但目前无常规可循。

（二）手术治疗

对于顽固性疼痛经保守治疗无效和有神经或脊髓压迫症状和体征的患者应采用手术治疗，防止脊髓压迫而导致的后遗症。经后路椎板切除减压、椎间盘切除来治疗胸椎间盘突出症的方法，因其神经损害的发生率很高并且症状不易缓解而不宜使用。一般从前路开胸或胸腹联合入路切除椎间盘减压并且进行椎体间内固定植骨融合。也可以从后路经椎弓根行间盘摘除手术，但造成脊髓麻痹加重的危险性较大。若患者有明显的机械性背部疼痛，加做椎间盘融合内固定术则更加合理。经胸腔镜技术可显露胸椎间盘，行胸椎间盘髓核摘除术及椎间植骨融合术，属于微创手术技术，要求技术和设备水平较高及准确定位。

（郭海涛）

第六节　腰椎间盘突出症

在椎间盘突出症中，腰椎间盘突出症最为常见。调查资料表明，胸椎间盘突出症，仅占椎间盘突出症总例数的 0.2%～4%，而腰椎间盘突出症占 90% 左右。

一、概述

腰椎间盘突出症是指因椎间盘变性，纤维环破裂，髓核突出而刺激或压迫神经根、马尾神经所表现出的一种综合病症，也是腰腿痛最常见的原因之一。

腰椎间盘突出症多发生在 L4/5 和 L5/S1，在此间隙的发生占 90%～96%，多个间隙同时发病者仅占 5%～22%。患病的年龄多在 20～50 岁，约占 80%，20 岁以下的发病者仅有 6%，有人统计 500 例的腰腿痛的患者中，腰椎间盘突出症占 18.6%。

二、病因病理

（一）间盘退行性变

椎间盘退行性变是多种因素、多种基因控制的结果。它是构成椎间盘突出症的基本因素。随着年龄的增长，髓核和纤维环含水量减少，原纤维变性及胶原纤维沉积增加，髓核失去弹性，纤维环退变。间盘这种退行性变，在外力压力之下，即刻发生破裂，导致间盘突出。

（二）过度负荷

体力劳动者和举重运动员，因过度负荷，容易造成椎间盘过早的退变。当人体负重 100 kg

时,正常的椎间盘间隙变窄 1.0 mm,向侧方膨出 0.5 mm;而当椎间盘退变时,负荷同样重量,则椎间盘压缩 1.5～2.0 mm,向侧方膨出 1.0 mm。当过度的腰部负荷时,例如弯腰提取重物,椎间盘内压增加,则容易造成纤维环破裂。

(三)急性损伤

积累性损伤是椎间盘变性的主要诱发因素,例如反复弯腰、强力的扭动作,最容易损伤椎间盘。急性损伤,例如腰背扭伤,可造成椎间盘内终板破裂,使髓核突入椎体内。

(四)长期震动

汽车和拖拉机驾驶员在驾驶过程中,长期处于坐位及颠簸状态,腰椎间盘承受的压力较大。长期反复的椎间盘压力增高,可加速椎间盘的退变或突出。

(五)遗传因素

临床研究发现,小于 20 岁的青少年患者,约 32% 有遗传家史;有色人种的患病率较低。

(六)妊娠

妊娠期间盆腔、下腰部各组织结构松弛,而且腰骶部又承受更大的重力,这必然增加椎间盘的压力和损伤的机会。

三、分型

(一)病理分型

1.麦克奈布分类

麦克奈布(MacNab)将椎间盘突出分为 5 种病理类型。

(1)周围性纤维环膨出。

(2)局限性纤维环膨出。

(3)椎间盘突出,移位的髓核限于很少几层的纤维环内,切开纤维自行突出。

(4)椎间盘脱出,移位的髓核穿过纤维环而进入后纵韧带之下。

(5)椎间盘游离,突出的椎间盘髓核物质游离于椎管内,或硬膜内、椎孔间等,压迫神经根和马尾神经。

2.宋献文分类

我国学者宋献文依据手术观察及间盘突出情况将突出分为 3 种病理类型。

(1)完整型:纤维环外完整,突出球状。

(2)骨膜下破裂型:纤维环仍可完整,突出物呈长椭圆形,高低不平,可向上或向下到相邻椎体后面。

(3)椎管内破裂型:纤维环已破裂,突出物位于后纵韧带之下,或者游离到椎管中。

(二)临床分型

腰椎间盘突出症的临床分类方法较多,临床上较为有用的分型如下。

(1)膨隆型:纤维环有部分破裂,而表面完整。髓核因压力而向椎管局部隆起,表面光滑。这种类型的突出经保守治疗大多有效。

(2)突出型:纤维环完全破坏,髓核突出椎管,仅有后纵韧带或一层纤维膜覆盖,表面呈菜花状。这种类型的突出常需手术治疗。

(3)游离型:椎间盘破裂,间盘碎块脱入椎管内,或者完全游离。这种类型的间盘突出症,首选手术治疗。

(4)施莫尔结节及经骨突出型:施莫尔结节是指髓核经上、下软骨板的发育中后天性裂隙,突入椎体松质骨内而形成的结节;而经骨突出型是指髓核沿椎体软骨终板和椎体之间的骨管通道,向前纵韧带方向突出,形成椎体前缘的游离骨块。这两种形式的间盘突出,在临床上仅可引起腰痛,而不引起神经根症状,往往不需要手术治疗。

四、临床表现

(一)前驱症状

指椎间盘突出症发病前的椎间盘退行性改变而引起的症状。腰椎退行性改变一般没有什么明显的症状。有时亦可出现下列症状:急性腰痛的发生。往往是轻微的动作而诱发,例如弯腰洗脸,腰部剧痛,经卧床休息,或服用止痛药,甚至不经任何治疗而自愈。腰痛反复发作。这种前驱症状的出现表明椎间盘退变或椎间关节不稳定,疼痛发生持续 3 d 至 1 周。间歇期患者无腰痛。慢性持续性腰痛。有这种症状的患者,往往有几年反复发生的急性腰痛病史,而是逐渐转变成持续性腰痛。

(二)症状

(1)腰痛:腰痛是椎间盘突出症状最先出现的症状,而且是多见的症状,发生率约为 91%。腰痛主要发生在下腰背部或腰骶部。发生腰背痛的原因,主要是椎间盘突出时,刺激了外层纤维环及后纵韧带中的窦椎神经纤维。椎间盘突出较大时,刺激硬膜,可产生硬膜痛。疼痛性质一般为钝痛、放射痛或刺痛。活动时疼痛加重,休息或卧床后疼痛减轻。疼痛持续时间较长,经过一段时间可以缓解。

(2)坐骨神经痛:腰椎间盘突出症绝大多数患者发生在 L4/5 和 L5/S1 间隙,故容易引起坐骨神经痛,发生率达 97%。坐骨神经痛多为逐渐发生,开始时为钝痛,而后逐渐加重。疼痛多呈放射性痛,由臀部、大腿后侧、小腿外侧到跟部或足背。坐骨神经痛多为单侧性疼痛。在某种姿势下,因活动或腹压增加疼痛加重,或突然出现触电般的放射痛,自腰部向下肢放射。

(3)腹股沟区或大腿内侧痛:高位的腰椎间盘突出症,突出的椎间盘可压迫 L1、L2 和 L3 神经根,出现相应的神经根支配的腹股沟区疼痛或大腿内侧疼痛。

(4)马尾神经综合征:向正后方向突出的髓核、游离的椎间盘组织,可压迫马尾神经,出现大小便障碍,鞍区感觉异常。多表现为急性尿潴留和排便不能自控。马尾综合征发生率为 0.6%~24.4%。

(5)尾骨疼痛:腰椎间盘突出症的临床症状可出现尾骨疼痛。原因是突出的椎间盘组织移入骶管,刺激腰骶神经丛。

(6)肢体麻木感:有的患者不出现下肢疼痛而表现为肢体麻木感。此乃是椎间盘组织压迫刺激了本体感觉和触觉纤维而引发的麻木。

(三)体征

(1)腰椎侧凸:它是一种姿势性代偿性畸形,有辅助诊断价值。例如,髓核突出在神经根外侧,上身向健侧弯曲,腰椎凸向患侧,这可松弛受压迫的神经根。

(2)腰部活动受限:腰椎间盘突出症的患者一般有腰部活动受限的表现。

(3)压痛及骶棘肌痉挛:89%腰椎间盘突出的患者,在病变间隙的棘突间有压痛。约 1/3 的患者有腰部骶棘肌痉挛。

(4)间歇性跛行:当患者走路时,随着行走距离增多,腰背痛加重,不得不停步。

（5）神经系统征象：80％患者出现感觉异常；70％患者出现肌力下降。间盘突出压迫神经根严重时，可出现神经麻痹、肌肉瘫痪。还有的患者出现神经反射异常。

（6）直腿抬高试验阳性：令患者抬高下肢，抬高到 70°以内，可出现坐骨神经痛。阳性率约 90％。

（四）影像学检查

（1）腰椎平片检查：腰椎下位片，腰椎可呈侧凸。侧凸多见于 L4/5 椎间盘突出。腰椎侧位片，对诊断腰椎间盘突出症有价值。当侧位片显示椎间隙前窄后宽时，提示腰椎间盘纤维环不完全破裂，髓核膨出。当椎间隙减小或明显狭窄，表明纤维环破裂，髓核突出。

（2）X 线造影检查：可间接显示有无椎间盘突出及突出的程度，准确率达 80％。

（3）CT 检查：可显示骨性椎管形态，韧带是否增厚，椎间盘突出程度和方向，诊断价值较大。

（4）MRI 检查：可全面观察腰椎间盘是否有病变，了解髓核突出程度和位置，并可鉴别椎管内有无其他占位性病变。

五、鉴别诊断

根据病史、体征及影像学表现，一般腰椎间盘突出症的诊断不难。尤其通过造影或 CT、MRI 检查确诊率相当高。但应与下列疾病相鉴别。

（1）腰椎结核：可以产生腰痛及下肢痛，X 线在早期表现为椎间隙狭窄，有时会与腰椎间盘突出症相混淆。一般腰椎结核在青少年较多，常有低热、脸色潮红、盗汗等症状，红细胞沉降率增快，有时可扪及冷脓肿。影像学检查可见椎间隙及骨质破坏。

（2）腰椎肿瘤：包括原发性及继发性肿瘤，一般均有骨质破坏，X 线、CT 和核素检查等可以区分。

（3）马尾肿瘤：必须鉴别，因两病有时会互相混淆。但马尾肿瘤常无明显腰痛，症状进行性加重（非间歇性），夜间痛明显，卧床休息症状反而加重。鞍区感觉减退及排尿困难，脑脊液检查蛋白增高。脊髓造影和 MRI 可以明确诊断。

（4）椎弓崩裂及脊椎滑脱症：一般 X 线即可区分，但有时两种疾病可以同时存在。

（5）腰椎椎管狭窄症：有时腰椎间盘突出症就是椎管狭窄的原因，但真正意义的腰椎椎管狭窄症不应包括腰椎间盘突出症。对于以坐骨神经痛表现为主的椎管狭窄症，两者较难区别，但可以通过 X 线上的椎管测量、脊髓造影及 CT 或 MRI 等了解椎管的矢径及横径。

（6）强直性脊柱炎：病变为进行性，早期可有腰痛、坐骨神经痛。但开始常在双侧骶髂关节，红细胞沉降率快，病情发展后可见小关节突模糊或融合，后期脊柱有竹节样变。

（7）椎间盘炎：多发生于儿童，成人少见。成人发病常有手术史，有全身性炎症表现。X 线在早期表现为椎间隙狭窄，但以后可见相邻椎体骨赘形成，最后椎体融合。

六、治疗方法

腰椎间盘突出症的治疗方法有非手术疗法和手术疗法之分。选择何种治疗方法，取决于此患者不同的病理阶段和患者的临床表现，及患者的身体状况和心理状态。这两种疗法各有其指征。

（一）非手术疗法

非手术疗法的目的是使椎间盘突出的部分和受到刺激的神经根的炎性水肿得以消退，减轻并解除对神经根的刺激和压迫。

1.非手术疗法的适应证

(1)初次发病,病程短者。

(2)病程虽长,但症状及体征较轻的患者。

(3)经特殊检查,突出较小的患者,由于全身性疾病或者局部皮肤疾病,不能施以手术者。

(4)不同意手术的患者。

2.非手术治疗的方法

(1)卧床休息:患者必须卧床休息,直到症状完全缓解。一般需卧床3周。3周后,戴围腰起床活动。3个月内,不做弯腰持物动作。

(2)持续牵引:牵引的目的是减轻椎间盘的压力,促使髓核不同程度的回纳;牵引可解除腰椎后关节的负载,同时可以解除肌肉痉挛。常用的牵引式有手法牵引、骨盆牵引等。

(3)理疗、推拿和按摩:这种方法可以减轻椎间盘的压力,可使痉挛的肌肉松弛。

(4)激素硬膜外注射:皮质激素是一种长效抗炎剂,可以减轻、消除神经根周围的炎症。

(5)痛点封闭疗法:适用于腰部有明确的局限性压痛的腰椎间盘突出症的患者。常用2%普鲁卡因2~5 mL,或2%利多卡因2~10 mL施行痛点封闭。

(6)髓核化学溶解:将胶原酶注入椎间盘内,或注入硬脊膜与突出的髓核之间。该酶能选择性溶解髓核和纤维环,但不损伤神经根,使椎间盘内压降低,使突出的髓核缩小,以达到缓解症状的目的。

(二)手术疗法

1.手术的适应证和禁忌证

(1)手术的适应证:①非手术疗法无效,症状继续加重者;②首次剧烈发生,患者因疼痛难以行动及入眠,患者被迫处于屈髋屈膝侧卧位者;③患者出现单根神经麻痹或马尾神经麻痹;④中年患者病史较长,影响工作和生活者;⑤经脊髓造影、CT、MRI检查;⑥保守疗法有效,但症状反复发生,且疼痛较重者;⑦椎间盘突出合并腰椎管狭窄者。

(2)手术疗法禁忌证:①腰椎间盘突出症不影响生活工作者;②首次发作或多次发作,未经保守治疗;③腰椎间盘突出症合并有较广泛的纤维组织炎、风湿症等症状;④临床疑诊为腰椎间盘突出症,但X线特殊检查未见有特殊征象。

2.常用的手术方法

(1)传统手术:目的在于摘除突出的髓核,消除对神经根的压迫,尽可能保持脊柱的稳定性;可从后路"开窗"进入椎管,也可做半椎板或全椎板切除显露突出椎间盘。三种方法各有优缺点,椎板切除越少,对脊柱的稳定性影响越少,但如果暴露的范围过小,将难以彻底切除突出物,甚至可能使突出物不被发现而遗漏。一般认为如果不切除小关节突,对脊柱的稳定性影响不大,可以通过手术后腰肌锻炼来弥补,但如手术中为扩大暴露而切除了小关节突,必须加做横突间融合术、椎体间融合术或加以内固定维持脊柱稳定性。另外也可经前路(腹膜腔或腹膜外)切除椎间盘,同时可做椎体间融合术或人工椎间盘置换术,对保护脊柱的稳定性有利。前路手术主要缺点是不能看到突出物对神经根的压迫,只能盲目地将椎间盘全部切除,且暴露困难,手术野深及可能会损伤周围的血管及其他结构,甚至有术后出现性功能障碍的报道,因此不是首选方法。

(2)微创手术:与传统的外科手术相比具有创伤小、恢复快、硬膜外粘连少及不破坏稳定性等优点。常用的方法有经皮化学溶核术、经皮腰椎间盘切除术、经皮腰椎间盘自动切除术、经皮腰椎间盘激光切除术和内镜下腰椎间盘切除术及腹腔镜下腰椎间盘切除术。除内镜下腰椎间盘切除术外,一般认为经皮治疗腰椎间盘突出症的主要原理是"压力外泄",使因为轴向载荷致椎间盘内压升高而产生的突出得到回纳,从而缓解对神经组织的压迫和刺激(案例参考表7-6)。

表 7-6　案例:腰椎间盘突出症

项目	内容
病历摘要	患者男,49 岁,3 d 前无明显诱因左下肢疼痛,休息后不缓解。查体:腰后 L5、S1 椎旁压痛,叩击痛,左下肢放射痛,左侧直腿抬高试验 30°阳性,加强试验阳性,左小腿后侧感觉减退,双下肢肌力正常。MRI 示 L5/S1 间盘突出,神经根受压,腰椎管狭窄。诊断为腰椎间盘突出症、腰椎管狭窄症。排除禁忌后,行内镜下椎管减压髓核摘除术。
手术记录	于 L5、S1 左侧椎弓根内缘偏内侧、L5 椎板下缘头尾侧各 1.5 cm 取长约 1 cm 纵行刀口,头端切口置入影像观察通道,尾端切口置入操作通道,钝性分离至椎板表面,C 臂透视定位无误。镜下射频电灼椎板及椎板表面软组织,显露 L5 左侧椎板下缘、L5/S1 左侧椎板间隙黄韧带及 S1 左侧椎板上缘。镜下磨钻小心磨除 L5 左侧椎板下 1/3 及 S1 左侧上缘部分骨质,逐步去除黄韧带,显露硬膜囊及左侧 S1 神经,探查见 L5/S1 间盘向左后方突出,压迫神经根。保护硬膜囊及神经根,取出突出的及椎间隙内游离髓核组织,扩大侧隐窝。再次探查见硬膜囊及神经根松弛无受压,减压彻底。镜下仔细止血,置引流管 1 根,缝合切口。

手术的适应证比较严格,主要为不伴有腰痛的单侧下肢疼痛;直腿抬高试验阳性;有典型的神经损害。此外,影像学检查是病例选择的最重要依据,主要为 MRI、CT、椎间盘造影等。对于游离型或脱垂型的腰椎间盘突出症,或伴椎管狭窄、侧隐窝狭窄、腰椎滑脱等患者不适合。

微创手术存在的问题是操作盲目,去除多少椎间盘组织才可以使突出的间盘回纳难以确认;已压迫神经根的突出间盘是否可以回纳至今未能证明;去除过多的髓核组织后导致椎间隙狭窄,脊柱稳定性下降和骨质增生。

七、预后与康复

手术疗效评定标准是对各种手术方法的客观评估,是术者共同遵循的指标。评定标准分为两类:一类是简单评定标准,例如中华骨科学会腰背痛手术评定标准;另一类为量化评定标准,例如日本骨科学会制定的腰背痛手术治疗评分和麦克奈布评分。评价效果的期限,一般说来,术后1~2 年为近期效果,3 年以上为远期效果。

中华医学会骨科分会脊柱外科学组腰背痛手术评定标准为:优,术前的症状缓解,腰部的活动度、直腿抬高试验及神经功能均恢复,能恢复原来的工作和生活;良,术前的症状部分缓解,腰部活动度、直腿抬高试验和神经功能部分改善,但不能恢复原来的工作和生活;差,治疗无效,或症状加重,有关体征无改善。

(郭海涛)

第七节 颈椎管狭窄症

一、概述

颈椎管狭窄症是指颈椎间盘退行性改变及继发椎间关节退行性改变所致脊髓、神经、血管损害而表现的相应症状和体征。发育性颈椎管狭窄不作为临床诊断,只是作为影像学诊断,一般发病还是因为伴发退变增生或是间盘突出,只是比椎管宽的患者容易出现症状。另外,我们亚洲人种普遍比白人、黑人椎管狭窄很多,也是先天因素,但是不能作为病态。

二、病因病理

颈椎管狭窄症好发节段依次为 C5/6、C6/7、C4/5,严重者可延及颈椎多节段。颈椎是脊柱中活动度最大的节段,运动负荷引起椎间盘退变、椎间隙变窄、椎体边缘产生骨赘(尤其后缘及后侧方钩椎关节增生的骨赘意义更大),退变过程还包括前后纵韧带、黄韧带变性松弛,引起椎体排列不良,最终产生颈椎管狭窄或椎间孔狭窄,压迫相应节段脊髓或神经根产生症状。另外,颈椎退变也可能造成对椎动脉或交感神经的压迫和刺激。急慢性损伤可使已退变的颈椎损害加重而提前出现症状。发育性颈椎管狭窄(椎管矢状径<12 mm)的患者脊髓症状出现得早,病情较重。

三、临床表现

根据颈椎退行性疾病积水潭分类方法,将颈椎管狭窄症分为脊髓型、神经根型、混合型、运动神经型、交感神经型、外伤性脊髓损伤型 6 个亚型。其中脊髓型和神经根型的诊断已明确达成共识,在本节中着重讨论。颈椎管狭窄症产生的颈部、神经根、脊髓症状与体征与颈椎间盘突出症类似,后者发病更急,发病年龄更年轻。

(一)神经根型颈椎管狭窄症

神经根型颈椎管狭窄症是指颈椎椎间盘退行性改变及其继发性病理改变所导致神经根受压引起相应神经分布区疼痛为主临床表现的总称。欧美发病率较高。颈椎间盘的退行性改变是颈椎病发生发展病理过程中最为重要的原因,在此基础上引起一系列继发性病理改变,如相邻椎体后缘及外侧缘的骨赘形成、关节突关节及钩椎关节的增生肥大、黄韧带的增厚及向椎管内形成皱褶,以上这些因素与椎间盘突出一起均可对颈神经根形成压迫。而颈椎椎管的发育性狭窄及在椎间盘退变基础上发生的颈椎不稳也是造成颈神经根压迫的因素。好发年龄为 40~50 岁,以男性居多,与长期伏案等生活方式有关。症状可为一侧或两侧,通常为单根神经根受累,也可由多节段病变致两根或多根神经根受压。

神经根型颈椎管狭窄症临床上症状发作过程可为急性或慢性。急性发作者年龄多在 30~40 岁,常发生于颈部外伤之后数日或以往有颈部外伤史。症状以疼痛为主,多先有颈肩痛,短期内加重并向上肢放射,其范围与受累神经根支配的皮节相一致,有神经定位价值。皮肤可有感觉麻木、过敏等表现,个别疼痛严重者呈强迫体位,如肩关节上举等。早期可有对应肌肉的痉挛疼痛,严重者出现肌无力,病程长的可出现肌萎缩。而病程表现为慢性者多系由急性发展而来,相当一部分患者为多根神经根受累,年龄多高于急性发作患者,表现为颈部钝痛及上肢放射痛,并可有肩胛部麻木感。

颈痛是颈椎间盘疾病最为常见的临床症状,但并非神经根型颈椎管狭窄症所特有。疼痛可向肩部及肩胛骨内侧放射,也可伴有颈椎活动受限、椎旁肌肉痉挛及椎旁压痛等,同时伴有头痛症状者也并非少见。疼痛的原因目前尚不明确,可能与颈椎间盘纤维环及韧带中非特异性感觉神经受到刺激有关。也可能与椎旁肌肉痉挛有关或与继发于小关节的骨性关节炎有关。根性痛是神经根型颈椎管狭窄症最重要的临床表现,有时甚至是唯一的临床表现。由于多为单根神经根受累,疼痛常局限于颈、胸或上肢某一特定区域。颈椎旋转、侧屈或后伸可诱发根性痛或使其加剧。

查体中可发现颈肌痉挛,颈椎活动度下降,杰克逊征、椎间孔挤压试验阳性。相应神经根支配的部位皮肤感觉下降,肌肉无力萎缩,腱反射低下。

上牵头颅,颈及臂痛有缓解为阳性为颈牵引征阳性。头正位略后仰,下压头部,颈背及臂放射痛即为杰克逊征阳性。椎间孔挤压试验主要是用于检查神经根在根管通路上是否受到压迫。检查方法为头向一侧和后方压迫,出现同侧上肢放射样疼痛者为阳性。此动作可以使同侧的神经根管明显变窄,神经根型颈椎管狭窄症是由于在根管部位神经根受到增生的骨赘或膨出的间盘的压迫而出现症状。这个检查是通过促进压迫加重使症状表现出来,是鉴别神经根型颈椎管狭窄症和脊髓型颈椎管狭窄症的重要检查

测量肌力最好让患者采取卧位。0级,无肌肉收缩;1级,有肌肉收缩,无关节运动;2级,可有关节运动,但是不能抵抗重力;3级,可抗重力,不能克服抵抗力;4级,可以克服一定的抵抗力;5级,足够克服抵抗力。肌力减退程度较轻时对上肢运动影响轻微,而病程进展缓慢时受损肌肉的功能尚可被其他肌肉代偿,患者常不易察觉,因此系统详细的体检对于诊断具有重要意义。腱反射有时可减弱,体检时应注意与对侧相比较。

在影像学上,X线显示颈椎生理曲度消失,椎间高度下降,关节突关节、钩椎关节骨质增生,椎间孔变窄等征象。根据颈椎过屈过伸侧位片可对颈椎稳定程度进行判断。其判断依据主要有两椎体水平移位>3.5 mm 及相邻两椎间隙成角相差>11°。CT 扫描可见突出的椎间盘组织呈密度增高影,而 CT 显示椎间孔的骨性结构尤其出色。遗憾之处是神经根与椎间盘及黄韧带等在密度上差别不如腰椎明显,CTM 可弥补这一不足。MRI 颈椎间盘的信号一般要强于腰椎,其中央的髓核信号明显强于周围纤维环。脊髓组织信号为中等强度,其周围的脑脊液及硬膜囊信号较低。在 T_2 加权图像上,椎间盘的信号较 T_1 加权像明显增强,退变后的椎间盘信号则明显降低。MRI 可较为准确地显示突出的颈椎椎间盘组织对神经根的压迫,其中以轴位像更具诊断价值。但在钩椎关节增生肥大时与突出的椎间盘在 T_1 加权像上较难区分。

(二)脊髓型颈椎管狭窄症

脊髓型颈椎管狭窄症的基本原因是颈椎退行性变。其发病始于脊髓的外在因素,累及脊髓周围的骨与软组织,引起脊髓功能障碍。早期病变为退行性变,反应性骨质增生加大椎体在椎间盘水平的矢状径线。所形成的软骨骨赘向后突入椎管,减少脊髓的有效空间和血供。椎间隙狭窄又导致钩椎关节重叠,椎间关节骨关节病。来自钩椎关节和椎间关节的骨赘进一步减小椎管和神经孔的径线。黄韧带失去弹性、增厚、突入椎管是脊髓侧后方的重要压迫因素。这些机械因素对脊髓型颈椎管狭窄症病理生理学起到重要作用,可分为静态和动态两种因素。最重要的静态因素为椎管大小。发育性椎管狭窄被认为降低了各种结构压迫脊髓的累及效应引起症状和体

征的阈值。其他静态因素为椎间盘突出、黄韧带增厚、钩椎关节及椎间关节骨赘等。动态因素主要为退变、炎症或创伤，这些因素引起韧带松弛、半脱位和对脊髓的"钳压"作用。即使无运动异常，椎体后缘骨赘及椎板或黄韧带的前突也会产生类似的"钳压"机制。脊髓型颈椎管狭窄症的发作也与外伤有关，并且亚洲人发病率较高。

脊髓型颈椎管狭窄症的临床表现复杂，日本学者服部发现脊髓受压的部位与临床表现有一定的规律，并对此进行分型。脊髓中心部灰质受压为服部Ⅰ型；扩大至侧索的后侧白质为服部Ⅱ型；扩大至全部侧索为服部Ⅲ型。

多数患者上肢症状初发，指尖麻木，手笨拙感，继而出现步态不稳，痉挛步态，甚至大小便障碍等。查体表现为髓节障碍和白质障碍两大部分。髓节障碍为上颈髓灰质髓节分布区的感觉减退，肌力下降、肌肉萎缩、腱反射障碍。白质障碍为病变以下平面出现肌张力增高，腱反射亢进，病理征阳性。一些相应特殊检查方法如下。

（1）闭目难立征（龙贝格征）：直立，双足并拢，双臂前平举 15 s，不稳为阳性。

（2）直线连足征：双足交替，足跟贴足尖行走，不稳为阳性。

（3）莱尔米特征：检查方法为让患者屈曲或后伸颈部，出现沿着颈背部放电样疼痛的状态为阳性。莱尔米特是神经内科医师，他发现脊髓侧索硬化等脊髓白质处于炎症状态时，做屈颈动作可以诱发患者出现沿着颈背部向下方的过电样疼痛。颈椎屈曲和伸展可以使颈髓移动，而脊髓又是被齿状韧带固定于硬脊膜，因此会出现微小的牵动。正常时这样的牵动不会有异样的感觉，但是脊髓白质炎症状态时，兴奋域值很低，会出现放电样的感觉。

（4）10 秒手指屈伸试验：可判断脊髓内部髓节间的联络功能。检查方法为让患者用最快的速度屈伸手指，每一次必须完全伸直和屈曲，如果 10 s 20 次以下为异常。伸直手指时需要屈曲的拮抗肌的同时松弛，反之亦然。这需要脊髓灰质的邻近髓节之间的迅速信息交换。如果脊髓受压导致髓节之间的联系不畅，手指屈伸的灵巧运动就会受限。

（5）小指逃避征：让患者伸直双手手指，并手指并拢，小指不能合并为阳性。此征反映了手内在肌肌力下降，小指表现最明显。

（6）霍夫曼反射：可了解是否出现上运动神经元的功能障碍。检查方法为将患者的中指掌指关节背伸，余指放松。迅速向掌侧弹拨中指末节，如果出现拇指内收动作为阳性。一般认为这是上肢的病理征的表现。有人认为其实只不过是上肢肌腱反射亢进的一种表现。因此阳性不一定有临床意义，但是如果强阳性或是单侧阳性就有重要的临床意义。

（7）瓦滕贝格征：可了解是否出现上位运动神经元的功能障碍。检查方法为将检者的拇指放在患者的 2～5 指的末节掌侧，用检查锤敲击，如果出现患者拇指屈曲动作为阳性。瓦滕贝格征比霍夫曼征反射更容易出现。因此不够准确。一般认为这是上肢的病理征的表现。有人认为其实只不过是上肢肌腱反射亢进的一种表现。因此阳性不一定有临床意义，但是如果强阳性或是单侧阳性就有重要的临床意义。

（8）巴雷征：①臂征，双臂前平举，前臂旋前，一段时间后肩及腕下垂为阳性；②腿征，俯卧，屈膝 45°，一段时间后膝及踝下垂为阳性。

（9）巴宾斯基征：沿小趾侧刺划足底并转向大趾侧，大趾背伸，其余四趾扇形张开为阳性。

（10）查多克征：沿小趾侧刺划足背并转向大趾侧，大趾背伸，其余四趾扇形张开为阳性。

（11）髌阵挛：股四头肌放松，突然下推髌骨并固定，四头肌不自主收缩带动髌骨跳动为阳性。

（12）踝阵挛：小腿三头肌放松，突然背屈踝关节，三头肌不自主收缩带动踝关节跳动为阳性。

在影像学上，X 线表现与神经根型相似。脊髓造影可动态观察脊髓受压情况。CTM 可以在横断面观察脊髓受压情况。MRI 可显示脊髓的整体观，髓内的信号改变有利于病变性质的判断和神经定位。

脊髓功能的量化评价多采用 JOA 颈髓功能评分表，集中评价上下肢运动障碍（8 分）、上下肢及躯干感觉障碍（6 分）、括约肌功能障碍（3 分）。此评价系统共计 17 分，不仅可对脊髓功能障碍进行整体评价，还可于治疗前后对比进行疗效观察。临床多用 JOA 评分，JOA 评分改善率，其计算公式：改善率＝（术后 JOA 分－术前 JOA 分）/（17－术前 JOA 分）×100%。

四、鉴别诊断

中年以上的患者，根据病史、体检及影像学检查，不难作出诊断。但不能忽视与脊髓、神经根本身的病变进行鉴别诊断。诊断神经根型颈椎管狭窄症时应注意排除以下疾病。

（一）脊髓型颈椎管狭窄症

当脊髓型颈椎管狭窄症表现为一侧上肢症状时容易混淆，此时查体白质障碍表现及 MRI 检查所提供信息常具有重要价值。神经根型颈椎管狭窄症还可与脊髓型颈椎管狭窄症同时存在。

（二）胸廓出口综合征

主要病因包括颈肋、前斜角肌肥厚及锁骨、肩胛骨喙突或第 1 肋骨畸形愈合或不愈合等。最常见的症状为上肢的疼痛、麻木或疲劳感，其次为肩部和肩胛部的疼痛，再次为颈部的疼痛。根据受压成分的不同可以神经、动脉或静脉受压症状为主，其中多数主要表现为神经受压症状，以臂丛下干受累机会为多，故常表现为尺神经支配区的损害症状。常用体检方法包括锁骨上叩击试验、斜角肌压迫试验、过度外展试验、肋锁挤压试验及上臂缺血试验等。本症的诊断应根据临床症状及上述试验结果综合判断，常规摄 X 线，必要时可行血管或臂丛造影及神经电生理检查。

（三）肩部疾病

如肩关节周围炎、肩袖损伤等。以肩部疼痛、活动障碍为突出症状，二者可合并存在，肩关节造影及 MRI 检查有助于明确诊断。

（四）白质障碍

诊断脊髓型颈椎管狭窄症需从髓节障碍和白质障碍两大方面进行鉴别。

1.有髓节障碍

可考虑中下位颈髓同部位的其他疾病；枕骨大孔部的肿瘤，可出现类似下位颈髓的定位症状，但是有面部的洋葱皮样和颈后部的感觉障碍。

2.只有白质障碍

可考虑颅内病变，多发脑梗死，高位颈椎畸形，肿瘤，颈胸椎后纵韧带骨化，胸椎黄韧带骨化等。

五、治疗

（一）一般治疗

休息，制动，临床多用颈托限制颈椎的过度活动。牵引治疗适用于脊髓型以外的颈椎管狭窄症，可松弛肌肉，减轻对神经根的刺激，加速炎性水肿的消退。颈牵引征阳性患者适于此项治疗。药物治疗多用非甾体消炎药、肌肉松弛剂及镇静剂进行对症治疗。神经根型还可行神经根封闭或颈硬脊膜外注射皮质类固醇，但有一定的危险性。

（一）手术治疗

诊断明确，非手术治疗无效，或反复发作，或脊髓型颈椎管狭窄症症状进行性加重者适于手术治疗。按手术入路分为前路和后路手术。

1.前路手术

适于压迫节段不多于两个间隙的脊髓型颈椎管狭窄症。首先要充分减压，然后要进行有效的融合，最传统的方法是植入自体三皮质髂骨（tricortical iliac crest）。从 1995 年以来一直选择使用微型磨钻进行的前路矩形减压，要求切除骨性终板和两侧钩椎关节后缘的骨赘，切除后使用珊瑚人工骨加钛合金板进行融合手术。近年进行的人工间盘置换术，同样获得了较好的手术效果。

（1）矩形减压，珊瑚人工骨植骨，钛板固定术手术方法：手术为了安全和无痛，原则上选择全麻的方法。手术前没有必要进行推拉喉结的练习。为了手术部位的美观，我们均采用颈前横切口。体位采取仰卧位。头部轻度后伸，向手术入路侧的对侧旋转 30°。头部要固定。两肩使用宽胶带向尾侧牵拉并绑缚在手术床缘。入路应该分层次清楚切开颈阔肌，在胸锁乳突肌前缘钝性分离至颈椎前缘（图 7-9）。使用曲形针头插入手术间隙透视或拍 X 线确认间隙的正确性，这一过程非常重要，即使凭照经验找到手术间隙也不能省略此过程。在两侧的颈长肌内缘分离后，使用自动颈椎前路拉钩暴露切口。自动拉钩可以防止损伤颈部重要组织和节省助手的劳动。使用 15 号刀片自双侧钩椎关节内缘切除颈椎间盘，并用刮匙清除残余软骨终板。用专用椎体撑开器，适当撑开椎体，用微型磨钻切除上下骨性终板，特别注意切除后缘骨赘。也可采用超声磨钻进行骨赘的磨削，特别是钩椎关节后缘骨赘，使用超声磨钻能减少神经根损伤概率。剩余骨片用 2 mm 的椎板咬骨钳和髓核钳切除。选择适当的珊瑚人工骨块植入间隙，放松撑开器，使上下椎体夹紧植骨块。选择合适的钛合金板进行固定，放置引流后缝合伤口。手术后颈托固定 3 周。手术第 2 天下地开始功能锻炼。

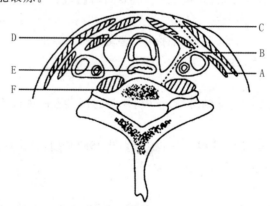

图 7-9　颈椎横断面软组织结构图

手术时将胸锁乳突肌（A）及颈动脉鞘（B）牵向外侧，而将舌骨肌群
（C）、气管（D）、食管（E）牵向内侧。注意颈长肌（F）周围有交感链，
一旦损伤可导致霍纳综合征，出现眼睑下垂，眼球内陷及面部无汗

（2）颈椎人工间盘置换术：手术适应证基本是过去的短节段前路融合手术适合的病例，但是原来单节段邻近间隙不好的病例融合选择比较困难，人工间盘反而容易决定。具体适应证包括颈椎间盘突出症；单节段或双节段的颈椎管狭窄症压迫脊髓或神经根，或明确造成顽固的交感神经型颈椎管狭窄症的节段。

不应选择的条件包括明显的广泛颈椎管狭窄；外伤性脱位骨折；明显的颈椎不稳定；准备手

术的间隙活动已经消失；颈椎后纵韧带骨化症。此外，一个明确的颈椎间盘假体置换手术的禁忌证就是骨质疏松，因为椎间盘假体上、下两侧的金属终板有陷入邻近椎体的可能。

术前根据 CT 扫描图像，确定准备植入的假体的直径。手术在全麻下进行，患者取仰卧位，头部中立位，用宽胶布固定头部和双肩，牵引下颌。C6、C7 节段取颈前左侧横弧形切口，其余节段取颈前右侧横弧形切口。逐层分离，显露椎体后，于病变间隙插入标记针，C 形臂机透视确定位置后放置布赖恩间盘操作系统，切除病变椎间盘。用椎间撑开器撑开，安放双通道打磨导向器，确定磨削深度后，用盘状磨头精确打磨出人工椎间盘植入面的外形，使之与植入物能够严密配合。用磨钻磨除骨赘，取出后突的间盘组织并切开后纵韧带充分减压。在人工椎间盘假体中灌注无菌生理盐水并密封后，植入假体，C 形臂机透视确认位置满意后，按常规关闭切口。手术后颈托固定两周。手术第 2 天下地开始功能锻炼。

2.颈后路椎板成形手术

基本目的是通过椎板减压间接解除对脊髓的压迫。适于发育性颈椎管狭窄症、压迫节段超过两节的脊髓型颈椎管狭窄症和后纵韧带骨化症。常见的术式包括平林法及黑川法。北京积水潭医院在后者的基础上作了改进，用珊瑚人工骨桥替代了取自体骨，术式称为颈椎棘突纵割式椎管扩大珊瑚人工骨桥成形术（spinaus－splitting laminoplasty with coral bone,SLAC）。

(1)平林方法：切除棘突，将一侧椎板根部切开，对侧椎板根部用咬骨钳咬薄形成合页，将椎板向一侧翻开并用线悬吊。方法简单，但是椎板开大的多少不好掌握。容易出现神经根减压综合征，轴性痛比较常见。

(2)黑川方法：保留棘突，使用细钻头将棘突从中线劈开，再椎板两侧的根部用微型磨钻制作纵沟，形成合页。将椎板向两侧分开棘突间植入髂骨块用钢丝绑缚固定。

(3)SLAC：首先使用特殊线锯一次性将 5 个棘突全部切开，使用微型磨钻或超声磨钻制作两侧合页，制作楔形珊瑚人工骨块置入棘突之间用 10 号丝线绑缚固定。为减少轴性头痛，可以采用 SLACⅡ型方法。C3 椎板单纯切除以保障颈半棘肌不被破坏；C7 棘突很重要予以保留，只进行椎板拱形潜行切除。术后颈托固定 2 周，第二天起床锻炼。

（郭海涛）

第八节　腰椎管狭窄症

一、概述

腰椎管狭窄症是一种临床综合征，对其要领的理解及分类方法争议较多。普遍认可的定义是指除外导致椎管狭窄的独立的临床疾病以外的任何原因引起的椎管、神经根管、椎间孔等的任何形式的狭窄，并引发马尾神经或神经根受压迫的综合征，称之为腰椎管狭窄症。

二、病因病理

(一)病因

(1)发育性腰椎管狭窄：是指因发育异常而导致椎管狭窄。这种狭窄在没有后天压迫因素作用下,患者出现马尾或神经根受压迫症状。

(2)退变性腰椎管狭窄:亦称后天性腰椎管狭窄。腰椎管狭窄后天性居多,常在 50～60 岁发病。椎管的矢状径和(或)横径均减小。这是由于老化,腰椎小关节增生、椎板肥厚、黄韧带增厚所致。经测量,椎管矢状径在 10～15 mm 者应考虑为相对狭窄,而不足 10 mm 者为绝对狭窄。

(3)综合性致病因素:由先天性发育异常和后天性老化共同引致腰椎管狭窄。

(4)医源性腰椎管狭窄:腰椎疾病施行椎弓切除脊柱后方固定术,由于手术原因,也可造成腰椎管狭窄。

(二)腰椎管狭窄分类

(1)发育性腰椎管狭窄:中央管狭窄,神经根管狭窄。

(2)退变性腰椎管狭窄:中央管狭窄,神经根管狭窄。

(3)混合性椎管狭窄:在发育性腰椎管狭窄的基础上,再加上退变因素的作用而引起狭窄。

三、临床表现

(一)症状

(1)下腰痛及坐骨神经痛:这是腰椎管狭窄最典型的症状,有时伴有感觉异常。

(2)神经源性间歇性跛行:患者行走一段路程后,大腿无力,常迫使患者坐下(间歇性跛行)。上山(或前仰)较下山(或没前仰)行走时疼痛要轻。

(二)体征

(1)间歇性跛行。

(2)神经根受压的体征:痛觉异常,肌力减退,腱反射异常等。

(3)马尾神经压迫征:中央管狭窄导致马尾神经压迫征,马鞍区及括约肌出现症状与体征。

四、诊断标准

(一)诊断原则

(1)要明确有否腰椎管狭窄。

(2)要清楚椎管狭窄的部位和范围。

(3)神经根受累的部位及水平。

(4)患者的临床表现是诊断的基础。

(5)依据临床表现,选择适当的辅助检查方法。

(二)辅助检查方法

(1)X 线检查:X 线检查,只能提供间接征象,既不能肯定,也不能否定椎管狭窄的存在,但它能除外各种骨质破坏性疾病,这种检查是必要的。

(2)CT 扫描检查:它是确定椎管狭窄存在的首选检查方法。它可观察到骨性结构,显示椎间盘、黄韧带、神经根的轮廓及它们之间的关系。对椎管狭窄的程度可测量确定。

(3)磁共振检查:这种检查可以提供椎管的矢状面、冠状面及轴位横断面的影像。在鉴别诊断方面该项检查很有价值。但选项检查费用较高。

五、治疗方法

(一)非手术疗法

(1)卧床休息:一般卧床 3～4 周,可使下腰痛及神经根症状得以缓解。

(2)物理疗法:适当的物理疗法对消除腰痛是有利的。

(3)药物疗法:非甾体类消炎止痛药对症治疗,可有效减轻疼痛症状。

(二)手术疗法

(1)手术的适应证:①发育性腰椎管狭窄症;②括约肌功能障碍音者;③神经根传导功能严重丧失,有明显感觉缺失者;④反复发作影响工作和正常生活者。

(2)常用的手术方式:①减压术;②减压加融合术。

(郭海涛)

第九节 腰 椎 滑 脱

一、概述

脊柱滑脱的病例中,腰椎滑脱最常见。脊柱滑脱指椎体在另一个椎体上向前或向后滑移,即是某椎体相对于其邻近的椎体产生了滑移。滑移可向前方滑移,也可向后方滑移;更可向侧方滑移。有学者将脊柱滑脱定义为"由于关节突间连续断裂或延长而引起的椎体与其椎弓根、横突和上关节突一同向前滑移。"

在脊柱滑脱的病例中,腰椎滑脱多见。成年人腰椎滑脱的发病率约为 3%～4%,男女间的比例为 2∶1,女性严重滑脱多见。6 岁以下儿童很少发生此病,20 岁左右的青年人,易发生腰椎滑脱。

二、病因病理

发育不良性腰椎滑脱通常发生在 L5/S1。此乃由先天性骶骨关节突,或 L5 脊柱后方结构断裂,造成 L5 全体滑向骶骨前方;椎板峡部断裂所致腰椎滑脱是腰椎滑脱最常见的原因。多发生在腰骶部,其原因是椎板峡部断裂或骨折所致;退行性变引致的腰椎滑脱主要是由于老化,腰椎后方小关节发生退行性变而引起的滑脱,而椎板峡部并无异常,发病多见 L3～L5,常出现 L5 神经根受压迫的临床表现。外伤性腰椎滑脱是由于脊柱除峡部以外部位的骨折而引起的滑脱;病理性腰椎滑脱是由于腰椎骨肿瘤、代谢性骨病而引起的腰椎滑脱;医源性腰椎滑脱是由于在医疗中对脊椎后方结构过分减压而造成的滑脱。几乎所有类型的腰椎滑脱大都伴有椎间盘退行性改变。

腰椎滑脱的程度分级有多种,常用的分级系统使用侧位 X 线对滑脱的腰椎椎体对照其下一椎体滑移的百分比进行评价:Ⅰ度腰椎滑脱<25%;Ⅱ度腰椎滑脱介于 25%～49% 之间;Ⅲ度腰椎滑脱在 50%～74% 之间;Ⅳ度腰椎滑脱在 75%～99%;Ⅴ度腰椎滑脱,指椎体滑移至下一椎体水平以下,即所谓的完全滑脱。

三、临床表现

多数腰椎滑脱的患者,并没有相关症状,仅在检查其他疾病时才发现本病。主要症状是腰背痛,其疼痛与过度活动、体育运动有关。退行性变时,腰椎滑脱多伴有明显的腰痛或坐骨神经痛。儿童患有严重腰椎滑脱,行走时步态摇晃,站立时屈髋屈膝。有的患者出现间歇性跛行。

四、诊断标准

腰椎滑脱的诊断要依据临床表现和 X 线检查。患者多以腰腿疼痛而求医。小于 10% 滑脱多不出现症状;10%～25% 滑脱,可出现症状;而大于 25% 滑脱,多出现腰背痛,斜位 X 线可显示峡部断裂,如斜位 X 线不能确定峡部是否断裂,要做 CT 或断层扫描。磁共振检查有助于鉴别急性和应力性峡部骨折。

五、治疗方法

非手术治疗可以获得一定治疗效果,卧床休息、牵引及支具保护,均可有效缓解症状。保守疗法无效,或有神经损伤的患者,可施行手术治疗。根据手术适应证,可选用后路减压植骨融合内固定术(参考案例表7-7)

表 7-7　案例:腰椎滑脱

项目	内容
病历摘要	患者男,50 岁,2 年前无明显诱因出现腰部疼痛,休息后缓解;2 个月前腰痛加重伴双下肢疼痛。查体:腰后 L5、S1 椎旁压痛,叩击痛,双下肢放射痛,右侧直腿抬高试验阳性。加强试验阳性,双下肢感觉、肌力正常。CT 示 L4/5 突出,L5/S1 间盘膨出,腰椎轻度骨质增生,L5 双侧椎板峡部裂并椎体前滑脱。明确诊断后,排除禁忌,行腰椎滑脱切开复位＋髓核摘除＋椎管减压植骨融合内固定术。
手术记录	取腰后正中切口,长的 8 cm。依次切开皮肤、皮下、筋膜,分离椎旁肌,显露 L5、S1 椎板及棘突,于 L5 及 S1 椎体上关节突与横突中线交叉点作为开口点,咬除骨皮质,开口锥开口,探针探查四周均为骨质,插入定位针。拍片见椎弓根定位针位置良好,丝攻送丝。L5 拧入 6.0 mm×45.0 mm 椎弓根螺钉,S1 拧入 6.0 mm×35.0 mm 椎弓根螺钉,上棒,拧入尾帽。探查见 L5 滑脱,L5 双侧峡部断裂,切除 L5 椎板,潜行扩大椎管,摘除 L5/S1 间盘,铰刀铰除软骨终板。撑开复位锁紧钉棒系统。C 臂送视见腰 5 滑脱复位满意,椎间隙内植入碎骨及 2 枚椎间融合器,加压锁紧钉棒系统。探查神经根见松弛良好,冲洗,放置引流管 1 根,逐层缝合。

(郭海涛)

第十节　慢性腰肌劳损

慢性腰肌劳损为临床常见病、多发病,发病因素较多,主要症状是腰部酸痛,日间劳累加重,休息后可减轻,日积月累,可使肌纤维变性,甚至少量撕裂,形成瘢痕或纤维条索或粘连,遗留长期慢性腰背痛。治疗上以非手术治疗为主,若各种非手术疗法无效者,可施行手术治疗。

一、病因

腰部肌肉长期紧张,形成损伤性炎症。此外,可因急性腰部外伤治疗不当,迁延形成慢性腰肌劳损。

二、症状

腰部酸痛或胀痛,部分刺痛或灼痛。劳累时加重,休息时减轻;适当活动和经常改变体位时减轻,活动过度又加重。不能坚持弯腰工作,常被迫时时伸腰或以拳头击腰部以缓解疼痛。腰部有压痛点,多在骶棘肌处、髂骨脊后部、骶骨后骶棘肌止点处或腰椎横突处。腰部外形及活动多无异常,也无明显腰肌痉挛,少数患者腰部活动稍受限。X线检查多无异常,少数和可有骨质增生或脊柱畸形。

三、治疗

避免过劳、矫正不良体位。适当功能锻炼,如腰背肌锻炼,防止肌肉张力失调。理疗、按摩等舒筋活血疗法。药物治疗主要为消炎止痛药及舒筋活血的中药。封闭疗法有固定压痛点者,可用 0.5%～1%普鲁卡因 5～10 mL 加醋酸泼尼松龙或醋酸氢化可的松 0.5～1.0 mL 作痛点封闭,效果良好。对各种非手术治疗无效的病例,可施行手术治疗。

有一种最为常见的腰痛,痛在以腰骶关节为中心约一巴掌大的地方,或隐隐作痛,或酸痛不适,早晨起床时减轻,活动后加重,不能久坐、久站,弯腰困难。到医院检查,X光检查、验血也大都正常。患腰痛的人虽然大都能正常生活和坚持工作,但时间一长,会影响工作效率,降低生活情趣。这种腰痛,中医常称为肾虚腰痛,也就是腰肌劳损的腰痛。腰部是人体的中点,腰骶关节是人体唯一承受身体重力的大关节,是腰部活动的枢纽,前俯、后仰、左右侧弯、转身都有牵涉,无论是运动还是活动,这里的关节比全身哪个关节承受的力量都大。劳动强度大或活动量大,关节活动就多。关节的活动,都有肌肉的参与,所以这里的肌肉容易发生疲劳和损伤。腰肌劳损就有腰部肌肉积劳成疾的意思。有些人即使体力活动不大,劳动强度也不大,但由于姿势不对,脊柱处于半弯状态,腰背肌肉一直紧绷着,日积月累,也就产生劳损,进一步发展形成无菌性炎症,刺激神经末梢,引起疼痛,于是腰痛就发生了。

四、预防

首先要加强锻炼,提高身体素质。特别是长年坐着的人,腰背肌肉比较薄弱,容易损伤。因此,应有目的地加强腰背肌肉的锻炼,如做一些前屈、后伸、左右腰部侧弯、回旋以及仰卧、起坐的动作,使腰部肌肉发达有力,韧带坚强,关节灵活,减少生病的机会。肥胖者应减肥,以减轻腰部的负担。其次要注意自我调节,劳逸结合,避免长期固定在一个动作上和强制的弯腰动作,如站久了可以蹲一蹲,蹲下不仅使腰腿肌肉得到放松休息,而且减少了体能的消耗。

其次注意生活中的各种姿势,如从地上提取重物时,应屈膝下蹲。另外,避免弯腰加重负担;拿重物时,身体尽可能靠近物体,并使其贴近腹部,两腿微微下蹲;向高处取放东西时,够不着不宜勉强;睡眠时应保持脊柱的弯曲等。另外,避免潮湿和受寒也是很重要的。

急性腰肌扭伤之后,应及时、正确、彻底地治疗。腰肌的慢性积累性损伤:腰部肌肉韧带在日常生活和劳动中经常受到牵拉,如工作姿势不良,一侧腰肌紧张一侧松弛,致使两侧腰肌不平衡,久之则发生劳损。这些已劳损的组织,功能差,易受牵拉,常因其压迫内在神经纤维而产生腰痛。长期弯腰或坐位工作,使腰背肌长期处于牵拉状态;或感受寒湿,使腰肌紧张,出现痉挛、缺血、水肿、粘连等;均可引起腰背部疼痛、无力。先天性的脊柱畸形、下肢功能或结构性缺陷,这些均可引起腰部肌力的不平衡,最终导致腰背部组织的劳损,产生腰背痛。此外,脊柱骨折之后,伴随韧带损伤,脊柱内在平衡系统破坏,从而引起外源性平衡系统的失调,也会产生腰肌劳损。

五、症状

腰背部及骶部酸胀、疼痛,有无力感。休息时轻,劳累后加重,若适当活动或经常改变体位也有助症状减轻。患者不能久站,不能坚持弯腰工作,常被迫频频伸腰或以拳击腰部以缓解疼痛。仰卧时腰部垫枕可使肌肉放松,保持腰椎生理前凸时则较舒适。腰部疼痛常与天气变化有关,阴雨天气、潮湿环境或感受风寒后,疼痛往往加重。

慢性腰肌劳损的治疗比较困难。对急性腰扭伤者应彻底治疗;对慢性劳损患者,应采取包括改善劳动条件、劳动姿势的综合疗法,不能单靠药物。

(1)功能锻炼:对于慢性腰肌劳损患者,加强腰背肌的功能锻炼是十分必要且行之有效的方法。本法能增强脊柱的外源性平衡系统,充分发挥肌肉动力的作用。

(2)理疗:中药离子导入、频谱照射、超短波等疗法,对本病均有一定疗效。

(3)封闭疗法:对压痛点明确者,可用0.5％普鲁卡因10 mL加强的松龙1 mL做痛点注射。

(4)止痛解痉药物:布洛芬、阿司匹林、吲哚美辛等可在疼痛较重时选用,但不宜长期服用。

另外,平时要注意劳动姿势,改善工作条件,必要时可带腰围加以保护,坚持腰背肌功能锻炼,注意劳逸结合,以利恢复并防再发。

六、锻炼

慢性腰肌劳损往往是多种因素造成的。例如,长时间的体力劳动或运动,可因腰部负荷过重而造成腰肌的损伤。长期缺乏体育锻炼的肥胖者,站立时重心前移,也很容易引起腰部韧带、肌肉的劳损。腰部长时间遭受风寒,也可以引起慢性腰背部僵硬、疼痛。急性损伤处理不当或治疗不彻底,也会发展成慢性腰肌劳损。劳累后加重是慢性腰肌劳损的特点。下面介绍几种效果可靠又简便易行的康复锻炼方法。

(一)腰部前屈后伸运动

两足分开与肩同宽站立,两手叉腰,做好预备姿势。然后做腰部充分前屈和后伸各四次,运动时要尽量使腰部肌肉放松。

(二)腰部回旋运动

姿势同前。腰部作顺时针及逆时针方向旋转各一次,然后由慢到快。由大到小,顺、逆交替回旋各八次。

(三)"拱桥式"

仰卧床上,双腿屈曲,以双足、双肘和后头部为支点(五点支撑)用力将臀部抬高,如拱桥状,随着锻炼的进展,可将双臂放于胸前,仅以双足和头后部为支点进行练习。反复锻炼20～40次。

（四）"飞燕式"

俯卧床上，双臂放于身体两侧，双腿伸直，然后将头、上肢和下肢用力向上抬起，不要使肘和膝关节屈曲，要始终保持伸直，如飞燕状。反复锻炼 20～40 次。

以上方法于睡前和晨起各做一次。

（1）消除致病因素：如劳损原因为工作姿势关系，应针对原因改变条件和改善劳动体位。

（2）加强锻炼：增加有针对性的体育疗法，如太极拳、保健体操等。

（3）休息与固定：腰骶部慢性劳损患者有剧痛时可卧床休息，也可用围腰制动，或用宽腰带加以保护。工作时可配围腰，以减少腰肌牵拉。

（郭海涛）

第八章　创伤骨科

第一节　锁骨骨折

为常见骨折之一。最多发生于儿童,其次为青壮年,约占全身骨折的 5%。多由间接外力引起。摔倒时手或肘先着地,外力自前臂或肘部沿肱骨干向近心端冲击,因锁骨为肩胛带与躯干之间的唯一支柱,因而易发生骨折。此外更多见于摔倒时肘肩外端直接触地的患者。因直接外力或肌肉突然收缩所发生的锁骨骨折则属少见。也有因产伤引起骨折的。在青少年和成人中,各个位置典型的锁骨骨折由中到高能量的创伤所造成,而在老人中,骨折通常发生在诸如单纯性摔伤这样的低能量损伤后。

一、病理

传统上将锁骨分为三段,因此锁骨骨折按部位分为三类,即锁骨内侧 1/3 骨折,锁骨中 1/3 骨折和锁骨外 1/3 骨折。

骨折虽可发生于锁骨的任何一段,但好发于中 1/3 段,或中外 1/3 段的交界处,即接近喙锁韧带的附着点。因为此处骨质最薄弱,锁骨两个弯曲的衔接点亦位于此,且无韧带或肌肉附着,故易折断。

骨折线多为横行或短斜行,也可呈粉碎性,有三角形碎骨块,在老年人常为粉碎型。

幼童可为青枝骨折,多无显著的移位。成年人的完全骨折则具有典型的移位,骨断端重叠而显示缩短,内侧段因胸锁乳突肌的牵拉而向上后方移位,外侧段则因上肢的重量和肌肉的牵拉(主要为胸大肌与前锯肌)而向下前内方移位,故其骨折面转向后方。

外 1/3 段骨折多为横行。由于骨折外段与肩峰、内段与喙突仍旧保持它们之间的韧带联系,故一般移位不显著。但因肩和肩胛骨可移向前方,故骨折可出现成角畸形。如骨折为粉碎型,喙锁韧带发生断裂,骨折外段便连同肩胛骨向下方移位,则骨折近段则向上翘起。此情况与肩锁关节全脱位(喙锁韧带、肩锁韧带皆断裂)相似。此类骨折多为直接外力所致。

内 1/3 段骨折罕见,多为直接暴力引起,倘有移位其程度亦较小,但如肋锁韧带同时断裂,则可能有重叠现象。

二、症状和诊断

因锁骨位于皮下,故在骨折后局部肿胀很明显。触诊可摸到移位骨折段,并有异常活动。典型体征为患者头向患侧倾斜而下颏转向健侧,以松弛胸锁乳突肌而减少疼痛。同时患者以健侧手托着患侧肘部以减轻因上肢的重量牵拉所引起的疼痛。

幼童的青枝骨折由于幼儿不能自述疼痛部位,且皮下脂肪丰满,畸形不甚明显,而易被忽视,故应予注意。但若不愿活动患肢或穿衣袖时啼哭的表现应考虑锁骨骨折的可能。仔细观察可发现有局限压痛点或锁骨的正常前凸度数增大。数日后,在局部可摸到膨大的骨痂包块。

根据受伤史、体征和 X 线检查,锁骨骨折的诊断多无困难。但外 1/3 段骨折合并喙锁韧带断裂者需与肩锁关节脱位鉴别。骨折的压痛点在锁骨,可摸到骨折端并觉察到骨擦音。脱位的压痛点在肩锁关节,可摸到完整的锁骨和突出的锁骨外端,X 线可以证明。

因多为间接外力所致的闭合性骨折,骨折移位的方向不易损伤邻近的血管、神经或肺尖。若为粉碎性骨折,碎片向内、向下移位时可损伤血管及神经。

三、治疗

以闭合复位、外固定、早期功能活动为主。

(一)手法复位

局部麻醉后,令患者坐于矮凳上,挺胸两手撑腰,术者站于患者背后,右足踏于凳缘,屈膝以顶住患者两肩胛之间,并用两手分别握住患者两上臂前外侧,用力将两侧肩胛带向后、上、外方牵拉,即可使骨折复位。然后助手用棉垫置于两侧腋窝,用"8"字绷带或石膏固定,并用三角巾悬吊患肢。3～4 周后拆除固定,逐渐增加功能运动,而在固定之日起即应练习手指、腕和肘关节运动,其他方向的肩关节悬垂运动亦应早期开始。复位后常用的外固定有以下几种。

(1)三角巾悬吊或"8"字绷带固定法:适用于幼儿的青枝骨折或不全骨折,悬吊固定 1～2 周,对有移位的骨折,可用"8"字绷带固定 2～3 周。

(2)石膏绷带固定:适用于青壮年,移位严重,有畸形者。先用手法复位,然后用石膏绷带"8"字固定 3～4 周(图 8-1)。

(3)双圈固定法:适用于成年人有移位的骨折,先用手法复位,然后将垫圈紧压骨折远、近端,外加胶布固定,再把固定棉圈套在两侧肩部,用两条短布带在背后上下分开扎住,两圈前侧用长布在胸前缚住,以达到固定作用(图 8-2)。

(4)外展牵引法:对较严重的粉碎骨折或因患者要求需要较好的复位,如患者是演员,为了防止在骨折愈合后局部显示畸形,则需在牵引下复位并卧床继续外展牵引患肢 4 周,然后开始功能运动。

(5)对于外 1/3 段的骨折与肩锁关节脱位者相同。其方法为将患侧上肢的肘关节屈曲至 90°,术者一手自肘部向上推,另一手向下按压锁骨外段,即可使骨折复位,然后用胶布固定(图 8-3)和颈腕吊带悬吊上肢。3～4 周后解除固定,开始功能运动。

在施行"8"字绷带或石膏固定时,需注意观察患者上肢有无血液循环障碍或有无手指麻木感觉,如有,则适当地调整绷带的紧张度。此外还需随时注意绷带是否松弛,而予以适当的修整。

(二)切开复位、内固定术

对开放性骨折如存在有穿出皮肤危险的难复性骨折块、合并锁骨下动脉和臂丛神经损伤,及合并同侧肩胛颈骨折导致不稳定者,应切开复位内固定,对于锁骨的疼痛性不愈合,亦应手术治疗。传统上,不鼓励对锁骨进行手术治疗的原因是基于早期的文献报道:切开复位内固定手术治疗的患者骨不连的发生率较保守治疗的要高。但随着更多可预见内固定的发展,在初期使用手术治疗激起了人们更大的兴趣,在近期的文献报道中,关于切开复位内固定的和对骨不连锁骨骨折进行植骨的良好效果,支持了对锁骨正确应用内固定不会妨碍骨折愈合的论点。

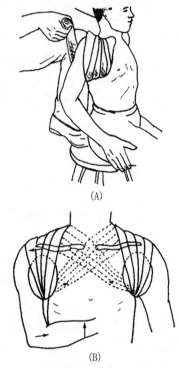

(A)

(B)

图 8-1　锁骨骨折复位后用"8"字形石膏绷带固定

A."8"字绷带包扎法;B."8"字绷带固定法

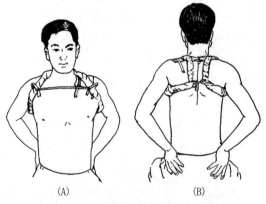

(A)　　　　　　　　(B)

图 8-2　锁骨骨折双圈固定法

A.前面观;B.背面观

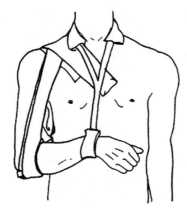

图 8-3 锁骨外 1/3 段骨折复位后用胶布固定

　　内固定的选择应根据骨折的部位和骨折类型而定。

　　锁骨中段骨折以 3.5 mm 动力加压接骨板或 3.5 mm 重建接骨板为宜,应选用最少 6 孔接骨板,接骨板置于锁骨的上方。另外,也有使用髓内钉的。

　　锁骨肩峰端骨折可以 2 枚克氏针作"8"字张力带固定,固定时应注意不可伤及肩锁关节,或用小型 T 接骨板固定。也可用 AO 锁骨钩接骨板固定(AO 即 Arbeitsgemeinschaft für Osteo-sythese,是 1958 年成立的国际内固定研究协会)。使用克氏针固定者,骨折愈合后应尽早取出,以免克氏针游离。

四、预后

　　一般皆良好,大多数可以通过手法复位和外固定愈合,即使有畸形愈合,对功能影响不大。但老年患者,如因疼痛而不使用患肢或进行功能运动时,可发生肩、肘或手指关节僵硬的现象。骨折不愈合极为罕见,多系切开复位内固定的并发症。

(辛洪磊)

第二节　肱骨近端骨折

　　肱骨近端骨折包括肱骨大结节骨折、肱骨近端骨骺分离、肱骨解剖颈及肱骨外科颈骨折等,其中以肱骨外科颈骨折为最多。肱骨近端骨折是老年人群发病率很高的骨折,

一、肱骨大结节骨折

　　此种骨折常与肩关节前脱位或肱骨外科颈骨折同时发生,系撕脱性骨折。但仅因冈上肌突然收缩所致的单独大结节撕脱骨折则甚为少见。因直接外力作用于大结节所发生的骨折多为嵌入者,或粉碎性,移位不显著。

(一)症状和诊断

　　大结节部有压痛和肿胀,患侧上肢不能外展外旋,被动内旋时疼痛加重。较大的骨片有时可以摸到。摄 X 线片如发现肩关节脱位或肱骨外科颈骨折时,应考虑是否合并大结节骨折。诊断

单纯大结节骨折比较困难,最好在内旋和外旋位 X 线下证实。

(二)治疗

对于年轻患者,无移位的大结节骨折,或移位小于 5 mm,老年患者(大于或等于 60 岁)大结节骨折移位小于 1 cm 及骨折块成角小于 40°者,不需要特殊治疗,仅用三角巾悬吊患肢,约 1 周开始自主活动。合并肩关节脱位的骨折当脱位复位后,骨折及随之复位。以后处理则针对肩关节脱位为主。

如肩关节复位后大结节骨折未复位或单纯的大结节骨折移位较大,甚至突入肱骨头与肩峰之间者,宜切开复位,用空心钉或张力带或特殊接骨板把大结节固定于肱骨头以恢复肩袖的正常附着位置(图 8-4)。如合并肱骨外科颈骨折,可按肱骨外科颈骨折复位固定方法处理。

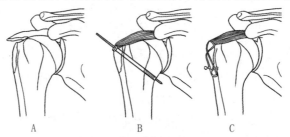

图 8-4　移位的大结节骨折

A.移位的大结节骨折;B.复位和克氏针临时固定,用空心拉力螺钉来对骨折进行加压;C.张力带钢丝或粗的可吸收线穿过肌腱-骨界面,远端通过骨干上钻的骨孔或螺钉尾部来进行固定

二、肱骨小结节骨折

此种骨折甚为罕见。常见者为合并肩关节脱位或肱骨上端粉碎型骨折的小结节骨折。系撕脱性骨折,例如因肩关节过度外旋而肩胛下肌猛力收缩所致。撕脱的小结节被肩胛下肌牵拉向内而位于喙突下方。

(一)症状和诊断

肱骨内上方肿胀和疼痛,而被动外旋或外展则加剧疼痛,患肢取内旋内收位。有时在喙突下方可触到游离骨片。

(二)治疗

在合并损伤病例,一般在主要骨折或肩关节脱位复位后,小结节骨折亦随之复位,单独小结节骨折的治疗为使肩关节位于内旋内收位,以使肩胛下肌松弛,骨折即可复位或与主骨接近,然后用三角巾悬吊患肢于胸前,并应早期开始肩关节运动。

三、肱骨近端骨骺分离或解剖颈骨折

(一)病因和病理

肱骨上端有 3 个骨骺,即肱骨头、大结节、小结节,在与骨干合并之前,直接或间接外力皆可使肱骨上端骨骺分离。19～20 岁骨骺与肱骨干融合,暴力情况下可发生肱骨解剖颈骨折。一般可分为滑脱型、干骺型、经骺型与压缩型四型。其中干骺型最常见。

(二)症状和诊断

肱骨上端骨骺分离最常见于 4～14 岁的儿童,而在 20 岁以后则发生肱骨外科颈骨折。根据外伤史,患者的年龄,及外伤后出现与肱骨上端骨折相似的肩部肿胀、剧烈疼痛、活动障碍等,结合 X 线检查,可确定诊断。

(三)治疗

应行闭合复位,其手法与非嵌入性肱骨上端骨折的复位相同。如复位不满意,可行卧床上肢外展牵引。若闭合复位失败或肱骨头已脱位者,应行切开复位,用螺钉或克氏钉内固定,可早期活动,术后 3 周拔钉。复位后以三角巾悬吊患肢,早期开始肩关节运动。注意有发生肱骨头无菌性坏死的可能。对于年龄较大的患者,肱骨头骨折粉碎严重而无法进行有效的固定,可进行人工肱骨头置换,如合并存在关节盂骨折等情况则可考虑全肩关节置换术。

(四)预后

一般良好。多无功能障碍,骨生长很少受到影响,故生长性畸形极罕见。

四、肱骨外科颈骨折

为较常见的骨折,约占全身骨折的 1.7%。患者多为老年人和成年人。

(一)病因和病理

主要因间接外力所致,如摔倒时手先着地,外力沿上肢纵轴向肩部冲击,即可造成肱骨颈骨折。偶有直接外力打击肩部而发生者。多为横或短斜骨折,老年人可出现嵌插型骨折,如外力强大,骨质亦较疏松脆弱,即可发生不同程度的粉碎骨折。根据外力作用的情况不同及上下骨折端的相互关系,骨折可分为裂纹、内收或外展型骨折(图 8-5)。裂纹骨折多因直接暴力造成,其骨折多嵌插无移位。内收型骨折较少见,外力使骨折近端外展,骨折远端内收。骨折远端与近端的外侧嵌插或重叠移位于骨折近端的外侧,形成向外向前成角畸形。外展型骨折时,骨折近端内收,远端外展。骨折远端外侧的骨皮质嵌插于骨折近端内侧或两骨折重叠移位,远端位于近端的内侧,形成向内向前的成角畸形。典型的移位为,上骨折端因外旋肌群的作用显示外旋和外展;下骨折端则内收并向前上方即腋窝方向移位,其原因是内收(胸大肌、背阔肌、大圆肌的牵拉);向前(胸大肌、肱二头肌短头、喙肱肌的牵拉);向上(外力、三角肌、二头肌、三头肌、喙肱肌的牵拉)。

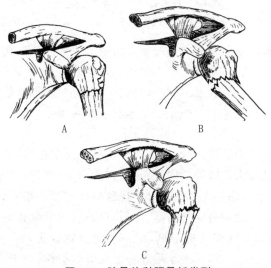

图 8-5 肱骨外科颈骨折类型

A.肱骨外科颈裂纹骨折;B.肱骨外科颈外展型骨折;C.肱骨外科颈内收型骨折

目前备受重视且对临床治疗意义最大的是 Neer 提出的四部分骨折分类法。这种分类法是依据骨折块的数量而不是骨折线的数量而定的。在肱骨外科颈骨折就可以出现 1～4 块主要骨折块,分别是肱骨头、大结节、小结节、骨干(外科颈)。这样,根据骨块的数目和移位的情况可分为一型骨折(即无移位骨折)、二型骨折、三型骨折和四型骨折。单纯的外科颈骨折伴或不伴肱骨头脱位归入二型骨折,又可分为嵌插、移位、粉碎三个亚型。三型骨折是指外科颈骨折同时有大结节或小结节骨折,伴或不伴肱骨头脱位。四型骨折是指外科颈骨折同时有大结节和小结节骨折,伴或不伴肱骨头脱位。为了准确判断骨块移位和进行分类,需要拍摄肩胛骨前后位、腋窝位或真正的肩胛骨侧位 X 线片(图 8-6)。同时,CT 扫描或三维重建 CT 扫描检查对分类和指导治疗的意义更大。

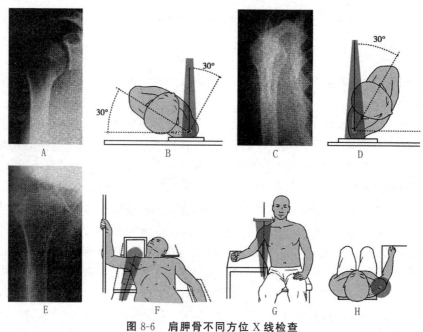

图 8-6　肩胛骨不同方位 X 线检查

A、B.肩胛骨前后位 X 线检查;C、D.肩胛骨侧位 X 线检查;E、F.腋窝位 X 线检查;G、H.另一种腋窝位 X 线检查

另外,了解肱骨近端血供及骨折后血供的破坏情况对手术方法的选择和预后判断也很重要,肱骨头的主要血供是旋肱前动脉,从其上发出的弓形动脉供应肱骨头,此外,通过肩袖附着点进入肱骨头的血管也很重要。可见,若发生 Neer 分类中的四型骨折时,肱骨头已失去全部血供,缺血性坏死的发生率极高,切开复位和内固定的手术的效果将很差。

(二)症状和诊断

主要症状为剧烈疼痛,局部肿胀,上肢功能丧失。肿胀出现较快,有时极为广泛,不仅肩部而且整个上肢皆极度肿胀,肱骨大结节周围明显压痛,在无嵌入的外展型骨折,下端有时可能刺激臂丛神经或压迫腋动、静脉,故患侧上肢远端可出现放射性痛或手指血液循环障碍。在上臂的前内侧常出现瘀斑,且可向肢体远端蔓延至前臂。如将患侧肩峰至肱骨外髁的距离与健侧比较,可察觉患侧上臂缩短。自腋部可触知骨折下端,用一手固定肱骨头,另一手于腋部轻轻旋转肱骨干,可感觉到肱骨头不随同骨干旋转。为了除外神经血管的损伤,应于治疗前检查手部的感觉和运动,并扣桡动脉搏动。X 线片可显示骨折的外展、内收,为了进一步了解肱骨头有无旋转、嵌插、前后重叠移位畸形,需摄肱骨头颈处腋位 X 线片。

(三)并发症

(1)过度的外展外旋和后伸外力的作用可使肩关节先发生脱位,并随之将肱骨颈折断。

(2)合并肩关节脱位者可能有腋神经的牵拉损伤。由于骨折下端的冲击有时发生尺、正中神经损伤。

(3)腋动、静脉的压迫造成血管损伤。

(4)肱二头肌的长头腱有时被夹在骨折断端之间,因而阻碍骨折的复位。

(四)治疗

应根据骨折类型、骨折移位情况选择合适的治疗方法。

1.闭合复位和外固定

无移位的骨折只需颈腕吊带或三角巾悬吊即可,疼痛减轻后逐步功能锻炼。肱骨外科颈外展或内收型骨折可行手法复位。对外展型骨折,复位时麻醉应充分,一助手用布带绕过患者腋部向上提拉肩部,患肘屈曲90°,前臂中立位,另一助手以双手握骨折部,术者两拇指按于骨折近折段远端的外侧,其余各指按于骨折远折段近端的内侧,在助手对抗牵引和内收肘部下捺正骨折两端使之复位(图8-7)。内收型骨折在助手牵引外展肘部同时,术者用手指拉骨折远端外展,使之复位(图8-8)。复位后用三角巾悬吊患肢或用小夹板做超关节固定,也可用带肩的石膏托固定。

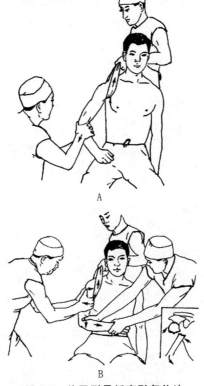

A

B

图8-7 外展型骨折牵引复位法

A.外展型骨折外展牵引;B.外展型骨折复位法

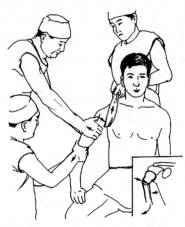

图 8-8　内收型骨折复位法

2.切开复位、内固定

切开复位适应证包括三型骨折、开放性二型骨折或二型骨折闭合复位失败,伴血管神经损伤、肩关节脱位者或治疗较晚不能手法复位者。外科颈骨折的固定可采用 AO T 形或"三叶草"形接骨板,可达到坚强内固定,注意勿干扰肱二头肌腱的功能。三型骨折先要用钢丝、缝线或螺丝钉把移位的大小结节缝合到原来的解剖位置,如患者骨质量好,按二型骨折那样用接骨板螺丝钉固定,以达牢固固定,可早期功能锻炼;如患者骨质量差,可选择钢丝、克氏针,结合张力带技术进行固定,也可选用螺丝钉、髓内钉加用钢丝、粗的缝线,采用张力带技术进行固定。如骨质严重疏松,骨折粉碎,有骨缺损,需要同时取对侧髂骨松质骨植骨。手术入路常选择三角肌胸大肌间沟切口,术中应注意弓形动脉的保护,以免增加肱骨头缺血坏死的风险。肱骨近端锁定接骨板(locking proximal humerus plate,LPHP)是 AO 组织根据肱骨近端解剖形态而设计的,LPHP接骨板的螺钉能紧锁于接骨板上,不要求接骨板与骨皮质紧密相连即可将骨折牢固固定,降低了骨膜损伤,体积小、手术创伤小,提高了治疗效果,特别适用于肱骨骨近端三、四部分骨折及伴骨质疏松患者的治疗(图 8-9)。

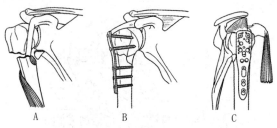

A　　　　　　　　B　　　　　　　　C

图 8-9　肱骨外科颈骨折的接骨板内固定

A.前内侧移位的外科颈骨折,伴有肱二头肌长头腱的嵌插;B.锁定接骨板固定,前后位观;C.主要骨折块解剖复位后的外展观

另外,顺行或逆行髓内钉(单根后多根)也被证实为十分成功的手术方法。

3.假体置换

对于主要关节面骨块没有或仅有很少软组织附着的老年患者,也建议使用人工假体置换术。通常建议使用骨水泥型假体。

4.肩关节脱位合并肱骨外科颈骨折

(1)闭合复位:两助手分别由腋下和患肢行外展牵引。术者以两手拇、示二指握住肱骨头牵拉和推动之使其复位,如肱骨头获得复位,随之即对骨折进行复位。

(2)切开复位:若闭合复位不能使关节脱位复位,则需行切开复位。如近端骨折片较小,手术中发现无软组织附着,且患者为老年人应将此游离骨片摘除。如骨片位较低,近端骨较大并有丰富的软组织附着,患者为青年,应用克氏钢针或接骨板螺丝钉固定骨折。

复位后的处理皆为颈腕吊带,腋窝棉垫,石膏固定和早期肩关节功能运动。

5.嵌入性骨折

多为内收型患者且为老年人。虽有明显畸形亦不行复位,用三角巾悬吊 2~3 周,疼痛减轻后即开始肩关节功能运动。但对畸形严重的青年患者,应行切开复位术。

五、肱骨头骨折

单纯的肱骨头骨折比较少见,是一种关节内骨折,主要因间接外力所致。骨折多见于青壮年,偶见于老年。根据骨折的不同程度可分为肱骨头裂折、肱骨头骨折脱位及肱骨头粉碎性骨折三个类型。肱骨头裂折可伴有盂下关节囊破裂;肱骨头脱位,外力较大,关节囊破裂,肱骨头移位到关节盂下方,颈移向上方;肱骨头粉碎骨折,多因直接外力纵向挤压或打击造成。

(一)症状和诊断

症状与嵌入肱骨颈骨折相似。肩部肿胀明显,三角肌内侧压痛,肩关节活动受限,有时可触到粉碎的肱骨头。关节穿刺可获得有油珠浮于表面的血性液体。X线可以证实诊断。

(二)治疗

无移位的肱骨头骨折,用三角巾悬吊患肢于胸前。肱骨头骨折脱位的可先在局麻下行手法复位,复位后以三角巾悬吊或超关节小夹板固定。手法复位失败者则需切开复位。

对于老年患者,多采用保守治疗。骨折严重粉碎、肱骨头血供破坏严重者,可考虑人工肱骨头或全人工肩关节置换术,有肩袖撕脱者应重建肩袖功能。

(辛洪磊)

第三节 肱骨干骨折

肱骨干骨折为常见的骨折,约占全身骨折的1%,可发生于任何年龄,但以成人为最多见。

肱骨干为长管型,其全长可分为三段。骨干的上端与外科颈接邻,即胸大肌肌腱之附着点,下端与向两侧扩展的两髁接邻。上段较粗,轻度向前外侧凸,横切面为三角形。中段为肱骨干最细的一段,骨质亦最致密且弹性较小。在其后侧面内上方向外下方有一斜行沟,是为桡神经下行的路途,故亦名桡神经沟。因此肱骨干中下 1/3 骨折易同时损伤桡神经。肱骨干的营养动脉自中段的中部进入骨质后向远近两端分布,故如骨折发生在其入口以下的水平可将此动脉损伤,而影响骨折愈合。下段稍增粗,渐成扁平状,向前稍弯曲,横切面为三角形。

肱骨干上端的肌肉即肩关节周围的肌肉,如三角肌、胸大肌、背阔肌等,始于胸壁、背部或肩胛带骨,而皆止于肱骨。它们对肩关节的运动和肱骨干骨折端的移位有密切关系。

肱骨周围的肌肉分为伸屈两个肌群。在骨干的内外侧有纤维组织的肌间隔将两肌群隔离。位于肱骨前方者为屈肌群,计有肱二头肌、肱肌和喙肱肌。在肱骨后方者为伸肌群,仅肱三头肌。它们对肘关节的运动和肱骨干骨折端的移位有密切的关系。

一、病因和病理

主要因直接外力所致,如重物打击上臂,常见于中 1/3。有时亦可为间接外力,如摔倒时手着地,为传达暴力,多见于肱骨干下部。猛烈的肌肉收缩如在投掷手榴弹或进行球类运动时,旋转暴力,亦可使肱骨干骨折,见于肱骨中下 1/3。

直接外力所致者为横断或粉碎骨折,而间接外力所致者为斜行或螺旋形骨折,旋转暴力引起者多为螺旋形骨折。无移位或仅有成角畸形的骨折较少见。大多数肱骨干骨折均有移位且较典型。移位因骨折的部位不同而异。

若骨折发生于外科颈稍下部,胸大肌附着点之上,骨折近段因冈上肌的牵拉而向外展,骨折远段则被三角肌、肱二头肌、肱三头肌及胸大肌牵拉而向上向内移位(图 8-10)。

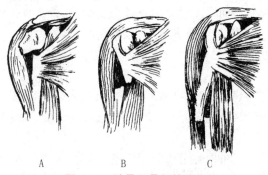

图 8-10　肱骨干骨折的移位

A.骨折位于外科颈稍下部;C.骨折位于胸大肌、三角肌附着点之间;C.骨折位于三角肌附着点之下

若骨折发生于胸大肌与三角肌附着点之间,其近段因胸大肌、背阔肌及大圆肌的牵拉而向前、向内,远段则因三角肌的牵拉而向外,并因肱二头肌和肱三头肌的作用而向上移位。

若骨折发生于三角肌附着点之下时,其近段因三角肌、冈上肌和喙肱肌的作用而向外向前,远段则因肱二头肌和肱三头肌的作用而向上方移位。

若骨折发生于骨干下段时,骨折远端移位的方向随前臂和肘关节的位置而异。由于伤后患者常将前臂贴附胸壁前,使骨折远端内旋。

二、症状和诊断

骨折后上臂剧烈疼痛,移位骨折有明显的短缩及成角畸形,肿胀极为广泛且明显,甚至波及前臂和手部。异常活动亦很显著,且有骨擦音。肢体因疼痛而功能完全丧失。测量两侧的肩峰至外髁的距离可以确定上臂有无缩短,应当注意检查有无桡神经损伤现象。摄 X 线片可确诊和明确骨折部位、类型和移位情况。

三、并发症

桡神经损伤的原因可为牵拉、冲撞、骨折端刺伤,或被挤压于骨折断端间。在晚期可因骨痂的包绕、压迫所致。患者有垂腕畸形,不能主动伸拇指和伸掌指关节。肱动脉损伤少见,但若发生,可能引起肢体坏死。肱骨干骨折是骨折不愈合最常见的部位之一,多发生于中下 1/3 交界处。

四、治疗

其治疗原则是闭合复位、固定和用三角巾悬吊患肢,并早期活动肩、腕和手指诸关节。待骨折达到临床愈合后,再开始肘关节主动伸屈运动。应当在麻醉下进行复位,注意矫正角度畸形和旋转移位。粉碎性骨折时,特别是肱骨中下 1/3 处的粉碎性骨折,手法复位时,应注意准确稳妥,防止损伤桡神经。如肿胀严重,可用尺骨鹰嘴克氏针持续牵引,待肿消后,再行手法复位。骨折复位后常用的固定法见下。

(一)U 形或 O 形石膏夹板固定(图 8-11)

本法是用一条有衬垫的石膏带,以肘关节为中心,平顺地贴敷在上臂的前外侧和后内侧。若考虑骨折端有分离危险时,可将 U 形石膏延长,使两端相交重叠于肩上成为一 O 形,而后用三角巾悬吊患肢。它对控制旋转移位起到较好的作用,故常用于肱骨干下 1/3 骨折。但需注意肢体肿胀的消退,应及时更换石膏,否则因石膏松动而造成骨折移位。固定时间为 4～6 周。

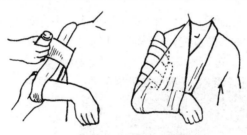

图 8-11　U 形石膏夹板固定

(二)肩人字石膏固定

对粉碎骨折和用上述固定方法治疗过程中出现骨端分离,或骨折复位后仍不够稳定者,或患者不能合作,或因其他原因不宜采用小夹板固定者,宜用此法。本法的优点是固定作用好且无过度牵引的危险。缺点为固定范围太广且时间长(3～4 个月)。

(三)切开复位和内固定

切开复位内固定适用于开放性肱骨干骨折,且受伤时间在 8 h 以内,在做清创缝合的同时做复位和内固定;闭合性骨折手法复位失败者;同一肢体多发骨折、漂浮肘或关节损伤者;合并有神经或血管损伤需探查及修补者。此外,病理性骨折、骨折不愈合者也宜采用切开复位植骨内固定。应选择足够长的动力加压接骨板进行内固定,骨折的上下两端各需 3～4 孔固定,现多建议使用窄 4.5 mm 系列的有限接触动力加压接骨板(dynamic compression plates with limited bone contact,LC-DCP),有蝶形骨块者应先予拉力螺钉固定,应确保接骨板不可压在桡神经上(图 8-12)。也可采用交锁髓内钉固定,有顺行髓内针和逆行髓内针 2 种,插入过程必须在透视监视下进行,一定要徒手插入,勿使用暴力,在远近端各用 2 枚螺钉锁定(图 8-13)。髓内针固定可获得良好的对线及稳定,术后骨折愈合时间短,功能恢复好,但使用逆行髓内针要注意防止发生髁上骨折。

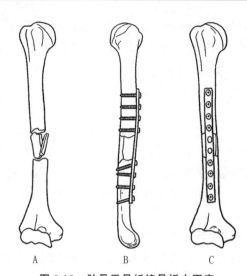

A　　　　　　B　　　　　　C

图 8-12　肱骨干骨折接骨板内固定

肱骨干骨折,使用直径窄 4.5 mm 系列 LC-DCP 接骨板进行内固定

(四)外固定架固定

对于创伤严重,软组织损伤范围大,骨缺损及感染者,可采用外固定架固定。外固定架采用单侧、半针结构即可使骨折端获得稳定,外固定架针穿入时须防止损伤血管、神经。外固定架可用至骨愈合,去除外固定架后,可用支具保护,直到软组织恢复。

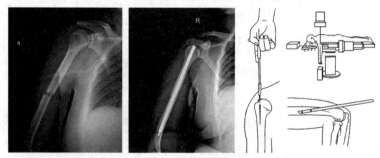

图 8-13　肱骨干骨折交锁髓内钉固定方法

肱骨干骨折交锁髓内钉固定的 X 线检查及顺行髓内钉和逆行髓内钉 2 种手术进钉方法

五、预后

一般良好,骨折愈合迅速,约在 3 周即有临床愈合,日后功能恢复亦属满意。骨折迟缓愈合和不愈合多发生于中下 1/3 段交界处的横断骨折或粉碎骨折。如伴有轻微桡神经损伤者,一般在短期内可以自行恢复。需行手术缝者,缝合的效果比正中、尺神经佳,约有 80% 的病例均能获得不同程度的功能恢复。陈旧病例行肌腱移植术亦可获得比较满意的功能恢复。

(辛洪磊)

第四节 尺桡骨干骨折

一、尺骨干单骨折

粗壮的尺骨近端具有鹰嘴突,与肱骨构成肘关节的主要部分尺肱关节。尺骨上段的横切面为三棱形,具有一轻度向后方的弯曲;中段较直;下端细圆且稍向外侧弯曲。骨干的背侧面全长皆位于皮下,因此直接外力易产生骨折,且常为开放性。尺骨干单独骨折少见,可发生于任何年龄,但以青壮年为多。

(一)病因

尺骨干骨折多因直接外力所致。如摔倒时前臂内侧(尺侧)先着地,或外物由前面打来,为保护头部,抬起上肢,致外物直接打击在前臂尺骨上,因而发生骨折。

(二)病理

尺骨骨折最常发生于骨干的下 1/3。骨折可分为横、斜、螺旋或粉碎型。骨折可无移位,如有移位,程度亦很小,且与外力的方向一致。如骨折发生在上 1/3,则可因旋前方肌的牵拉而使远段向桡侧移位,并使骨间膜变窄。但因桡骨未断,所以尺骨骨折后一般均无重叠移位,即使有,程度亦很小。如有显著的重叠移位,而桡骨仍属完整,则必为上或下尺桡关节脱位所致。

(三)症状和诊断

局部肿胀和瘀斑迅速出现。因尺骨位于皮下,故压痛、异常活动等征皆易察觉。不全骨折虽无异常活动,但有明显的局部压痛。被动的旋前或旋后运动亦可引起局部压痛。

凡尺骨干上 1/3 单独骨折,需注意有无合并桡骨头脱位,即蒙泰贾骨折。下 1/3 骨折移位严重者,应注意有无下尺桡关节脱位,X 线检查可协助诊断。

(四)治疗

对无移位的骨折可仅用前臂石膏托或小夹板包扎固定,并用三角巾悬吊患肢,待疼痛减轻后即开始功能运动。

对移位的骨折需在麻醉下施行手法复位。由于尺骨背侧位于皮下,故容易手法整复。根据骨折移位的方向予以牵引和旋转前臂,同时以手指按压局部即可使上下骨端接触,而后用前臂石膏托或小夹板固定,三角巾悬吊患肢,3~4 周后开始功能运动。存在旋转畸形的骨折,需要手术治疗,可采用尺骨干全长直切口,应注意避免损伤尺神经背侧支,显露骨折端和复位时尽量减少骨膜的剥离范围,采用 3.5 mm 接骨板进行固定,每侧至少固定 3 枚螺钉。

二、尺骨干骨折合并桡骨头脱位(蒙泰贾骨折)

为常见的前臂部骨折,多发生于成年人。

(一)病因

直接或间接外力均可造成此种骨折,而以间接外力所致者为多。如抬举上肢防御向头部打击的木棍,摔倒时手掌着地,外力经腕骨传至前臂,均可引起尺骨干骨折合并桡骨头脱位。

（二）病理

尺骨干骨折一般位于上 1/3 段，为横形或短斜形，并向前或后出现成角畸形或移位，而桡骨头则脱向前方或外侧方。根据外力的方向和骨折移位情况，临床上分为伸展、屈曲、内收三型（图 8-13）。

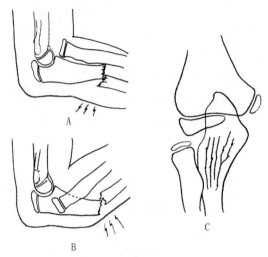

图 8-13　蒙泰贾骨折
A.伸直型；B.屈曲型；C.内收型

1.伸展型

较常见，多见于儿童。如摔倒时，肘关节伸直，前臂旋前，以手掌着地，前臂发生过度旋前时尺桡骨骨干相互交叉，跌扑之力自肱骨传向下前方和向上方传导的外力作用于固定而无旋转能力的尺骨。在此情况下尺骨干发生骨折并向前方成角度畸形，同时桡骨头被推向前方而脱位。若外力直接打击在尺骨背侧，也可造成伸直型骨折，骨折为横断或粉碎型。因桡骨头向前脱位，可能致桡神经损伤。

2.屈曲型

较少见，以成人为多。乃摔倒时肘关节屈曲，前臂旋前，以手掌着地。躯干重力通过肱骨向下向后，而地面反作用力向上方传导时使尺骨自其上部折断，并向背侧成角，同时将桡骨头推向后方而脱位。

3.内收型

多见于幼儿，上肢内收位向前跌倒，外力自肘内方推向外方，在尺骨喙突部发生横断纵裂或纵形劈裂骨折，骨折很少移位，或仅向桡侧成角，并迫使桡骨头向外侧脱出。

也有将蒙泰贾骨折分为四型者，其中Ⅰ、Ⅱ、Ⅲ型分别相当于伸展型、屈曲型和内收型，Ⅳ型为Ⅰ型伴桡骨上 1/3 骨折。

（三）症状和诊断

患者有尺骨干骨折的体征，同时可察觉桡骨头位于肘关节前或后方，有时为侧方。肘部及前臂肿胀，前臂旋转运动因疼痛而受限制。在伸展型病例肘关节屈曲受限亦明显。为了明确诊断和防止误诊为尺骨干上 1/3 段单独骨折，应行包括肘关节的 X 线检查检查。

(四)治疗

1.手法复位及石膏或小夹板固定

一般尺骨干骨折合并桡骨头脱位均先采用手法整复,手法整复在臂丛麻醉或局麻下施行,以伸展型为例,肘关节屈曲90°,前臂置中立位。先对抗牵引上肢,使之矫正重叠移位。然后由外、由掌侧向尺、向背侧推挤桡骨头,使之复位。在固定桡骨头及对抗牵引下,纠正尺骨的掌侧成角。最后以小夹板或石膏作外固定6~8周。

屈曲型骨折复位时肘关节伸直位作对抗牵引,桡骨头的复位是由外侧、背侧向内侧、掌侧推按桡骨头,再纠正尺骨的背侧成角。内收型骨折,在牵引的同时外展肘关节,并由桡侧按挤桡骨头,使之还纳,尺骨向桡侧成角亦随之矫正。

2.切开复位、内固定

对手法复位失败的蒙泰贾骨折,应采用切开复位内固定治疗。尺骨骨折用加压接骨板作坚强固定。桡骨手法复位,石膏外固定。如果骨折已整复,而桡骨头不能还纳者,则需暴露桡骨头,探查桡骨头不能复位的原因,并将之复位。

3.陈旧性蒙泰贾骨折

成人的陈旧性蒙泰贾骨折多需手术治疗。若骨折畸形愈合影响功能者,应切开复位内固定,并用松质骨植骨,此时,如果尺骨长度恢复,则宜整复桡骨头并重建环状韧带;尺骨长度不能恢复者,可切除桡骨头,改善前臂的旋转功能。儿童的蒙泰贾骨折,由于切除桡骨头会妨碍桡骨的发育而引起下尺桡关节的变化,故必须做尺骨斜形截骨延长内固定,整复桡骨头,重建环状韧带。

三、桡骨干单骨折

桡骨干自其结节以下逐渐变粗大,至其下端关节面与腕前相对应成为腕关节的主要部分。桡骨干为弧形,自结节起至中段为向外屈曲,自此而下则为向内屈曲。此种特点便于桡骨旋前旋后的运动。如桡骨干的弯曲变小或成一直线,前臂的旋转运动即受阻碍。桡骨干的上段有较厚的肌肉包围,故不易触知,但自中1/3起至下端则仅有肌腱,因而容易摸到。多发生于青年时期或儿童,较尺桡骨骨干共同骨折发病率为低,而较尺骨骨干骨折多见。

(一)病因

单独的桡骨干骨折较少见,而桡骨下端骨折则极常见,因为骨干的坚硬度远胜于下端的松质骨,且在骨干的上下端皆有运动灵活的关节可以缓冲外力。一般的桡骨干骨折常发生于跌倒时以手掌着地时,多由间接外力造成。外力自腕部沿桡骨干向上传导,同时伴有过度前旋的外力,即可发生桡骨干骨折。有时重物直接打击在前臂亦为造成骨折的原因之一。

(二)病理

桡骨干骨折,因有尺骨支持,骨折重叠移位不多,主要是旋转肌造成的旋转移位。桡骨的中下1/3段交界处是骨干的密质骨与干骺端的松质骨的连接处,故为弱点,骨折多发生于此。骨折可为横、斜或粉碎形,在儿童则多为不完全骨折或青枝骨折。因为桡骨干周围有肌肉包围,故开放性骨折较少见。根据外力大小,骨折线方向和旋转肌的牵拉而有不同程度的角度畸形,重叠和旋转移位。桡骨干上1/3骨折,骨折位于旋前圆肌附着点以上,骨折的上段因肱二头肌和旋后肌的作用而旋后,下段则因旋前肌的作用而相应地旋前,并被拉向尺骨使骨间隙变窄。又因肱桡肌将桡骨向上牵拉使下段向尺骨倾斜,手向桡侧屈曲,骨折端有轻度的重叠(约10 mm)。桡骨干中1/3或下1/3骨折时,骨折位于旋前圆肌附着点以下。骨折上段因有旋前圆肌的作用,虽可与两个旋后肌作用相抵消而保持中立位,但有屈曲。下段受旋前圆肌的影响而轻度旋前并向尺侧移位(图 8-14)。

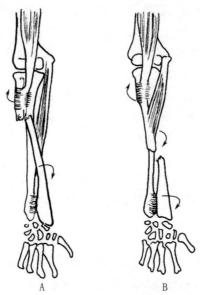

图 8-14　桡骨骨折移位的情况
A.骨折位于旋前圆肌附着点以上;B.骨折位于旋前圆肌附着点以下

(三)症状和诊断

患肢一般保持在肘关节和前臂旋前的位置,前臂旋后运动完全丧失。局部有疼痛、肿胀和压痛。此时尚有下述特征:①旋转前臂时桡骨干不旋转,表示桡骨干的完整性已被破坏;②手向桡侧屈曲;③因有重叠,故桡骨茎突上升,超过尺骨茎突或其在同一水平面;④测量(自肱骨外髁至桡骨茎突)时,可发现患侧缩短。

以上为完全骨折时可发现的体征。不完全骨折时则无以上所见,但在触诊时可摸到成角畸形且有显著的局限性压痛。如将患侧的手向桡侧屈曲或旋转前臂时,虽其旋转范围可不受限,但可引起局部疼痛加剧。拍摄前臂 X 线片,可以了解骨折的部位及移位情况,拍片时应包括腕关节,注意有无下尺桡关节脱位。

(四)治疗

1.无移位的骨折

先将肘关节屈曲至 90°矫正成角畸形,再将前臂置于中立位。而后用前臂前后薄木板,并加小纸垫固定,或用长臂石膏管型固定 6 周。

2.移位的骨折

(1)骨折位于旋前圆肌附着点以上者,在臂丛或全身麻醉下施行闭合复位,患者仰卧,患肢肩外展 90°,将肘关节屈曲至 90°,前臂完全后旋,上臂用布带套于下端,由一助手向上方牵拉作反牵引,另一助手以一手紧捏着患肢手的四指而另一手则紧捏拇指,然后两脚并拢,身体向后倒,两上肢伸直,使均匀的牵引作用于患肢前臂。术者以手指自骨间隙(即桡骨的尺侧)将骨折段用力推向外侧以使其离开尺骨,恢复骨间隙的正常宽度,而后矫正成角畸形。骨端的直径有 1/3 以上接触即可,尤以下段的尺侧骨皮质插入上端的骨髓腔内更为稳定。此时应用 X 线检查或透视证明复位达到要求。复位后用长臂管型石膏固定,肘关节须屈曲至 90°,前臂完全后旋,手向尺侧屈曲。8～10周后可拆除石膏开始功能运动。在石膏固定时期,需经常检查注意石膏是否变松,并行透视或摄片以防骨折再度移位,如有须即时再予同样处理。

(2)骨折位于旋前圆肌附着点以下用上述同样手法复位,但在复位时和复位后须将前臂置于中立位,用长臂石膏固定。

也可采用局部小夹板固定,但每经1～2 d需拆开检查骨折对位情况,相应地改变压力纸垫的位置。

3.不稳定性骨折和在正规复位术后不能达到满意复位

此类情况应行切开复位,以接骨板螺丝钉固定,同时植以松质骨于骨折周围。手术后可不用外固定,但仍以长臂石膏固定较妥当。手术途径以采用前臂前切口为宜,经桡侧伸腕肌、肱桡肌与屈指肌之间进入,将旋后肌由其附着点剥离,即可充分显露桡骨干而进行复位和内固定。

四、桡骨干骨折合并下尺桡关节脱位

(一)病因

直接外力作用于前臂的桡背侧为常见的原因,多见于前臂被机器的皮带卷伤所致者。也常见于间接外力所引起者,如患者向前跌倒时,手掌着地,外力由桡侧向上传达,跌扑之力自肱骨传向下方,上方的对抗力导致桡骨干骨折合并下尺桡关节脱位。

(二)病理

骨折为横断或斜行位于桡骨的中下1/3交界处。骨折上段因旋前圆肌和两个旋后肌的作用互相抵消而位于中立位,但下段因旋前方肌、拇短伸肌、拇长展肌等的作用而将其拉向尺侧,又因肱桡肌的牵拉向尺侧倾斜。在骨折远端被外力推向上方的同时,下尺桡关节因三角纤维软骨及尺侧腕韧带或尺骨茎突被撕裂而脱位,故桡骨骨折有重叠现象。骨折时前臂在旋前位,桡骨远段向背侧移位;前臂在中立位或旋后位,则桡骨远段向掌侧移位。

依骨折的稳定程度及移位方向,将这种骨折分为三型;第一型为桡骨下1/3骨折(一般为青枝型或轻度成角畸形)合并下尺桡关节脱位或尺骨下端骨骺分离。第二型为桡骨干下1/3横断,短斜或螺旋形骨折,偶为粉碎,骨折移位,下尺桡关节明显脱位,多见于成人。第三型为桡骨干下1/3骨折,下尺桡关节脱位合并尺骨干骨折,多为机器绞伤,成人骨折脱位严重,青少年骨折移位不大,相对稳定。

(三)症状和诊断

患者具有桡骨干单独骨折的症状和体征。不但前臂有肿胀、疼痛、压痛,而且还有腕部疼痛和下尺桡关节局限性压痛,前臂旋转及腕伸屈运动均受限。为了明确有无下尺桡关节脱位,需仔细检查桡骨茎突有无上升。X线片应包括前臂和腕关节以助诊断。

(四)治疗

此种骨折复位一般虽无困难,但由于极不稳定,因此往往难以得到牢固固定,特别是桡尺远侧关节更难做到有效的固定。复位时首先整复桡尺侧远侧关节,再整复骨折,然后以石膏或小夹板固定。对于复位失败,或复位后桡、尺骨固定不稳者,尤其是桡尺远侧关节也不能有效地维持正常位置者,应做切开复位内固定治疗。由于桡骨干下部髓腔较宽,髓内针固定不稳,故以加压接骨板螺丝钉作内固定为妥。对于固定骨折后下尺桡关节仍不稳定者,或下尺桡关节脱位无法纠正者,需手术切开探查腕关节。使用克氏针将尺骨远端于旋后位固定于桡骨上。必须用石膏后托固定前臂及肘、腕关节,以免克氏针在术后发生折断。

五、尺桡骨骨干共同骨折（前臂双骨折）

为前臂骨骨干骨折中最常见者，多发生于青少年。

（一）病因

前臂骨损伤可因：①直接外力，直接受压或打击发生骨折，骨折线多在同一平面；②间接外力，如摔倒时，手掌先着地，地面的反作用力由掌面沿桡骨上传，在桡骨中或上 1/3 发生骨折，残余外力通过骨间膜转移至尺骨，继而发生尺骨骨折，骨折线多不在同一平面上；③扭转外力，在遭受、传达外力的同时，前臂又受到一种扭转外力，如前臂的过度旋前或旋后扭转，导致两骨的螺旋形骨折。骨折线方向一致，但平面不同。

（二）病理

直接外力包括火器性外伤所致的骨折常为开放性，骨折多为横断或粉碎或多段骨折，并常伴有广泛的软组织损伤，包括神经血管的损伤。间接外力所致的不同水平面的骨折，通常桡骨骨折的水平面高于尺骨。桡骨骨折为横断或锯齿型，尺骨为短斜型骨折，骨折移位较多，但软组织损伤不严重。扭转外力所致的骨折，通常桡骨骨折的水平面低于尺骨，多数是由内上（尺骨内侧）斜向外下方（桡骨外侧）（图 8-15）。

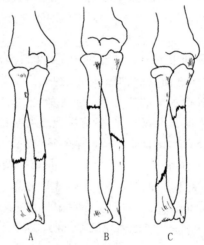

图 8-15　不同暴力造成不同平面的骨折
A.直接暴力；B.传导暴力；C.扭转暴力

骨折可为完全或不完全，儿童患者常为青枝或不完全骨折，多发生于前臂的下 1/3 段，其典型的移位为成角畸形。完全性尺桡骨骨干双骨折后可出现不同程度的重叠、侧方移位和成角畸形或旋转移位。前三者形成的原因是由于外力作用的方向、地心引力和屈伸肌群的收缩所致。但旋转移位则取决于骨折后前臂的旋前、旋后肌群之间肌力差异。

（三）症状和诊断

骨折后前臂呈极度肿胀，皮下有瘀斑，肢体畸形，疼痛严重，功能障碍，局部有明显压痛，完全骨折者可有骨擦音和异常活动。伴有血管神经损伤时，有相应的血管神经损伤症状出现。儿童患者常有明显的角度畸形，疼痛和肿胀均较轻微。X 线检查检查应包括上下尺桡关节，可确定骨折类型及移位程度，并注意有无脱位及旋转畸形。

（四）治疗

前臂双骨折后，断端可发生多种移位畸形，甚至合并上、下桡尺关节脱位，病理变化较为复杂,使骨折的整复和固定较为困难。治疗时需将桡尺两骨远近段正确对位,矫正各种畸形,恢复两骨的等长及固有生理弧度,这样才能恢复前臂的旋转功能。

1.不完全骨折、无移位骨折和青枝骨折

在矫正成角畸形后,将肘关节置于90°屈曲位,前臂于旋前、后中立位,再用前臂骨折小夹板或长臂管状石膏固定。约6周后可获得骨折愈合。

2.有移位的完全骨折

为了获得正确复位和牢固的固定,AO组织建议将尺桡骨双骨折列为手术适应证,但是凡属闭合性骨折,原则上应先行手法整复,夹板或石膏固定治疗。对患肢肿胀严重者,可用石膏托或夹板行临时固定,抬高患肢,密切观察,数日后待肿胀基本消退,再作整复和固定。在全身或臂丛麻醉下进行闭合复位,其法如下:患者仰卧,肩外展90°,肘屈曲90°,中及下1/3骨折前臂置中立位,上1/3骨折前臂稍后旋。在上臂前侧近肘关节处置一棉垫,用布带绕过上臂后由一助手牵着作为反牵引。另一助手以一手紧捏着患肢的拇指,另一手紧握着其他四指,两上肢伸直,两脚并拢,身体向后倒,以身体重量作为均匀的牵引力量作用于前臂,对抗牵引3~5 min,以矫正骨折的重叠移位及成角畸形。术者用双手按压前臂骨折部位的前后侧,沿前臂纵轴方向夹挤骨间膜,使尺桡骨分离而增大骨间膜的宽度。再根据旋转移位的方向施行旋转手法,使上下骨折端接触,然后纠正对位。在分骨力的作用下,难以控制的旋转移位,就比较容易得到矫正。有时需先使尺骨骨折复位,而后进行桡骨骨折的复位。应当争取达到骨端横断面至少有1/3的接触,如能使骨折下段的皮质骨插入上段的髓腔内,则更为稳定。此时即摄X线片或透视,以明确复位的情况。

复位后的固定可根据具体情况和技术条件选用下列方法。

(1)长臂管型石膏固定法:手法复位后以前后石膏托做超过肘关节固定,外用绷带缠绕固定。其长度须上达腋窝下至掌指关节。肘关节90°屈曲,腕关节稍背屈,前臂的位置则应根据骨折的水平面来决定。如骨折位于旋前圆肌的附着点以上,则固定在旋后位;如骨折位于旋前圆肌附着点以下,则固定在中立位。前后石膏托用纱布绷带包绕后,用手掌在前臂的掌背侧、桡尺之间对向轻轻挤压,将石膏塑成椭圆状,然后立即摄X线片或透视,若骨折对位对线符合复位要求,则解除纱布绷带,换用石膏绷带,包绕成长臂管型石膏,三角巾悬吊患肢于胸前。鼓励手指伸屈活动,肿胀消退后及时更换石膏,如骨折有移位则同时加以矫正。10~20周后可拆除石膏。

(2)小夹板固定法:在维持复位的情况下,将前臂用绷带松松缠绕3~4层,掌背侧骨间隙分别放好分骨垫,按三点挤压原理于前臂掌侧面放一个纸压垫,背侧上、下端各置一个纸压垫用胶布固定后,分别放置掌、背侧及桡、尺侧夹板。然后先捆中间两道布带,后捆两端的两道布带。透视或摄片证明复位满意,屈肘90°,前臂中立位,用三角巾悬挂胸前。此法对稳定和复位后基本上达到稳定程度的骨折均可得到满意效果。但在固定后需密切观察患者,嘱其抬高患肢,注意手的温度、颜色、感觉,及时调整布带松紧,并指导他正确地进行肘、腕关节屈伸活动,防止过早的旋转活动。对固定和骨折复位的情况亦需注意,并在必要时进行X线检查,以利及时地纠正。

(3)手法复位、髓内针固定法:骨折在手法复位后,在X线透视下,遵循无菌操作原则,行桡尺骨髓腔穿针固定。桡骨从桡骨茎突处进针,尺骨可以从尺骨鹰嘴处进针,在透视下钢针通过骨折线作髓腔固定。此法适用于一些不稳定性骨折,不需要切开骨折处,而达到内固定的目的,但两根钢针固定不够坚强,必须加用局部外固定。

(4)切开复位内固定:切开复位内固定适用于软组织损伤严重的开放性骨折,骨折伴有血管或神经损伤需做手术探查时,上肢多处骨折,桡尺骨干多节骨折及一些复位失败或难以固定的骨折,陈旧性畸形愈合的骨折采用两个独立的切口,分别位于尺、桡骨,两者之间要保持足够的距离。不可通过一个切口同时固定尺桡骨,因为会增加神经损伤和在尺桡骨之间形成骨桥的机会。手术切口及骨端显露宜通过组织解剖间隙进入,注意避免损伤桡神经深支。桡骨中、下部骨折,用桡骨干的掌侧暴露法,由肱桡肌及桡侧腕屈肌之间进入。暴露尺骨应另做切口,尺骨干全长都在皮下,暴露容易。在暴露中,注意保留骨碎片,不要广泛剥离骨膜,应首先对骨折类型较简单的一侧进行复位,骨折整复后选用接骨板螺丝钉固定。髓内针的使用仍有争议。若需要植骨,则植骨位置应远离骨间膜边缘,以免形成骨桥,影响旋转功能。术后抬高患肢,术后第一天即开始手指,腕,肘关节活动。对于无症状的患者,不需要取出内固定物。

对儿童的前臂骨骨干骨折应遵守以下原则进行处理:骨折复位的标准低于成人患者,重叠、缩短或移位可以允许不完全纠正。位于骨干两端的骨折如仅有轻微的角度和旋转畸形可以认为满意,但位于中 1/3 段的角度和旋转畸形必须矫正。切开复位对儿童应慎重采用。

(五)并发症

1.前臂骨-筋膜室综合征

前臂骨-筋膜室综合征在前臂的发生率仅次于小腿,在肘部骨折节内已有阐述。在前臂双骨折中其发生的原因可能是由于创伤严重,造成前臂极度肿胀或巨大血肿导致血液循环障碍;切开复位,手术粗暴,肌肉损伤多,止血不完善,未放引流并将深筋膜缝合,使骨-筋膜室内压力升高;夹板或石膏包扎过紧,形成外在的压迫。上述结果使得肌肉和神经缺血,引起本征的发生。一旦发生前臂骨-筋膜室综合征,都应立即去除外固定,去除固定后血运若无改善,应立即行深筋膜和肌外膜切开术。

2.骨折不愈合

骨折不愈合多因固定不佳或感染引起,患者功能丧失严重并有无力感。不愈合确定后即应再切开复位,并做植骨内固定,需选择足够长度的接骨板。

3.畸形愈合

畸形愈合多因复位未达到标准,固定不理想,复位后观察不严格,石膏松动未及时更换等所致。对于外观及功能影响严重者,需行再手术矫正。

4.交叉愈合

交叉愈合往往是骨间膜严重损伤或手术操作粗暴,使两骨间血肿相通,两骨的断端交叉连接并浸于同一血肿内,日后血肿机化、骨化形成骨桥;或者植骨时不慎把植骨片置于骨间膜的内侧膜处,导致骨桥形成。若功能尚好,不需进一步治疗。如果功能不佳,则可行截骨术或骨桥切除,利用肌肉或筋膜隔离。不过,效果多不很理想,故对此情况应以预防为主。

5.前臂旋转受阻

对于有桡尺上、下关节骨折和脱位者,为改善旋转功能,可行桡骨头或尺骨头切除术。

(辛洪磊)

第五节 桡骨远端骨折

桡骨远端骨折是指以桡骨远段端 4 cm 以内范围的骨折,AO 组织将其分为三型(表 8-1)。

表 8-1　AO 组织桡骨远端骨折分型

类型	名称
A 型	关节外骨折
A1	桡骨简单骨折或嵌插骨折,包括科利斯骨折和史密斯骨折
A2	桡骨粉碎性骨折
B 型	部分关节内骨折
B1	桡骨矢状面骨折
B2	桡骨背侧巴顿骨折
B3	桡骨掌侧巴顿骨折
C 型	完全关节内骨折
C1	桡骨简单关节内骨折
C2	桡骨简单关节内骨折,干骺端粉碎骨折
C3	桡骨粉碎骨折

新鲜关节外骨折和移位不明显的关节内骨折极少需内固定,对继发移位的伸展型骨折在背侧以小 T 形接骨板固定证明是可行的。

波及部分关节面的 B 型骨折常常是牢固内固定的指征、矢状面的裂缝一般均不稳定需以拉力螺钉固定,切开复位的经典指征是伴有掌侧骨折块的反巴顿骨折(B3 型),这些病例建议用小型掌侧 T 形接骨板内固定。

对复杂的 C 型骨折,如关节压缩的区域不能以牵引复位,可行切开复位。如果螺丝钉能牢固地固定完整的骨折块,则可用接骨板固定,如果螺丝钉太粗不能固定骨块,可用克氏针维持复位,骨缺损可采用自体骨或人工骨填塞缺损。

常见的桡骨远端骨折有以下几种。

一、科利斯骨折

科利斯骨折在桡骨远端骨折中最为常见,多发生于老年女性。

(一)病因及病理

前臂旋前,腕背屈,手掌面着地,远骨折段向背、桡侧移位,此为间接暴力所致。多为横断骨折,骨折处一般位于桡骨远端 3 cm 处(桡骨骨质最薄弱处),老年人骨质疏松,骨折常为粉碎并可波及关节面。

(二)临床表现及诊断

体征主要表现为腕部肿胀,骨折移位明显时,腕部呈典型的餐叉样及枪刺样畸形;手指处可半屈曲休息位,不敢握拳;腕关节活动受限。

X 线表现为骨折远端向背侧移位倾斜,致使桡骨关节面朝向背侧;骨折远端向桡侧移位并向桡侧倾斜;骨折近端凸向掌侧,使正常的掌侧弧形消失;骨折近段皮质插入远端皮质内使桡骨变短,桡骨茎突上移,桡骨关节面的掌尺倾角减少、消失甚至反倾向背桡侧;由于骨折嵌入和桡侧移位,桡尺远侧关节可脱位或半脱位,可合并尺骨茎突骨折(图 8-16)。

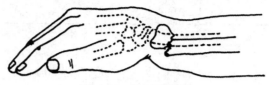

图 8-16　科利斯骨折

（三）治疗

1.牵引

牵引下先解除嵌插，再矫正远骨折段的桡侧移位，而后将位于近骨折端背侧的远侧骨折段向骨折近端的掌侧复位，这样的次序有利于维持复位，尤其是背侧皮质嵌插的粉碎骨折，最后细心触摸骨折部，调整桡尺远端关节，理顺肌腱。对于青壮年骨折粉碎不严重者，可采用牵抖法。

判定骨折复位的标准：桡骨茎突应位于尺骨茎突远侧 1～1.5 cm；桡骨远端背侧平坦；掌侧弧形凹陷恢复；手不桡偏，尺骨小头位置正常，手指活动良好；X 线显示桡骨远端关节面恢复 5°～15°的掌侧倾角。

2.固定

石膏固定需要妥善塑形，以维持腕关节于掌屈尺偏位置。用小夹板固定时，要随时调整缚带，使之松紧合适。一般维持 4～6 周。

3.切开复位、内固定

对于极不稳定的科利斯骨折，可予以支撑接骨板固定。

二、史密斯骨折

（一）病因及病理

腕掌屈位，手背着地，首先将背侧皮质折断，远骨折端移向掌侧，使掌侧皮质骨嵌插或粉碎。外力直接撞击亦可造成此类骨折。骨折发生平面与科利斯骨折相同，但移位方向相反，故亦称反科利斯骨折。

（二）临床表现及诊断

手外表呈锤状畸形。X 线示骨折远端向掌侧移位，桡骨远端关节面向掌侧倾斜，骨折近段向背侧移位（图 8-17）。

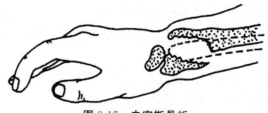

图 8-17　史密斯骨折

（三）治疗

复位方法与科利斯骨折相反，复位后前臂旋后、腕稍背屈位采用石膏固定 4～6 周。此类骨折不稳定，需经常随访。对不稳定性骨折可采用支撑接骨板内固定。

三、巴顿骨折

巴顿骨折是科利斯骨折的变异。为桡骨下端骨折涉及桡骨关节面，同时有桡腕关节脱位。

(一)病因及病理

腕背屈位,前臂旋前,手掌着地时,腕骨冲击桡骨远端背侧关节面造成。

(二)临床表现及诊断

骨折块大时,亦表现为餐叉样畸形,骨折块小时,无此畸形表现。X 线表现,桡骨远端背侧缘骨块呈楔形,包括该关节面的 1/3,骨折块移向近、背侧,腕骨随之移位(图 8-18)。

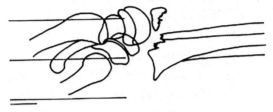

图 8-18 巴顿骨折

巴顿骨折与科利斯骨折不同之处有两点:巴顿骨折桡骨远端掌侧弧度正常;其两茎突的位置正常。

(三)治疗

手法复位不易保持对位。一般均需要切开复位、接骨板螺钉内固定。术后用短臂石膏固定 6 周。

四、反巴顿骨折

(一)病因及病理

反巴顿骨折是摔倒时手背着地,外力使腕骨冲击桡骨远端掌侧缘发生这种骨折。

(二)临床表现及诊断

腕部肿胀、疼痛、功能丧失。腕骨与骨折块向掌侧及近侧移位形成骨折脱位(图 8-19)。

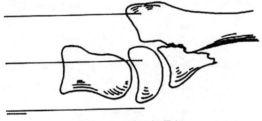

图 8-19 反巴顿骨折

(三)治疗

麻醉下牵引使腕关节轻度背屈。同时由掌侧推挤骨折块,复位后固定于轻度背屈位 4 周。一般需切开复位内固定。

(辛洪磊)

第六节 股骨颈骨折

股骨颈骨折是老年人的常见骨折,占全身骨折的 3.5%。大多数发生在 50 岁以上,年龄低于

50 岁的患者仅占 2%～3%。随着平均寿命的延长,高龄人群普遍存在骨质疏松,不需太大外力即可导致骨折,造成股骨颈骨折的发病率增高。此外,随着建筑业及高速公路的发展,诸如高空坠落、重压伤、车祸等意外的发生,年轻患者的股骨颈骨折发病率亦呈上升趋势。

股骨颈由于局部剪力作用,骨折不易固定。同时,颈部骨折后股骨头血供严重影响,预后亦差。老年人伤前大多伴有高血压、糖尿病等慢性疾病,如不采取适当治疗,极易因长期卧床而发生内科并发症及骨折不愈、股骨头缺血性坏死等。因此一般建议手术治疗。

一、解剖概要

股骨上端骨骺通常在 16 岁后闭合,髋关节是一个杵臼关节,周围有关节囊和坚强的韧带保护,是人体中比较稳定的关节。股骨颈的轴心线与股骨干的纵轴线的夹角称为颈干角,正常范围为 110°～140°,平均 127°。大于正常为髋内翻,小于正常为髋外翻,一般男性角度稍大,女性角度稍小。股骨颈的长轴与股骨的额状面又形成一个角度,称为前倾角或扭转角,成人正常在 12°～15°(图 8-20)。儿童的前倾角较大,在生长过程中随着年龄增大逐渐减小。

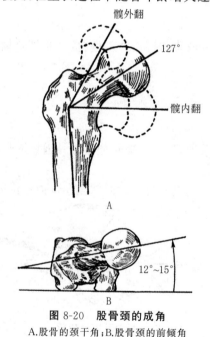

图 8-20 股骨颈的成角
A.股骨的颈干角;B.股骨颈的前倾角

(一)关节囊与韧带

前侧关节囊上起于髋臼缘,下至股骨转子间线,并有髂股韧带加强,后侧关节囊起于髋臼缘,止于股骨颈中 1/3 及远侧 1/3 交界处。

因此,股骨颈前面全位于关节囊内,后面只有内侧 2/3 在关节囊内。后侧关节囊有坐股韧带加强。股骨颈头下型和经颈型骨折属囊内型,而股骨颈基底型骨折属囊外型。髋关节的髂股韧带和坐股韧带是身体各关节中最坚强的韧带之一,当髋关节屈曲时是松弛的,而其他的位置则呈紧张状态,这在股骨颈骨折复位时起着很重要的作用。髋关节内还有圆韧带,起于髋臼切迹横韧带上,止于股骨头凹。

(二)股骨头血液供应

主要有三个来源。

(1)圆韧带动脉:又称内侧骺动脉,较细小,仅供给股骨头圆韧带窝附近小范围的血液。有些圆韧带动脉随年龄的增长而闭锁,因此对股骨头血液供应不起重要作用。但当股骨头外侧骺动脉损伤后,未闭锁的圆韧带动脉可扩大其供血的范围。

(2)股骨干的滋养动脉:供应股骨颈部分血液。

(3)旋股内、外侧动脉的分支:为股深动脉的分支(图 8-21),前两者再分支组成囊外环和囊内环。囊外环主要为旋股外侧动脉供给,围绕股骨颈的根部。囊内环主要为旋股内侧动脉供给,位于股骨头软骨面与颈交界处,主要有三支,即骺外侧动脉供应股骨头 2/3～4/5 部分,还有干骺端上动脉和干骺端下动脉供应股骨头的其余部分,若旋股内侧动脉损伤则容易造成股骨头的无菌性坏死。

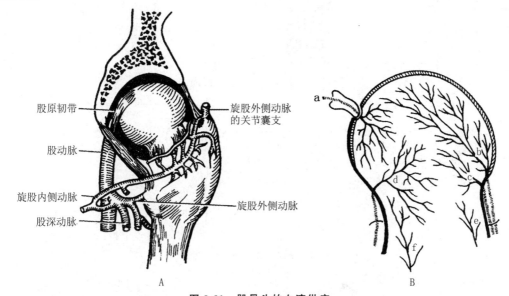

图 8-21 **股骨头的血液供应**
A.血供来源;B.股骨头内部不同动脉的供血区
a.小凹动脉;b.骺外侧动脉;c.干骺端上侧动脉;d.干骺端下侧动脉 e、f.滋养动脉分支

二、分型

(一)按骨折部位分型

可分为头下型骨折、经颈型骨折和基底型骨折(图 8-22)。在头下型骨折,由于旋股内、外侧动脉的分支受伤最重,因而影响股骨头的血液供应也最大。基底型骨折,由于两骨折段的血液供应较好,故骨折较易愈合。

(二)按骨折线走行方向分型

主要反映骨折线的倾斜度,以判断骨折部承受的剪力之大小。泡沃(Pauwel)提出的以骨盆作为标志的测量法不可靠,已被林顿(Linton)以股骨干纵轴的垂线为标志的测量法所取代(图 8-23)。在内旋位抵消股骨颈的前倾角后进行测量较为准确。上述垂线与骨折线之间的夹角称为林顿角。角度越大,骨折部承受的剪力越大,骨折越不稳定。

(三)按移位程度

加登(Garden)分型是根据预后和并发症的发生来分类骨折:Ⅰ型,不完全骨折;Ⅱ型,无移位的完全骨折;Ⅲ型,部分移位的完全骨折;Ⅳ型,完全移位的完全骨折。实际上当使用加登分型时,Ⅰ和Ⅱ(无移位),Ⅲ和Ⅳ(有移位)之间不必特意区别。

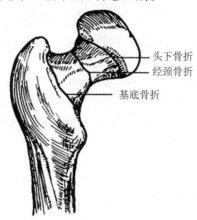

图 8-22　股骨颈骨折的不同部位

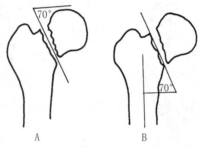

图 8-23　按骨折线走行方向分型
A.泡沃角;B.林顿角

(四)现代分类

(1)无移位股骨颈骨折:包括真性无移位骨折和嵌插外翻型股骨颈骨折。这类型骨折发生骨不连或缺血性坏死的可能性较小,预后较好。

(2)有移位股骨颈骨折:包括所有有移位股骨颈骨折。如果未能及时处理,会影响骨折的愈合,发生骨不连或缺血性坏死的可能性较大,预后不确定。

(3)中青年股骨颈骨折:常常是高能量损伤,年龄低于 50 岁,易发生骨不连或缺血性坏死,预后较差。

(4)股骨颈基底骨折:它通常发生于关节囊外,预后较好,但并非全然如此,同样存在股骨头缺血性坏死的风险。

(5)股骨颈疲劳性骨折:可能是类风湿关节炎、骨质疏松症或非病理性反复载荷而造成。

三、临床表现与诊断

诊断股骨颈骨折大多无困难,老年人髋部受轻度外伤后即不能站立行走。外展型骨折的患者有时仍能行走,不能忽视。

(一)临床检查

患者多主诉髋部疼痛,移动患肢时疼痛加剧。叩击大转子及足跟患髋疼痛明显。腹股沟韧带中点下方常有压痛。股骨颈骨折多数为囊内骨折。由于髋关节部位较深,关节外有丰富的韧带和肌肉群包围,因此外观上局部不易看到肿胀。患侧下肢常成 45°～60°外旋畸形,下肢活动受限。患肢缩短,髋外侧三角底边缩短,股骨大转子顶点在髂坐线之上。

(二)X 线检查

X 线检查是股骨颈骨折的主要检查方法。有些无移位的骨折在伤后立即拍摄的 X 线正位片上可能看不见骨折线,应加摄髋关节的侧位片。若仍看不见骨折线而又高度怀疑骨折,可等 2～3 周后,因骨折处部分骨质发生吸收现象,骨折线才清楚地显示出来。因此,凡在临床上怀疑股骨颈骨折的,虽 X 线片上暂时未见骨折线,仍应按嵌插骨折处理,3 周后再摄片复查。如果临床上怀疑而不能确定骨折,CT 检查有助于发现隐匿的或病理性股骨颈骨折。MRI 对非创伤性股骨头缺血性坏死改变比较敏感,但对急性股骨头血供改变能力有限。可以作为无移位或隐匿骨折的辅助检查。

(三)核医学扫描

包括 ^{99m}Tc-硫胶体和 ^{99m}Tc-二磷酸盐扫描,前者能检测骨髓的活性并能有效预警股骨头缺血性坏死,后者可评估股骨颈骨不连与缺血性坏死的风险。核医学扫描有助于发现股骨近端的隐匿病变。但核医学扫描有较高的辐射,检查时间长,不能作为常规检查。

四、治疗

(一)无移位的股骨颈骨折

无移位或外展相嵌的骨折即使在绝对卧床条件下,可因髋部肌肉的张力和下肢的重力而变成有移位的骨折。

有报道称,经保守治疗后骨折移位的发生率是 10%～27%,14% 发生股骨头缺血性坏死。内固定术是最佳的治疗方案,对于老年患者,关节置换术是首选方法。术后可早期不负重功能锻炼,降低并发症和死亡率。除非有手术禁忌证,若患者及家属不愿手术,可卧硬板床休息。患侧下肢外展位,穿防止足外旋的“丁”字鞋。同时嘱咐患者做到三不,即不盘腿、不侧卧、不下地。亦可采用皮肤牵引,保持患肢伸直位 8～12 周。3 个月后摄 X 线片复查,若骨折已愈合,可扶双拐行走。

(二)有移位的股骨颈骨折

对于有移位的股骨颈骨折,治疗目标为保留关节功能,治疗方法从保守治疗到内固定,再发展为关节置换,及目前有选择性地进行内固定或者关节置换。目前认为对于年轻患者,应尽可能保留关节骨量而采取内固定治疗,对于 65 岁以上的老年患者,则建议关节置换以达到早期下地活动减少长期卧床并发症的目的。

切开复位内固定应在闭合复位失败情况下进行,切开复位可以清除关节囊内的血肿,减小对股骨头血运产生的不良影响,同时使骨折处达到最佳程度复位,有利于骨折愈合,减少股骨头缺血性坏死。多数股骨颈骨折适合手术治疗。禁忌证包括有各种并发症不能耐受手术者、严重骨质疏松或病理性骨折者、患者或家属不愿接受手术者等。此类患者可采用卧硬板床,患肢外展,穿防止足外旋的“丁”字鞋。

内固定的器材众多,各有优缺点,目前国内外常用的器材和手术方法有 3 种。

1.多枚螺钉固定

对年轻患者为首选治疗。此类器材有空芯或实芯螺丝加压固定钉,以空芯螺丝加压钉最为常用。此类内固定钉的主要特点是带有部分螺纹,拧入股骨头内产生加压作用,使用空心螺钉可先打导针,可以使用导向系统,置入平行的内固定螺钉。此类内固定器材的优点在于能对抗使骨折面分离的拉应力,而使骨折面能较好地对合,并且由于有螺纹,不易松动、退出或游走,从而避免了一些并发症。然而,螺钉固定股骨颈骨折亦存有较高的股骨头坏死等并发症发生率,临床上应慎选适应患者。

2.滑移式钉板固定装置

一般认为,滑动式鹅头钉不适用于股骨颈骨折的固定,粗大的主钉会造成股骨颈中央过多骨组织丢失,而且防旋能力较差。如果选定要用,需要在中央偏上位置置入一枚螺钉抵抗旋转。

3.人工关节置换术

对于老年股骨颈骨折患者,应该行内固定术还是关节置换术存在争议。主张复位内固定的学者认为:没有一种假体的使用期限和功能可与骨折愈合后的自身关节相比;内固定失败后还可进行关节置换术;内固定手术相对简单,并发症的发生率并不高。而主张关节置换术的学者认为:骨折复位内固定后骨不连、股骨头缺血坏死发生率高,影响股骨颈骨折的治疗效果。尤其对头下型骨折和骨质疏松患者及高龄患者,在骨折发生后随即行人工关节置换术,可免除患者二次手术的负担。除了应用全髋关节置换,对于80岁以上的老年人,若全身情况较差或髋臼条件尚可,可行操作相对简单的人工股骨头置换术。人工关节的品牌及类型繁多,总体来说分两类,即骨水泥型和非骨水泥型。如患者骨质量较好,一般采用非骨水泥型(生物型)人工关节,可避免骨水泥不良反应的风险。对明显骨质疏松的患者,应用骨水泥型人工关节,一是较为稳定,二是患者可早期离床负重。

(三)青壮年的新鲜股骨颈骨折

对50岁以下的青壮年来说,造成股骨颈骨折必然是很大的暴力,对股骨头、颈部的血供破坏较严重,尤其头下型或经颈型者,骨折不易愈合,可能产生股骨头缺血性坏死。因此,可采用开放性复位多枚螺纹钉或加压固定辅以股骨颈植骨术。股骨颈骨折的植骨方法大多采用带肌蒂骨瓣或带血管蒂骨瓣,如股方肌蒂骨瓣移植、缝匠肌蒂骨瓣移植或带旋髂深血管的髂骨瓣移植等。

(四)陈旧性股骨颈骨折及骨折不愈合

股骨颈骨折3周以上者,可视为陈旧性骨折。对股骨颈无吸收或短缩不严重、无明显移位者,可按新鲜骨折处理。在牵引复位后行闭合或切开复位内固定加植骨术。对于股骨颈有吸收但无短缩或未愈的年龄较轻者,可行多枚螺纹钉内固定加植骨。此外,尚可选择股骨转子间内移植骨术、股骨转子下外展截骨术、人工股骨头置换术和全髋关节置换术。采取截骨术应考虑一旦失败,再进行人工股骨头置换等处理就比较困难。因此,必须在术前慎重权衡。

人工股骨头置换治疗股骨颈骨折不愈合,一般适用于60岁以上的患者,也可适当放宽,但必须具备以下条件:髋臼骨质完整,关节面光滑,无明显增生改变;股骨干骨质无明显萎缩;壮年或活动较多的患者。当髋臼条件不理想时,尤其存在中度以上骨关节炎者,则需考虑全髋置换。

(五)股骨头缺血性坏死

关键是早期诊断、早期治疗。股骨颈骨折愈合后,可能再出现髋痛症状。缺血性坏死的风险和股骨颈骨折的位置和原始移位程度相关。X线片如有早期股骨头坏死征象,即应考虑股骨头缺血性坏死,在股骨头塌陷之前进行积极治疗。CT扫描相比X线可早期清晰显示硬化区、骨小梁吸收、微骨折及软骨下塌陷。髋关节MRI检查能早期发现、早期诊断。但金属植入物会影响显像效果。

1.非手术治疗

目的是希望缺血坏死的股骨头能够自行修复。让患者用双拐行走,通过减少关节负重,防止股骨头塌陷。但缺血坏死的股骨头即使不负重,仍遭受相当大的肌肉收缩压力,而致股骨头塌陷,失去良好的治疗时机。因此,这种方法应仅限于高龄患者且没有条件进行手术治疗者,对中青年患者应考虑手术治疗。

2.手术治疗

在股骨头塌陷以前,采用果断的手术治疗,可促进股骨头坏死修复,有可能获得满意的结果。

(1)髓芯减压植骨或金属钽棒植入术:用 4 mm 直径空心环锯,钻入股骨头坏死区,既可取得"骨岩心"做病理检查,又可对坏死区减压,促进血液循环。如无环锯可用长钻头由转子部向股骨头内钻多个孔道。在 C 形臂机监视下进行。该方法可以有效降低股骨头内压,操作比较简单。近年来髓芯减压搭配多孔钽金属棒植入术已广泛开展,疗效较好,减压同时提供股骨头支撑力,适用于Ⅰ～Ⅱ期的病变。

(2)血管束植入术:近年来用末梢小血管束(包括动、静脉及少量疏松结缔组织)移植,由于末梢小动脉、静脉之间有许多微细交通支,可以回流,移植后很快有新生毛细血管长入坏死区,因而获得较好疗效。血管移植治疗股骨头坏死适用于早期即菲凯特(Ficat)Ⅰ、Ⅱ期。可供移植的血管主要为旋股外血管、旋髂深血管或两者联合植入。血管移植治疗股骨头坏死,可以很好地提供股骨头血运,但不能提供股骨头的机械支撑,目前许多学者倾向于该方法与其他方法联合应用。

(3)游离植骨术:对骨折愈合后的股骨头坏死,用髂骨条状骨或带血管蒂髂骨条更为合适。近年来,有学者应用带血管蒂的游离腓骨移植术治疗股骨头缺血性坏死,据称也获得良好效果。骨移植术主要是提供了坏死股骨头修复所需的机械支撑因素、血供因素、成骨效应因素,同时可有效防止股骨头的再次塌陷。目前骨移植主要有异体骨移植与自体骨移植。异体骨移植短期效果较好,长期疗效有待观察,而且异体骨存在排斥反应及传播疾病之风险。自体骨移植的骨材料主要为:带血管蒂的腓骨、髂骨骨瓣、大转子骨瓣、带肌蒂的股方肌骨瓣及自体松质骨骨移植等。另外,人工骨材料也是近年来应用方法之一。

(六)晚期股骨头无菌性坏死

晚期股骨头无菌性坏死的股骨头一旦塌陷,无论采用何种方法治疗,均难以恢复髋关节原有功能。可根据塌陷的严重程度分别采用以下某种措施。

(1)截骨术:用截骨术将股骨头内收或外展或旋转,以使股骨头已塌陷的部分离开髋负重区,正常关节面到达负重区,改变与增大负重面积,从而改进髋功能,减轻症状。为此,术前应照髋关节内收、外展及侧位 X 线片或三维 CT 片,显示出较正常的股骨头部分,作为选择内收、外展、外旋转截骨的依据。

(2)人工全髋关节置换术:股骨头坏死的外科治疗方法很多,多数学者认为对于早期(即菲凯特Ⅰ期)应用保守及髓心减压术,晚期(即菲凯特Ⅳ期)应用全髋关节置换术,而最大争议主要在于菲凯特Ⅱ、Ⅲ期的患者。由于缺乏长时间的追踪研究,及各个文献报道所使用的统计方法及成功率标准不同,因此目前尚不能确定哪种方法能够有效地治疗股骨头坏死。对于该病的治疗关键是在于早期发现,明确诊断,合理选择治疗方式以防止病情的进一步发展和保存关节功能。

(辛洪磊)

第七节 股骨转子间骨折

股骨转子间骨折又称股骨粗隆间骨折,约占全身骨折1.4%。多见于老年人。其平均年龄比股骨颈骨折还大,患者全身情况可能更差。年轻人发病率甚少。老年人因骨质疏松,跌倒时髋关节受到过度外翻、内翻或直接撞击可引起不同类型骨折。因为转子部范围广阔的骨折面富有血液供应,骨折后可以较快地愈合。所以骨折的预后远较股骨颈骨折为佳。但对高龄患者,特别伴有骨质疏松和各脏器内科疾病者,需特别注意并发症的发生和预防。

一、分型

骨折线的走行方向与骨折稳定程度之间有一定关系。按骨折线的方向可分为顺转子间线型、顺转子间线粉碎型和逆转子间线型。顺转子间线型的骨折线自大转子顶点的上方或稍下方开始,斜向内下达小转子的上方或稍下方,即使小转子成为蝶形骨折,股骨上端内侧骨的支柱仍保持完整,因此,骨的支撑作用较好,髋内翻不重,移位较少,下肢轻度外旋,此型最稳定。顺转子间线粉碎型的骨折线的走行方向虽与顺转子间线型相同,但因暴力大或骨质脆弱,致使骨折粉碎,不仅小转子成蝶形骨折,大转子及内侧骨支柱也粉碎,导致髋内翻严重,远端明显上移,患肢外旋,此型临床上最常见,也最不稳定。逆转子间线型的骨折线自大转子的下方斜向内上方达小转子上方,骨折线的走行方向大致与转子间线或转子间嵴垂直,小转子也可成为蝶形骨折,骨折近端外展外旋,远端向内向上移位。逆转子间线型临床上较少,其稳定性介于前两型之间。常用的分类如下。

(一)伊文斯分类

伊文斯(Evans)分类将转子间骨折分为稳定型和不稳定型。

(1)稳定型:稳定型只包括Ⅰ型,骨折线从小转子向外,向上延伸;Ⅰa型,骨折无移位,小转子无骨折。

(2)不稳定型:若复位后稳定为Ⅰb型,小转子有骨折,但复位后内侧皮质能附着,骨折稳定。若复位后仍不稳定可分为Ⅰc型,小转子有骨折,但复位后内侧皮质不能附着,骨折不稳定;Ⅰd型,粉碎骨折,大小转子至少有4部分骨折块,骨折不稳定;Ⅱ型,反斜行转子间骨折(内收肌牵拉,股骨干有向内侧移位的趋势)。

(二)延森分类

延森(Jensen)认为随着小转子和大转子骨折数量增加,骨折的稳定性下降,分为三型。Ⅰ型为单纯两部分骨折,为稳定性骨折;Ⅰa型没有移位的骨折;Ⅰb型有移位的骨折。Ⅱ型为三部分骨折,Ⅱa型有大转子分离的三部分骨折,Ⅱb型有小转子分离的三部分骨折。Ⅲ型为合并有大转子和小转子分离的四部分骨折。

(三)AO/OTA分类

AO基金会和骨科创伤协会(the AO Foundation and Orthopaedic Trauma Association,AO/OTA)将股骨转子间骨折归为A类骨折。

(1)A1型:经转子的简单骨折(两部分),内侧骨皮质仍有良好的支撑,外侧骨皮质保持完好。①骨折线延伸至粗隆间线；②骨折线通过大粗隆；③骨折线位于小粗隆下部。

（2）A2 型：经转子的粉碎骨折，内侧和后方骨皮质在数个平面上破裂，但外侧骨皮质保持完好。①有一内侧骨折块；②有数块内侧骨折块；③向小粗隆下延伸超过 1 cm。

（3）A3 型：反粗隆间骨折，骨折线通过骨外侧骨皮质。①近端、斜形；②简单、横形；③粉碎。

二、临床表现与诊断

股骨转子间骨折与股骨颈骨折临床表现并不相似。前者是囊外骨折，局部疼痛剧烈，畸形肿胀明显，下肢活动障碍。因骨折线在关节囊和髂股韧带附着点的远侧，因此远侧骨端呈极度外展位，在程度上比囊内骨折严重。髋外侧可见皮下瘀斑，下肢外旋也比股骨颈明显。无移位的嵌插骨折或移位较少的稳定性骨折，上述症状和体征比较轻微。X 线检查可确诊，可根据 X 线片进行分型。对于特殊类型需摄髋部侧位片，而对于隐匿性骨折需做 MRI 检查或 CT 扫描。

三、治疗

治疗方法有两种，即保守治疗和手术治疗。

（一）保守治疗

有较高的并发症和死亡率。适用于稳定性骨折，骨折严重粉碎或骨质疏松者不适宜内固定及全身情况差、不能耐受手术的老年患者。

（1）卧硬板床休息：患侧下肢外展位，穿"丁"字鞋，维持时间约为 6～8 周。一般主张先不负重下地活动，骨折愈合后开始负重行走。

（2）皮肤牵引：置患侧下肢于外展位，重量为 2.5 kg，约 8～12 周后骨折即可愈合。注意事项：在牵引期间患者要经常练习患侧踝关节活动。待骨折愈合后逐步扶拐下地负重。

（3）胫骨结节或股骨髁上骨牵引：适用于有移位骨折。重量为 4～6 kg，最多 8 kg，外展位牵引。一周后摄床旁 X 线片复查，并进行调整。约 8～12 周骨折可愈合。注意事项同皮肤牵引。目前牵引治疗已较少应用。

（二）手术治疗

对年龄较高，不能耐受长期卧床患者，近年来多主张手术治疗，目的是让患者早期恢复活动，降低并发症和死亡率。适用于稳定或不稳定性骨折，年龄较大，无明显手术禁忌的患者。

1.髓外固定

髓外固定适用于成人各种类型骨折。内固定器材有动力髋螺钉（dynamic hip screw，DHS）滑动钉板、角接骨板、外固定架等。手术在硬膜外麻醉或全身麻醉下进行，牵引床上复位，然后内固定。DHS 是内固定技术中极为重要的内容，也是目前常用的技术之一。DHS 是高强度套筒接骨板，加压螺钉的三联钢性连接结构，坚强可靠。DHS 具有静力加压与动力加压的双重功效，能保持良好的股骨颈干角，允许早期部分或完全负重。该固定方法主要优点是螺钉在股骨头内固定作用强，即使在骨质疏松的情况下亦能有效固定，套筒内的滑动机制可避免钉道穿透股骨头或髋臼，负重的压力直接传导至全骨而非内固定物，保持骨折部位嵌紧，减少不愈合。它的缺点是控制旋转移位能力较弱，常需要合用 1～2 枚拉力螺钉。最常见的失败原因为近端骨折块内翻致钉头切出。有的文献报道，发生率最高达 20%，一般切出在 7%。稳定型股骨转子间骨折公认的治疗标准是使用 DHS 治疗，因为它比髓内钉固定术并发症发生率和再手术率更少。术后卧床 3 d 即可坐起活动，两周后在床上进行下肢伸屈活动，4～6 周开始逐步负重活动。

2.髓内固定

髓内固定的优点是手术时间短、创伤小(允许微创)、出血量少、减少了对骨折环境的破坏,感染率低、骨折延迟愈合及不愈合率低。缺点是复位困难,闭合复位要求条件高,加压螺钉位置不佳易造成髋内翻,头钉也可切出、松动、退出,术中可能发生骨折等。

(1)恩德尔钉内固定:是恩德尔(Ender)在1970年提出,用多根可弯曲不锈钢钉(后称恩德尔钉)治疗股骨转子间骨折。手术需在X线监视屏下进行。钉从股骨内髁上部插入,经髓腔通过骨折部位,直到股骨头,不需要切开骨折部位。手术简便,失血少,可使患者早期负重,促进骨折愈合。先在X线机监视屏下复位,再选择钉子粗细、长度和钉子数目的多少。术后膝部疼痛、股骨髁上骨折为常见的并发症。此手术后仍需行患肢皮肤牵引或穿"丁"字鞋防止足外旋。对稳定型骨折,术后2~3周可扶双拐下地,部分负重,4~6周后逐步完全负重。不稳定型骨折者则在术后4~6周后开始部分负重。

(2)Gamma钉固定:20世纪80年代后期开始使用Gamma钉,即一根带锁髓内钉,在髓内钉近端斜穿一根通过股骨头颈部的加压螺纹钉,远端用1~2枚锁钉。因主钉通过髓腔,通过生物力学试验认为Gamma钉符合股骨上端力学特点:通过近端螺钉加压,骨折部的固定很坚强,并且通过股骨颈部螺钉、股骨远端锁钉及主棒自成一体的特点,很好地把股骨颈与股骨远端连成一体,将股骨头颈部与股骨干牢固固定,允许骨折部嵌插从而增加稳定,恢复正常的解剖结构,有效地克服了由于大粗隆部骨质粉碎,局部无支撑点的这一力学缺陷。对稳定型,一般术后1~2周可扶双拐下地部分负重,4周左右完全负重。不稳定型者则在术后4~6周才部分负重。

(3)人工关节置换术:运用人工关节置换治疗股骨粗隆间骨折在国外20世纪80年代以来已得到尝试和探索,并取得良好疗效,多数报道认为人工关节置换适应于股骨粗隆间骨折晚期出现骨不连、创伤性关节炎等并发症的病例,或有严重骨质疏松的新鲜骨折病例。关节置换手术通常都能实现早期活动和负重,从而降低了并发症。尽管人工髋关节置换术在治疗不稳定型股骨粗隆间骨折存在一定的价值,但粗隆间骨折是否Ⅰ期行人工髋关节置换目前尚存在争议,内固定治疗股骨粗隆间骨折应做首选。在选择假体方面,要选择足够的假体柄长度对实现长期固定非常重要。假体柄顶端必须超出应力集中部位的最远端,至少为髓腔直径2~3倍的距离。

(辛洪磊)

第八节　胫腓骨干骨折

胫腓骨干骨折是很常见的骨折。其特点是多为胫腓骨双骨折,常合并较重的软组织损伤。而单独腓骨干骨折则少见,且常为直接撞击所致。

一、应用解剖

胫骨是连接股骨下部,支承体重的重要骨骼,上1/3呈三角形,下1/3呈四方形,中1/3最细,易发生骨折。胫骨前内侧仅有皮肤覆盖,骨折时极易皮肤损伤,形成开放骨折。胫骨长轴略向前内呈弓形,但膝、踝两关节面是平行的,使两关节平衡负重。

腓骨周围有很多肌肉附着,除下端外踝维护踝关节稳定外不承担体重,故不易发生骨折,即使骨折有轻度移位,也容易连接。腓骨颈部有腓总神经跨过,当腓骨颈骨折时腓总神经极易损伤产生足下垂,足不能背屈。

胫腓两骨有骨间膜相互连接,占据两骨的中部 4/5,并和深筋膜将小腿分为四室,各组肌群均有神经血管贴骨间膜附近通过,支配和供应各室的肌肉。

胫前动脉和胫后动脉从腘动脉分出后,胫前动脉跨过骨间膜上缘进入小腿前侧。当胫骨上 1/3 骨折并有向上移位时,很容易压迫腘动脉分叉处,造成小腿下端缺血甚至坏死,故伤后应及时处理。若小腿挤压伤或广泛挫伤,造成前后骨间膜室出血和组织肿胀,引起血管压迫,影响血液循环,则易发生骨-筋膜室综合征。胫骨的滋养血管从胫骨上中 1/3 交界处进入骨内。如果胫骨中下 1/3 骨折,骨的滋养动脉断裂,远骨端血供不足,易引起骨不连或骨愈合延迟。

二、临床表现与诊断

临床检查可有典型的骨折体征,局部疼痛,明显肿胀及压痛,可感触到骨擦音和骨擦感。骨折有移位时畸形明显伴假关节形成,可有足外旋和肢体短缩,故一般诊断并无困难。扭转应力所造成的胫腓骨双骨折,骨折线不在同一水平。某些腓骨的骨折线高达腓骨颈,当所摄 X 线片范围太小时可能漏诊,故小腿正侧位 X 线片应包括胫腓骨全长。此外,对开放性胫腓骨骨折的软组织损伤容易估计不足。一些严重的并发症,尤其是血管神经损伤、骨筋膜室综合征等,往往由于诊断和处理不及时而导致严重的后遗症。因此,必须仔细检查软组织损伤的程度,足背动脉的搏动,足部皮温、感觉和踝、足趾关节的功能。

三、治疗

胫腓骨骨折治疗的目的,是恢复肢体长度与力线,使之无成角或旋转畸形。膝、踝两关节面维持平行,使胫骨有良好的对线。因胫骨是下肢主要负重骨,故治疗重点在于胫骨。只要胫骨骨折能达到解剖复位,腓骨骨折也会有良好的对位对线,但不一定强求解剖复位。出于对早日功能锻炼、提高生活质量、减少并发症及方便护理的考虑,目前对胫腓骨骨折多主张手术治疗。

(一)交锁髓内钉固定术

交锁髓内钉固定术是目前治疗胫骨干骨折的最常用方法。可根据骨折的性质和复位的难易程度选择采取闭合复位、有限切开复位及完全切开复位。复位后,取正中或髌腱旁入路,暴露胫骨结节上方、髁间区下方的斜坡骨面,于此处开道,插入导针,依次扩髓,选择合适长度与粗细的髓内钉沿导针插入,然后在导向器指引下分别攻入近端锁定螺钉与远端锁定螺钉。也可在透视下植入远端锁定螺钉。

胫骨交锁髓内钉操作简单、固定确切,术后多不需要石膏固定,可以早期进行膝、踝关节的功能康复锻炼,大大减少了膝、踝关节粘连僵硬等并发症。并有利于肿胀消退、防止深静脉栓塞,还大大方便了术后换药与护理。患者可以早期下地活动,有效提高了生活质量与生活自理能力。

(二)接骨板固定术

接骨板固定术对于近端或远端的胫骨骨折,髓内钉固定不确切,可选用接骨板固定。目前应用于临床的有普通接骨板、加压接骨板、有限接触加压接骨板、微创内固定系统接骨板及各种解剖接骨板和锁定接骨板。可根据条件与临床需要选择应用。科学技术的发展使多数接骨板固定的胫骨骨折都能达到牢固固定的目的,满足早期活动与早期功能锻炼的目的。

需要指出的是,坚强的接骨板内固定,可使骨的生理应力消失,发生应力遮挡作用。骨皮质可因此萎缩变薄,拆除接骨板后可能发生再骨折。另外,一般加压接骨板厚度大,植入后会增加皮肤张力,增加皮肤坏死概率。故对软组织条件有一定的要求,避免软组织的坏死与内固定物的外露关系到手术的成败。故对软组织挫伤重或污染严重的开放性骨折不建议使用。由于胫骨前内侧皮肤及皮下组织较薄,接骨板最好放在胫骨的外侧、胫前肌的深面。微创技术的应用及生物固定概念的提出,避免了大面积暴露对软组织的损伤,有效保护了软组织,也促进了骨折的愈合。

(三)外固定架

外固定架用于皮肤严重损伤的胫腓骨骨折。外固定架可使骨折得到确切固定,并便于观察和处理软组织的损伤,尤其适用于小腿有烧伤或脱套伤的创面处理。粉碎性骨折或骨缺损时,外固定架可以维持肢体的长度,有利于下次手术和植骨。外固定架的另一优点是膝、踝关节运动不受影响,甚至可以带支架离床活动。外固定支架可以作为临时固定,也可转化为确定性治疗。然而,与内固定相比较,外固定支架固定并不足够牢固,存在钉道感染的可能,并不作为常规治疗手段。条件许可时应改为内固定。

(四)石膏固定

石膏固定适用于无移位骨折及可闭合复位的稳定性横形和短斜形骨折。上石膏时,患者坐于较高的桌、椅上,最好将膝屈曲至直角,小腿垂于桌边。先用石膏绷带从足部包绕至膝下,然后将膝伸直至170°,再将石膏延长至大腿中部。2～3周局部肿胀消退后,应更换无垫管型石膏。固定期间应按时复诊,检查石膏的松紧度,防止骨折移位和避免皮肤压迫坏死。X线片复查有成角畸形,如其成角在15°左右,在石膏干燥后做楔形石膏切开矫正。于骨折成角的凹面沿石膏周径2/3作楔形切开,透视下进行矫正,直到畸形纠正满意为止。石膏开口处用木块支撑,木块下面用羊毛毡或棉花垫好,外用石膏加固。再摄片复查,一般不用麻醉。在石膏未干燥时或成角移位太大时不能作楔形石膏切开矫正。一般来说,成人需要固定2～3个月,青少年约需1.5～2个月。

(五)腓骨骨折的治疗

单纯腓骨干骨折少见,多由直接暴力击打小腿外侧所致,为横形或粉碎形。中上2/3部位的腓骨骨折,因有胫骨作支架,一般不需要特别处理。下1/3的腓骨骨折因参与踝关节的构成,应良好复位固定。内固定可选用重建接骨板、半管形接骨板、克氏针及弹性钉等。

(六)开放性骨折的治疗

小腿开放性骨折,首先应彻底清创,力争创口迅速愈合,使开放性骨折转变为闭合骨折。清创术后,由于软组织的挫伤肿胀,闭合伤口困难者,可做减张缝合、局部皮瓣、转移皮瓣等。软组织条件好者,也可做游离植皮。皮肤缺损大,上述方法不成功,可延期手术,二期闭合伤口。如创面污染严重,感染可能较大时,则延迟缝合为宜。开放性骨折在清创后,如骨折端经整复后稳定,用外固定支架或长腿石膏固定。如骨折端不稳定,周围软组织清创彻底后,血液供应良好者,可选用不同类型的内固定维持整复后的准确对位,亦有利于手术后的早期功能锻炼。不宜内固定者可用外固定支架固定,也可在托马斯架或布劳架上作跟骨牵引。外固定支架既稳定了骨折,又便于伤口观察和处理,对于胫腓骨开放性骨折是一种理想的治疗方法。

(七)感染性骨折的治疗

对于感染性胫腓骨骨折,以往常规治疗是先治愈创面,再处理骨折。此法治疗时间长,功能恢复差。用中西医结合疗法治疗,对骨折采用跟骨牵引,伤口予以换药,使感染伤口有效的愈合,降低创面的感染程度,使骨折能在创面的愈合期内同时得到处理。感染伤口要引流通畅,当肉芽组织完全把外露骨覆盖时,即可植皮。对于合适的病例,外固定支架代替跟骨牵引,疗效更佳。

(辛洪磊)

第九节　踝部韧带损伤

踝关节韧带损伤,是日常生活中很常见的疾病,约占全身关节软组织损伤中 80% 以上。它可发生在任何年龄段,以青壮年多见。其中又以外侧韧带损伤最多,单纯内侧韧带损伤较少见。踝关节的主要韧带分为三组:下胫腓联合韧带、内侧副韧带(三角韧带)和外侧副韧带。大部分踝关节韧带急性损伤经治疗可以愈合,部分发展为慢性的踝关节不稳。

一、外侧副韧带损伤

外侧副韧带由前中后三束组成,它的解剖关系与治疗密切相关:前束距腓前韧带呈水平位。附着于外踝下 1/3 前缘及距骨颈外侧面。它阻止距骨向前半脱位,并抵抗内旋。中束为跟腓韧带,向下成 30°斜行。附着于腓骨下极与跟骨后外面小的骨突。主要功能是阻止足内翻。后束为距腓后韧带,呈三角形,起于腓骨后面,止于距骨后突的外侧结节。它能阻止距骨向后移位。

(一)损伤机制与病理表现

踝关节内踝较外踝短,外侧副韧带较内侧副韧带弱。在高低不平的路面上行走或下楼梯时不慎失足,足处于极度内翻跖屈位,使外侧副韧带过度牵拉而引起损伤。单纯的距腓前韧带损伤在踝关节扭伤中最为常见,其次是距腓前韧带与跟腓韧带同时损伤。大多数韧带损伤为撕裂或断裂,有时也可表现为距骨或腓骨的撕脱性骨折。单纯跟腓韧带损伤少见,见于部分距下关节不稳患者。距腓前韧带、跟腓韧带与距腓后韧带同时损伤非常罕见。

(二)临床表现

踝关节外侧副韧带急性损伤患者有明确的足内翻跖屈损伤史。踝部疼痛,跛行或不能负重行走,局部肿胀。明显的皮下淤血、瘀斑提示可能存在韧带的撕裂或骨折。

部分发展为慢性踝关节不稳的患者出现踝关节长期疼痛肿胀,行走不稳感及反复扭伤。韧带松弛导致的踝关节非生理范围的关节异常运动称之为机械性不稳。而本体感觉缺失、神经肌肉功能障碍、姿势控制缺陷及肌无力相关的慢性踝关节不稳定义为功能性不稳。

(三)诊断

检查时将足跟内翻可引起疼痛加剧,踝关节活动范围增大。X 线片可见局部软组织阴影增大,有时在韧带止点可见小片撕脱骨折。大部分学者将急性踝关节损伤分为三度:Ⅰ度指距腓前韧带部分或全部断裂;Ⅱ度指距腓前韧带和跟腓韧带部分或全部断裂;Ⅲ度指三条韧带全部损伤。

对慢性踝关节不稳患者应行应力试验明确是否存在机械性不稳。内翻应力试验时距骨倾斜大于 15°时阳性,前抽屉试验距骨前移大于 5 mm 时为阳性,即可诊断踝关节机械性不稳。

B 超可作为踝关节外侧副韧带损伤的辅助检查,诊断精确性与磁共振相似,但 B 超检查主观性较强,对操作者的要求高。

磁共振对诊断踝关节外侧副韧带损伤尤其是慢性踝关节不稳非常有帮助。可以同时观察踝关节肌腱、滑膜与软骨损伤情况。

（四）治疗

1.非手术治疗

对于绝大多数的急性踝关节外侧副韧带损伤患者可以采取保守治疗。非手术治疗包括经典的急性踝关节外侧副韧带损伤采用"RICE"治疗原则（Rest、Ice、Compression、Elevation，即休息、冰敷、加压、抬高），包括石膏或支具固定踝关节于轻度外翻位制动；冰敷或外敷活血化瘀的药膏；弹力绑带包扎或；急性期患者应注意休息，并抬高患肢。一般2～3周可以恢复。由于踝部软组织少，吸收慢。肿胀可能持续数周乃至数月才能消退。近年来有学者提倡"POLICE"原则（在RICE基础上增加Protect和Optimal loading，即保护和适当负重），认为这类患者应早期负重和尽早地功能锻炼。

2.手术治疗

手术治疗用于运动员及对运动要求较高的严重的韧带损伤（Ⅲ度及部分的Ⅱ度韧带损伤）和慢性踝关节不稳的患者。手术分两种：一种是解剖修复，直接修复断裂的韧带并用伸肌支持带加强。另一种是非解剖重建，通过自体肌腱或肌腱移植来重建踝关节的稳定性。

二、内侧副韧带损伤

内侧副韧带又叫三角韧带，是踝关节最重要的稳定结构。它分浅深两层：浅层，止于前丘部，由舟胫束、跟胫束和浅层距胫束组成，主要限制后足外翻；深层，止于后丘部和丘间沟，由前、后距胫韧带组成，限制距骨外旋与外移。

（一）损伤机制

内侧副韧带损伤较外侧副韧带损伤少见。其损伤机制为踝关节突然强制外翻，往往合并有外旋的暴力。多数病例可深、浅层同时断裂，但也可浅层完整，单纯深层断裂，或有内踝撕脱骨折。内侧副韧带浅层断裂时距骨可无明显倾斜及侧向移位。单纯的内侧副韧带损伤较少见，常伴有踝关节骨折或下胫腓韧带损伤。

（二）临床表现与诊断

患者通常有有足部外翻性损伤史。患肢局部肿胀、疼痛和皮下淤血，行走困难。内踝下有压痛，常有淤青瘀斑，外翻踝关节时疼痛加剧。单纯内侧副韧带损伤时X线检查可无阳性发现，但同时伴有外踝骨折或下胫腓联合损伤时可见踝穴增宽。

（三）治疗

（1）非手术治疗：单纯内侧副韧带损伤治疗原则同外侧副韧带损伤，所不同的是将踝关节固定于内翻位。

（2）手术治疗：一般的内侧副韧带损伤不需要手术治疗。如同时伴有下胫腓韧带损伤或外踝骨折使踝穴增宽的患者，在手法复位不满意后可做内侧韧带修复术。修复后的韧带具有正常的抗张力强度。对急性内侧副韧带损伤手术方法一般是直接缝合、打骨隧道或用带线的骨铆钉缝合。

三、下胫腓联合韧带损伤

约有1％～16％的踝关节扭伤伴有下胫腓联合韧带的损伤，也称之为高位踝关节扭伤。下胫腓联合韧带由四条韧带组成：胫腓下联合前韧带，胫腓下联合后韧带，胫腓横韧带和胫腓骨间韧带。其主要功能是伴随腓骨的运动来调节踝穴的大小，维持踝穴的稳定性。

(一)损伤机制

单纯下胫腓联合韧带损伤不常见，一般常伴有内、外踝骨折。往往发生在足受强力外翻、外旋暴力时，如患者高处坠落，足外翻着地或足不动，小腿强力内旋时。

(二)临床表现与诊断

患者通常有足部的外翻、外旋损伤史。踝关节前外侧肿胀与压痛，较踝关节扭伤更为局限。挤压试验压迫腓骨近段诱发疼痛提示下胫腓联合韧带损伤。外旋应力试验将膝关节屈曲90°并将足部外旋，诱发疼痛提示下胫腓联合韧带损伤。X线片可见合并的内外踝骨折。踝关节正位片胫腓间隙大于6 mm，胫腓重叠小于6 mm，或踝穴片胫腓重叠小于1 mm提示下胫腓联合损伤。在怀疑下胫腓联合韧带损伤时，外旋应力摄片可作为常规检查。CT可帮助明确是否合并踝关节骨折，尤其是后踝福尔克曼骨折，下胫腓联合韧带损伤时可以看到胫腓骨在下胫腓联合水平的位置关系发生变化。磁共振与B超可以作为下胫腓联合韧带损伤的辅助检查。

(三)治疗

(1)非手术治疗：对下胫腓联合韧带损伤而分离不明显者，治疗原则同踝关节外侧副韧带损伤。对迟发性下胫腓联合分离者，如果分离可复位，予以支具固定6～8周，拆除石膏后进行功能锻炼。

(2)手术治疗：下胫腓联合韧带损伤伴下胫腓联合脱位需手术治疗。固定下胫腓联合的方法很多：下胫腓联合螺钉；纽扣固定；螺栓；U形钉等。6周后患肢才能负重行走。

(张秀勇)

第一节 瘢痕与瘢痕疙瘩

瘢痕是人体创伤或炎症愈合过程的产物,临床常见。瘢痕临床表现多种多样,形态各异,可引起痛痒不适等症状,严重者影响人的容貌、功能及身心健康。

一、瘢痕的形成机制

目前瘢痕的形成机制尚未完全清楚。一般认为是由于机体炎症反应,胶原的合成与降解不平衡,异常黏多糖的出现及肌成纤维细胞的增生所致。目前已知多种细胞生长因子(如血小板源性生长因子、表皮生长因子、成纤维细胞生长因子、转化生长因子-β 等)、多种细胞(如成纤维细胞、肥大细胞、中性粒细胞、巨噬细胞、血小板等),及微循环因素、免疫因素等参与了瘢痕的形成和转归。

二、常见的病理性瘢痕类型

(一)增生性瘢痕

增生性瘢痕多见于外伤、溃疡和局部炎症病变引起的深达真皮层的创面愈合之后。临床表现为局部隆起的粉红色或紫红色肿块,表面充血、质地偏硬、边缘不突向正常皮肤,伴痒痛症状。组织学上表现为肿块的边缘明确,有大量纤维组织增生,可见毛细血管扩张,炎症细胞浸润及成肌纤维细胞。瘢痕增生一般可持续 6 个月至 2 年。以后逐渐变软,渐趋平坦,痒痛症状逐渐减轻,最终消失。临床上根据瘢痕增生程度,可分轻、中、重度三型。瘢痕隆起小于 5 mm 为轻度,大于 10 mm 为重度,介于两者之间为中度。

(二)瘢痕疙瘩

瘢痕疙瘩又称蟹足肿。与创伤程度无关,可见于轻微外伤后、局部炎症等,部分患者可在无明显诱因的情况下发生。一般认为与体质、遗传等有密切关系。临床表现为肿块形态不一,呈粉红色或红褐色,质地如软骨样的硬性肿块,无弹性,表面可凹凸不平,肿块明显突出并向周围进行性扩张。皮损范围可以明显超过原病变界限,常伴有痛、痒症状。肿块搔抓后易破溃而继发感染,或形成经久不愈的溃疡。组织学上表现为肿块边缘有过度增生的纤维组织,形成旋涡状,内有大量炎性细胞浸润,皮损边缘不清。瘢痕疙瘩一般可持续数年,甚至几十年不断扩大。但至成熟期后,中央部位可部分萎缩,边缘增生部位仍充血发红。

(三)瘢痕挛缩

又称为瘢痕挛缩畸形。瘢痕常引起功能障碍和形态改变,在器官聚集的面部和四肢、颈部等部位(如睑缘、口唇缘、关节屈伸侧、颈前等)的瘢痕都易导致程度不等的挛缩畸形及伴随相应的功能障碍。

三、诊断

根据病史和体格检查来诊断。首先明确病因,了解有无外伤史、手术史、虫咬、预防接种等皮肤损伤史;其次了解瘢痕发生的时间、发展过程、有无瘙痒和疼痛症状,既往治疗史及疗效等;最后完善体格检查:瘢痕的形态、大小、数目、颜色、质地、厚度、发生部位及皮损范围,有无挛缩畸形、并发症状。鉴别诊断注意区分增生性瘢痕与瘢痕疙瘩;瘢痕癌与慢性瘢痕溃疡。

四、治疗

增生性瘢痕与瘢痕疙瘩的治疗方法甚多,包括手术治疗和非手术治疗两大类。非手术治疗包括加压减张治疗、硅胶贴片或硅凝胶外用、药物治疗(包括药物口服、外用及瘢痕内注射三种办法)、激光治疗、等离子体治疗等,但尚无特效疗法,目前以综合治疗为主,尤其是瘢痕疙瘩往往难以根治,但可以达到改善和控制的目的。

(一)压迫疗法

是所有瘢痕预防与治疗的基础措施。压迫疗法的关键是尽早应用,局部维持一定压力,一般压力 2.7～4.0 kPa(20～30 mmHg),持续治疗 3～6 个月以上。

(二)硅胶膜疗法

研究发现硅胶膜对瘢痕有抑制作用。国内外已有多种硅胶贴片及喷雾剂用于治疗瘢痕,有一定疗效,但不能消除瘢痕。应用的原则是早期和持久。

(三)药物治疗

常用药物注射。目前常用的药物为糖皮质激素,如曲安奈德、复方倍他米松等。药物必须注入瘢痕内,曲安奈德每 3～4 周可重复 1 次,以 3 次为一疗程。并发症有皮肤变薄、破溃、月经失调等。目前常采用激素加氟尿嘧啶混合注射,可以达到抑制纤维组织增生,从而取得较好的疗效。目前还有口服药物,如曲尼司特胶囊,用于抑制瘢痕生长,减轻不适症状。

(四)放射疗法

单纯采用放疗效果欠佳,对于瘢痕增生早期或瘢痕手术后立即应用小剂量射线放疗,具有较好疗效。但放疗存在致皮肤癌的潜在危险,应慎重使用。

(五)激光治疗

目前采用激光治疗瘢痕有新进展,建议早期介入,可以预防瘢痕的生成。临床上早期常采用脉冲染料激光(pulsed dye laser,PDL)治疗瘢痕充血,也常与局部注射药物合用,抑制瘢痕的增生。对于增生性瘢痕采用超脉冲 CO_2 治疗或手术切除,再辅以像素激光技术治疗,可取得较好疗效。

(六)离子束治疗

是微等离子体技术,是近年来新技术,适用于痤疮后的小凹陷性瘢痕等。

(七)手术治疗

手术切除缝合，或局部皮瓣转移减张，覆盖重要神经血管及脏器；严重的广泛瘢痕，切除后瘢痕上皮回植，对增生性瘢痕和瘢痕疙瘩有一定作用。但是单纯手术的复发率高，因此手术后，早期结合局部药物注射、放疗及其他治疗方法，可以减少复发(案例参考表9-1)。

表 9-1　案例：瘢痕溃疡

项目	内容
病历摘要	患者女，53岁，50年前肠套叠术后腹壁遗留瘢痕，30余年前瘢痕开始反复干裂、破溃、结痂，伴有明显疼痛。近2个月外涂红霉素软膏治疗，疼痛略缓解，但瘢痕处破溃较前频繁。房颤病史10余年，规律口服"倍他乐克、阿司匹林"，已停用1d。否认传染病、糖尿病、风湿免疫类疾病，遗传代谢疾病及肿瘤病史。查体：腹壁脐右方可见长约5.0cm纵向瘢痕，质硬，表面干燥痂皮附着，部分干裂，无明显渗出，周围皮肤略红肿，压痛明显。完善相关检查，排除禁忌后行腹部瘢痕溃疡切除、皮瓣修复术。

(八)挛缩性瘢痕治疗

其主要目的是解除挛缩，恢复功能。瘢痕组织有时可不必切除，彻底解除挛缩是治疗的关键步骤。在四肢部位有时还需行肌腱延长、关节囊松解、关节韧带切除等辅助性手术。松解时切口应与挛缩纵轴垂直，术中无法复位者，可酌情行术后牵引，或关节成形、融合术。挛缩瘢痕松解后的创面可用皮片、皮瓣移植来修复(案例参考表9-2)。

表 9-2　案例：瘢痕溃疡

项目	内容
病历摘要	患者女，45岁，6月前患者被酒精火焰烧伤面颈部、前胸、后背、右上肢，经治疗1月余后创面大部分愈合。创面愈合后瘢痕形成，未规律进行抗瘢痕治疗及功能锻炼。现颈部、右上肢瘢痕牵拉周围组织致颈部、右上肢活动受限。查体：颌颈部、颈胸部瘢痕明显高出体表，色粉红，表面沟壑不平，质韧，无弹性，牵拉颈部皮肤致颈部上仰受限；右肩臂可见高起瘢痕，表面沟壑不平，色粉红，质韧，无弹性，其中腋前壁瘢痕挛缩致右上肢活动受限，左右两肩不对称；右脚瘢痕略高出体表，色粉红，表面凹凸不平，牵拉周围组织呈条索状，致右手伸展受限。面颈部、前胸、后背部、右上肢、双大腿分别可见高起瘢痕，质韧，呈粉红色。完善检查，排除禁忌后行颈部、右上肢挛缩瘢痕切开、松解、游离植皮术＋腹部取皮术，术后，加压包扎。
学者点评	取皮术区按时换药，而植皮区术后第10天换药。该患者术后第十天换药见颈部、右腋窝植皮区域皮片大部分成活良好，右腋小部分植皮未成活，呈黄白色，伴少量渗出，创面基底红润，无明显感染迹象。右手腕、腹部术区换药见切口对合可，切缘轻度发红，轻压切口周围组织无明显渗出，轻度触痛，碘伏消毒后，腹部取皮区腹带固定；右手腕术区凡士林油纱布覆盖，无菌敷料包扎固定。颈部颈托固定，防止颈部瘢痕增生或挛缩。

五、瘢痕的预防

目前尚无法使皮肤创伤后无瘢痕愈合，外科医师常用一些操作技巧来减轻瘢痕增生和挛缩：严格按无菌、无创技术原则操作；术中切开、剥离、止血、缝合、引流、包扎固定等应尽量减少组织创伤；皮肤缺损张力过大时，不可勉强缝合，应用局部或邻位皮瓣转移或皮片移植修复创面；开放性创伤、创面伴有皮肤软组织缺失或创口感染不能一期愈合时,应及时清创修复创面,去除异物,缩短创面愈合时间,减少瘢痕增生;伤口及时拆除缝线;创面愈合后可采用加压、放疗、硅胶膜贴敷或其他药物治疗;植皮术后肢体抗挛缩位固定和适度功能锻炼是预防瘢痕挛缩的重要措施;早期激光治疗预防瘢痕。

(任刘生)

第二节 体表肿瘤切除后创面

临床上体表肿瘤种类很多,通常按肿瘤性质可分为良性、交界性和恶性。大多数肿瘤切除手术通常都是计划性手术;小的良性肿瘤可以在切除后通过直接缝合、邻近皮瓣转位等方法即刻封闭创面,较大的体表肿瘤则可以在切除后通过植皮、复合植皮、皮瓣等方法即刻封闭创面。体表肿瘤切除后创面的形成往往多见于贫血、低蛋白血症、伤口感染、切口裂开、肿瘤复发、放疗等,其处理原则各有不同。

一、常见体表肿瘤及分类

(一)良性肿瘤

1.表皮样囊肿

表皮样囊肿为最常见的体表肿物,可发生于各种年龄和身体任何部位,单发或多发,呈圆形局限突起,边界清楚,质地较硬而有囊性感,表面与皮肤粘连,并随皮肤移动,有继发感染时可出现疼痛,反复感染可致局部变硬。

2.皮脂腺囊肿

皮脂腺囊肿因外伤、感染、毛囊角化皮脂腺导管阻塞皮脂排泌不畅淤积而形成的潴留性囊肿,俗称粉瘤,多见于皮脂腺丰富的头面部、臀部及背部,尤其是处于生长发育旺盛期的青年人。囊肿呈圆形,可无症状,边界清楚,和皮肤粘连,基底可移动,易发生感染。有时在皮肤表面可见一黑色毛囊孔,挤压或破溃后流出灰白色粉渣样皮脂,可伴恶臭。临床上与表皮样囊肿极难鉴别。

3.脂肪瘤

脂肪瘤是由成熟脂肪细胞所构成的一种常见良性肿瘤。多见于中年人,可发生于身体任何部位,表现为单个或多个皮下局限性肿块,瘤周可有一层薄的结缔组织包囊,有的被结缔组织束分成叶状,质地柔软,易推动,生长缓慢,极少恶变。

4.纤维瘤

纤维瘤来源于纤维组织的肿瘤,可发生在身体任何部位,好发于腹部、肩胛部、股部和臀部。发病年龄多在 30～50 岁,儿童和青少年也不少见,发病原因可能与外伤、激素和遗传因素有关。通常有包膜,质地较硬,可推动。

5.血管瘤

传统的血管瘤分类为毛细血管瘤、海绵状血管瘤、蔓状血管瘤。新的生物学分类方法将血管瘤分为血管瘤和血管畸形两大类别,即依照血管病变的组织发生不同来分类,具有血管内皮细胞增殖的为血管瘤,而不具增殖倾向的血管内皮及衬里组成的血管病变为血管畸形。尽管血管瘤是良性的,但它能破坏周围组织,造成外观及功能障碍。有的血管瘤生长快速,可出现胀痛、溃疡、破裂出血、感染、畸形等并发症。

6.腱鞘囊肿

腱鞘囊肿是指发生于关节囊或腱鞘附近的一种内含胶冻状黏液的良性肿块,其多为单房性,也可为多房性。发病原因认为与关节囊、韧带、腱鞘上的结缔组织因局部营养不良,发生退行性黏液性变或局部慢性劳损有关。多见于中青年,大多逐渐发生或偶尔发现,生长缓慢。极少数病例囊肿可自行吸收。

7.神经纤维瘤

神经纤维瘤又称神经膜瘤,神经瘤,神经周围纤维瘤,雪旺细胞瘤,神经周围纤维母细胞瘤。本病名目繁多,反映了对其来源有不同看法。神经纤维瘤或神经周围纤维母细胞瘤,是指瘤细胞由神经内中胚叶深化而来的结缔组织。神经纤维瘤可以起源于周围神经、颅神经及交感神经。

(二)恶性肿瘤

皮肤恶性肿瘤,主要是皮肤鳞状细胞癌和基底细胞癌。往往具有进展缓慢、恶性度较低、治愈率高的特点。由于发展慢、症状不多,患者就诊常较晚,可自数年至10余年不等。

1.鳞状细胞癌

鳞状细胞癌最常见,约占皮肤恶性肿瘤80%以上,来源于表皮的棘细胞层。多见于成年人,尤其好发于60~70岁男性裸露部位,半数以上发生在头面颈部。一般病程较长,慢性磨损刺激、慢性溃疡或窦道、烧伤后瘢痕反复溃疡感染等常在10~20年后才发生癌变。主要症状是皮肤上有一边缘较硬的疣状隆起或下陷发硬的溃疡斑,鳞屑脓痂感染,去痂后易出血,偶尔有疼痛,甚至剧痛。

2.基底细胞癌

基底细胞癌来自表皮的基底细胞或毛囊、毛发和汗腺的始基细胞,为一种恶性度较低的皮肤癌。其生长缓慢,病程可数年甚至数10年,几乎不发生转移,故亦有人称其为基底细胞上皮瘤。多见于老年人,好发于颜面及颈部如眼眶、鼻、颊、前额等处。临床上可分为结节溃疡型、色素型、硬化型、表浅型(案例见表9-3)。

表9-3　案例:头皮恶性肿瘤

项目	内容
病历摘要	患者男,77岁,1年多前患者因顶部头皮肿物行手术切除,病理结果示"恶性间叶来源肿瘤,符合上皮样血管肉瘤,紧靠底切缘;免疫组化 CD31(+),ERG(+),Fli-1(+),SMA 弱(+),CD34(−),CKpan(−),Desmin(−),Ki-67(50%+)"。术后愈合好,未行其他治疗。半年前发现原肿物术区边缘出现一长条肿物,长约 4~5 cm,高出体表,无疼痛、破溃。查体:额叶头皮可见一隆起肿物,凹凸不平,范围约 7 cm×4 cm×3 cm,质硬,边界尚清,不可推动,无压痛,肿物表面皮肤发红,无破溃,其上可见毛发生长。 完善相关检查,排除禁忌,行额顶部肿物扩大切除、邻近皮瓣转移、游离皮肤移植术+腹部取皮术。病理结果回示"结合免疫组化标记及患者病史,符合血管肉瘤,分化差,肿瘤切面面积 3 cm×1.6 cm;切缘未见明显病变(肿瘤距基底切缘小于 0.1 cm)"免疫组化同前。

3.黑色素瘤

黑色素瘤又称为恶性黑色素瘤,是一种能产生黑色素的高度恶性肿瘤,大多见于 30 岁以上成人,发生于皮肤者以足底部和外阴及肛门周围多见,也可发生于黏膜和内脏器官。可以一开始即为恶性,但通常由交界痣恶变而来。凡黑痣色素加深、体积增大、生长加快或溃破、发炎和出血等常是恶变的象征。黑色素瘤的预后大多很差,晚期可有淋巴道及血行转移。因此,本瘤早期诊断和及时治疗十分重要。

二、常见体表肿瘤切除后创面

本节所述"创面"指广义的创面,包括溃疡、伤口、切口、窦道、瘘口等。体表肿瘤切除后创面形式多样,由于原发病、基础病不同,肿瘤发生发展和治疗过程不同,其临床表现各不相同。小的肿瘤或小的创面,通常可以直接切除缝合。临床遇到的往往是以下一些难治性创面类型。

(一)一期手术未能直接封闭的创面

创面较大、切口缝合张力大、而局部或远位又没有合适的皮瓣可用,全身或局部情况不适合做游离皮瓣者。

(二)肿瘤切除后迁延不愈创面

局部血供差、伤口感染、切口裂开、创基有血管、骨关节等深部组织外露,窦道形成,合并慢性骨髓炎,患者全身情况差,糖尿病、肝硬化、血液病、贫血、低蛋白血症、重度营养不良、较长期应用激素或免疫抑制剂、化疗后等等。

(三)肿瘤切除后复发创面

包括原位复发或异位转移出现的创面。

(四)肿瘤合并感染创面

尤其是恶性溃疡合并多重耐药菌感染创面。

(五)放射性溃疡

常见于乳腺癌切除放疗后,鼻咽癌、口腔癌放疗后,小腿皮肤癌放疗后。

三、治疗方法

各种原因导致的创面,临床处理方法不尽相同。肿瘤切除后创面,经过创面床准备,再次手术修复,仍是目前最主要的治疗方法。对于慢性难治性创面,往往需要较长期的综合治疗,包括局部治疗和全身治疗,才能取得良好效果。

常用的手术治疗包括清创或扩创缝合手术;单纯植皮(大张皮、网状皮、小皮片、微粒皮、Meek 植皮等);复合植皮(自体表皮复合脱细胞真皮基质,自体表皮复合大网膜,自体表皮复合人工皮,Recell 细胞移植技术等);复合组织移植;封闭负压吸引联合二期植皮;局部皮瓣转移;远位皮瓣转移;游离皮瓣移植;皮瓣转移联合植皮;皮肤软组织扩张联合二期皮瓣修复。非手术治疗包括放疗,化疗,激光治疗,生物治疗,基因治疗,免疫治疗,中医治疗,物理治疗。

值得强调的是,随着封闭负压引流的广泛应用和技术的不断成熟,越来越多的以前难以修复的各种复杂创面,经过一次或多次的封闭负压引流治疗,结合滴注、灌注、冲洗、局部用药、给氧等,可以有利于创面引流、控制感染、促进肉芽组织生长,之后二期清创植皮手术修复创面。该方法操作简单,总体上节约了人力物力,许多复杂创面可以不再用游离皮瓣的方法即可修复,易于掌握和推广,临床效果优良,是慢性难治性创面处理新进展的里程碑。

(任刘生)

第三节 开放性创伤

一、病因和分类

开放性创伤是指皮肤黏膜屏障的完整性遭到破坏的创伤，与之对应的为闭合性创伤。开放性创伤都伴有出血，所以显而易见，容易诊断。按照造成创伤的不同受力方式，可以再把开放性创伤分成以下几类。

(一)擦伤

由皮肤在粗糙表面摩擦后产生的创伤。常见于一些带有速度的摔伤，如骑自行车摔伤。摔倒使得皮肤压向地面，而平行于地面的位移使得皮肤与地面摩擦造成皮肤的创伤。创面典型表现为同行进方向的条痕，伴皮肤点状渗血。如果压力和速度过大则可能进一步造成皮肤完全破裂或者深部软组织的创伤，形成裂伤或者挫伤。

(二)裂伤

裂伤是由于机械力量牵拉皮肤导致的皮肤完整性断裂而形成的创伤。由于产生裂伤的力量很强，因此往往伴随有皮肤深部组织的损伤，形成挫裂伤或者撕脱伤。常见于车祸中车辆撞击人体导致的创伤。裂伤形成的伤口往往不规则，一方面与人体撞击到的硬物形状相关，另一方面裂口一般沿皮肤软组织较薄弱的结合部裂开。裂伤伤口往往污染较重，伴有较多的创伤坏死组织，并发感染的概率较高。

(三)切割伤

相对于以上两种钝性损伤，切割伤是锐器划开皮肤形成的创伤，如刀割伤、刀砍伤。伤口整齐规整，因切割力度不同而深浅不一，进而损伤深部的皮下组织，神经、血管、肌肉肌腱，可导致深部解剖腔隙的破坏和开放。如果切割伤伴有较强的冲击力，也可导致骨骼的破裂和骨折。由于切割伤对周围组织的损伤轻，创周坏死组织少，因此不易形成凝血血栓，伤口出血较多，但可通过局部加压闭合伤口处血管断端止血。切割伤一般伤口污染不重，发生感染的概率较低。

(四)刺伤

同为锐器伤，刺伤一般伤口较小但创伤深度较深。此类伤口容易伤及深部组织并带入异物和细菌，形成深部组织感染，组织脏器破裂出血，并发厌氧菌感染可形成气性坏疽。

二、治疗

(一)全身治疗

1.纠正失血性休克

纠正失血性休克之前应做好创面止血，对于创面不同情况的出血可以采取不同的止血方法。

(1)指压止血：在创伤当时出现急性大出血，可用手指先迅速压住血管断端止血，然后再使用其他的方法止血，避免因寻找止血工具、材料而耽误时间。

(2)加压包扎止血：毛细血管和静脉出血，由于出血压力较低，可使用局部加压包扎的方法压迫出血部位止血。加压包扎后要注意是否会阻断肢体远端的血供，避免出现远端缺血坏死。

（3）止血带压迫止血：肢体部位出血，出血量大、压力高时，一般难以用其他方法止血，可采用止血带压迫止血。止血带应尽可能采用宽大有弹性的材料，同时注意对神经的损伤。一般上肢止血带压迫时间为 1 h，下肢为 2 h。超过时间仍需压迫止血，可松开止血带恢复血供 5 min 后重新加压。

患者因失血导致血容量不足时要及时补充血容量。输全血是严重大出血的最佳补充方法。其他可使用红细胞悬液，血浆，代血浆，低分子葡萄糖酐，生理盐水等。

2.优先治疗危及生命的多发伤

开放性创伤伤及深面的重要器官组织，如开放性颅脑伤，开放性腹部创伤，开放性骨折等，应该优先处理和治疗危及生命的创伤，维护生命体征的稳定。

3.预防和治疗感染

开放性创伤均为污染或感染性伤口，在全身治疗时，因考虑预防或治疗性使用广谱抗生素。使用抗生素之前要注意以下几点。

（1）恰当清创是预防感染的重要前提。清创应清除已经坏死或失活的组织，去除异物和污染物。对于已经感染的创伤应找到确切的感染灶，彻底清除坏死组织和脓液。一般开放性创伤都应彻底清创，但对于烧伤创面，则要求适当清创，要注意保护烧伤皮肤的复苏组织，保护皮肤的屏障不被破坏。

（2）不论开放性创伤是否感染都应该取创面分泌物做细菌涂片和细菌培养，并根据药敏结果调整抗生素。

（二）局部治疗

1.清创去除坏死组织和异物

伤口用生理盐水、双氧水、碘伏溶液冲洗，清除创面异物和污物，根据创面情况采取相应的治疗措施。

（1）一期缝合切口：开放性创伤伤后时间较短未形成感染创面之前，可通过清创去除坏死组织和异物，清洗创面后缝合伤口。如污染较轻的切割伤，或者在局部组织血循环较好的部位，虽然污染较重或伤后时间较长，由于其抗感染能力较强，也可一期缝合伤口。如面部伤口，虽然可能污染较重，伤后时间较长，但面部血循环丰富，抗感染能力强，一期缝合伤口，大多能一期愈合。而把伤口留至二期处理，会导致面部留下明显的瘢痕。

（2）已感染的开放性创伤：应该清除坏死组织和脓液，去除异物，创面充分引流。待创面生长出新鲜肉芽组织后逐渐修复创面，残留创面面积较大的可行植皮术覆盖创面。

（3）负压引流技术：负压引流技术是自 20 世纪 70 年代起兴起的一种创面负压引流治疗技术。它通过在封闭的创面上产生负压来达到吸走渗液、坏死组织，增加局部血流供应，同时保持一个湿润的平衡的伤口环境，达到促进创面愈合的目的。在开放性创伤的应用上，可在外科清创去除大多数坏死组织后，应用负压引流技术去除残留的坏死组织，加快创面的愈合。

2.保护深部重要器官组织

清创后对于外露的重要解剖结构要予以保护，如骨、肌腱、大血管、神经等。开放的解剖腔隙和间隙也应该一期闭合，如开放性颅脑伤、开放性胸腹伤，开放性关节伤等。闭合方法宜就近选用皮瓣、肌瓣、软组织瓣等，要求简单可靠，不要一味追求复杂和美观的修复方法，而是把这类问题留在二期处理和改善。

3.彻底修复创面

较大的创面经过早期清创处理后,再经过一段时间的换药,创面残留坏死组织逐渐分离脱落,感染得到控制,形成清洁肉芽创面,可进行二期手术覆盖创面。覆盖的方法以皮片游离移植为主,主要为刃厚皮片,颜面部和关节等部位可以选用中厚皮片移植。

(任刘生)

第四节　烧　　伤

一、定义

烧伤是一种由物理或化学因素,如热力、化学、电流及放射线等所引起的常见的外伤性疾病。小面积烧伤仅引起皮肤、黏膜组织或相应的深层组织的损伤。但较大面积的烧伤,可引起机体的各个系统出现不同程度的功能、代谢和形态变化,使伤员全身出现严重的反应和内脏损害,发生休克、脓毒症和多脏器功能衰竭等并发症,死亡率很高。烧伤创面的愈合及治疗过程复杂,时间较长。创面愈合后可遗留外观畸形和功能障碍等一系列并发症及后遗症。

二、现场紧急处理

火焰和热液烧伤等,脱离热源后,要尽快采取局部降温处理,越早降温效果越好。最简单、有效的冷疗方法是用自来水持续冲淋烧、烫伤部位,也可用毛巾、棉纱等浸湿冷水后冷敷创面。如果在野外,没有自来水时,也可将烫伤部位浸入河流、池塘的冷水中。冷疗的时间一般需要15～30 min 以上,一般以停止冷疗后,创面不再有剧烈疼痛为标准。对于中小面积烧伤,冷疗比较容易实施,而对于大面积烧伤的冷疗,要注意掌握时间,同时要注意后续治疗的跟进,不能因为冷疗而延误了液体复苏等后续治疗。经自来水冲洗等冷疗后,可用消毒敷料或其他急救包三角巾等进行包扎。不要涂有颜色的药物或用油脂敷料,以免影响进一步创面深度估计与处理(清创等)。水疱不要弄破,也不要将腐皮撕去,以减少创面污染机会。同时也使创面在搬运过程中得到保护,防止再损伤。寒冷季节还应注意保暖。合并有复合伤时,还要注意固定、包扎。

三、非复杂烧伤创面的处理

非复杂烧伤创面指的是成人烧伤面积<15％总体表面积,小儿<10％总体表面积(1 岁以下<5％总体表面积)的浅度烧伤,或者深度烧伤面积<1％。不包括面、颈部烧伤及化学物质等特殊原因的烧伤。

(一)浅度烧伤创面的处理

目前,烧伤深度的划分较多的仍然是采用三度四分法,中华医学会烧伤外科学分会建议,将烧伤深度按四度五分法划分更符合临床实际,即将累及皮下组织、肌肉、骨骼、神经等创面归为Ⅳ度烧伤。

一般所说的浅度烧伤,指的是Ⅰ度、浅Ⅱ度烧伤创面。Ⅰ度烧伤属于红斑性烧伤后的炎症反应,常见于在海边的强烈阳光下曝晒后。一般无需特殊处理,一周左右即可自行消退。但此类创面,患者常有明显的烧灼等不适感觉,可以外用一些水凝胶、水胶体敷料,也可外涂一些油质膏剂等。对于浅Ⅱ度创面,治疗的原则是预防创面的感染,创造有利于创面愈合的局部微环境。因此,浅Ⅱ度创面清创后,如水疱皮完整,可抽除水疱液后予以保留并消毒包扎。水疱皮可以充当生物敷料,保护创面,减轻疼痛,提供有利于创面愈合的微环境。如果水疱皮已破损或缺失,创面无明显污染,且在伤后6h以内,可以创面清创后采用生物敷料覆盖、包扎,以利于创面愈合。对于创面污染较明显,或创面已是伤后6h以上未处理,可以清创、使用外用抗菌药物(如磺胺嘧啶银,聚乙烯吡咯烷酮碘等)后包扎,也可以使用含银离子的抗菌敷料包扎,避免因创面感染而影响愈合。近年来,许多新型敷料的出现,包括各种泡沫敷料、水胶体敷料、水凝胶敷料、藻酸盐敷料、银离子抗菌敷料等,为浅Ⅱ度创面的包扎治疗,提供了新的可选择方法。但使用时需要正确选择,选择适当,可以明显减轻创面疼痛不适,减少换药次数,方便患者日常生活、工作等。

(二)深度烧伤创面的处理

深度烧伤包括深Ⅱ度和Ⅲ度烧伤,由于创面有坏死组织存在,细菌的定植、感染几乎难以避免,创面愈合过程中牵涉到创面的感染和坏死组织分离的问题。小面积的深度创面,创面局部的炎症反应,或感染溶痂,对全身影响较小,可局部外用抗菌药物,待坏死组织分离脱落后,创面通过收缩,创面边缘或基底皮肤附件的上皮细胞的增殖、分化而愈合。但是,深度创面的坏死组织由开始的凝固性坏死,经液化到与创面基底的健康组织分离,通常都需要2~3周的时间,创面自然愈合的时间长,而且往往瘢痕增生、挛缩较明显。而且,在创面溶痂、分离的过程中,随时有发生侵袭性感染的风险。因此,对于小面积深度创面,条件允许的话,建议早期行手术削痂或切痂至健康组织平面,立即行自体断层皮片移植术,可以明显缩短创面愈合时间,减少创面感染的风险。

四、大面积烧伤创面的处理

大面积烧伤后,由于热力的直接损伤及众多血管活性物质的作用,机体毛细血管通透性增高,及皮肤屏障功能的破坏,大量血管内液外渗或从创面丢失,导致有效循环血容量不足和烧伤休克,机体组织器官的有效灌注不足。大面积的创面暴露会导致机体的代谢增高,烧伤创面表面渗出、凝固的胶冻状渗出物和坏死组织是良好的微生物培养基。因此,大面积烧伤创面的处理,在遵循创面处理一般原则的同时,还必须要考虑到烧伤创面对机体循环、代谢、免疫等功能的影响,烧伤创面的微生物定植、侵袭性感染等对机体各器官功能的影响,同时也要考虑机体的全身状况对创面愈合的影响。大面积深度烧伤,还由于自体供皮区的匮乏,不仅要应用少量的自体皮修复广泛的深度创面,还要尽可能保证双手、面部等深度创面修复后的功能和外观。大面积的浅度烧伤,处理创面时,除了要遵循前述的浅度创面处理原则外,还要考虑到烧伤休克时,组织的灌注不良可能会使创面加深。清创后采用生物敷料覆盖时,要特别注意生物敷料与创面的紧密贴附,不要留有间隙等。对于大面积深度烧伤,创面处理时要特别注意以下要点。

(一)大面积深度烧伤创面,应尽可能采取暴露疗法

休克期,为了减少体液从创面的丢失,有的单位采用生物敷料包扎治疗,但渡过休克期后,应立即暴露,以免创面细菌大量繁殖、大量毒素被机体吸收。

(二)应尽可能早期行深度创面的切(削)痂,植皮手术

目前,大面积深度烧伤的主要死亡原因仍然为全身感染及感染相关的多器官功能障碍综合征,感染细菌的主要来源是烧伤创面。研究证实烧伤后6h,创面即可有大量细菌繁殖并侵入创

面周围组织,及早将坏死组织去除可减少感染的威胁。同时,创面坏死组织,也是烧伤后失控的炎症反应的主要发病原因。坏死组织不仅可以激活凝血、纤溶、激肽和补体等系统,产生炎症介质,还可以直接生成或释放炎症介质。及早去除坏死组织,可减少毒素吸收。

首次手术以去除坏死组织,减少感染的威胁为主要目的。一般选择感染威胁大,深度创面集中而又便于手术的部位,通常先选择四肢的创面。切(削)痂后的大面积创面,一定要有效覆盖。覆盖物的选择和创面植皮的方法多种多样,术者可根据各自单位的经验、设备等条件选择。如果切(削)痂创面面积在20%以下,而自体皮源充足,可选择自体皮片移植。如切(削)痂创面面积在40%以上,且自体皮源匮乏,或为了缩短手术时间,也可以选用大张异体皮自体微粒皮移植,或选用大张异体皮、异种皮暂时覆盖创面,再分期行自体皮片移植。

(三)深度创面的环形焦痂应及时切开减压

创面形成焦痂后,弹性基本消失。特别是环形的焦痂,会压迫组织影响功能。如颈、胸腹部的焦痂可压迫气管或限制呼吸运动,引起呼吸困难。肢体的环形焦痂,可引起血液循环障碍,严重者可导致肢体的肌肉坏死。

焦痂的切开减压,一般要切至深筋膜层,切开后,应仔细探查深部组织的张力情况。对于电接触伤或有肌肉坏死的创面,应同时切开肌膜层,甚至打开肌筋膜室,彻底减压。在临床中,曾见过因四肢深度创面焦痂切开减压不彻底,仅仅切开了焦痂和部分浅筋膜,导致双小腿、双前臂肌肉坏死,并发肌红蛋白尿性肾功能衰竭,不得不行四个肢体截肢的病例。手部深度烧伤,特别是手指远节的深度烧伤创面,需特别注意要行焦痂切开减压,以免远节指节的干性坏死。

(四)大面积深度烧伤创面的处理需要制定手术方案

深度烧伤创面多需要手术处理,且贯穿于大面积烧伤治疗的全过程。正确处理创面是提高大面积烧伤治愈率,减少相关并发症,缩短疗程,恢复肢体功能和面部外观,使患者康复后能重新回归工作岗位、回归社会的关键性治疗措施。大面积深度烧伤后,由于自体供皮区的匮乏,如何做到既能及时去除坏死组织,又能及时修复创面,还要保证修复创面的功能和外观,是大面积深度烧伤治疗中的一个特殊问题。因此,对于大面积深度烧伤,术前应该制定完整的手术方案,包括计划手术的次数,手术的时机,每次手术的部位和处理创面的面积,供皮区的选择,植皮方式等。

可参考的计划包括四肢Ⅲ度创面切痂,在止血带下进行;躯干创面切(削)痂及取皮时,均采用皮下注射肿胀液技术进行。对于Ⅲ度烧伤面积≤50%总体表面积的病例,采用分期行切(削)痂联合自体网状皮片移植术;50%≤Ⅲ度面积≤80%时,采用分期切(削)痂、大张异体皮覆盖,供皮区多次取皮,浅度创面愈合后作为供皮区,移植或去除异体皮后移植自体网状皮片、小皮片;Ⅲ度面积≥80%时,分期切(削)痂、大张异体皮覆盖、自体微粒皮移植技术,供皮区多次取皮,浅度创面愈合后作为供皮区,结合自体小皮片移植、自异体小皮片混合移植术等。

五、面部烧伤创面的处理

面部为暴露部位,烧伤意外时容易被累及,且影响眼、鼻、耳等。创面愈合后,易留有色素沉着,眼睑外翻,鼻翼塌陷,小口畸形等。

(一)面部烧伤的特点

面部组织疏松,血管丰富,烧伤早期渗出、肿胀明显。如果烧伤创面为深度烧伤,因焦痂缺乏弹性,会出现眼睑和口唇的外翻。渗出液向深部组织扩展时,可导致咽喉部水肿,颈部烧伤的局部水肿和咽喉部水肿会引起上呼吸道的梗阻,严重者可引起窒息。因此,对于无吸入性损伤的头面部烧伤,一定要评估创面的水肿对上呼吸道通气功能的影响,必要时应预防性建立人工气道。

五官位于面部,面部烧伤创面的渗液流入眼内、外耳道,可引起眼结膜炎、中耳炎等。特别是眼睑烧伤时,渗出液结痂后未及时清除,会使上下眼睑粘连,痂下的分泌物积聚在眼内,导致严重的眼结膜和角膜炎,极端时可导致结膜、角膜的溃疡。笔者在外院会诊时,曾见过面部烧伤的小儿,因此原因导致双眼角膜的溃疡、糜烂,最终失明的病例,教训可谓深刻。同时,泪液和口腔、鼻腔的分泌物也容易污染面部创面,特别是眼眦和口周处,易造成痂下感染。因此,面部的深度烧伤,焦痂分离相对其他部位要快。

(二)创面的处理

面部烧伤后,应及时清除眼、鼻和口腔分泌物,防止分泌物污染创面。面部的浅Ⅱ度创面,如果表皮完整,可直接暴露。如果表面水疱皮已撕脱,清创后,可外用涂有抗菌药物的纱布行半暴露,也可以外用抗菌敷料外敷,泡沫敷料包扎等。因为面部血运丰富,浅Ⅱ度创面一般可在 10 d 内愈合。

面部的深度烧伤,特别是Ⅲ度烧伤,早期可暴露治疗。面部的深度烧伤创面,特别是深Ⅱ度、Ⅲ度混合时,应该行大张中厚皮片移植。植皮的时机,大部分学者认为,面部的Ⅲ度创面一般不做早期的切痂手术,因为术中可能伤及表情肌及面颊部的颊脂体而影响面部表情及外观,同时,切痂手术过程中,出血量也比较大。待创面溶痂形成肉芽创面后,再行大张中厚皮片移植。但也有学者认为,面部的Ⅲ度烧伤,特别是强酸等化学烧伤,焦痂分离缓慢,可以行早期切痂。切痂时,痂下注射肾上腺素生理盐水溶液使组织肿胀,可减少术中出血,也容易掌握切痂平面。面部的植皮,要分区移植大张中厚皮片,各区间的界限与皮纹一致。皮片间及周围缝合固定,包扎时注意压力要均匀、适当,特别是凹陷部位,要垫好敷料,眼睑部位包扎要防止压迫眼球,植皮术后3～5 d 可拆包。面部创面植皮愈合后,要尽早进行康复治疗,预防皮片挛缩导致的眼睑外翻、小口畸形等。

六、手烧伤创面的处理

在遭遇火焰、热液时,人的本能防御反应是以双手阻挡,因此,手的烧伤在烧伤中最为常见,尤以手背烧伤最为常见。手部深度烧伤后,对手的功能影响较大,甚至失去工作和生活自理能力。因此,对于手烧伤的治疗,应以手的功能恢复为第一和最终目标。

(一)手烧伤的特点

手背皮肤薄而柔软,皮下组织少,只有一薄层疏松结缔组织,因此,手背的深度烧伤易损伤深层组织,特别是手背的伸肌腱和近节指间关节囊等易被损伤。手掌皮肤致密,角化层厚,皮下脂肪多,其解剖学特点加上手烧伤时多本能的呈握拳状,一般手掌的深度烧伤相对较少。

(二)手烧伤的处理要点

在处理手烧伤创面时,全程要保持手处在有利于水肿消退和对抗瘢痕挛缩的位置。早期要保护创面,防止其他因素使创面加深,如三度焦痂要及时切开减压,包扎不要过紧;要根据烧伤的深度和全身烧伤情况,尽早手术治疗和决定手术方式。手烧伤早期就要进行被动、主动活动,尽早进行康复治疗。

(三)手背浅度烧伤创面的处理

手背浅度烧伤创面的治疗,重点是预防创面的感染和防止创面干燥加深。治疗上可选择生物敷料、抗菌药物、抗菌敷料等包扎。包扎可为创面愈合提供湿润的有利环境,但需要定期检查,特别是早期创面渗液量多时,要及时更换敷料,以免创面感染。包扎时要五指分开,掌指关节屈曲、指间关节伸直、拇指对指、腕关节背屈位,包扎后手要抬高,以利于静脉回流和水肿消退。

(四)手背深度烧伤创面的处理

手背的深Ⅱ度烧伤,无论是痂下愈合、溶痂后自愈、形成肉芽创面植皮后,均可出现严重的瘢痕增生、挛缩,使手的掌指关节、指间关节发生畸形,影响手的功能。因此,手背的深度烧伤,应早期行切(削)痂和植皮手术。深度创面的切(削)痂,应尽可能保留健康组织,甚至有学者建议保留手背变性的真皮组织,以改善手背功能。削痂时,要注意不要伤及手背的伸指肌腱,若不慎伤及时要用周围健康软组织包埋。切(削)痂创面彻底止血后,要移植自体大张中厚皮片。如果手背创面伤及肌肉组织,不能完全清除时,也可用异体皮或异种皮暂时覆盖,待创面坏死组织完全脱尽后,再行自体大张中厚皮片移植。对于全身大面积深度烧伤,缺乏大张中厚皮源时,也可考虑行复合移植,即移植人工真皮,待其血管化后,再移植大张刃厚皮片。对于手背的热挤压伤、电接触伤,常伴有肌肉的坏死和肌腱的外露,创面应选择各种皮瓣修复。

七、功能部位深度烧伤创面处理经验介绍

功能部位深度烧伤(深Ⅱ～Ⅲ度)的修复,一直是烧伤外科领域研究的重点、难点,特别是手部,易产生瘢痕挛缩畸形,早期采用的方法正确与否,关系到患者的功能恢复及生活质量。手术成功的关键在于早期削痂,一般为伤后3～7 d。这时,组织间隙水肿液尚未完全回吸收,组织层次分明,在进行削痂时不易伤及深部组织;削痂时应彻底去除坏死组织及最大限度地保留正常组织和间生态组织。但手部(手背、指蹼、掌指关节、指间关节、腕部)往往凹凸不平,不易操作,以往削痂过程中无专用的器械,通常应用滚轴式取皮刀或手术刀片,很难在彻底削除坏死组织的同时又保证创造出一个良好的受床,不致使骨外露及损伤肌腱、神经及重要血管。

(一)手术方法

1.创面床准备

彻底清洁消毒深度烧伤创面。根据患者年龄、部位、烧伤深度选择不同厚度的刀架组,用削痂刀削除创面坏死组织。削痂刀削痂时,应注意力度及刀片角度保护骨关节、肌腱、神经及重要血管。削至创面基底有均匀的出血点(感染创面需要双氧水、碘伏及生理盐水反复冲洗),以1∶50万肾上腺素生理盐水纱块加压包扎止血,5 min后再用双极电凝彻底止血。

2.皮片移植

深Ⅱ度创面予以网状自体刃厚皮片移植,Ⅲ度创面予以人工真皮加自体刃厚网状皮片复合移植。所植皮片边缘超出创面约0.2 cm,排除皮片下积血、积液后,皮肤缝合器或缝线固定皮片(凹陷部位予以荷包加压)。

3.敷料包扎

手部需分指包扎,其他创面烧伤敷料加压包扎后创面予以功能位石膏固定。感染创面内层予以抗生素敷料湿敷加压包扎。

(二)手部功能恢复评定标准

(1)优:能分指、握拳、拇指对掌,不需做整形手术,能恢复正常工作。

(2)良:指蹼有部分粘连、握拳障碍、拇指尚能对掌、指尖不能触及手掌,可生活自理,通过整形手术能达优者。

（3）差：指蹼重度粘连、分指障碍、背伸畸形、拇指对掌障碍或呈爪形手，经手术能达到生活自理。

在削痂刀削痂过程中，最大限度地保留了间生态组织和正常组织，无一例损伤骨关节、肌腱、神经及重要血管，基底可见均匀出血，创面床准备良好。感染创面可在术后第 2～3 天拆开敷料，查内层敷料有较多渗液，网状皮片成活、网眼部分已开始闭合。继续予以抗生素敷料湿敷加压包扎，石膏功能位外固定。术后第 7 天，再次更换敷料，查创面干洁，网状皮片网眼大部分已闭合，予以指导患者进行适当功能锻炼。非感染创面，无特殊情况，术后第 5 天更换敷料一次，创面干洁，网状皮片网眼大部分已闭合，所移植物全部成活。所有创面，术后第 12 天移植物均完全存活，进行弹力绷带加压包扎及指导患者功能锻炼，予以痊愈出院。术后随访时间最长为一年半，愈合后所植皮片与邻近正常肤色相似，色素沉着轻，触之较软，无明显皱缩，关节活动度良好，无一例关节功能受限。

（任刘生）

第五节　愈合不良的术后创面

手术后切口愈合不良，是形成医源性创面最主要的原因。出现这种并发症的术后患者，手术切口会发生液化、感染，及延迟愈合，严重时甚至导致全身症状。延长治疗时间的同时，增加了患者的痛苦及费用，也加剧了医疗资源的浪费。

一、病因

（一）患者自身的因素

1.患者机体营养不良，由此伴发低蛋白血症、贫血，引起切口出血、水肿，组织生长缓慢。从而导致切口感染的发病率为 20％～25％。

2.患者过于肥胖，特别是皮下脂肪厚度超过 3 cm，会使脂肪层的底部难以彻底缝合，遗留腔隙后局部易于积血积液，明显增加切口的脂肪液化发生率。

3.伴有慢性基础疾病

（1）糖尿病患者的微血管解剖结构出现病理性改变，继而发生组织循环障碍、局部营养供应不足。

（2）患者合并心肺疾病，低血氧导致呼吸频率增加，呼吸肌运动幅度加大，长期持续的咳嗽又增加了腹部压力，直接影响腹部切口的愈合。

（3）伴有心肾疾病，由于组织蛋白持续渗漏，必然继发低蛋白血症和组织水肿。

（4）如果这些慢性病存在 2 种以上，则会显著增加切口愈合不良的概率，甚至切口感染。

（二）各种原因导致免疫力降低

应用抗癌药物、接受放射线治疗或者患有引发免疫力低下的疾病，同样是影响切口愈合的有害因素。机体免疫功能受损时，人体组织对手术创伤后的反应能力明显降低，表现为切口部位的细胞浸润减少，进而抑制了细胞吞噬杀菌的功能。实验研究表明，当切口局部的单核巨噬细胞减少时，组织异物及细菌等微生物不能被有效及时地清除；由于细胞分泌功能不足，微环境中的生长刺激因子水平明显下降,使组织细胞的分裂增殖速度大幅降低,切口愈合不良后形成术后创面。

(三)手术所造成的因素

(1)术前住院时间过长,增加了患者与同病房其他患者的接触机会,院内感染的风险增加,受各种病原菌感染的机会也随之加大。

(2)手术持续时间延长,使切口组织长时间暴露在外,皮肤软组织很容易发生氧化分解,引起无菌性毒性反应,反过来又会加速脂肪组织的液化。长时间手术会进行持续的术中牵拉,使受牵拉部位组织张力持续增高,导致局部微循环不足,不但加重组织损伤,更降低了局部的抵抗能力,增加了切口的感染风险。另外医务人员过于疲劳,也会不自觉地疏于手术操作的无菌标准。

(3)高频电刀已被认为是切口愈合不良的主要因素之一,脂肪细胞对热量敏感,使用电刀时产生的高温直接对切口皮下的脂肪组织造成烧伤,细胞随之变性。同时分布在脂肪组织内的毛细血管因电灼产生的凝固作用而发生栓塞,引起切口局部的血液供应障碍。两方面作用使得术后切口皮下大量脂肪组织液化并形成渗液,导致张力增加,同时为细菌提供了良好的培养基,直接影响切口愈合。

(4)手术的切除范围和手术方式同样会造成切口愈合异常。需要广泛切除病灶区域的手术,皮肤软组织缺损大,拉拢缝合后切口两侧皮下组织的张力增高,导致微循环障碍而影响血供。临床研究发现,切口处皮下组织保留的厚度小于 3~5 mm 将不能保证良好的血运及修复能力。术中对手术区域的主要静脉和淋巴结保护不足,又会增加伤口急慢性淋巴水肿和发生蜂窝织炎的风险。许多手术术后需要留置各种引流,不同材质的导管与皮肤长期贴附作用,引流区域皮肤没有严格无菌操作、消毒不严或是引流管污染,又会导致切口炎症。这种创面容易形成局部瘘管,瘘管是体内外持续性的开放通道,易于发生细菌感染。有些瘘会影响术后饮食,又会导致水电解质平衡紊乱及蛋白摄入不足所致营养不良,切口长期无法愈合最终形成术后创面。

(5)造成术后伤口污染的细菌,可能来自污染性的Ⅱ、Ⅲ类切口,以革兰氏阳性菌和革兰氏阴性杆菌多见;也可能是创面继发感染及损伤性皮肤感染,致病菌群包括枸橼酸杆菌、阴沟肠杆菌、大肠杆菌、克雷伯菌属、变形杆菌属、铜绿假单胞菌,及葡萄球菌属、肠球菌属、白色念珠菌等真菌所致的感染。

(6)对于接受手术治疗的老年患者,其单核巨噬细胞吞噬功能低下,淋巴细胞对刺激反应迟钝,更容易因细菌毒性作用而发生切口感染。有研究发现,65 岁以上的患者,无菌手术伤口感染率达 4%,显著高于年轻人组。

(四)其他原因

(1)不适当的体位,缺乏正确指导的术后运动,例如过早或过度的活动,都会影响手术切口的愈合质量。

(2)需要术后辅助治疗的患者,治疗的副反应会发生新的并发症,进而影响手术切口愈合的速度和质量,这一点尤其多见于术后进行放疗或化疗的患者。

综上所述,我们分析可知:导致切口愈合不良的诸多因素,可能单独存在,或者多因素并存。这些因素之间互相影响,互为因果,任何一个环节处理不当,都有引发术后创面的风险,因此需要外科医师在临床中格外关注。

二、发病机制

胶原酶增加和胶原纤维合成受阻,创面强度因此降低;各种致病菌引发的感染,会造成肉芽组织缺血缺氧而坏死液化;手术本身会形成创伤,导致巨噬细胞、中性粒细胞等细胞在手术区域聚集,一方面坏死组织被吞噬,但另一方面会造成氧耗量显著增加,继而创面微循环供应的氧气相对不足。使术区产生的各种毒性代谢产物不能及时回流排放,同时由于氧气及必要的营养物质供应不足而导致切口愈合缓慢。接受手术的患者,机体的高血糖素、生长激素和肾上腺皮质激素释放增加,这些激素加速糖原分解,并且抑制了胰岛素作用,从而诱发血糖升高,蛋白质和脂质分解代谢增强发生负氮平衡,影响愈合。共同的病理基础是白细胞功能降低,局部毛细血管硬化、梗阻及栓塞影响微循环,受伤后促进成纤维细胞和上皮细胞等的生长因子、胰岛素样生长因子生成较少,而胶原酶增多,直接影响伤口愈合。

三、临床表现

愈合不良的术后伤口,主要表现为手术切口液化、裂开,伤口持续不愈合,切缘及创面红肿,创面肉芽组织缺乏或肉芽组织苍白,伴有持续炎症性渗液。根据创面的深度不同,患者可能合并不同程度的疼痛。严重者会出现体温升高及败血症的表现;极大影响生活质量,甚至危及患者生命。实验室检查的结果多表现为血浆 C 反应蛋白明显升高,血小板压积增高,白细胞计数增多,中性粒细胞比例升高,常大于 0.75。伤口分泌物培养或血液培养可发现导致感染的病原菌。

四、预防及治疗

通过分析上述导致发生切口愈合不良的原因,临床外科医师应从以下方面加以关注与完善,减少和预防术后发生切口愈合不良。

(一)手术部位的术前消毒准备

对于择期手术的患者,只要病情许可,建议术前 1 d 沐浴。手术当天提前 1 h 备皮,同时排除术区皮肤存在破损或感染的情况,并在备皮后进行消毒。对于肠道或者体腔内手术的患者,术前应进行特殊准备,包括术前灌肠、局部控制炎症等措施。

(二)改善患者的营养状况

特别是针对体质衰弱的患者,应增加蛋白、氨基酸的摄入量,确保满足机体每天能量及热量所需,同时控制脂肪摄入。有出血倾向的患者可特别补充维生素 K 等增强凝血功能的微量元素。对于消化功能异常或不能进食的患者,应针对性补充易于消化吸收的要素饮食,必要时可于术前给予营养支持治疗。

(三)抗生素的合理应用

在可能造成污染的区域手术或预计时间过长及创伤较大的手术、异物植入及器官移植的手术,都应预先应用抗生素来预防切口愈合不良的发生。据文献报道,与术前 2 周使用抗生素的患者相比,术前 2 h 使用抗生素的患者预防切口感染的效果更好。如手术时间较长,可在术中加用一次足量有效抗生素,术后再根据病情应用 5～7 h 有效抗生素。

围术期抗生素预防性应用原则:头孢菌素应术前 0.5～1 h 内开始给药;万古霉素、去甲万古霉素、克林霉素、喹诺酮类应术前 2 h 用药;应在择期手术结束后 24 h 内停止使用预防药物;手术时间≤2 h,一般用药 1 次已经足够。

(四)熟练的手术技巧和正确的术中操作

避免对切口处组织的反复不均匀切割,一次性按解剖层次切开皮肤。尽量减少使用电刀,特别要避免强电流操作或大面积对手术区域进行烧灼止血。切口周缘应特别保护,防止感染性体液污染及反复持续的钳夹和牵拉。多个区域进行操作的手术应及时更换手套,关闭手术切口之前,应进行彻底的清洗。同时根据术区的渗液积液情况,放置理想的引流物,并保证其通畅且位置合适。在缝合切口的过程中,确保不留无效腔,避免同一部位反复进出针,以减少皮下脂肪液化的发生概率。皮肤缝合时使各解剖层次对合良好,防止打结过紧而影响切口的血液循环,最终导致切口延迟愈合。

(五)术前积极应对基础疾病

对于患有慢性基础疾病的手术患者,在术前应及时治疗,清蛋白低于 30 g/L 应纠正至正常;高血压者应继续服药,如血压高于 24.0/13.3 kPa(180/100 mmHg),应用药物将其控制在一定水平,但并不要求降至正常;肺功能不全的患者术前应予以评估,如伴有急性感染,应控制感染 2 周后再择期安排手术;慢性肾功能障碍的患者除术前改善,术中应特别注意避免使用影响肾脏功能的药物;对于静脉应用胰岛素控制血糖的患者,术前维持血糖水平在轻度升高状态 5.6~11.2 mmol/L。

(六)预期不良切口需特殊处理

对于皮下脂肪厚度超过 3 cm,或污染严重预期愈合不良的手术切口,可在关闭深层组织后采用预防性负压吸引 3~5 d 后二期缝合;切口愈合不良均需及时处理,如果分泌物或渗液较少、仅为部分切口愈合不良,可在无菌操作下促使残留的渗液排出;如果腔隙内积存大量分泌物或渗液,即需敞开切口并通畅引流,去除可见的线结等异物和活力不良的组织;经久不愈的慢性创面则需手术,通过负压、植皮或皮瓣的方式予以修复。

(任刘生)

第六节 压力性溃疡

一、定义

压疮(pressure ulcer,PU)又称压力性溃疡,旧称为"褥疮(decubitus ulcer)"。*decubitus* 一词来源于拉丁文 *decumbere*,意为"躺下",自 1590 年开始使用。中医称之为"席疮",因久着席褥而得名,把压疮的发生与长期卧床联系在一起。在实践中人们发现,只要施加足够的压力,并有足够长的时间,这种溃疡不仅发生于卧位,身体任何部位均可发生,并非仅仅发生在"躺卧引起的溃疡",但是在口语表达上人们仍大多习惯地称之为褥疮。近几年来在教科书上和文献多采用压疮一词。本节统一使用"压疮"表述。

以往压疮的大多数定义包括压疮的原因和部位。新加坡卫生部压疮预测和预防临床实践指南工作组 2001 年将压疮定义为"由于切割、摩擦和压迫骨性隆起而造成的局部皮肤、肌肉和肌肉下层组织的损坏"。最新的压疮定义是 2016 年美国国家压疮专家组(National Pressure Ulcer Advisory Panel,NPUAP)将压疮的定义更新为"压力性损伤是位于骨隆突处、医疗或其它器械下的皮肤和(或)软组织的局部损伤。可表现为完整皮肤或开放性溃疡,可能会伴疼痛感。损伤是由于强烈和(或)长期存在的压力或压力联合剪切力导致。软组织对压力和剪切力的耐受性可能会受到微环境、营养、灌注、合并症及软组织情况的影响"。此定义更加精确、清楚地描述了压疮的原因、部位及损伤程度。

二、病因

压疮是多因素相互作用的结果。早在 16 世纪,曾有御医采用"水银浮动床"缓解长期卧床产生的局部压迫以预防压疮,提示当时已经对压疮产生原因有所认识。19 世纪 70 年代,病理学家主张"压迫产生的局部坏死"为压疮实质,此后也有神经生物学家提出,组织受压后的缺血坏死与神经损伤引起神经营养因子释放有关。随着国外生理、病理学界对压疮问题的关注及相关研究的深入,其他危险因素如皮肤潮湿、感觉丧失、肌张力下降等也相继成为研究热点。最新研究的压疮发生的危险因素更加详细地说明了哪些患者或患者在哪些情况下易患压疮。总体上将这些因素分为外源性、内源性因素。

(一)外源性因素

1.压力

垂直作用于受力面,是"缺血性损伤学说"和"代谢障碍学说"中的直接始动因素。当外在压力大于毛细血管压时,毛细血管和淋巴管内血流减慢,导致氧和营养供应不足,代谢废物排泄不畅。人体周边小动脉压是 4.3 kPa(32 mmHg),四肢的微血管静脉压是 1.6 kPa(12 mmHg),有研究认为皮肤受到持续压力 9.3 kPa(70 mmHg)两小时,就会出现不可逆的改变,而且皮肤若长期持续受到较低的压力,所产生的伤害要大于高压在短时间所造成的伤害。现已证明,压力大小与压力作用时间呈抛物线关系,即较大压力产生压疮所需时间比较小压力短。人可耐受短时间的巨大压力或较长时间的小量压力而不引起组织损害,短时间强压力、长时间较小压力对组织的损伤作用相同。但同类研究也有报道,较小压力的持续压迫危害更大。由物理学原理可知,坐骨等倒圆锥形部位受压集中、局部压强大,因此骨突面最易出现充血及破损。

2.剪切力

剪切力作用于相邻物体表面,引起相向平行滑动。体位固定时身体因重力作用而发生倾斜,深筋膜和骨骼趋向下滑,而椅子或床单的摩擦力使皮肤和浅筋膜保持原位,从而产生了剪切力。剪切力对组织的损害作用在"缺血性损伤学说"中最为明显。剪切力可引起组织的相对移动,切断较大区域的血液供应,使组织氧张力下降;同时组织间的带孔血管被拉伸、扭曲和撕拉,可引发深部坏死。剪切力持续 30 min 以上即可造成深部组织的不可逆损害。

3.摩擦力

身体重心向反方向移动时对皮肤的牵拉作用即摩擦力。搬动患者时的拖拉动作、床单皱褶或有渣屑等是临床常见的摩擦来源。同时摩擦力与皮肤的潮湿程度有关。在汗液的作用下,爽身粉的细微粉末可结合成粗大颗粒,使皮肤的表面摩擦系数增大,同时堵塞毛孔,阻碍皮肤呼吸,加重摩擦力对皮肤的损伤。摩擦力可破坏皮肤角化层,使表皮的浅层细胞与基底层细胞分离,发生充血、水肿、出血、炎性细胞聚集及真皮坏死。同时由于皮肤屏障作用受损,病原微生物易于入侵,组织更易受压力所伤。此外,摩擦力可使局部温度升高,促成了代谢障碍的出现及压疮的最终形成。

4.潮湿

过度潮湿造成皮肤异常脆弱的状态。浸渍状态下皮肤松软,弹性和光泽度下降,易受压力、剪切力和摩擦力所伤。临床常见的浸渍因素有大小便失禁、大汗或多汗、伤口大量渗液等。据统计,失禁患者发生压疮的机会是一般患者的5.5倍。现已证明,过度潮湿或干燥均可促成压疮的发生,但潮湿皮肤的压疮发生率比干燥皮肤高出5倍。此外致病性真菌也易在潮湿温暖的环境下增殖扩散。

5.温度

体温每升高1℃,组织代谢需氧量增加10%。当组织持续受压产生缺血,氧和营养物质供应不足,合并体温升高引起的高代谢需求,可大大增加压疮的易感性。外科手术患者尤其是开胸患者多在术后出现迟发性压疮,原因在于患者术后体温恢复过程中局部受压组织出现"再灌注损伤",局部缺血合并高代谢状态加速了组织坏死的进程。另外,不合理使用热水袋、冰袋等也将影响局部代谢,血管收缩减少血供而起有害作用。

(二)内源性因素

1.活动度和移动度

活动受限指患者自主改变体位的能力受损。活动或移动受限使患者局部受压时间延长,压疮发生机会增加。一般正常人夜间睡眠时,都会出现至少20次自发性的翻身;若这种自发性翻身出现少于5次,则出现压疮的概率极大。临床上脊髓损伤、年老体弱、骨折制动、外科手术等活动受限患者是发生压疮的高危人群。

2.营养

营养不良可造成皮下脂肪减少、肌肉萎缩、组织器官应激代谢的调节能力减弱。脂肪组织菲薄处受压,更易发生血液循环障碍,增加了压疮发生的危险。有学者研究营养和压疮关系发现,低蛋白血症组中75.0%的患者发生了压疮,而正常组的发生率仅为16.6%。另有报道清蛋白水平≤35 g/L组压疮发生率为21.4%,>35 g/L组为7.7%,提示清蛋白可作为压疮预测指标。王春生等在截瘫患者压疮研究时发现,清蛋白水平和压疮的发生、发展互为恶性循环,即清蛋白水平低下患者的压疮发生率高于正常水平患者,因此建议将红细胞比容<0.36和血红蛋白<120 g/L作为检验临界值,进行压疮易患人群的筛选和预测。

3.感觉

感觉受损可造成机体对伤害性刺激无反应。肌肉和血管失去神经支配后舒缩功能丧失,局部组织循环障碍,纤维蛋白溶解下降,诱发血栓形成乃至组织坏死,最终出现压疮。感觉受损合并移动度下降是截瘫患者发生压疮的主要原因。

4.年龄与性别

老年患者心脏血管功能减退,毛细血管弹性减弱,末梢循环功能减退,局部受压后更易发生皮肤及皮下组织缺血缺氧。NPUAP研究证实,压疮发病率与年龄呈正相关。据统计40岁以上患者的压疮发生率为40岁以下患者的6～7倍。在性别方面,有学者在研究中发现,男性患者发生压疮的相对危险度高于女性患者;而其他学者的研究结果是男女患者的压疮发生率无差异。

上述诸多因素中压力、摩擦力和剪切力为压疮形成的重要因素,但仅由其中之一所致的压疮较少见,通常为2种或3种力共同作用的结果,即"三力合说"。其他因素则通过使组织对压力的耐受性下降而成为压疮的促发因素及相关因素。

三、发病机制

压疮是病理、生理、组织、形态学等多学科共同关注的焦点,因不同研究存在学科侧重和研究方向等差异,使压疮形成机制呈现多学说争鸣的局面。根据近年国内外文献查证结果,总结有主要机制学说如下。

(一)代谢障碍学说

病理生理研究发现,毛细血管受压后血管完全或部分闭塞,血流灌注状态改变,使组织的氧和营养供应不足;水和大分子物质的输入、输出平衡遭破坏,血浆胶体渗透压和组织液的流体静水压改变,最终产生细胞损伤。同时局部缺血阻碍了组织间液和淋巴液的流动,废物在受伤区域堆积,导致液体流向组织间隙产生水肿,最终出现压疮。

(二)缺血性损伤

该学说认为,压疮的实质是组织受压变形后毛细血管血流被阻断导致局部缺血,当外加压力大于外周血管内压力,或皮肤受牵拉阻断血流均可产生缺血;同时皮肤磨损和微小损害可促使外周血管血栓形成,也可导致缺血。研究发现,动物缺血 2 h 后产生的反应性充血常伴有动静脉出血、间隙水肿和血管内改变,形态学变化如同炎症早期的可逆性改变。缺血 4 h 后血液浓缩,血黏度增加,血栓形成而出现水肿。解除压迫后血管再通十分缓慢,此时产生组织创伤不可逆。

(三)再灌注损伤学说

有学者在研究收缩压和压疮的关系时发现,收缩压降低后组织灌注量减少,组织对压力的耐受性下降,因此收缩压偏低的患者更易发生压疮。另有学者经同类研究后建立了组织受压的再灌注损伤理论。部分学者对猪和人的组织研究发现,缺血再灌注产生的自由基与细胞损伤乃至压疮的发生有关。

(四)细胞变形学说

多数压疮病因研究局限于真皮层,强调血管和血流因素。但表皮层无血管分布又能适应无氧环境,无法用血管学说解释压疮的发生。近年细胞持续变形对组织损害的作用机制渐成焦点。有学者提出细胞变形、细胞损伤与压疮产生有关。

由于上述原因压疮易发人群主要为局部组织长期受压的患者,如神经系统疾病、昏迷、瘫痪等因自主活动受限,长期卧床,身体局部组织长期受压;老年人、肥胖者、体质衰弱者、营养不良者、水肿、石膏固定、大小便失禁、发热、使用镇静剂的患者。

压疮的易发部位多为骨隆突处,如肩胛部、肘部、骶尾部、足跟、股骨粗隆、髋部、踝部(内踝和外踝)、髂前上棘、足趾、坐骨结节等处。

四、压疮的分期、分型、分级

压疮的分类主要目的是把握适应证,指导临床治疗。目前对压疮的临床分类较多,常见的几种分类如下。

(一)依据其损伤程度将压疮分为四度

1.瘀血红润期(Ⅰ度)

受压部位的皮肤出现暂时性血液循环障碍。主要表现为受压部位的皮肤呈暗红色,并有红、肿、热、痛或麻木。判断标准为,解除对该部位的压力 30 min 后,皮肤颜色仍不能恢复正常。此期皮肤的完整性未破坏,为可逆性改变,如及时去除致病原因,则可阻止压疮的发展。

2.炎性浸润期(Ⅱ度)

损伤延伸到皮下脂肪层。受损皮肤呈紫红色,皮下有硬结。皮肤因水肿而变薄,并有炎性渗出,形成大小不一的水疱。水疱破溃后,形成潮湿红润的创面,如不采取积极的措施,压疮继续发展,此期患者的感觉疼痛。

3.浅度溃疡期(Ⅲ度)

水疱破裂,局部浅层组织坏死,形成溃疡。创面有黄色水样渗出物或脓液,疼痛加重。

4.坏死溃疡期(Ⅳ度)

坏死组织侵入真皮下层、肌肉层,甚至达骨膜或关节腔。局部成黑色,脓性分泌物增多,有臭味。甚至可引起败血症。

(二)依据临床表现将压疮创面分为溃疡型、窦道型、混合型

1.溃疡型

溃疡型见于体表任何部位,创面特点为创面与创基基本等大。创面凹陷,表面凹凸不平,有少量恶臭分泌物,为苍白老化的肉芽组织或干性坏死组织,或创面深及肌层或骨面,创缘呈"火山口"样,表面多为上皮组织覆盖。腔壁组织病理学检查结果与窦道型相似。

2.窦道型

窦道型多见于股骨大转子和坐骨结节。特点是口小腔大,局部有一直径1～3 cm外口,有少量分泌物,创缘鲜红,外口表面多为上皮组织覆盖,部分为肉芽组织;外口周围3～5 cm皮肤有明显色素沉着;触诊创面局部有明显悬空感,经外口用探针可及范围不等的皮下腔隙。

3.混合型

混合型多见于骶尾部、股骨大转子及坐骨结节部,也可见于身体其他部位。兼有窦道型与溃疡型压疮的特点,口大腔大,皮肤表面呈溃疡病灶,创面凹陷,有较多脓性分泌物及液化坏死的恶臭组织,创面自创缘皮下组织向创周扩展,形成范围不等的不规则潜在腔隙,或沿肌肉间隙扩展形成多个潜在腔隙,腔壁厚1～2 cm,类似窦道型的囊壁,部分腔隙内有呈灰白色表面光滑的膜状结构,将腔隙分隔成多囊状。

(三)根据伤口的颜色将压疮愈合发展的过程分类

(1)红色伤口:伤口基底部为健康的红色肉芽组织,清洁或正在愈合的伤口属于此类。

(2)黄色伤口:伤口基底部为脱落细胞和死亡细菌,一般黄色伤口又指感染伤口。

(3)黑色伤口:伤口有黑色的坏死组织和黑痂,如糖尿病足干性坏疽、深度压疮表面的坏死痂皮。

(4)粉色伤口:有新生的上皮组织覆盖。

近年还有专家提出按红、黄、黑三种颜色评估伤口情况,优点是直接易记且标准统一、操作性强。红色创面于炎症、增生等阶段均可见到,创面肉芽鲜红、边缘整齐;黄色创面以皮下脂肪坏死产生黄色脓性分泌物为主;黑色创面以全层皮肤坏死形成棕色、棕褐色及黑色的干而厚的痂皮。此评估标准与日本学者的分类类似,并已得到多数专家的认同并在临床上得到推广应用。

(四)美国NPUAP认定并推荐使用压疮分期

以上所述的压疮分期分级方法各异。因此需要一种可靠、规范、统一的分类诊断,以指导临床护理和治疗,规范从压疮护理到外科手术治疗的处理流程。目前国际上公认的分类,是美国国家压疮专家组(NPUAP)修订并推荐使用的压疮分期(表9-4)。

表 9-4　美国 NPUAP 认定并推荐使用压疮分期

分期	损伤程度及临床表现
Ⅰ期	皮肤完整出现以指压不会变白的红印 临床症状:皮肤完整但发红
Ⅱ期	表皮或真皮受损,但尚未穿透真皮层 临床症状:疼痛、水疱、破皮或小浅坑
Ⅲ期	表皮和真皮全部受损,穿入皮下组织,但尚未穿透筋膜及肌肉层 临床症状:有不规则形状的深凹,伤口基部与伤口边缘连接处可能有潜行凹洞,可有坏死组织及渗液,但伤口基部基本无痛感
Ⅳ期	皮肤广泛性受损,涉及筋膜、肌肉、骨头和支撑结构 临床症状:肌肉或骨头暴露,可有坏死组织、潜行深洞瘘管、渗出液

相对于压疮的其他分期分型,NPUAP 认定的压疮定义和分期更加精确、清楚、实用,多本国际杂志发表了 NPUAP 认定压疮定义和分期,具有较高的学术价值和影响力。

(五)术中压疮

术中压疮指患者在术后几小时至 6 d 发生的压疮,其中以术后 1～3 d 最多见。荷兰的教学医院和综合性医院中压疮发病率分别为 13.2%、23.3%,其中各有 39.1% 和 21.7% 压疮患者经历手术治疗。有英国学者报道术中压疮发病率为 15.6%。

术中压疮的临床特点:好发部位与手术体位有关,仰卧位多见于骶部和足跟,俯卧位则为胸骨部和颏部。受压部位在术后 1～2 d 出现红斑,常被误认为皮肤烫伤;红斑迅速转变为瘀斑,酷似皮肤青紫或深色皮肤变色。随着组织损伤发展至 Ⅱ 期,可出现皮肤水疱或皮肤剥脱。组织坏死发生在初期组织损伤后 2～6 d。压疮一般无明显疼痛,在短期内可自行愈合;少数患者出现局部疼痛、麻木位于足跟或骶部的压疮可妨碍患者活动。

(六)难免性压疮

有些疾病需要限制翻身,或因患者一些自身条件(如严重水肿、恶病质、强迫体位等),现有护理手段难以预防压疮的发生,称之为难免性压疮。因此,以强迫体位(生命体征不稳定、高位截瘫、骨盆骨折、心力衰竭等),同时伴有年老体弱;过度肥胖;极度消瘦;大、小便失禁;久病卧床;恶病质等 6 项中的 1 项或几项可诊断为难免性压疮。

临床实践中,并非全部压疮都是可以预防的。例如,入院时局部组织已有不可逆损伤,24～48 h 就可以发生压疮;严重负氮平衡的恶病质患者,因软组织损耗、失去了保护作用,自身修复亦困难;丧失感觉的部位其营养及循环不良,也难以防止压疮的发生。长期以来,医学界认为临床压疮是由于护理不当造成的。存在观念上的误区,给压疮护理和治疗造成困难。

五、压疮的并发症

(一)低蛋白血症

1.原因

主要是蛋白质摄入不足和丢失过多所致,而蛋白质丢失过多是引起低蛋白血症的重要原因。由于压疮的创面较大,血浆蛋白可直接从创面渗出而丢失。巨大压疮和多发性压疮每天可丢失

20～30 g的蛋白质。蛋白质摄入不足是易并发低蛋白血症的另一个原因。压疮患者由于长期卧床,慢性消耗,加上精神压抑,食欲下降,存在不同程度的营养不良,造成蛋白质热补充不足,且摄入蛋白质的质量较低,使存在的负氮平衡得不到纠正,从而加重加快了低蛋白血症的出现。另外,因创面感染、发热等,可使机体蛋白质消耗明显增加,一般可增加 20％～50％。

2.临床表现

低蛋白血症的一般表现为易出现疲劳,肢体沉重,浑身乏力,不耐寒,头晕等症状;体质量减轻,但晚期因水肿,体重减轻不明显;早期可有小便增多;可有体温偏低,面色苍白或皮肤干燥,角化过度,色素加深;凹陷性水肿,主要是额面和眼睑水肿及足、腿水肿。另外还有消化不良、食欲减退及腹泻、腹胀等消化系统表现;有心率减低,心音偏低,易发生直立性低血压,周围循环不良,手足发冷等循环系统表现;有易兴奋不安,注意力不集中、记忆减退等神经系统表现;还有球蛋白质缺乏,使中性粒细胞杀菌能力下降,T 细胞、B 细胞参与免疫反应能力降低,补体活力下降,故患者抵抗力差,易感冒,易发生感染。

(二)骨关节感染

1.原因

压疮常发生在骨突出部位的组织。该组织长期受压,造成缺血、坏死,当组织坏死感染范围扩大波及骨组织,可并发骨髓炎和化脓性关节炎。如坐骨结节部压疮可并发坐骨结节骨髓炎,骶部压疮可并发骶骨骨髓炎,大粗隆部压疮可并发大粗隆骨髓炎或髋关节化脓性关节炎。

2.临床表现

压疮并发骨感染(骨髓炎)有以下特点:骨髓炎直接由局部创面感染纵向扩散而引起;炎症常呈潜在性,加上早期从压疮创面得以引流,一般无典型急性骨髓炎症状,多为慢性骨髓炎;诊断一般靠 X 线片,特点是骨盆或相应局部骨质疏松,压疮基底部骨质外侧缘有不均匀的骨破坏,边缘毛糙或不规则的骨质密度增高,有时有斑点状死骨,骨膜反应无或轻微;致病菌多为大肠杆菌、铜绿假单胞菌、金黄色葡萄球菌、变形杆菌及厌氧菌,常呈混合感染。并发化脓性髋关节炎时,有急性关节感染症状,穿刺可从关节腔使抽出脓液。压疮长期不愈的患者要请医师摄片,检查是否有骨感染。

(三)菌血症、脓毒血症

1.原因

压疮患者并发菌血症或脓毒血症主要有以下几个因素:人体抵抗力下降,由于低蛋白血症、长期营养不良及原发性慢性疾病存在,导致机体免疫功能明显下降;创面处理不当,较深的压疮创面,引流一旦不畅、坏死组织存留,细菌大量繁殖可引起急性炎症、深部脓肿、蜂窝织炎等,大量的细菌繁殖进入血循环而导致全身感染;伴有骨感染,压疮向深部发展,可波及邻近骨组织,一旦骨组织有炎症,细菌较易进入血循环而波及全身;细菌的耐药性,长期不愈的压疮患者,往往在治疗上用过较多的抗生素,而创面细菌大多具有耐药性,对抗生素不敏感,使临床控制感染较难,细菌毒力相对较强,容易引起全身感染。

2.临床表现

由于菌血症甚至脓毒血症可影响人体各器官及组织,而引起各种各样的临床表现,严重者可导致感染性休克。其一般表现包括高热,可超过 40 ℃;头痛、头晕,关节酸痛,食欲不振,恶心呕吐,腹胀腹泻,大汗;神志淡漠,烦躁,谵妄或昏迷;脉搏细速,呼吸急促或困难,肝脾大,黄疸,蛋白尿;白细胞计数增加,中性粒细胞百分比大于 80％,严重时可出现中毒性颗粒;创面分泌物及血培养阳性;局部创面脓性分泌物增加,可表现为蜂窝织炎、深部脓肿或骨髓炎、化脓性关节炎。

六、压疮的治疗

(一)全身情况评估

难愈性压疮特别是Ⅳ期巨大压疮用保守疗法难以治愈,目前仍是国内外临床医学界的一大难题。鉴于压疮的复杂性,采取单一的治疗方法不能获得有效的治疗结果,必须采用不同的治疗手段来解决不同的问题。根据 NPUAP 推荐的压疮分期,不同级别的压疮、不同原发病、不同人群发生压疮后其治疗原则、适应证均不甚相同。压疮患者治疗之前应先接受一个初步和持续的全身情况及局部创面评估,评估流程示意图如下。

主要对患者的年龄、性别、患者及家属对压疮的关注程度、经济状况、原发病、并发症严重程度等因素进行初步评估,并为患者制定个体化的治疗方案。

(二)原发病及并发症治疗

压疮常见的原发病较多,如瘫痪、昏迷、糖尿病、年老体弱、消瘦、危重患者等等;常见并发症有低蛋白血症、骨关节感染和菌血症或脓毒血症。原发病及并发症的存在进一步降低了全身及局部抗病能力、给治疗增添了不利因素,严重者甚至可危及患者的生命,故积极预防和治疗压疮的原发病及并发症是根治压疮的重要环节。

1.增加营养,纠正低蛋白血症及贫血

压疮的修复靠营养,若并发低蛋白血症,即使做了手术修复治疗,也难使压疮的创面愈合;低蛋白血症造成机体免疫力下降,会加重感染的发生。因此在压疮发生后就要及时进行低蛋白血症的预防和治疗。其主要防治方法是给予营养治疗,即给予高蛋白质、高热量、高维生素饮食,补充铁、肝制剂等纠正贫血。大剂量的维生素 C 对加速压疮的愈合有良好作用。中药人参、当归等有补益作用,可请有经验中医师做"扶正"治疗和调理,改变低蛋白血症。西药丙睾酮也能使蛋白质合成加速和恢复氮平衡。但这两种治疗都必须同时增加高营养的食物。补充营养主要方法是口服。要想方设法增强食欲,增加营养品的进食。昏迷患者可用鼻饲法增加营养。当已发现有低蛋白血症时,在增加营养的同时可静脉输入血浆、浓缩清蛋白及氨基酸、脂肪乳剂等。静脉输入血浆和浓缩清蛋白仅有 30% 可以存留在血液内,不是一种经济有效的方法,但作用快速,对暂时纠正低蛋白血症有很好的疗效。在术前术后对低蛋白血症的压疮患者使用浓缩清蛋白,可有效纠正低蛋白血症,有利患者创面愈合和术后恢复。

2.控制糖尿病

部分压疮患者因患有糖尿病、糖代谢紊乱,出现高糖血症,使创面愈合受到影响。应采用药物,包括应用胰岛素治疗糖尿病,使血糖控制在正常水平。

3.感染的控制及抗生素的应用

压疮因组织坏死、引流不畅、外部细菌的侵入,可引起急性感染,严重者甚至发生败血症,而导致患者死亡。这类难愈性压疮多为混合性感染,同一时间在创面不同点采集标本培养的结果都会不同,感染细菌多为耐药菌株及革兰氏阴性菌,在不明菌株及耐药的情况下,推荐使用降阶梯治疗方案,不能过度依赖药敏,而且创面细菌的变化较快,可行多次创面培养及药物敏感试验明确感染菌的变化情况,但不要频繁调整抗生素。

（三）Ⅰ期、Ⅱ期压疮创面治疗

1.解除局部压力

Ⅰ期、Ⅱ期压疮处理原则：解除局部受压、改善局部血运、保护创面、去除危险因素、预防感染、避免压疮进展。

压疮发生的根本原因是机体组织，尤其是骨突表面组织长期或过度受压引起的局部组织缺血坏死。因此，一旦压疮发生，如不解除组织受压这一导致压疮发生的根本原因，不管采用什么方法治疗，不仅压疮不会愈合，而且随着组织缺血、坏死程度的加重，压疮也越来越严重。解除压疮部位组织受压，不仅改善了局部血液循环，避免了受压组织进一步坏死，也有利于压疮的愈合。最常用的除压方法是完全避免可造成压疮部位受压的体位，即压疮部位与床垫完全不接触，但此时必将加重其他部位组织受压，故应定期更换体位，防止新的压疮发生。

2.创面处理

Ⅰ期、Ⅱ期压疮的良好修复有赖于合理的创面处理，目的是尽可能在短时间内闭合创面，完成再上皮化。水疱的处理：未破溃的小水疱，应尽量减少局部受摩擦，让其自行吸收。大水疱则应在无菌条件下，用注射器穿刺抽吸泡内渗液后，覆盖无菌敷料。破溃创面的处理：消毒创周皮肤，清洁创面，然后根据创面有无感染，选用无菌敷料覆盖或抗生素纱布湿敷，或湿润烧伤膏、多爱肤、康惠尔溃疡贴等外敷。但不主张用甲紫，以免促使感染向深部组织发展。Ⅰ期、Ⅱ期压疮如处理及时、正确，应该不难治愈。

以往普遍认为干爽清洁有利于伤口的愈合。60年代初，有学者提出了湿润环境更有利于创面愈合的新观点。科学家经过30～40年的研究发现上皮细胞无法移行于干燥结痂的细胞层，而需花时间向痂皮下的湿润床游移，上皮细胞必须在湿润的环境下才能快速地增长，促使创面加速愈合。目前国际上对创面湿性愈合理论的研究和临床应用，取得突破性的进展，标志着对难愈性压疮治疗已进入"革命性的起点"。20世纪90年代，压疮创面持续湿润治疗使患者创面面积明显缩小，大量肉芽组织形成及上皮快速再生。湿润环境下创面不结痂，而结痂会阻碍表皮细胞迁移，因为细胞的迁移主要从创缘开始，而结痂迫使表皮细胞的迁移绕经痂皮下，从而延长了愈合时间。

有学者通过临床研究并于2004年发表重要论著，提出压疮创面治疗的最好方法是采用创面保湿装置进行持续保湿处理，并提出湿性愈合的机制，主要有3个方面：湿性愈合能调节创面氧离子张力，明显改善局部血氧供应，促进毛细血管的形成、加速坏死组织与纤维蛋白的溶解，改善创面局部环境，保持创面的恒温，利于新陈代谢和组织生长；湿性愈合创面无痂皮形成，避免肉芽组织再次受到机械损伤，保证新鲜肉芽组织的成长迁移，明显缩小创伤面积，缩短愈合时间；湿性愈合能保护创面的神经末梢，除能促进组织再生外，还可明显减轻换药时的疼痛，为创面的愈合提供适宜的环境。

随着难愈性压疮"湿式愈合"新理念的提出和在临床上的应用，国际上各种湿性敷料也相继研究成功，并广泛应用于难愈性压疮的治疗上，取得良好效果。国际上新型密闭式敷料主要种类有水凝胶敷料，薄膜类敷料，藻酸盐类敷料，泡沫类敷料等。专家们提出，新型湿性敷料种类繁多，各有优点，但关键还是应根据难愈性压疮伤口的不同阶段、不同情况，选择与之适应而有效的湿性敷料。

现代伤口愈合理论认为，正常的创面渗液包含了抗微生物物质，有保护和清洁的作用，并能营造有利于愈合的湿润环境。因此提出了清洗创面的指标：感染；渗液过多；有异物或组织碎片、焦痂或腐肉存在;需要降低感染或减少失活组织;清创缝合时,清洗的溶液必须对创面愈合过程无损害,现已证明所有的抗菌剂或消毒剂都有细胞毒性,需要慎用或禁用,许多抗菌剂被发现在血液、脓液和组织中被蛋白质结合而灭活,因此建议最好用水或生理盐水清洗创面。研究还证明,水流冲洗比擦洗效果更好,冲洗包括使用注射器抽取生理盐水冲洗或淋浴。当对污染严重的创面进行清创时,低压或脉冲式冲洗最有效。所使用溶液的温度应该与体温相同,冷溶液会降低创面温度,至少需要 3~4 h 才能恢复到操作前温度。研究证明,保持 37 ℃ 恒温可增加创面中肌成纤维细胞的活性,对创面愈合有显著影响。

3.其他辅助治疗方法

(1)应用巨噬细胞悬液或细胞生长因子等治疗压疮:治疗顽固性溃疡的一种新方法。从健康献血者的血中提取巨噬细胞,由于巨噬细胞在低渗环境下被激活,具有增强修复创面的多种功能。巨噬细胞悬液可供直接滴注伤口或局部注射而发挥作用。自 2000 年起,巨噬细胞悬液疗法已在以色列 12 家医院治疗 2 000 多例患者,效果良好,未发现不良反应。

(2)膨胀石墨治疗压疮:膨胀石墨是采用天然鳞片石墨经特殊处理成为特种碳素卫生材料,具有良好的吸附和引流特性,祛腐生肌作用明显。申焕霞等将膨胀石墨用于压疮创面换药,取得良好效果。

(3)中药治疗方法:中药治疗压疮的方法主要是清热解毒、活血化瘀、去腐生肌。如红花水、双料喉风散、云南白药、三七、鲜叶麝香浸泡液、葛根粉、紫草油、中药渗敷换药、双柏散、美宝、双黄连、蜂王浆、芙蓉膏、如意金黄散、锡类散。

(4)光疗法:可使创面保持干燥,如红外线照射法、烤灯、紫外线、微波、阳光、氦-氖激光、宽谱治疗仪等。其中氧气的辅助使用也比较广泛,如创面吹氧、创面小范围封闭给氧、高压氧舱等来保持创面的干燥,达到治疗压疮的目的。

(5)局部持续吹氧:其原理为利用纯氧抑制创面厌氧菌生长,提高创面组织供氧,改善局部组织有氧代谢,并利用氧气流干燥创面,促进结痂,有利于创面的愈合。采用高压氧治疗压疮可使坏死的脂肪、蛋白质液化。其机制为改善微循环促进创面上皮细胞及成纤维细胞的再生,增加白细胞吞噬能力,稳定细胞膜的通透性,促进肉芽组织生成,加速创面愈合。

(四)Ⅲ期和Ⅳ期压疮手术治疗

治疗原则是解除局部受压、去除坏死组织、控制创面感染、促进肉芽组织生长、尽快手术修复。手术是治疗Ⅲ和Ⅳ期压疮的有效手段,对此类压疮,除非患者全身状况较差,不能耐受手术,应尽早争取手术。

1.围术期准备

主要包括全身原发病及并发症的治疗及创面床准备。全身原发病及并发症治疗见有关章节,在此不再赘述。

手术前作创面培养,了解细菌感染和药敏,术前 1 d 应用抗生素治疗;必要时进行摄片及造影检查,了解溃疡窦道大小、潜在腔隙方位。患者全身情况良好,血红蛋白、血浆蛋白总量、清蛋白与球蛋白比值在正常或接近正常范围。能耐受外科麻醉及手术。鉴于压疮患者多有复杂基础病的特点,必要时应请麻醉医师会诊,协同制订周密的手术方案。

对于合并有高血压病、糖尿病及低蛋白血症的患者,术前给予降血压、降血糖和纠正低蛋白血症的药物,达到或接近正常范围时方能手术,这样有利于切口愈合及降低手术的危险性。截瘫患者大小便失禁,术前应留置导尿和清洁灌肠,以防术中污染切口。

2.创面床准备

良好的创面床准备是手术能够成功施行的必要条件,也是消灭压疮,达到创面愈合的重要步骤。Ⅲ和Ⅳ期深度压疮创面基底常有大量坏死组织,伴有感染甚至骨髓炎,需抗感染治疗。对于某些严重压疮,且又不能耐受手术的患者,加强换药时的局部清创是很有效的,创面每天清创一次,甚至一日多次,尽量清除坏死组织,如果渗出多可以使用高渗盐水湿敷;如果坏死组织多建议用溶痂药物,如磺胺嘧啶锌软膏;如果创面新鲜可以用贝复济,同样可以使用一些生肌药物,肉芽良好才能行手术皮瓣修复创面,即由"复杂创面"变为"普通创面"后给予手术修复压疮。

封闭式负压引流技术的应用能大大缩短创面床的准备时间,对创口清创,切除坏死组织、乳头状僵硬的瘢痕组织;彻底止血,在伤口内置入负压引流敷料并缝合。用半透生物膜封闭创面,使之变成闭合性的创面。导管一端连接创面的敷料,另一端通过一个三通管与负压吸引装置连接,保持密封有效负压状态[最佳负压吸引状态:负压值定在 16.7 kPa(125 mmHg)],待创口内生长出新鲜肉芽组织,二期再行游离植皮或皮瓣移植。对于皮下潜行范围较大的创面,在皮瓣手术后,放置硅胶引流管连接负压装置,既起到引流作用,又能使皮瓣在负压作用下与基底黏附,建立血循环、消灭无效腔。

3.手术治疗

手术方法治疗压疮,可以一期闭合创面,缩短了疗程,提高了治愈率。因此待全身情况允许的Ⅲ和Ⅳ期压疮患者,应积极采用手术方法进行治疗。

(1)直接缝合:适用某些较小而又偏浅的伤口,尤其是Ⅱ期向Ⅲ期发展的早期,基底部组织鲜红。因为皮肤相对较松弛,有时候积极清创后可直接缝合。一些"口小底大"或形成窦道的Ⅳ期压疮清创时应彻底打开探查,尽可能清除坏死组织及感染肉芽,消灭无效腔后方可缝合。

(2)植皮:适用于全身状况较差,不能耐受长时间手术,姑息消灭创面者。有一部分创面基底尚有软组织的患者也能够获得长期稳定的疗效。

(3)皮瓣:皮瓣选择视具体情况而定,可选择的术式较多,皮瓣的选择应根据创面的部位、大小而定,以就近、便于转移和便于供区缝合为原则。以最常见的臀骶部压疮为例,按皮瓣的分类,可选择修复臀骶部压疮的皮瓣有筋膜瓣、肌皮瓣及近年来研究较多的穿支蒂皮瓣,其各自优缺点如下述。筋膜皮瓣解剖层次在深筋膜层,易于解剖分离,手术操作容易,易于选择。缺点是蒂部远离压疮,皮瓣远位转移困难。筋膜皮瓣适用于创面浅的Ⅲ期压疮。

肌皮瓣是修复臀骶部压疮的首选方法,尤其是口小底大的Ⅳ期压疮。可选择臀大肌上部(臀上动脉供血)肌皮瓣,如果骶部病灶较大可选择全臀大肌皮瓣(臀上、下动脉供血),既可以保持皮瓣的成活,又可加厚臀部压疮好发部位的衬垫,肌皮瓣具有耐磨,耐压,抗感染等优点,避免再次复发,缺点是手术操作复杂,出血量大,而且因切断了臀大肌而影响伸髋及外旋功能,导致起身困难或步态失调,因此对双下肢有功能或功能有恢复可能者不宜采用,尤其对牺牲两侧臀大肌的截瘫患者,压疮复发时再次修复将极为困难。

穿支蒂皮瓣是近年采用的穿支蒂皮瓣修复压疮成为研究的热点。穿支血管穿出肌膜后位于深筋膜层走行,在臀下区呈横向而在臀上区呈垂直走行,穿支间通过多个纵向皮下血管网支互相吻合,扩大了皮瓣供血范围。支配臀骶皮肤的皮穿支总数达 20～25 支,穿支血管长度 3～8 cm,血管外径 0.8～1.5 mm,其中臀上动脉及腰动脉的穿支支配臀部外上区,臀下动脉穿支支配臀外下区,骶旁上、下区分别由骶外侧动脉及阴部内动脉发出穿支支配,穿支血管穿出肌膜后位于深筋膜层走行,在臀下区呈横向而在臀上区则呈垂直走行,穿支间通过多个纵向皮下血管网支相互吻合,因此皮瓣面积可以切得很大。临床应用表明由单一穿支供血的皮瓣血供丰富,可利用一个或多个皮穿支为血管蒂,转位安全可靠。修复臀骶部压疮时,根据创面部位、大小、形状可设计成双叶、三叶、菱形或长方形旋转皮瓣,皮瓣保留穿支蒂部少量组织,整个皮瓣旋转余地较大。供区大多可直接缝合,不需植皮。此外臀部穿支皮瓣不牺牲臀大肌,术中出血少,手术时间短。一旦溃疡复发,可切取肌瓣作为再修复措施。缺点是血管穿支存在一定的变异,术中应首先寻找穿支后切取皮瓣。另外,穿支皮瓣不适用于Ⅳ期伤口较深、腔隙、骨外露的压疮。

其他部位的压疮如坐骨结节部、股骨大粗隆、膝、踝、足、肘、背部等处压疮临床上亦常见,不同部位其手术修复皮瓣选择见表 9-5。对具体每种皮瓣的应用解剖、手术方法设计、适应证等,相关著作有详细介绍,在此不再重复。

表 9-5 不同部位压疮常选用的皮瓣

压疮部位	可供选择修复的皮瓣
骨骶部	臀大肌肌皮瓣、腰臀皮瓣、腰背皮瓣、腰骶皮瓣、股后筋膜皮瓣、逆行背阔肌肌皮瓣、肋间血管神经蒂岛状皮瓣
坐骨结节部	臀大肌下部肌皮瓣、股薄肌肌皮瓣、股二头肌长头肌皮瓣、半腱肌半膜肌肌皮瓣
股骨大粗隆	阔筋膜张肌肌皮瓣、股后筋膜皮瓣阔筋膜张肌肌皮瓣、股后筋膜皮瓣、腹直肌肌皮瓣、股外侧肌肌皮瓣、缝匠肌肌皮瓣、下腹部皮瓣、腹内斜肌肌瓣、腹股沟皮瓣
膝部	小腿后侧筋膜皮瓣、膝内侧皮瓣、腓肠肌肌皮瓣、缝匠肌肌皮瓣、股内侧肌肌皮瓣、小腿内侧皮瓣、小腿前外侧皮瓣
踝部	内踝上皮瓣、外侧上皮瓣、小腿前外侧皮瓣、足背皮瓣、趾短伸肌肌皮瓣、小腿内侧皮瓣
足部	足外侧皮瓣、足底内侧皮瓣、足底外侧皮瓣、蹬展肌肌皮瓣、趾短屈肌肌皮瓣、小腿内侧皮瓣、小腿外侧皮瓣、足背皮瓣、趾短伸肌肌皮瓣
肘部	臂内侧皮瓣、臂外侧皮瓣、前臂桡侧皮瓣、前臂尺侧皮瓣、肱桡肌肌皮瓣、尺侧腕伸肌肌皮瓣、指深屈肌肌瓣及肋间皮瓣
枕部	斜方肌皮瓣、背阔肌皮瓣、胸锁乳突肌皮瓣
背部	腰背筋膜皮瓣、背阔肌肌皮瓣、斜方肌肌皮瓣、肩胛皮瓣

4.术后处理

(1)重视术后护理,给予必要的制动和镇痛治疗。有的截瘫患者,术后家属搬动、翻身时护理不当,臀大肌缝合处脱线,重新形成腔隙;此外因疼痛治疗不满意,患者不能配合制动,导致伤口再裂开。

(2)继续加强营养支持及感染的控制和创面的处理,术后应置管引流,在彻底引流干净后方可拔管,定时更换引流管,但引流管不宜过粗以免窦道形成。

(3)术后严密观察转移皮瓣血运,避免皮瓣血管蒂部受压,一旦皮瓣血运障碍,应查明原因,及时处理。通常因皮瓣蒂部血管扭曲、受压,静脉回流受阻,皮瓣颜色由红润变成暗紫,如解除压迫后,皮瓣颜色不能恢复红润,应及时手术探查。

(4)此类创面愈合能力差,拆线应在术后 12～14 d 间断进行,不可太早以免缝合伤口裂开。

(5)如手术时病灶未能彻底清除或因皮瓣部分坏死、发生感染,或因全身营养不良等因素造成伤口不愈,压疮即可复发。但此时创面范围和深度均较术前要小。如遇此种情况,可相隔一段时间,加强全身和局部的处理后再次手术。

（任刘生）

第七节　头面部创伤

一、头面部创伤的修复

(一)头面部创伤的特点

1.头面部创伤的整复要求高

颌面是人体的暴露部位,器官种类多,对容貌和功能影响大,要求在救治生命的同时,进行功能重建和形态修复,减少畸形。

2.头面部的创伤复杂

颌面部创伤种类多,有切割伤、撞击伤、咬伤等。颌面部损伤易并发颅骨骨折、脑挫伤、颅内血肿等颅脑损伤,常危及生命。与呼吸道关系密切,颌面部损伤中的出血、异物、组织肿胀等均可影响气道通畅甚至造成窒息。颌面部与颈部相邻,颌面部损伤可能会合并有颈椎损伤、脊髓损伤、气管损伤、颈部大血管损伤等颈部重要组织器官的损伤。颌面部的器官种类多,眼、耳、鼻、口等,"方尺之地"的损伤即可能累及多个器官。头面部多器官复合损伤的病例是对接诊医院和接诊医师临床综合能力及多科室协同作战能力的考验。

3.头面部创伤的整复常需要经历多次手术方能完成

由于颌面部创伤的特点,对于一些严重、复杂的创伤,不能急于一次完成整复。应根据创伤的具体情况,做出合理的治疗计划,获得患者的理解和支持。

(二)面部创伤的修复原则

头面部创伤的急诊处理要分清轻重缓急、先抢救危及生命的紧急情况,体检时应着眼全身状况,局部检查细致入微,整复手术精细操作。

1.头面部损伤清创术的基本原则

正确清创术的前提是对伤口的正确判断。对伤口的初步判断主要包括创伤时间和创口状况。原则上清创缝合越早越好,因面部血供丰富,颌面部清创缝合的时限弹性较大,部分损伤时间大于 48 h 的创口也可以一期缝合。

对于坏死组织原则上应彻底清除。因头面部血供丰富,且解剖关系特殊,对头面部坏死组织清除与其他部位有所不同。例如眼睑部的细小损伤组织伤后已成暗紫色,只要能对位缝合,均可存活,若被清除,则会造成眼睑明显畸形。同样的,耳部、鼻部的细小游离组织亦应谨慎处理,切勿随意丢弃。

2.头面部软组织损伤的修复缝合要点

整复时要重视解剖标志和解剖结构的复位和对正,减少畸形,这就要求缝合时先将若干解剖标志作定位缝合,如唇红缘、鼻翼、眼睑、耳郭等,并注意组织层次的辨别。对组织缺损者,根据实际情况使用组织瓣进行整复。口内外贯穿伤应先闭合口内创口及覆盖裸露界面,减少术后感染。对于无法进行一期缝合的创口,可考虑做丝线纽扣、金属丝纽扣等形式的减张定向拉拢缝合,便于二期处理(参考案例表 9-6)。

表 9-6 案例:面部裂伤

项目	内容
病历摘要	患儿于 3 h 前从 1.5 米高坠落后,被剥离划伤面部、左手皮肤。查体:前额偏右侧可见一长约 2cm 弧形裂口,与皮纹成角,创缘不规则,部分卷曲,创口内渗血;右颞面部外侧可见一长约 4 cm 纵形裂口,与皮纹成角,创缘不规则、碾搓明显,创口内渗血;右下颌裂口形状不规则,纵行,长约 1.5cm,创缘不规整,创口内少量渗血;创口深度皆因患儿疼痛哭闹无法探及。左手虎口处可见一长约 2 cm 斜形裂口,创缘不规整,创口内渗血,创口深度因患儿疼痛未探及。颅脑 cT 平扫未见明显异常,右侧乳突积液。完善相关检查,于急症下行面部清创、探查、缝合术＋左手裂口清创、探查、缝合术。
手术记录	术中见面部创口位于前额、右额面部、右下颌。前额裂口呈弧形,与皮纹成角,长约 2 cm,深达肌肉层,部分肌肉层断裂,创缘不规则部分卷曲,创口内未探及明显出血点及异物;右颞面部外侧裂口长约 4 cm,呈斜纵行,创缘不规则、碾搓明显,外侧创缘卷曲明显,创口深达肌肉层,部分肌肉层断裂,创口内未探及明显出血点及异物;右下颌裂口形状不规则,纵行,长约 1.5 cm,创缘不规整,创口深达脂肪深层,创口内未探及明显出血点及异物,左手虎口裂口长约 2 cm,深达皮下脂肪深层,创缘不规则、部分创缘卷曲,创口内少量渗血,其内未探及明显异物及出血点。

颊部的贯穿伤处理应当谨慎。注意探查有无唾液腺和面神经的损伤。颊部大范围缺损应予皮瓣修复,如条件不允许,可直接将创缘的口腔黏膜与皮肤对缝,消灭创面。舌部损伤清创时应尽量避免对舌运动的影响。尽量不要缩短舌的长轴,所以缝合时尽可能纵向缝合而不做横行缝合;舌腹面损伤应予仔细处理创面,避免日后与口底粘连。舌结构较脆,缝合时应用较粗的缝线,缝得宽、深一些。腭部创伤的整复可以参照先天腭裂整复的手术技术。睑部缺损对手术医师的整复技术要求极高,常需要做一些精细的局部皮瓣或进行组织瓣移植。耳、鼻部的外伤常有组织离断,一般长度不超过 1 cm 小块的离断组织直接缝合后即可成活。无整复条件时,可将离断的耳郭软骨组织埋于皮肤下,作为以后再造手术时的自体材料。

面神经、腮腺、泪小管的损伤应尽量予以手术修复,这类手术对显微外科器材技术要求较高。头面部外伤清除缝合手术时,对部分易积血积液的创口应放置引流。

3.头面部创伤的二期修复

由于各种条件的限制,对于很多头面部创伤病例,无法在创伤初期通过一期手术彻底修复创面、重建头面部形态和功能。这些病例需要有步骤地进行再次或多次整形修复手术。

头面部创伤的二期修复治疗中,最为常用的手术方式是自体组织移植。通过植皮、局部皮瓣、轴型皮瓣、游离皮瓣及神经、脂肪、毛发、骨骼等组织的移植,修复创面矫正畸形,对功能和形态进行重建。

近年来,颜面部复合组织异体移植技术有了迅猛发展,并应用于面部创伤修复。2005 年 11 月 27 日,法国医师米歇尔·迪贝尔纳为一名狗咬伤致面部严重畸形的 38 岁女性进行了颜面部部分复合组织异体移植术,被认为是世界上第 1 例换脸术。2006 年 4 月 14 日,第四军医大学西京医院郭树忠等完成了对 1 例熊咬伤致面部严重畸形的男性患者的颜面部部分复合组织异体移植术,术中移植的组织包括皮肤、皮下组织、颊部黏膜、上唇全层的组织、全鼻部组织、腮腺组织、颧骨、眶壁等骨质组织,该手术被认为是世界第 2 例、国内首例。目前对于颜面部复合组织异体移植术的适应证争论很大,有待进一步研究。

二、外鼻再造术

鼻部遭受严重外伤、感染或因肿瘤切除造成大部或全部缺损应行全鼻再造术。鼻缺损的原因较多,局部情况不尽相同。鼻缺损若合并周围或邻近组织器官缺损时,应全面考虑,统一计划。一般应首先修复其他部位,如唇、颊、睑部畸形,然后再进行鼻再造,以确保稳定的外形。

全鼻再造方法较多,皮肤组织来源主要是皮瓣或皮管移植。最常应用的方法是额部皮瓣移植(图 9-1),也可以先将额部皮瓣用扩张器扩张,增加皮瓣供区面积,减少皮瓣切取后的畸形。鼻再造包括鼻衬里、支撑组织及皮肤的修复。衬里的修复多采用局部瘢痕瓣翻转或鼻唇沟皮瓣转移的方法,支撑组织多使用自体软骨或硅橡胶假体。鼻再造整形要考虑到鼻部美学单位的概念,做成的鼻端轮廓要清晰,鼻尖、鼻翼及鼻孔的形状、大小正常,呼吸通畅。

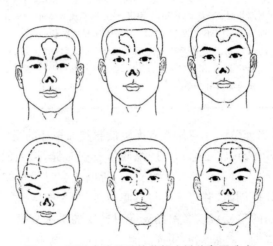

图 9-1　不同方法处理的前额皮瓣外鼻再造术

三、耳郭再造术

全耳郭缺损可因先天性或后天性引起。前者由于外耳郭发育不良,耳部仅见残存皮赘,内有软骨团块,耳垂向前上方移位,常伴有外耳道闭锁。后者可因撕脱、切割、咬伤、烧伤等外伤或感染引起。耳再造的时机在 10 岁左右为佳,此时患者的耳郭已达成人的 85% 以上,肋软骨也有足够的量可以应用。耳郭再造要考虑到三个方面的因素,即耳支架、覆盖组织和残耳的利用。合适的耳支架是耳再造成功的关键之一,自体肋软骨仍是目前最可靠的支架材料,一般取第 7、8、9 肋软骨。多孔聚乙烯植入物支架质地坚硬,支架容易外露,耐受外力的能力差,故应慎用。全耳郭再造的方法主要有分期法、颞浅筋膜瓣法和扩张器法。手术原则是制作耳区皮瓣、耳垂复位、置入耳郭软骨支架,3 个月后掀起耳郭,耳后创面游离皮片移植。或切取颞浅筋膜瓣覆盖耳区皮瓣无法覆盖的支架部分,然后在筋膜瓣表面植皮覆盖。

(任刘生)

第八节 腹壁多脂与皮肤松垂

腹壁多脂症是指腹壁聚集过多的脂肪组织,可以是局部脂肪堆积也可以是全身性肥胖的表现。腹壁松垂症是指腹壁皮肤、肌肉组织过度松弛致使腹壁下垂,常见于多次生育或减肥后。腹壁整形术能够矫正腹部松垂,去除多余的脂肪组织。腹部局部整形治疗应与全身肥胖的药物治疗、运动、饮食等治疗措施结合起来。腹壁去脂整形术不适合以腹膜内脂肪堆积为主的男性肥胖。近年来研究表明脂肪抽吸有助于全身肥胖性疾病的改善(参考案例9-7)。

表 9-7 案例:腹壁松弛

项目	内容
病历摘要	患者女,36岁,5年前患者产首胎行剖宫产后出现腹壁皮肤松垂,暗肿,以下腹部明显,影响外观;4年前患者二胎剖宫产术后腹壁皮肤松垂、臃肿现象加重,呈"裙装腹"改变,自觉明显影响外观。查体:专科检查:取站立位,见腹部皮肤松垂,脐周皮肤褶皱明显,下腹部臃肿、下垂呈裙状腹。两侧腰部脂肪堆积,轻度膨出,两侧腰线不明显;腹壁明显可见数条白色妊娠纹,两侧腰腹部显著。近耻骨联合处皮肤可见一横形切口瘢痕。完善相关检查,排除禁忌后行腹壁整形、脐成形术+腹壁修补术+腰部脂肪抽吸术。

一、腹壁整形术

(一)传统手术

沿腹股沟、阴阜上方做切口,沿深筋膜浅层分离,至脐部,沿脐周切开皮肤,将脐茎留在腹壁,继续向上分离皮瓣至剑突和两侧肋弓。折叠缝合腹直肌前鞘,将皮瓣向下牵拉,切除多余的皮肤和脂肪,在相当于脐的部位,纵行切开皮肤,修薄周围的皮下脂肪,提出脐茎,重建肚脐。缝合切口。

(二)迷你腹壁成形术

迷你腹壁成形术重点纠正下腹部的缺陷,适用于下腹部多余的脂肪和皮肤,及脐下腹直肌的松弛。其优点是创伤小,手术瘢痕较短而隐蔽,脐部不移位。

(三)内镜辅助腹壁成形术

单纯腹直肌松弛而皮肤不松弛,是行内镜下腹部整形的主要指征。手术原理是经腹股沟和脐旁小切口,插入内镜,在内镜直视下用不吸收线连续折叠缝合腹直肌前鞘,不切除下腹部皮肤。

(四)侧方高张力腹壁成形术

侧方高张力腹壁成形术通过增加切口两侧的组织切除量,改善髂嵴部位畸形的同时,改善大腿上部及两侧腰部的形态。

二、脂肪抽吸术

20世纪70年代初便出现用刮宫器借助负压进行脂肪刮吸术,曾出现过干性法、湿性法和超湿性法等方法。1992 年有学者提出肿胀技术,使出血量和并发症降至最低水平。超量灌注和细管、钝性抽吸是脂肪抽吸术的重要进展,术后配合弹力衣裤塑形。吸脂的方法主要包括注射器吸脂,适用于小面积吸脂如眼部、下颌部等;吸引器吸脂,辅以粗细不等的吸管,适合于各部位吸脂;超声吸脂,分体内超声和体外超声吸脂,适用于浅表吸脂或较小面积吸脂,临床上已较少应用。

吸引器吸脂仍是最基本的手术方法。首先大量注射肿胀麻醉液,注水与抽吸比例在(1.5～2)∶1。用较细的抽吸管,在－0.8 大气压下依次做隧道样交叉抽吸。抽吸时注意吸管开口的方向,左手覆于抽吸部位,便于了解抽吸皮肤的厚度。吸脂手术重要的是要求局部光滑平整,全身比例和谐。

（任刘生）

第十章　外　科　管　道

第一节　动脉穿刺置管测压术及其管道

动脉压(arterial blood pressure,BP)即血压,指血管内的血液对于单位面积血管壁的侧压力。血压监测可分为两大类:无创测量方法和有创测量方法。无创测压由于对患者无创伤,简单易操作,在临床上广泛应用。但有创测压能为临床提供更准确的信息,特别是危重患者、重大手术的患者,需严密监测血压以判断病情、指导治疗者,必须采取有创测量方法,即动脉穿刺置管测压。也就是将导管置入动脉内,通过压力监测仪,直接测量动脉内压力的方法。由于其中涉及较多的管道护理,本节主要叙述动脉穿刺置管测压。

一、适应证

动脉穿刺置管常用于休克、外科大手术尤其是体外循环及心内直视手术中及术后,静脉给予血管活性药物等需要准确监测动脉血压者。严重创伤和多脏器功能衰竭,及其他血流动力学不稳定患者的手术监测。也可用于严重高血压、危重患者及各类休克患者的术中监测;术中可能大量出血的患者,如巨大脑膜瘤切除和海绵窦瘘修复术;术中需要进行血液稀释、控制性降压、低温麻醉者;需要反复抽取动脉血做血气分析等检查的患者。

二、禁忌证

桡动脉侧支循环试验(艾伦试验)阳性者,禁行同侧桡动脉穿刺。局部皮肤感染者应更换测压部位,高凝血状态,出血倾向或抗凝治疗期间的患者不建议穿刺。

三、穿刺部位

虽然动脉压随血管分支而逐渐降低,但在大血管内的压力下降极小,所以理论上任何一支管径大于2～3 mm的动脉血管均可作为监测部位,置管的动脉有颞动脉、桡动脉、肱动脉、股动脉、足背动脉等,其中以左臂桡动脉为首选部位,新生儿则用脐动脉,婴幼儿常用颞动脉。

四、物品准备

主要物品有血管切开包、动脉穿刺针、延长管、三通管、无菌手套。建立通路后需袋装生理盐水 500 mL、瓶装生理盐水 500 mL、加压袋、输液器。测压需要用到压力传感器,由一穹窿形圆盖盖住,圆盖有两个开口,一开口为排气孔,另一开口与血管导管及输液装置相连,输液装置接肝素生理盐水。其他还需准备托手架及垫子 用于固定前臂和垫高腕部;消毒用具,0.5%活力碘,75%乙醇;心电监护仪系统。

五、操作方法

(一)穿刺前准备

1.行桡动脉侧支循环试验

动脉侧支循环试验阴性者方可进行桡动脉穿刺,试验方法如图 10-1 所示。

(1)嘱患者将受检侧的手举过头顶并连做 3 次握拳动作,然后紧紧握拳;

(2)检查者以手指分别压迫患者桡、尺动脉,此时手掌因缺血而变得苍白。

(3)5 s 后嘱患者松开手指,并将手放回心脏水平。

(4)检查者松开尺动脉同时观察受检手的血运情况。如松开尺动脉后 15 s,手掌转红者为动脉侧支循环试验阳性,表示尺动脉通畅;若 15 s 后手掌未转红者为动脉侧支循环试验阴性,说明尺动脉堵塞,不能在该侧作桡动脉穿刺或插管。

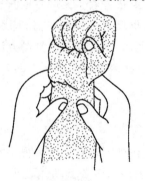

A. 受试者侧手指握拳举
至心脏水平以上

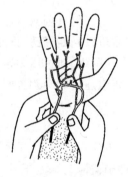

B. 紧压腕部桡、尺动脉,
手掌因缺血变得苍白

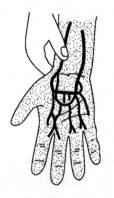

C. 松开尺动脉后15 s内手
掌转红,为艾伦试验阳性,
表示尺动脉通畅

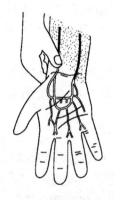

D. 若15 s后手掌未转红,
为艾伦试验阴性,说明
尺动脉堵塞

图 10-1　动脉侧支循环试验步骤

2.准备好测压管道系统

(1)将 1 mL 肝素(12 500 U/2 mL)注入 500 mL 的袋装的生理盐水中,连接一次性输液器于肝素盐水袋;

(2)将两个三通管对接;

(3)持续冲洗装置的一端接在三通 B 上,另一端与输液器相接;

(4)延长管接在三通 A 上;

(5)将肝素生理盐水袋放入压力袋中,向压力袋充气至压力在 40.0 kPa(300 mmHg)左右(图 10-2)。

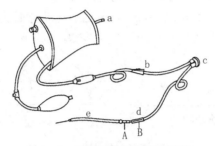

图 10-2　连接好的测压管道系统

a.肝素压力袋 b.一次性输液器 c.持续冲洗装置 d.三通管 A 和 B e.延长管

(7)将连接好的测压管道系统携至患者床旁,挂好压力袋,排尽管道内空气。

(8)将持续冲洗装置的储液室内注入少量生理盐水,并与传感器相接,传感器的导联线接监护仪。将传感器放在患者床旁,高度在腋中线第四肋间,与心脏同一水平。

(二)桡动脉穿刺置管

(1)患者取仰卧位,左上肢外展于托手架上,腕部垫一纱布卷,拇指保持外展。

(2)在桡侧腕屈肌腱和桡骨下端之间纵沟中,于桡骨茎突上下均可摸到桡动脉搏动,穿刺点在搏动明显处的远端 0.5 cm。

(3)按常规方法消毒、戴手套,用 2%利多卡因做局部麻醉。

(4)穿刺针与皮肤成 30°~40°,对准桡动脉方向刺入动脉,见针尾有鲜红色血流溢出即证明导管在血管内。将穿刺针尾压低 10°,捏住针芯,向前推外套管 3~5 cm,使其完全进入动脉管腔内,退出金属针芯。

(5)将延长管接在穿刺针上,用透明敷料固定针头。其尾部通过压力延长管与传感器相连,通过特定的导线连到具有压力测定功能的电子监护仪上。

(6)按压持续冲洗装置的快速冲洗钮,将针头内与管道内的回血冲尽。

(三)直接动脉压监测

1.调试零点

关闭通向血管导管的三通,打开输液装置及穿顶的排气孔,让肝素灌满穹窿形圆盖,同时排出所有气泡。按压一次监护仪上零校正键,监护仪示波器上的读数及压力曲线回到 0 时,即调试完毕。

2.测压并观察结果:关闭排气孔,打开与血管导管相通的三通开关,使传感器与桡动脉相通,此时监护仪上可连续准确地显示压力曲线及压力读数。在测动脉压时,输液管内用 40.0 kPa(300 mmHg)的高压袋压迫,以 3 mL/h 的速度均匀注入肝素盐水,也可用微泵控制加压注入肝素盐水。

3.临床意义

正常情况下,动脉导管内测量的血压比通过袖带测量的血压要高出 0.3～1.0 kPa(2～8 mmHg),在低压状态可高出 1.3～4.0 kPa(10～30 mmHg)。

影响动脉压的因素包括心排血量,循环血容量,周围血管阻力,血管壁的弹性和血液黏滞度等。动脉血压本身并不反映血容量,而只反映循环系统的代偿功能,血压显著下降表示循环系统的代偿能力衰竭。

正常动脉压波形大小一致,降支上有一不明显切迹(图 10-3)。不正常的动脉压波形有高大跳跃波形,多见于主动脉瓣关闭不全;矮小波形,多见于主动脉瓣狭窄;双重搏动波形,多见于主动脉瓣狭窄并关闭不全;交替变换波形,提示有左心衰竭;不规则波形,常见于心律失常患者。

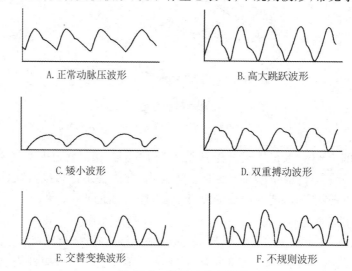

图 10-3　各种动脉压波形

（四）动脉取血

抽取动脉血可以进行血气分析。

(1)将第一注射器与三通相连并打开三通,抽取血液 5 mL。

(2)取血完后,关闭三通,将第一注射器取下,装上针头放于消毒巾内备用。

(3)以装有 0.1 mL 肝素盐水的第二注射器置换第一注射器。

(4)打开三通,用第二注射器吸取血液。

(5)取血完毕关闭三通,用第一注射器置换第二注射器。

(6)打开三通,将第一注射器内的血回注血管内,以免血液过多丢失。

(7)推注 5 mL 肝素盐水冲管,以免凝血。

（五）动脉冲洗系统

为了保证测压准确,连接管和动脉导管内应充满肝素生理盐水,对动脉导管的冲洗可以是持续的,也可以是间断定时冲洗,其目的都是为了保证导管通畅,防止动脉内血栓形成,维持动脉测压的有效性。

(1)持续冲洗:按压持续冲洗装置的快速冲洗钮,将针头和管道内的回血冲尽即可。

(2)间断冲洗法:将两个三通相连,此时共有 4 个开口,一端接 10 mL 注射器,一端接肝素生理盐水输液管。冲洗前先关闭动脉三通,使肝素与注射器相通,抽吸 5 mL 肝素液,转动三通使之与动脉导管相通后快速注入,即关闭三通开关,使动脉压力波形显示在监视仪上。每 15～20 min冲洗 1 次,保持测压装置内无凝血。

六、护理要点

三通管道和穿刺针连接要紧密,防止脱开造成大出血。密切观察伤口和远端肢体的血运及皮温情况。直接动脉测压应每小时观察并记录一次,危重患者随时观察记录。当数值或波形异常变化时,除了病情变化外,还应注意压力传感器是否在 0 点,导线及传感器内有无回血、气泡及阻塞等。测压时注意校对零点,并保证传感器的位置与心脏在同一水平面,以保证所得结果准确。

由于动脉压力高,为防止血液回流至传感器或导管内,要保持加压袋的压力在 40.0 kPa(300 mmHg)左右。在进行抽血和冲管时,要严防气泡进入管内,一旦发现气泡,要立即用注射器将其抽出,同时要制动被测肢体,以防空气进入动脉引起脑或其他部位梗死。绝对禁止向动脉导管注入去甲肾上腺素等血管收缩剂,以免引起动脉痉挛、肢体坏死等。

七、并发症的观察及护理

(一)感染

是最主要的并发症,通常是由于穿刺污染,导致导管性败血症,此外,压力监测系统的污染也是另一个主要原因。因此,在操作过程中要遵循无菌操作原则,输液管和三通管应每天更换,注意保护导管外面的透明膜,以保证导管的无菌状态。如果发现穿刺部位红、肿、疼痛等异常情况,应立即拔除导管。

(二)血栓形成

血栓和气栓都可引起肢体末梢栓塞导致其缺血和坏死。因此,应定时应用肝素盐水加压冲洗压力连接管和导管,冲洗时要防止气体冲入。保持动脉导管通畅,如证实管腔已经堵塞应立即拔除,切不可用力推注液体,以免栓子脱落,造成栓塞。

(万艳娜)

第二节　经外周静脉置入中心静脉导管术

经外周静脉置入中心静脉导管术(peripherally inserted central catheters,PICC)是一种经外周静脉插入并开口于中心静脉的导管,它简化了中心静脉的穿刺过程,降低了中心静脉的穿刺风险和感染概率,延长了导管的留置时间。目前 PICC 导管已经成为发达国家和地区继中心静脉导管之后的又一种极其重要的输液途径和方式,为医护人员和患者提供了更多种选择。

PICC 导管采用生物相容性极好的聚氨酯或硅胶管制成,导管非常柔软,无论是穿刺过程还是长期留置,都不会损伤血管内膜,保留时间长达 1 年,患者活动不受限制。一般 PICC 导管因其管径较细,不用于输血和从管中采血,部分 PICC 导管,由于其特殊的三向瓣膜设计,则具备输血和采血功能。

一、适应证

适应证包括外周静脉穿刺困难,需长期(间断性、持续性)输液的患者,如化疗、危重、衰竭者及早产儿;需要输入刺激性强或毒性较强的药物,如化疗患者;需要输入高渗性药物,如完全胃肠外营养;需接受大量液体而使用输液泵或压力输液者;需经常测量中心静脉压的患者,放置中心静脉导管风险较高或失败时。

二、禁忌证

禁忌证包括患者肘部静脉条件太差,缺少外周静脉通道;预定插管的部位有感染、皮炎或烧伤等;血小板明显减少及凝血功能障碍性疾病;预插管途径有放射治疗史、静脉血栓形成史、外伤史、血管外科手术史、乳腺癌根治术后患侧;患者确诊或疑似导管的材料有过敏反应。

三、物品准备

(一)治疗盘

0.5%活力碘、75%乙醇、0.9%氯化钠500 mL,2~5 U/mL浓度肝素生理盐水500 mL,无菌手套两副,止血带1根、皮尺1把、胶布、20 mL注射器两副、10 mL注射器1副、弯盘1个。

(二)PICC穿刺包

治疗巾两个、孔巾1个、血管钳1把、直剪1把、纱布10块、大棉球6个、小药杯两个,镊子2把、透明敷料1张。

(三)PICC套件

PICC导管、穿刺针及插管鞘、减压筒、连接器、肝素帽、固定翼。

(四)其他

手术衣1件,医嘱本,必要时备2%利多卡因1支、1 mL注射器1副、弹力绷带。

四、操作方法

根据患者年龄及体重选择,尽可能选择型号最小、最细的导管。成人通常选择4 Fr、5 Fr导管,数字愈小导管愈细。扎止血带,选择血管后松开。贵要静脉为首选静脉,其管径粗、行走方向直、位置较深;其次为肘正中静脉、头静脉、腋静脉和无名静脉。

上臂伸直并外展与躯干成90°;测量右上肢穿刺点至右胸锁关节的长度,然后垂直向下至第三肋间隙(相当于右心房开口处)。置入导管的长度为上述测量长度减去5 cm。若从左上肢穿刺,其长度则应再加上两乳头间距的长度。为了监测患者输液后肢体的肿胀情况,应该测量臂围,在肘窝以上10 cm处测臂围,并记录测量数据。

穿手术衣,戴无菌手套,建立无菌区。助手打开PICC穿刺包外层,嘱患者手臂抬起。术者将1块无菌治疗巾垫在患者手臂下,让助手将止血带放于患者手下。以穿刺点为中心消毒,先75%乙醇3遍(第一遍顺时针,第二遍逆时针,第三遍顺时针),再0.5%活力碘3遍(方法同乙醇消毒),上下直径20 cm,两侧至臂缘。

术者更换无菌手套,在助手的帮助下用0.9%氯化钠溶液冲洗手套上的滑石粉,并用无菌纱布擦干。铺孔巾及治疗巾,建立无菌区。无菌方式打开PICC导管套件,3副注射器抽吸肝素生理盐水,透明敷料、肝素帽等均置于无菌区内。

以肝素生理盐水溶液冲洗导管、穿刺针、连接器及肝素帽,检查导管是否通畅,有无破损。

局部浸润麻醉后,让助手在肘关节上方扎止血带,使静脉充盈。将穿刺针连于内有生理盐水的 10 mL 注射器上,去掉穿刺针上的保护套,以 15°～30°进针,见回血后降低角度再进针少许,保持钢针针芯位置,单独向前推进外插管鞘,确保插管鞘进入静脉。手按压插管鞘尖端处的血管,松开止血带,右手退出针芯。嘱助手松止血带,术者左手拇指固定插管鞘,示指或中指按压插管鞘末端处静脉,防止出血,右手退出针芯。

自插管鞘处置入 PICC 导管,当导管的顶端到达患者的肩部时(约 15～20 cm),嘱患者将头偏向穿刺侧,下颌尽量贴近肩部,使导管顺利进入上腔静脉,以防误入颈静脉。插管至预定长度后,在鞘的末端处压迫止血并固定导管,然后撤出插管鞘。将导管与导丝的金属柄分离,轻压穿刺点上以保持导管的位置,缓慢将导丝撤出。导管最后的 1 cm 一定要用无菌剪刀剪掉,因为它安装于导丝的金属柄上,剪掉后可以确保导管弹性良好,安装连接器后固定更佳。保留体外 5 cm 导管以便于安装连接器。

先将减压套筒套到导管上,再将导管连接到连接器翼形部分的金属柄上,注意一定要推行到底,导管不能起褶,将翼型部分的倒钩和减压套筒上的沟槽对齐,锁定两部分,安装肝素帽。用注射器抽吸回血,然后用生理盐水 20 mL 脉冲式冲管、正压封管,安全肝素帽。

清理干净穿刺点周围血迹,将导管出皮肤处逆血管方向盘绕成流畅的"S"弯曲,取出白色固定翼,捏住白色固定翼的两个翼型部分使其自然张开将白色固定翼加在距穿刺点 1 cm 的导管上,并用无菌胶布加以固定。

导管固定时先用无菌胶布固定 PICC 导管的连接器、穿刺点置纱布、透明敷料加压粘贴。透明敷料覆盖到连接器的翼形部分的一半,然后以抗过敏胶布交叉固定连接器和肝素帽,并注明置管日期(图 10-4)。

最后不要忘记在护理记录单上记录穿刺时间、部位、导管置入的长度。为患者行 X 线检查以确定导管尖端的位置,最佳位置为导管尖端在上腔静脉接近右心房开口处,即胸骨右缘第二肋间。

五、置管时常见并发症及处理

(一)机械性损伤

在放入导管过程中出现明显阻力时,应及时停止操作,不要强行推进导管,以免穿刺过程中的机械损伤导致静脉穿破和血肿形成。

(二)误入心脏

术前应准确测量置入导管的深度,以免导管过深、进入心脏引起心律紊乱及其他心脏并发症。

(三)误入颈外静脉

当导管送入的长度已达整个上臂时,嘱患者头部向穿刺侧转动并紧贴肩部,以增加颈外静脉的压力。

(四)回抽困难

(1)检查导管的露出部分有无打折,或缝合点有无压迫。

(2)活动一下患者的上臂或头部,尝试一下改变位置后是否可以回抽。

(3)用 20 mL 肝素生理盐水冲洗导管,然后慢慢回抽注射器,停顿一会即可以抽出血液。

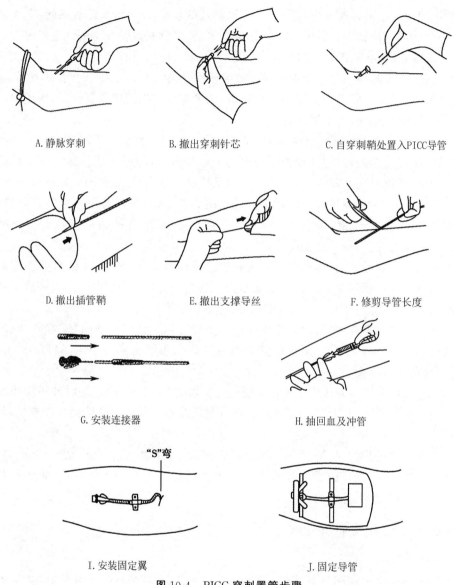

A. 静脉穿刺   B. 撤出穿刺针芯   C. 自穿刺鞘处置入PICC导管

D. 撤出插管鞘   E. 撤出支撑导丝   F. 修剪导管长度

G. 安装连接器   H. 抽回血及冲管

I. 安装固定翼   J. 固定导管

图 10-4　PICC 穿刺置管步骤

（4）如果回抽仍有阻力，可做胸透或造影检查，以确定导管的位置和状态。

（5）如检查证明是由于血凝块或药物沉淀物引起的堵塞，可遵医嘱使用尿激酶或其他药物疏通导管。

六、PICC 的维护和使用步骤

（一）冲洗导管

每次静脉输液、给药后，立即冲管；每次输血、血制品或 TPN、脂肪乳、清蛋白等黏滞性药物后或采血后立即冲管；治疗间歇期，每 7 d 冲管 1 次。

（1）每次输液前，先用 75％乙醇棉签消毒肝素帽 3 遍，再用 20 mL 注射器取足量肝素生理盐水，使用 7 号针头刺入肝素帽，以连续脉冲方式注入肝素生理盐水，当剩余最后 2 mL 水时，边推注射器的活塞边分离注射器,以对抗撤针的瞬间产生的负压,防止血液反流导管而发生堵管。

(2)如果经导管抽血、输血、输注其他黏滞性液体,必须先用此方式冲洗干净导管后再接其他输液。

(3)重力输注生理盐水或其他任何方式都不能有效冲洗导管。

(4)不能使用 10 mL 以下的注射器冲管,以免过高的压力损坏导管。

(二)更换敷料

穿刺置管后 24 h 应更换透明敷料,不必更换肝素帽,以后每 7 d 更换敷料和肝素帽,此外在敷料松动或潮湿时立即更换。

准备治疗盘 1 个、无菌镊子 1 个、活力碘及乙醇棉球、无菌手套 1 双、无菌包装的肝素帽 1 个、10 cm×12 cm 的透明敷料 1 张、预充有 20 mL 生理盐水的注射器 1 个。

自下而上小心地拆除原有敷料并丢弃,切忌将导管带出体外。记住换药维护前穿刺点导管的刻度,如导管带出 1 cm 左右,严禁再送回导管,避免感染。不要用手触动透明敷料覆盖区域内的皮肤,以免污染无菌区。观察穿刺点有无发红、肿胀、渗血及渗液;导管有无移动,是否脱出或滑入体内;贴膜有无潮湿、脱落、污染。

打开无菌换药包,戴无菌手套。患者手臂下铺无菌治疗巾,建立无菌区。用酒精和活力碘棉球消毒穿刺点各 3 次,方法及范围同 PICC 穿刺。用无菌技术打开肝素帽的包装,用肝素生理盐水预冲肝素帽,排尽空气。取下原有肝素帽,消毒连接器的螺旋头,用预充有 20 mL 肝素生理盐水的注射器脉冲并正压封管。连接新的肝素帽,并用活力碘棉签消毒。

最后以穿刺点为中心,贴好透明敷料。导管出皮肤处逆血管方向盘绕一流畅的"S"弯,透明敷料覆盖全部体外部分导管,下面边缘固定到连接器的翼形部分的一半。用抗过敏胶布以交叉方式固定好连接器和肝素帽

(三)更换肝素帽

除每 7 d 更换透明敷料时要更换肝素帽外,以下 4 种情况可只更换肝素帽:肝素帽穿刺超过 18 次;任何原因取下肝素帽后;肝素帽已被损坏时;每次经由肝素帽抽过血、输过血后且不能将残留血液清除时。

准备新的无菌包装的肝素帽、活力碘及棉签、抗过敏胶布、预充有 20 mL 生理盐水的注射器。用无菌技术打开肝素帽的包装,用生理盐水预冲肝素帽,排尽空气。取下原有肝素帽,用 0.5% 活力碘棉签消毒连接器的螺旋头,用预充有 20 mL 生理盐水的注射器脉冲并正压封管。用活力碘棉签消毒连接器的螺旋头,用预充有 20 mL 肝素生理盐水的注射器脉冲并正压封管。最后用抗过敏胶布以交叉方式固定好连接器和肝素帽。

(四)更换连接器

准备一套符合要求的连接器,小心地揭去透明敷料。检查导管,确定应由何处剪断导管。尽量多保留导管露出体外的原有部分,至少要有 5 cm 的导管露出皮肤之外才能修复导管。消毒穿刺点周围,特别是导管露出皮肤的部分。

预冲连接器的减压套筒和翼型部分,垂直剪断导管远端,去掉有的受损导管部分。将减压套筒套在导管外,把导管套在连接器翼形部分的金属柄上,并推进到底,勿出皱褶。把减压套筒上的沟槽与翼形部分上的倒钩对齐,锁死。安装时必须握住硬质塑料部分,勿握套筒的蓝色柔软处。

最后用 20 mL 生理盐水冲洗导管,接肝素帽,用贴膜和抗过敏胶布妥善固定导管。

（五）采血

由于经由 PICC 取血会增加导管堵塞机会、也会有血液损失，所以除非必须，尽量避免自 PICC 采血，并且只有三向瓣膜式 PICC 才能经导管采血。

用 20 mL 注射器取 20 mL 生理盐水备用。停止经由此导管的一切静脉输液，包括同一导管的另外一腔的输液。分离肝素帽/输液器。消毒导管接头外壁，并连接 10 mL 空注射器。

向后拉出注射器活塞大约 1～2 mL，停顿 2 s，使导管末端的瓣膜打开、血液流进导管。慢慢抽足 5 mL 血。分离注射器，弃置不用（因为导管内的生理盐水会稀释样品，造成诊断数据不准）。接另一个空的 10 mL 以上的注射器，抽取足够诊断的标本量。分离这一注射器并连接已经抽好生理盐水的注射器，将 20 mL 生理盐水冲洗导管。分离注射器，并消毒导管接头，连接新的肝素帽，或者连接无菌的输液器。

七、护理要点

妥善固定导管，防止患者活动时拔出导管。保证 PICC 导管的通畅，定期对导管进行冲洗和封管，最好用生理盐水冲管，用 10～100 U/mL 肝素生理盐水封管。严格遵守无菌操作规程，防止感染发生。应经常观察 PICC 输液的速度，若发现流速明显减慢，应及时查明原因并妥善处理。

八、置管后常见问题的观察及处理

（一）穿刺点出血

穿刺后 24 h 内有少量出血是正常现象，如果出血量大，不能被敷料吸收，是不正常的。可在穿刺点导管上方轻轻加压 10 min 以上；告之患者屈肘 10～20 min；如出血不止，应通知医师处理。在插管前检查患者的血小板或凝血因子，可预防不必要的大出血发生。

（二）导管堵塞

导管堵塞常见的原因有血栓或纤维鞘阻塞、药物沉积。

1.不完全堵塞

若是不完全堵塞，表现为输液速度减慢，及时用生理盐水脉冲方式冲管，如无效则用 5 000 U/mL 尿激酶注入 1 mL，保留 20 min，回抽后立即用 20 mL 以上的生理盐水脉冲冲管。

2.完全堵塞

如果完全堵塞，则要用负压方式再通。

（1）摘下肝素帽，换上预冲好的三通；三通的一直臂接导管，另一直臂接尿激酶溶液（5 000 U/mL），侧臂接 20 mL 的空注射器。

（2）先使导管与侧臂通，回抽注射器活塞 5 mL，迅速使三通两直臂通，导管内的负压会使尿激酶溶液进入管内 0.5 mL（相当于全部导管的容积）；

（3）20 min 后将侧臂空注射器转移到直臂处，回抽注射器活塞，将导管中的药物和溶解掉的血液回抽，弃置；换一个 20 mL 的充满肝素生理盐水的注射器，冲洗导管以确认其通畅。

（4）如果尿激酶无法清除凝块，怀疑是脂质沉积物堵塞时，可以使用 75% 的乙醇缓慢灌注 1 mL 并使之保留 1 h，然后把灌注液抽回并用生理盐水冲洗；如果是碱性溶液的沉积物堵塞导管，可使用 5% 碳酸氢钠溶液再通管道。

（5）装上肝素帽，用透明敷料妥善固定连接器和肝素帽。

(三)静脉炎

表现为穿刺点红肿、硬结、化脓。处理包括湿敷,用硫酸镁或庆大霉素溶液交替湿敷;抬高手臂;避免剧烈运动;局部外用双氯芬酸二乙胺乳胶剂。若炎症不能控制则需拔管。

(四)导管断裂

用手指压迫导管远端处的血管,行静脉切开术,取出断裂的导管。不能用止血带来防止导管漂浮,以免阻断动脉血流。

九、拔管

拔管指征包括导管堵塞;由导管引起的感染;全部治疗(化疗、静脉营养)结束;置管时间超过1年。

拔管时让患者取舒适体位(坐位或卧位),插管侧上肢外展 $45°\sim90°$,手臂下放置一条止血带,以应付导管断裂的情况;去除敷料,沿与皮肤平行方向轻缓地将导管拔除。如拔管时阻力较大,不要强行用力,可局部热敷 20 min 再慢慢拔出。

测量导管的长度,检查导管是否完整,确定导管是否全部拔出。剪取一小段导管末端送细菌培养,监测导管是否污染。有出血倾向的患者,加压止血时间要超过 20 min。

拔除后用小块无菌纱布覆盖伤口,再用透明敷料粘贴 24 h,以免发生空气栓塞和静脉炎。

十、健康教育

置管前嘱患者淋浴、更衣;如病情不允许淋浴时,则必须用肥皂水彻底清洁穿刺处皮肤。嘱患者保持穿刺部位的清洁及干燥,不要擅自撕下贴膜;置管 24 h 后可以淋浴,淋浴前用塑料保鲜膜保护肘部,避免浸水。警示患者可从事一般性日常工作、家务劳动,但避免用穿刺侧手臂提重物,不做引体向上等大幅度的运动,以免导管漂移。

告知患者导管中期放置时间为两周至 3 个月,导管长期放置可达 1 年。治疗间歇期每 7 d 对 PICC 导管进行冲管、换透明敷料、换肝素帽的维护。如出院后不能回院维护和治疗,应在当地找正规医院指定专业护士维护和治疗。

(万艳娜)

第三节 胃造瘘管

胃造瘘管作为引流管道,引流出胃肠道内的气体和液体,减轻腹胀、降低肠腔内压力,减少肠腔内的细菌和毒素,同时避免了鼻胃管对咽部的刺激,使患者感觉舒适。胃造瘘管作为输入管道,应用要素饮食及匀浆饮食提供营养,较之空肠造瘘管其灌注容量大,配置简便,费用低。

一、适应证

主要适应证包括需长期行胃肠减压者,如胰腺炎、肠梗阻的患者;胃肠功能良好、不能经口进食、需要行肠内营养支持者。

二、置管方法

行胃造瘘术后留置造瘘管,有三种方式。

(一)Stamm 胃造瘘术

在胃前壁作一戳口,置入一花瓣或蘑菇头导管,在导管周围作荷包缝合固定,自腹壁切口旁另戳口将导管引出体外,固定于前腹壁。

(二)威策尔胃造瘘术

在胃前壁作一戳口,置入导管后以荷包缝线固定,然后沿导管作浆肌层缝合,使其埋入浆膜形成的瘘道,然后再自腹壁戳口引出。

(三)胃黏膜管行胃造瘘术

将胃前壁或胃大弯切开一部分,缝合成一管状胃瘘道,将此瘘道自腹壁引出,内放置引流管。注意荷包缝合尽量严密,以避免胃造瘘口发生渗漏;内置管道应固定于胃壁及腹壁上,以免滑脱。

三、护理

胃造瘘管作为引流管道时,其护理同胃肠减压管,下面仅介绍作为营养管道的护理

(一)预防误吸

(1)半卧位可防止反流及误吸。

(2)每隔 4 h 抽吸并估计胃内残留量,若残留量大于 100～150 mL,应延迟或暂停输注,必要时服用胃动力药,促进胃排空。

(3)若患者突然出现呛咳、呼吸急促或咳出类似营养液的痰,应鼓励和刺激患者咳嗽,以排出吸入物和分泌物,必要时经气管镜清除误吸物。

(二)减少胃肠道不适

(1)选择分次推注或分次输注,每次推注量 100～300 mL,10～20 min 完成;每次输注量 300～500 mL,2～3 h 完成,每次间隔 2～3 h。

(2)营养液的温度以接近体温为宜,过烫可能灼伤胃黏膜,过冷则刺激胃肠道,引起胃痉挛、腹痛或腹泻。

(3)营养液应现配现用,调配容器应清洁、无菌。自制的营养液在室温下放置时间不能超过 8 h,避免营养液污染、变质。

(三)保持营养管的稳固、通畅

(1)妥善固定营养管:胃或空肠造瘘时,应用缝线将之固定于腹壁;在营养管进入鼻腔处做好标记,每 4 h 检查一次,以识别营养管有无移位。若患者突然出现腹痛、胃造瘘管周围有营养液渗出或腹腔引流管引流出营养液时,应考虑到造瘘管移位、营养液进入腹腔。应立即停止输入并清除渗漏的营养液,同时应用抗生素预防继发性感染。

(2)避免营养管扭曲、折叠、受压。

(3)推注或输注营养液前后、特殊用药前后,都用 20～30 mL 温开水或生理盐水冲洗营养管。药丸经研碎、溶解后直接注入营养管,不要与营养液一起注入。

(四)并发症的预防及护理

(1)机械性并发症:①置管失败或导管脱出:应熟练掌握操作程序;②导管堵塞:选择颗粒小、混悬性好、少沉淀的肠内营养制剂,定时冲洗导管;③胃黏膜的损伤:导管不能太粗,插入时动作

轻柔。

(2)感染性并发症:避免制剂受细菌污染;防止吸入性肺炎的发生。

(3)胃肠道并发症:①胃、食管反流应避免使用粗的营养管;②腹胀、痉挛性腹痛时营养液温度应接近体温;③腹泻时应避免输入速度过快、温度过低,防止营养液污染;④便秘可使用含纤维素的营养制剂,增加水分的摄入。

四、健康教育

告知患者留置胃造瘘管的目的和意义。嘱患者定期更换引流管口敷料,保持敷料清洁干燥;妥善固定胃造瘘管,避免牵拉管道而致其脱出;沐浴时用塑料薄膜覆盖引流管处,以免伤口感染。

若患者带管出院,应教导患者及家属营养液的配制及输注方法;营养液的输入温度应接近体温,根据患者的耐受力调节输入速度;保证输入容器及管道的清洁,营养液限时使用,防止营养液变质或被污染;每6～10 h用20～30 mL温开水或生理盐水冲洗营养管,保证营养液输注通畅;定期复查,若发现异常或身体不适等,应及时就诊。

（万艳娜）

第四节 结肠造口

结肠造口俗称人工肛门,即用外科手术方式在腹壁上开口,并把一段肠管拉出腹腔,开口缝于腹壁,用于排泄粪便。

一、适应证

低位直肠癌或肛管癌行乙状结肠造口,该术式最常见。结肠梗阻、穿孔、坏死行横结肠造口。

二、造口的形状、种类和部位

造口形状有圆形、椭圆形或不规则形,其直径一般为30～60 mm;分单腔造口、双腔造口、袢式造口和分离造口;造口部位常选择左下腹、右下腹、左或右上腹和切口上。

三、造口产品

一件式造口袋底松薄,柔软,安装简便,适于老年人使用。其种类有开口/闭口、有碳片/无碳片、透明/不透明。

二件式造口袋可随意变换袋子方向,可彻底冲洗袋子及排气,便于局部清洁换药。其种类有开口/闭口、有碳片/无碳片、透明/不透明。

患者应常备辅助用品如皮肤保护粉、防漏膏、腰腹带、过滤片。

四、手术方法

以乙状结肠单腔造口为例。切除拟行造口处直径约3 cm的圆形皮肤,清除皮下脂肪,十字形切开腹直肌鞘或腱膜,分开肌肉。将乙状结肠自腹腔拉出5 cm,将其断端的黏膜层、浆肌层和造口切缘皮肤进行缝合,共缝 12～16 针。注意拉出的乙状结肠切勿扭转。

五、护理要点

(一)观察造口的功能

结肠造口术后 48～72 h 开始排泄,排泄物由稀糊状逐渐成形。

(二)保护造口

保持造口处皮肤的清洁和干燥,结肠造瘘口与伤口之间妥善隔开。及时更换造口袋,肛门部位切口可用 0.5％活力碘棉球涂搽或 1∶5 000 的高锰酸钾坐浴。

(三)并发症的观察及护理

(1)刺激性皮炎:避免粪便长时间沾污皮肤,底板如有渗漏及时更换。

(2)过敏性皮炎:选择合适的产品,进行皮肤敏感试验。

(3)机械性皮炎:注意剥离底板的手法,避免频繁更换。

(4)造口狭窄:戴手套沾润滑剂手指轻轻探入造口处,5～10 分钟/次,1～2 次/天。

(5)造口旁疝:避免提举重物和一切增加腹压的动作,正确使用腹带。

(6)造口回缩:避免体重急剧增加,使用凸面底板。

(7)造口脱垂:避免腹压增高,还纳固定,必要时手术治疗。

(8)缺血坏死:避免压迫造口。

六、健康教育

向患者介绍结肠造口的部位、功能,消除思想顾虑,减轻其心理负担。

(一)指导患者对造瘘口部位进行自我护理

(1)保持造瘘口周围皮肤清洁,涂抹氧化锌软膏。

(2)造口袋要注意及时清理,避免感染和臭气对他人的影响。

(3)避免增加腹压的动作和行为,以免肠黏膜脱出。

(4)注意观察排便的次数、粪便的性质,如有异常及时告之医护人员进行处理。

(二)对患者进行衣食住行等方面的生活指导

(1)宽松避免压迫造口,避免腰带勒住造口。

(2)多样化均衡饮食,进行饮食自控和自限。不进或少进易胀气的食品,如红薯、酒;难消化的食品,如糯米、油炸食品;易引起异味的食品,如大蒜、韭菜、葱;易引腹泻的食品,如油腻、不洁食物;易引起造口阻塞的食品,如高纤维性食物、种子类食物。

(3)家中备齐造口护理用品,沐浴时可贴袋淋浴。睡眠时避免压迫造口,避经常提举重物,避免剧烈运动。

(4)可正常工作和社交,外出旅行时备足造口用品。

(5)术后 3 个月可行房事。

(6)出院后生活要有规律,每天定时排便,逐渐养成有规律的排便习惯。

(7)发现人工肛门狭窄或排便困难应及时就诊。

(万艳娜)

第五节　耻骨上膀胱造瘘管

许多下尿路梗阻的患者,由于年老体弱、合并严重的心血管疾病或肾衰,不能耐受手术,只能姑息性行耻骨上膀胱造瘘术。

一、适应证

耻骨上膀胱造瘘的主要适应证包括梗阻性膀胱排空障碍,如前列腺增生、尿道狭窄;阴茎和尿道损伤;尿道整形手术或膀胱手术后;膀胱内手术,如取膀胱结石或异物、切除带蒂的膀胱肿瘤、膀胱憩室及膀胱损伤修补等;经膀胱切除前列腺或行尿道会师术后。

二、物品准备

须准备三通金属穿刺针;不同型号的双腔气囊导尿管;针头、注射器、2％利多卡因 5 mL。如采用膀胱切开法置管,还需准备切开包。

三、置管方法

(一)穿刺置入法

(1)取仰卧位,叩诊耻骨上区确定膀胱充盈良好。

(2)备皮,要求剃去阴毛,皮肤消毒铺巾。

(3)局部浸润麻醉后,用穿刺针在耻骨联合上缘 2 cm 中线处进针,针头与皮肤成 45°方向指向尾端。进入膀胱后有落空感,应继续插入 2～3 cm,拔出针芯,见尿液流出。

(4)沿穿刺针侧口送入气囊导尿管,可见尿液自尿管流出,退出穿刺针。

(5)向气囊导尿管内注入无菌生理盐水 10 mL 以固定导尿管,荷包缝合穿刺针口,并将导尿管也用缝线环绕、缝合固定于皮肤上。

(二)膀胱切开置管法

(1)局部麻醉,取仰卧位。

(2)在耻骨联合上缘 2 cm 中线处,作一纵向皮肤切口,切开皮肤及腹白线。钝性分开两侧的腹直肌及锥状肌,向上分离腹膜反折,于腹膜外显露膀胱。

(3)切开膀胱前壁,将气囊导尿管置入膀胱切口内。分两层缝合膀胱壁。内层用 2～0 号铬制肠线全层间断缝合,如无肠线也可用丝线间断缝合肌层,不可穿过黏膜层,以免导致术后结石形成;外层再以 4～0 号丝线间断缝合。

(4)引流、缝合:用生理盐水冲洗伤口,在膀胱前间隙置烟卷引流,导尿管由腹壁切口的下角引出。逐层缝合腹直肌前鞘、皮下组织和皮肤。缝腹直肌时,可在膀胱顶部固定一针,以免膀胱挛缩。导尿管需用皮肤缝线环绕结扎固定,以免脱出。

(5)术中注意事项:①膀胱壁上的动脉出血,必须立即结扎,以免血管回缩再出血;②当膀胱空虚、挛缩、破裂时,应防止将腹膜当作膀胱而误切入腹腔;③如果分离时腹膜破裂,应立即缝合。

四、护理

(一)术前护理

(1)术前备皮:外阴部剃毛,淋浴或用肥皂水及温水清洗腹部及腹股沟,再用 0.5%活力碘消毒整个腹部及腹股沟。

(2)嘱患者憋尿,使膀胱达到充盈状态。

(二)术后护理

(1)造瘘管应妥善固定,尤其是在术后 10 d 内防止脱出,以免尿液渗至周围组织。

(2)膀胱造瘘管脱出,应立即在无菌条件下重新插入。时间长后造瘘口肉芽组织生长堵塞瘘口,导管将无法插入。

(3)耻骨上膀胱造瘘管接无菌尿袋,卧床患者可用别针将尿袋固定于床旁的床单上;起床活动时,可将尿袋用别针固定于裤腿上,尿袋位置始终低于膀胱。尿袋应每周更换 1~2 次。

(4)观察瘘口处有无尿液渗漏,保持局部切口干燥。用 0.5%活力碘或生理盐水棉球,拭除尿道口及导尿管上的分泌物。

(5)保持引流管通畅,留置造瘘管期间应按医嘱行膀胱冲洗,可用 0.2%呋喃西林或生理盐水,每次注入量为 200~300 mL,反复低压冲洗,至冲出液澄清为止,以防堵塞和感染。如冲洗通畅而无尿液引出时,可能是造瘘管插入深度不够,可适当调整位置。

(6)拔管:下尿路手术的患者,应先夹闭膀胱造瘘管,小便能够自然通畅的解出后 1~2 d,再拔除膀胱造瘘管。对于年老体弱、合并严重的心血管疾病或肾衰,不能耐受手术的下尿路梗阻的患者,将要终身带管。

五、健康教育

许多患者在医院行耻骨上膀胱造瘘术,病情基本稳定后,便要求出院回家休养,因此健康教育尤为重要。出院前应指导患者及家属更换尿袋的方法:先将尿袋下口的活塞向下拉出 1~2 cm,放出尿液后再更换尿袋。尿袋不可高于造瘘口,防止尿液反流造成逆行感染。指导患者及家属行膀胱冲洗,告知其操作要点,以便在家自行冲洗。

出院时教导患者和家属要保持膀胱造瘘管的通畅,注意观察造瘘口处皮肤情况,保持造瘘口敷料的干燥,造瘘口的敷料每 2~4 d 更换 1 次,夏季每天更换敷料;经常观察尿色及尿量变化,鼓励患者多饮水。如尿液浑浊有感染现象,可适当服用抗生素;外出时将尿管反折后用胶布缠绕,再用别针将尿袋固定在衣裤上,或将尿袋装在专用布袋中,高度适宜;定期到医院更换造瘘管,气囊导尿管应每月更换 1 次。每周更换引流袋,如有污染,随时更换。

(赵　伟)

第六节　膀胱尿道镜

虽然 B 超、CT 等现代诊断技术在临床上已广泛应用,但膀胱尿道镜仍然是许多泌尿外科疾病诊断的重要方法。其在直视下将诊断与治疗相结合的优势是其他手段所不可替代的,可以确定尿道膀胱炎症、溃疡、新生物等,还可同时进行电灼、切割及取活检等治疗。

一、膀胱尿道镜检查术

(一)适应证

(1)经过 B 超、CT 及 X 线检查等手段仍不能明确诊断的膀胱、尿道疾病。如确定膀胱肿瘤的形态、位置及大小,以决定治疗方案;确诊及取出膀胱异物或结石。

(2)了解邻近器官疾病是否累及泌尿系统,如直肠癌、子宫癌、卵巢癌、腹膜后肿瘤等均可累及泌尿系统。

(3)上尿路疾病,如确定血尿原因和出血部位,需行输尿管导管插入和逆行肾盂输尿管造影。

(4)乳糜尿的肾盂灌洗治疗。

(二)禁忌证

(1)尿道狭窄经扩张后仍不能通过膀胱尿道镜者。

(2)膀胱容量小于 50 mL,置入膀胱镜时易发生膀胱穿孔。由于膀胱充盈不佳,黏膜皱襞不能舒展,观察也不满意。

(3)膀胱尿道镜检查后均有不同程度充血、水肿、炎症反应,1 周内不得重复做膀胱尿道镜检查。

(4)泌尿生殖系急性炎症,如急性尿道炎、前列腺炎、膀胱炎、肾盂肾炎、睾丸炎、附睾炎等。

(5)急性全身感染性疾病,如上呼吸道感染、败血症、全身化脓性感染。

(6)全身出血性疾病、心功能不全、严重肝功能损害、严重高血压尚未控制、肾功能严重减退或尿毒症等。

(7)孕妇及月经期妇女。

(三)检查方法

1.体位

患者仰卧于检查床上,取截石位,臀部靠近床的边缘,两大腿屈曲与躯干成 45°并稍外展,双脚置于检查台的撑脚架上(图 10-5)。

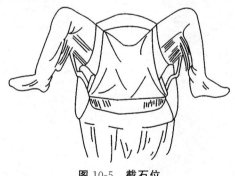

图 10-5　截石位

2.皮肤消毒

先用肥皂水擦洗外阴部皮肤,无菌水冲净,再用 0.5% 活力碘溶液涂擦外阴部皮肤两次。男性包皮过长者应翻转包皮彻底消毒龟头及尿道口部,女性应注意前庭及尿道口周围的消毒。铺盖无菌巾。

3.器械准备

根据不同目的准备不同类型和粗细的膀胱尿道镜及其附件。

4.麻醉

单纯做膀胱尿道镜检查时,女性患者可不用麻醉,男性患者向尿道注入表面麻醉剂即可。如行取活检、电灼、切除及碎石等操作时,应采用硬膜外阻滞麻醉。

5.检查步骤

(1)插入镜鞘:对于女患者,镜鞘进入尿道后,镜体稍向上挑,避免损伤膀胱基底部,因为该处常被子宫顶起。男患者先将阴茎提起解除尿道的弯曲,然后放入镜体,估计到达尿道球部时即可向下压平镜体,滑入膀胱。如遇前列腺肥大者,应持续而轻柔的推进(图10-6)。取出闭孔器收集尿液,以测量有无残余尿,并观察其颜色及是否浑浊。尿浑浊或有血色时,应当进行膀胱冲洗,待尿液清亮后即可放置窥镜观察。

(2)尿道及膀胱的观察:膀胱镜进入膀胱三角后,按顺序观察膀胱以免遗漏。先从里面开始顺时针检查一圈,然后退出少许,再重复上述操作,最后检查膀胱颈部。

(3)放输尿管导管:看清输尿管口之后,将镜端靠近输尿管口,调换输尿管插管镜,将导管分别插入双侧输尿管口。输尿管导管既可以收集双肾尿液并行逆行造影,又能进行输尿管扩张。

(4)取出镜体:检查完毕后,先排空膀胱,再退出镜体。如果需要进行输尿管插管,则向外退镜的同时要向膀胱内送入导管,送导管的长度要与退出的镜体相当,既不能让导管脱出又要防止其在膀胱内弯曲。

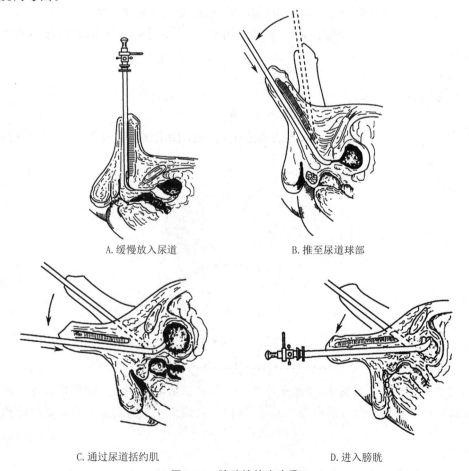

A.缓慢放入尿道   B.推至尿道球部

C.通过尿道括约肌   D.进入膀胱

图 10-6 膀胱镜检查步骤

(四)护理及健康教育

告知患者现代尿道膀胱镜口径较细,加之表面麻醉剂的应用,检查并非很痛苦,患者能够适应,消除其恐惧心理,使其主动配合。患者检查前洗澡,用肥皂清洗外生殖器及会阴部两次。检查前排空小便,以便准确地测定膀胱内残余尿量。会阴部备皮,行逆行肾盂输尿管造影者,术前1 d晚饭后用番泻叶泡饮,以排出肠内积粪。检查过程中嘱患者深呼吸,有利于置入膀胱镜。检查后应适当休息,多饮水,以达到冲洗膀胱的目的。观察尿的颜色,一般检查后1～2 d可出现轻微血尿,若血尿颜色深、持续时间长应及时就诊。检查后,如出现尿频、尿急、尿痛及寒颤、发热或全身不适等症状,应考虑有感染,应及时使用抗生素治疗。如出现腹胀、腹痛、大便出血、排尿不畅时,应及时报告医师处理

二、膀胱尿道镜治疗

膀胱尿道镜治疗是在保持泌尿道完整的状态下,利用膀胱尿道镜,在直视下治疗下尿路疾病的一种治疗技术。其创伤小、疗效好、疗程短,是泌尿外科治疗学的趋势。

(一)镜下尿道尖锐湿疣电切术

尖锐湿疣也称性病疣,由人类乳头瘤病毒引起,累及外生殖器、肛门、直肠区,较少发生在尿道黏膜、膀胱、输尿管、阴道黏膜及宫颈口。传播途径有性接触、母婴传染,间接传染如内裤、浴盆、浴巾。潜伏期1～8个月。初起为细小淡红丘疹,逐渐增大,形似菜花样,女性可有外阴瘙痒、白带增多。电切加尿道内药物灌注,是治疗尿道尖锐湿疣的有效方法。

1.方法

(1)低位硬膜外麻醉或骶丛麻醉,患者取截石位。

(2)用24 Fr膀胱尿道电切镜,以5％葡萄糖液做冲洗液。电切疣状赘生物,要将疣体从根部全部切除,并电灼其基底部,电切顺序由尿道近端至远端,边切边低压灌注冲洗,对多发疣体从3点方向开始顺时针方向作电切。电切后尿道内灌注更昔洛韦0.25 g＋生理盐水40 mL,每周1次,共4次。

2.护理要点

(1)治疗前用0.5％活力碘擦洗外阴和阴道,使用氟尿嘧啶、鬼臼毒素时,应保护周围皮肤,以防止腐蚀、灼伤。

(2)术后给予抗感染治疗及支持疗法,以提高机体免疫力。

(3)每天观察排出小便有无活动性出血。

3.健康教育

(1)对外生殖器尖锐湿疣反复发作的患者,告知如伴有排尿异常时,应及时做尿道镜检查,以排除尿道尖锐湿疣。

(2)确诊的患者与家人应分床睡眠。内裤用煮沸法消毒。被褥、床垫等在阳光下暴晒。患病期间,禁止性生活,以免传染对方。

(3)电切后应多饮水,以利冲洗尿道内脱落的组织,且足够液体可以稀释排泄物,减少对尿道的刺激。

(4)控制性病是预防尿道尖锐湿疣的最好方法,一旦发现患有尖锐湿疣,应同时对患者及其性伴侣进行治疗。

(5)阴茎套具有预防感染的作用。

(二)尿道狭窄内切开术

尿道内切开术是指在内镜下用冷刀或热刀切开或切除狭窄处的瘢痕组织,扩大尿流通道,使排尿通畅的一种手术。

尿道狭窄多见于男性,常由创伤或炎症引起,主要表现为排尿困难,严重者尿潴留。如果尿道梗阻长期不能解除,最终可致肾积水,肾功能损害出现尿毒症。经尿道内切开及电切治疗男性尿道狭窄,具有损伤小、恢复快、可重复操作、安全有效等优点,是目前治疗男性尿道狭窄的首选方法。

1.适应证

(1)严重尿道狭窄或经扩张失败者。

(2)因瘢痕挛缩发生的尿道外口狭窄、吻合口狭窄、成形尿道皮瓣发生扭转者。

2.禁忌证

(1)有大量残余尿或尿潴留者,应先行耻骨上膀胱造瘘引流尿液。

(2)行尿道扩张 1 周内,局部反应明显者,应待局部反应消退后再行手术。

(3)膀胱功能失调或尿流曲线已呈明显异常改变者。

3.方法

(1)低位硬膜外麻醉或骶丛麻醉,患者取截石位。

(2)0.5％活力碘 20 mL 冲洗尿道,以尿道镜观察尿道,确定狭窄位置,将输尿管导管自内切镜插入,作为切割标志,然后用冷刀切开狭窄部位,狭窄段长度大于 1 cm 以上者先置入导丝,沿导丝用冷刀行放射状切开狭窄段尿道,边切开边推进尿道镜直至进入膀胱。置入电切镜切除尿道瘢痕组织,使之形成一平滑通道,电切瘢痕时采用边退边切的方法,由浅到深的切除瘢痕组织,切除程度以电切镜进退顺利为宜,使狭窄段尿道内腔稍大于正常尿道,可顺利置入 22～26 Fr 尿道探子,压迫膀胱可引起被动排尿。

(3)手术结束留置导尿管,尿管不宜过粗,以免压迫尿道致血液循环障碍再发生狭窄。

4.护理要点

(1)心理护理:由于受伤部位的特殊性,受伤后需很长时间留置导尿管,加上患者担心尿道损伤后会影响生殖功能及性生活,从而产生痛苦、羞涩、忧虑、悲观等心理,严重影响患者的饮食和睡眠,不利于机体修复,应加强心理护理。①耐心地安慰、开导患者,消除羞涩心理,尽早接受治疗;②解释留置导尿管的目的是起尿道支撑作用,防止尿道狭窄、尿失禁等,应克服暂时的痛苦,积极配合;③向患者说明尿道切开后,尿道连续性恢复,不会影响性生活及生殖功能,应消除悲观、绝望的心理。

(2)留置膀胱造瘘管的患者,术前 2～3 d,进行膀胱冲洗,每天两次。

(3)会阴部备皮,以清洁手术区,防止术后伤口感染。

(4)术后 2～3 d 应严密观察血尿情况。

(5)保持会阴部清洁、干燥。每天清洁尿道口外分泌物,局部涂以抗生素软膏,减少尿道感染和分泌物。

(6)术后留置导尿管 1 个月,每天进行膀胱冲洗,保持导尿管通畅。拔出尿管后定期行尿道扩张,防止狭窄复发。

(7)术后口服己烯雌酚 3～5 d,每次 1 mg,每天 3 次,防止阴茎充血、勃起,引起伤口疼痛和出血。服药后可能出现恶心、呕吐等不良反应,停药后会自然缓解。

（8）若有膀胱造瘘管，应防止导尿管脱出、扭曲受压，保持引流通畅；下床活动时，尿液引流袋不可高于会阴平面，防止逆行感染；保持密闭式引流，每天更换一次引流袋；多饮水，使尿量在 3 000 mL/d 左右，冲洗膀胱，防止泌尿系统感染。

（9）有时需留置膀胱造瘘管和输尿管导管，时间一般在 3～4 周以上，待试行排尿通畅后，才可拔出，以免引起手术失败。

5.健康教育

（1）尿道挫伤时要及时就诊。轻度裂伤，尿道连续性存在，无尿液外渗时，可采取留置导尿管的方法，以引流尿液和支撑尿道，恢复尿道的连续性，防止尿道瘢痕形成。尿道撕裂和横断，需行手术治疗，预防尿道狭窄。

（2）术后可能会有 2～4 d 的尿失禁，用较细导尿管引流数日，尿道括约肌可恢复收缩能力，并教会患者进行尿道括约肌的收缩训练。

（3）定期复查，不适随诊。术后 1 周，半个月，1 个月，3 个月，6 个月来院行尿道扩张术。虽然尿道扩张术有痛苦，但一定要坚持，因为它是防止尿道狭窄、解除排尿困难的一项重要措施。

（4）有膀胱造瘘管的患者，若发现尿液浑浊，也应及时来医院就诊。

（三）经尿道前列腺电切术

前列腺增生（BPH）是男性常见的老年病，与性激素平衡失调有关。主要表现为尿频、排尿困难、尿潴留，合并感染时可有尿急、尿痛等膀胱刺激征。当气候变化或饮酒、劳累时，前列腺突然充血、水肿，可发生急性尿潴留。长期排尿困难可引起肾积水、肾功能损害和尿结石。前列腺增生给患者带来极大的痛苦，严重影响患者的生活质量，经尿道前列腺电切术（trans urethral resection of the prostate，TURP）是治疗前列腺增生的有效方法。

1.适应证

（1）有长期尿道梗阻症状，如尿频、夜间小便次数多，充盈性尿失禁伴有肾积水等，经过药物治疗无明显效果者。

（2）排尿后有排尿不尽感，残余尿量超过 50 mL 者。

（3）虽然前列腺体积不大，但增生的部位严重压迫尿道者。

2.物品准备

除膀胱尿道镜的器械外，还需准备灌洗液，如 5% 葡萄糖液；1.5% 甘氨酸液；5% 甘露醇液；5% 山梨醇液等。

3.方法

（1）连续硬膜外麻醉，患者取截石位。

（2）尿道膀胱镜检查：用 24 Fr 或 26 Fr 金属尿道探条扩张尿道，取出探条后即可插入套管，接好光源及电源进行观察。正常情况下，从精阜至膀胱颈口的距离约 2 cm，前列腺增生时，精阜至尿道的距离可达 5 cm 以上。观察和记录残余尿量，如残余尿多时，可以先行耻骨上膀胱造瘘，引出残余尿量，以利于手术进行。

（3）前列腺电切：从 6 点处开始，因为增生的中叶常妨碍电切镜的活动，顶部 10 点到 3 点留在最后。如果中叶增生不明显可以从 3 点处开始，由膀胱颈部向外切至精阜为止，看到白色环形的膀胱颈纤维时即达到应切的深度。

（4）止血：4 点及 8 点即膀胱颈和前列腺窝交界处，血管丰富，切除该部位的组织要完善止血。

（5）冲洗：增生的前列腺切除后，将膀胱内的组织碎片和血块冲洗干净。再次检查前列腺创面，如有出血，要冲到冲洗液颜色变为淡红为止。

（6）取出电切镜，膀胱内置入三腔二囊导尿管或四腔二囊导尿管，向第一气囊内注水 10 mL，轻拉导尿管使气囊恰好压在膀胱内口，向第二气囊内注水 30 mL，使气囊压住前列腺窝。

4.护理要点

（1）心理护理：前列腺增生患者大多有长时间的尿潴留史，长期的留置尿管或膀胱造瘘管，给生活带来很大不便，他们对疾病求治心切，在术前要让其知道术后恢复要有一个过程，做好相应的心理准备。

（2）术前备皮，术前禁食 12 h，禁饮 4～6 h。手术前 1 d 晚灌肠。

（3）术后取斜坡卧位，以利膀胱引流，预防坠积性肺炎。

（4）膀胱冲洗管的护理：①前列腺血管丰富，容易出血，血块凝集有可能阻塞尿道。术后持续膀胱冲洗，使创面的渗血能够尽快地排出体外；②保持引流管的通畅，避免弯曲受压，定时巡视，观察并记录引流液的颜色、量。尿量等于排出量减冲洗量。如发现引流量少于冲洗量，应报告医师及时检查和处理；③根据引流液颜色决定冲洗量和速度，引流液的颜色加深，提示膀胱有出血，应加快冲洗速度。常采取 20 ℃～30 ℃的冲洗液，每分钟 80～120 滴，每 15～30 min 进行快速冲洗半分钟。过快会引起膀胱生理性收缩频繁，引起痉挛性疼痛，过慢不能及时将渗血冲洗出来，易形成血块堵塞引流管；④冲洗液不通畅时应及时处理，如为血块堵塞可用 50 mL 注射器开放式冲洗。如为膀胱挛缩应可使用止痛解痉药物，如阿托品、哌替啶等。如为引流瓶内压力过高，应及时更换引流瓶；⑤持续冲洗 1～3 d，引流液颜色变得清亮，可夹管，嘱患者多饮水，增加尿量，观察 1 d，如无再出血，可以停止膀胱冲洗，但导尿管仍要继续保留。

（5）导尿管的护理：①在膀胱冲洗停止后，尿管还要保留 2～3 d，观察尿液持续清亮后再拔出尿管；②拔管前先定时夹管，训练膀胱收缩功能；③在患者膀胱充盈时拔管，促进患者自解小便；④拔管后鼓励患者自行排尿，注意观察排尿的次数及尿线粗细情况；⑤拔除尿管后出现尿失禁，应指导患者行尿道括约肌功能锻炼；⑥出现尿道水肿、排尿困难者，可再次行留置导尿；⑦术后每两周做一次尿道扩张，直到患者恢复正常排尿。

（6）并发症的观察及护理：早期出血一般在术后 48 h 内。多由于术中止血不彻底、气囊压迫不确实引起。表现为膀胱持续冲洗液为深红色，伴有小血块，易造成导尿管阻塞。处理方式包括加快膀胱冲洗速度，防止膀胱内血块形成；将气囊导尿管加压牵引，压迫前列腺窝口，防止前列腺窝内血液反流到膀胱；静脉应用止血药；用 50 mL 注射器或负压吸引器抽吸，直至血块被吸出。

晚期出血在术后 6～10 d 出现，多由于局部继发感染，组织坏死或缝线脱落、拔尿管后过早活动所致。如为动脉出血，则为鲜红、黏稠、量多，伴有休克症状，需手术止血；如为静脉出血，则尿液暗红、少许血块，可用导尿管气囊压迫止血；拔尿管当天应绝对卧床休息，多饮水，保持大便通畅，观察尿的颜色，两天后无血尿方可起床活动。

膀胱痉挛性疼痛是前列腺电切后一种特有的疼痛，多发生在术后当晚，或术后 2 h。膀胱逼尿肌出现间歇性无自主收缩，表现为尿意急迫感，膀胱区感觉阵发性痉挛性疼痛。同时观察到膀胱冲洗液自行停止滴入，甚至反流，导尿管引流液颜色加深。每次疼痛持续十几秒至几十秒，个别严重者每 10 min 出现一次。遇到这种情况首先要稳定患者情绪，清除紧张恐惧心理；如考虑是气囊压迫过紧所致，可抽出部分液体；静脉滴注钙通道阻滞剂尼莫地平，膀胱灌注维拉帕米或利多卡因;硬膜外麻醉导管注射吗啡3～5 mg加生理盐水10 mL;用2%利多卡因和强的松对膀胱三角区黏膜下注射封闭。

便秘可使腹内压及膀胱内压升高,引起创面结痂脱落而继发出血。肠蠕动恢复后,遵医嘱给予缓泻剂;给予流质饮食,并鼓励患者多饮水、多吃蔬菜、水果、香蕉、蜂蜜等;进高蛋白、富有营养的易消化饮食。

术后患者的开放性伤口、留置导尿和持续膀胱冲洗,都是造成感染的潜在因素。如患者体温升高＞38.5 ℃,尿液混浊,尿培养阳性,提示有泌尿系统继发感染。应遵医嘱给予抗生素;用0.5%活力碘棉球擦洗尿道口,每天两次;嘱患者勤换内裤;严格按无菌操作进行膀胱持续冲洗,保持尿液引流和冲洗系统的无菌。

尿道电切综合征是一种低钠血症,是由于电切术中不断进行冲洗,过多的水分进入组织细胞,引起稀释性低钠血症和水中毒。表现为意识模糊、恶心呕吐、血压升高、心动过缓及视觉障碍等。因此应尽量缩短手术时间,控制冲洗液量,采用低压灌洗,使吊瓶和患者心脏水平的距离保持在60～70 cm。术后严密观察患者的神志和全身状况,密切监视中心静脉压、血氯、血液丢失量、尿排出量,定时测血清钠,以便早期发现早期处理。遵医嘱应用利尿剂、高渗盐水。术前应纠正水电解质平衡失调,预防性应用抗生素均有助于预防该综合征的发生。

5.健康教育

(1)向患者介绍经尿道电切术痛苦小、没有刀口、恢复快,手术后3 d拔导尿管后就可以自己排尿。

(2)留置尿管者,鼓励患者多饮水,日饮水量2 000～3 000 mL,使尿量增加,以冲洗尿路,预防感染。上午多饮,下午少饮,以免夜尿增多,影响睡眠。

(3)教会患者观察排尿情况,有无血尿,尿急、尿痛,注意排尿的次数。如有尿线细,排尿费力,术后3～4周仍有排尿不畅或尿失禁者应及时就诊。

(4)指导患者训练膀胱逼尿肌的功能:告诉患者手术虽然解除了膀胱颈部机械性梗阻,但逼尿肌的收缩功能还需要训练才能恢复。其方法包括顺时针方向按摩腹部肌肉;训练患者有规律的收缩提肛肌;做深呼吸运动;下肢主动抬高约10°～45°。以上运动每天3次,每次5～10 min,视患者身体情况逐渐延长活动时间,增加活动次数。

(5)嘱患者戒烟、酒,预防感冒,以免加重尿潴留。多食水果、蔬菜,进食易消化、含粗纤维的食物,防止便秘。忌食刺激性食物。

(6)注意休息避免过度疲劳,术后1～2月内,不提重物,不能久坐,不进行剧烈运动,防止继发性出血。出院后2～3月内避免长途步行和负重。

(四)经尿道膀胱癌电切术

膀胱癌在我国男性泌尿系统恶性肿瘤中的发病率占第一位,肿瘤可发生在膀胱的任何部位,以膀胱三角区和输尿管口处为最多见。间歇性、无痛性肉眼血尿是其典型症状和首发症状,若肿瘤合并感染,则较早出现尿频、尿急等膀胱刺激症状。

1.适应证

局限性浸润及肌层的乳头状肿瘤或患者全身情况较差者。

2.方法

(1)连续硬膜外麻醉,患者取截石位。

(2)用活检钳尽可能多地夹取病变组织送检,以确定肿瘤浸润的深度。

（3）从肿瘤顶部开始,对肿瘤进行广泛彻底的电切、电灼或激光处理,先切除大体积的肿块,然后再处理基底部和邻近的膀胱壁组织,应切到膀胱的肌层,术中注意止血,控制出血。

（4）术毕置三腔气囊尿管进行灌洗引流,直到冲洗液清亮透明,出血一定要彻底控制。

3.护理要点

（1）心理护理:患者常常表现为对癌症的否认,对预后的悲观心理。告诉患者膀胱癌恶性程度较低,不易远处转移和深部浸润,生存期较长。解释血尿的原因及手术治疗的必要性,使患者树立战胜疾病的信心。

（2）协助医师完善术前检查:做心、肺功能测定、CT 扫描、抽血查肝、肾功能、静脉肾盂造影、B 超检查等。必要时膀胱镜检查,确定肿瘤的大小和范围,取活检以进一步确诊。

（3）会阴部皮肤准备,术前 30 min 肌内注射苯巴比妥 0.1 g,阿托品 0.5 mg。

（4）术后去枕平卧 6 h,防止脑脊液外漏引起低颅内压性头痛。密切观察生命体征及局部切口情况。

（5）预防膀胱穿孔:如果术中灌注液体过多、膀胱壁变薄或切除过深,可造成膀胱穿孔。应注意观察腹部情况,注意有无腹膜刺激征,早期发现膀胱穿孔征象,及时汇报医师处理。

（6）导尿管及其他并发症的护理,参见经尿道前列腺切除术的护理。

4.健康教育

（1）告诉患者膀胱肿瘤易复发,术后应配合化疗或放疗,再辅助以免疫治疗,才能达到最佳的效果。

（2）嘱患者定期接受化疗,并告诉患者来院进行膀胱内药物灌注的时间,两个月内每周 1 次,2～4 个月内每两周 1 次,4 个月后每月 1 次。

（3）定期复查:术后 1 年内每 3 个月要进行 1 次膀胱镜检查和 B 超检查,1 年后每半年复查 1 次,以后可根据病情适当延长检查时间,发现血尿及时检查。

（4）忌烟、酒,忌辛辣、刺激性食物。注意休息,加强锻炼,不宜过度疲劳,生活要有规律,术后 1～2 月内避免活动过量。

（五）经尿道膀胱碎石术

膀胱结石多见于 10 岁以下的男孩,与饮食有关。老年人膀胱结石常为前列腺增生症的并发症。其典型症状为排尿突然中断,伴有疼痛,放射至阴茎头部和远端尿道,改变体位后又能继续排尿或重复出现尿流中断。结石损伤膀胱黏膜可出现终末血尿。膀胱区摄 X 线平片能显示结石阴影,B 超检查可探及膀胱内结石声影,膀胱镜检查不仅可以确定有无结石、结石大小、形状、数目,还能发现 X 线透光的阴性结石。

1.适应证及禁忌证

除尿道有器质性梗阻需要开放性手术矫正并取石外,经尿道膀胱镜碎石术已经替代了大部分的膀胱切开取石术。

2.方法

分盲目碎石和直视碎石两种。盲目碎石先用膀胱尿道镜仔细观察膀胱内状况,了解结石的大小、数目和形状。用生理盐水将膀胱充满,取出镜体放入碎石钳,使钳嘴置于膀胱最低位,轻轻探测结石并设法咬住,逐一将大结石咬碎,拔出碎石钳,插入金属套管,用冲洗器将结石吸出即可。盲目碎石要求膀胱充盈完全,防止膀胱壁损伤。

直视碎石是用专用的碎石镜在直视下将结石咬碎后再取出,适于小于 2 cm 的结石,优点是直视下操作清楚、损伤小。

3.护理要点

(1)协助完成手术前各项检查,保持良好的营养状态和足够的水分,以利结石排出。

(2)会阴部皮肤准备,术前晚灌肠,通知患者术前 12 h 禁食,4 h 禁水。术前 30 min 肌内注射苯巴比妥 0.1 g,阿托品 0.5 mg。

(3)术后一般不需要留置尿管,如在碎石过程中损伤了膀胱黏膜,引起黏膜的出血和水肿,应留置尿管引流,待尿液转清后再拔除尿管。

(4)多走动,多饮水,以利结石排出。

(5)适当应用抗生素。

4.健康教育

(1)养成良好的排尿习惯,不要憋尿。

(2)少吃含钙及草酸食物,如菠菜、红茶、动物内脏等,预防结石形成。

(3)如有下列情况,要立即到医院就医:膀胱尿道剧烈疼痛,服药无法缓解;小便量减少,24 h 少于 600 mL;出现畏寒、发热,体温达 38 ℃;持续血尿。因为膀胱结石若不及时处理,会影响膀胱及肾脏的功能。

(4)膀胱结石碎石后易复发,应定期复查。

(六)镜下膀胱异物取出术

膀胱异物多见于性活跃期的青少年,由于缺乏性知识及对性的好奇,用多种物品作为手淫的工具以达到性自慰的目的。也有出于好奇企图以其他物体来探索生殖器奥秘时误入膀胱。膀胱异物常出现感染症状,如尿频、尿痛,甚至因异物堵塞膀胱出口而造成尿潴留,也可能因异物刺激膀胱引起血尿。

1.适应证

凡膀胱异物应尽快取出。

2.方法

在膀胱尿道镜下,观察异物的种类、形状和大小。软的线绳样异物可夹住一端,慢慢拖出;较长的硬性异物,如发夹、钉子等,先将膀胱用水充盈,使异物的长轴和尿道方向一致,再小心钳夹住一端拖出;如是易碎的异物,应当轻轻夹持,以防碎裂。

3.护理要点

(1)心理护理:患者多有自责心理,又害怕异物在体内存留过久会对人体造成危害,因而出现紧张、焦虑、恐惧的情绪。劝慰他们稳定情绪,告之医护人员将以最短的时间,让其遭受最小的痛苦,将异物取出。

(2)行膀胱镜检查前嘱患者排空膀胱,备皮,清洗会阴部。

(3)根据患者的异物情况,准备好碎石钳、异物钳、冲洗器,以备手术中应用。

(4)操作仔细、轻柔,严格无菌。忌用暴力,防止损伤尿道及膀胱。

(5)检查后应用抗生素 2～3 d,预防感染。

4.健康教育

(1)告诉患者术后有轻微肉眼血尿,不必紧张,嘱其多饮水,2～3 d 后血尿可自行消失。

(2)指导患者阅读健康的科学读物,树立正确的性观念。

（赵　伟）

第七节　关节镜技术

关节镜下手术是一种具有检查和治疗作用的微创手术,其优点在于创伤小、并发症少、恢复快,越来越被广大患者所认可和接受,已应用于全身各个关节,如肩关节、肘关节、腕关节、髋关节、踝关节和颞颌关节等。由于膝关节镜开发最早、应用最广,其效果明显优于相同疾病切开手术的效果,因此最为普及,它是全身其他关节镜下手术的基础模式。

关节镜不同于传统的开放手术,必须借助关节镜和各种通道,在体腔内进行手术,其中包含着许多管道护理的要素。下面以膝关节镜为例叙述关节镜技术及护理。

一、适应证

诊断性检查,如直接观察诊断关节内滑膜、软骨、半月板、韧带和骨的损伤与病变。关节内损伤治疗,如半月板损伤的切除、缝合及盘状半月板成形术;交叉韧带损伤修复及重建;关节软骨面损伤修整及移植等。各种类型关节炎诊断治疗,包括感染性及非感染性,如类风湿性关节炎的滑膜切除及活检;化脓性关节炎的关节内冲洗、清创及引流等。特异性感染,如结核病灶的诊断及切除等。关节内游离体及异物的摘除。关节内骨折复位固定,关节镜起监测作用。关节内肿瘤的诊断及切除。

二、禁忌证

局部感染,关节镜入路感染,有可能波及关节者。关节活动明显受限,严重的关节僵直、关节腔狭窄无法进行检查者。凝血机制异常,如血友病未控制者。

三、器械物品准备

需要的器械物品主要包括关节镜及其附属设备,一般设备和手术器械。

关节镜由光学系统、机械部分(金属鞘套、穿戳器和灌注针管)、照明部(冷光源和光导纤维)三部分组成。关节镜的附属设备包括灌注、冲洗及吸引系统,摄录及监视系统。一般设备如 2 m 高输液架及 3 000 mL 关节冲洗液 3～4 袋、自动止血带、吸引装置、器械台、显示屏、X 线机。还应根据不同的手术准备关节内切割、清理器械或关节镜下修复器械。

四、操作方法

(一)术前准备

患者仰卧位,双下肢自然下垂,患肢大腿被固定架锁住,小腿由术者操纵,可随意使膝关节屈曲于 0°～90°之间,固定架内放置止血带。术者站立或坐在床尾端,面向患者会阴部。根据患者情况及手术需要行局部麻醉、硬膜外麻醉、腰麻或全身麻醉。

(二)膝关节标准入路

(1)前外侧入路:膝关节线上 1 cm,髌腱外旁 1 cm 交点(图 10-7)。常作进镜入路。

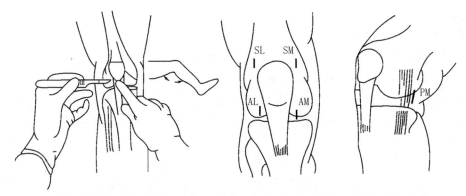

AL 前外侧入路；AM 前内侧入路；SL 髌骨外上入路；SM 髌骨内上入路；PM 后内侧入路

图 10-7 膝关节镜标准入路

(2)前内侧入路:膝关节线上 1 cm,髌腱内旁 1 cm 交点。常先置于探针,辅助检查,或者与 AL 互换。

(3)髌骨外上入路:髌骨外角处,外、上各 2.5 cm 交点。可置进水管和排水管;可以进镜观察前交叉基部,半月板前角及联合韧带;可以进器械,切除内侧皱襞。

(4)髌骨内上入路:髌骨内、上各 2.5 cm 交点。常为进水管入路。

(5)后内侧入路:膝关节上 1 cm,股骨内髁后缘处。

(三)手术流程

(1)用 10 mL 注射器在膝关节前外侧试行穿刺,无阻力后用尖刀行皮肤切开 0.4 cm,刀尖向上直达关节腔,将膝关节套管连同穿刺针插入关节腔。

(2)膝关节伸直将套管送至髌上囊,放入关节镜,连接摄像头、冷光源及进水管。

(3)打开进水管,将关节腔用生理盐水充盈,打开监视系统,关闭手术室的灯光。

(4)借助关节镜依次观察髌上囊、内外侧间沟、髌骨关节面;再将膝关节屈曲 30°位放置手术台边缘,依次观察膝关节内侧间室、髁间窝;将膝关节放于手术台上,置"4"字位后观察膝关节外侧间室。通过上述的观察,可做出关节镜下膝关节病变的诊断,对病变进行照相或摄像留作资料保存。

(5)根据病变部位、性质的不同,在穿刺针下行辅助切口,用不同的关节镜器械处理膝关节内的病变,如关节镜下游离体摘出、半月板部分切除、盘状半月板成形、半月板缝合、内侧滑膜皱襞切除、关节清理等关节镜下手术。

(6)手术完毕吸干关节内的生理盐水和积血,在前外侧穿刺口置于引流管,接负压引流瓶,加压包扎膝关节,松止血带,用膝关节支具固定。

五、护理

(一)术前护理

(1)严格按骨科手术要求备皮,范围包括患侧肢体切口上、下各 20 cm 处,下肢还应包括会阴部。

(2)完成术前的各项检查,对全身情况进行评估。判断患者是否有凝血功能障碍,是否有糖尿病,是否存在重要脏器的严重器质性病变,是否有乙型肝炎,是否存在严重的全身性感染等。术前 2 h 静脉输入抗生素。

(二)术中配合

(1)手术床下半段翻下,升高手术床至术者腰部高度,助患者仰卧,双膝屈曲,小腿下垂至手术台一侧。

(2)给患者大腿中部上气囊止血带,如出血多,就充气止血。

(3)连接好膝关节镜的线路、进水和出水管,监视系统放在手术台的右侧。

(4)手术部位消毒、铺巾。在膝关节镜手术过程中,关节腔进水与出水不停进行,在水中手术,多达 10 000 mL 冲洗液流进流出,防湿防污染尤为重要。可用特制的无菌塑料套将下肢全部套上,裸露膝部用保护膜封牢;在腿下方的无菌巾上再铺无菌塑料袋,可将冲洗的水引流到手术床下的盆内。

(5)检查调试好关节镜、光源、摄像及录像、灌洗、刨削等系统。

(6)接通光导纤维束,打开冷光源开关,调节光亮度,接通摄像系统、刨削系统,检查系统运转情况,并保证各系统正常运转。

(7)根据术中情况,及时添加、调节生理盐水持续冲洗关节腔的量和速度。

(8)与医师配合时,动作应轻柔、熟练、准确、默契。

(三)术后护理

(1)术后平卧硬板床,患肢伸直,膝关节下垫枕、抬高 20 cm,肢体远端应是最高位,减轻肿胀。术后 6 h 将床头抬高 15°~30°。

(2)预防关节内血肿:①患肢用弹力绷带加压包扎,并用膝关节支具固定;在关节两侧置冰袋冷敷 6 h,以减少渗血,减轻关节肿胀和疼痛;②密切观察局部情况,若术后 5~6 h 内出现剧烈疼痛,患肢不能抬起,多为关节积血所致。应通知医师在无菌条件下行关节穿刺抽血并注入透明质酸钠,防止关节粘连;或镜下关节冲洗,术后继续加压包扎。

(3)预防关节感染:①关节的抗感染能力差,术后应用抗生素 5~7 d 以防感染;②观察患者体温变化;③保持伤口敷料干燥,切口渗血较多时应及时更换敷料,保持床单的清洁。如发现伤口红、肿、热、痛等感染征象,需及时处理。

(4)观察患肢末梢血液循环、感觉和运动情况,并检查足背动脉搏动,防止由于绷带包扎过紧而引起的血液循环障碍;防止冰袋冷敷引起的局部冻伤。

(5)功能锻炼:①对膝关节僵硬行关节镜下松解的患者,手术当天将患肢置持续被动练习器上进行屈伸锻炼;②所有关节镜手术的患者,术后第 1 天做股四头肌等长收缩运动,通过肌肉的收缩和舒张,促进血液回流,减轻肿胀;③术后第 2 天做直腿抬高运动,取仰卧、侧卧或俯卧位,健侧膝关节屈曲,患腿伸直抬高 10 cm,缓慢放下;④抗阻练习:在患肢踝部绑上 2~4 kg 沙袋,进行直腿抬高练习,增强股四头肌的肌力;⑤当膝关节腔内积液消退时,可进行膝关节的主动屈伸活动:患者患侧小腿下垂至床边,膝后垫一枕头,练习屈伸活动;⑥早期扶拐下地活动,不能过早负重,以免加重关节内创伤,引起反应性积液。

六、健康教育

用通俗的语言向患者讲解关节镜术的目的、意义和基本程序,使患者对将要进行的手术有足够的认识,解除他们的顾虑,在心理上做好接受手术的准备。告知术后 3 个月,关节功能恢复期,患肢不宜负重。嘱患者出院后继续进行功能锻炼,以利于关节功能恢复,直至关节活动范围正常、疼痛消失、下肢行走正常为止;注意膝关节保暖,夜间抬高患肢;定期到医院复查,如发现有切口红肿疼痛、渗液较多时,应及时就诊。

(赵　伟)

参 考 文 献

[1] 郑树森,匡铭,徐骁,等.外科学[M].北京:中国医药科技出版社,2022.

[2] 王伊光.外科学[M].北京:科学出版社,2023.

[3] 苏亚非.现代普外科学进展[M].上海:上海交通大学出版社,2023.

[4] 李元涛,张建民,陈锦福.普外科疾病诊疗进展[M].上海:上海交通大学出版社,2024.

[5] 冯涛,张志国,赵光兵,等.普外科理论与临床实践[M].青岛:中国海洋大学出版社,2023.

[6] 张学文,姚世新,陈志强,等.普外科多发病诊断与治疗[M].哈尔滨:黑龙江科学技术出版
    社,2022.

[7] 焦伟,孙宗林,王伟,等.实用甲状腺与乳腺疾病诊断与治疗[M].哈尔滨:黑龙江科学技术出
    版社,2022.

[8] 李娟.实用乳腺甲状腺诊疗进展[M].长春:吉林科学技术出版社,2023.

[9] 许崇国,吴文臣,高翔宇.乳腺与甲状腺疾病[M].上海:上海交通大学出版社,2024.

[10] 李春雨.临床肛肠外科学[M].北京:人民卫生出版社,2023.

[11] 田军红.肛肠外科基础与临床[M].上海:上海交通大学出版社,2023.

[12] 谭云峰.中医肛肠疾病临证诊治策略[M].北京:科学技术文献出版社,2021.

[13] 秦红军,胡仁健,胡红强.肝胆胰外科常见病现代诊疗技术[M].西安:陕西科学技术出版
    社,2023.

[14] 曹龙滨,尹永胜,欧仁杰,等.现代泌尿外科诊疗实践[M].哈尔滨:黑龙江科学技术出版
    社,2022.

[15] 杨兴忠.临床泌尿外科诊疗新进展[M].上海:上海交通大学出版社,2023.

[16] 何建军,戴学军,吴科,等.神经外科常见疾病诊疗基础与应用[M].郑州:郑州大学出版
    社,2022.

[17] 季士顺.神经外科疾病诊断与治疗[M].武汉:湖北科学技术出版社,2023.

[18] 白富梁.精编神经外科常见疾病诊疗[M].长春:吉林科学技术出版社,2022.

[19] 李青峰,韩岩,胡志奇,等.整形外科学[M].北京:人民卫生出版社,2022.

[20] 黎宁,李海胜,黄洁清.创面修复学基础与临床实践[M].重庆:重庆大学出版社,2024.

[21] 郭海涛,杨法报,赵涛.骨科常见病与多发病[M].上海:上海交通大学出版社,2024.

[22] 周一新.北京积水潭医院关节外科手册[M].北京:人民卫生出版社,2022.

[23] 王永彬,吴开学,李双玉,等.现代骨科基础与临床[M].上海:上海交通大学出版社,2023.

[24] 王韬.现代创伤骨科学[M].上海:上海科学技术文献出版社,2022.

[25] 焦振华.实用骨科疾病诊疗[M].北京:科学技术文献出版社,2023.

[26] 武中庆.创伤骨科诊疗指南[M].济南:山东大学出版社,2022.

[27] 刘海明.脊柱外科疾病临床诊疗[M].上海:上海交通大学出版社,2024.

[28] 何万庆.临床骨创伤与脊柱外科诊疗实践[M].上海:上海交通大学出版社,2023.

[29] 王亮.骨关节与脊柱外科诊疗实践[M].武汉:湖北科学技术出版社,2022.

[30] 周阳,韩辉武.临床管道护理[M].北京:化学工业出版社,2024.

[31] 秦寒枝.临床医用管道护理手册[M].合肥:中国科学技术大学出版社,2022.

[32] 曹敏,张腾飞,崔东珍,等.腔镜手术与护理配合[M].郑州:河南科学技术出版社,2024.

[33] 彭飞,席淑华,钱小洁,等.伤口造口失禁常见皮肤问题护理方案[M].上海:上海科学技术出版社,2023.

[34] 艾飞.普外科常见病与手术治疗[M].上海:上海交通大学出版社,2024.

[35] 王久夏,陈世海,李永刚.实用骨科诊疗技术[M].兰州:兰州大学出版社,2022.

[36] 刘楷.甲状腺髓样癌临床诊治研究进展[J].中文科技期刊数据库(全文版)医药卫生,2024(2):0010-0013.

[37] 胡宗云.腹腔镜经腹膜前腹股沟疝修补术与腹腔镜完全腹膜外腹股沟疝修补术治疗腹股沟疝的临床效果对比分析[J].临床外科杂志,2023,31(3):264-266.

[38] 王璋,邵胜利,刘鹭,等.腹腔镜直肠癌前切除术后低位前切除综合征的发生率和症状学分析[J].中华胃肠外科杂志,2024,27(1):69-74.

[39] 赵思涵,郑健.胰腺癌病因及发病机制研究进展[J].中国癌症防治杂志,2022,14(3):253-263.

[40] 焦恒星,郭鑫,张越林.动脉瘤性蛛网膜下腔出血后早期脑损伤机制研究现状[J].中国实用神经疾病杂志,2022,25(3):376-380.

[41] 舒杉,庄乐彬,王钢,等.成年人股骨颈骨折分型的研究进展[J].中华创伤骨科杂志,2022,24(3):272-276.

[42] 任毅,张海鸿.显微镜辅助下经椎板间隙与椎间孔入路手术治疗退行性腰椎管狭窄症的效果比较[J].中国实用医刊,2024,51(1):10-13.